Ultraschall-Atlas 2

Internistische Ultraschalldiagnostik

von Hagen und Adelheid Weiss

edition medizin

VCH

Vertrieb:

VCH Verlagsgesellschaft, Postfach 101161, D-6940 Weinheim (Bundesrepublik Deutschland)

Schweiz: VCH Verlags-AG, Postfach, CH-4020 Basel (Schweiz)

United Kingdom und Irland: VCH Publishers (UK) Ltd., 8 Wellington Court, Wellington Street, Cambridge CB1 1HW (England)

USA und Canada: VCH Publishers, Suite 909, 220 East 23rd Street, New York, NY 10010-4606 (USA)

ISBN 3-527-15314-4

Ultraschall-Atlas 2

Internistische Ultraschalldiagnostik

von Hagen und Adelheid Weiss

edition medizin

VCH

Prof. Dr. med. Hagen Weiss
St. Marienkrankenhaus
Medizinische Klinik
Salzburger Straße 15
6700 Ludwigshafen
Deutschland

Dr. med. Adelheid Weiss
III. Medizinische Klinik,
Klinikum Mannheim der Universität Heidelberg
Wiesbadener Straße
6800 Mannheim
Deutschland

Lektorat: Silvia Osteen
Herstellerische Betreuung: L & J Publikations-Service GmbH,
D-6940 Weinheim

Weiss Hagen: Ultraschall-Atlas : internistische Ultraschalldiagnostik/
von Hagen u. Adelheid Weiss
- Weinheim ; Basel ; Cambridge ; New York : Ed. Medizin, VCH
Engl. Ausg. u.d.T.: Weiss, Hagen: Ultrasound atlas.
NE: Weiss, Adelheid:
2 (1990)
ISBN 3-527-15314-4

Gedruckt auf säurefreiem Papier.

Zeichnungen: Sierig Design, D-6903 Neckargemünd
Reproduktion: Dreher Reproduktion, D-7000 Stuttgart
Satz und Druck: Zechnersche Buchdruckerei, D-6720 Speyer
Bindung: Hollmann GmbH, D-6100 Darmstadt
Printed in the Federal Republic of Germany

Unseren Eltern in Dankbarkeit,
unseren Lehrern in Verehrung,
unseren Kindern in Liebe gewidmet

Danksagung

Man kommt zu schauen
und will am liebsten sehen

(Goethe, Faust, Vorspiel auf dem Theater)

Manch ein Phänomen hat man lange achtlos übersehen, dann spricht man darüber oder liest davon, und jetzt sieht man's und weiß ab da, was es bedeutet.

Allen Kollegen, die unsere Kenntnisse in der Thematik dieses Buches mit Wort, Schrift und Bild bereichert haben, gilt unser herzlicher Dank, ebenso allen, die an seiner Verwirklichung beteiligt waren: Frau S. Osteen und Frau U. Jöst für sachkundige Beratung, unseren Mitarbeiterinnen und Mitarbeitern G. Bisson, E. Magin, B. Schwind, M. Bauer, Dr. F. Lemcke-Schäfer, Dr. J. Litte, Dr. H. Seckinger, Dr. C.-P. Trimborn und insbesondere Frau E. Frank für ihre unermüdliche Hilfe bei der Fertigstellung des Manuskripts.

Besonderer Dank gebührt unseren Töchtern Eva, Anna und Ursula, die an diesem Buch bei der Sichtung und Vorbereitung des Bildmaterials erheblichen Anteil hatten (tempora mutantur ...).

Geleitwort

Die Sonographie hat sich zu einem fachübergreifenden diagnostischen Verfahren entwickelt, das aus Praxis und Klinik nicht mehr hinwegzudenken ist. Sie genießt nicht nur den Vorteil, relativ leicht handhabbar zu sein, sondern vor allem auch den, ein nichtinvasives Untersuchungsverfahren darzustellen. Aber gerade bei einer so relativ einfach anzuwendenden diagnostischen Technik ist die Gefahr groß, daß sie unkritisch eingesetzt wird und der Untersucher Fehlinterpretationen erliegt. Die Sicherheit der Beurteilung ergibt sich nur aus der eingehenden Beschäftigung mit der Methode und durch große Erfahrung. Ein Mangel an Erfahrung führt nicht selten zu unklaren Befunden und damit zu fehlerhaften diagnostischen Schlüssen. Hier Abhilfe zu schaffen, ist das Ziel dieses Buches: Es vermittelt nicht nur Grundlagenkenntnisse für die sonographische Untersuchung, sondern gibt für jede sonographisch erfaßbare Veränderung einen bildhaften Beleg, in den sich der Leser anhand der beigefügten Skizze und eines kurzen, knapp gehaltenen Textes schnell hineinsehen (und -denken) kann. Der Atlas dient somit nicht nur denen, die sich in der Klinik mit der Sonographie beschäftigen, sondern auch den in eigener Praxis tätigen Kollegen, die sich der Ultraschalldiagnostik in zunehmendem Maße bedienen. Gerade sie werden dankbar sein, wenn sie sich nach dem Erwerb eines Sonographiegerätes noch einmal gründlich belesen oder in Zweifelsfällen nachschlagen können.

Die Autoren haben im Rahmen der Mannheimer sonographischen Fortbildungskurse und in vielen Vorträgen das Geschick bewiesen, ihre Kenntnisse einem großen Hörerkreis zu vermitteln. Auf dem Boden dieser Erfahrung legen sie nun mit diesem Atlas ein grundlegendes Werk vor, aus dem jeder erkennen kann, welchen Wert die Sonographie in der modernen Diagnostik besitzt. Da das Buch nicht nur den aktuellen Stand eines modernen Untersuchungsverfahrens wiedergibt, sondern auch das wissenschaftliche Fundament und die Grenzen desselben aufzeigt, ist ihm eine weite Verbreitung und Anwendung in Praxis und Klinik zu wünschen.

Mannheim, im November 1982
H. H. Hennemann

Vorwort zum Ultraschall-Atlas

Die Verbesserung der Bildqualität und eine unkomplizierte Handhabung der Geräte haben in den letzten Jahren zu einer raschen Verbreitung der Ultraschalldiagnostik in allen Gebieten der Medizin geführt. Die technischen Fortschritte sind so tiefgreifend, daß Geräte, die noch vor drei oder vier Jahren aus damaliger Sicht optimale Bilder lieferten, dem heutigen Anfänger nicht mehr bekannt sind und die mit ihnen gewonnenen Bilder dem erfahrenen Ultraschalldiagnostiker veraltet erscheinen. Die heute gebräuchlichen Geräte liefern mehr Informationen. Die bekannten Beurteilungskriterien wurden dadurch ergänzt.

Seit über einem Jahr haben sich keine wesentlichen technischen Neuerungen mehr ergeben, die Leistungsfähigkeit der Geräte ist bekannt. Jetzt gilt es, das diagnostische Spektrum dieser patientenfreundlichen, unbelastenden Methode allen Anwendern bekannt zu machen. Der Ausbildungsbedarf kann von den Kliniken nicht gedeckt werden. Oftmals ist dort selbst die Ultraschalldiagnostik erst seit kurzer Zeit im Einsatz. Ausbildungskurse und Lehrbücher vermitteln Grundlagen, Untersuchungstechniken und Beurteilungskriterien, aber viele Ärzte müssen ihre weiteren Erfahrungen ohne die Hilfe eines Ausbilders machen.

Hier sehen wir die Aufgabe dieses Atlanten: Er soll ein Nachschlagewerk sein, das die tägliche sonographische Arbeit begleitet und im diagnostischen Zweifelsfall als Entscheidungshilfe benutzt werden kann. Auf dem Boden unserer Erfahrungen mit zehn sonographischen Ausbildungskursen und vielen Fortbildungsveranstaltungen haben wir uns bemüht, aus dem Bildmaterial, das sich in den letzten sieben Jahren in mehr als fünfzigtausend sonographischen Untersuchungen ergeben hat, für das jeweilige Krankheitsbild typische und einprägsame Bilder auszuwählen, um sie dem Ultraschalldiagnostiker über den flüchtigen Eindruck eines Kurses hinaus zur Verfügung zu stellen. Dabei haben wir Wert darauf gelegt, nur solche Abbildungen zu verwenden, die mit neuesten Parallel- und Sektorscannern entstanden sind, um dem Anwender den Vergleich mit dem eigenen Gerät zu erleichtern.

Das Buch ist in organspezifische Kapitel unterteilt, wobei neben den Organen des Oberbauchs auch denjenigen Organen Kapitel gewidmet sind, die mit Small-part-Scannern, das heißt mit höherfrequenten Schallköpfen, untersucht werden müssen (Schilddrüse, Mamma, Gefäße). Einer Photographie des typischen sonographischen Befundes ist jeweils eine erklärende Skizze und ein knapper Textteil beigefügt, der leicht lesbar ist und neben der Beschreibung des Bildinhaltes die allgemeinen sonographischen Charakteristika des Krankheitsbildes enthält. Mit über sechshundert Abbildungen werden illustriert: Schilddrüse, Halsorgane, Mamma, Thoraxorgane (einschließlich Herz), Leber, Gallenblase, Pankreas, Milz, Lymphknoten, große Bauchgefäße, Nieren, Harnblase, Prostata, Hoden sowie das innere weibliche Genitale.

Wir hoffen, daß dieser Atlas zur Erleichterung und Verbesserung der täglichen sonographischen Diagnostik beiträgt zum Wohle der Patienten.

Mannheim, im November 1982
H. und A. Weiss

Vorwort zum Ultraschall-Atlas 2

Die erfreulich gute Aufnahme und die große Nachfrage, die unser Ultraschallatlas gefunden hat, haben uns ermutigt, jetzt nach 7 Jahren ein völlig neu bearbeitetes Buch, den Ultraschallatlas 2, vorzustellen.

Unverändert geblieben sind in diesen Jahren die Untersuchungstechnik und die sonographischen Charakteristika der nachweisbaren Erkrankungen. Verändert haben sich die Geräte, hinzugekommen sind neue Erkenntnisse über das sonographische Erscheinungsbild einzelner Erkrankungen. Die Geräte sind in ihrer Auflösung besser geworden. Diese verbesserten Geräte haben eine weite Verbreitung gefunden, sie haben die Sehgewohnheiten der Anwender verändert. Durch die Verbesserung der Geräte, die zunehmende Erfahrung der Untersucher und durch eine noch immer anwachsende Flut wissenschaftlicher Publikationen über das Gebiet sind neue Erkenntnisse gewonnen worden. Der diagnostische Fortschritt ist jetzt nicht mehr so groß wie in den Anfangsjahren der Ultraschalldiagnostik, um so mehr muß man ihn kennen, um sich seiner zu bedienen.

Unser Anliegen ist es, die diagnostischen Möglichkeiten dieser unbelastenden vielseitigen Methode zum gegenwärtigen Kenntnisstand den Anwendern weiterzugeben. Der Ausbildungsbedarf ist von den Kliniken nach wie vor nicht vollständig zu decken. Häufig geht das dort erarbeitete sonographische Können mit dem Ausscheiden eines „Spezialisten" verloren und muß neu erarbeitet werden. In den Praxen fehlt meist der Partner zur Diskussion zweifelhafter Befunde. Ausbildungskurse, Fortbildungsveranstaltungen, Kolloquien und Lehrbücher vermitteln Grundlagen, Untersuchungstechniken und Beurteilungskriterien. Aber die Ultraschalldiagnostik lebt von der Deutung gesehener Bilder: Der Erfahrene vergleicht diese mit Bildern aus seiner Erinnerung, der weniger Erfahrene ist zum Vergleich auf die Erfahrung anderer angewiesen. Hier sehen wir die Aufgabe unseres Atlanten. Er soll ein Nachschlagewerk sein, das die tägliche sonographische Arbeit begleitet und erleichtert und im diagnostischen Zweifelsfall als Entscheidungshilfe benutzt wird. Die Reaktion auf unser 1. Buch bestätigte uns die Notwendigkeit der Existenz eines solchen Nachschlagewerks. Auf dem Boden unserer didaktischen Erfahrungen mit 25 sonographischen Ausbildungskursen und unzähligen Kolloquien und Fortbildungsveranstaltungen, haben wir uns bemüht aus dem Bildmaterial der letzten 7 Jahre, nach weiteren 60000 sonographischen Untersuchungen, für das jeweilige Krankheitsbild typische und einprägsame Bilder auszuwählen, um sie dem Ultraschalldiagnostiker zur Verfügung zu stellen. Auf die Grenzen der differentialdiagnostischen Möglichkeiten der Ultraschalldiagnostik und die Vieldeutigkeit einzelner Befunde wird aber ebenso eingegangen.

Das 2. Buch schließt an das 1. an, indem es auch Krankheitsbilder enthält, die im 1. Buch nicht beschrieben wurden. Die Kenntnis des dort vorgestellten Bildmaterials wird vorausgesetzt.

Die Ultraschalldiagnostik einzelner Organe hat sich inzwischen zu Spezialgebieten entwickelt, so z.B. die Echokardiographie, die orthopädische Diagnostik, die urologische Diagnostik, die Mammadiagnostik, die Gefäßdiagnostik, die Endosonographie. Die Kapitel über diese Organe haben wir nur insoweit aufgenommen, als mit konventionellen Geräten diagnostische Hinweise über Erkrankungen dieser Gebiete möglich sind. Auf die ausführliche Darstellung dieser Techniken in speziellen Lehrbüchern sei verwiesen.

Vorwort

Um dem Anwender den Vergleich mit dem eigenen Bildmaterial zu erleichtern, haben wir nur solche Abbildungen verwendet, die mit neueren Geräten entstanden sind. Dabei war unser Anliegen der Informationsgehalt und die Vergleichbarkeit dieser Bilder, nicht deren Brillanz um ihrer selbst willen.

Der Aufbau des Buches entspricht dem der 1. Auflage. Um die Einzelabbildungen in gewohnten Formaten präsentieren zu können, haben wir nur 3 Bilder pro Seite aufgenommen. Jedes ist durch eine Skizze erklärt. Diese sind auf das Wesentliche beschränkt. Die Skizzen dienen der Erklärung des Ultraschallbildes und sollen es nicht an Schönheit und Detailfreude übertreffen.

Die Möglichkeiten und die differentialdiagnostischen Aspekte der Ultraschalldiagnostik haben in den letzten Jahren weiter zugenommen, insofern muß auch ein Atlas, der diesen differenzierten Fragestellungen gerecht werden will, an Volumen zunehmen. Durch die Erweiterung des Umfangs unseres Buches hoffen wir für die Mehrzahl der entstehenden differentialdiagnostischen Fragestellungen eine Entscheidungshilfe zu geben.

Wir glauben, daß auch dieses 2., völlig neu bearbeitete Buch zu einer Erleichterung der täglichen Arbeit des Lesers und Anwenders beitragen wird und damit zu einer Verbesserung der sonographischen Diagnostik in Klinik und Praxis.

Mannheim/Ludwigshafen, Frühjahr 1990
H. und A. Weiss

Inhalt

Einführung 1

Grundlagen der Ultraschalldiagnostik 1
Wahl des Gerätes 2
Geräte 3
Ausbildung in der Ultraschalldiagnostik 4
Dokumentation 5
Untersuchungsablauf 7
Artefakte 15
Allgemeine Literatur 24
Literatur 25
Nomenklatur und Erklärung der in den Abbildungen verwendeten Abkürzungen 27
Erläuterung des Aufbaus und der Systematik dieses Atlanten 29

Schilddrüse und Halsorgane 31

Thoraxorgane 81

Leber 127

Normale Leber 130
Parenchymatöse Lebererkrankungen 142
Umschriebene benigne Lebererkrankungen 176
Maligne Lebererkrankungen 222

Gallenblase und Gallenwege 259

Pankreas 339

Milz 399

Lymphknoten 443

Gefäße 477

Magen 525

Dünndarm und Dickdarm 549

Freies Abdomen 591

Niere 619

Normalbefunde und Formvarianten 622
Parenchymatöse Nierenerkrankungen 634
Zystische Nierenveränderungen 666
Harnstauungsnieren 682
Nierentumoren 694

Nebenniere und Retroperitoneum 729

Harnblase 751

Prostata 785

Hoden und Skrotum 801

Gynäkologie 813

Mamma 843

Haut und Extremitäten 865

Ultraschallgezielte Feinnadelpunktion 883

Register 895

Einführung

Grundlagen der Ultraschalldiagnostik

Was für die medizinische Diagnostik generell gelten sollte, für die Sonographie ist es offensichtlich: Sie lebt von der Reflexion.

An Grenzflächen zwischen Medien verschiedener Impedanz werden Ultraschallwellen verschieden stark reflektiert. Auf den Bildschirmen der zweidimensionalen B-Bild-Geräte wird der Ort der Reflexion als weißer Punkt abgebildet, der um so kräftiger ist, je kräftiger die Reflexion erfolgt. Wird eine Körperebene von Ultraschallwellen abgetastet, entsteht aus solchen Bildpunkten ein mosaikartig aufgebauter Ausschnitt der eingestellten Körperregion auf dem Bildschirm.

Die inneren Organe können in ihrer Größe exakt dreidimensional vermessen werden. Das Parenchym der inneren Organe ergibt typische Reflexionsmuster. Aufgrund von Erfahrungswerten lassen sich im Vergleich zum Normalen veränderte Parenchymmuster definieren. Umschriebene Veränderungen sind erkennbar und in ihrem Reflexverhalten zu deuten.

Totale Reflexion erfolgt an Steinen, Knochen oder sonstigen kalkhaltigen Gebilden und an Luft: Hinter dem hell aufleuchtenden Reflex, der von der Oberfläche des Prozesses ausgeht, ist ein akustisches Loch erkennbar: der Schallschatten.

In den letzten Jahren ist eine Reihe auch deutschsprachiger ausgezeichneter Lehrbücher erschienen, die auf die physikalischen und technischen Grundlagen der Sonographie eingehen (s. „Lehrbücher der Ultraschalldiagnostik“ am Ende dieses Kapitels). Im Rahmen eines Atlanten muß auf die Darstellung der Grundlagen und der vielfältigen Möglichkeiten echographischer Abbildungstechniken verzichtet werden.

Zum besseren Verständnis der gezeigten sonographischen Abbildungen seien jedoch kurz die Eigenschaften der verwendeten Geräte und die eigene Untersuchungstechnik demonstriert. Die dargestellten sonographischen Phänomene und ihre diagnostische Auswertung werden in den folgenden Kapiteln im Rahmen der jeweiligen typischen Befunde besprochen.

Einführung

Wahl des Gerätes

Die Abbildungen in diesem Atlanten sind während der Untersuchung mit sog. Real-time-Geräten verschiedener Hersteller entstanden. Bevorzugt wurden 3,5-MHz-curved-array- oder Sektorscanner sowie 5-MHz-Parallelscanner benutzt. Mit diesen Gerätetypen und Frequenzbereichen lassen sich die meisten Fragen der internistischen Ultraschalldiagnostik befriedigend beantworten.

Für den Anfänger in der Methode stellt sich die Frage, welches Gerät er sich anschaffen soll. Immer wieder wird uns diese Frage von Kollegen gestellt, ohne daß wir sie allgemeingültig beantworten können. Untersuchungsfrequenz, Untersuchungsspektrum, also die Ausnützung des Gerätes einerseits und die finanziellen Möglichkeiten andererseits spielen bei der Auswahl eine entscheidende Rolle. Auch wir können nur unsere eigenen Erfahrungen wiedergeben.

Seit dem Erscheinen des letzten Buches hat sich die Situation auf dem Gerätemarkt deutlich geändert. Die Qualitätsunterschiede haben sich ausgeglichen, wobei die großen Herstellerfirmen jeweils Geräte anbieten, die sich etwa 3 Qualitäts- und damit auch Preisklassen zuordnen lassen:

In der 1. Gruppe handelt es sich um eine Einfachversion, die für den Anwender mit geringer Untersuchungsfrequenz gedacht ist. Diese Geräte haben eine Minimalausstattung, erfüllen jedoch die technischen Voraussetzungen für eine sonographische Basisdiagnostik.

Die 2. Qualitätsgruppe ist für die klinische Anwendung und für den routinierten engagierten Kollegen in der Praxis mit großer Untersuchungsfrequenz gedacht. Diese Geräteklasse bietet alle diagnostischen Möglichkeiten bezüglich Bildqualität und Bildverarbeitung, die Geräte stehen meistens mit mehreren Schallköpfen zur Verfügung, so daß sie allen Bereichen der B-Bild-Diagnostik gerecht werden.

Die 3. Klasse ist die der Optimalgeräte, die die jeweils letzten Entwicklungen der Gerätetechnik beinhalten. Sie bieten ein großes Spektrum von technischen Variationen und Möglichkeiten, geeignet für eine differenzierte Diagnostik. Diese Geräte sind für Kliniken mit der Möglichkeit wissenschaftlicher Beschäftigung mit speziellen sonographischen Fragestellungen optimal geeignet, für die kleine und mittelgroße Klinik und gar für den Kollegen in der niedergelassenen Tätigkeit jedoch zu teuer und zu kompliziert.

Wir haben uns aus diesem Grund auf die Reproduktion von Abbildungen aus der mittleren Geräteklasse konzentriert und nur in Einzelfällen Abbildungen der letztgenannten Geräteklasse mit aufgenommen.

Da die Geräte der jeweiligen Qualitätsklassen sich auch in den Preisen sehr ähneln, wird es dem auswählenden Untersucher überlassen bleiben, das jeweils für seine Sehgewohnheiten und seine Untersuchungstaktik optimale Gerät unter den etwa gleich teuren Geräten auszusuchen. Bei der Auswahl kann nur geraten werden, mehrere Geräte der gleichen Qualitätsgruppe nebeneinander zu stellen (bei Messen, Kongressen, Ultraschallkursen ist dies am besten möglich) und an einem vertrauten Untersuchungsobjekt, z. B. der eigenen Leber oder Schilddrüse, die Unterschiede der Bildbeschaffenheit zu überprüfen. Das Auflösungsvermögen kann bei dieser Gelegenheit durch den Nachweis kleiner Organstrukturen, z. B. des Ductus pancreaticus oder der A. hepatica, verglichen werden.

Der Arzt trifft seine Entscheidung aufgrund der Qualität des Ultraschallbildes, das er beurteilen kann. Insofern wird der Gerätevergleich in der Praxis die Entscheidung für das eine oder andere Gerät bringen. Diese Entscheidung muß jeder selbst treffen. Auf die Angaben der Firmen zu den technischen Daten muß – und kann – sich der Arzt verlassen.

Auch die Dokumentationsmöglichkeiten haben sich in den letzten Jahren deutlich gebessert; den meisten Herstellern gelingt es heute, Polaroidkameras oder Videodrucker an ihre Geräte zu adaptieren. Nach einer Ersteinstellung durch die Firma ist es in der Regel problemlos, eine gute Bilddokumentation zu gewährleisten. Leichte Korrekturen können von dem Untersucher selbst durchgeführt werden.

Geräte

Die Abbildungen in diesem Atlanten sind während der täglichen Untersuchung mit folgenden Geräten entstanden (die technischen Daten wurden von den jeweiligen Firmen angegeben):

1. **LSC 7000 und LC 7000 A, Fa. Picker International GmbH**
   Identischer Geräteaufbau (kein mechanischer Sektorsondenbetrieb bei LC 7000). Real-time-Scanner mit Dual-Frame-Rate-Verfahren für Real-time-Bildgebung (16–40 Bilder/s). Elektronischer Fokus vierfach im Sendebetrieb. Dynamisch im Empfang mit automatischer Aperturkontrolle. Digitaler Bildaufbau, Bildmatrix $512 \times 512 \times 6$, 64 Graustufen, 4 Pre- und Postprocessingkurven wählbar.
   Benutzte Schallsonden:
   Linear 5 + 7,5 MHz
   Linear-convex-Sonden:
   3,5 MHz, 80 Elemente, 40–76 mm Radius, 60°
   Pro Gruppe: 5 Gruppen, 18 Kanäle
   Laterale Auflösung bei 3,5 MHz: 1,6 mm
   Axiale Auflösung bei 3,5 MHz: 0,6 mm
   Maximaler Fokuspunkt: 150 mm
2. **CS 9000 Computersonograph** (192 Kanaltechnik. HD-Schallsonden linear 3,5 und 5 MHz), **Fa. Picker International GmbH**
   Elektronische Sektor-convex-array-Technik:
   - 3,5 MHz 10 mm Radius 100°
   - 5,0 MHz 10 mm Radius 100°
   Elemente: 192 Elemente per Gruppe, 56 Kanäle
   Laterale Auflösung bei 3,5 MHz: 1,3 mm
3. **Sonoline SL, SL 1 und SL 2, Fa. Siemens**
   Digitale Real-time-Scanner für Sektor- und Linearapplikatoren (3,5 und 5 MHz)
   Schneller Digitalwandler, in einem Bildspeicher mit einer Matrix von $512 \times 512 \times 6$ bit können die Signale abgespeichert und auf einem Videomonitor dargestellt werden. Die Sektorapplikatoren besitzen 3 rotierende Schwinger, die Linearapplikatoren bis zu 400 einzelne Schwingerelemente zur Erzeugung des Ultraschallbildes.
   Abhängig von der Ultraschallfrequenz werden axiale und laterale Auflösungen von kleiner als 1 mm erreicht. Dabei wird eine Ultraschalleistung von unter 100 mW/cm abgegeben.
4. **Sonoline AC – Kombinationssystem, Fa. Siemens**
   Zusätzlich zu SL-Geräten sind die folgenden Möglichkeiten gegeben: Floppy disk, Software-gesteuert. Die Applikation mit Konvexsonden ist zusätzlich möglich. Variable Fokussierung. Gruppenschaltung verbessert die Auflösung. Neben den üblichen Meßprogrammen ist ein sog. Histogramm möglich.
   Bildspeicher auf integraler Floppy disk (6–10 Bilder/Scheibe).
5. **Acuson**
   Computersonograph (System Acuson 128 mit dynamischer Fokussierung) Das Computed Sonography System Acuson®*1 128 liefert Sektor-, Linear- und RES™*2 -Formate in Grauwert und in Farbdoppler-Darstellung. Es verfügt über 128 aktive Sende- und 128 aktive Empfangskanäle, die jeweils unabhängig voneinander arbeiten. Der vorprogrammierte Ultraschallcomputer übernimmt erstmals alle Funktionen zur Schallkeulenformung, zur Bilderstellung und -auswertung. Die Bildauflösung wird durch die dynamischen Veränderungen der Fokussierung, Apertur und Apodisation, sowie der Sendezonenfokussierung, um 200 bis 400% gegenüber konventionellen Ultraschallgeräten erhöht.
   Es werden elektronische Transducer im Linear- und Sektorformat mit jeweils 128 Kristallen frei ansteuerbar, und mit den Frequenzen von 2,5 MHz bis 7 MHz verwendet. Die Ultraschallintensität ist < 100 mW pro cm^2 und entspricht der amerikanischen FDA (Food and Drug Administration).

---

*1 Acuson® ist eine registrierte Trade Mark der Acuson Corp., Mountain View, Cal., USA.

*2 RES™ (Regional Expansion Selection) ist eine Trade Mark der Acuson Corp., Mountain View, Cal., USA.

Einführung

Ausbildung in der Ultraschalldiagnostik

Voraussetzung der Ultraschalldiagnostik ist neben exakten anatomischen Kenntnissen eine sorgfältige klinische Ausbildung.

Im Mittelpunkt der sonographischen Ausbildung steht die praktische Übung, möglichst unter Anleitung durch einen in der Ultraschalldiagnostik erfahrenen Lehrer. Unterstützt wird diese praktische Tätigkeit durch das Studium der Literatur und den Besuch von Ausbildungs- und Fortbildungsveranstaltungen. Da die Ausbildung in der Ultraschalldiagnostik heute Teil der Ausbildung des Faches Innere Medizin ist, ist abzusehen, daß künftige Internistengenerationen ihre Kenntnisse innerhalb ihrer internistischen Ausbildung erlangen werden. In zunehmendem Maß ist eine adäquate Ausbildung in internistischen Kliniken möglich. Sofern dies nicht gewährleistet ist, hat die Deutsche Gesellschaft für Ultraschall in der Medizin ein inzwischen von der Bundes-KV übernommenes Modell für die Ausbildung in der Ultraschalldiagnostik entwickelt, das 3 Möglichkeiten vorsieht.

1. Die Ausbildung unter Anleitung (mindestens 400 Untersuchungen).
2. Die Ausbildung durch 3 Kurse und gleichzeitige eigene Tätigkeit.
3. Eine gleichwertige Ausbildung mit abschließenden Kolloquien der KV-Kommission.

Alle diese Wege stellen Minimalprogramme dar zum Erlangen eines Mindestmaßes an Kenntnissen als Voraussetzung einer eigenverantwortlichen Tätigkeit. Der so Ausgebildete muß seine diagnostische Unsicherheit erst allmählich durch Übung überwinden.

Fortbildungsveranstaltungen, z. T. in Form von Übungskursen und Kolloquien, und vor allem das Literaturstudium müssen die Ausbildung ergänzen.

Nach dem Erscheinen der 1. Auflage dieses Buches sind eine ganze Reihe guter Lehrbücher der Ultraschalldiagnostik erschienen. Trotzdem glauben wir, daß zur Ergänzung der täglichen praktischen Tätigkeit ein Atlas mehr beiträgt, als ein Lehrbuch.

Ärzte sind Eidetiker, Texte müssen kurz sein, damit sie gelesen werden; Bilder zu sehen und ihren Inhalt zu deuten sind wir gewohnt. Gerade für den „einsamen Diagnostiker“ ist die Möglichkeit, seine Befunde vergleichen zu können, von großem Wert.

Wir hoffen, unser Wissen und unsere Erfahrung in der Ultraschalldiagnostik in Form dieses Atlanten am besten weiterzugeben.

Dokumentation

Schriftliche Dokumentation

Jeder Untersuchungsablauf wird schriftlich und bildlich dokumentiert. Die schriftliche Dokumentation umfaßt eine ausführliche Beschreibung aller untersuchten Organe, die Nichtdarstellbarkeit einzelner Organe, z. B. durch Luftüberlagerung, wird ausdrücklich erwähnt. Die Befundbeschreibung orientiert sich dabei an der von Rettenmaier geschaffenen und von den meisten Mitgliedern der Deutschen Gesellschaft für Ultraschall in der Medizin als Nomenklatur benützten Terminologie. Eine auf dieser Terminologie aufbauende leicht veränderte Empfehlung ist in Bearbeitung, jedoch aufgrund einzelner noch strittiger Fragen noch nicht vollständig abgeschlossen. Die Beschreibung sollte pauschalierende Äußerungen wie „groborientierend“, „soweit einsehbar“ und ähnliches vermeiden, auch Übernahmen aus der radiologischen Terminologie wie „in Projektion auf“, „Verschattungsfigur“, „Aufhellungsfigur“ sollten dringend vermieden werden, um eine Verwirrung und einen Verlust an Präzision der sonographischen Aussage zu vermeiden. Abschließend wird der deskriptive Teil durch die Beurteilung zusammengefaßt, die knapp die Fragestellung beantwortet und darüber hinausgehende sonographische Auffälligkeiten in Form von Diagnosen oder differentialdiagnostischen Möglichkeiten enthält.

Zunehmend wird die schriftliche Dokumentation über PC standardisiert. An der Qualität von Befundbeschreibung und Beurteilung darf diese Dokumentationsform jedoch nichts ändern!

Bildliche Dokumentation

Von jedem untersuchten Organ sollte in typischen Schnittebenen eine Fotodokumentation erstellt werden, um einen späteren Vergleich zu ermöglichen. Pathologische Befunde müssen in 2 Ebenen dargestellt werden.

Dokumentationsmöglichkeiten

Videodrucker: Die am häufigsten benutzte Form der bildlichen Dokumentation ist die mit schwarz-weiß-Video-Druckern. Je nach Größe und Preis dieser Drucker ist das Resultat nahezu von photographischer Qualität, dabei ist das Einzelbild deutlich billiger als alle anderen Dokumentationsformen (zwischen 12 und 32 Pfennig/Bild). Die Tatsache, daß das Bild sofort zur Verfügung steht, erleichtert die Beurteilung der Qualität der Dokumentation. Sollte das Bild den Inhalt nicht ausreichend gut wiedergeben, kann es wiederholt werden. Anfängliche Probleme mit der Konservierung dieser Druckerbilder, die darin bestanden, daß sich die Oberfläche abrieb, wenn die Bilder mit den Befunden in Ordnern abgeheftet wurden, sind mit neuerem Druckerpapier nicht mehr zu befürchten.

Polaroid: Nach wie vor vereint die Polaroidphotographie die Möglichkeit einer sofortigen Bildbeurteilung, mit der einer qualitativ hochwertigen Bildwiedergabe. Der Nachteil ist der hohe Preis. Da die Drucker inzwischen qualitativ nahezu gleichwertige Bilder liefern, werden sie die Polaroidphotographie nach und nach verdrängen.

Kleinbild: Eine konstante Einstellung von Gerät und Kamera vorausgesetzt, erlaubt die Kleinbilddokumentation, z. B. mit Diadirektfilmen, eine im Vergleich zu Drucker- und Polaroidphotographie bessere Bildqualität. Auch hier ist der relativ hohe Preis zu berücksichtigen (ein Rollfilm mit 36 Bildern ca. 21,00 DM). Der große Nachteil besteht darin, daß das fertige Bild oft erst nach Tagen zur Beurteilung zur Verfügung steht, wenn die Untersuchung natürlich längst abgeschlossen und der Befund evtl. nicht reproduzierbar ist. Die Konstanz der Einstellung von Photomonitor und Kamera sind deshalb vor jeder Untersuchungssequenz zu überprüfen.

Weitere photographische Dokumentationsmöglichkeiten sind mit **Multiformatkameras,** z.B. auf Röntgenfilmen, möglich. Diese Methode bietet sich dort an, wo Entwicklungsmöglichkeiten für Röntgenfilme in unmittelbarer Nähe bereitstehen.

Videoband: Diese Dokumentationsmöglichkeit eignet sich besonders für die Real-time-Diagnostik, da sie das bewegte Bild einfängt und der komplette Untersuchungsablauf dokumentiert werden kann. Dadurch hat diese Methode nicht nur einen hohen Dokumentations-, sondern vor allem einen ausgezeichneten Aus- und Fortbildungswert. Nachdem in den meisten Systemen Geräte mit schnellem Bildvor- und -rücklauf unter Sicht zur Verfügung stehen, ist es heute einfacher geworden, gewünschte Passagen zur Nachbeurteilung erneut einzuspielen.

Für die nachträgliche Photodokumentation sollten interessante Passagen während der Aufzeichnung „gefreezt" werden. Dadurch bleibt die Qualität der nachträglich hergestellten Photographie erhalten.

Floppy disk: Bei einzelnen neueren Geräten ist eine Speichermöglichkeit für 6–10 Bilder auf Floppy disk integriert, die eine Reproduktion gespeicherter Bilder ohne Qualitätsverlust gewährleistet.

Untersuchungsablauf

Es hat sich bewährt, die abdominelle Ultraschalluntersuchung einem mehr oder weniger streng einzuhaltenden Untersuchungsablauf folgen zu lassen. Für den Anfänger hat dies den Vorteil, daß er von bekannten, leicht aufzufindenden Organen (Aorta, Vena cava, Leber) ausgehend, Schritt für Schritt das Abdomen erkundet und Veränderungen, die dabei entdeckt werden, den jeweiligen Organen leichter zuordnen kann. Für denjenigen, der große Untersuchungszahlen pro Tag bewältigt, hat sich der festgelegte Untersuchungsduktus deshalb bewährt, weil der Untersucher auf diese Weise sicher sein kann, alle Organe des Abdomens gesehen zu haben. Er kann bei dem direkt anschließenden Befunddiktat leichter die untersuchten Organe rekapitulieren, Auslassungen in Untersuchung und Diktat werden auf diese Weise vermieden.

Auch bei gezielten Fragestellungen (z.B. Cholecystolithiasis?) wird das gesamte Abdomen untersucht und über alle Organe und ihre evtl. Veränderungen ein Befund erstellt. Es ist dringend davon abzuraten, nur das Organ zu untersuchen, nach dem gefragt wird. Der große Vorteil der Methode liegt ja in ihrem Screening-Wert: ohne großen zusätzlichen diagnostischen Aufwand wird ein Untersuchungsstatus des gesamten Abdomens erstellt.

Der im folgenden dargestellten Untersuchungsablauf hat sich uns in unserer praktischen Tätigkeit bewährt. Er ist der in Deutschland bevorzugte. Niemand ist gezwungen, diesen Ductus einzuhalten. Andere Autoren empfehlen andere Vorgehensweisen. Einigkeit herrscht aber darüber, daß ein konsequenter Ductus aus den oben genannten Gründen für jede Untersuchung beibehalten werden sollte.

Als **Kontaktgel** wird von uns ein auf die Empfehlungen von Johannigmann zurückgehendes Hydrogel nach dem folgenden Rezept verwendet (Menge: 5 l):

Glyzerol 85%ig 750 g
Euxyl-K 100 5 g
Carbopol 940 20 g
NaOH 15%ige Lösung 45 g
Aqua destillata ad 5000 g

Glyzerol, destilliertes Wasser und Euxyl mischen; dies ergibt eine Konzentrationsflüssigkeit. Carbopol einstreuen, mischen und über Nacht quellen lassen (immer noch dünnflüssig). Erst nach Zugabe der NaOH-Lösung wird die Masse streichfähig.

Einführung

1a Die Untersuchung beginnt mit der Einstellung des Applikators in Höhe der Bauchaorta im Längsschnitt. In dieser Applikatorstellung werden Leber, Magen im Querschnitt, Aorta und große Bauchgefäße abgebildet.

1b Der Applikator wird dann von links nach rechts parallel über den Oberbauch geführt, wobei nacheinander Pankreaskopf, Pfortenregion, V. cava und Gallenblase abgebildet werden. Die Einstellung zeigt jetzt die Schnittebene durch die Gallenblase an. Wird der Applikator etwas weiter nach rechts verschoben, wird die Niere im Längsschnitt dargestellt.

2a Zur Beurteilung der V. cava wird der Applikator leicht nach kranial verschoben, so daß die Kavamündung in den rechten Vorhof beobachtet werden kann. Gleichzeitig kommt es zum Längsschnitt durch die Leber, die etwas lateral der Kava, also in Höhe der Medioklavikularlinie in ihrer längsten Ausdehnung gemessen wird.

2b Koronarschnitt durch die Niere. Der Applikator wird weiter über den Bauch geführt bis er die vordere Axillarlinie erreicht, dabei wird der Winkel zur Körperwölbung beibehalten, so daß die Niere in der vorderen Axillarlinie schließlich im sog. Koronarschnitt eingestellt wird. In dieser Einstellung wird sie in ihrer längsten Ausdehnung gemessen. Zur besseren Darstellung der Niere dreht sich der Patient etwas nach links.

3a Nach Darstellung der rechten Niere in Längs- und Querschnitten wird zweckmäßigerweise direkt anschließend die linke Niere in derselben Weise gemessen und dabei gleichzeitig die Milz im 7.–10. Interkostalraum links dargestellt.

3b Oberbauchquerschnitt. Nachdem der Oberbauch in den Längs- und Schrägschnitten dargestellt wurde, folgen jetzt die Querschnitte. Von kranial nach kaudal wird zunächst der linke Leberlappen dargestellt, dann der Magen und das Pankreas.

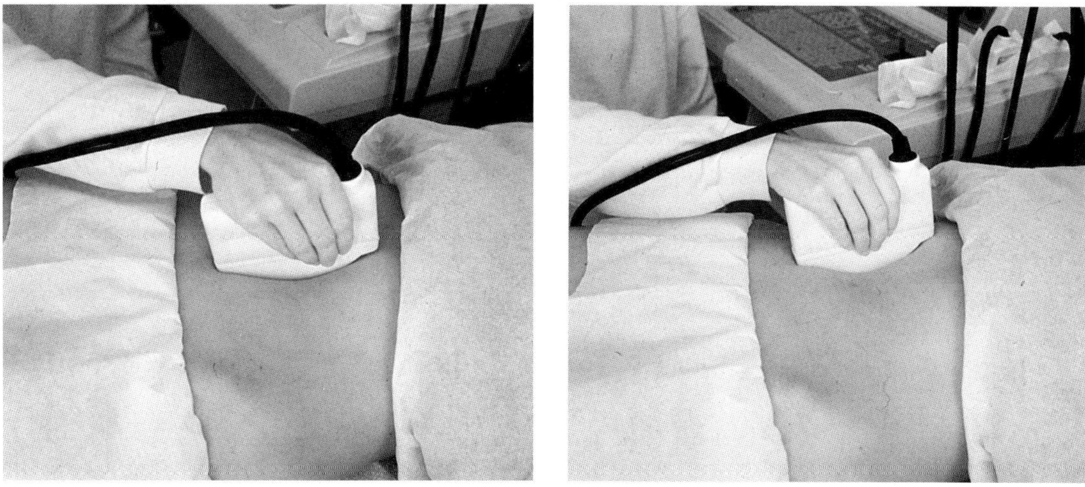

1a, b

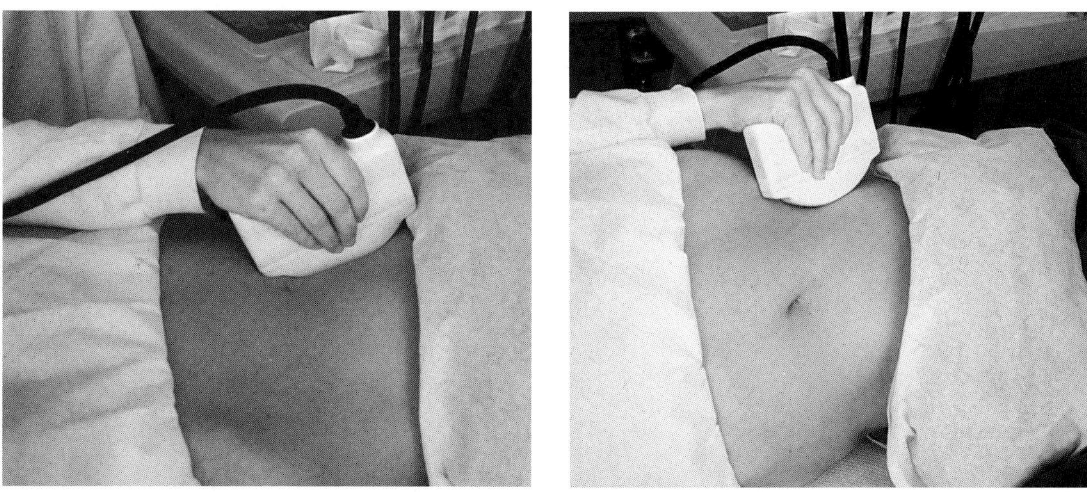

2a, b

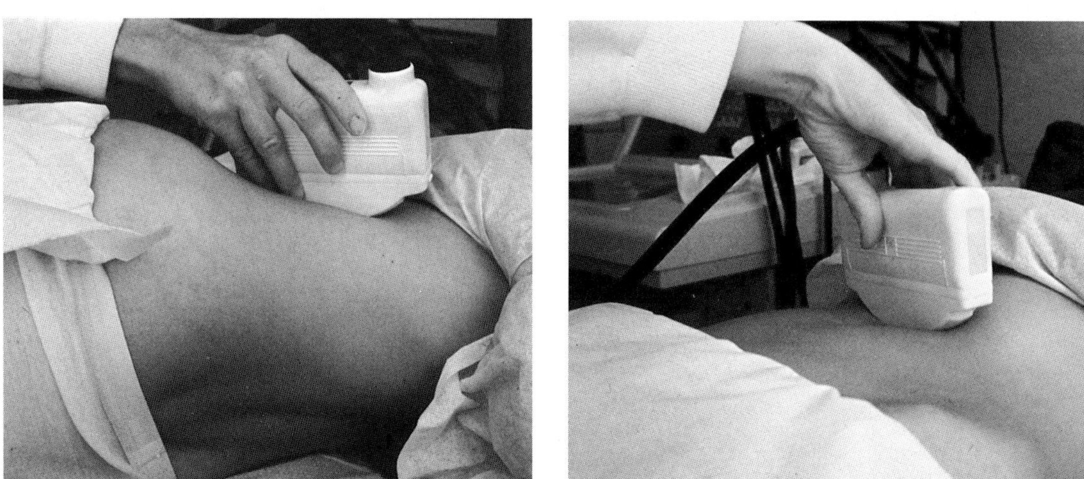

3a, b

Einführung

4a Dieser strenge Querschnitt wird vor allem zur Klärung der topographischen Anatomie, also der Zuordnung von Magen, Pankreas, großen Bauchgefäßen und Leber gewählt.

4b Danach wird der Applikator in die Schrägschnitte gekippt, in diesem Fall den subkostalen Schrägschnitt: Der Patient atmet ein und aus, während der Applikator parallel zum Rippenbogen rechts gehalten wird. Die Leber gleitet unter dem Applikator hindurch.

5a Pankreasdarstellung. Zur optimalen Darstellung des Pankreas wird der Bauch herausgestreckt, der Atem in Inspiration angehalten, die Schnittebene durch den linken Leberlappen nach dorsokaudal eingestellt. Das Pankreas wird so im Normalfall nahezu in ganzer Länge dargestellt.

5b Längsschnitt Mittelbauch. In dieser Einstellung ist die Aorta dargestellt und hinter ihr die Wirbelsäule. Die Aorta, die Bifurkation und die Iliacae können verfolgt werden, wenn der Applikator leicht gedreht wird. Am unteren Applikatorende tritt die gefüllte Harnblase ins Bild.

6a Suprapubischer Querschnitt zur Darstellung der Harnblase und des inneren Genitales. In dieser Einstellung sind die Harnblase und beim Mann die Prostata, bei der Frau der Uterus und die Adnexen darstellbar.

6b Appendixdarstellung. In Längs- und Querschnitten in der Appendixregion wird mit einem 5-MHz-Parallelscanner die Appendixregion unter leichter Kompression abgesucht.

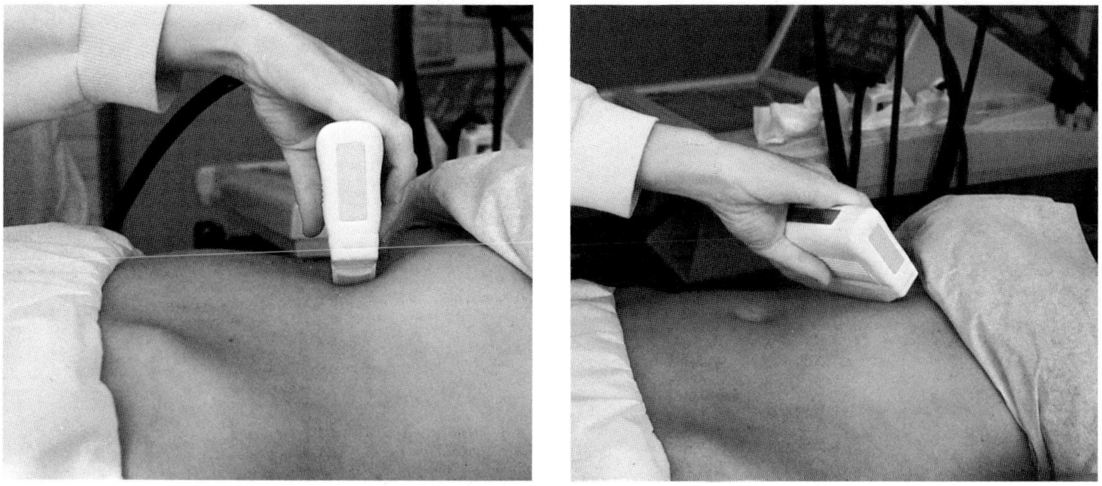

4a, b

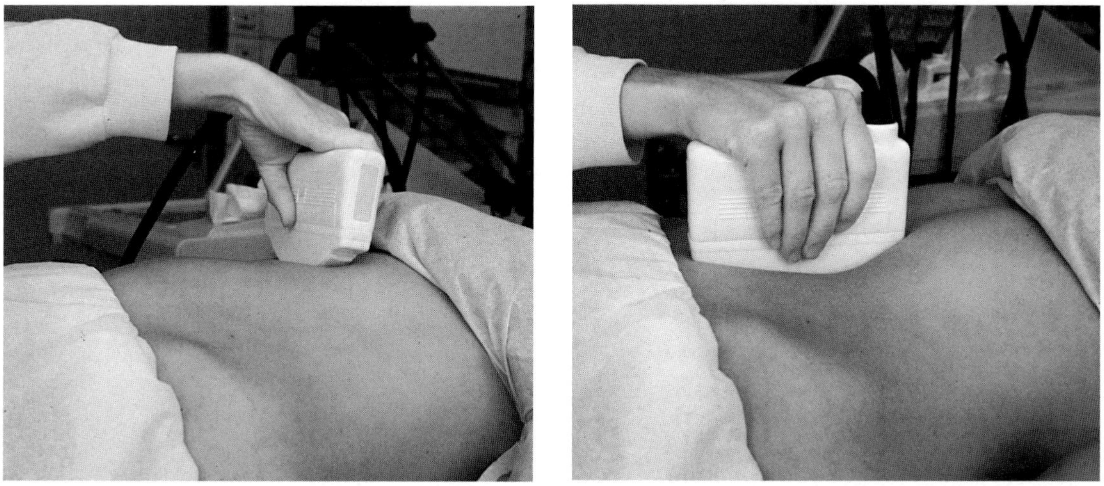

5a, b

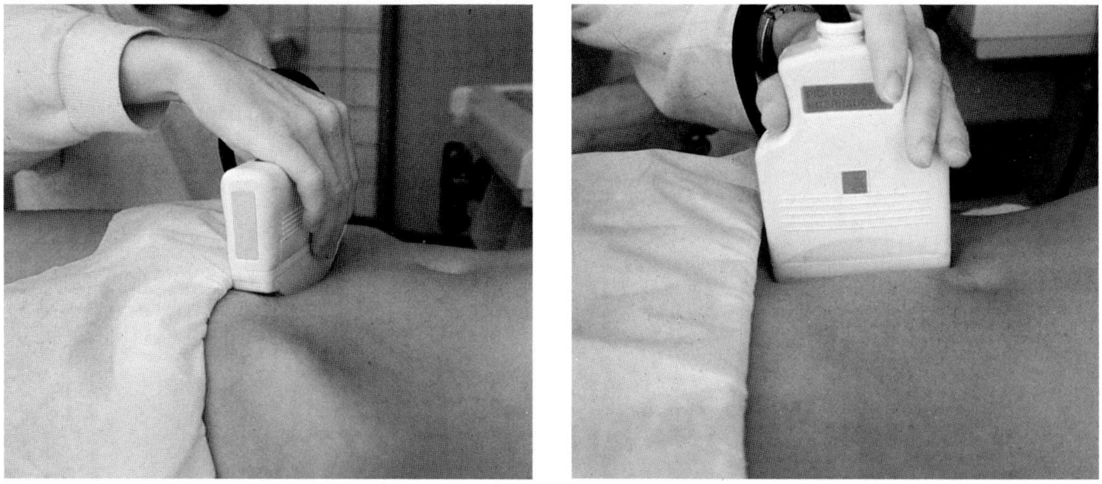

6a, b

7a Längsschnitt paravertebral. Selten ist es notwendig, die Nieren von dorsal zu untersuchen. Regelhaft wird dies zur Nierenpunktion getan. Zweckmäßigerweise wird dem Patienten ein Kissen unter den Bauch geschoben, damit die Lendenlordose zumindest teilweise ausgeglichen wird.

7b Linke Niere im dorsalen Querschnitt. Unter Parallelverschiebung des Applikators in dieser Haltung senkrecht zur Wirbelsäule wird die Niere in ganzer Länge abgesucht. Ihre Beziehung zu den Nachbarorganen kann dargestellt werden.

8a Schilddrüse im Querschnitt. Mit einem 5-MHz-Schallkopf gelingt es, eine normale Schilddrüse im Isthmusbereich mit beiden Lappen in ganzer Ausdehnung darzustellen. Der Applikator wird dann vom Jugulum nach kranial geschoben, bis die ganze Schilddrüse untersucht ist, gleichzeitig werden die begleitenden Gefäße beurteilt.

8b Nach der Darstellung im Querschnitt folgt die Darstellung der Schilddrüsenlappen im Längsschnitt unter gleichzeitiger Beurteilung der V. jugularis interna und der A. carotis.

9a Die Parotiden werden in der gleichen Weise dargestellt, indem sie zunächst in ihrer längsten Ausdehnung aufgesucht und bei Auffälligkeiten im Querschnitt dargestellt werden.

9b Darstellung der Glandula submandibularis. Die Speicheldrüsen können alle in einem Untersuchungsgang dargestellt werden, gleichzeitig wird der Hals nach vergrößerten Lymphdrüsen abgesucht.

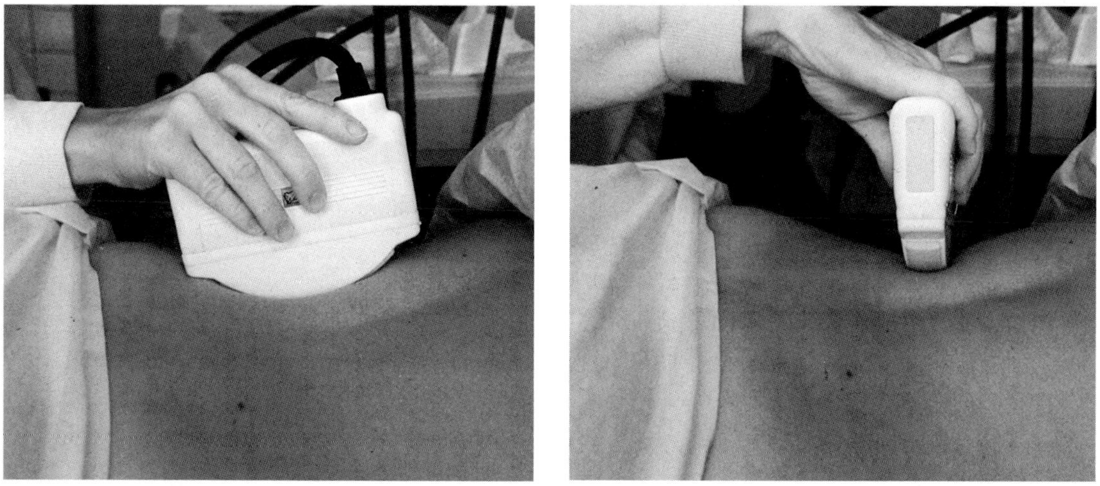

7a, b

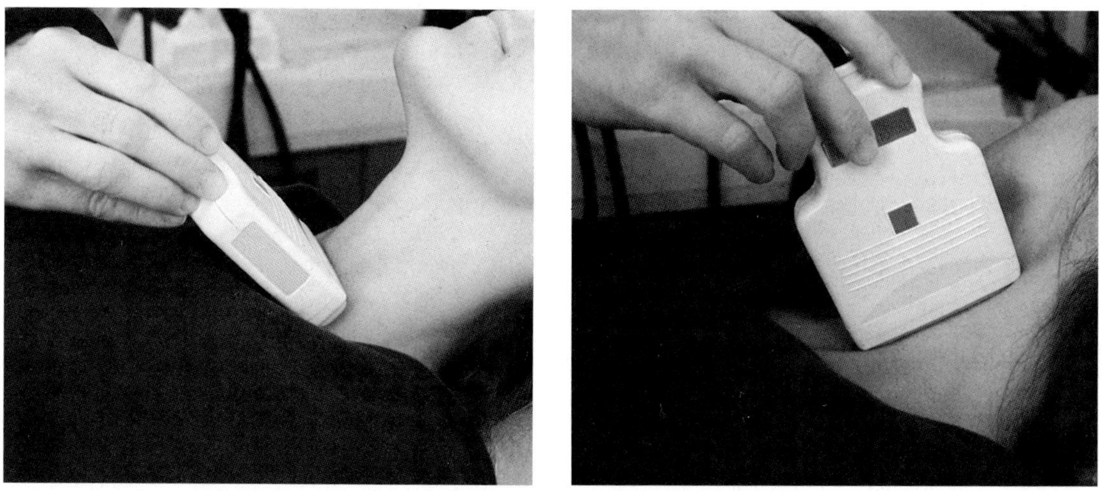

8a, b

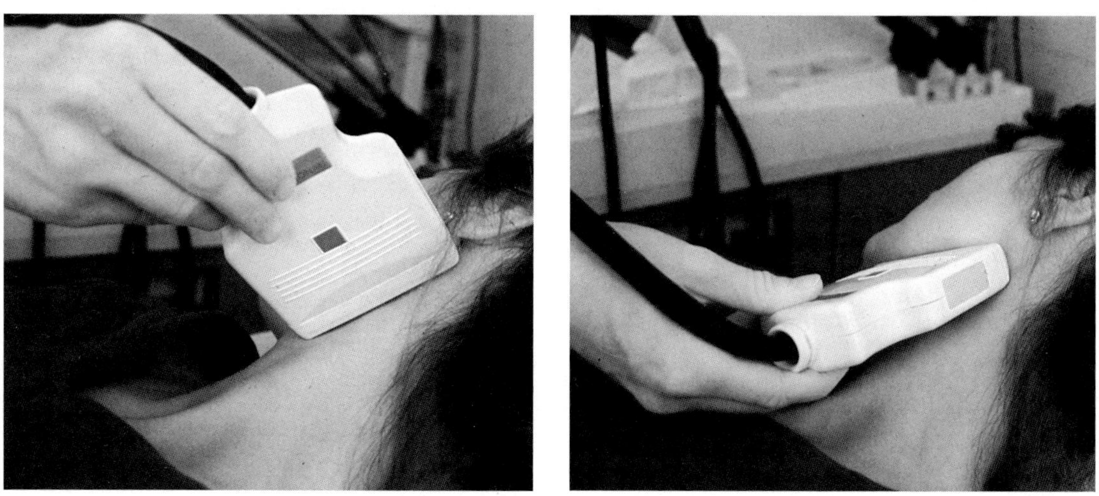

9a, b

Artefakte

Artefakte sind Erscheinungen des Ultraschallbildes, die keinem anatomischen Korrelat entsprechen. Sie entstehen allein durch die physikalischen Eigenschaften des Ultraschallbündels und seiner Reflexion im Körper. Man muß ihre typischen Erscheinungsbilder kennen, um sie nicht als Abbilder anatomischer oder pathologischer Strukturen fehlzudeuten.

Artefakte, die durch eine fehlerhafte Geräteeinstellung entstehen, sind auf Anhieb zu erkennen, leicht zu korrigieren und sollen hier nicht mehr im einzelnen besprochen werden.

Einführung

1 **Rauschen**
Unter diesem aus der Radiotechnik entlehnten Begriff versteht man das Auftreten von Schwaden kleiner Bildpunkte, die keinen echten Reflexionen entsprechen. Besonders störend sind diese Artefakte in flüssigkeitshaltigen Organen, wo sie innerhalb des sonst reflexfreien Mediums deutlich hervortreten. Durch Zurücknahme der Verstärkung läßt sich das Rauschen unterdrücken, mit dem Nachteil, daß das Bild insgesamt dunkler wird.

Artefakte durch Mehrfachreflexionen

2 **Wiederholungsechos**
Liegen 2 oder mehrere stark reflektierende Grenzflächen hintereinander, können die Ultraschallwellen zwischen diesen Grenzflächen mehrmals hin und her laufen. Die zum Empfänger zurückkehrende zweimal reflektierte Schallwelle „meldet" eine 2. Grenzfläche nach der doppelten Laufzeit, d.h. die 2. Grenzfläche wird in einer Tiefe abgebildet, die dem doppelten Abstand der Grenzflächen voneinander entspricht. Derartige Veränderungen an Grenzflächen mit großem Impedanzunterschied findet man ebenfalls in Zysten oder in gashaltigen Organen.

3 **Akustische Spiegelbilder**
Treffen Ultraschallwellen auf eine stark reflektierende Grenzfläche nicht senkrecht, sondern schräg auf, kommt es zur Reflexion der Schallwelle in einem Winkel, der doppelt so groß ist wie der zwischen der einfallenden Schallwelle und der Senkrechten auf die Tangente an diese schräge Ebene. Im weiteren Verlauf werden diese Schallwellen an den Strukturen des angrenzenden Gewebes reflektiert, nehmen den gleichen Weg zurück zu der schrägen Ebene und von dort aus im selben Winkel zurück zum Schallkopf. Auf diese Weise werden Prozesse, die vor dieser stark reflektierenden Grenzfläche liegen, scheinbar aus der Richtung der zurückkehrenden Schallwelle hinter dieser Grenzfläche abgebildet, also gespiegelt. Das typische Beispiel einer derartigen, stark reflektierenden, gewölbten Grenzfläche ist das Zwerchfell bzw. die Grenzfläche des Zwerchfells zur Lunge. Leber und intrahepatische Veränderungen werden ein zweites Mal oberhalb des Zwerchfells abgebildet.

1

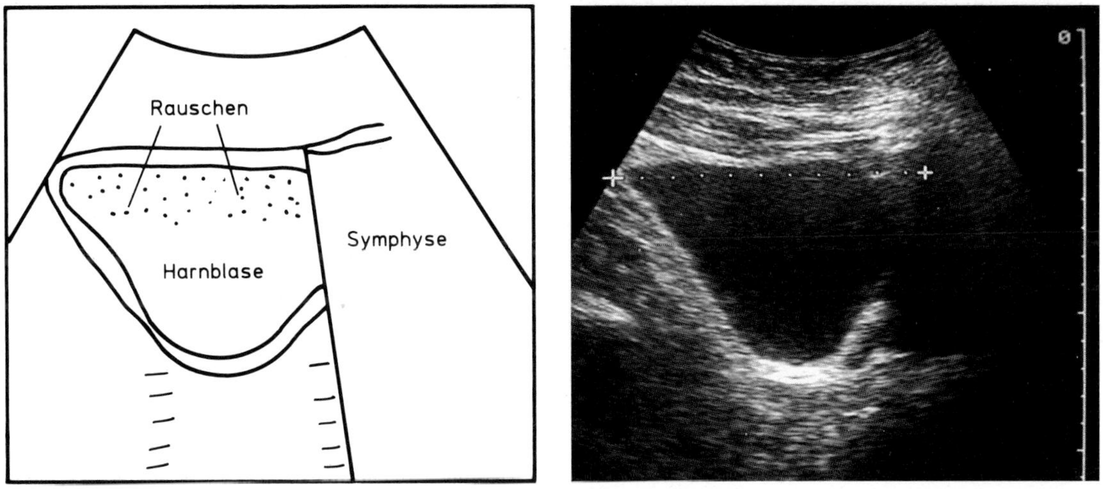
Rauschen
Harnblase
Symphyse

2

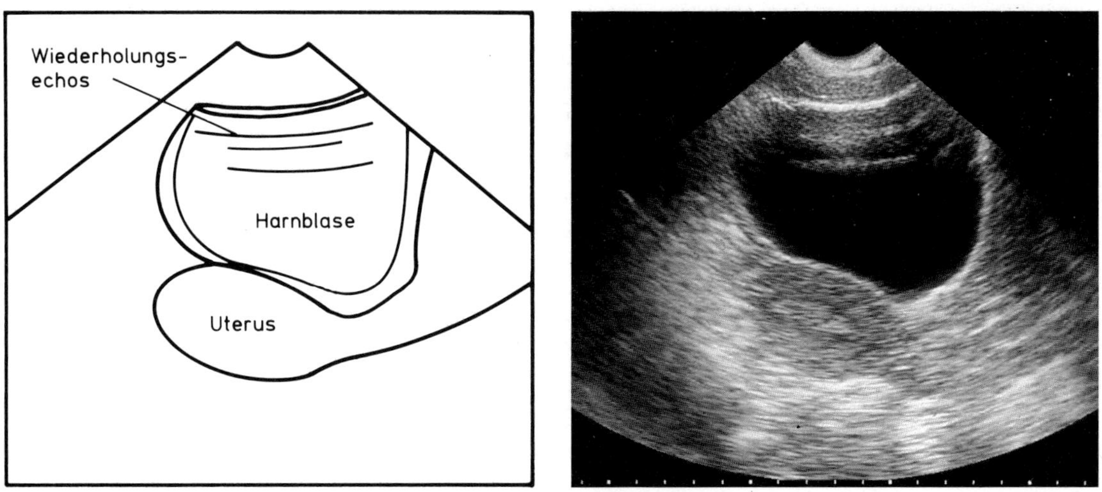
Wiederholungs-
echos
Harnblase
Uterus

3

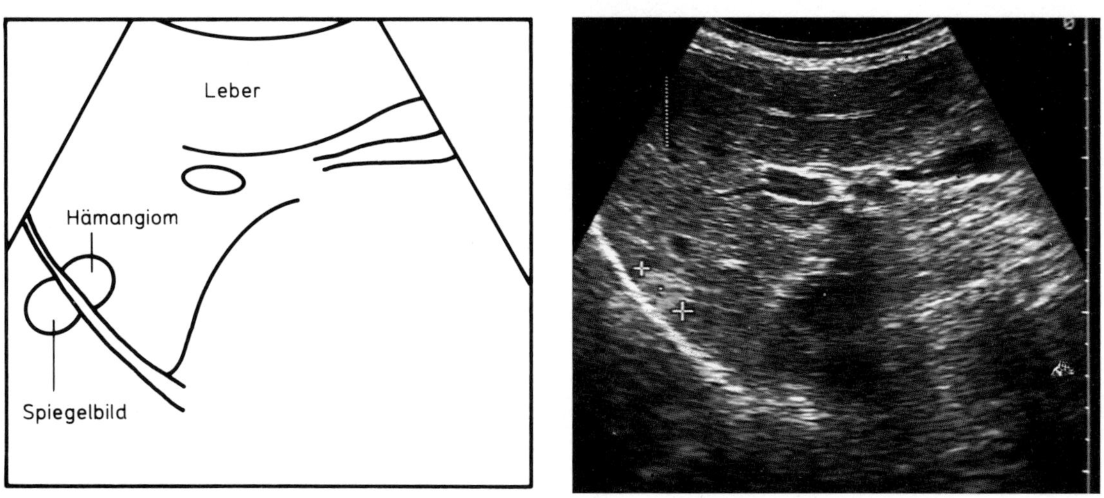
Leber
Hämangiom
Spiegelbild

4 **Kometenschweifartefakte**
Unter diesem Begriff versteht man helle Echobanden hinter einem Fremdkörper, von dem man eigentlich die Auslösung von Schallschatten erwarten würde. Man nimmt an, daß diese Veränderungen durch das Hin- und Herlaufen von Schallwellen zwischen Fremdkörper und Schallkopf durch Mehrfachreflexionen entstehen. Veränderungen dieser Art werden auch hinter Gas und Kalk gefunden.

5 **Ring-down-Artefakte**
Diese entstehen an gasgefüllten Darmschlingen oder Fremdkörpern als hell aufleuchtende, oft aufblitzende Streifen. Als Ursache wird eine kontinuierliche Schallwellenreflexion aufgrund einer Oszillation der reflektierenden Grenzflächen vermutet.

Artefakte als Folge der räumlichen Ausdehnung der Schallkeule

6 **Schichtdickenartefakte**
Unter Schichtdickenartefakten versteht man zarte Reflexansammlungen, meist mit glatter Begrenzung an den Grenzflächen zwischen reflexfreien und reflexkräftigen Organabschnitten, z. B. der Gallenblase oder der Harnblase. Sie können dort mit Schlick oder Wandveränderungen verwechselt werden. Schallwellen werden in Form einer Schallkeule ausgesendet. Treffen sie auf schräge Grenzflächen zwischen Flüssigkeit und solidem Gewebe, bildet der Rechner Mittelwerte aus den Reflexinformationen auf dem Bildschirm. Dieser „Mittelwert" wird echoarm abgebildet. Die Unterscheidung zwischen organischen Veränderungen und diesen Artefakten ist meist nicht schwer. Im Zweifelsfall kann die Differentialdiagnose durch Umlagerung des Patienten geklärt werden. Während z. B. in der Gallenblase der Schlick zur tiefsten Stelle absinkt, werden sich die Artefakte immer an den schallkopfnahen und -fernen Abschnitten der Gallenblasenwand einstellen.

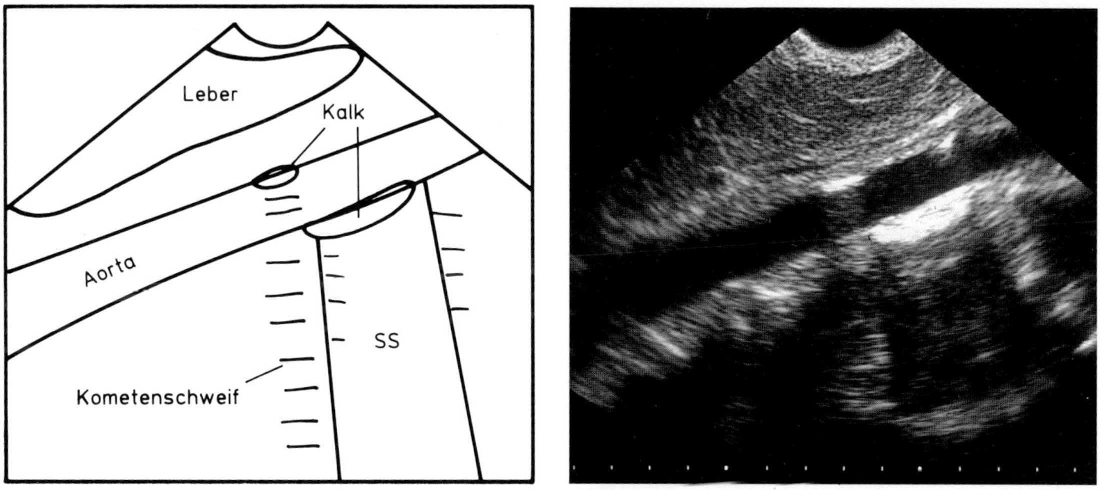
Leber
Kalk
Aorta
SS
Kometenschweif

4

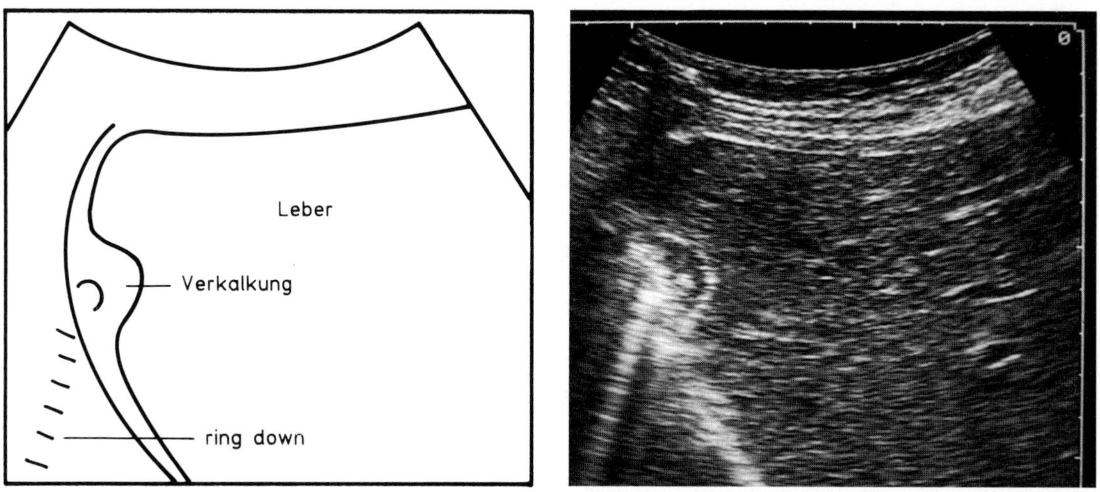
Leber
Verkalkung
ring down

5

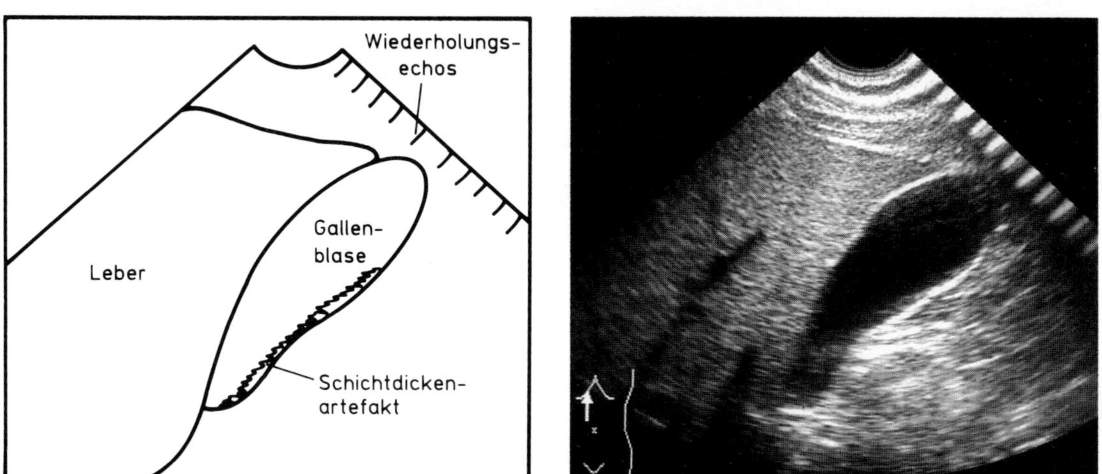
Wiederholungs-
echos
Gallen-
blase
Leber
Schichtdicken-
artefakt

6

7 **Nebenkeulenartefakte**

Diese entstehen dadurch, daß der Empfangsteil des Geräts Nebenkeulenreflexe so registriert, als ob sie aus der Hauptausbreitungsrichtung kämen. Die abgebildeten Strukturen werden dadurch an falscher Stelle aufgezeichnet. Es entstehen bogenförmige Linien, die man als **Bogenartefakte** bezeichnet. Diese werden nur von starken Reflektoren, also Knochen, Gas, Steinen und Fremdkörpern (z. B. Punktionsnadeln), erzeugt, in diesem Fall an dem kräftigen Eintrittsecho der dorsalen Harnblasenwand.

Artefakte durch akustische Linsen

8 **Doppelbildartefakte**

Diese Veränderungen entstehen dadurch, daß der Schall durch sog. akustische Linsen hindurchtritt. Die an Organteilen reflektierten Anteile derart gebrochener Ultraschallwellen werden vom Empfänger empfangen, als ob sie geradlinig auf diesen zugelaufen seien. Dadurch kann es zu Doppelabbildung von hinter akustischen Linsen liegenden Organabschnitten kommen.

9 **Zystenrandschatten**

Diese auch Abtropfphänomen genannten Veränderungen, die sich in Schallschatten äußern, die tangential in Schallausbreitungsrichtung an den Grenzen zystischer Organe anzutreffen sind, kommen dadurch zustande, daß der Schall beim tangentialen Auftreffen auf die kugelige Zystenwand z. T. gestreut und z. T. gebrochen wird. Wegen der unterschiedlichen Schalleitungsgeschwindigkeit von Zysteninhalt und Umgebung wirken Zysten wie optische Linsen.

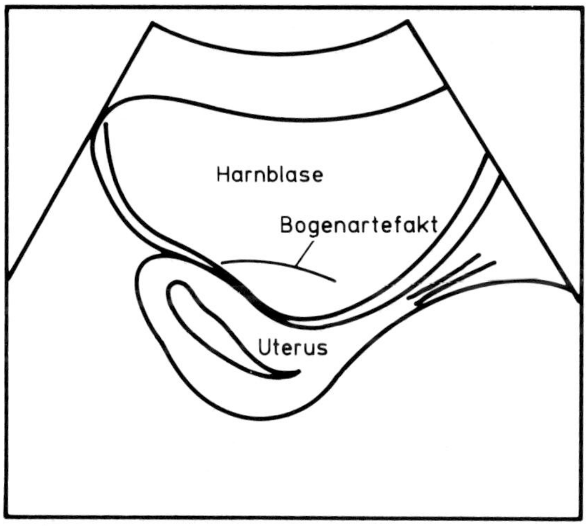
Harnblase
Bogenartefakt
Uterus

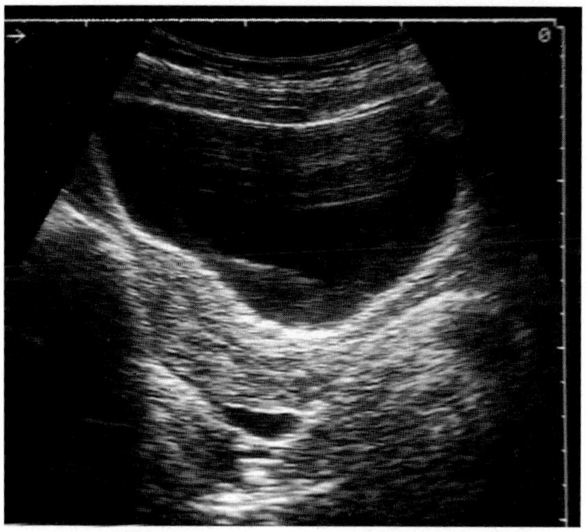

7

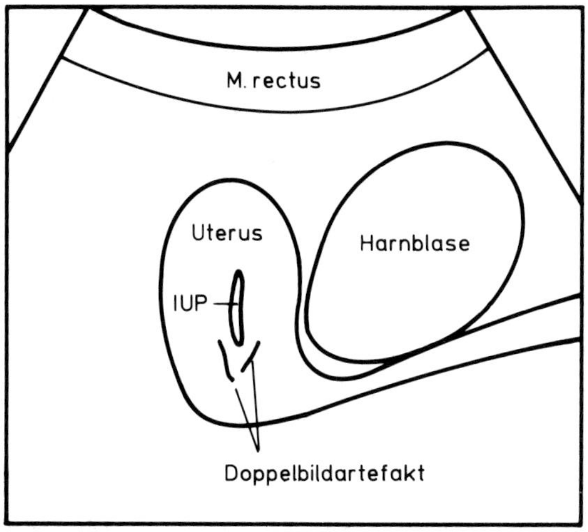
M. rectus
Uterus
Harnblase
IUP
Doppelbildartefakt

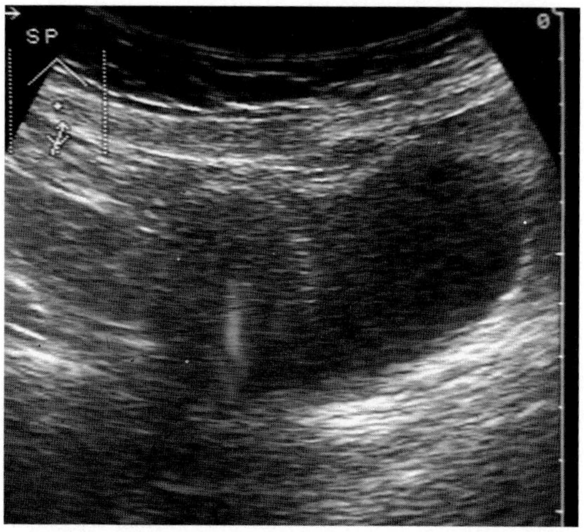
SP

8

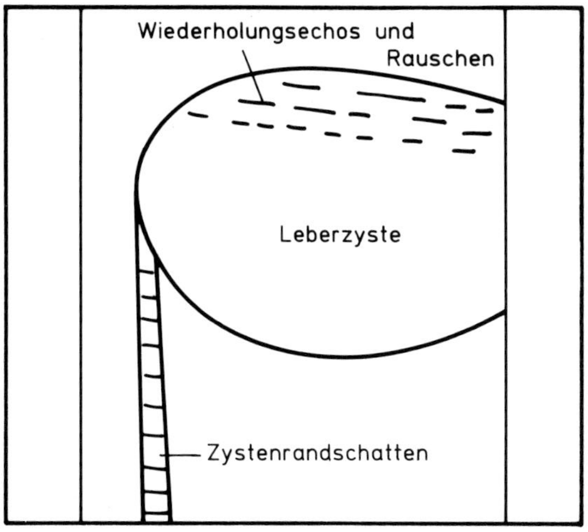
Wiederholungsechos und Rauschen
Leberzyste
Zystenrandschatten

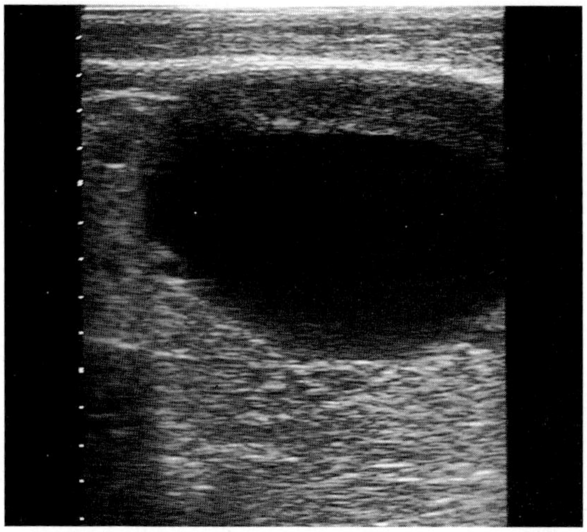

9

Einführung

Artefakte infolge unterschiedlicher Schallleitungsgeschwindigkeit verschiedener Gewebe

10 Bekanntermaßen läuft der Schall in Knochen schneller als in Weichteilen. Die Dicke eines Körperabschnittes wird jedoch entsprechend der Schallaufzeit registriert und angegeben. Knochen und die dahinterliegenden Gewebe in diesem Fall Pleura und Lunge, werden deshalb Applikator-näher abgebildet.

11 Das Gegenteil ist der Fall, wenn der Schall durch große Fettanteile geleitet wird. Dort läuft der Schall deutlich langsamer als in den übrigen Geweben. Dahinterliegende Strukturen werden weiter entfernt abgebildet. In diesem Fall ist bei unterschiedlicher Schallaufzeit innerhalb des Lebertumors das Zwerchfell z. T. „korrekt" z. T. weiter distal abgebildet.

12 Ähnlich ist die Situation bei der Abbildung von Strukturen hinter größeren flüssigkeitshaltigen Prozessen: Strukturen hinter Ascites, der vollen Harnblase oder wie hier größeren Nierenzysten werden scheinbar weiter entfernt abgebildet. Bei über die Bildbreite gesehen unterschiedlicher Zystendicke wird der hinter der Niere liegende Musculus ileopsoas unterschiedlich dick aber in allen Abschnitten distal der Zyste Applikator-ferner abgebildet.

[1] Bezüglich der ausführlichen Darstellung der Artefaktphänomenologie und Entstehung darf auf das entsprechende Kapitel in dem Buch von *Kremer et al., „Sonografische Diagnostik"*, verwiesen werden (s. Literatur).

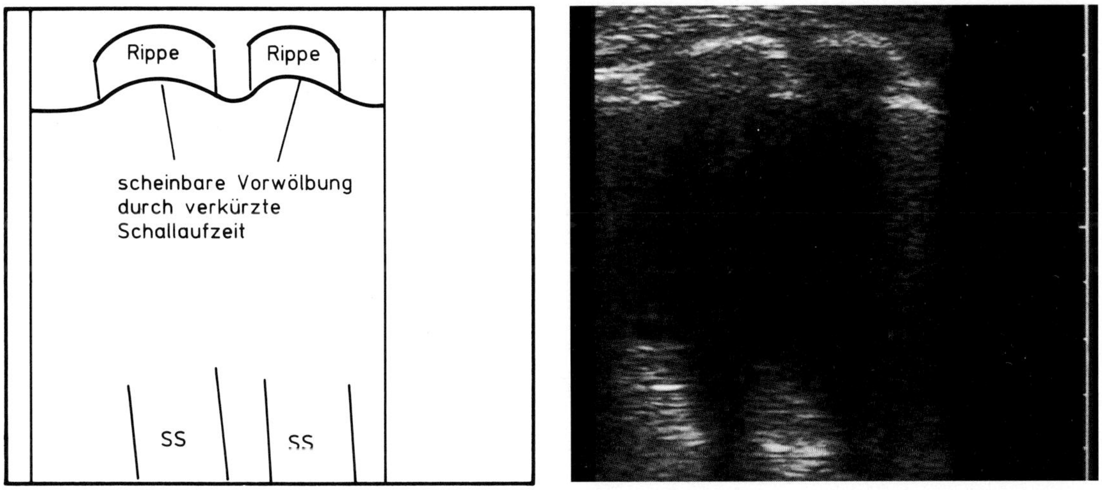
Rippe
Rippe
scheinbare Vorwölbung
durch verkürzte
Schallaufzeit
SS
SS

10

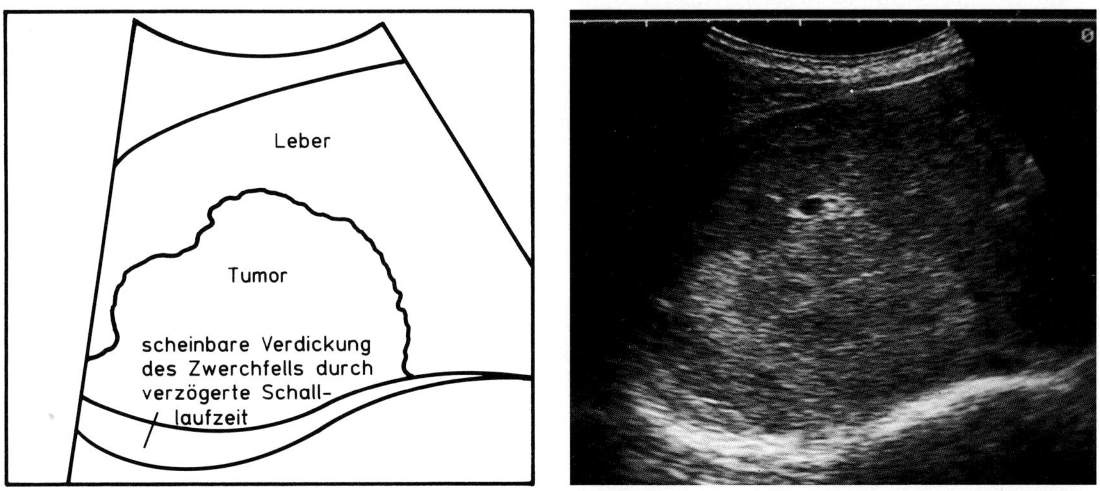
Leber
Tumor
scheinbare Verdickung
des Zwerchfells durch
verzögerte Schall-
laufzeit

11

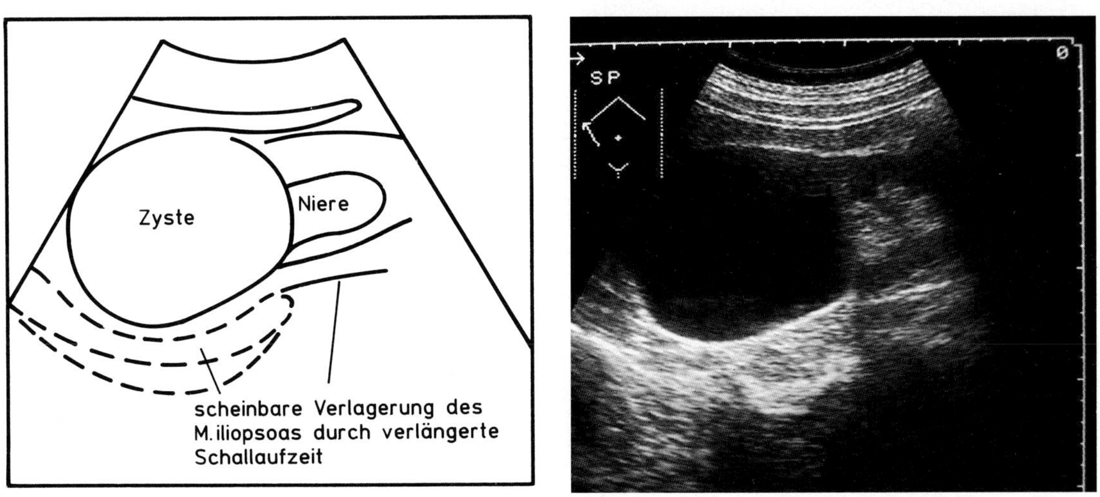
Zyste
Niere
scheinbare Verlagerung des
M. iliopsoas durch verlängerte
Schallaufzeit
SP

12

Literatur

Baker ML, Dalrymple GV (1978) Biological effects of diagnostic ultrasound: A review. Radiology 126:479–483

Carson P, Fischella P, Oughton T (1978) Ultrasonic power and intensities produced by diagnostic ultrasound equipment. Ultrasound Med Biol 4:341–350

Claes HP, Reygaerts DO, Boven FA, Leemans J, de Boeck M, Geurts JM (1984) An echo-free silicone elastomer block for ultrasonography. Radiology 150:596

Eger H (1982) Fotodokumentation bei Ultraschall. Swiss Med 4(6a):46–47

Goldstein A (1981) Range ambiguities in real-time ultrasound. JCU 9:83–90

Goldstein A, Madrazo BL (1981) Slice-thickness artifacts in gray-scale ultrasound. JCU 9:365–375

Johannigmann J, Ried A, Detter A (1983) Ein verbessertes Ultraschall-Kontaktgel. Dtsch Apotheker Z 48:2383

Lorenz A (1982) Ultraschalldiagnostik: Gerätetypen und Entwicklung. Swiss Med 4(6a):41–45

Nauth P, Loch EG, Pfannenstiel P, Schmidt H, von Seelen W (1986) Der Stellenwert physikalischer Parameter und digitaler Signalverarbeitung in der Gewebedifferenzierung. Ultraschall 7:304–307

Rettenmaier G (1982) Abhängigkeit der sonografischen Befunde von der Art der verwendeten Diagnostikgeräte. Internist (Berlin) 23:565–574

Robinson DE, Wilson LS, Kossoff G (1981) Shadowing and enhancement in ultrasonic echograms by reflection and refraction. JCU 9:181–188

Sohn C, Grotepaß J, Schneider W, Sohn G, Funk A, Jensch P, Fendel H et al (1988) Dreidimensionale Darstellung in der Ultraschalldiagnostik. Dtsch Med Wochenschr 113:1743–1747

Ulrich WD (1974) Ultrasound dosage for nontherapeutic use of human beings – Extrapolation of literature survey, IEEE Trans Biomed Eng 21(1):48–51

Zweifel H-J (1982a) Gefährdung des Menschen durch Ultraschall in der Medizin? Biotech Umsch 3(1):2–12

Zweifel H-J (1982b) Technisch-physikalische Grundlagen der Ultraschalldiagnostik. Swiss Med 4 (6a):25–39

[s.a. die Kapitel „Physik“ und „Technik“ in den Kongreßbänden „Ultraschalldiagnostik“. Thieme, Stuttgart (1982–1985); Springer, Berlin (1986)]

Allgemeine Literatur

Die physikalischen und technischen Grundlagen, die Anwendungsmöglichkeiten und Ergebnisse der abdominellen Ultaschalldiagnostik sind in den letzten Jahren in mehreren Lehrbüchern dargelegt worden. Die wichtigsten dieser Lehrbücher sind in der Folge in alphabetischer Reihenfolge aufgeführt. Dabei wurde ein besonderer Wert auf die möglichst vollständige Erwähnung der deutschsprachigen Lehrbücher gelegt. Soweit es Inhalt und Form dieses Atlanten verlangten, wurde auf den in diesen Lehrbüchern angebotenen Wissensstand zurückgegriffen.

Eine exakte Kenntnis der Anatomie ist als Grundlage für die Deutung der Ultraschallbefunde unerläßlich. Auch der Erfahrene wird deshalb in Zweifelsfällen seinen Befund überprüfen wollen. Häufig wird er Gelegenheit haben, dies im Operationssaal zu tun. Gelegentlich wird es ihm nicht erspart bleiben, mit dem erhobenen Befund im Sektionssaal konfrontiert zu werden. Einfacher, und fast ebenso wertvoll, ist das wiederholte Studium anatomischer Atlanten, deren wichtigste in der Folge ebenfalls angegeben sind, den Sonographiebüchern vorangestellt.

Spezielle weiterführende Literaturhinweise sind den einzelnen Kapiteln zugeordnet.

Literatur

Anatomische Grundlagen u. Sonografische Anatomie

Anderson JE (1978) Grant's atlas of anatomy, 7th edn. Williams & Wilkins, Baltimore

Gambarelli J, Guérinel G, Chevrot L, Mattèi M (1977) Ganzkörper-Computertomographie, ein anatomischer Atlas von Serienschnitten durch den menschlichen Körper. Springer, Berlin

Isaacson G, Mintz MC, Crelin ES (1986) Atlas of fetal sectional anatomy. Springer, Berlin

Lutz H, Hackelöer B-J, von Kaick G, Räth U (1986) Ultraschallanatomie. Springer, Berlin

Niederau C, Sonnenberg A, Müller JE, Erckenbrecht JF, Scholten T, Fritsch WP (1983) Sonographic measurements of the normal liver, spleen, pankreas and portal vein. Radiology 149:537–540

Oppenheimer E (ed) (1957) Ciba collection of medical illustrations. Ciba, Basel

Pernkopf E (1979) Atlas der topographischen und angewandten Anatomie des Menschen. Urban & Schwarzenberg, München

Sobotta J, Becher H (1962) Atlas der Anatomie des Menschen. Teile I–III. Urban & Schwarzenberg, München

Vogel H (1986) Maße in der Sonographie und Computertomographie. ecomed, Landsberg

Lehrbücher der Ultraschalldiagnostik

Bartels H (1986) Uro-Sonographische Differentialdiagnose. Springer, Berlin

Bundschuh HD, Hust W, Preim D (1985) Abdominelle Ultraschalldiagnostik in der Praxis. Hippokrates, Stuttgart

Frommhold H, Koischwitz D (1982) Sonographie des Abdomens. Thieme, Stuttgart

Gebel M, Majewski A, Brunkhorst R (1988) Sonographie in der Gastroenterologie. Springer, Berlin

Grant EG (ed) (1986) Neurosonography of the preterm neonate. Springer, Berlin

Hansmann M, Hackelöer BJ, Staudach A (1986) Ultrasound diagnosis in obstetrics and gynecology. Springer, Berlin

Holm HH, Kristensen JK (1986) Interventionelle Sonographie. Steinkopff, Darmstadt

Kalifa G (ed) (1986) Pediatric ultrasonography. Springer, Berlin

Kremer H, Dobrinski W (1987) Sonographische Diagnostik. Innere Medizin u. angrenzende Gebiete 2. Aufl. Urban & Schwarzenberg, München

Lutz H, Meudt R (1981) Ultraschall-Fibel. Springer, Berlin

Maier R (1988) Ultraschalldiagnostik der Schilddrüse. Schattauer, Stuttgart

Mann WJ, (1984) Ultraschall im Kopf-Hals-Bereich. Springer, Berlin

Meckler U, Caspary W, Hennermann K-H, Herzog P, Stelzel B, Strnad R (1989) Ultraschall des Abdomens. Deutscher Ärzte-Verlag, Köln

Otto RC, Jann FX (1983) Ultraschalldiagnostik 82. Thieme, Stuttgart

Otto RC, Wellauer J (1986) Ultrasound-guided biopsy and drainage. Springer, Berlin

Rettenmaier G (1977) Lebersonographie. Quantitative Auswertung bei diffusen Leberkrankheiten. Thieme, Stuttgart

Schneekloth G, Götz AJ (1980) Ultrasonographie des Abdomens. Audiovisueller Einführungskurs. Enke, Stuttgart

Skolnick ML (1981) Real-time ultrasound imaging in the abdomen. Springer, Berlin

Skolnick ML (1986) Guide to ultrasound examination of the abdomen. Springer, Berlin

Vlieger M de, Holmes JH, Kratochwil A, Kazner E, Kraus R, Kossoff G, Poujol J, Strandness DE (1978) Handbook of clinical ultrasound. Wiley, New York

Walz PH (1988) Ultraschalldiagnostik in der Urologie. edition medizin, Weinheim

Weill FS (1981) Ultraschall-Diagnostik in der Gastroenterologie. Springer, Berlin

Weill FS, Bihr E, Rohmer P, Zeltner F (1986) Renal sonography, 2nd edn. Springer, Berlin

Weiss H, Weiss A (1983) Ultraschallatlas. edition medizin, Weinheim

Weitzel D, Dinkel E, Dittrich M, Peters H (1984) Pädiatrische Ultraschalldiagnostik. Springer, Berlin

Einführung

Übersichten und Kongreßberichte

Böck J, Ossoinig K (Hrsg) (1971) Ultrasono-graphia medica. 1. Ultraschallkongreß über Ultraschalldiagnostik in der Medizin und SIDUO III. Verlag der Wiener Medizinischen Akademie, Wien

Hansmann M, Koischwitz D, Lutz H, Trier H-G (1987) Ultraschalldiagnostik 86. Springer, Berlin

Hinselmann M, Anliker M, Meudt R (Hrsg) (1980) Ultraschall-Diagnostik in der Medizin: Dreiländertreffen Davos. Thieme, Stuttgart

Judmaier G, Frommhold H, Kratochwil A (1985) Ultraschalldiagnostik 84. Thieme, Stuttgart

Kenneth J, Taylor W (1979) Diagnostic ultrasound in gastrointestinal disease. Livingstone, Edinburgh

Kratochwil A, Reinold E (Hrsg) (1978) Ultraschall-Diagnostik. Gemeinsame Tagung der deutschsprachigen Gesellschaften für medizinische Ultraschall-Diagnostik Dezember 1977, Wien. Thieme, Stuttgart

Kratochwil A, Reinold E (Hrsg) (1982) Ultraschall-Diagnostik 81. Thieme, Stuttgart

Lutz H, Reichel L (1984) Ultraschalldiagnostik 83. Thieme, Stuttgart

Matthes K, Rech W (Hrsg) (1949) Der Ultraschall in der Medizin. Kongreßbericht der Erlanger Ultraschall-Tagung 1949. Hirzel, Zürich

Otto RC, Schnaars P (1986) Ultraschalldiagnostik 85. Thieme, Stuttgart

Rettenmaier G, Loch E-G, Hausmann M, Trier HG (1981) Ultraschalldiagnostik in der Medizin. Dreiländertreffen Böblingen 1980. Thieme, Stuttgart

Zeitschriften

Ultraschall in der Medizin (seit 1980, erscheint 6mal jährl.). Thieme, Stuttgart

Journal of Clinical Ultrasound (seit 1978, erscheint 6mal jährl.). Wiley, New York

Ultrasound in Medicine and Biology (seit 1974, erscheint 6mal jährl.). Pergamon, Oxford

Ultrasonics (seit 1963, erscheint 6mal jährl.). Science and Technology Press, Guildford

Ultraschall in Klinik und Praxis (seit 1986, erscheint 4mal jährl.). Springer, Berlin

Literatur zur Nomenklatur

Faller A (1978) Die Fachwörter der Anatomie, Histologie und Embryologie. – Ableitung und Aussprache, 29. Aufl. Bergmann, München

Hagen-Ansert SL (1978) Textbook of diagnostic ultrasonography. Mosby, St Louis

Heister R (1980) Lexikon medizinisch-wissenschaftlicher Abkürzungen (LMWA). Schattauer, Stuttgart

Sandoz (1981) Lexikon medizinischer Abkürzungen. 5. Aufl. Sandoz, Nürnberg

Sarti DA, Sample WF (1980) Diagnostic ultrasound: text and cases. Hall, Boston

Sobotta J, Becher H (1962) Blutkreislauf, Herz, periphere Nerven und Blutgefäße, Lymphgefäße, Zentralnervensystem, Sinnesorgane, Haut. Urban & Schwarzenberg, München (Atlas der Anatomie des Menschen, 3. Teil)

Nomenklatur und Erklärung der in den Abbildungen verwendeten Abkürzungen

Die in den Abbildungen benutzten Bezeichnungen folgen im wesentlichen der Pariser Nomenklatur von 1955. Die großen Organe wurden mit den im medizinischen Sprachgebrauch üblichen Bezeichnungen benannt.

Dort wo in den Strichzeichnungen Abkürzungen aus Platzgründen erforderlich waren, wurden nach Möglichkeit die Empfehlung der maßgeblichen Literatur berücksichtigt (s. d.).

a.	anterior
A.	Arterie
Aa.	Arteriae
Abs	Abszeß
A. car. com.	Arteria carotis communis
A. car. ext.	Arteria carotis externa
A. car. int.	Arteria carotis interna
A. car. s.	Arteria carotis sinistra
A. coel.	Arteria coeliaca = Truncus coeliacus
A. fem.	Arteria femoralis
A. fem. prof.	Arteria profunda femoris
A. gast.	Arteria gastroduodenalis
A. hep.	Arteria hepatica
A. hep. com.	Arteria hepatica communis
A. hep. prop.	Arteria hepatica propria
A. il.	Arteria iliaca
A. lien.	Arteria lienalis
A. mes. inf.	Arteria mesenterica inferior
A. mes. sup.	Arteria mesenterica superior
Ao.	Aorta
A. pul.	Arteria pulmonalis
A. ren. d.	Arteria renalis dextra
A. ren. s.	Arteria renalis sinistra
Asc	Aszites
BW	Bauchwand
calc	Kalk, Verkalkung
caud.	kaudal
C. r.	Columnae renales
Co	Confluens splenoportalis
cran.	cranial
d.	dexter
D.	Ductus
D. chol.	Ductus choledochus
D. cyst.	Ductus cysticus
D. hep.	Ductus hepaticus
Diaphr.	Diaphragma
Duod.	Duodenum

D. wirs.	Ductus Wirsungianus (pancreaticus)
Ev	Extravasat
GB	Gallenblase
GW	Gallenwege
Häm.	Hämatom
HB	Harnblase
L	Leber
liqu.	Flüssigkeit
Lk oder LK	Lymphknoten (-tumor)
Lob.	Lobus
Lob. oder L. caudatus	Lobus caudatus
Lob. oder L. quadr.	Lobus quadratus
L. sin.	Lobus sinister
Ma	Magen
Mam	Mamma
Met.	Metastase
Mi	Milz
Mm	Musculi
Mmlle	Mamille
M. erector trunci	Musculus erector trunci
M. pectoralis mai.	Musculus pectoralis maior
M. ps.	Musculus psoas
N	Niere
NBKS	Nierenbeckenkelchsystem
Nekr.	Nekrose
NH	Nebenhoden
NN	Nebenniere
Oes.	Ösophagus
Pankr.	Pankreas
Par	Parenchym
Prost.	Prostata
P	Pyelonreflex
Pyr	Pyramis renalis
R.	Ramus

s. oder sin.	sinister	V.	Vene
S. r.	Sinus renalis	V. c.	Vena cava
SS	Schallschatten	V. fem.	Vena femoralis
St	Stein	V. hep.	Vena hepatica
SV	Schallverstärkung	V. il.	Vena iliaca
SVL	Schallverlust	V. jug.	Vena jugularis
T. c.	Truncus coeliacus	V. lien.	Vena lienalis
Thromb.	Thrombus	V. mes. inf.	Vena mesenterica inferior
Tr	Trachea	V. mes. sup.	Vena mesenterica superior
Tu	Tumor	V. p.	Vena portae
U	Ureter	Vv. ren.	Venae renales
UB	Uferbefestigung	Ventr	Ventrikel
UK	Ureterkatheter	WS	Wirbelsäule
		Zy	Zyste

Erläuterung des Aufbaus und der Systematik dieses Atlanten

Aus Gründen der Übersichtlichkeit sind alle Bild- und Textseiten in der gleichen Weise aufgebaut.

Jedem Organkapitel ist eine Einleitung vorangestellt, die alles Wesentliche über Indikationen, Aussagekraft, Grenzen, Normalmaße, Vorbereitung, Lagerung, Untersuchungsablauf enthält. Innerhalb des Bildteils wird jeder Abbildung des dargestellten Befundes eine Skizze zur Seite gestellt, die den Bildinhalt erklärt. Am rechten Bildrand zeigt eine Positionsskizze die Applikatorstellung zum Zeitpunkt der Photodokumentation. Der Pfeil entspricht der Stellung des Applikators, die Pfeilspitze jeweils dem rechten Bildrand. Sollte das Piktogramm in der Originalabbildung eine andere Applikatorstellung anzeigen, gelten die Angaben der Positionsskizze.

Der Maßstab des photographischen Bildes ist entweder im Bild selbst enthalten oder auf der Skizze aufgetragen. Der Punkt- bzw. Strichabstand entspricht jeweils 1 cm.

Jedem Bild ist auf der linken Buchseite ein Textteil gegenübergestellt. Die Bildüberschrift gibt die Diagnose an, danach folgt eine Beschreibung des Bildinhalts, eine Wiedergabe der klinischen Daten und anschließend zusammenfassend die typischen Kriterien des Krankheitsbildes. Im Wesen dieses Buches, das primär als Nachschlagewerk dienen soll, liegt es, daß alle wesentlichen Kriterien eines Befundes in dem jeweiligen Textteil enthalten sind. Liest man die Texte fortlaufend, kann es dadurch zu Wiederholungen kommen. Angaben über die Treffsicherheit der Sonographie in der Erfassung einzelner Krankheitsbilder entsprechen entweder eigenen Untersuchungsergebnissen oder sind aus der Literatur übernommen, wobei Begriffe wie Sensitivität und Spezifität nur dort berücksichtigt werden konnten, wo sie in den herangezogenen Literaturstellen ausdrücklich erwähnt sind.

Jedem Kapitel folgt ein Verzeichnis der wichtigsten, als Informationsquelle benutzten, Literatur. Dieser Anhang bietet die Möglichkeit der Vertiefung. Aufgrund des absichtlich begrenzten Textteils kann der direkte Literaturbezug im Text nur ausnahmsweise erfolgen.

Schilddrüse und Halsorgane

Indikationen: Exakte Bestimmung der Lage und Größe der Glandula parotis, der Glandulae sublinguales und submandibulares im Seitenvergleich bei Verdacht auf Entzündung oder tumoröse Umwandlung einer der Drüsen.
Exakte Bestimmung der Schilddrüsengröße (Länge, Breite, Tiefe, Volumen) als Grundlage der Therapie und der Berechnung der Radiojoddosis.
Erfassung von Anomalien.
Verlaufsbeobachtung der Schilddrüse unter konservativer Therapie und Kontrolle nach Operationen.
Identifikation umschriebener Schilddrüsenveränderungen.
Differentialdiagnostische Unterscheidung von reflexarmen und reflexreichen Knoten einerseits und zystischen Veränderungen andererseits.
Differenzierung palpabler Knoten und szintigraphisch kalter Knoten.
Differenzierung von Schilddrüsenentzündungen.
Indikationsstellung zur Feinnadelbiopsie und Bestimmung des optimalen Punktionsortes bei Tumorverdacht.
Abgrenzung extrathyreoidaler Raumforderungen, insbesondere von Lymphknotentumoren.
Erkennung und Abgrenzung von Nebenschilddrüsenadenomen.

Geräte: Nach Möglichkeit sollte die Schilddrüsendiagnostik mit Schallsonden einer Frequenz von mindestens 5 MHz erfolgen. Vorzuziehen sind Parallelscanner, bei Geräten mit divergentem Schallgang muß eine Wasservorlaufstrecke benutzt werden. Auf diese kann während der sonographischen Routinediagnostik mit Parallelscannern verzichtet werden. Zur Beurteilung hautnaher Schilddrüsenanteile ist ihre Benutzung jedoch von Vorteil.

Aussagekraft: Eine Größenbestimmung beider Schilddrüsenlappen und des Isthmus sowie der Speicheldrüsen ist in jedem Falle möglich. Umschriebene Veränderungen der Drüsen können mit 5-MHz-Schallköpfen ab einer Größe von 3 mm erfaßt werden, ab 5 mm gelingt eine Differenzierung in reflexarm und reflexfrei, d. h. in solide oder zystisch, in über 90% der Fälle. Bei $^2/_3$ aller szintigraphisch kalten Knoten ist dadurch die Diagnose einer Zyste möglich. Eine wahrscheinliche Voraussage des Gewebecharakters umschriebener solider Schilddrüsenprozesse ist möglich.

Grenzen: Eine sichere Unterscheidung umschriebener Veränderungen der Schilddrüse bezüglich ihrer histologischen Beschaffenheit ist nicht möglich. Retrosternale Anteile sind nur begrenzt darstellbar. Eine Funktionsdiagnostik ist sonographisch nicht durchführbar.

Untersuchungstechnik: Der Patient wird in Rückenlage mit leicht rekliniertem Kopf untersucht. Die Speicheldrüsen werden in Längs- und Querschnitten untersucht. Die Schilddrüse wird zunächst im Querschnitt von oben nach unten, dann im Längsschnitt von lateral nach medial untersucht, wobei während der Untersuchung im Längsschnitt zweckmäßigerweise der Kopf leicht zur Gegenseite gewendet wird. Neben der Größenbestimmung wird die Beziehung zu den umliegenden Muskeln und insbesondere zu den Halsgefäßen bestimmt, wobei die Füllung der V. jugularis in Exspiration und Inspiration und ggf. während des Valsalva-

Preßversuchs beobachtet wird. Die Karotis ist durch ihre Pulsation leicht differenzierbar. Die Beweglichkeit der Schilddrüse wird während des Schluckakts überprüft.

Normalmaße: Länge (cm) 4,95 ± 1,95
Breite (cm) 3,65 ± 1,45
Dicke (cm) 2,1 ± 0,8
Volumen (ml): rechts 7,5 ± 1–10,0 ± 3,8
links 6,5 ± 2,5–8,4 ± 3,2
Der Isthmus ist 1,5–2 cm breit und 0,5–1,5 cm dick.
Das Reflexmuster der Schilddrüse ist gleichmäßig und dicht, die Kontur ist glatt, die Schilddrüsenkapsel eben erkennbar.
Die A. carotis communis hat eine äußere Dicke von 7,9 mm ± 0,75 mm und eine innere Weite von 7,2–7,9 mm.

Die **Nebenschilddrüsenkörperchen** sind im Normalfall sonographisch nicht abgrenzbar, obwohl sie eine Größe (mm) von 3 × 5 × 2 bis 6 × 10 × 4 erreichen können. Ihr normales Gewebe ähnelt dem der Schilddrüse, sie sind wahrscheinlich aus diesem Grunde von dieser nicht abgrenzbar.

Wichtige Hinweise und Tips: Zur Dokumentation umschriebener Schilddrüsenveränderungen oder zum Größenvergleich unter Therapie werden sinnvollerweise Standardeinstellungen gewählt (z. B. in Höhe des Isthmus, des Schildknorpels, im Längsschnitt entlang der V. jugularis interna oder in Bezugnahme auf die Fossa jugularis).

Schilddrüse und Halsorgane

1 **Normale Schilddrüse** (Querschnitt)
Lateral der Trachea liegt das glatt begrenzte Organ mit gleichmäßigem Reflexmuster. Es hat eine Dicke von etwa 1,5 cm und eine Breite von 2,5 cm. Lateral ist es begrenzt von der Karotis, der V. jugularis und der Halsmuskulatur, ventral vom Platysma und der Haut. Nach den WHO-Richtlinien soll ein normaler Schilddrüsenlappen etwa dem Daumenendglied seines Besitzers in Größe und Form entsprechen. Meistens sind die Schilddrüsen in unserer Region größer. Die von uns bei jungen Leuten als Durchschnittswerte ermittelten Größenmaße sind der Einleitung zu diesem Kapitel zu entnehmen.

2 **Schilddrüse eines erwachsenen Mannes** (Querschnitt)
Die Schilddrüse ist symmetrisch um die Trachea angeordnet, sie hat eine Dicke von 2 cm, eine Breite von 3,3 cm und eine Isthmusstärke von 1,2 cm. Das Reflexmuster ist gleichmäßig, umschriebene Veränderungen sind nicht zu erkennen.

3 **Normale Schilddrüse** (Querschnitt)
Zwischen der Trachea und den Halsgefäßen liegt eine normal große, d. h. im Lateraldurchmesser 2 cm große, im Sagittaldurchmesser 1,5 cm große Schilddrüse mit gleichmäßigem Reflexmuster. Das Gebilde, das dorsal des linken Schilddrüsenlappens erkennbar ist, entspricht dem Ösophagus, der lateral aus dem Schatten der Trachea heraustritt. Von pathologischen Veränderungen in diesem Bereich ist der Ösophagus leicht dadurch zu unterscheiden, daß man den Patienten auffordert zu schlucken und die Passage der Luft durch den Ösophagus beobachtet.

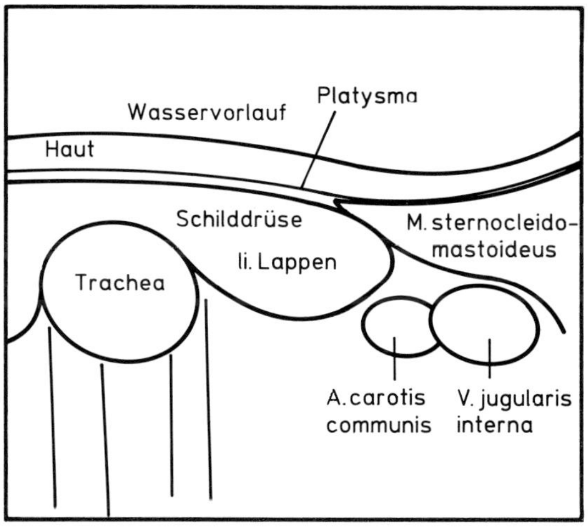
Wasservorlauf
Platysma
Haut
Schilddrüse
li. Lappen
M. sternocleido-
mastoideus
Trachea
A. carotis
communis
V. jugularis
interna

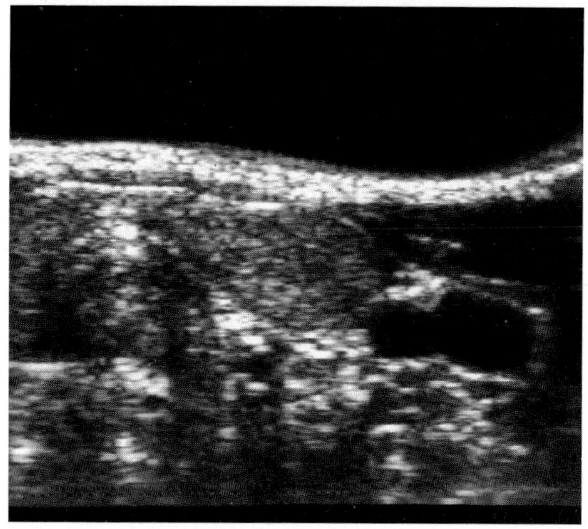

1

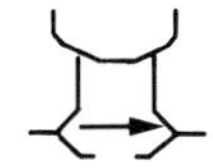

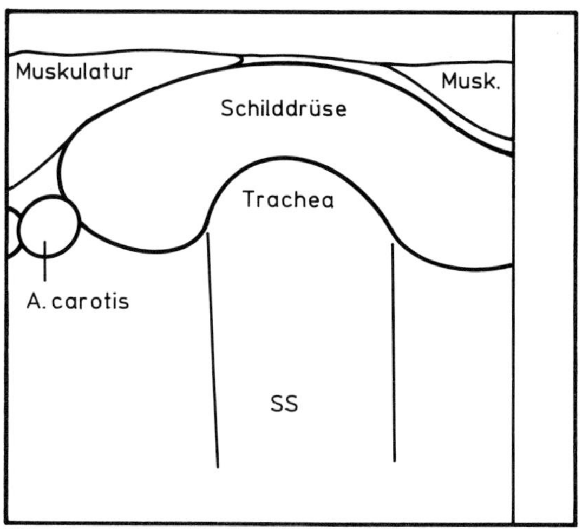
Muskulatur
Musk.
Schilddrüse
Trachea
A. carotis
SS

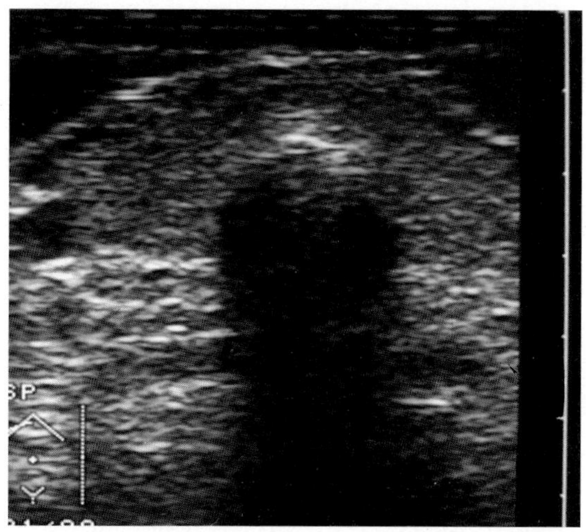

2

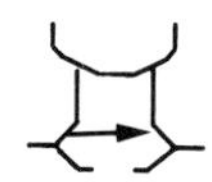

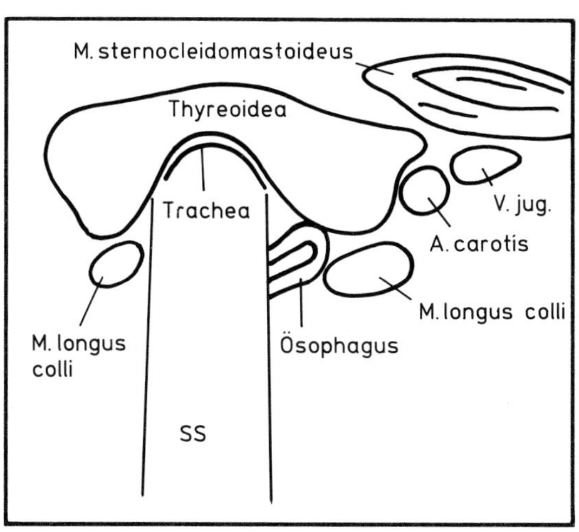
M. sternocleidomastoideus
Thyreoidea
Trachea
V. jug.
A. carotis
M. longus colli
M. longus
colli
Ösophagus
SS

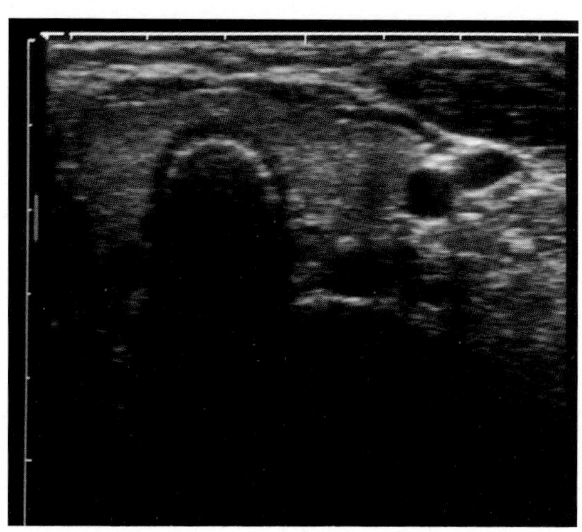

3

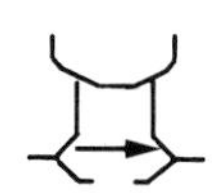

Schilddrüse und Halsorgane

4 **Normale Schilddrüse** (Schrägschnitt)
Der rechte Schilddrüsenlappen bis zum Übergang in den Isthmus ist 34 mm lang und 16 mm dick. Wiederum ist das Reflexmuster gleichmäßig und zart, umschriebene Veränderungen sind zumindest unter Verwendung dieses sehr gut auflösenden 7,5-MHz-Schallkopfs nicht erkennbar.

5 **Beginnende Struma** (Längsschnitt durch den rechten Schilddrüsenlappen)
Die Schilddrüse ist 6,5 cm lang, 4,5 cm dick, das Reflexmuster gleichmäßig. Dorsal des Organs sieht man die Halswirbelsäule mit der sie begleitenden Muskulatur des M. longus colli, ventral Anteile des M. sternocleidomastoideus und des M. sternothyreoideus. Derartige Grenzwerte zur Struma sind bei jugendlichen Personen in einer chronischen Jodmangelgegend häufiger anzutreffen.

6 **Struma diffusa mit beginnenden Knoten**
(Längsschnitt entlang der größten Ausdehnung des rechten Lappens)
Der rechte Schilddrüsenlappen hat eine Länge von 6 × 9 cm. Die Schilddrüse ist noch glatt begrenzt; sie verschwindet am rechten Bildrand hinter dem Jugulum, dorsal ist die Halswirbelsäule zu erkennen. Das Reflexmuster ist nicht mehr ganz gleichmäßig, kaudal am rechten Bildrand erkennt man eine scheckige kleinfleckige Musterung.

16 a

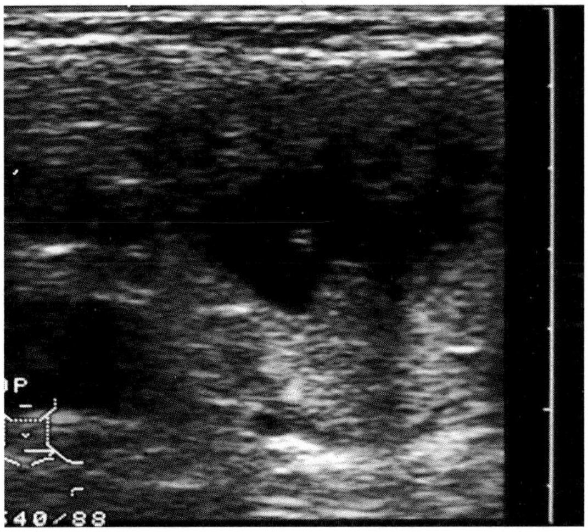
DP
640/88

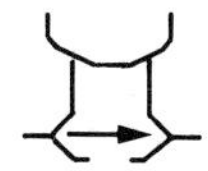

16 b

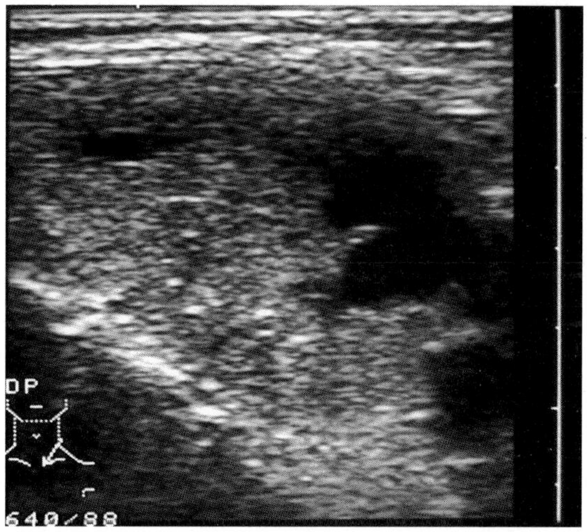
DP
640/88

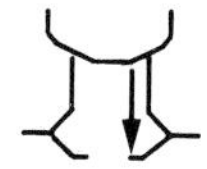

17

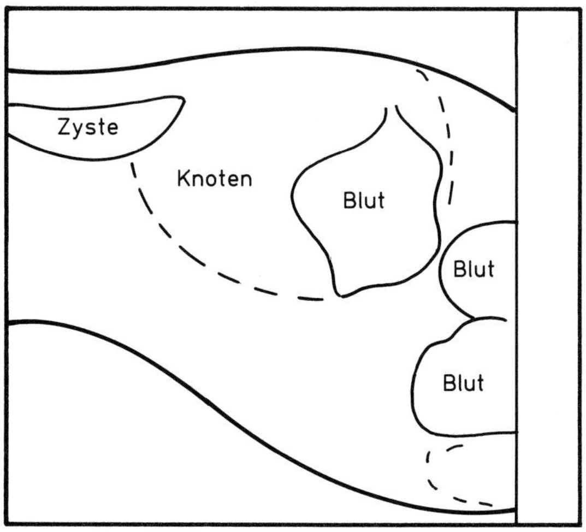
Zyste
Knoten
Blut
Blut
Blut

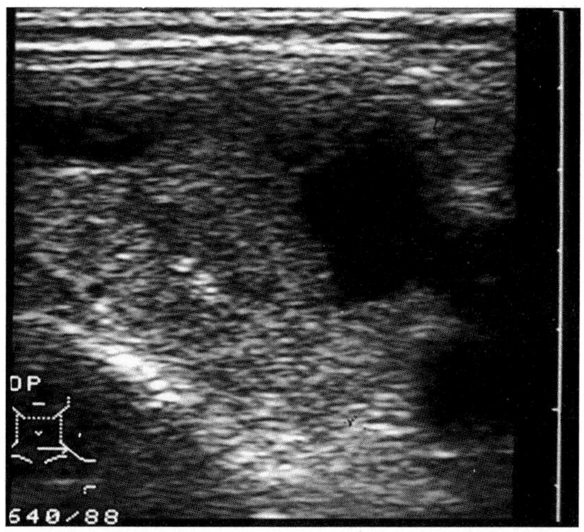
DP
640/88

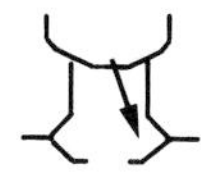

18

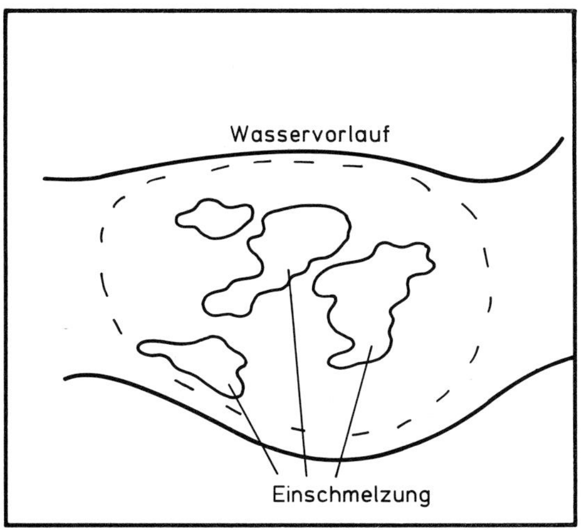
Wasservorlauf
Einschmelzung

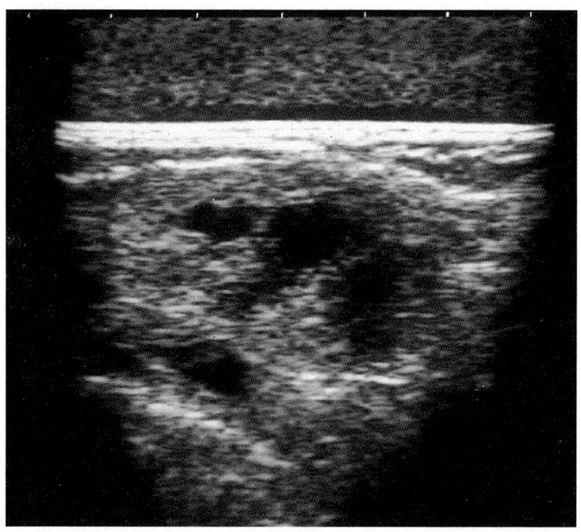

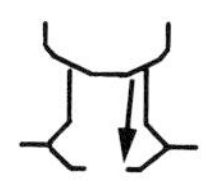

Schilddrüse und Halsorgane

19 **Große Schilddrüsenzyste auf dem Boden eines regressiven Knotens** (Querschnitt und Längsschnitt rechter Schilddrüsenlappen)
Die 49 × 46 mm große Schilddrüsenzyste ist in 2 Ebenen dargestellt, der Knoten ist nahezu vollständig bis auf die Kapsel aufgebraucht, am unteren Bildrand ragt noch eine Gewebeinsel in den liquiden Inhalt hinein.

20 **Reflexarmer, szintigraphisch heißer Knoten mit zentraler Einschmelzung** (Längsschnitt durch den linken Schilddrüsenlappen)
Am unteren Pol der Schilddrüse erkennt man einen reflexarmen, nicht sehr gut abgegrenzten Prozeß mit einer zentralen Einschmelzung. Szintigraphisch war trotz dieser liquiden Anteile eine Aktivitätsvermehrung feststellbar im Sinne eines autonomen Adenoms. Eine zentrale Erweichung eines Knotens ist somit nicht gleichbedeutend mit dem regressiven Anteil eines adenomatösen Knotens. Auch follikuläre Adenome können zentral erweichen.

21 **Reflexarmer, sog. heißer Knoten mit zentraler Erweichung** (Querschnitt linker Schilddrüsenlappen)
Derselbe Patient wie in der vorherigen Aufnahme. Im Querschnitt erkennt man die Reflexarmut des Knotens am unteren Schilddrüsenpol mit zentraler Erweichung.

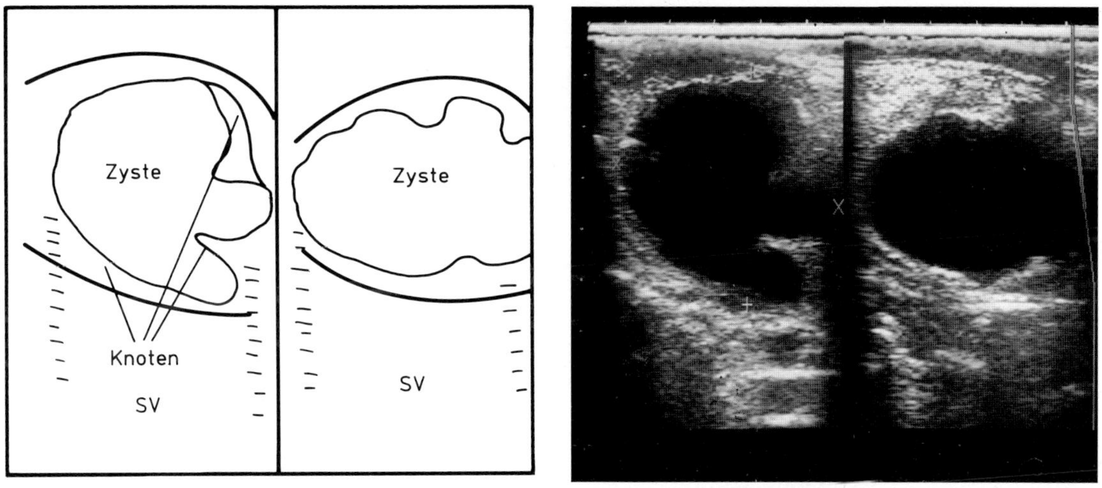
Zyste
Zyste
Knoten
SV
SV

19

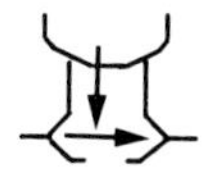

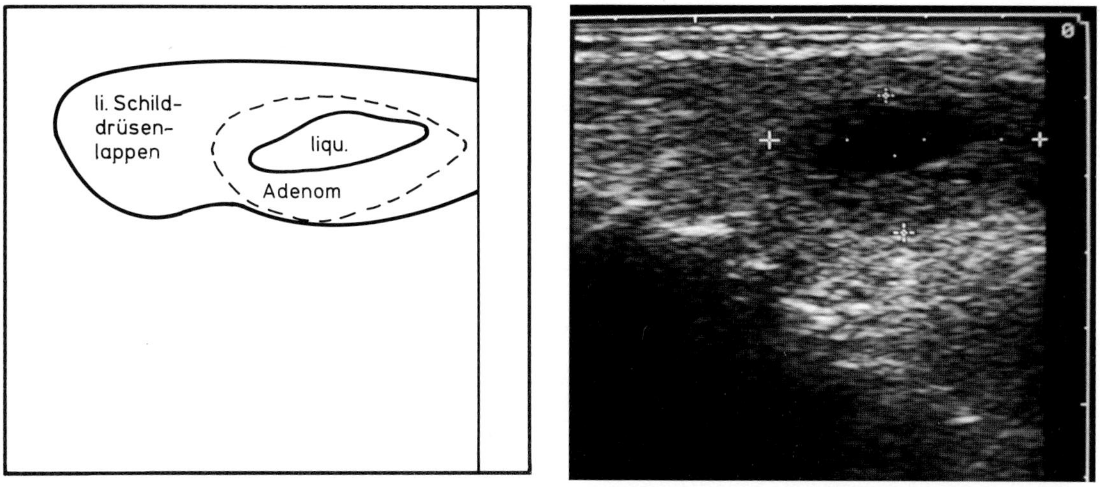
li. Schild-
drüsen-
lappen
liqu.
Adenom

20

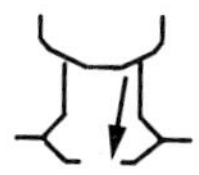

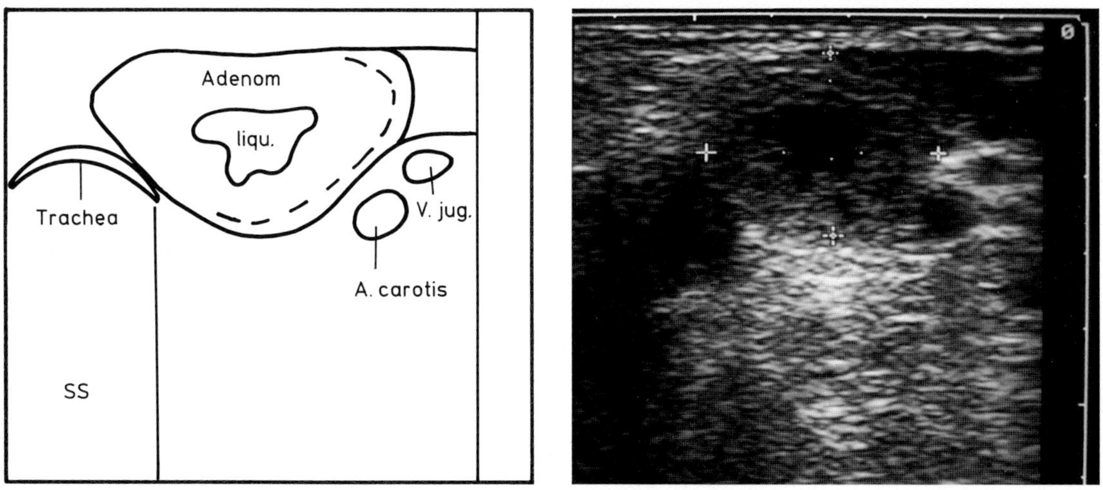
Adenom
liqu.
Trachea
V. jug.
A. carotis
SS

21

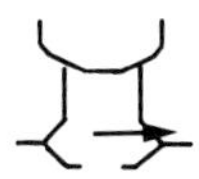

Schilddrüse und Halsorgane

22 **Große Schilddrüsenzyste mit soliden Anteilen** (Längsschnitt rechts)
Man sieht innerhalb eines Knotens mit stehengebliebenen soliden Anteilen eine kugelige, scharf begrenzte, reflexfreie Veränderung mit einzelnen Reflexen am Boden des Gebildes. Bei bekanntem Strumaknoten klagte die Patientin plötzlich über eine schmerzhafte Anschwellung am Hals. Einige Wochen später wurde der Prozeß punktiert, es konnte schokoladenfarbener Inhalt gewonnen werden. Die Zyste wurde dadurch vollständig entleert, sie ist nicht wieder vollgelaufen.

23 **Schokoladenzyste** (Schrägschnitt durch den rechten Schilddrüsenlappen)
Innerhalb eines vergrößerten rechten Lappens erkennt man eine scharf begrenzte, reflexfreie Veränderung, in der jedoch einzelne Reflexe umhertreiben. Der weitgehend gereinigte Zysteninhalt enthält noch einzelne Blutreste; bei der Punktion entleerte sich schokoladenfarbenes Aspirat.

24 **Große Schilddrüsenzyste** (Querschnitt rechter Schilddrüsenlappen)
Bei dieser Patientin war ein Knoten am unteren Rand des rechten Schilddrüsenlappens längere Zeit bekannt, ohne daß eine weitere Untersuchung erfolgte. Sonographisch ist der Knoten überwiegend zystisch, wobei die Zystenwand glatt ist, der Zysteninhalt vollständig reflexfrei. Bei der Punktion entleerte sich gelblicher Zysteninhalt als Hinweis darauf, daß die zystische Erweichung längere Zeit zurücklag. Da auch maligne Veränderungen zystisch erweichen können, ist mit dem sonographischen Nachweis einer Zyste die Diagnostik nicht beendet. Das restliche Schilddrüsengewebe muß durchgemustert und die Feinnadelbiopsie evtl. auf die Randbezirke der Zyste ausgedehnt werden, sofern diese suspekt sind.

22

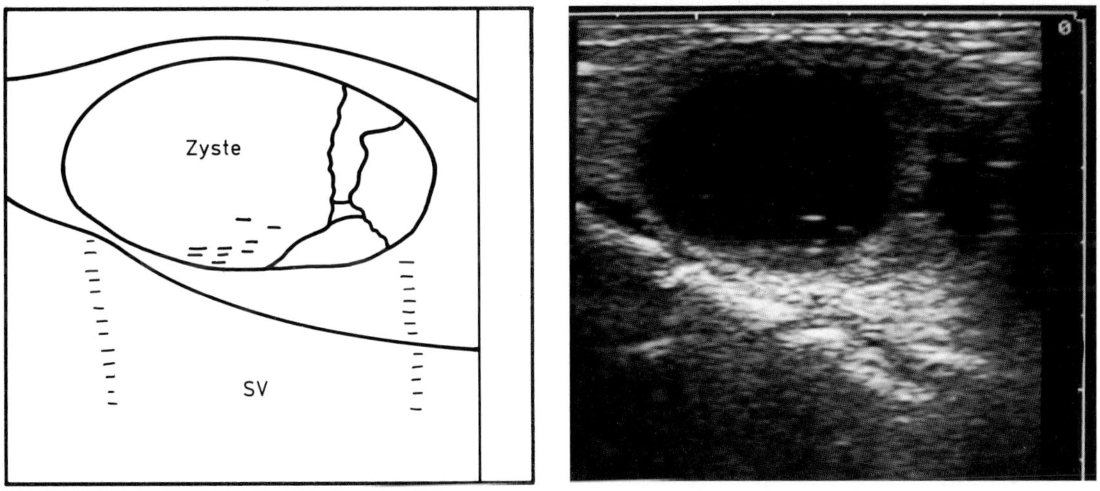
Zyste
SV

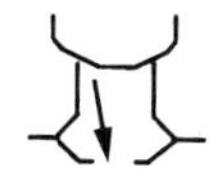

23

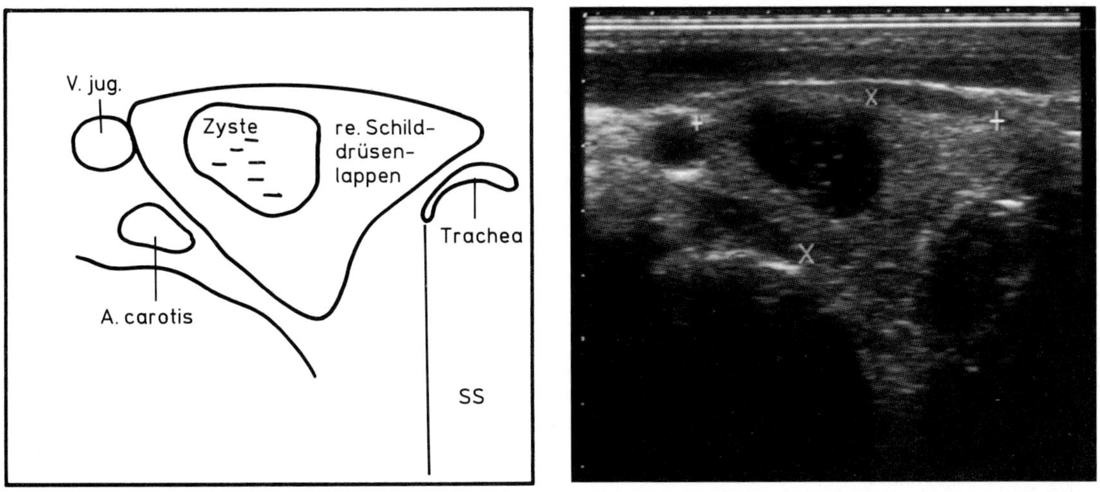
V. jug.
Zyste
re. Schild-
drüsen-
lappen
Trachea
A. carotis
SS

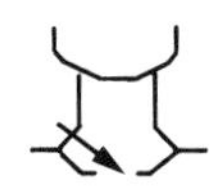

24

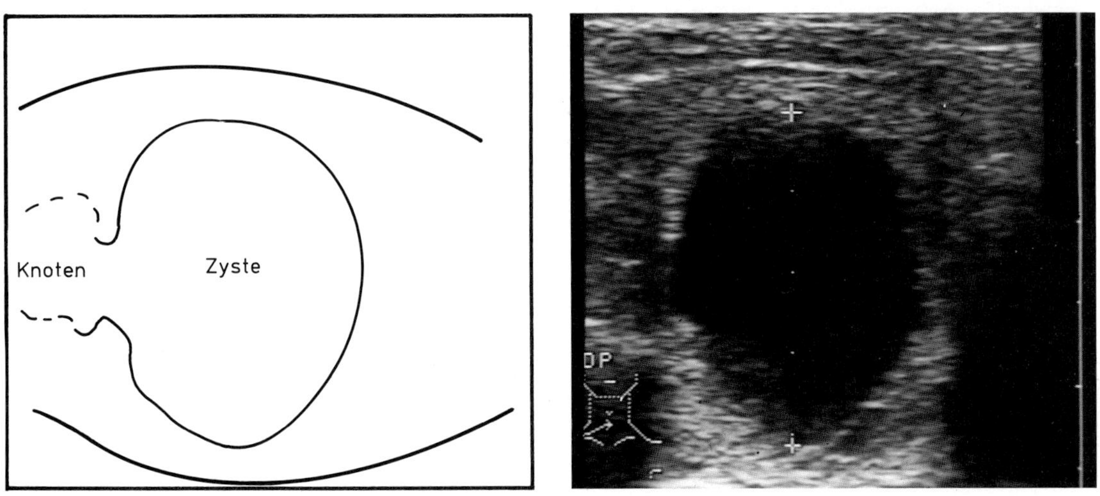
Knoten
Zyste
DP

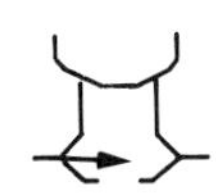

Schilddrüse und Halsorgane

25 **Große Schilddrüsenzyste mit Koageln** (Längsschnitt linker Schilddrüsenlappen)
Die 6 × 4 cm große Zyste war als Knoten bereits bekannt, als erneut Schmerzen im Bereich der Zyste auftraten. Die sonographische Untersuchung zeigt, daß es erneut zu einer Einblutung gekommen sein muß. Im Zysteninhalt treiben Koagel umher. Bei der Punktion wurde hämorrhagisches Material gewonnen.

26 **Sogenannte Schokoladenzyste** (Längsschnitt und Querschnitt durch den linken Schilddrüsenlappen)
Der linke Schilddrüsenlappen ist vollständig durch eine 45 mm große zystische Veränderung ausgefüllt, die am Boden reflexkräftiges Material trägt. Nach kürzlich vorausgegangener Blutung in eine Zyste oder nach zentraler Erweichung eines Schilddrüsenknotens mit sekundärer Blutung setzen sich Koagel und nekrotisches Material am Boden der Zyste ab, der Zysteninhalt ist schokoladenbraun. Je nach Anteil dieser soliden Kompartimente ist der Zysteninhalt dünn- oder dickflüssig.

27 **Winzige Schilddrüsenzyste** (Querschnitt)
Innerhalb des rechten Schilddrüsenlappens, der eine regelmäßige Struktur zeigt, ist eine 1,7 mm große Zyste mit diesem Gerät der neuesten Generation sehr gut abgrenzbar. Auch die davor liegenden Halsmuskeln sind im Detail erkennbar. Der Wert einer so guten Auflösung zeigt sich in der Früherkennung umschriebener Schilddrüsenveränderungen.

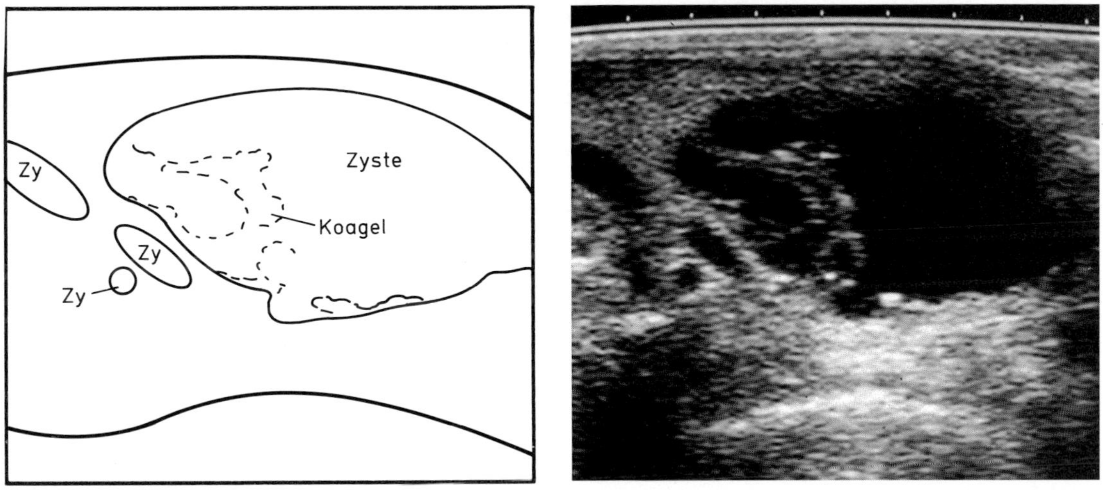
Zy
Zyste
Koagel
Zy
Zy

25

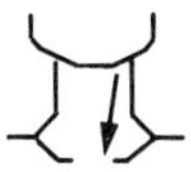

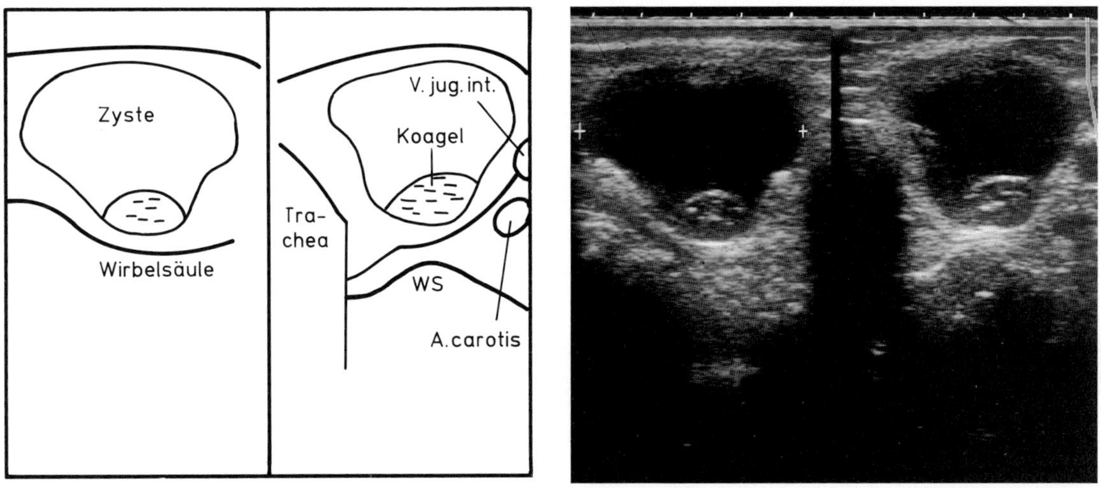
Zyste
Wirbelsäule
V. jug. int.
Koagel
Tra-
chea
WS
A. carotis

26

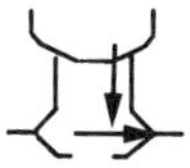

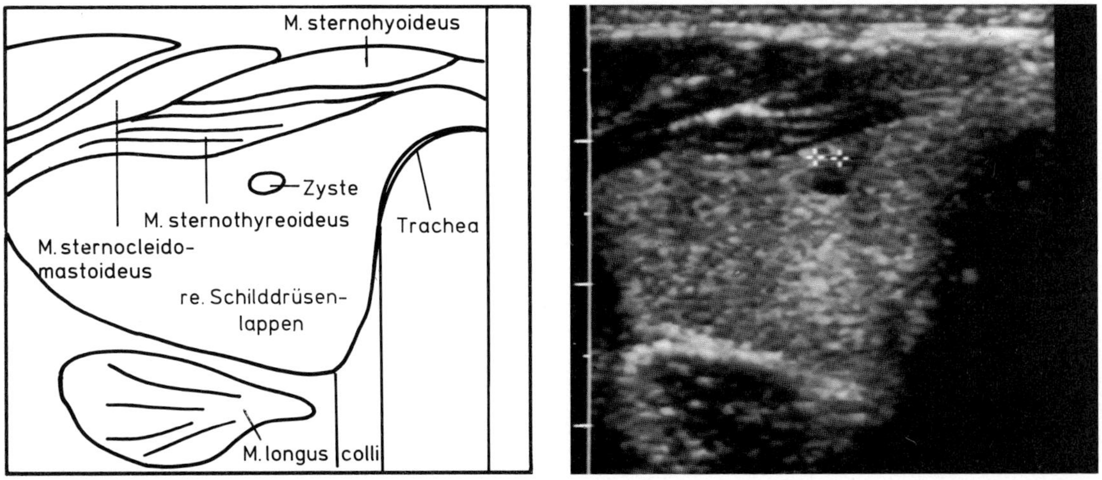
M. sternohyoideus
Zyste
M. sternothyreoideus
Trachea
M. sternocleido-
mastoideus
re. Schilddrüsen-
lappen
M. longus colli

27

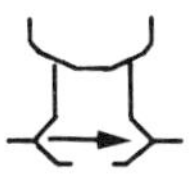

Schilddrüse und Halsorgane

28 **Adenomatöser Knoten mit wandständiger Verkalkung** (Längsschnitt rechter Schilddrüsenlappen)
Der sich in seinem Reflexmuster von der Schilddrüse nicht unterscheidende Knoten ist in den Randbezirken schalenförmig verkalkt; zwischen 2 Schollen hindurch erkennt man jedoch noch das Reflexmuster des Knotens. Da die Beurteilung derartiger Knoten erschwert ist, karzinomatöse Veränderungen aber ebenfalls verkalken können, sollte eine solche Veränderung unbedingt punktiert werden, was auch erfahrungsgemäß durch die meist dünnen Kalkschollen hindurch oder an diesen vorbei gelingt. Eine karzinomatöse Veränderung lag hier nicht vor.

29 **Multiple Verkalkungen innerhalb eines echoarmen Knotens** (Querschnitt rechter Schilddrüsenlappen)
Innerhalb eines 30 × 18 mm großen echoarmen, unregelmäßig begrenzten Knotens sind mehrere Verkalkungen mit Schallschatten zu sehen. Nachdem ein autonomes Adenom ausgeschlossen war, wurde eine Feinnadelbiopsie, vor allem wegen der unregelmäßigen Begrenzung der reflexarmen Anteile des Knotens, durchgeführt. Maligne Zellen konnten nicht gefunden werden. Der Prozeß steht aber weiter unter sonographischer Kontrolle.

30 **Verkalkungen innerhalb eines reflexreichen Schilddrüsenknotens** (Querschnitt rechter Schilddrüsenlappen)
Der Knoten füllt die rechte Schilddrüse nahezu aus und ist durch einen zarten Halo vom restlichen Schilddrüsengewebe abgegrenzt; er weist eine deutliche Verkalkung mit Schallschatten auf sowie eine weitere zierliche Verkalkung. Der Prozeß bleibt ungeklärt, solange man das Gewebe hinter der Verschattung nicht erkennen kann. Dies gelingt jedoch durch Darstellung im Längsschnitt, falls es sich nicht um eine Eierschalenverkalkung der Schilddrüse handelt. Im Zweifelsfall sollte auch hier eine Feinnadelbiopsie erfolgen.

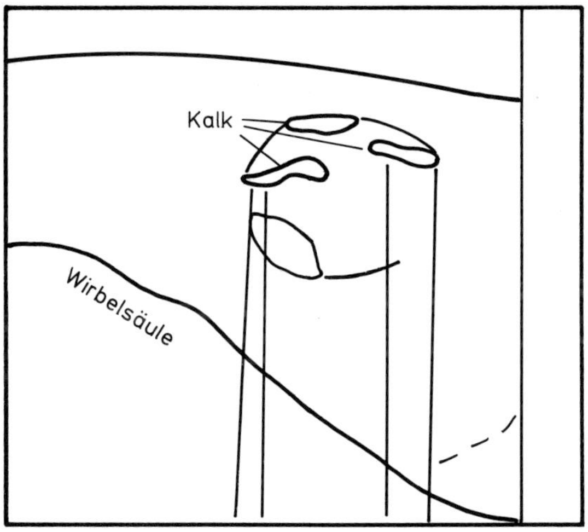
Kalk
Wirbelsäule

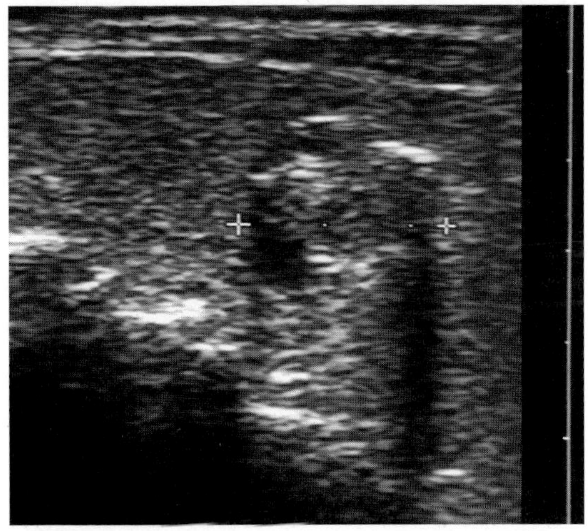

28

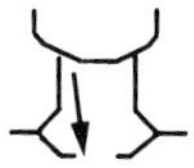

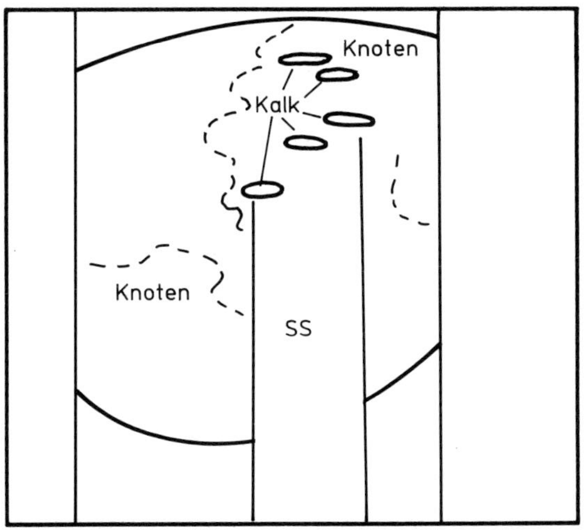
Knoten
Kalk
Knoten
SS

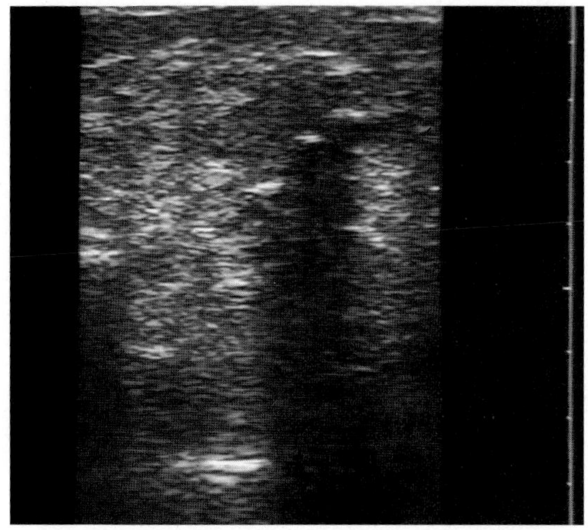

29

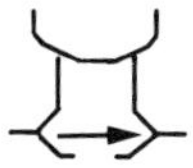

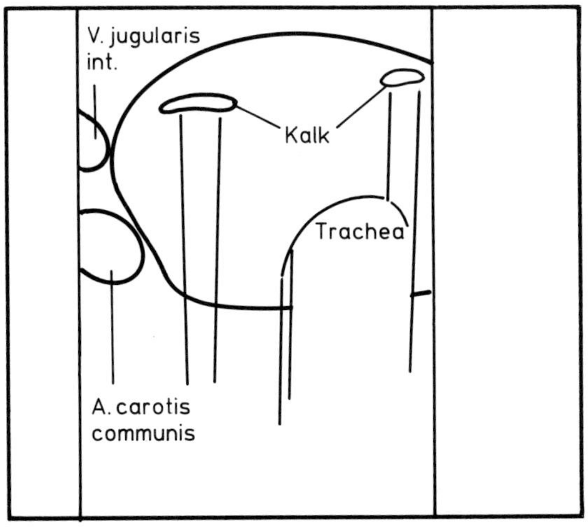
V. jugularis int.
Kalk
Trachea
A. carotis communis

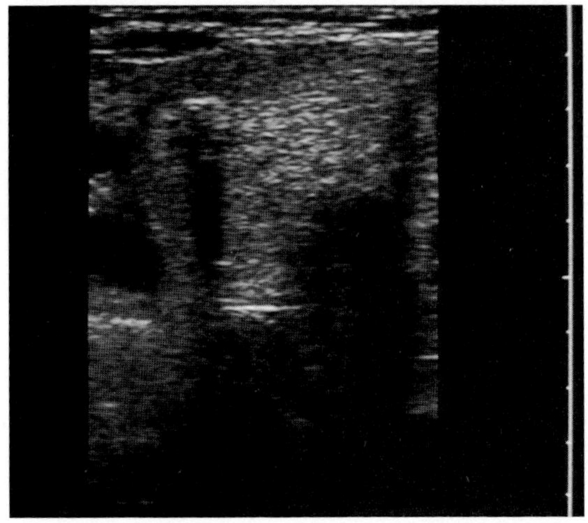

30

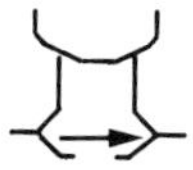

Schilddrüse und Halsorgane

31 **Periphere Verkalkung bei Struma nodosa** (Längsschnitt rechter Schilddrüsenlappen)
Bei multifokaler Anlage reflexreicher, also adenomatöser Knoten kommen oft neben Verkalkungen mit typischem Schallschatten zentrale Erweichungen vor.

32 **Verkalkung innerhalb eines reflexarmen Knotens** (Querschnitt rechter Schilddrüsenlappen)
Der Knoten neben der Trachea im ventralen Schilddrüsendrittel ist reflexarm und deutlich von der übrigen Schilddrüse abgesetzt. An einer Stelle ist jedoch ein reflexarmer Ausläufer in das restliche Gewebe hinein erkennbar, so daß Malignitätsverdacht besteht, wobei neben einem primären Schilddrüsenkarzinom auch Metastasen anderer Tumoren in Frage kommen.

33 **Struma mit Verkalkung** (Längsschnitt durch den linken Schilddrüsenlappen)
Der linke Schilddrüsenlappen ist deutlich vergrößert. Er überschreitet den Bildrand, ist somit über 6 cm lang und über 4 cm dick. Zentral in der homogen gemusterten Schilddrüse ist eine Verkalkung mit einem Durchmesser von 13 mm sichtbar.

31

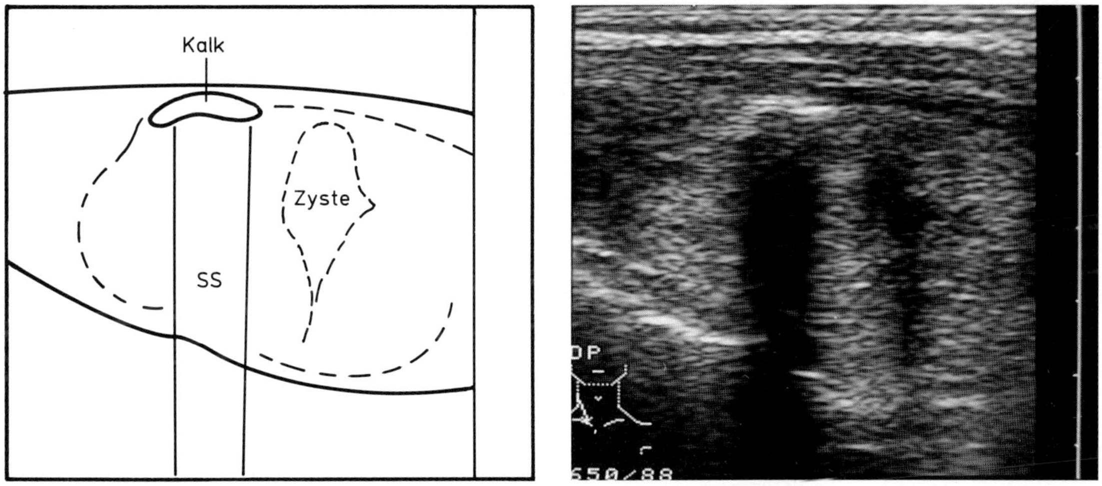
Kalk
Zyste
SS
DP
650/88

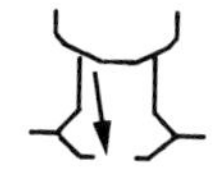

32

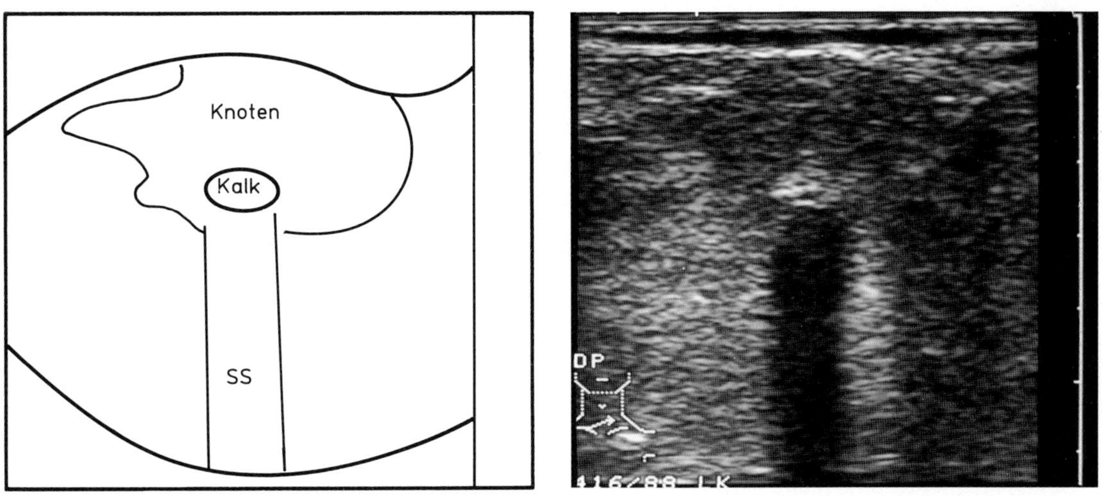
Knoten
Kalk
SS
DP

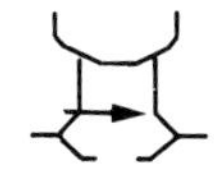

33

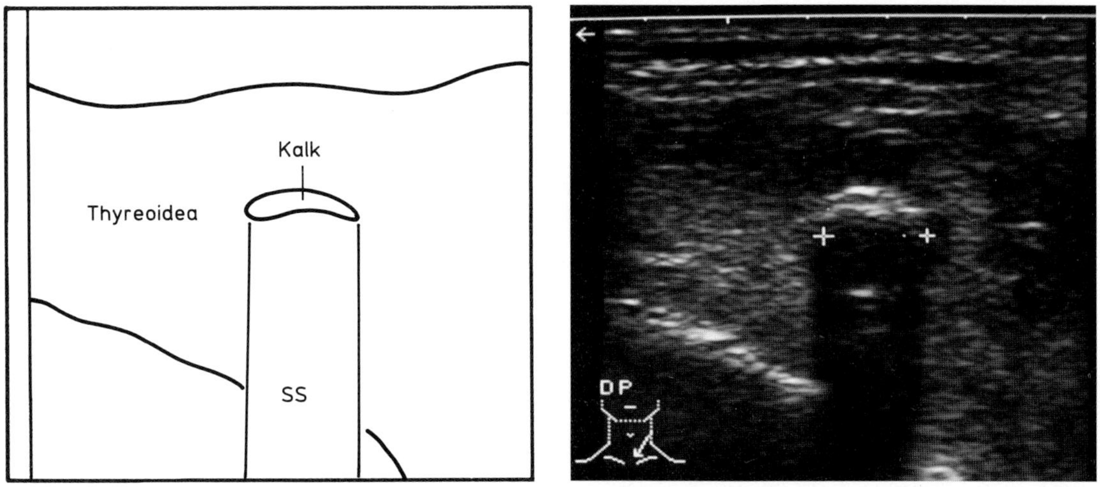
Kalk
Thyreoidea
SS
DP

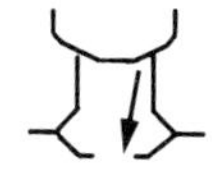

Schilddrüse und Halsorgane

34 **Struma nodosa et calcarea** (Längsschnitt rechter Schilddrüsenlappen)
Die Schilddrüse ist insgesamt vergrößert, reflexkräftig, jedoch scheckig gemustert mit einzelnen reflexärmeren Anteilen und multiplen Verkalkungen mit zarten Schallschatten. Diese Veränderungen, wie sie häufig bei alten Frauen mit langjährigem Kropf zu finden sind, müssen nur beobachtet werden, sofern eine euthyreote Stoffwechsellage und keine Beschwerden durch eine Behinderung von Atmung und Schluckakt vorliegen. Erst bei raschem Größenwachstum oder Änderung des Binnenreflexmusters innerhalb des Schilddrüsengewebes ist eine weitere Diagnostik einzuleiten.

35 **Follikuläres Adenom** (Querschnitt des linken Schilddrüsenlappens)
Bei einem Querschnitt durch die nicht vergrößerte Schilddrüse erkennt man einen reflexarmen, kugeligen, gut abgegrenzten Prozeß, der in den dorsalen Abschnitten des linken Schilddrüsenlappens liegt. Dorsal davon ein reflexkräftiger Anteil der Schilddrüse, der durch die distale Schallverstärkung des reflexarmen Prozesses entstanden ist. Reflexarme Schilddrüsentumoren müssen sonographisch so lange als malignomverdächtig gelten, bis das Gegenteil bewiesen ist. Somit wird man in diesen Fällen zunächst eine Szintigraphie durchführen und falls es sich nicht um einen hormonaktiven Knoten handelt, eine weitere bioptische Klärung anstreben, zumindest eine Feinnadelbiopsie. Von manchen Autoren wird auch eine sofortige chirurgische Intervention empfohlen.

36 **Schilddrüsenadenom** (Schrägschnitt durch den rechten Schilddrüsenlappen von lateral mit Darstellung der Wirbelsäule)
Kleiner reflexarmer, glatt begrenzter Knoten, einem follikulären Adenom entsprechend. Aufgrund der geringen Größe war der Knoten szintigraphisch nicht abgrenzbar. Das zytologische Ergebnis ist bisher unauffällig.

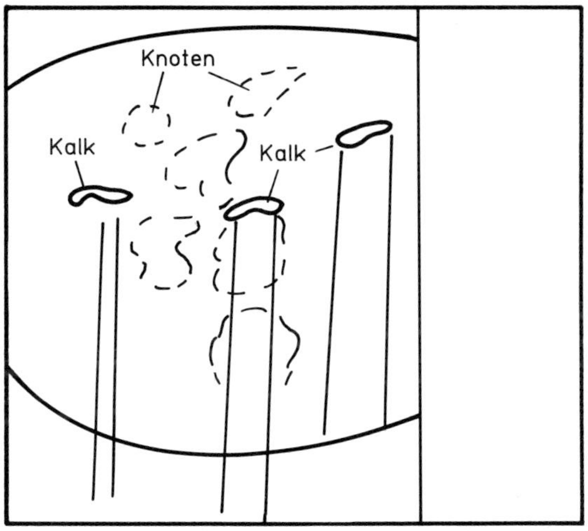
Knoten
Kalk
Kalk

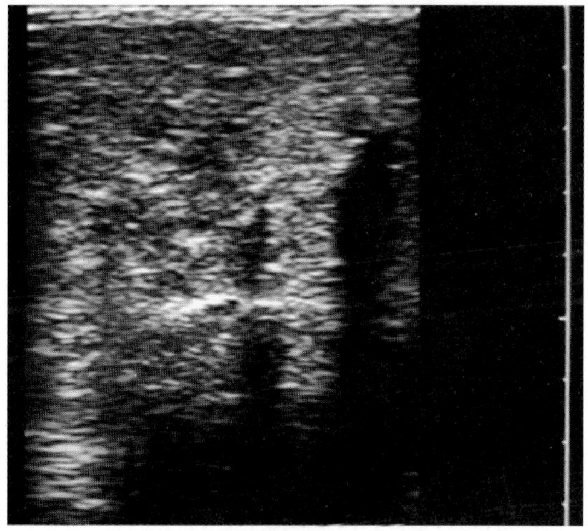

34

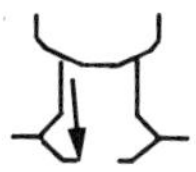

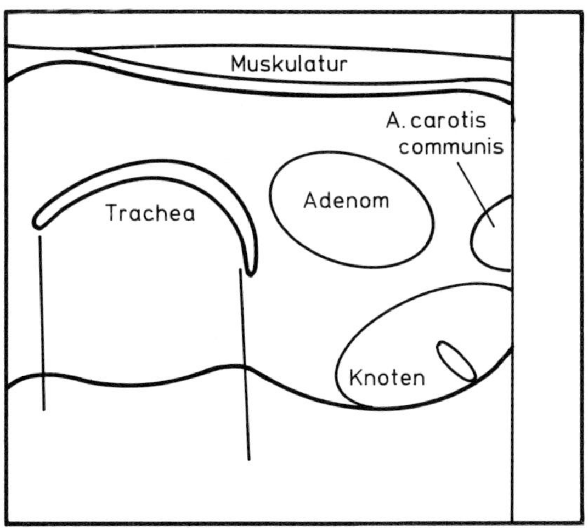
Muskulatur
A. carotis communis
Adenom
Trachea
Knoten

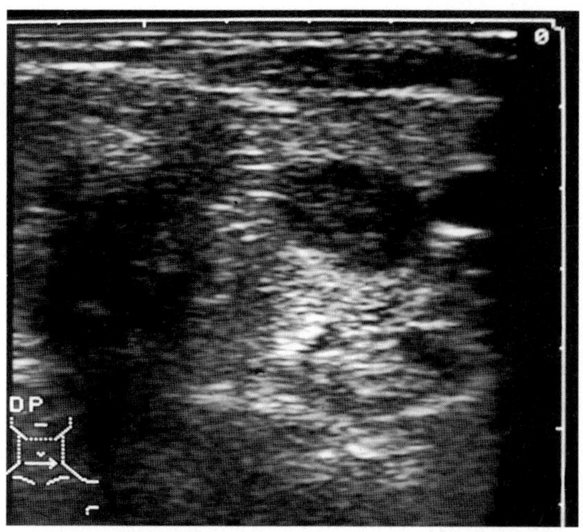
DP

35

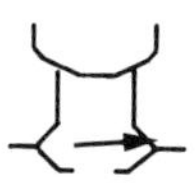

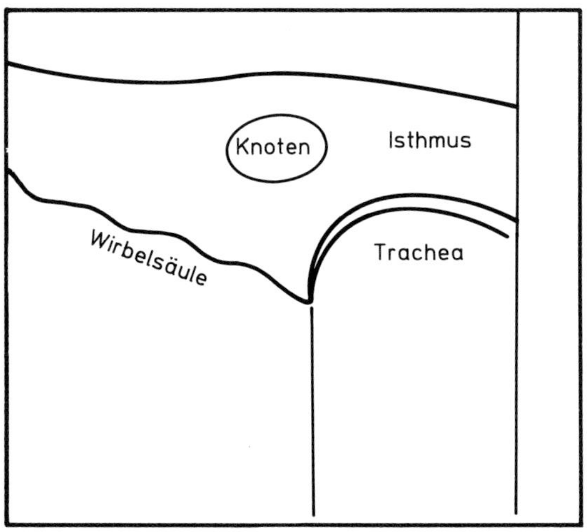
Knoten
Isthmus
Wirbelsäule
Trachea

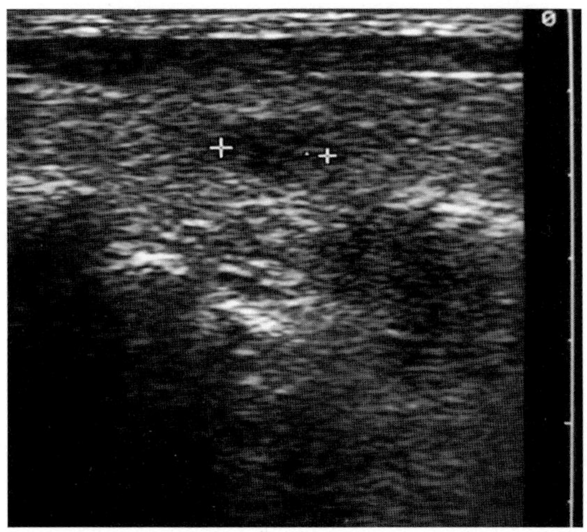

36

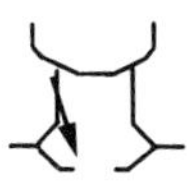

Schilddrüse und Halsorgane

37 **Follikuläres Adenom mit regressiven Anteilen** (Längsschnitt rechter Schilddrüsenlappen)
Der Knoten war bereits als szintigraphisch kalt bekannt, als die Patientin zur Feinnadelbiopsie überwiesen wurde. Zytologisch waren keine auffälligen Zellen zu gewinnen, der Prozeß wird seit 3 Jahren kontrolliert, ohne daß sich eine Veränderung eingestellt hätte.

38 **Echoarmer Schilddrüsenknoten** (Querschnitt durch den linken Schilddrüsenlappen)
Es zeigt sich ein kugeliges reflexarmes Areal mit distaler Schallverstärkung, das einem follikulären Adenom entspricht.

39 **Schilddrüsenadenom** (Schrägschnitt durch den linken Schilddrüsenlappen)
Innerhalb eines reflexreichen Knotens grenzt sich ein reflexarmes Zentrum ab. Dies entsprach einem follikulären Adenom innerhalb eines adenomatösen Knotens.

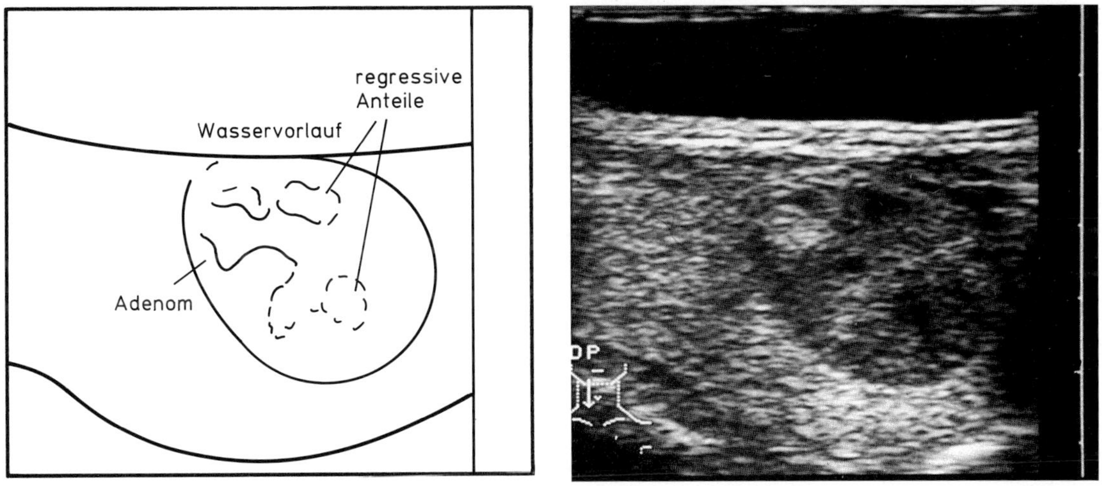
regressive
Anteile
Wasservorlauf
Adenom

37

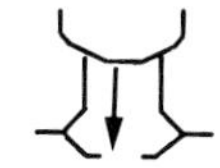

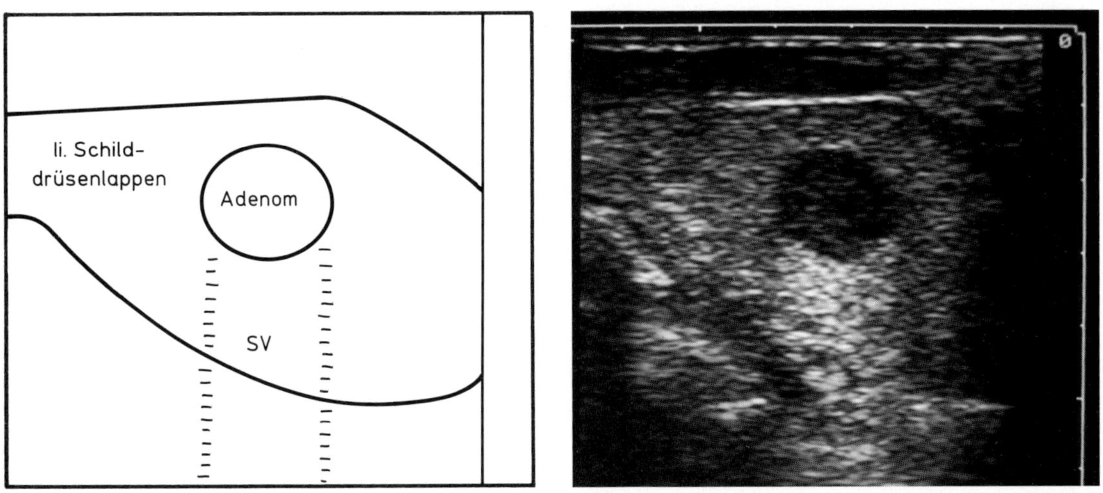
li. Schild-
drüsenlappen
Adenom
SV

38

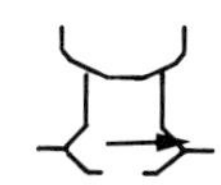

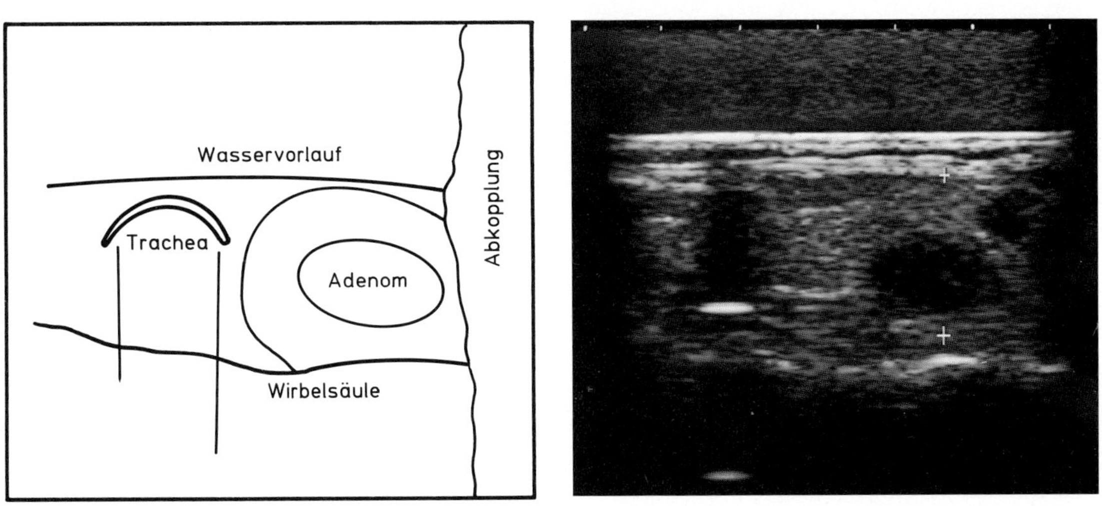
Wasservorlauf
Trachea
Adenom
Abkopplung
Wirbelsäule

39

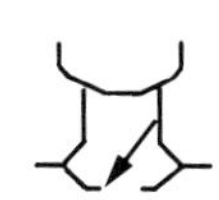

Schilddrüse und Halsorgane

40 **Schilddrüsenadenom** (Längsschnitt durch den linken Schilddrüsenlappen)
Zentral stellt sich ein 13 mm großer, glatt begrenzter reflexarmer, deutlich vom übrigen Schilddrüsengewebe abgegrenzter Knoten dar. Der Knoten war szintigraphisch nicht abgrenzbar, das Feinnadelpunktat zytologisch nicht malignomverdächtig. Der Knoten hat seither an Größe nicht zugenommen.

41 **Diffuse Autonomie** (Längsschnitt rechter Schilddrüsenlappen)
Bei dem Patienten bestand eine Hyperthyreose. Die Schilddrüse hatte in letzter Zeit etwas an Größe zugenommen. Man erkennt eine unregelmäßig gemusterte, von feinen dunklen Knoten durchsetzte Schilddrüse. Die kleinen reflexarmen Gebilde entsprechen jeweils autonomen Adenomen.

42 **Diffuse Autonomie** (Querschnitt rechter Schilddrüsenlappen)
Die Schilddrüse ist etwas vergrößert, die Abgrenzung fällt schwer, da das Organ insgesamt eher reflexarm und gegen die angrenzenden Weichteile schwer zu differenzieren ist. Es finden sich reflexarme Knoten innerhalb der Schilddrüse, die etwa die Reflexibilität der darüber liegenden Halsmuskulatur haben. Auch in diesem Fall bestand eine diffuse Autonomie.

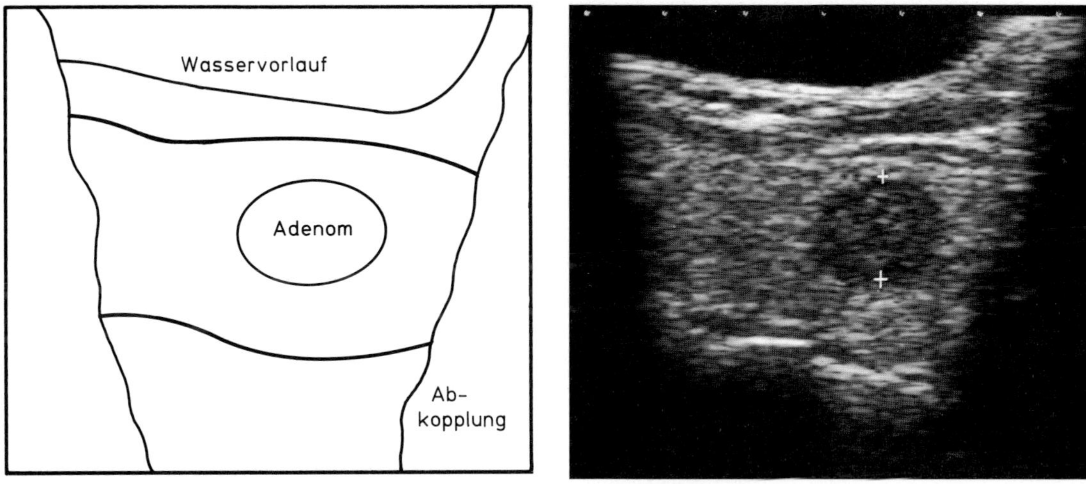
Wasservorlauf
Adenom
Ab-
kopplung

40

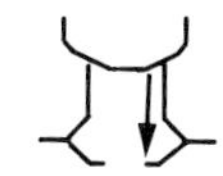

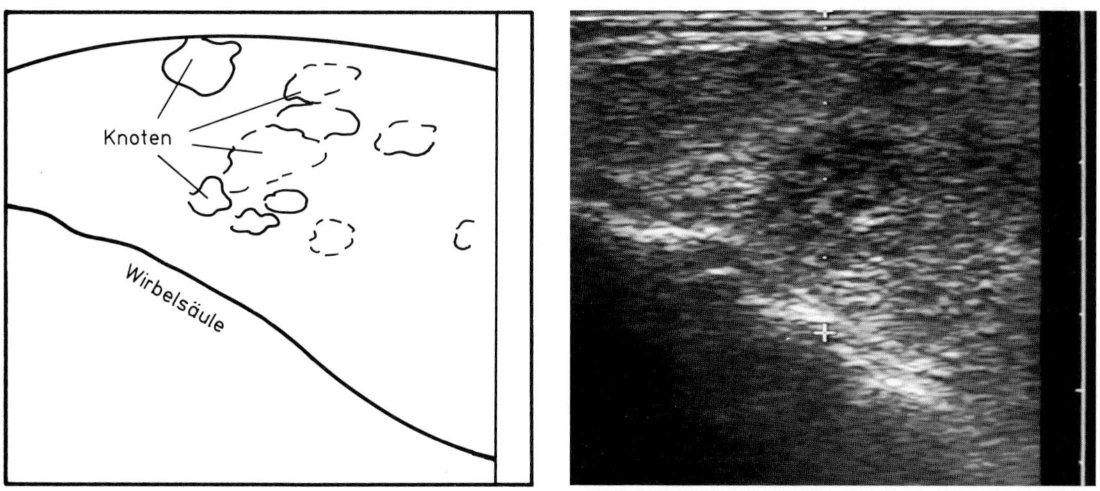
Knoten
Wirbelsäule

41

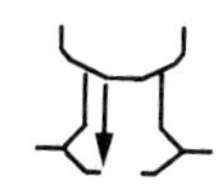

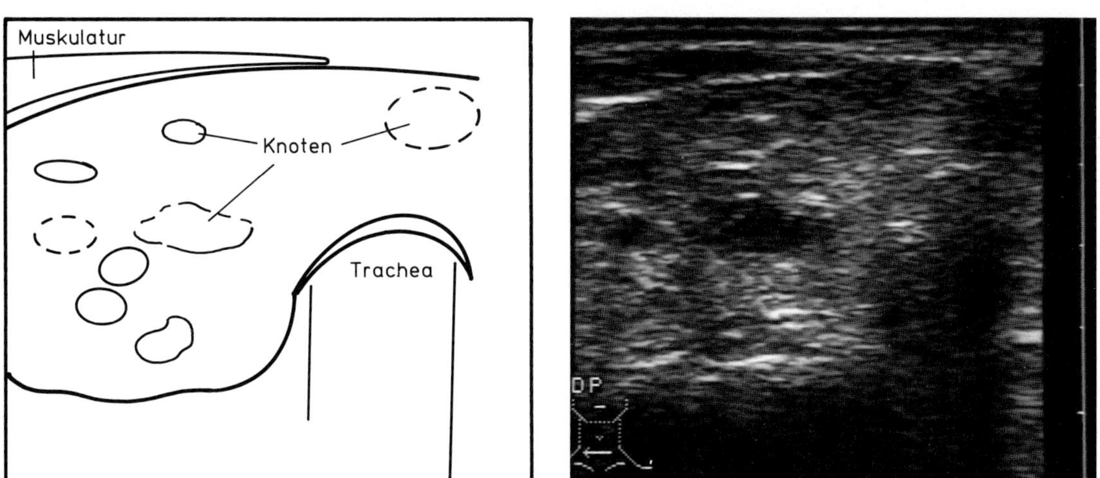
Muskulatur
Knoten
Trachea
DP

42

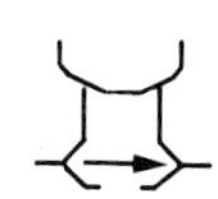

Schilddrüse und Halsorgane

43 **Thyreotoxikose** (Querschnitt rechter Schilddrüsenlappen)
Bei dieser Patientin war eine Struma nodosa bekannt, die nach oraler Jodaufnahme plötzlich in Form einer Thyreotoxikose dekompensierte. Man erkennt multiple große, reflexarme, glatt begrenzte Knoten, die den rechten Schilddrüsenlappen nahezu ausfüllen. Die Patientin wurde notfallmäßig operiert. Über die Funktion der sonographisch nachweisbaren Knoten kann nach wie vor keinerlei Aussage gemacht werden. Dies bleibt eine Domäne der Szintigraphie.

44 **Immunthyreoiditis** (Querschnitt)
Die Schilddrüse ist leicht vergrößert, das Reflexmuster gleichmäßig vermindert, allenfalls gering scheckig. Die etwas druckdolente vergrößerte Schilddrüse fühlte sich derb an. Der Befund der Immunthyreoiditis wurde histologisch bestätigt.

45a **Basedow-Hyperthyreose** (Längsschnitt rechter Schilddrüsenlappen)
Die Schilddrüse ist mit 39 × 13 mm nicht vergrößert. Sie ist glatt begrenzt und außerordentlich reflexarm. Die Echoarmut entspricht in etwa der der darüber liegenden zarten Halsmuskeln.

45b **Basedow-Hyperthyreose** (Querschnitt, beide Schilddrüsenlappen)
Beidseits der Trachea erkennt man die äußerst reflexarmen Schilddrüsenlappen bei Basedow-Hyperthyreose vor Beginn der Therapie.

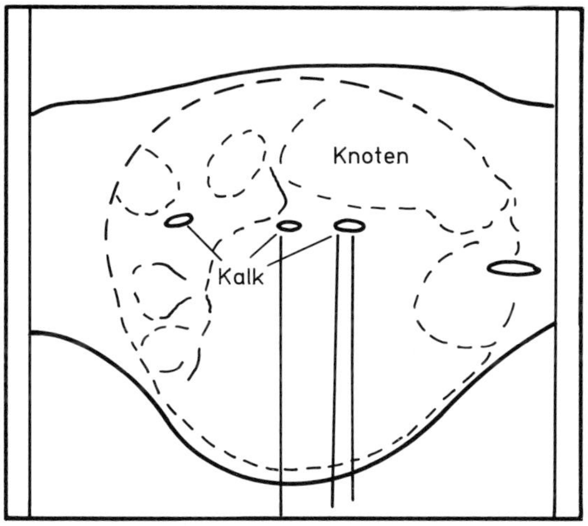

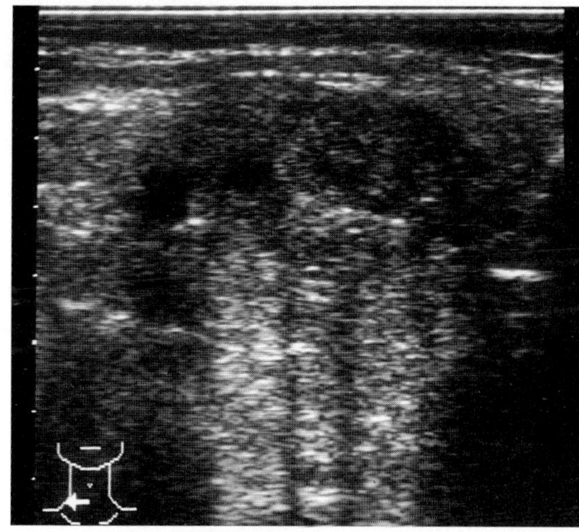

43

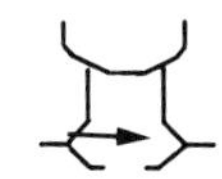

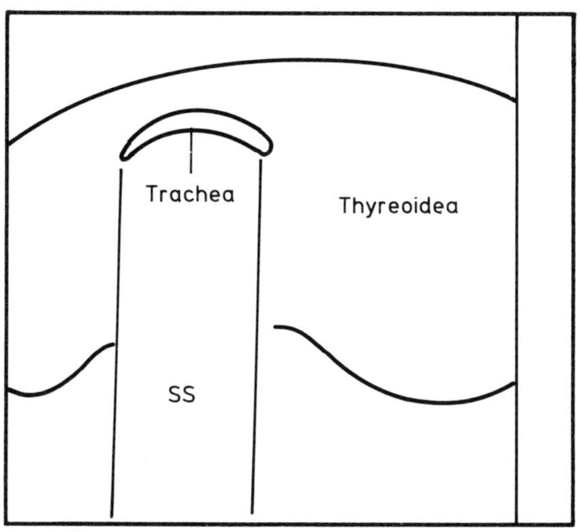

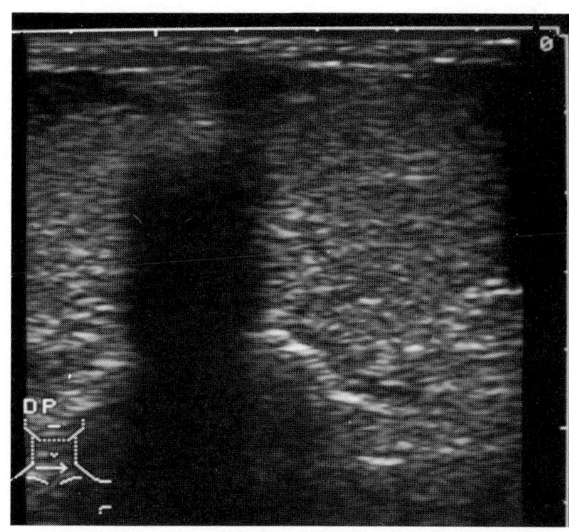

44

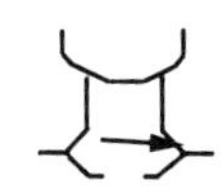

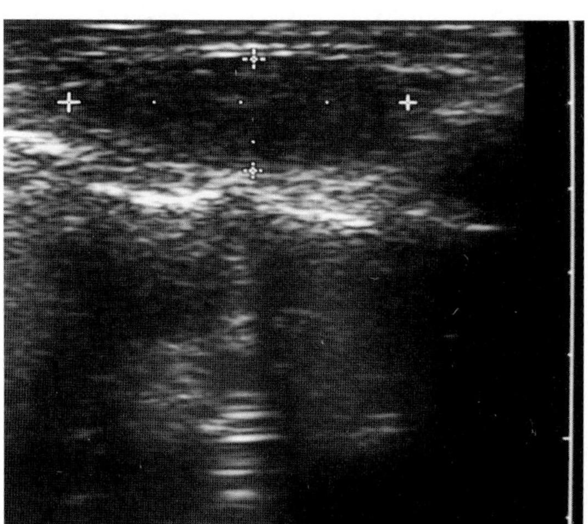

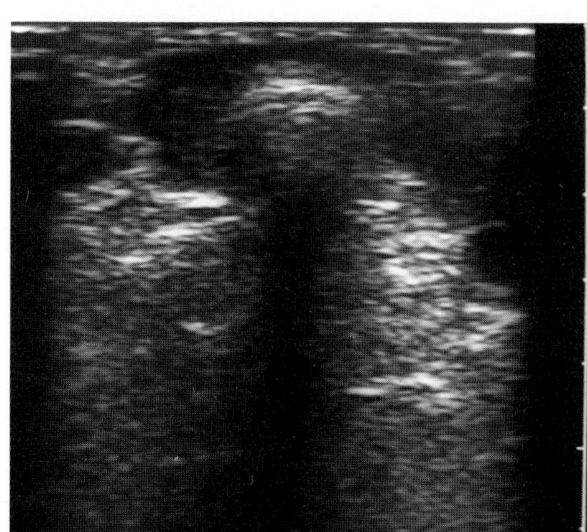

45 a

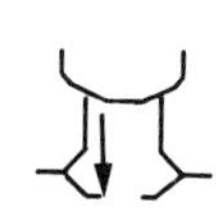

45 b

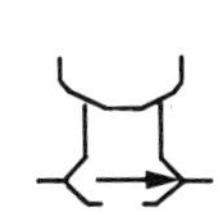

Schilddrüse und Halsorgane

46a **Abszedierende Thyreoiditis** (Querschnitt des linken Schilddrüsenlappens)
Man erkennt reflexreiche und reflexarme zentral einschmelzende Veränderungen der Schilddrüse. Bioptisch wurde Eiter gewonnen. Die Entzündung war bei einer resistenzgeschwächten Patientin durch hämatogene bakterielle Absiedlungen entstanden.

46b **Abszedierende Thyreoiditis** (Längsschnitt linker Schilddrüsenlappen)
Es handelt sich um denselben Patienten wie in Abb. 46a. Unter Therapie kam es zur Befundbesserung, der Abszeß demarkierte sich und konnte in dieser Form aspiriert werden.

47 **Subakute Thyreoiditis de Quervain** (Längs- und Querschnitt linker Schilddrüsenlappen)
Man erkennt eine etwas vergrößerte, prall gespannte Schilddrüse mit reflexarmen unscharf begrenzten Arealen, die somit das typische Muster der Quervain-Thyreoiditis bieten. Der Prozeß war sehr druckdolent. Der Befund wurde aufgrund der Klinik vermutet und durch Feinnadelbiopsie bestätigt.

48a **Thyreoiditis de Quervain** (Längsschnitt linker Schilddrüsenlappen)
Der Schilddrüsenlappen ist 55 mm lang und 22 mm dick, er trägt mehrere reflexarme, nahezu reflexfreie Knoten. Dabei ist das Organ noch normal groß.

48b **Thyreoiditis de Quervain unter Therapie** (Längsschnitt linker Schilddrüsenlappen)
Es handelt sich um die gleiche Patientin wie in Abb. 48a. Diese Aufnahme entstand 3 Wochen später. Das noch 47 mm große Organ beginnt unter der Kortisontherapie reflexkräftiger zu werden. Die Schilddrüsenwerte waren noch euthyreot, später bildete sich eine Hypothyreose aus.

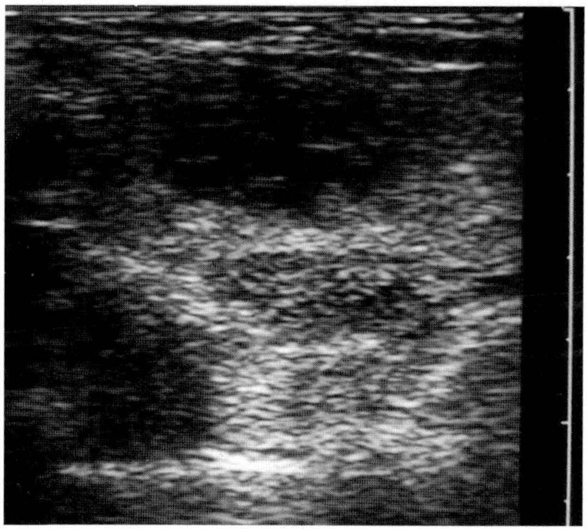

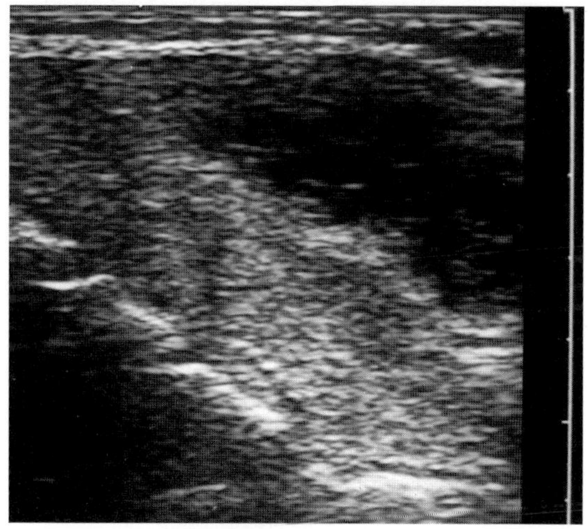

46 a

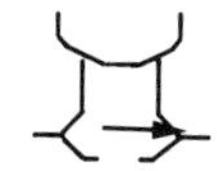

46 b

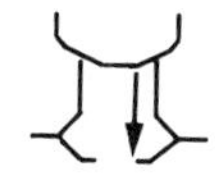

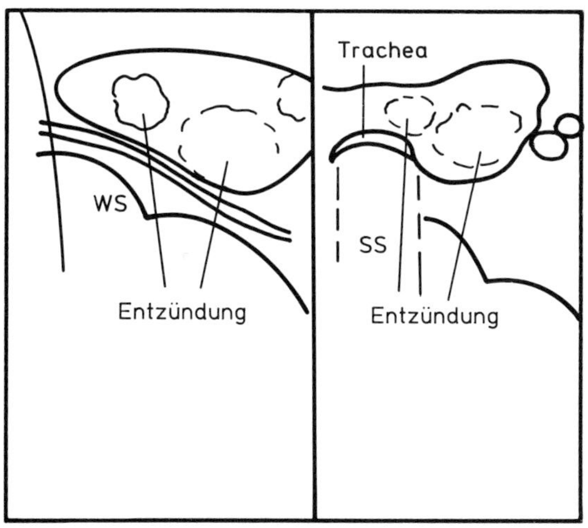

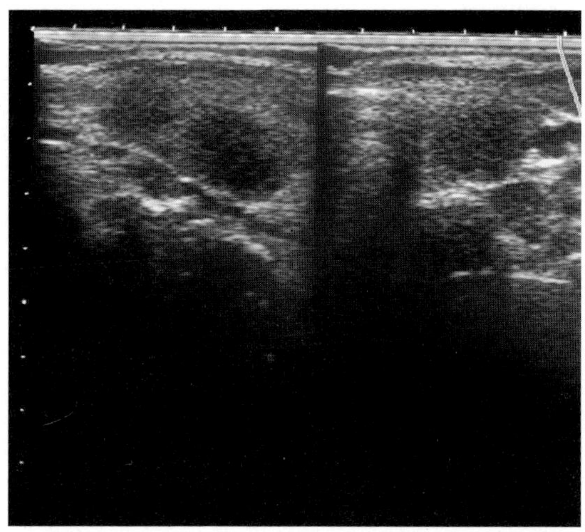

47

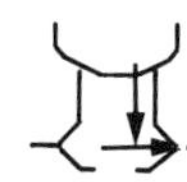

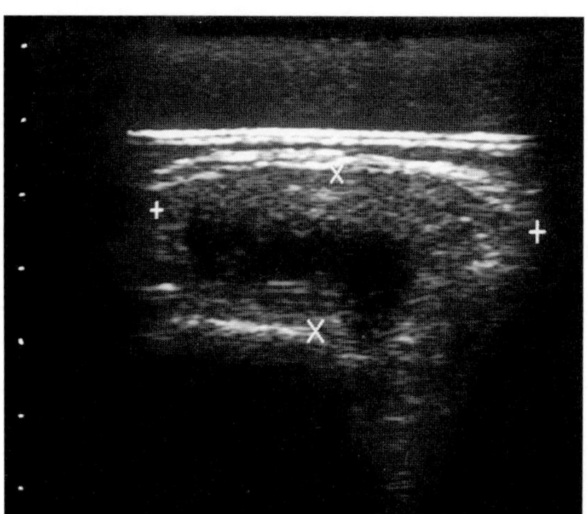

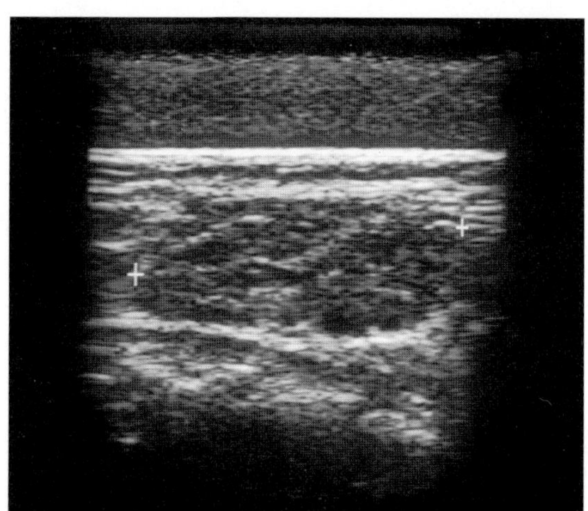

48 a

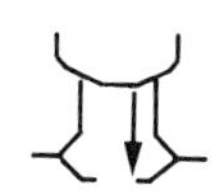

48 b

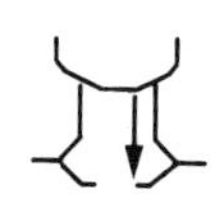

Schilddrüse und Halsorgane

49 **Akute Thyreoiditis** (Schrägschnitt durch den rechten Schilddrüsenlappen)
Die akut entzündlich veränderte, druckdolente Schilddrüse war sonographisch nicht vergrößert, jedoch reflexarm mit einzelnen nahezu reflexfreien Arealen. Es handelt sich um das Bild einer subakuten Thyreoiditis de Quervain. Die reflexarmen, kleinknotigen Veränderungen lassen differentialdiagnostisch an eine Schilddrüseninfiltration bei malignem Lymphom denken.

50 **Schilddrüsenkarzinom** (Längsschnitt mit Darstellung des linken Schilddrüsenlappens von lateral)
Man erkennt reflexarme und reflexreiche Areale der Schilddrüse ungeordnet nebeneinander, wobei man eine Adhäsion des Gebildes an der Wirbelsäule bzw. dem M. colli longus erkennen kann. Der Tumor verschwindet, nicht mehr darstellbar, im Jugulum. Normales Gewebe ist eben noch in den oberen Abschnitten der Schilddrüse erkennbar. Der gesamte Tumor ist gegen die Schilddrüse unregelmäßig und nach außen etwas unebenmäßig abgegrenzt. Es handelte sich um ein papilläres Karzinom der Schilddrüse.

51 **Fortgeschrittenes Schilddrüsenkarzinom mit Verkalkung** (Längsschnitt linker Schilddrüsenlappen)
Der unregelmäßig begrenzte, reflexarme Tumor trägt zentral eine Verkalkung. Es ist damit zu rechnen, daß das Karzinom sich entweder in der Umgebung eines früher verkalkten regressiven Areals entwickelt hat oder selbst Regressionen mit Verkalkung bei langsamem Größenwachstum und zentraler Einschmelzung enthält. Umgeben wird der Prozeß von einer reflexärmeren Lamelle, die schließlich ein kleines Stück normalen Schilddrüsengewebes übrigläßt.

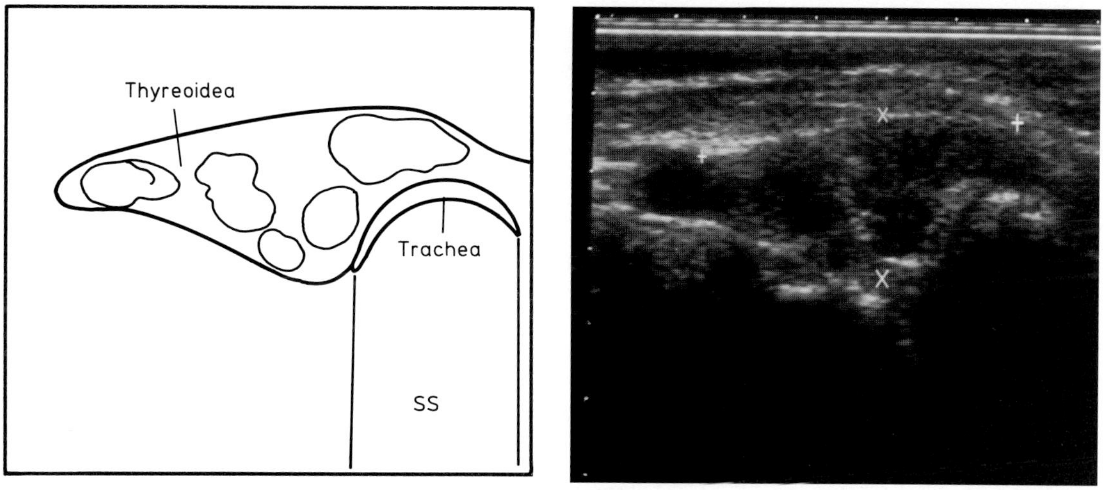
Thyreoidea
Trachea
SS

49

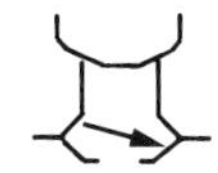

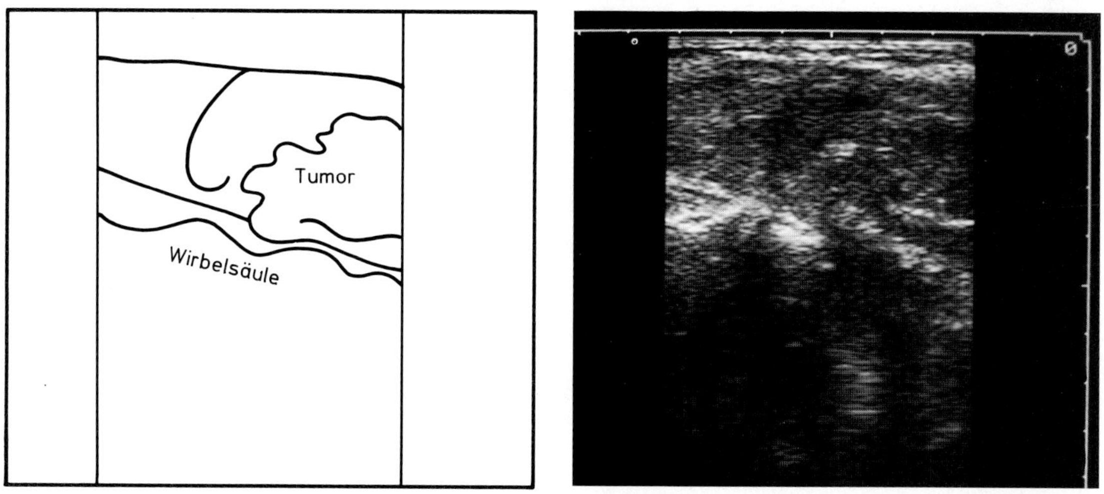
Tumor
Wirbelsäule

50

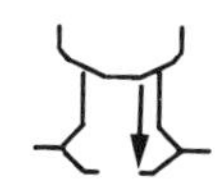

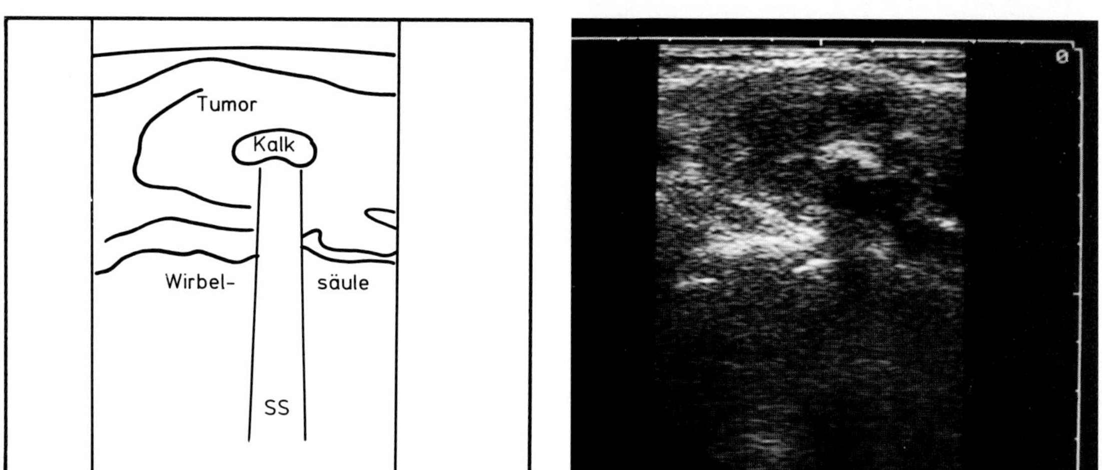
Tumor
Kalk
Wirbel-
säule
SS

51

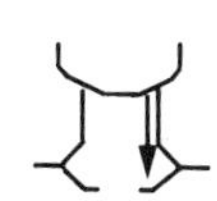

52 **Schilddrüsenkarzinom mit Verkalkung** (Längsschnitt durch den rechten Schilddrüsenlappen)
Die Schilddrüse ist reflexarm, unregelmäßig begrenzt, die kaudal im Bild befindlichen Anteile infiltrieren in die Umgebung. Zentral liegt eine Verkalkung mit Schallschatten. Bei der Patientin war eine Struma seit langem bekannt, so daß auf ein leichtes Größenwachstum mit Verhärtung des Gebildes erst verzögert reagiert wurde, als der rechte Schilddrüsenlappen schon weitgehend tumorös umgewandelt war. Es handelte sich um ein ausgedehntes follikuläres Schilddrüsenkarzinom.

53 **Papilläres Schilddrüsenkarzinom, echoreicher Knoten** (Längsschnitt durch den kranialen Schilddrüsenlappen links)
Während das Schilddrüsengewebe am oberen Schilddrüsenpol noch reflexarm ist, befindet sich darunter ein reflexreiches Areal mit einem zarten Halo, dem Karzinom entsprechend, weiter kaudal reflexkräftige normale Schilddrüsenanteile. Reflexkräftige Tumoren sind selten; sie entsprechen meist papillären Karzinomen oder Metastasen anderer Karzinome in der Schilddrüse.

54a **Anaplastisches Schilddrüsenkarzinom** (Längsschnitt rechter Schilddrüsenlappen)
Der Tumor ist so groß, daß es schwerfällt, eine Abgrenzung gegen normale Schilddrüsenanteile zu sehen; diese sind links kranial im Bild eben zu erkennen. Neben reflexarmen und reflexreichen Arealen sind nahezu liquid wirkende, in Einschmelzung begriffene Schilddrüsenkarzinomanteile zu finden. Das anaplastische Karzinom ist durch sein rasches Größenwachstum auffällig, sonographisch ist es überwiegend reflexarm.

54b **Anaplastisches Schilddrüsenkarzinom, Übersichtsaufnahme** (Schrägschnitt rechter Schilddrüsenlappen)
Es handelt sich um denselben Patienten wie in Abb. 54a. Man erkennt jetzt, daß das reflexarme Karzinom etwas weiter kaudal doch noch eine kugelige Form annimmt, allerdings mit Invasion der angrenzenden Schilddrüsenabschnitte und der Gefäße. Der etwas schräg angesetzte Schnitt durch den unteren Schilddrüsenlappen rechts läßt eine Invasion des Gebildes hinter das Sternum verfolgen.

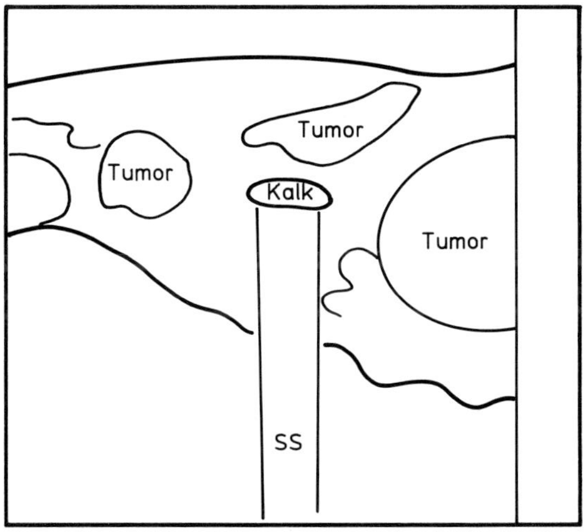

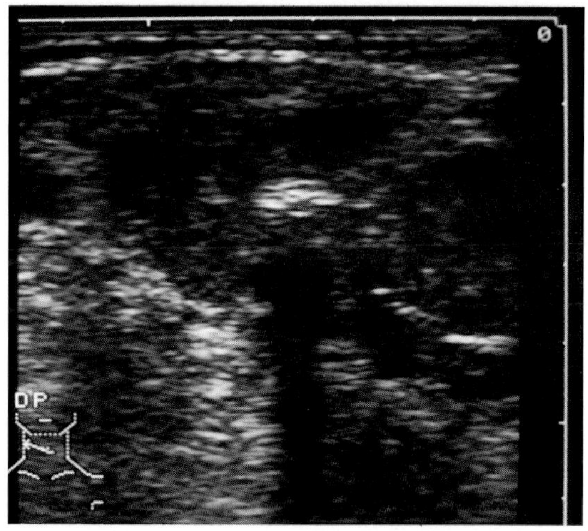

52

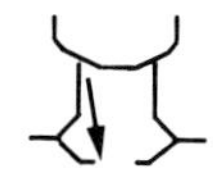

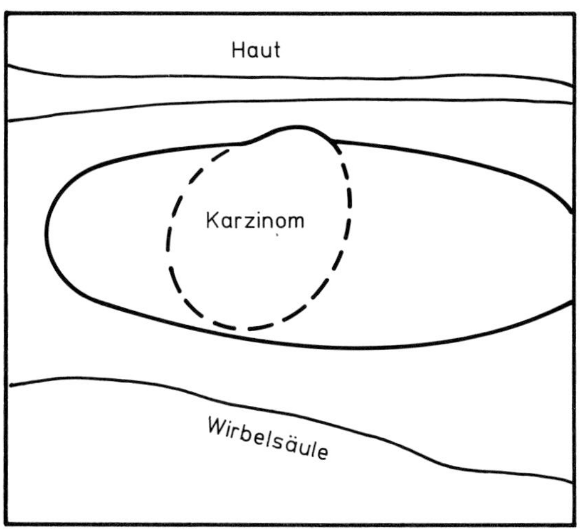

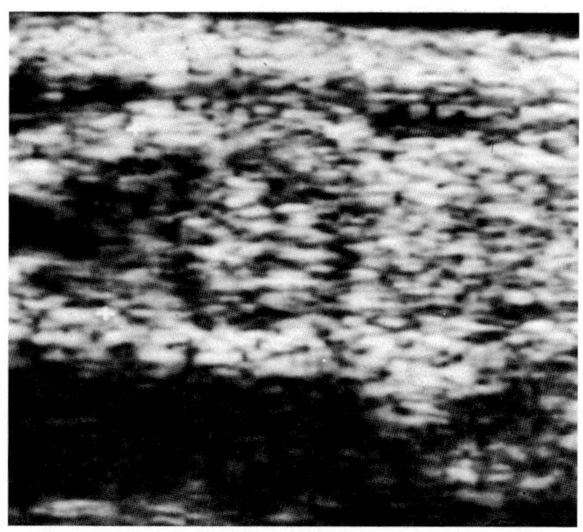

53

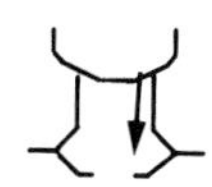

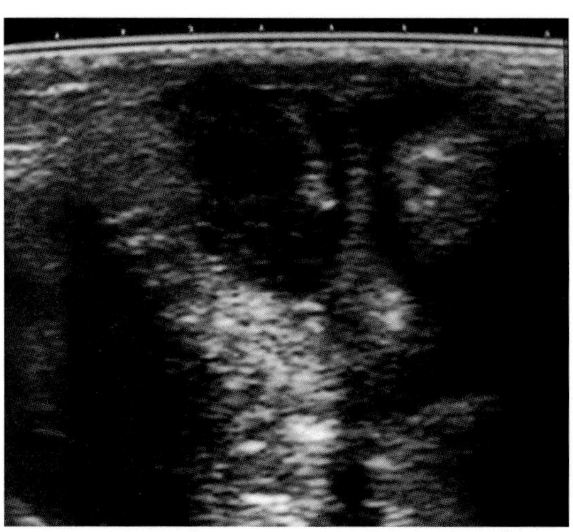

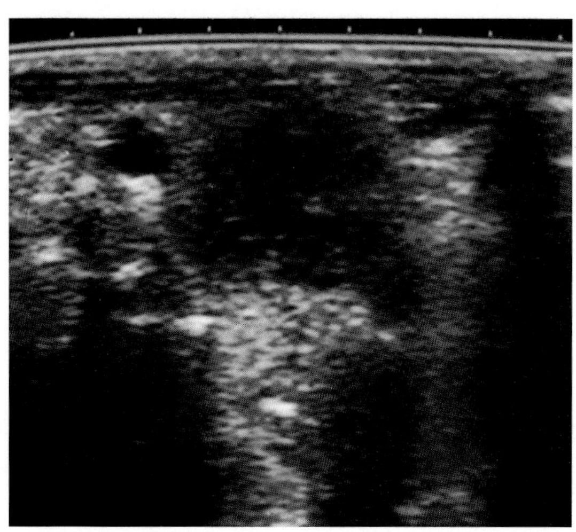

54 a

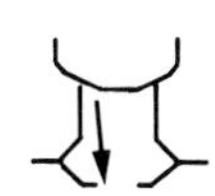

54 b

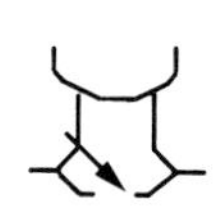

Schilddrüse und Halsorgane

55 **Non-Hodgkin-Lymphom mit Halslymphknoten neben der Schilddrüse** (Querschnitt parathyreoidal links)
Bei einem zentroblastischen Non-Hodgkin-Lymphom wurde dieser Befund links neben der Schilddrüse erhoben. Palpatorisch war eine sichere Trennung der Knoten von der Schilddrüse nicht möglich, sonographisch gelingt dies. Man erkennt eine normal große Schilddrüse und daneben 3 reflexarme Knoten lateral der A. carotis. Eine Infiltration des Organs lag somit hier nicht vor.

56 **Schilddrüseninfiltration bei Non-Hodgkin-Lymphom (cc-cb)** (Schrägschnitt durch den linken Schilddrüsenlappen)
Innerhalb normalen Schilddrüsengewebes erkennt man multiple reflexarme Knötchen, daneben eine Verkalkung. Der reflexarme Anteil entsprach einer Infiltration der Schilddrüse durch das Non-Hodgkin-Lymphom.

57 **Non-Hodgkin-Lymphom (cc-cb), Infiltration der Schilddrüse** (Längsschnitt durch den linken Schilddrüsenlappen)
Zur besseren Darstellbarkeit der reflexarmen Veränderungen und der eher kleinen Schilddrüse wurde eine Wasservorlaufstrecke benutzt. Man erkennt reflexarme Knoten, die in der Schilddrüse liegen. Bei bekannter Grundkrankheit wurde der Verdacht auf das Vorliegen einer Schilddrüseninfiltration bei Non-Hodgkin-Lymphom gestellt. Der Verdacht konnte durch Feinnadelbiopsie bestätigt werden. Unter der Therapie kam es zu einer völligen Normalisierung des Schilddrüsensonogramms.

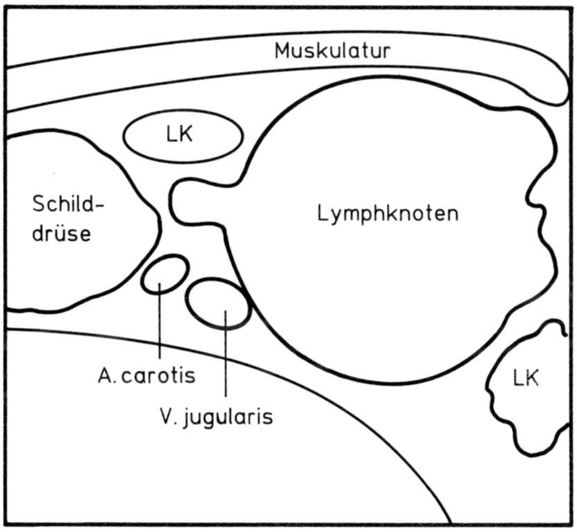
Muskulatur
LK
Schild-
drüse
Lymphknoten
A. carotis
V. jugularis
LK

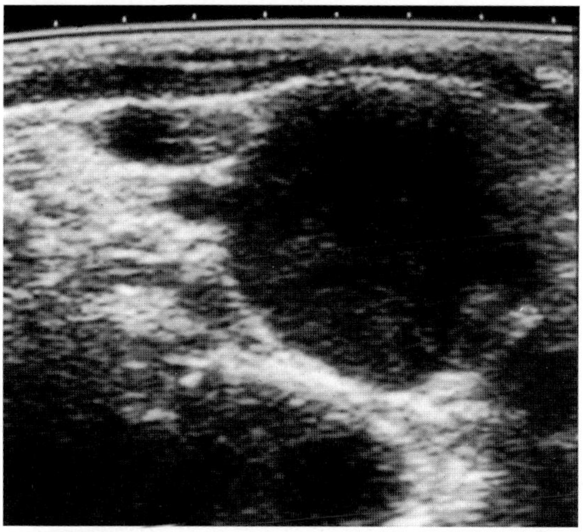

55

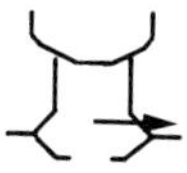

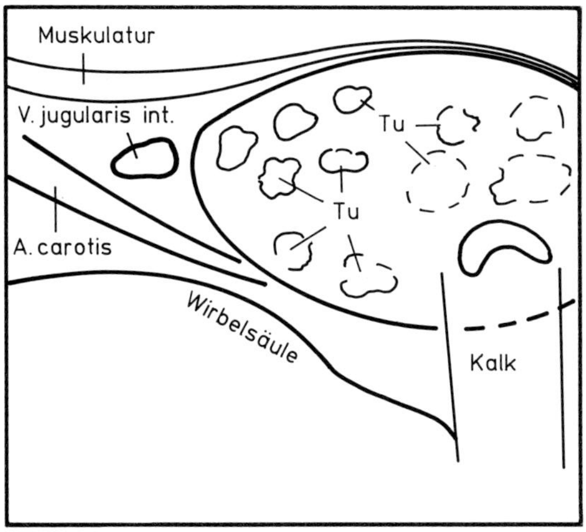
Muskulatur
V. jugularis int.
Tu
Tu
A. carotis
Wirbelsäule
Kalk

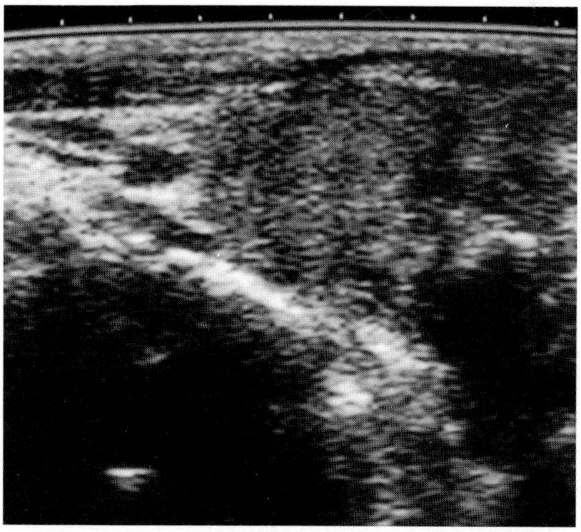

56

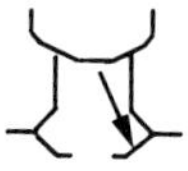

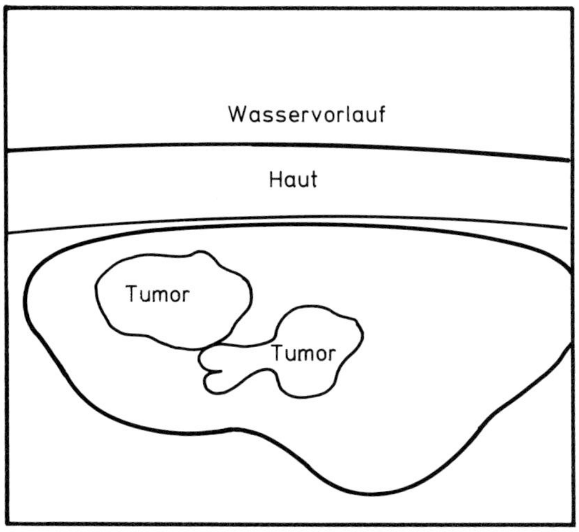
Wasservorlauf
Haut
Tumor
Tumor

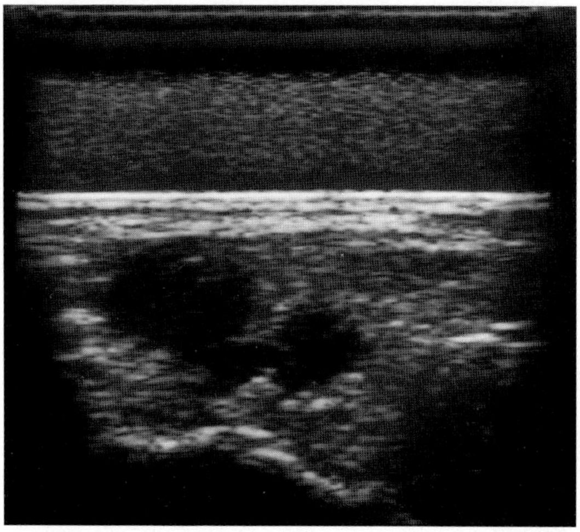

57

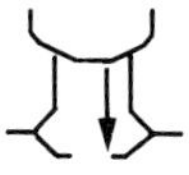

58 **Hodgkin-Lymphom-Infiltration der Schilddrüse** (Längsschnitt des linken Schilddrüsenlappens)
Man sieht eine unregelmäßig begrenzte, reflexarme Veränderung zentral im linken Schilddrüsenlappen von 2,1 cm Größe. Die Veränderung ist unregelmäßig begrenzt, z. T. mit füßchenartigen Ausläufern in das normale Schilddrüsengewebe hinein. Der Aspekt ist somit der eines malignen Prozesses. Die Diagnose wurde durch Feinnadelbiopsie bestätigt.

59 **Infiltration der Schilddrüse durch ein hochmalignes Non-Hodgkin-Lymphom (immunoblastisches NHL)** (Querschnitt linker Schilddrüsenlappen)
Am linken Bildrand erkennt man die normale Schilddrüse, die lateralen Anteile sind durch den Tumor infiltriert, dieser ist reflexarm, unregelmäßig begrenzt, z. T. kugelig geformt. Dazwischen befinden sich reflexreiche Anteile des linken Lappens. Unter zytostatischer Therapie ist diese Veränderung vollständig verschwunden.

60 **Nebenschilddrüsenhyperplasie links, Schilddrüsenadenom rechts** (Querschnitt durch die Schilddrüse)
Beide Lappen sind noch normal dick und etwas kugelig geformt. Im rechten Schilddrüsenlappen liegt ein reflexarmes Gebilde, das einem Adenom entsprach, hinter dem linken Schilddrüsenlappen, von diesem nicht zu trennen, ein reflexarmes Areal, das einem Nebenschilddrüsenadenom entsprach. Der Befund wurde aufgrund der Laborkonstellation, die einen primären Hyperparathyreoidismus vermuten ließ, gesucht und gefunden.

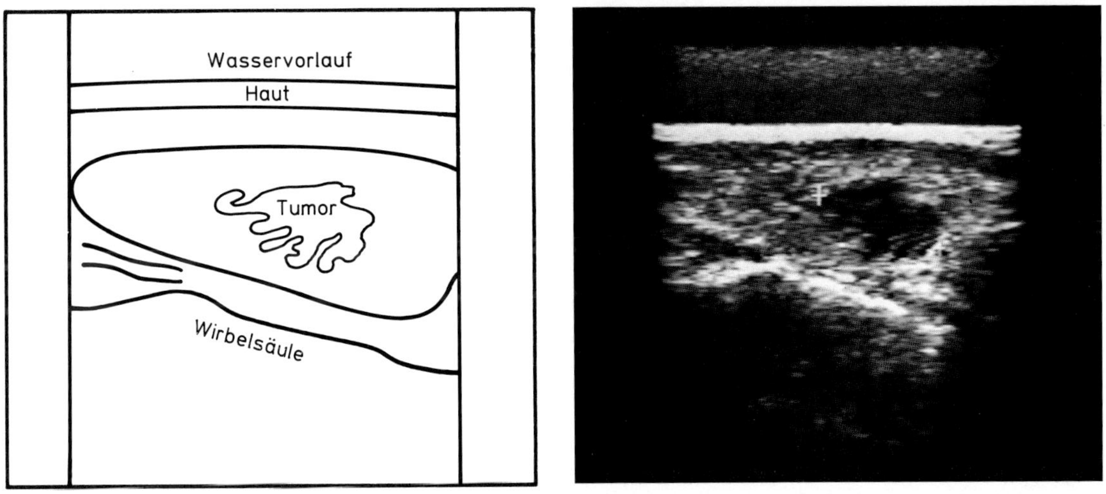
Wasservorlauf
Haut
Tumor
Wirbelsäule

58

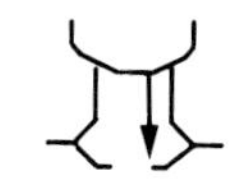

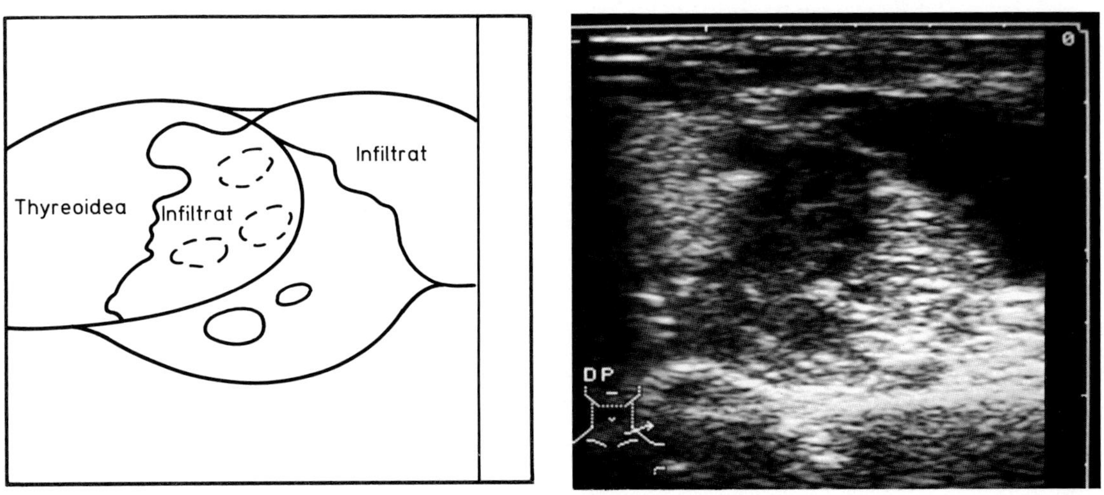
Thyreoidea
Infiltrat
Infiltrat
DP

59

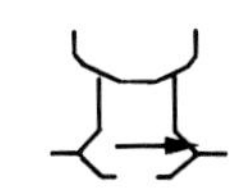

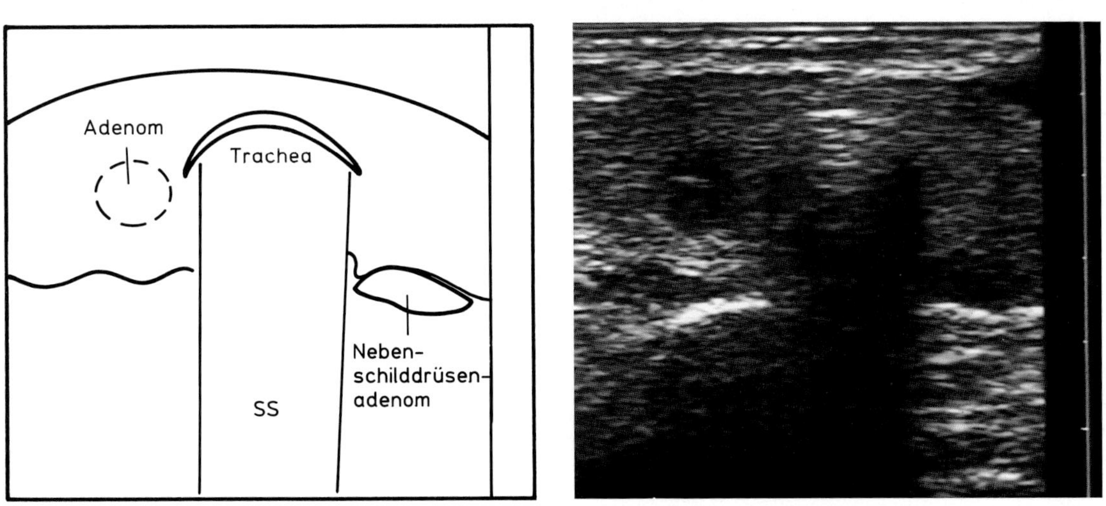
Adenom
Trachea
Neben-
schilddrüsen-
adenom
SS

60

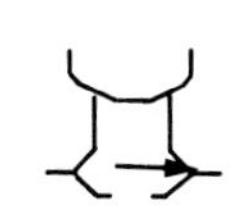

Schilddrüse und Halsorgane

61 **Nebenschilddrüsenhyperplasie links** (Längsschnitt durch den linken Schilddrüsenlappen)
Bei dem zuvor gezeigten Patienten ist das Adenom der Nebenschilddrüse nun deutlicher gegen den dorsalen Anteil des linken Schilddrüsenlappens abgegrenzt. Es bietet das typische Bild eines reflexarmen ovalen bis bohnenförmigen Gebildes, wie es bei Nebenschilddrüsenadenomen zu erwarten ist.

62 **Nebenschilddrüsenadenom rechts** (Längsschnitt durch den rechten Schilddrüsenlappen)
Die Nebenschilddrüsenadenome sind an den typischen Stellen zu suchen, nämlich dorsal des oberen und unteren Pols des jeweiligen Schilddrüsenlappens. Sie können allerdings auch atypisch dystop vorkommen. Liegen sie außerhalb der Schilddrüsenregion, ist die Möglichkeit, sie sonographisch aufzuspüren, äußerst beschränkt.

63 **Nebenschilddrüsenadenom hinter dem linken Schilddrüsenlappen** (Querschnitt durch die Schilddrüse)
Hinter dem linken Lappen liegt ein 1,8 cm großes, ovales Gebilde medial der Halsgefäße, etwa in der Region des Ösophagus. Dieser konnte durch den Schluckakt in der oben beschriebenen Weise von dem Prozeß abgegrenzt werden. Da bei der Patientin gleichzeitig eine Hyperkalzämie und eine Nephrokalzinose vorlagen, war der Verdacht auf ein Nebenschilddrüsenadenom entstanden. Der Verdacht wurde histologisch gesichert.

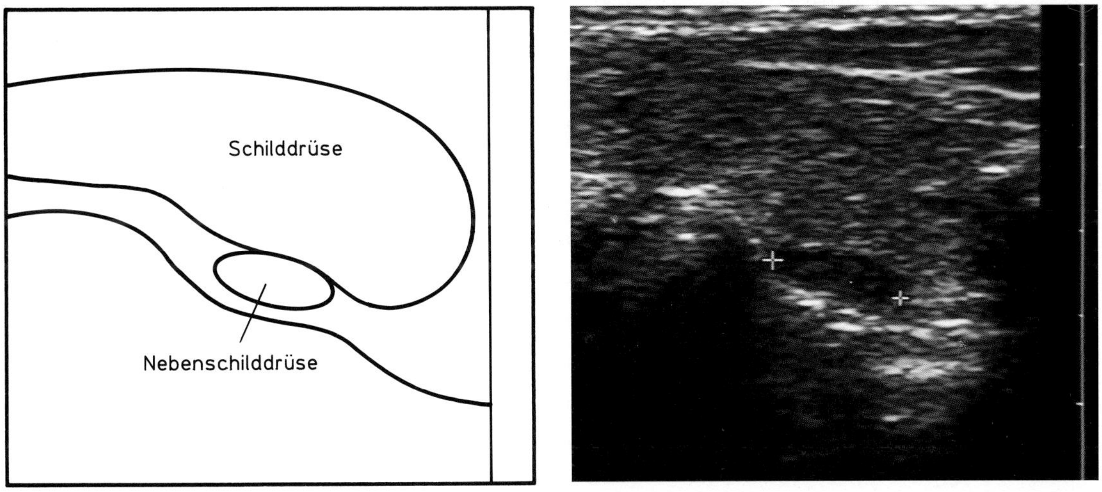
Schilddrüse
Nebenschilddrüse

61

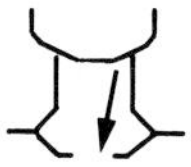

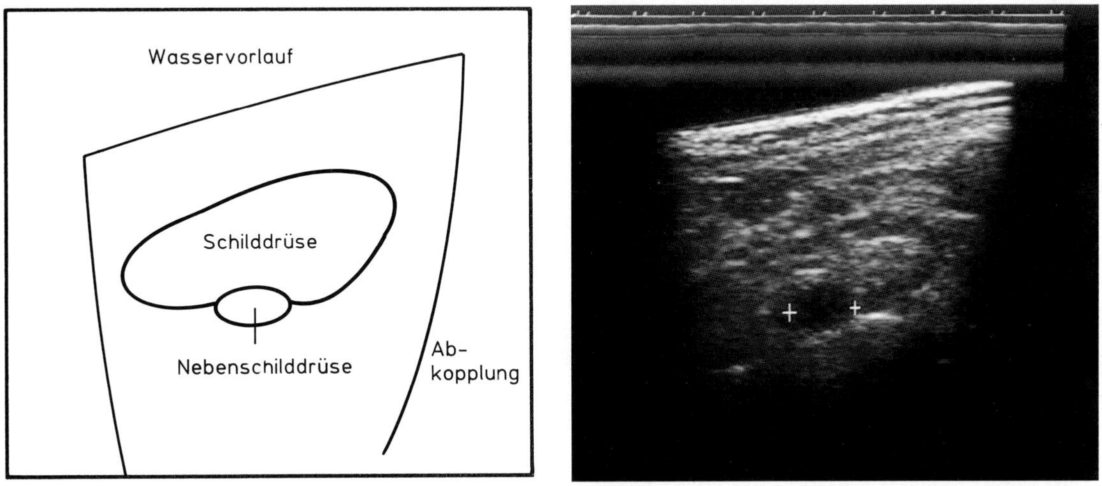
Wasservorlauf
Schilddrüse
Nebenschilddrüse
Ab-
kopplung

62

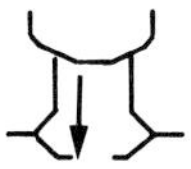

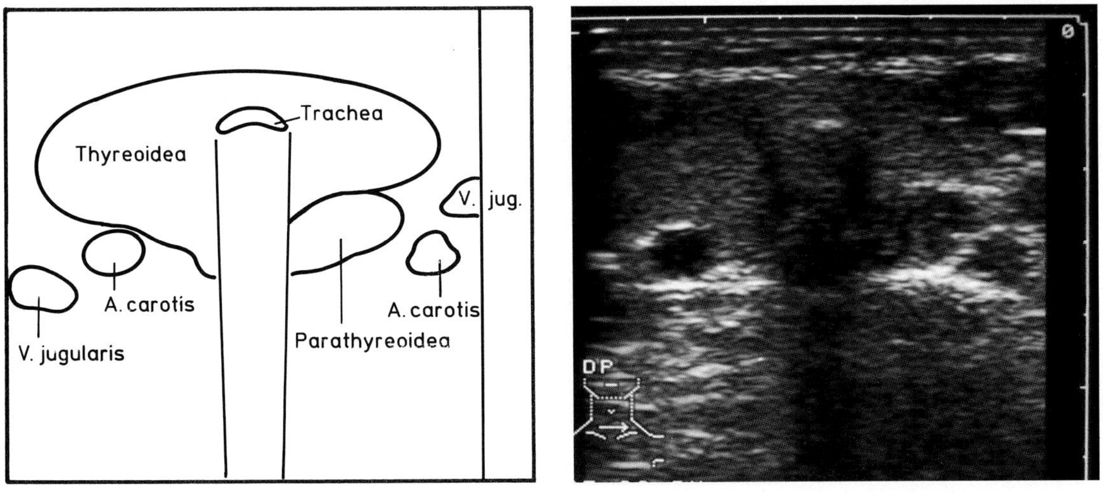
Trachea
Thyreoidea
V. jug.
A. carotis
A. carotis
V. jugularis
Parathyreoidea
DP

63

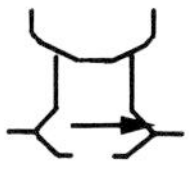

Schilddrüse und Halsorgane

64 **Nebenschilddrüsenadenom** (Längsschnitt linker Schilddrüsenlappen)
Dorsal des unteren Drittels der linken Schilddrüse erkennt man ein längliches reflexarmes Gebilde, das dem Nebenschilddrüsenadenom entsprach. Der Operationsbefund bestätigte den sonographischen Verdacht, ein weiteres Nebenschilddrüsenadenom lag nicht vor.

65 **Mediale Halszyste** (Längsschnitt rechte Halsseite)
Deutlich von der Schilddrüse abgesetzt war bei der Patientin ein prall-elastisches tumoröses Gebilde zu palpieren, das sonographisch reflexkräftig wirkte. Trotz dieses Reflexreichtums handelte es sich um eine Zyste. Es ließ sich trübes, detritusartiges Material abpunktieren. Die Zyste war danach vollständig verschwunden. Wie die Patientin selbst berichtete, läuft die Zyste in etwa Halbjahresabständen wieder voll.

66 **Erweiterung des Ausführungsgangs der Parotis bei Sialadenitis und Sialolithiasis** (Längsschnitt)
Die Parotis ist im Längsschnitt dargestellt, dabei ist das Organ nur wenig vergrößert. Auffällig ist vor allem der deutlich erweiterte Ausführungsgang der Ohrspeicheldrüse. Der Stein selbst ist nicht dargestellt.

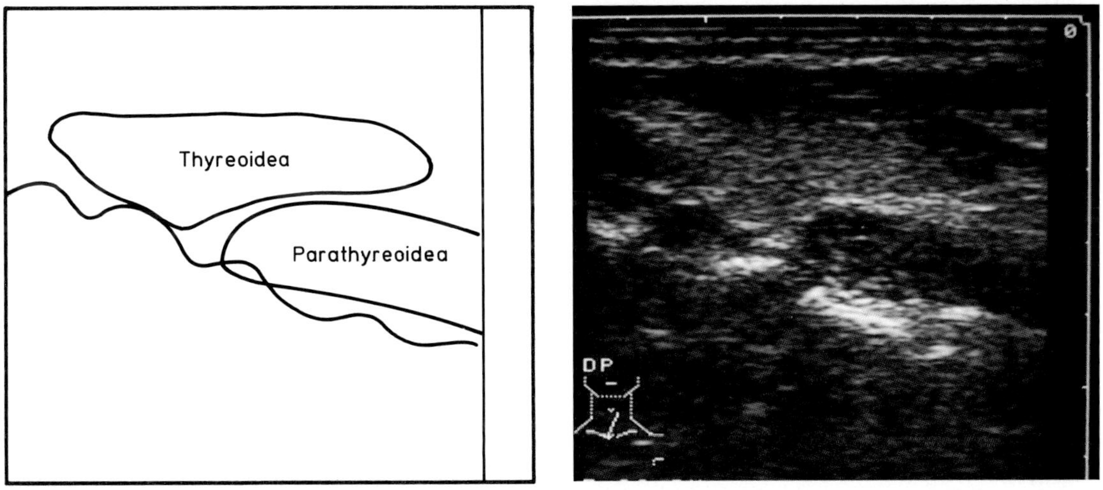

64

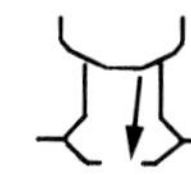

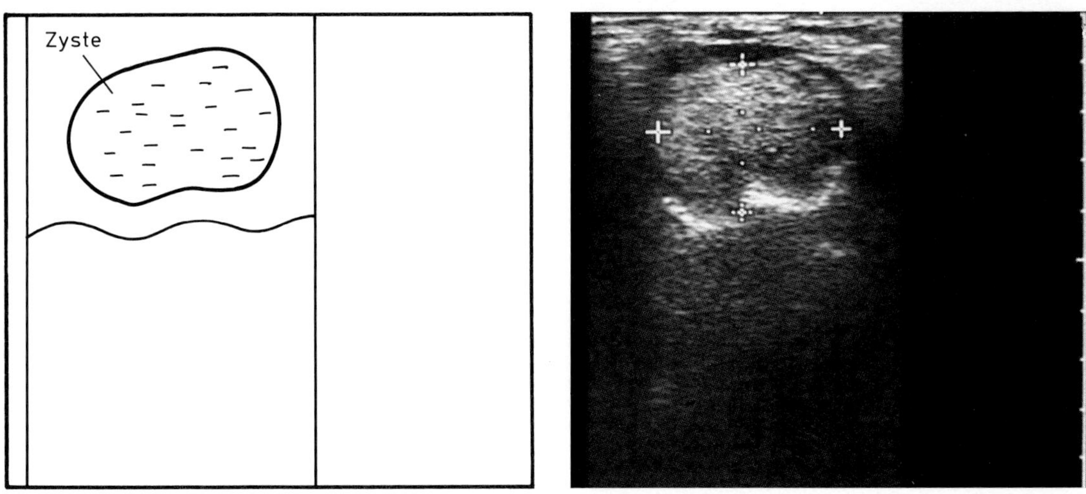

65

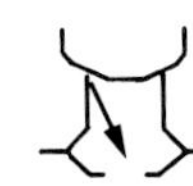

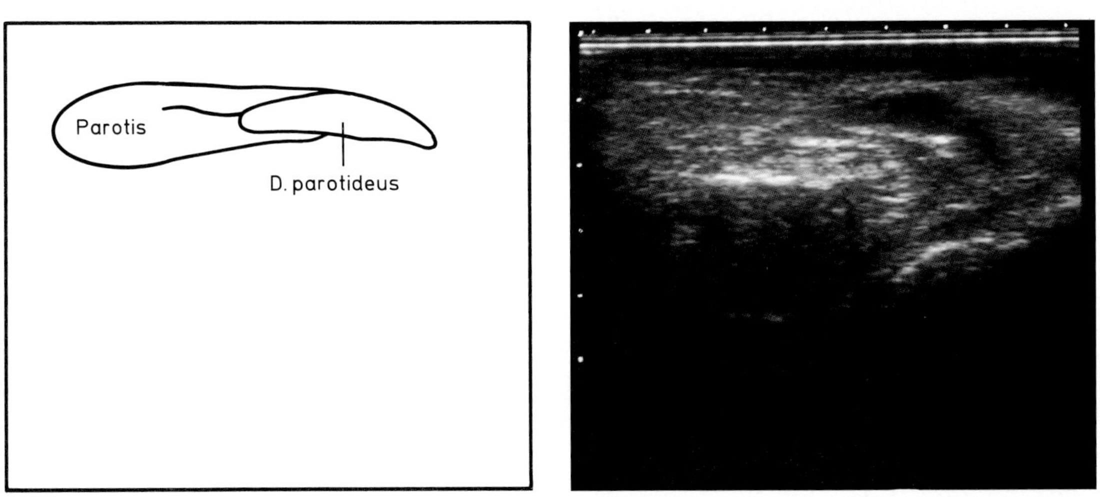

66

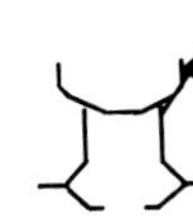

Schilddrüse und Halsorgane

Literatur

Allen FH, Krook PM, De Groot WPH (1979) Ultrasound demonstration of a thyroid carcinoma within a benign cyst. AJR 132:136–137

Becker W, Börner W, Gruber G (1986) Szintigraphie und Sonographie bei der Diagnostik der Schilddrüsenautonomie. Dtsch Med Wochenschr 111:1630–1635

Blum M, Passalaqua AM (1978) Managing the solitary thyroid nodule: echography's role. Hosp Pract 13:65–78

Blum M, Passalaqua AM, Sackler JP, Pudlowski R (1977) Thyroid echography of subacute thyroiditis. Radiology 125:795–798

Brockmann WP, Crone-Münzebrock W, Steinhagen E, Spengler D (1985) Schilddrüsen- und Nebenschilddrüsenveränderungen im Ultraschall (Realtime-Bild). Ultraschall 6:2–12

Bruneton JN, Caramella E, Boublil JL, Roux P, Abbes M, Demard F (1982) Echographic aspects of thyroid and parotid localizations in non-Hodgkin lymphomas. ROEFO 136/5:530–533

Brunn J, Block U, Ruf G, Bos J, Kunze WP, Scriba PC (1981) Volumetrie der Schilddrüsenlappen mittels Real-time Sonographie. Dtsch Med Wochenschr 106:1338–1340

Buschmann W (1973) Ultrasonic imaging of arterial wall echoes. Ultrasound Med Biol 1:33–43

Clair MR, Mandelblatt S, Baim RS, Perkes E, Goodman K (1983) Sonographic features of acute suppurative thyroiditis. JCU 11:222–224

Clark OH, Gooding GA, Ljung BM (1981) Locating a parathyroid adenoma by ultrasonography and aspiration biopsy cytology. West J Med 135:154–158

Crocker EF, Bautovich GJ, Jellins J (1978) Gray-scale echographic visualization of a parathyroid adenoma. Radiology 126:233–234

Damascelli B, Cascinelli N, Livraghi T, Verones U (1968) Preoperative approach to thyroid tumours by a two-dimensional pulsed echo technique. Ultrasonics 6:242–243

Durante E, Azzena GF, Belcastro S, Santini A (1977) Correlation between the echographic picture and operative findings in disease of the thyroid gland. Surg Ital 7:171–180

Espinasse P, Desuzinges C, Cercassi JC (1984) Measurements of an index of echogenicity in some thyroid diseases. JCU 12:33–36

Frank T, Albers G, Krämer-Hansen H, Schneekloth G, Petersen V, Zollikofer C (1977) Differenziertes Schilddrüsencarcinom, autonomes Adenom und Thyreoiditis im Ultraschallbild. ROEFO 127:107–110

Frank T, Albers G, Krämer-Hansen H, Schneekloth G (1978) Ultraschalldiagnostik bei Schilddrüsenveränderungen. Therapiewoche 28:943–946

Gutekunst R (1987) Sonographische Schilddrüsenvolumetrie. Dtsch Med Wochenschr 11:610

Hegedüs L, Hansen JM, Karstrup S (1983) High incidence of normal thyroid gland volume in patients with Graves' disease. Clin Endocrinol 19:603–607

Holmes J, Chavez F, Carson P (1976) Ultrasonic evaluation of the thyroid. Appl Radiol Jan/Febr:71–76

Igl W, Lukas P, Leisner B, Fink U, Seiderer M, Pickardt CR (1981) Sonographische Volumenbestimmung der Schilddrüse. Vergleich mit anderen Methoden. Nuklearmedizin 20(2):64–71

Kalovidouris A, Mancuso A, Sarti D (1983) Static Grey-scale parathyroid ultrasonography: Is high-resolution real-time technique required? Clin Radiol 34:385–393

Mann WJ (1984) Ultraschall im Kopf-Hals-Bereich. Springer, Berlin, S 17–52

Meissner J, Weiss H (1978) Ergebnisse sonographisch-planimetrischer Messungen zur Volumenbestimmung der Schilddrüse. In: Kratochwil A, Reinold E (Hrsg) Ultraschalldiagnostik. Thieme, Stuttgart, S 270–272

Miskin M, Rosen JB, Walfish PG (1975) Ultrasound of the thyroid gland. Radiol Clin North Am 13:479–492

Moreau J-F (1982) Exploration ultrasonographique des glandes parathyroides. Rev Fr Endocrinol Clin 23:411–414

Müller HW, Schröder S, Böcker W, Schneider C (1985) Sonographisch geführte Feinstanzbiopsie der Schilddrüse. Dtsch Med Wochenschr 110:168–174

Müller-Leisse C, Tröger J, Khabirpour F, Pöckler C (1988) Schilddrüsenvolumen-Normwerte. Dtsch Med Wochenschr 113:1872–1875

Olbricht T, Schmitka T, Mellinghoff U, Benker G, Reinwein D (1983) Sonographische Bestimmung von Schilddrüsenvolumina bei Schilddrüsengesunden. Dtsch Med Wochenschr 108:1355–1358

Olbricht T, Hoff H-G, Benker G, Wagner R, Reinwein D (1985) Sonographische Volumetrie der Schilddrüse zur Verlaufskontrolle bei der Thyroxin- und Jodidbehandlung der blanden Struma. Dtsch Med Wochenschr 110:863–866

Parr JH, Tarkunde I, Ramsay I (1983) The use of ultrasound in the localisation of parathyroid glands in parathyroid disorders. Clin Radiol 34:395–400

Perlmutter GS, Goldberg BB, Charkes ND (1975) Ultrasound evaluation of the thyroid. Semin Nucl Med 5:299–305

Petzold R, Lutz H, Grumeth M, Heckhausen H, Wopfner F (1975) Sonographische Schilddrüsen-Diagnostik. Fortschr Med 93:1725–1730

Pickardt CR (1982) Sonographische Bestimmung des Schilddrüsenvolumens. Dtsch Med Wochenschr 107:426–427

Sackler JP, Passalaqua AM, Blum M, Amorocho L (1977) A spectrum of diseases of the thyroid gland as imaged by gray scale water bath sonography. Radiology 125:467–472

Scheible W, Deutsch AL, Leopold GR (1981) Parathyroid adenoma: accuracy of preoperative localization by high-resolution real-time sonography. JCU 9:325–330

Schmitz R, Bongers H, Joseph K, Hotze L-A, Goecke K (1983) Sonographie der Schilddrüse mit hochfrequenten Schallköpfen. Krankenhausarzt 56:177–188

Schneekloth G, Frank T, Albers G (1977) Ultraschalltomographie abdomineller Organe und der Schilddrüse im Grey-Scale-Bild. Enke, Stuttgart

Schwerk WB, Grün R, Wahl R (1985) Hochauflösende Real-time-Sonographie von Epithelkörpertumoren. Ultraschall 6:13–18

Shawker TH, Sonies BC (1984) Tongue movement during speech: A real-time ultrasound evaluation. JCU 12:125–133

Sisson JC, Barthold SP, Barthold SL (1978) The dilemma of the solitary thyroid nodule: Resolution through decision analysis. Semin Nucl Med 8/1:59–71

Spiegel W, Baum K, Reiners C, Börner W, Müller H-A (1986) Die Operationsindikation szintigraphisch kalter Strumaknoten in Abhängigkeit vom klinischen, szintigraphischen, sonographischen und zytologischen Befund. Dtsch Med Wochenschr 111:173–176

Stark DD, Gooding GAW, Moss AA, Clark OH, Ovenfors C-O (1983) Parathyroid imaging: Comparison of high-resolution CT and high-resolution sonography. AJR 141:633–639

Swaenepoel L, Demeester-Mirkine N, Sacre R, Jonckheer MH, Geertruyden J van (1982) Ultrasound examination of the thyreoid. ROEFO 137:12–17

Tannahill AJ, Hooper MJ, Ferries JB, Wilson GM (1978) Measurement of thyroid size by ultrasound, palpation and scintiscan. Clin Endocrinol 8:483–486

Van Heerden JA, James EM, Karsell PR, Charboneau JW, Grant CS, Purnell DC (1982) Small-part ultrasonography in primary hyperparathyroidism. Ann Surg 195:774–780

Weiss H, Meissner J (1978) Ergebnisse sonographisch-planimetrischer Messungen zur Volumenbestimmung der Schilddrüse. In: Kratochwil A, Reinold E (Hrsg) Ultraschalldiagnostik 1977. Thieme, Stuttgart, S 70–72

Windeck R, Olbricht T, Littmann K, Graben N, Benker G, Reinwein D (1985) Halssonographie in der hypercalcämischen Krise. Dtsch Med Wochenschr 110:368–370

Thoraxorgane

1. Pleura, Lunge, Mediastinum

Indikationen: Erfassung, Ausmessung und Qualifizierung thoraxwandständiger mediastinaler oder diaphragmaler Prozesse.
Erkennung der Zugehörigkeit zu Mediastinum, Pleura oder Lunge.
Unterscheidung in flüssig und solide.
Differentialdiagnostische Klärung röntgenologisch unklarer wandständiger Verschattungen und mediastinaler Prozesse.
Erfassung und Quantifizierung von Pleuraergüssen.
Verlaufskontrolle von liquiden und soliden Veränderungen von Pleura und Lunge unter Therapie.
Exakte Ausmessung der Thoraxwanddicke, besonders vor Punktionen.
Ultraschallgezielte Punktion von soliden und liquiden Veränderungen sonographisch zugänglicher Regionen.

Aussagekraft: Methode der Wahl zur Erfassung von Pleuraergüssen, Größenbestimmung solider und liquider Veränderungen der Pleura und der peripheren Lungenanteile. Ergüsse sind ab 10 ml erkennbar, ab 100 ml in 100% der Fälle. Differenzierbarkeit der Zugehörigkeit solider Veränderungen. Bestimmung des Ausmaßes einer ossären Beteiligung tumoröser Prozesse und osteolytischer Veränderungen sonstiger Art.

Grenzen: Periphere Lungenabschnitte sind nur dann zu untersuchen, wenn sie nicht durch Luft von der Thoraxwand getrennt werden. Veränderungen, die hinter Luft, Knochen oder Pleuraverkalkungen liegen, sind nicht zu erfassen.

Untersuchungstechnik: 1. Gezielt nach vorausgegangener Röntgenaufnahme des Thorax. 2. Sorgfältige Untersuchung aller Thoraxabschnitte in Rückenlage des Patienten oder im Sitzen mit nach vorne gebeugtem Oberkörper.
Die atemabhängige Bewegung der Lungen und des Zwerchfells werden diagnostisch ausgenutzt.

Normalmaße: Die Brustwand ist je nach Phänotyp und Trainingszustand zwischen 1,4 und 3,3 cm dick. Zur Darstellung der Thoraxwand wird zweckmäßigerweise ein Applikator mit hoher Frequenz und vorgeschalteter Wasserstrecke benutzt. Die Pleura parietalis ist mit heutigen Geräten eben abbildbar. Eine Pleura von über 2 mm Dicke ist pathologisch.

Hinweise und Tips: Pleuraergüsse werden in Sinus phrenicocostalis im subkostalen Schrägschnitt durch Leber und Milz beim liegenden Patienten und von dorsal beim sitzenden Patienten dargestellt. Diaphragma und Pleura diaphragmatica werden beim liegenden Patienten subkostal dargestellt.

Organzugehörigkeiten lassen sich durch Untersuchung während tiefer Inspiration erkennen. Dann gleitet die Lunge mit der Pleura visceralis und allen der Lunge zugehörigen Veränderungen an der Pleura parietalis vorbei, Ver-

änderungen der Pleura visceralis bleiben lagekonstant.
Eine primäre sonographische Diagnostik ist wegen des großen Zeitaufwandes nicht sinnvoll.
Pleurapunktionen werden heute sonographisch gezielt durchgeführt.

2. Herz

Zur echokardiographischen Diagnostik stehen heute Spezialgeräte zur Verfügung. Auf die spezielle echokardiographische Diagnostik kann im Rahmen dieses Buches nicht eingegangen werden.

Indikationen: Screening-Diagnostik zur Erfassung von Veränderungen des Herzens im Rahmen der abdominellen Diagnostik.
Differentialdiagnostische Eingrenzung des sog. großen Herzens.
Erfassung und Quantifizierung von Herzbeutelergüssen.
Ultraschallgezielte Punktion von Perikardergüssen.
Beurteilung der Dicke und des Bewegungsmusters des Myokards und der Weite der Herzhöhlen.
Erkennung von Herzklappenfehlern.
Erfassung von Tumoren, Thromben und Aneurysmata.

Aussagekraft: Die zweidimensionale Sonographie ist die Methode der Wahl zur Bestimmung auch kleinster Perikardergüsse ab einer Menge von 15–20 ml. Kleine Perikardergüsse sind häufig (2% der klinisch untersuchten Patienten), 60–80% der Ergüsse sind ohne Relevanz und nur 4% punktionsbedürftig.

Grenzen: Den für die abdominelle Diagnostik vorgesehenen Geräten fehlen die technischen Voraussetzungen für die echokardiographische Diagnostik. Dadurch ist nur eine Screening-Diagnostik möglich.

Untersuchungstechnik: Der Patient wird in leichter Linksseitenlage mit um 45° angehobenem Oberkörper untersucht, wobei die beste Darstellbarkeit in tiefer Exspiration gelingt. Der Applikator wird dann in der Herzlängsachse eingestellt, wobei Herzspitze, Mitralklappe, aortomitraler Übergang und Aortenklappe dargestellt werden. Mit Sektorscannern gelingt auch die infradiaphragmale Darstellungsweise im Sinne des Vierkammerblicks.

Normalmaße: Diese entsprechen den aus der Echokardiographie bekannten Normalbereichen.

Wichtige Hinweise und Tips: Eine orientierende Herzuntersuchung soll der abdominellen Untersuchung angeschlossen werden, um so Veränderungen am Herzen nicht zu übersehen. Je kleiner der Schallkopf, um so besser gelingt die Darstellung des Herzens. Obwohl auch abdominell einzusetzende Geräte mit kardiologischem Zusatz existieren, empfiehlt es sich, für abdominelle und kardiologische Diagnostik getrennte Geräte zu benutzen. Dies bietet für beide Bereiche technische Vorteile und erlaubt parallel zu untersuchen.

Thoraxorgane

1 **Pleuraerguß** (subkostaler Schrägschnitt durch die Leber und die darüber liegenden Thoraxabschnitte)
Die Leber ist unauffällig. Die V. cava mit einem mündenden Lebervenenast ist etwas weit, das Zwerchfell zart; kranial des Zwerchfells erkennt man eine reflexfreie Flüssigkeitsansammlung, die den Sinus phrenicocostalis dorsal füllt, mit distaler Schallverstärkung. Stauungsergüsse der Pleura sind am liegenden Patienten am besten in der subkostalen Einstellung zu erkennen. Da sie in dieser Körperhaltung stets nach dorsokaudal laufen, sind auch kleine Ergüsse dort feststellbar.

2 **Pleuraerguß mit kollabierter Lunge** (Längsschnitt in der vorderen Axillarlinie links)
Die Milz ist normal in Größe und Reflexibilität, das Zwerchfell zart, oberhalb des Zwerchfells ein Pleuraerguß. In diesem erkennt man kollabierte Lungenabschnitte, die, da sie nicht mehr lufthaltig sind, darstellbar werden. Sie sind als keilförmiges reflexkräftiges Gebilde zu erkennen. Die Tatsache, daß das Diaphragma nur z. T. reflexkräftig zur Darstellung kommt, liegt an dem Umstand, daß es selbst einen Schallschatten erzeugt und daß Beugungsphänomene zur Unschärfe der senkrecht hinter dem Schallschatten liegenden Areale führen.

3 **Pleuraerguß und Aszites** (Längsschnitt durch den rechten Oberbauch und die Pleura)
Das Diaphragma ist zart, die Leber ist durch Aszites nach dorsal verdrängt. Oberhalb des Zwerchfells ist die Pleurahöhle von Flüssigkeit ausgefüllt. Eine gestaute Lebervene ist zu sehen. Der Befund war bei einer dekompensierten Rechtsherzinsuffizienz entstanden.

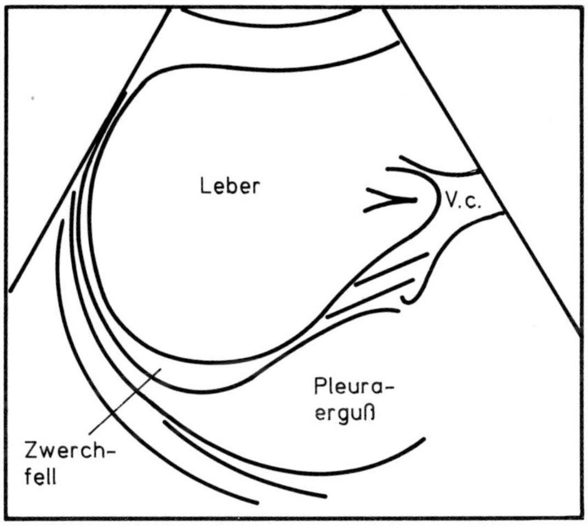
Leber
V.c.
Pleura-
erguß
Zwerch-
fell

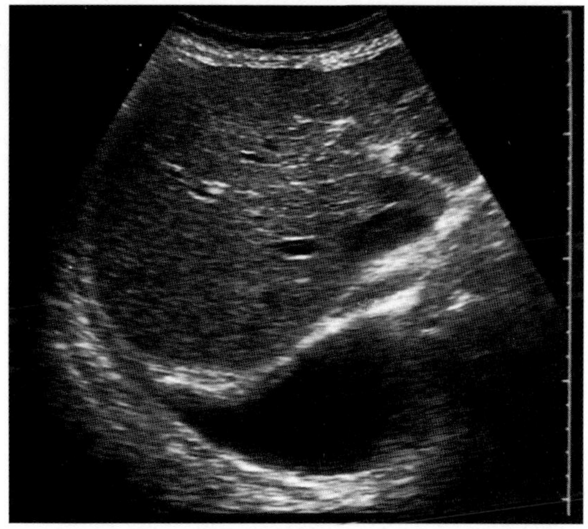

1

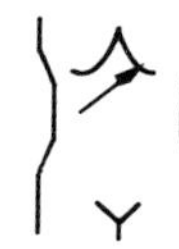

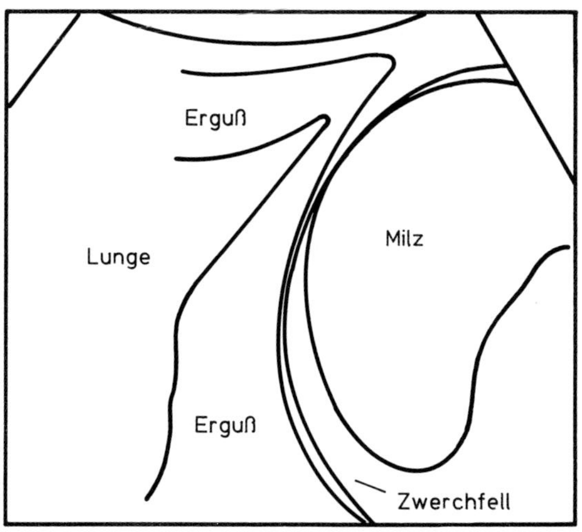
Erguß
Lunge
Milz
Erguß
Zwerchfell

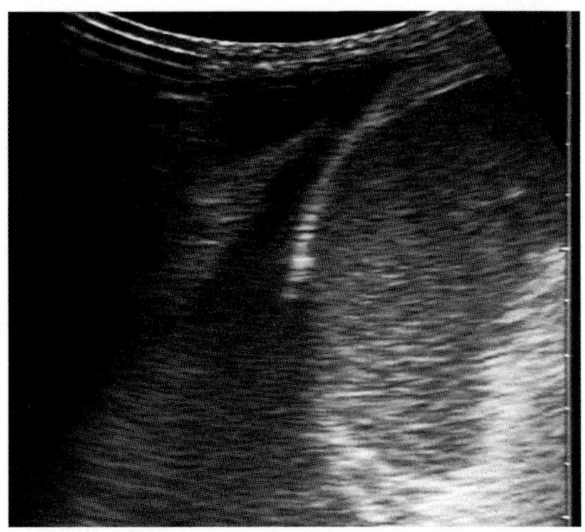

2

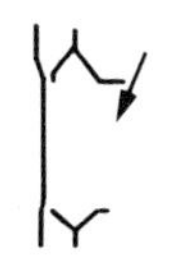

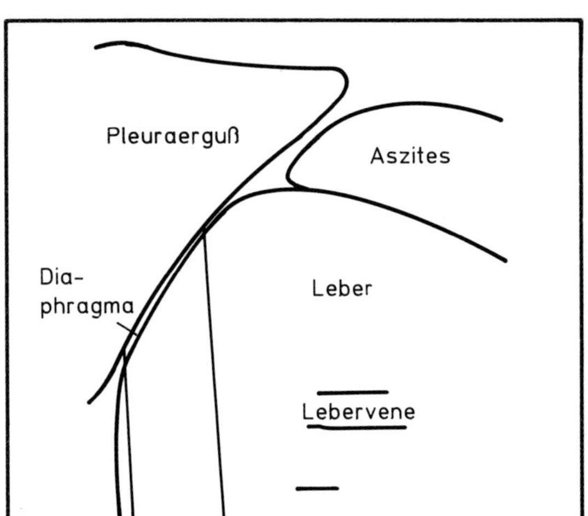
Pleuraerguß
Aszites
Dia-
phragma
Leber
Lebervene

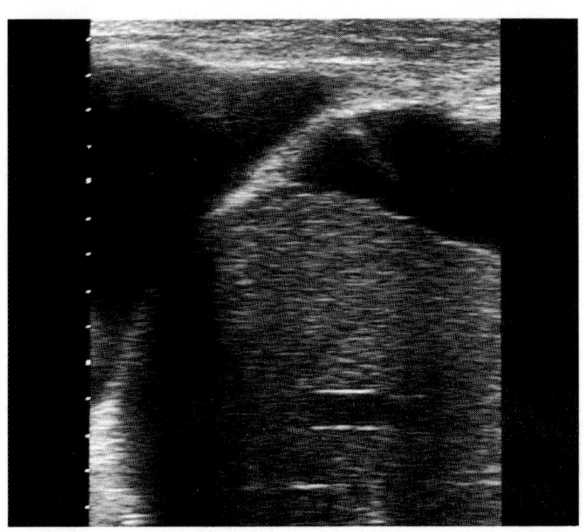

3

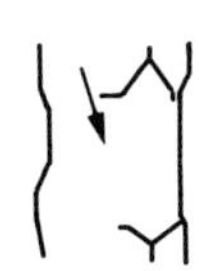

4 **Wenig Aszites und Pleuraerguß links** (Längsschnitt linkslateral durch den unteren Thorax) Lateral der kleinen Milz erkennt man etwas Aszites im Bauchraum. Das Zwerchfell ist reflexkräftig, kranial davon liegt ein Pleuraerguß. Da auf der linken Seite eine subkostale Darstellung wegen der Magenluft keinen Sinn hat, wird man kleinere Pleuraergüsse zweckmäßigerweise von links lateral, etwa im 9. ICR, interkostal in Höhe der vorderen Axillarlinie versu- versuchen darzustellen. Das gelingt auch meistens durch die Milz hindurch oder kranial der Milz. Wird bei mobilen Ergüssen der Patient gedreht, folgt der Erguß natürlich der Schwerkraft und liegt dann an der tiefsten Stelle. In Zweifelsfällen sollte man die Patienten im Sitzen untersuchen, um dann mit Sicherheit die Ergüsse in den abhängigen Partien aufzuspüren, auch wenn sie nur wenige Milliliter betragen.

5 **Pleuritis exsudativa** (Längsschnitt linkslateral durch den unteren Thorax)
Kranial der vergrößerten Milz ist die Pleura diaphragmatica verdickt zu erkennen, der Erguß ist nicht vollständig reflexfrei, jedoch enthält er keine größeren Partikel. Durch Punktion ließ sich ein bernsteinfarbener lymphozytenreicher Erguß gewinnen.

6 **Geringer Pleuraerguß bei Infiltration der Pleura durch ein malignes Lymphom** (Längsschnitt unterer Thoraxabschnitt linkslateral)
Dieser minimale, nur wenige Milliliter umfassende Erguß ist am besten von laterodorsal in Rückenlage des Patienten darzustellen. Gelingt dies nicht, wird der Patient mit aufrechtem Oberkörper auf die Bettkante gesetzt; der Erguß ist dann von dorsal am besten nachzuweisen und zu punktieren.

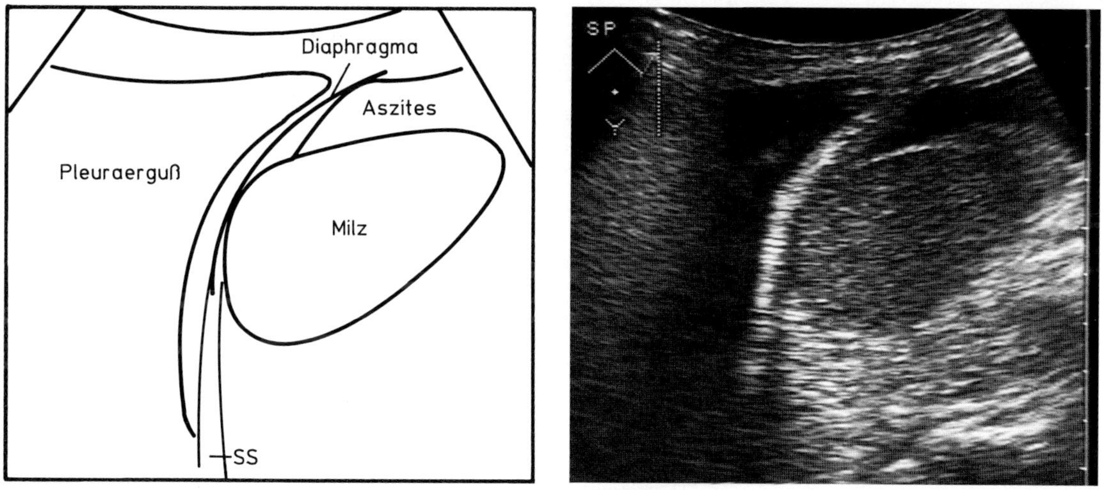
Diaphragma
Aszites
Pleuraerguß
Milz
SS
SP

4

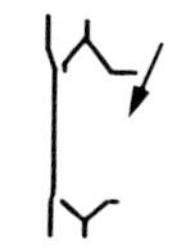

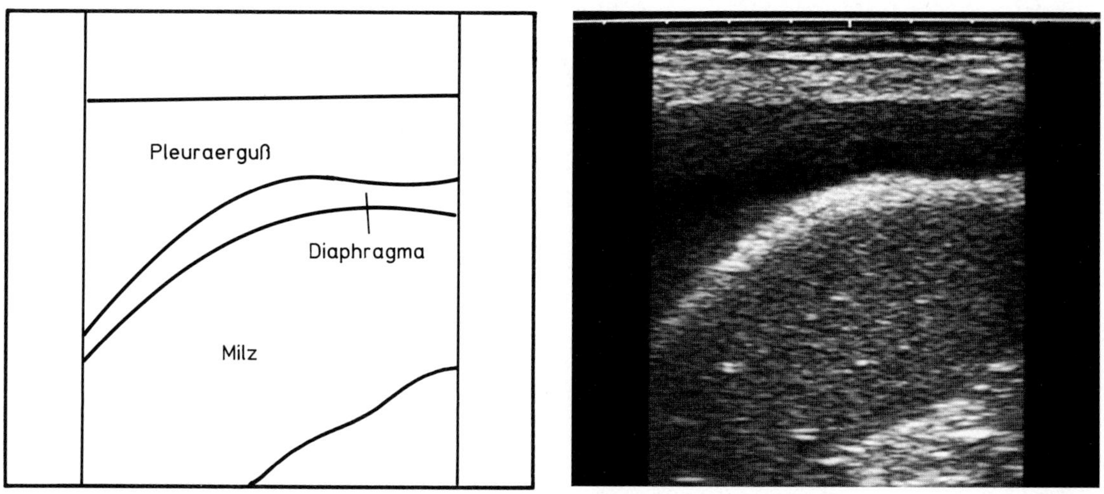
Pleuraerguß
Diaphragma
Milz

5

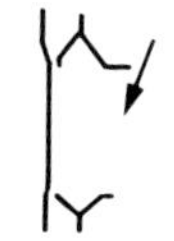

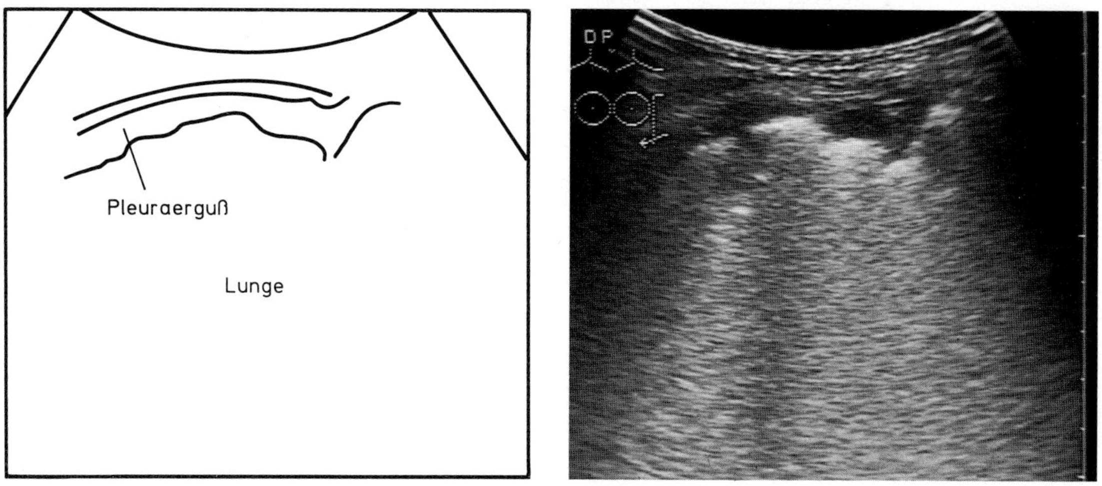
Pleuraerguß
Lunge
DP

6

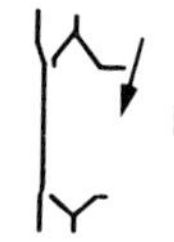

Thoraxorgane

7 **Massiver Pleuraerguß bei Mammakarzinom** (Längsschnitt rechts durch den lateralen Thorax)
Oberhalb der Leber und oberhalb eines zarten Diaphragmas erkennt man einen massiven Erguß, der in den kranialen Abschnitten einige Fibrinfäden enthält, ansonsten jedoch völlig reflexfrei ist, mit distaler Schallverstärkung. Durch Punktion ließ sich ein leicht sanguinolenter Erguß gewinnen. Erst bei Repunktionen waren Tumorzellen nachweisbar.

8 **Pleuraerguß mit Fibrinfaden** (Längsschnitt linkslateral durch den unteren Thorax)
Kranial der flachen Milz und des unauffälligen Zwerchfells erkennt man einen massiven Pleuraerguß, der völlig reflexfrei ist, jedoch einen zarten Fibrinfaden enthält, so daß zumindest eine entzündliche Genese anzunehmen ist. Es handelte sich um eine Pleuritis exsudativa. Die scheinbare Verdickung der dorsalen Zwerchfellanteile entsteht durch Beugungsartefakte.

9 **Pleuramesotheliom links mit massivem Erguß** (Längsschnitt linker Thorax)
Die Milz ist leicht vergrößert, das Zwerchfell deutlich verdickt, auch die Pleura parietalis ist verdickt. Die Lunge ist offenbar kollabiert. Im Pleuraerguß treiben solide Anteile, bei denen es sich pleuroskopisch um Fibrinfäden und Koagel innerhalb eines hämorrhagischen Ergusses handelte. Die Verdickung des Diaphragmas entsprach einem plattenförmigen Pleuramesotheliom.

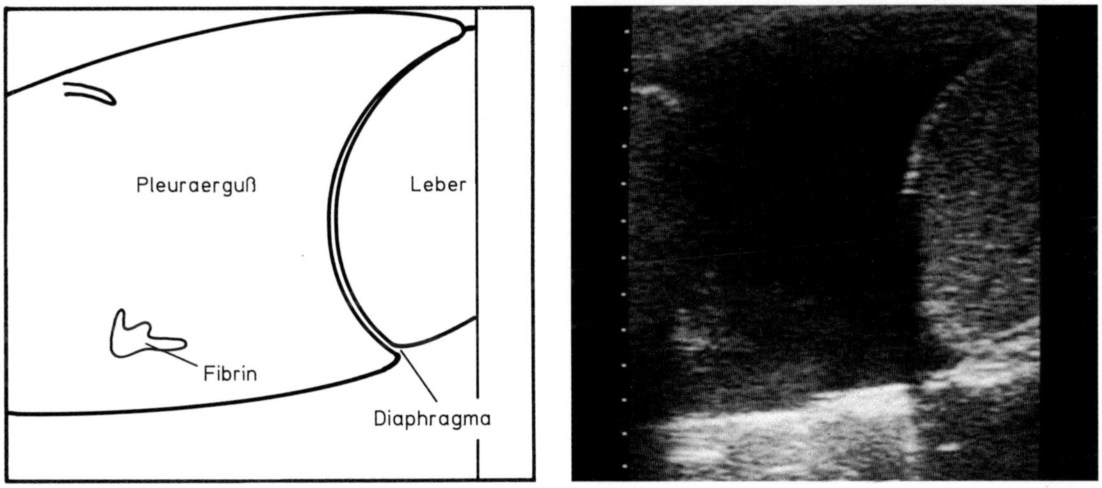
Pleuraerguß
Leber
Fibrin
Diaphragma

7

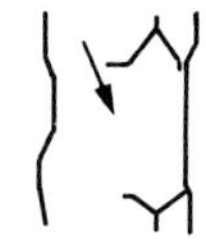

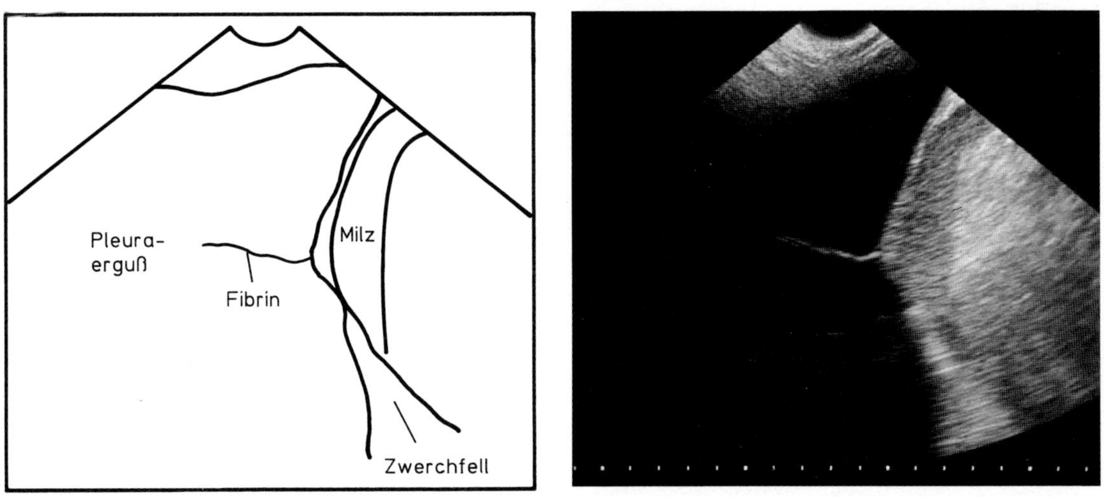
Pleura-
erguß
Milz
Fibrin
Zwerchfell

8

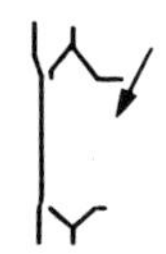

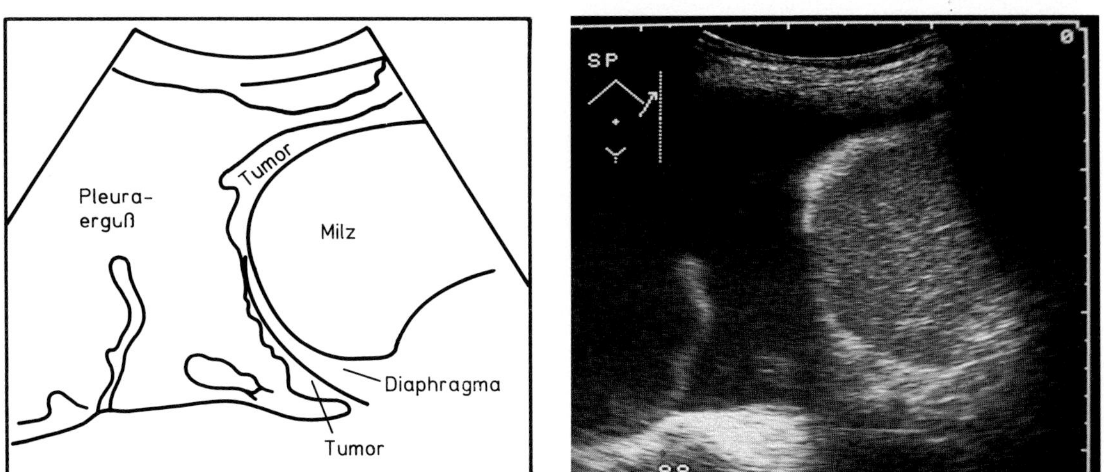
Tumor
Pleura-
erguß
Milz
Diaphragma
Tumor
SP
0
88

9

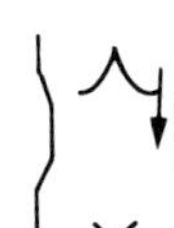

10 **Gekammerter Pleuraerguß bei Pleuramesotheliom** (Längsschnitt interkostal-thorakal dorsal)
Die Aufnahme ist interkostal von dorsal entstanden, wobei der rechte Bildrand den kaudalen Abschnitten entspricht. Dort sind solide Anteile zu erkennen. Der Pleuraerguß ist gekammert und septiert, er wirkt polyzystisch. Aus dem soliden Gewebe ließ sich die Diagnose eines Pleuramesothelioms stellen. Die Lunge war nahezu vollständig kollabiert.

11 **Pleuraerguß mit Blutkoagel bei Non-Hodgkin-Lymphom** (Interkostalschnitt links)
Die Lunge ist kollabiert, die Thoraxhöhle mit Flüssigkeit gefüllt. Unterhalb der teilweise kollabierten, aber etwas starr wirkenden Lunge sind Koagel in der Pleurahöhle nachweisbar. Auf der diaphragmalen Pleura erkennt man einzelne, reflexkräftige Knötchen, die der pleuralen Infiltration des malignen Lymphoms entsprechen.

12 **Pleuraerguß links bei Pleuritis** (Interkostalschnitt im 9. ICR links)
Man sieht oberhalb der normal großen Milz eine verdickte Pleura und einen Winkelerguß ohne solide Anteile. Häufig ist es die Verdickung der Pleura diaphragmatica oder aber der Pleura parietales allein, die den Verdacht auf eine entzündliche oder tumoröse Genese des Pleuraergusses ergibt. Mit der diagnostischen Punktion solcher Ergüsse sollte nicht gezögert werden. Sie sind sonographisch leicht aufzuspüren und entweder sonographisch gezielt oder nach vorheriger Markierung zu punktieren.

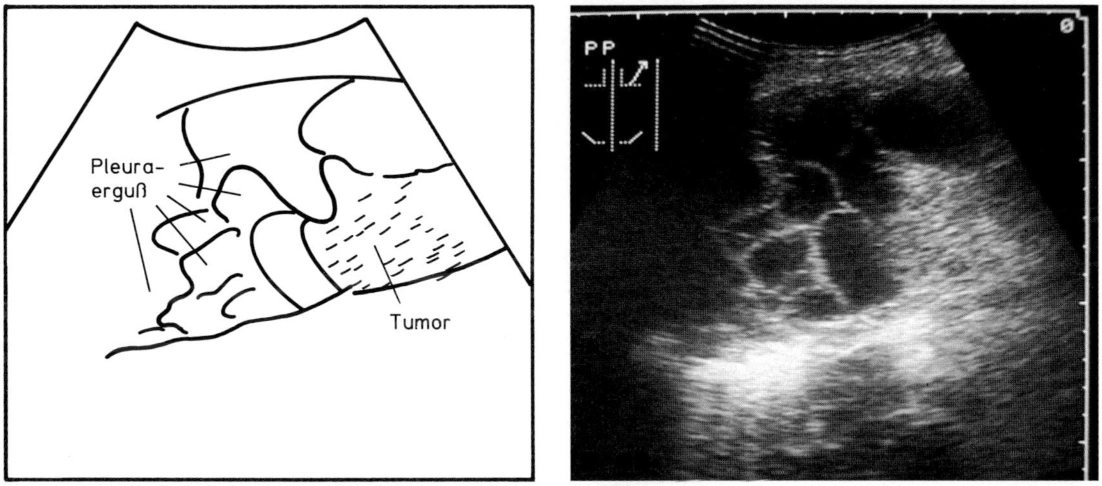
Pleura-
erguß
Tumor
PP

10

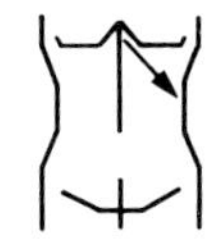

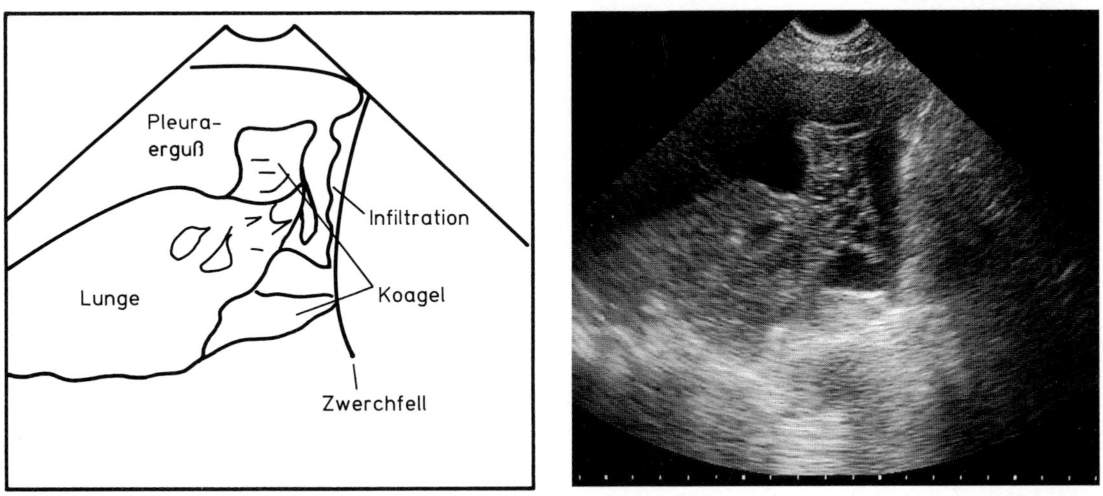
Pleura-
erguß
Infiltration
Lunge
Koagel
Zwerchfell

11

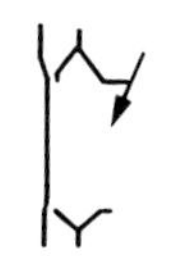

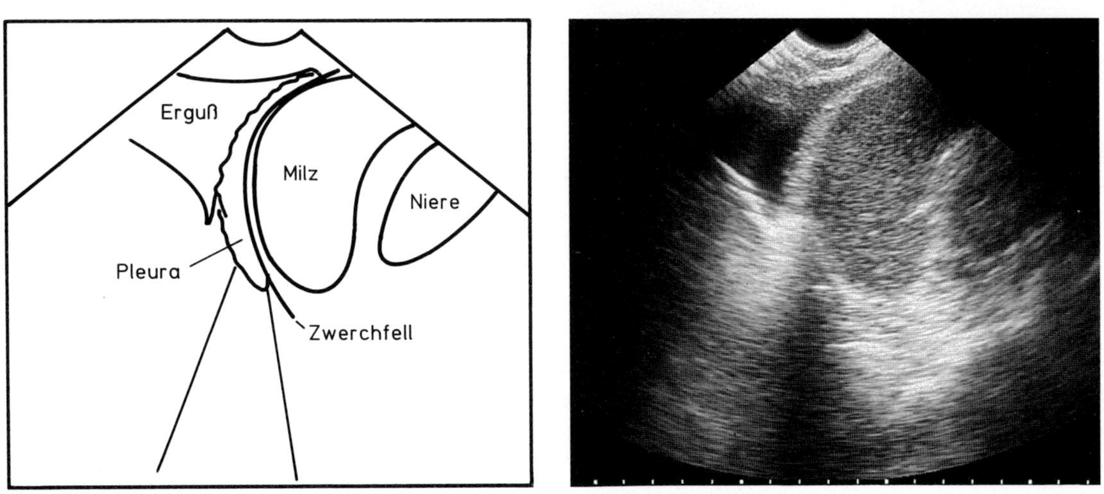
Erguß
Milz
Niere
Pleura
Zwerchfell

12

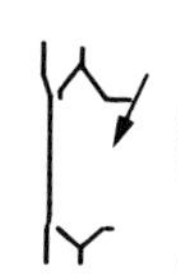

13 **Pleuraempyem** (Interkostalschnitt linksdorsal thorakal)
Im Rahmen einer hochfieberhaften Pleuropneumonie hatte sich eine reflexarme, aber nicht ganz reflexfreie Veränderung dorsolateral an der Pleura entwickelt, die sich in Rückenlage des Patienten mit einer Sedimentation der reflexreichen Anteile gegen dorsal darstellte. Der Prozeß wurde abpunktiert, es wurde Eiter gewonnen. Nach 3maliger Punktion und gezielter antibiotischer Therapie heilte der Abszeß folgenlos aus.

14 **Pleuraempyem** (Interkostalschnitt rechts kaudal)
Oberhalb der Leber sind die etwas verdickte Pleura und das Zwerchfell zu erkennen, darüber eine Flüssigkeitsansammlung, die jedoch einzelne kräftige Reflexe enthält. Die Pleura parietalis ist in den ventralen Anteilen glatt und frei von tumorösen Veränderungen. Differentialdiagnostisch ist ein entzündlicher, hämorrhagischer oder maligner Pleuraerguß zu erwägen. Die Feinnadelbiopsie klärt den Befund. In diesem Fall wurde dünnflüssiger Eiter gewonnen.

15 **Pleuraempyem** (subkostaler Schrägschnitt)
Oberhalb des Zwerchfells ist eine teils flüssige, teils solide Veränderung zu erkennen. Einzelne wandständige, reflexkräftige Areale setzen sich wasserpflanzenartig durch die Flüssigkeit fort. Die Punktion ließ Eiter gewinnen. Die soliden Anteile an der Pleura visceralis entsprachen Ansammlungen rahmigen Eiters. Nach Entleerung der Pleurahöhle und unter antibiotischer Therapie kam es zu einer Ausheilung des Prozesses mit Narbenbildung.

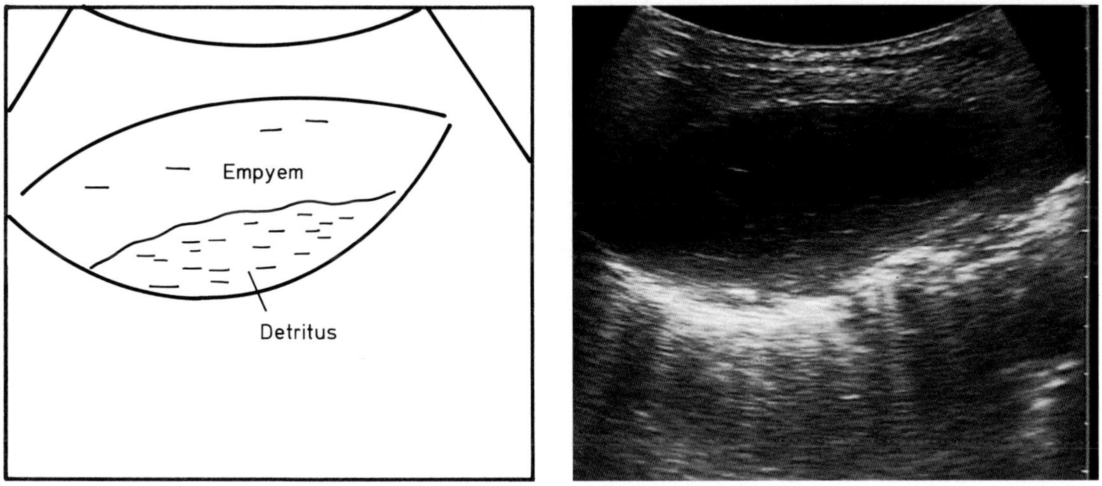
Empyem
Detritus

13

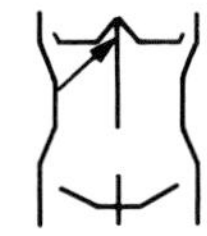

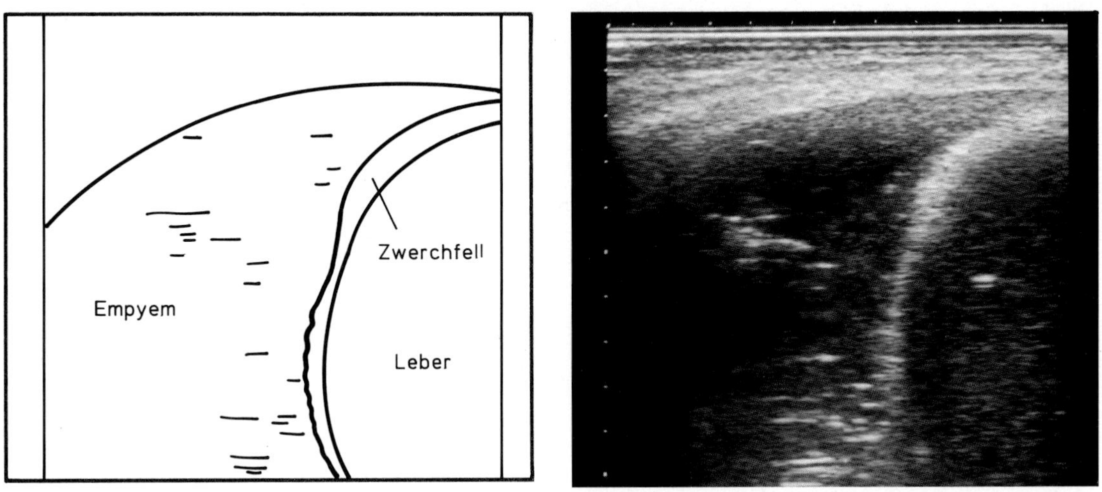
Zwerchfell
Empyem
Leber

14

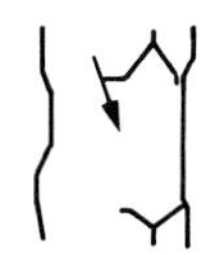

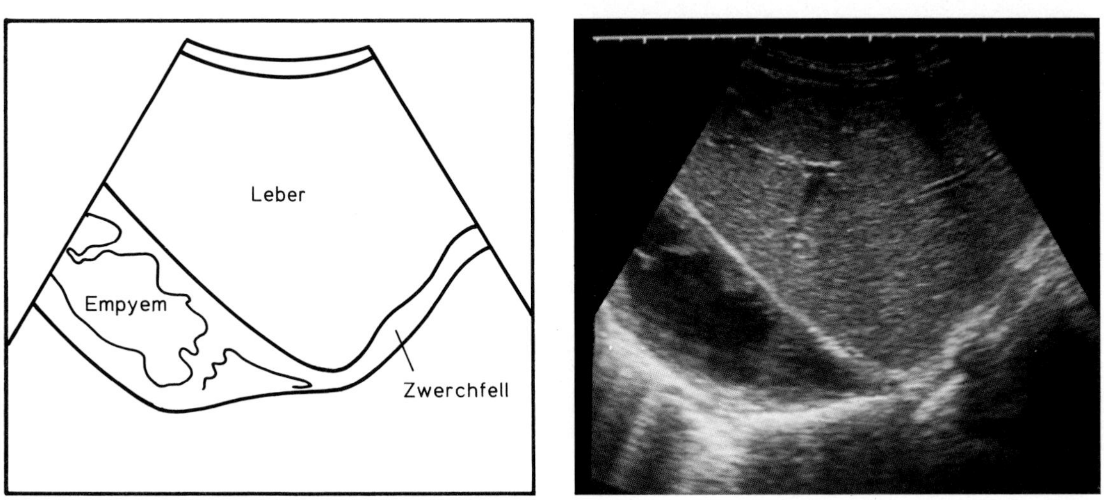
Leber
Empyem
Zwerchfell

15

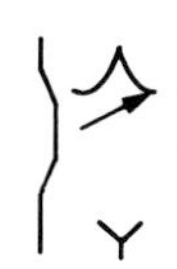

16a **Pleuraempyem vor Punktion** (transkostaler Längsschnitt in der mittleren Axillarlinie)
Der 80jährige, kachektische, septische Patient wies einen gefangenen Pleuraerguß im Bereich der linkslateralen Pleura auf. Sonographisch war der Erguß bis auf einzelne zarte Reflexe reflexfrei. Bei der Punktion wurde über 1 l Eiter entleert.

16b **Pleuraempyem nach Punktion** (Längsschnitt linkslateraler Thorax)
Es handelt sich um den Patienten der Voraufnahme. Die Lunge ist wieder entfaltet. Als Restbefund erkennt man die kollabierte Empyemhöhle, in der noch etwas Flüssigkeit liegt. Unter gezielter antibiotischer Therapie ist das Empyem nach nochmaliger Punktion inzwischen ausgeheilt.

17 **Drainage eines Pleuraergusses** (Interkostalschnitt 8. ICR rechts)
Dieser infizierte Pleuraerguß wurde mittels einer Drainage entlastet. Die Lage der Drainage ist im Erguß sehr gut verfolgbar; Lagekorrekturen sind unter sonographischer Kontrolle möglich.

18 **Schwielenbildung nach Tuberkulose** (interkostaler Längsschnitt durch den 9. ICR links)
Die Milz ist normal groß, das Zwerchfell etwas verdickt. Auf dem Zwerchfell sitzt eine reflexarme Lamelle, die einer Restentzündung der Pleura nach spezifischer Basalpleuritis entspricht.

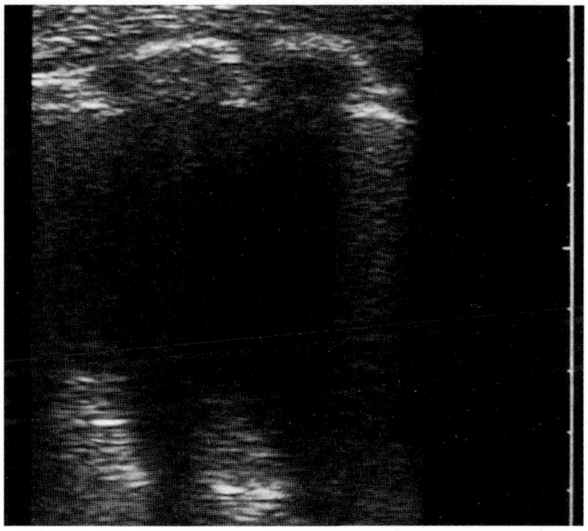

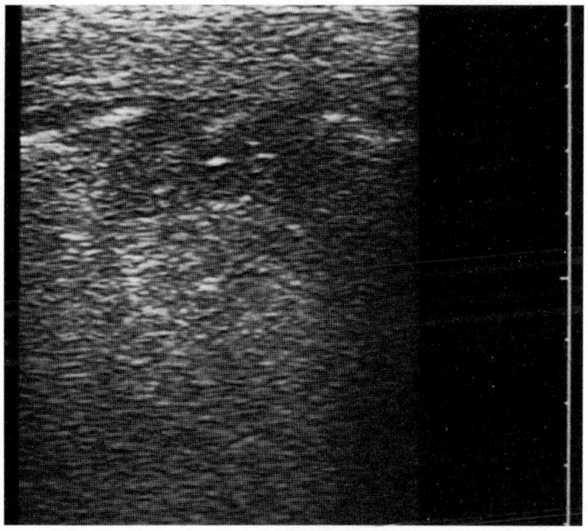

16a

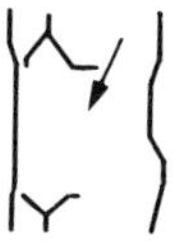

16b

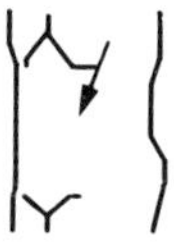

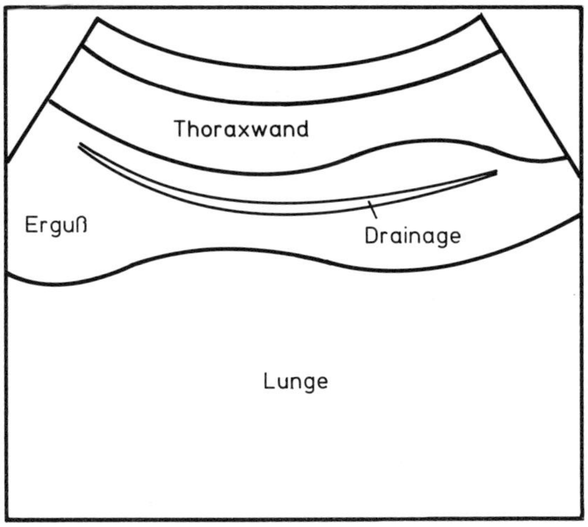
Thoraxwand
Erguß
Drainage
Lunge

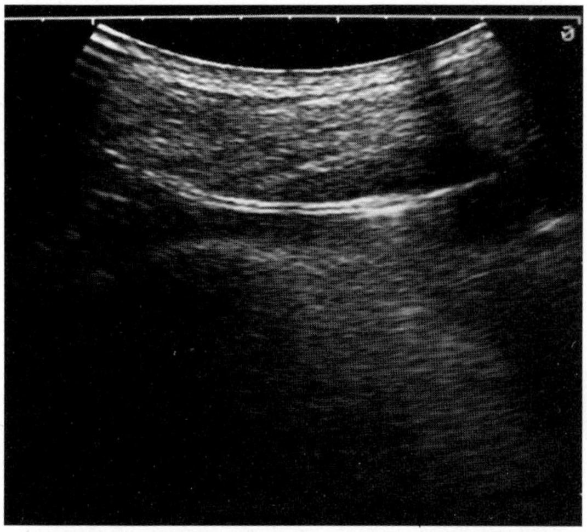

17

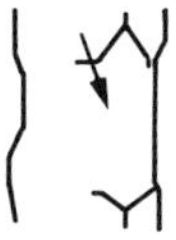

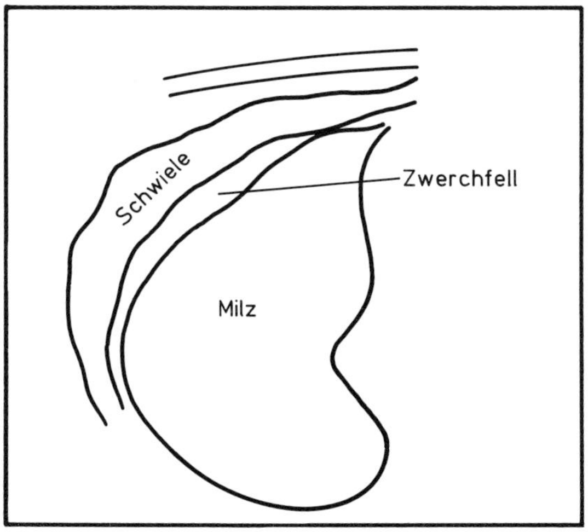
Schwiele
Zwerchfell
Milz

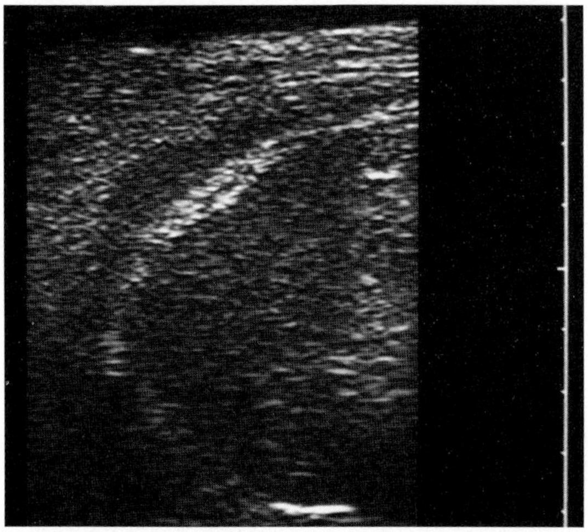

18

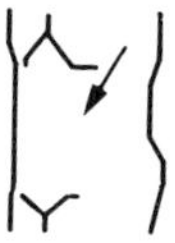

19 **Verkalkung der Pleura nach Tuberkulose** (Längsschnitt lateral ventral unterer Thorax rechts)
Diese Veränderung in den ventralen Abschnitten des rechtslateralen Zwerchfells wurde zufällig entdeckt. Außer einer früher durchgemachten Tbc war dem Patienten keine Erkrankung des Zwerchfells erinnerlich. Im Röntgenbild waren basalpleuritische Veränderungen nachweisbar. Es ist anzunehmen, daß es sich um eine Verkalkung im Rahmen einer solchen Basalpleuritis handelt. Der Prozeß ist seither unverändert geblieben. Auffällig ist die bogenförmige Verlagerung des Zwerchfells nach kaudal. Differentialdiagnostisch muß an eine Kapselbildung oder Verkalkung kaudal des Zwerchfells gedacht werden. Insofern ist auch an eine Echinokokkose oder an einen verkalkten Abszeß zu denken.

20 **Gefangener Erguß der Pleura** (Interkostalschnitt rechts 2. ICR)
Im Gegensatz zu Tumoren bieten Ergüsse ein etwas anderes Bild. Ihre Basis ist breiter als die von Tumoren, die Begrenzung gegen die Lunge halbmondförmig geschwungen, die Pleura bzw. das Eintrittsecho in die Lunge gut abgrenzbar.

21 **Pleuratumor** (Interkostalschnitt links 2. ICR)
Auch kleine Pleuraveränderungen sind sonographisch nachzuweisen, allerdings nur bei sorgfältiger Durchuntersuchung der gesamten Thoraxwand. Insofern bleibt die Röntgenübersichtsaufnahme oder die Computertomographie die Methode der Wahl zur Erfassung kleiner Rundherde von Lungen und Pleura. Ist aber ein solcher Befund radiologisch erhoben worden, kann man sonographisch feststellen, ob es sich um einen Pleuraprozeß oder um einen pleuranahen Lungenprozeß handelt. In- und exspiratorisch war die Lunge gegen diesen Prozeß beweglich, so daß es sich mit Sicherheit um einen kleinen Pleuratumor handelte. Eine ultraschallgezielte Feinnadelbiopsie ist unter diesen Umständen leicht durchzuführen.

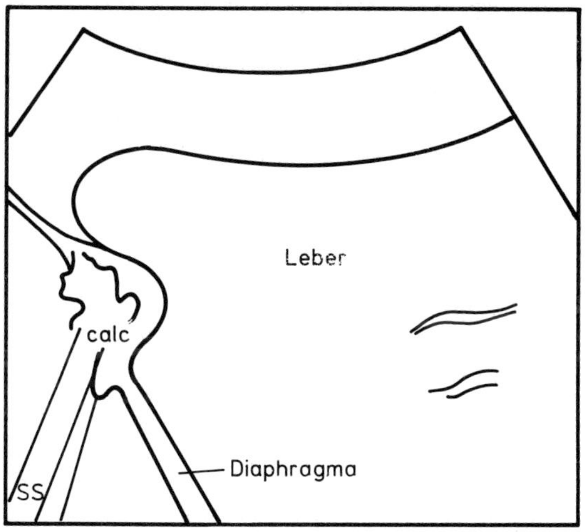

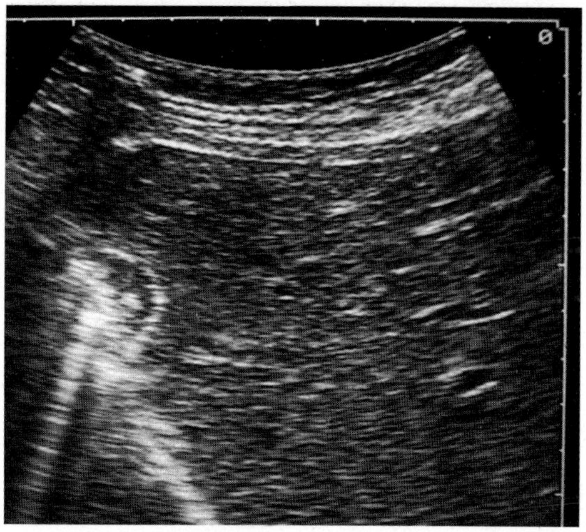

19

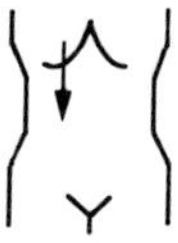

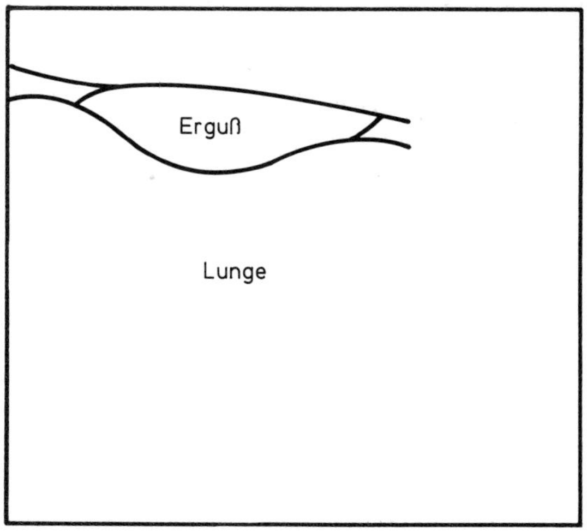

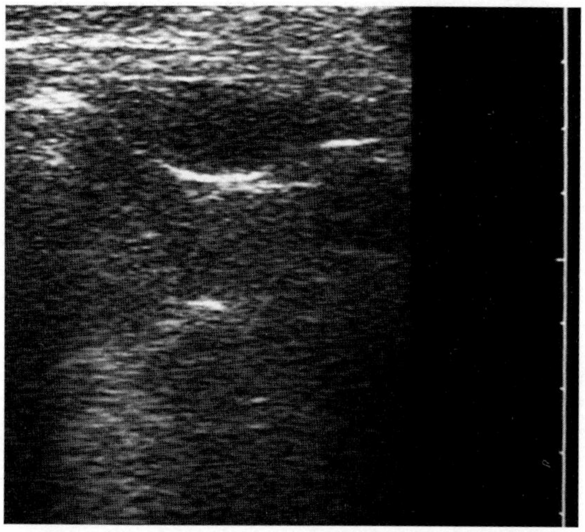

20

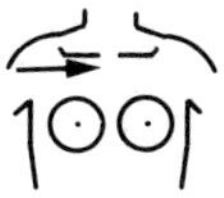

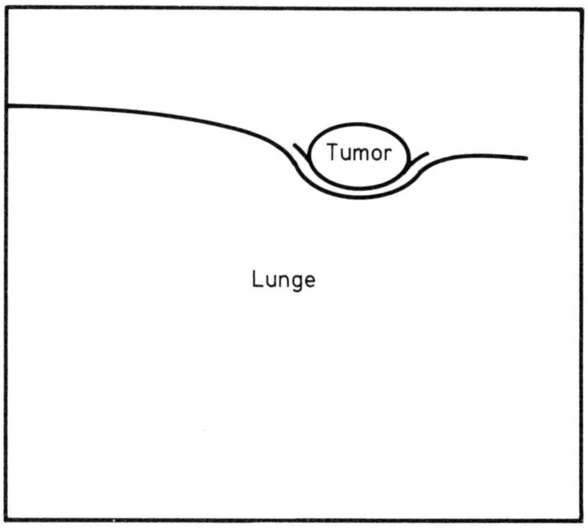

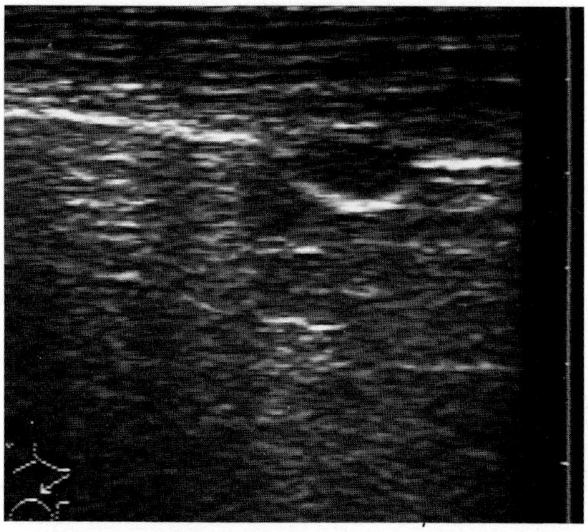

21

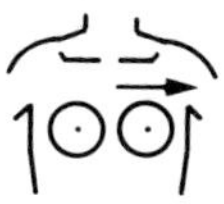

Thoraxorgane

22 **Pleuramesotheliom rechts mit gekammertem Erguß** (Längsschnitt in Höhe des Zwerchfells von rechtslateral)
Oberhalb des Zwerchfells erkennt man solide und flüssige Anteile des die ganze Pleurahöhle ausfüllenden, weit fortgeschrittenen Pleuramesothelioms. Eine palliative Entlastung ist bei derartigen Ergüssen kaum noch durchführbar. Die Diagnose läßt sich durch Punktion der soliden Anteile stellen.

23 **Pleuramesotheliom rechts** (subkostaler Schrägschnitt rechts)
Kranial der Leber ist das Zwerchfell nur noch eben zu erkennen. Es ist an einer Stelle bereits durch den Tumor nach kaudal durchbrochen. Der Tumor ragt in die Pleurahöhle hinein, die von soliden und flüssigen polyzystisch wirkenden Anteilen ausgefüllt wird. Die Lunge war vollständig kollabiert.

24 **Pleuramesotheliom mit gekammertem Erguß** (Längsschnitt durch den Thorax von rechtslateral)
Es handelt sich um denselben Patienten wie in der Voraufnahme. Im Längsschnitt, etwas weiter kranial-lateral sind die gekammerten Ergußanteile besser zu erkennen. Bei größeren zystischen Arealen ist durch Punktion eine leichte Entlastung zu erzielen, jedoch ist die tumoröse Ausmauerung so rigide, daß eine wesentliche Befreiung der Lunge dadurch nicht zu erzielen ist. Medial, d.h. unten im Bild, ist die kollabierte Lunge zu erkennen.

22

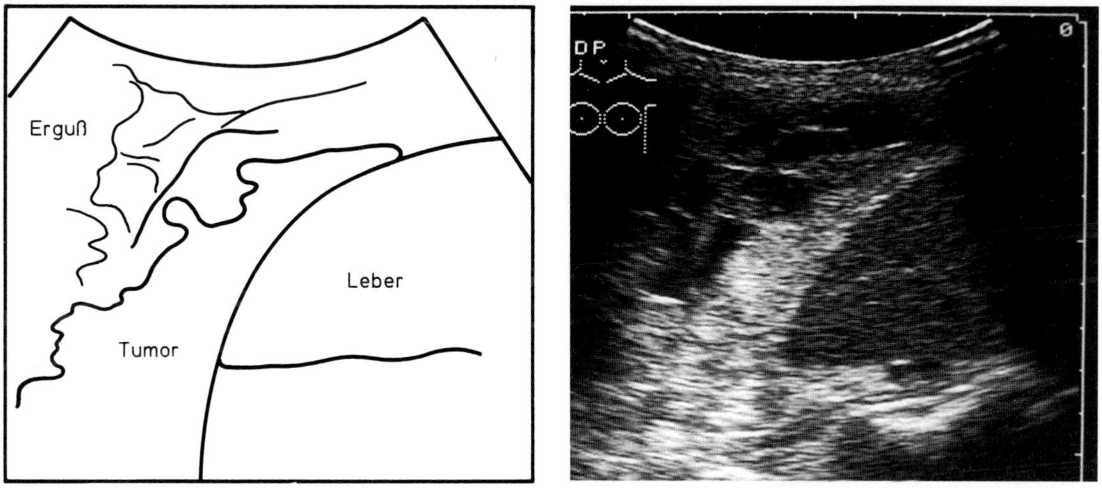

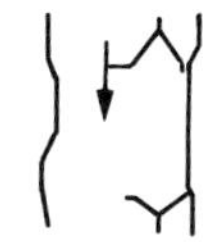

23

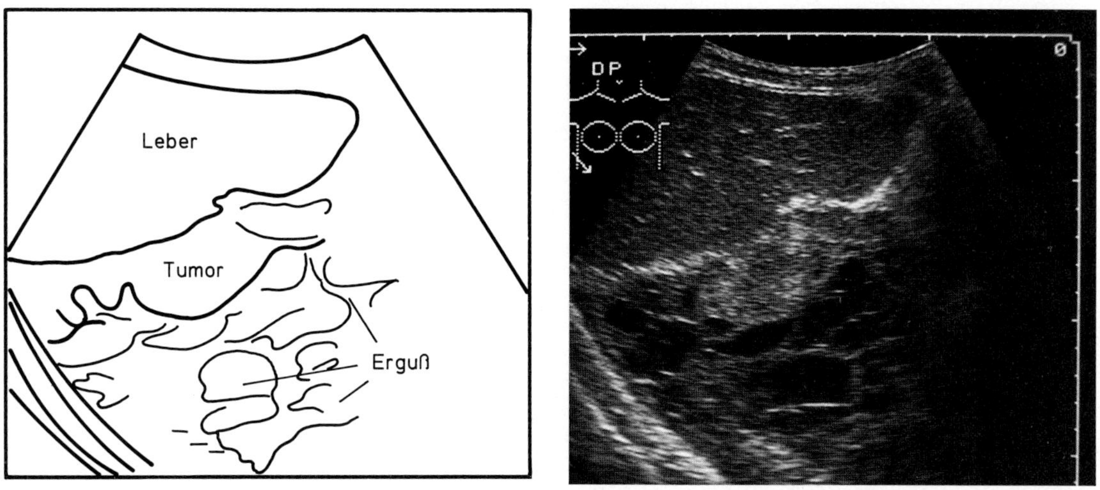

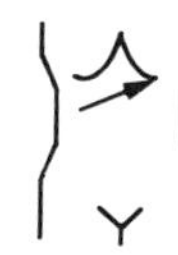

24

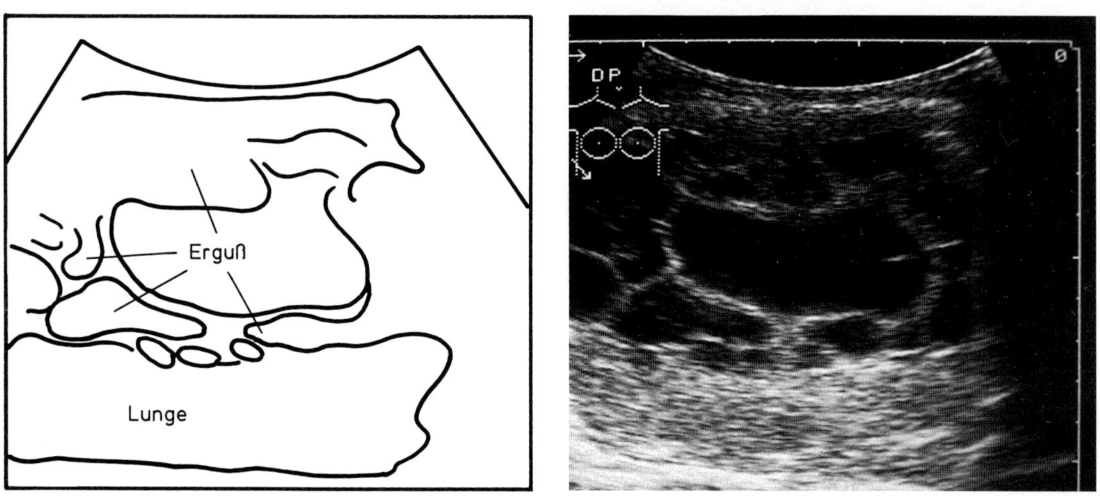

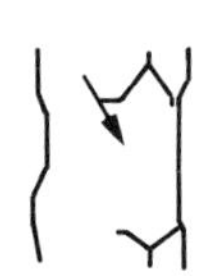

Thoraxorgane

25 **Pleuramesotheliom** (subkostaler Schrägschnitt durch den rechten Oberbauch)
Die Leber wirkt eher klein; kranial von ihr sieht man die etwas verdickte Pleura und einen massiven Pleuraerguß, in dem die kollabierte Lunge als nicht mehr lufthaltiges, also reflexdichtes Gebilde abzugrenzen ist. Der Lunge sitzt ein solider Prozeß auf, bei dem es sich um einen Tumorknoten eines Pleuramesothelioms handelte.

26 **Pleuramesotheliom** (Längsschnitt in Höhe der vorderen Axillarlinie)
Durch eine osteolytische und deshalb nur schwach reflektierende Rippe fällt der Blick auf die Pleurahöhle. Die Pleura parietalis ist langstreckig auf 1,5 cm verdickt, unregelmäßig begrenzt und tumorös umgewandelt. Es folgt eine reflexfreie Ergußlamelle, die helle Linie entspricht einer Reverberation, also einem Artefakt. Die Lunge ist nur z. T. lufthaltig, teilweise durch den massiven Pleuraerguß kollabiert. Die tumorösen Veränderungen entsprachen einem Pleuramesotheliom überwiegend der Pleura parietalis.

27 **Maligner Pleuraerguß** (subkostaler Schrägschnitt rechts)
Man erkennt große Flüssigkeitsansammlungen im Thoraxraum, daneben aber auch überwiegend von der Pleura basalis ausgehende, reflexkräftige solide Anteile. Auch hier lag ein Pleuramesotheliom vor, das bereits seit einem Jahr bekannt war. Das Wachstum war relativ langsam vorangegangen, die Ausbildung von Verwachsungssträngen hatte zu einer Septierung geführt.

25

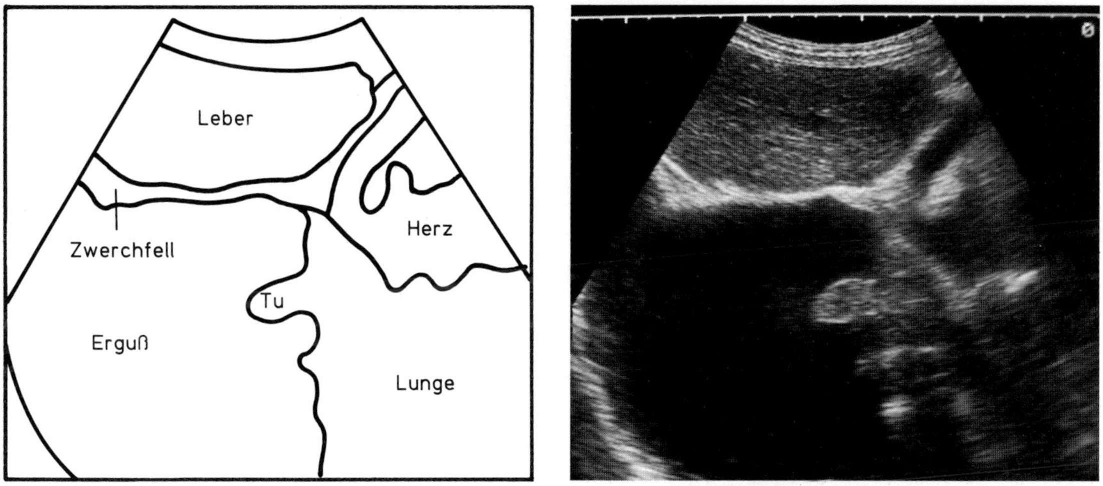
Leber
Zwerchfell
Herz
Tu
Erguß
Lunge

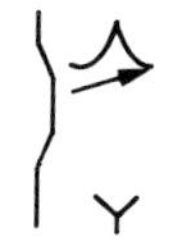

26

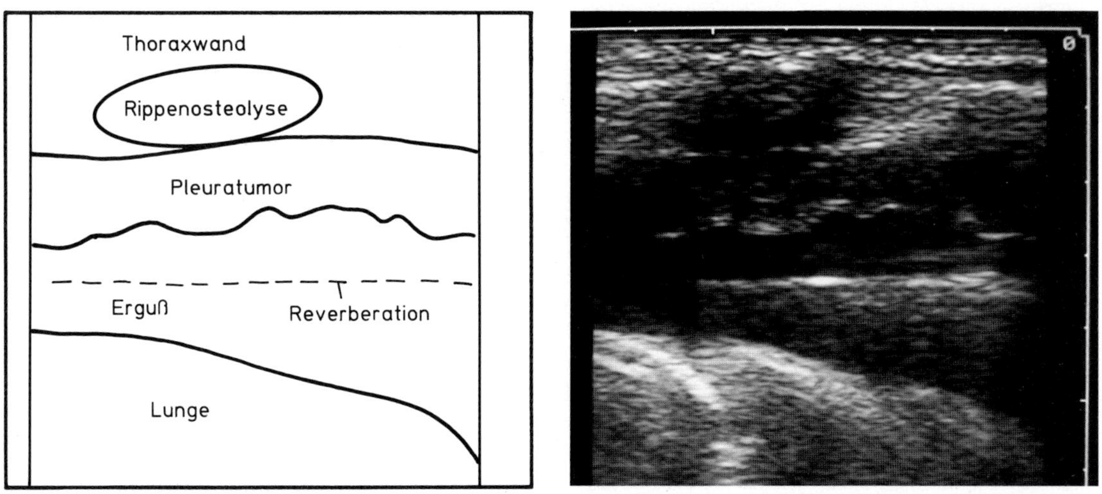
Thoraxwand
Rippenosteolyse
Pleuratumor
Erguß
Reverberation
Lunge

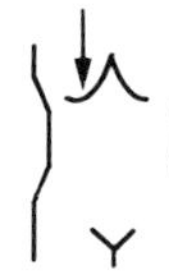

27

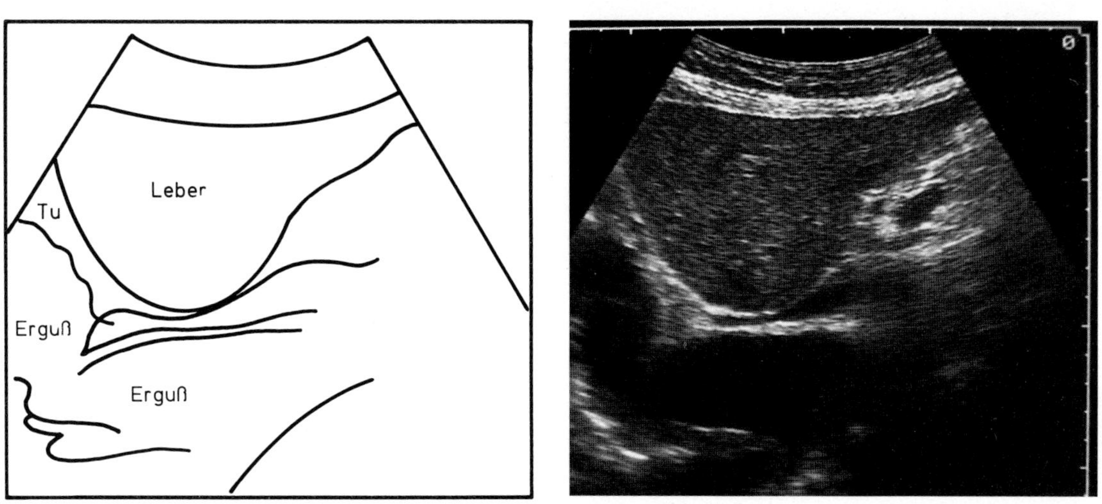
Leber
Tu
Erguß
Erguß

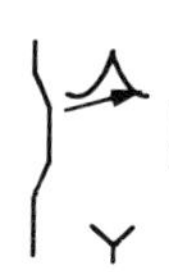

28 **Pleuramesotheliom links** (Längsschnitt 7. ICR links)
In dieser vergrößerten Aufnahme erkennt man oberhalb der reflexarmen Milz ein gebuckeltes Zwerchfell, die Verdickung entspricht einem basalen Pleuramesotheliom. Die Ergußbildung ist bereits massiv. Auch die Pleura parietalis zeigt eine Unebenmäßigkeit. Hier waren kleine, thorakoskopisch eben erkennbare Absiedlungen nachzuweisen.

29 **Schalenartig wachsendes Pleuramesotheliom rechts** (subkostaler Schrägschnitt durch die Leber)
Oberhalb des Zwerchfells, das durch den massiven Tumor etwas gewellt ist, ist eine 2 cm dicke Tumorplatte zu erkennen, die ringsum den Thorax ausmauert und bis zum Mediastinum reicht. Herz und abdominelle Gefäße sind dadurch etwas nach links gelagert. Zentral ist der massive Tumor liquide, d. h. er ist entweder eingeschmolzen oder hat zu einem Pleuraerguß geführt. Auch hier ist eine wesentliche Entlastung durch die Punktion der flüssigen Anteile nicht zu erwarten. Der Patient war inoperabel.

30 **Pleuramesotheliom rechts** (Längsschnitt unterer lateraler Thorax)
Derselbe Patient wie in der Voraufnahme. Im Längsschnitt erkennt man nun, daß die solide Pleurainfiltration den ganzen Thoraxraum ausfüllt, zentral ist der Tumor erweicht. Eine Probepunktion hatte einen stark hämorrhagischen Erguß ergeben. Die Lunge war vollständig kollabiert.

28

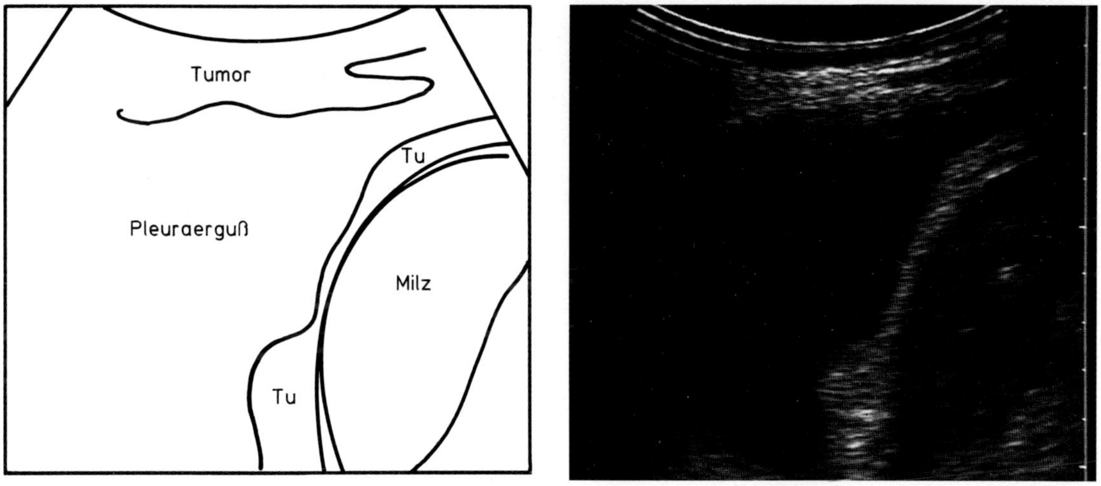
Tumor
Tu
Pleuraerguß
Milz
Tu

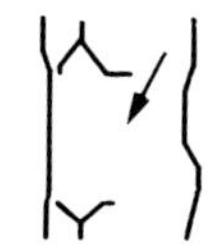

29

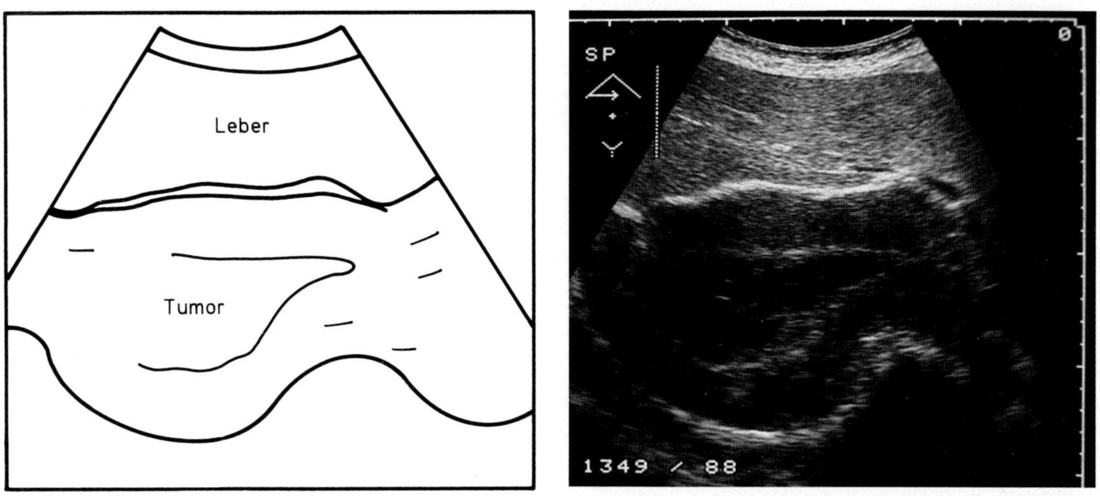
Leber
Tumor
SP
0
1349 / 88

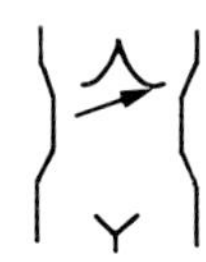

30

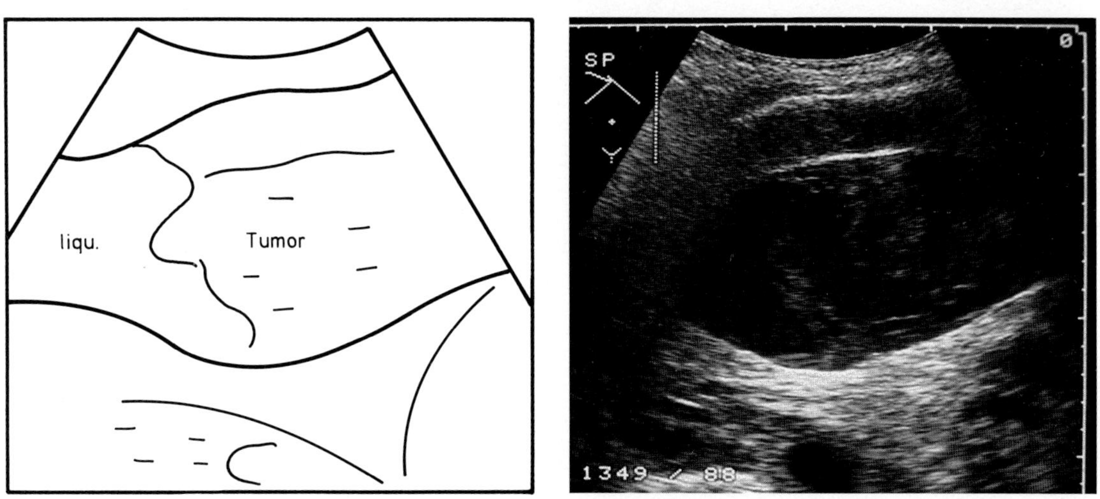
liqu.
Tumor
SP
0
1349 / 88

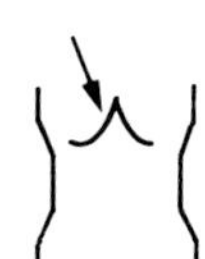

31 **Periphere Bronchopneumonie** (Längsschnitt linke vordere Axillarlinie)
Die Aufnahme ist links interkostal etwa in Höhe der vorderen Axillarlinie entstanden. Hinter der Brustwand in Höhe des Pleuraspalts erkennt man einen reflexkräftigen Streifen, der Pleura entsprechend, mit dem kräftigen Eintrittsecho in die Lunge, dahinter eine Schallschattenbildung durch die Totalreflexion des Schalls an der Lungenluft. Ausgespart in dieser total reflektierenden Lunge ist ein keilförmiger, reflexarmer Bezirk, der homogen gemustert erscheint, mit einzelnen reflexkräftigen Einschlüssen. Zentral von diesem veränderten Bezirk erfolgt dann wiederum an der normalen Lunge Totalreflexion. Sofern bronchopneumonische Infiltrationen die Thoraxwand erreichen, sind sie sonographisch in der gezeigten Weise gut darstellbar. Bei In- und Exspiration bewegt sich der Prozeß mit der Lunge, verschiebt sich also gegen die Pleura parietalis und die Brustwand.

32 **Mittellappenpneumonie** (Interkostalschnitt rechts 6. ICR ventral)
Der gesamte Mittellappen ist infiltriert, dadurch schalltransparent. Die sehr kräftigen Reflexe, die immer wieder in der Lunge auftauchen, entsprechen Lufteinschlüssen in den Bronchien und dem entzündeten Lungengewebe.

33 **Peripherer Lungentumor** (Interkostalschnitt supramamillär rechts)
Man erkennt hier einen der Lunge angehörigen kugeligen reflexarmen Prozeß, der eben die Pleura erreicht, jedoch mit der Pleura parietalis nicht verbunden ist. Es handelt sich um ein peripheres Bronchialkarzinom, das so gut darstellbar ist, weil es die Lungenperipherie erreicht. Lufthaltige Lungenabschnitte trennen den Tumor nicht von der Brustwand. Eine Adhäsion lag hier ebenfalls nicht vor, obwohl die Atembewegung in diesen Abschnitten weniger gut zu überprüfen ist als in den weiter kaudal liegenden.

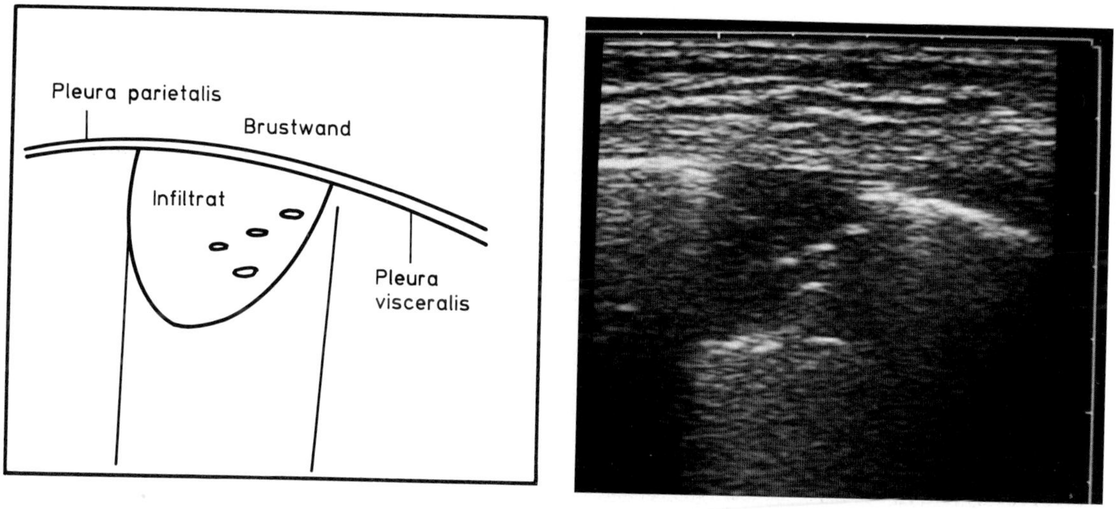
Pleura parietalis
Brustwand
Infiltrat
Pleura visceralis

31

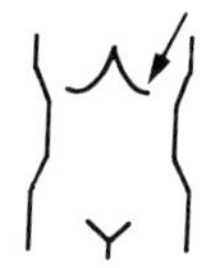

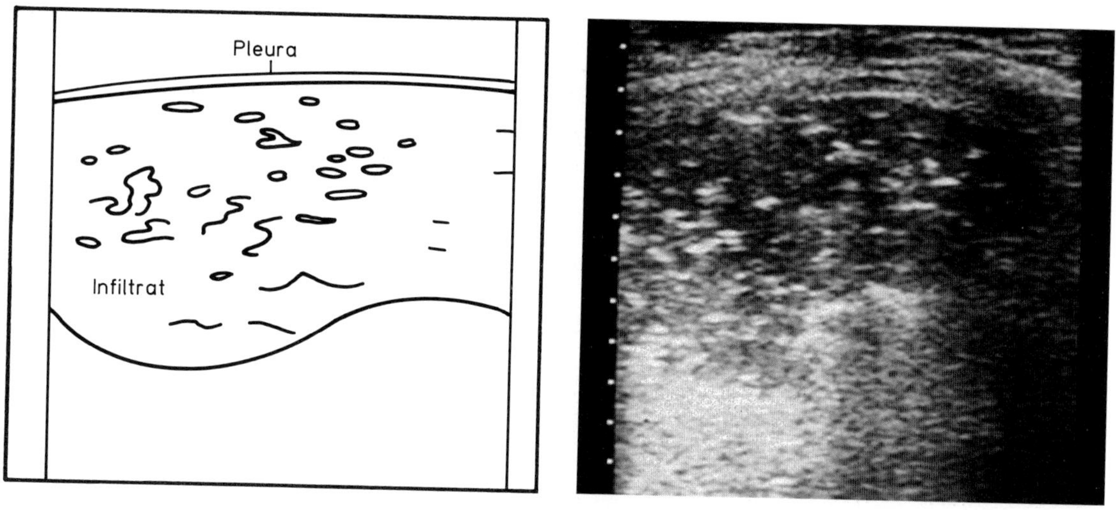
Pleura
Infiltrat

32

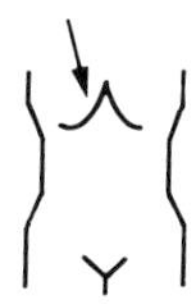

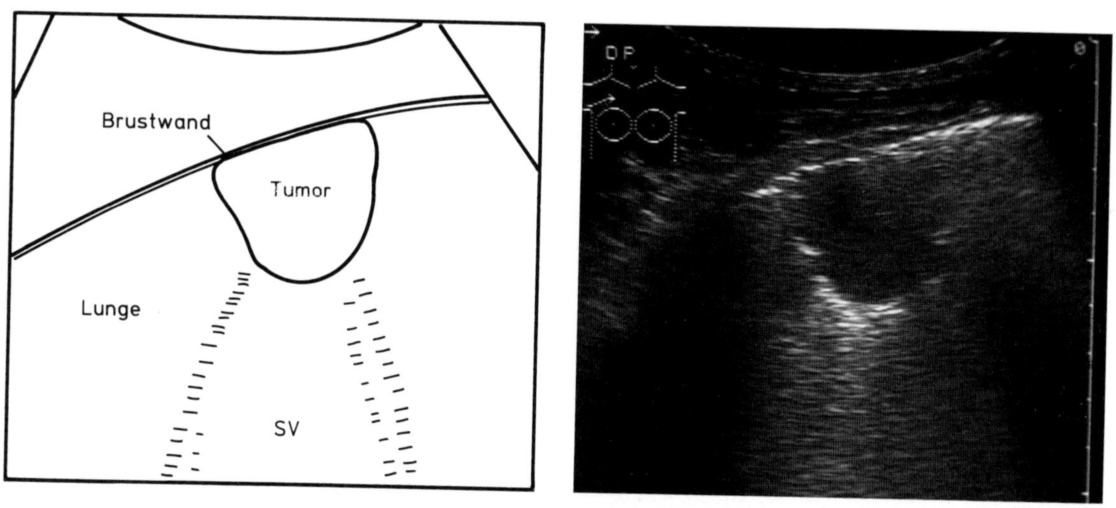
Brustwand
Tumor
Lunge
SV

33

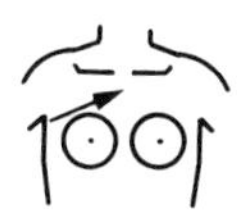

43 **Metastase der Thoraxwand mit Osteolyse der Rippen** (Längsschnitt unterer Thorax rechts)
Bei dieser peripheren Metastase eines hypernephroiden Karzinoms ist ein peripherer Tumor in der Lunge zu erkennen, der die Kontinuität des Eintrittsechos der Lungen unterbricht. Der Tumor ist in die Brustwand eingewachsen und hat dort zur Osteolyse einer Rippe geführt, die nur noch z. T. kalkhaltig und schattengebend zu erkennen ist.

44 **Fibrinöse Perikarditis** (Längsschnitt durch die Herzachse)
Der linke Ventrikel ist umgeben von einem bis 1,5 cm dicken Erguß. In diesem Erguß sind solide Anteile zu erkennen. Während der Real-time-Aufnahme sieht man diese soliden Anteile im Erguß umhertanzen. Bei dem Patienten bestand eine Virusperikarditis.

45 **Maligner Perikarderguß** (Längsschnitt durch die Herzachse)
Wiederum im Längsschnitt ist ein jetzt 3,4 cm breiter Perikarderguß an der Herzspitze zu erkennen. Der Erguß war langsam entstanden, die Herzleistung dadurch nur wenig beeinträchtigt. Die Einflußstauung war gering. Eine eindeutige Infiltration des Perikards ist sonographisch in diesem Fall nicht faßbar, obwohl die Unebenmäßigkeit des Herzbeutels darauf hinweist. Bei der Patientin bestand ein Mammakarzinom.

43

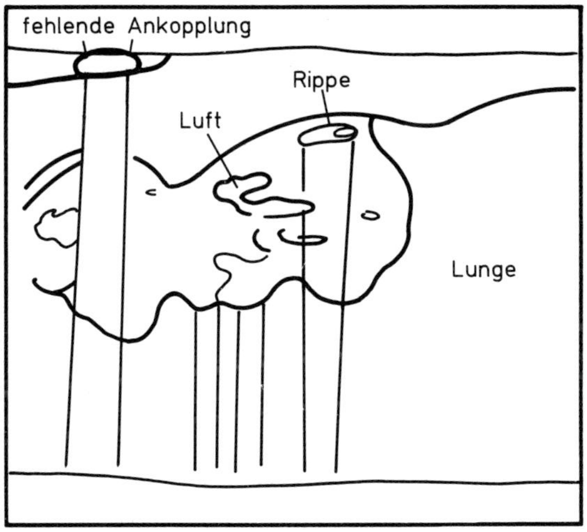
fehlende Ankopplung
Rippe
Luft
Lunge

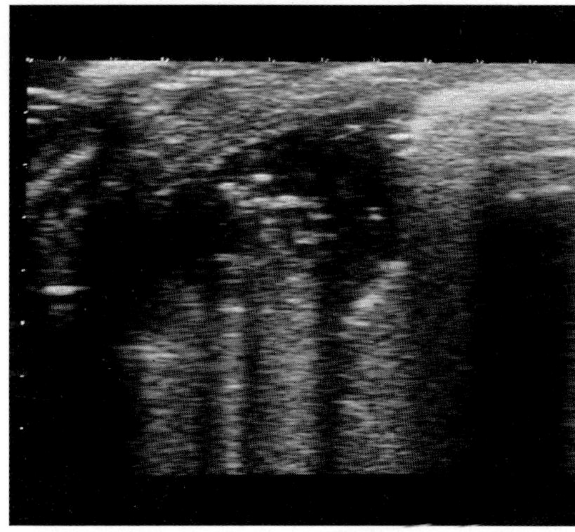

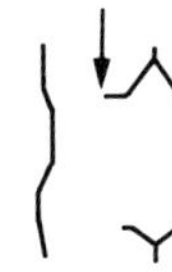

44

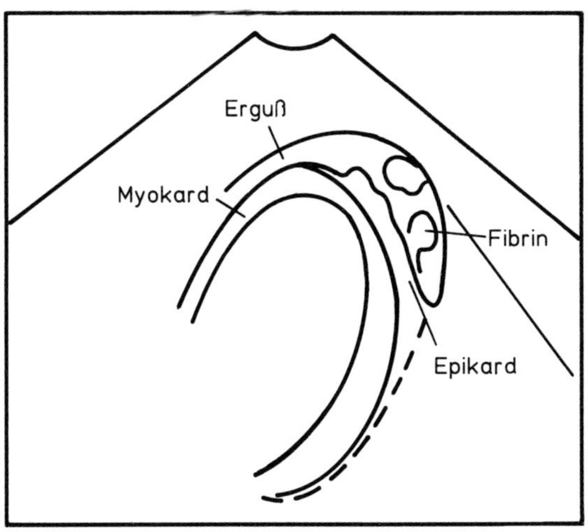
Erguß
Myokard
Fibrin
Epikard

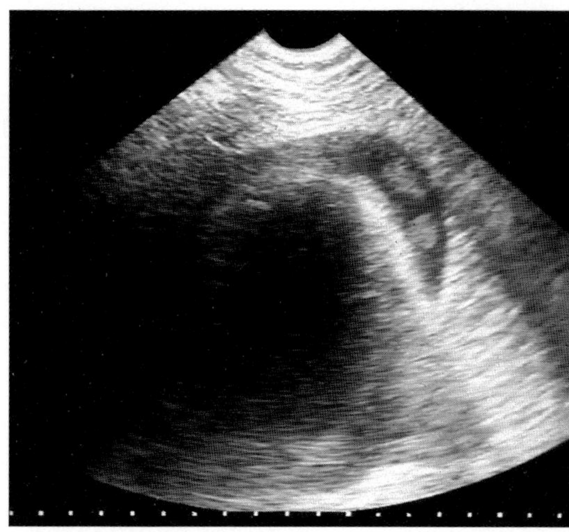

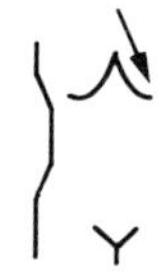

45

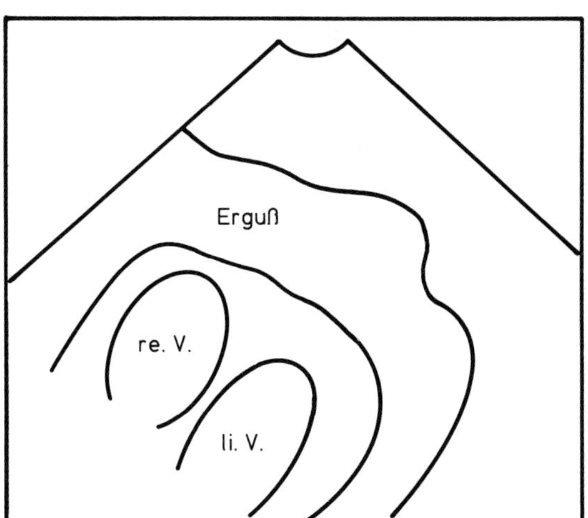
Erguß
re. V.
li. V.

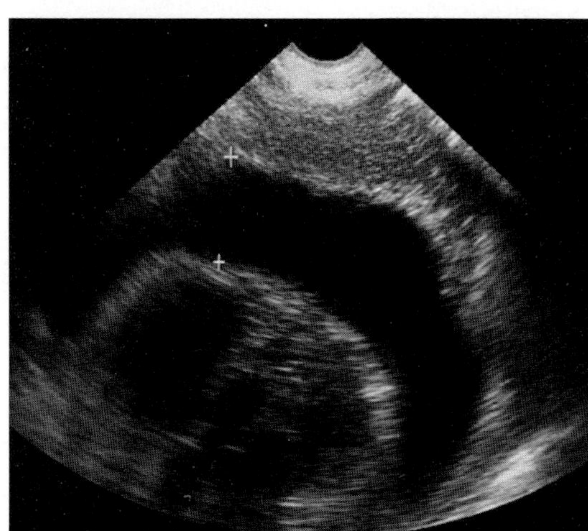

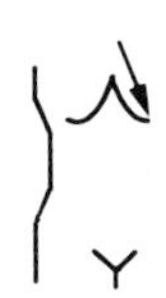

46 **Pericarditis carcinomatosa bei Zustand nach totaler Gastrektomie – Anastomosenrezidiv** (transhepatischer Längsschnitt)
Der Tumor war per continuitatem in den Herzbeutel eingewachsen. Man erkennt im Längsschnitt dorsal der Leber und distal des Herzens den großen Erguß, in den aus der Region des Ösophagusdurchtritts tumoröse zapfenartige Gebilde bis in den Herzbeutel einwachsen. Die Diagnose wurde bei der Entlastungspunktion bestätigt.

47 **Maligner Perikarderguß bei Bronchialkarzinom** (subkostaler Schrägschnitt)
In diesem Fall wurde die Einstellung subkostal im Sinne des Vierkammerblicks gewählt. Man erkennt kranial der Leber den breiten Perikarderguß, in den, diesmal vom Epikard ausgehend, ein Tumorzapfen einwächst. Hier war die tumoröse Infiltration metastatisch entstanden.

48 **Maligner Perikarderguß** (subkostaler Schrägschnitt)
Der riesenhafte Erguß weist auch diesmal einen peripher liegenden Tumor auf, der in die Flüssigkeit hineinwächst. Weiter kranial sind einzelne reflexkräftige flockenartige Gebilde zu erkennen, die darauf hinweisen, daß der Erguß nicht völlig klar ist. Dieser Erguß verursachte eine Perikardtamponade und mußte notfallmäßig punktiert werden. Bei der Punktion wurde hämorrhagische Flüssigkeit gewonnen, in der Tumorzellen nachgewiesen werden konnten.

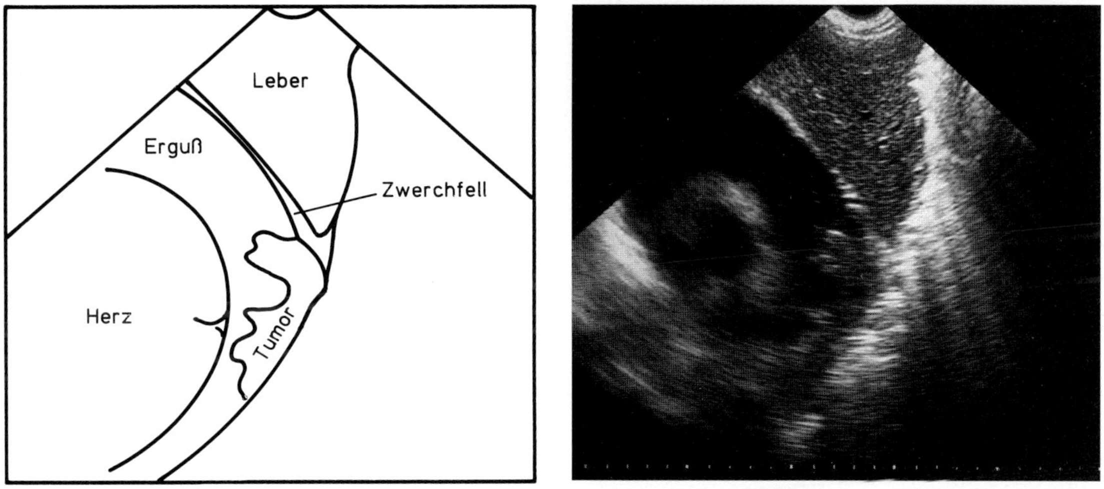
Leber
Erguß
Zwerchfell
Herz
Tumor

46

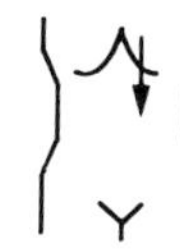

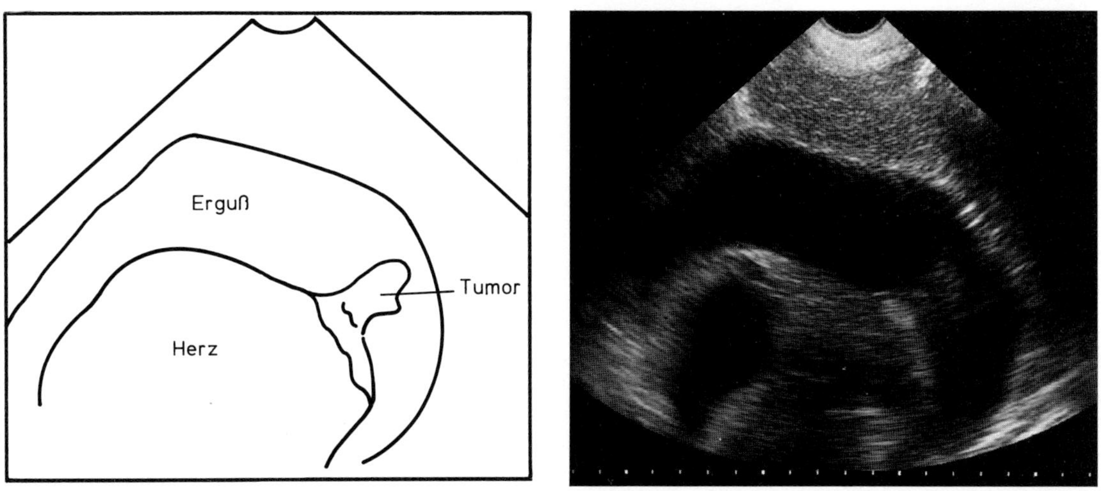
Erguß
Tumor
Herz

47

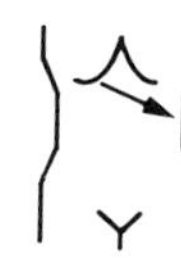

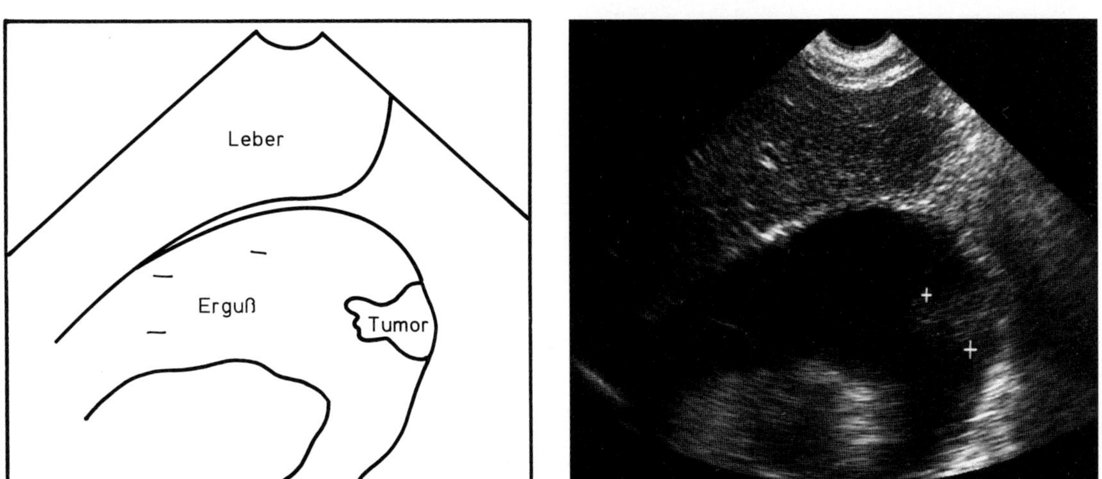
Leber
Erguß
Tumor

48

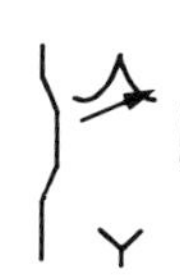

49 **Maligne Perikardinfiltration bei Bronchialkarzinom** (Längsschnitt in der Herzachse)
Nach vollständiger Drainage oder Punktion eines Ergusses, aber auch bei fortgeschrittener Infiltration sämtlicher Blätter des Herzbeutels kann es zu einer Verdickung von Epi- und Perikard kommen, ohne daß ein Erguß besteht. Die Herzblätter liegen dann zwiebelschalenartig wie in diesem Fall aufeinander und um das Myokard. Hier mußte wegen einer Tamponade wiederholt punktiert werden; durch Instillation von Mitoxantron konnte die Exsudation in den Herzbeutel vermindert werden, es blieb die solide Infiltration.

50 **Maligner Perikarderguß bei Magenkarzinom – Zustand nach Gastrektomie** (infrasternaler Längsschnitt)
Das Karzinom ist per continuitatem durch das Zwerchfell in den Perikardbeutel eingebrochen. Man erkennt Tumorzapfen, die in den Perikarderguß hineinragen. Das Epikard trägt ebenfalls kleine zipfelige Appositionen im Sinne von Tumorabsiedlungen oder aber nur Fibrinfäden. Auch dieser Erguß war hämorrhagisch. Dies läßt sich leicht an den schütteren Reflexen erkennen, die außerhalb der tumorös veränderten Regionen im Perikarderguß umhertreiben.

51 **Maligner Perikarderguß mit Pleuraerguß** (parasternaler Längsschnitt links)
Es handelt sich um einen Längsschnitt durch das Epigastrium und den unteren Thorax etwas lateral der Parasternallinie. Man erkennt kaudal die Leber und das Zwerchfell, darüber einen Pleuraerguß, in den zipfelig ausgezogen ein tumorös infiltrierter Perikardbeutel ragt, unterhalb dieser Infiltration ist ein Perikarderguß zu erkennen, der bis zu einem ebenfalls infiltrierten Epikard reicht.

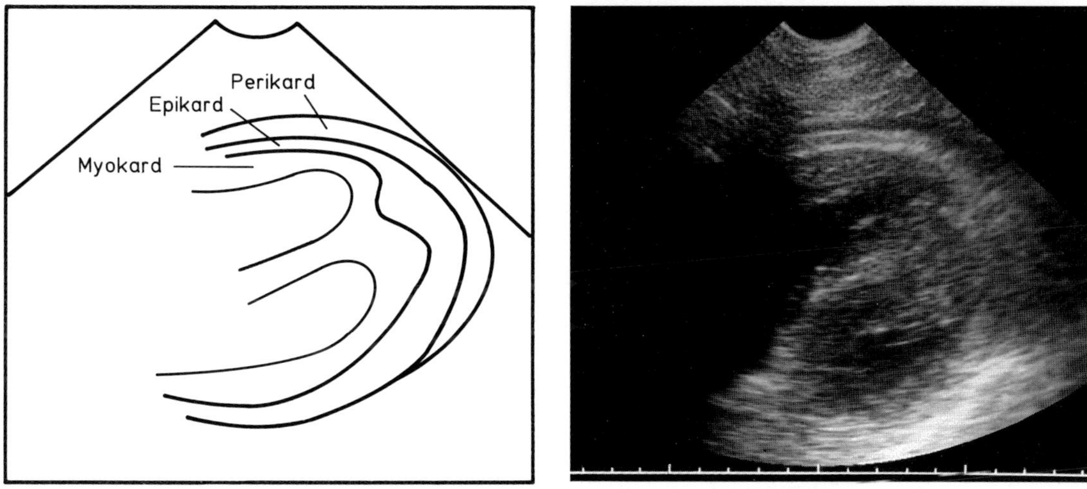
Perikard
Epikard
Myokard

49

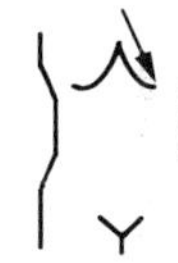

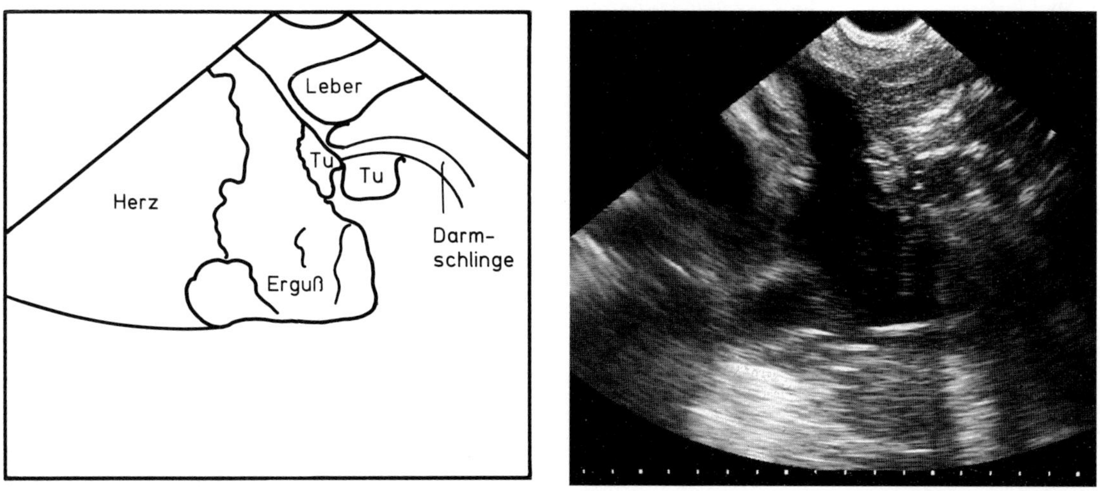
Leber
Tu
Tu
Herz
Darm-
schlinge
Erguß

50

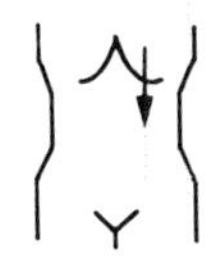

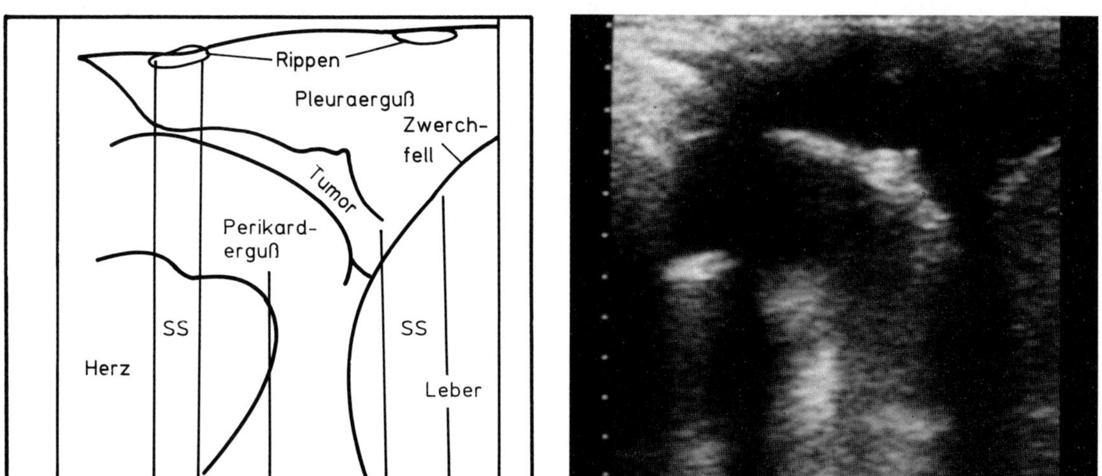
Rippen
Pleuraerguß
Zwerch-
fell
Tumor
Perikard-
erguß
SS
SS
Herz
Leber

51

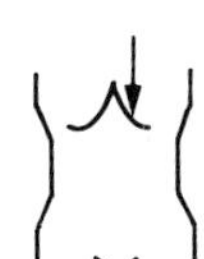

52 **Lebervenenstauung bei Perikarderguß** (Längsschnitt in Höhe der Lebervenenmündung)
Die Leber ist eher klein, die Lebervenen sind kräftig gefüllt, sie gehen harmonisch und etwas erweitert direkt in den rechten Vorhof über. Kranial davon ist ein mächtiger Perikarderguß zu erkennen. Perikardergüsse können z. T. beträchtliche Ausmaße annehmen, ohne daß sie zu einer Einflußstauung führen. Bei langsam zunehmender Perikardergußbildung paßt sich der Herzbeutel dem Dehnungsdruck an, und es kommt nicht zu einer Behinderung des Herzens. Erst wenn der Erguß rasch entsteht (Rechtsherzinsuffizienz, Perikarditis) oder wenn der Herzbeutel aufgrund vorausgegangener entzündlicher oder maligner Infiltrationen nicht mehr dehnbar ist, kommt es zum Bild der Herzbeuteltamponade mit schwingendem Herzen und Einflußstauung. Erst dann ergibt sich eine Indikation für die therapeutische Punktion des Perikardergusses.

53 **Rechtsherzdilatation, Rückstau in die Lebervenen** (subkostaler Schrägschnitt)
Bei diesem Patienten mit einem chronischen Cor pulmonale ist die V. cava mächtig erweitert, die Lebervenen sind plump dilatiert.

54 **Vorhoftumor rechts** (subkostaler Schrägschnitt durch die Leber und das Herz)
Unterhalb der Leber mit einzelnen gestauten Lebervenen erkennt man den rechten Vorhof, in dem sich ein reflexkräftiges Gebilde in Höhe der Klappenebene bewegt. Das Gebilde ist mobil und bewegt sich mit den Klappen auf und ab, luxiert jedoch nicht in den Ventrikel. Bei dem tumorösen Gebilde handelt es sich um ein Vorhofmyxom.

52

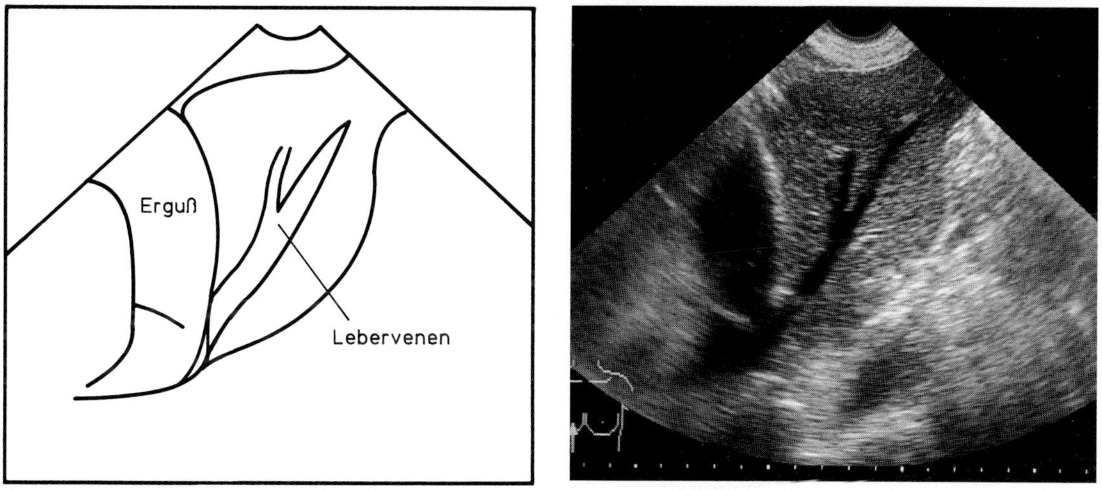
Erguß
Lebervenen

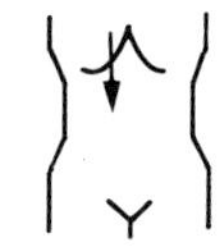

53

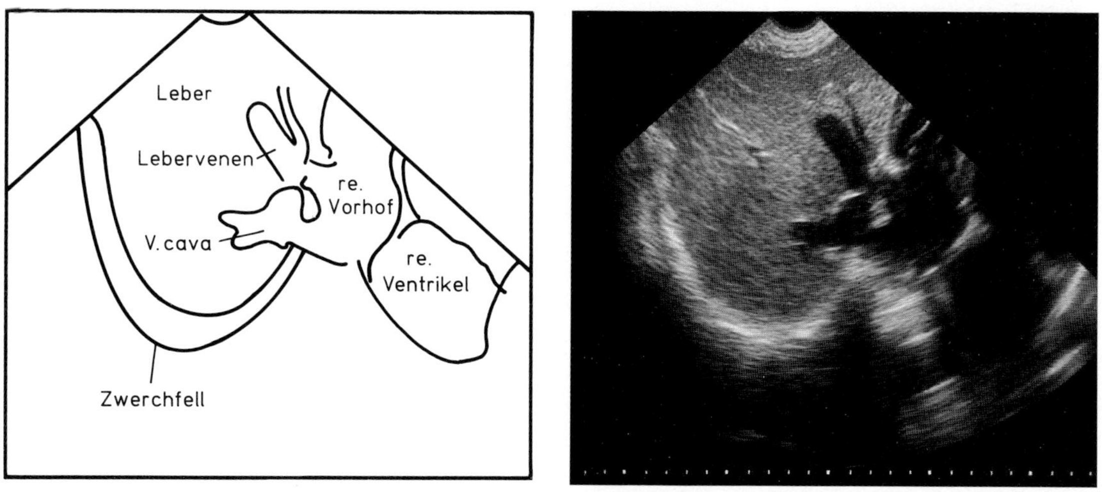
Leber
Lebervenen
re.
Vorhof
V. cava
re.
Ventrikel
Zwerchfell

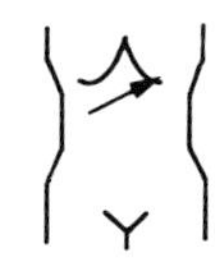

54

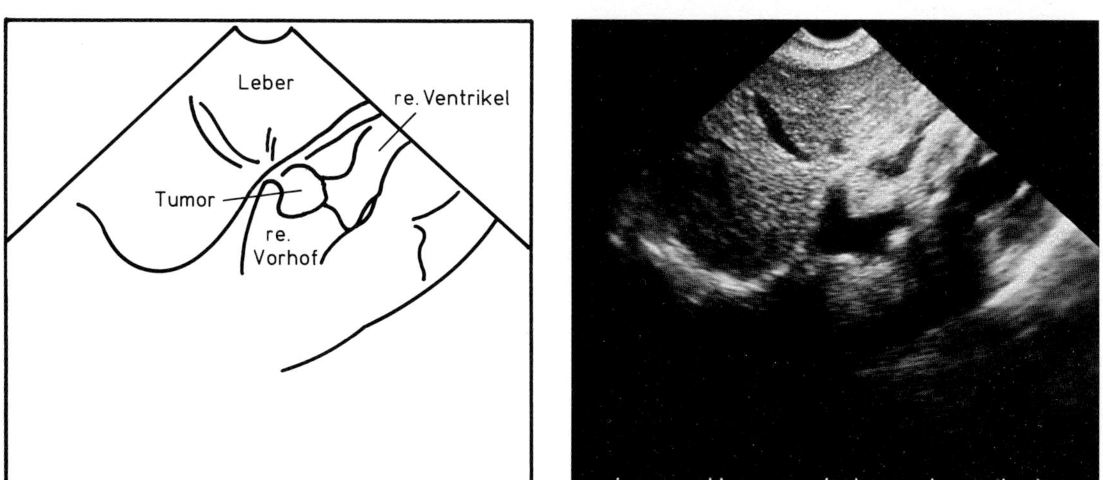
Leber
re. Ventrikel
Tumor
re.
Vorhof

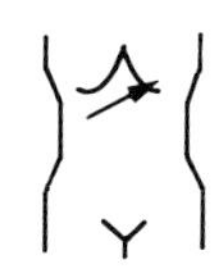

55 **Tumor im rechten Ventrikel** (leicht gedrehter subkostaler Schrägschnitt durch das Herz und die Leber)
Der tumoröse Prozeß ist seit 2 Jahren auch unter Marcumartherapie nachweisbar, er bewegt sich unter der Herzaktion im rechten Ventrikel auf und ab. Eine weitere Klärung ist nicht erfolgt, da der Patient beschwerdefrei ist und der Prozeß nicht an Größe zunimmt.

56 **Thrombus im linken Vorhof** (Längsschnitt in der Herzachse)
Annähernder Längsschnitt durch die Herzachse, wobei die Herzspitze rechts im Bild erscheint. Kranial der Mitralklappenebene erkennt man im Vorhof einen reflexkräftigen mobilen Prozeß. Die Herzhöhlen sind dilatiert bei einer dilatativen Kardiomyopathie. Der Thrombus verschwand unter Marcumartherapie innerhalb von 4 Wochen.

57 **Vorhoftumor links** (Längsschnitt durch das Herz entlang der Herzachse)
Die Spitze ist wiederum rechts im Bild, der linke Ventrikel ist erheblich dilatiert, oberhalb der Mitralklappenebene ragt ein 2,5 cm großer Tumor in den linken Vorhof ein. Der Tumor ist wandständig oberhalb der Mitralklappe. Es handelt sich um ein Vorhofmyxom.

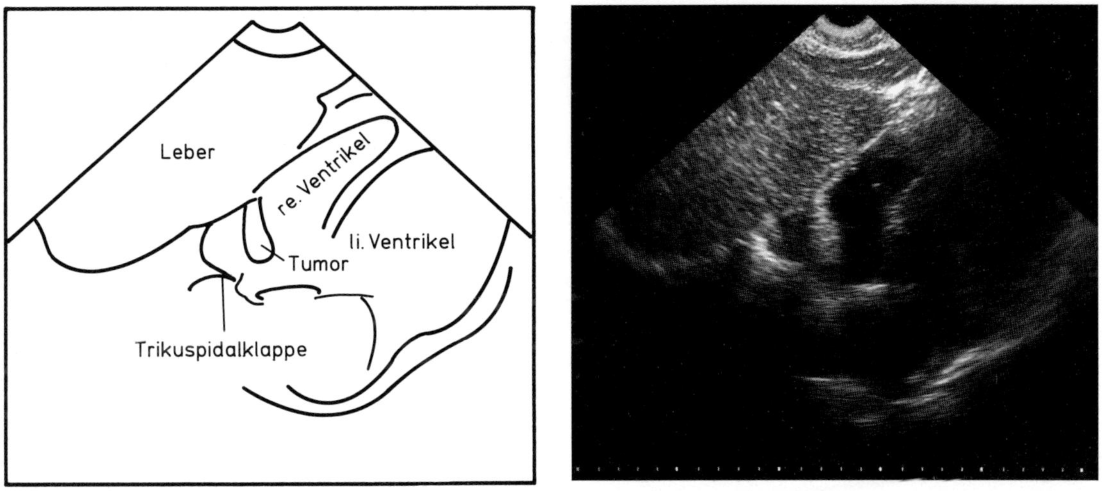
Leber
re. Ventrikel
li. Ventrikel
Tumor
Trikuspidalklappe

55

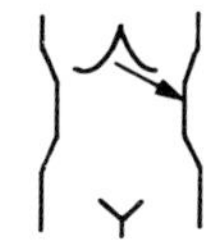

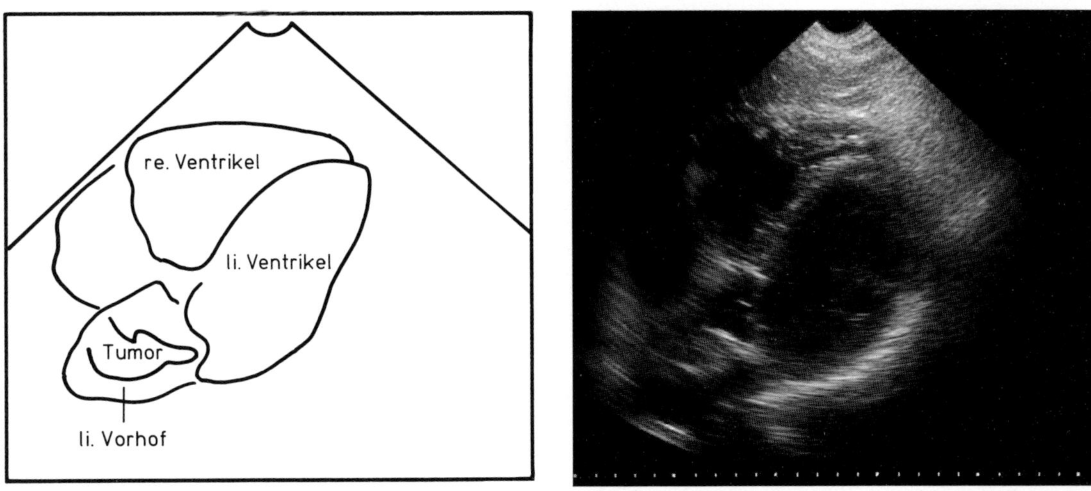
re. Ventrikel
li. Ventrikel
Tumor
li. Vorhof

56

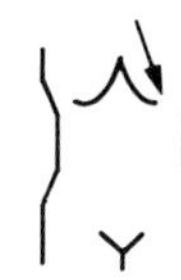

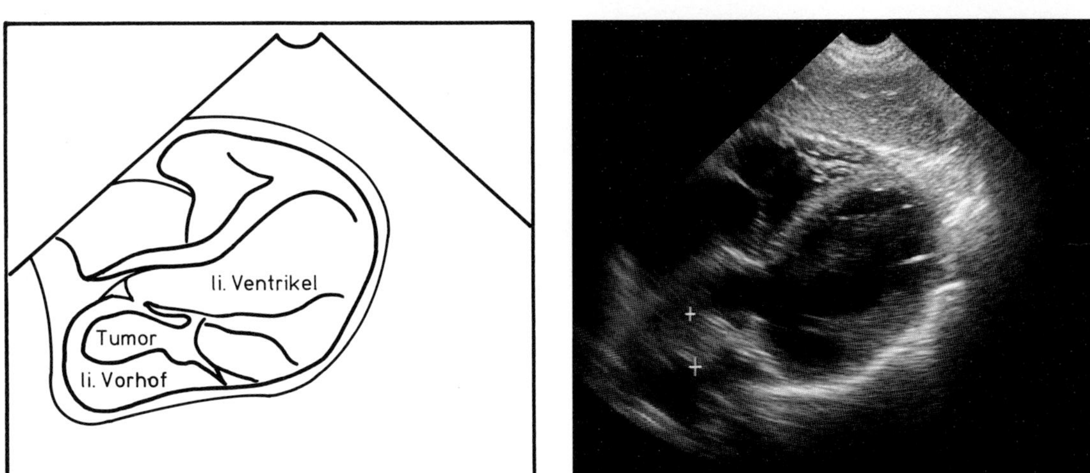
li. Ventrikel
Tumor
li. Vorhof

57

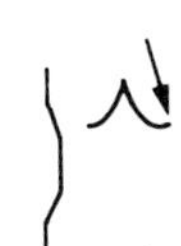

58 **Thrombus im linken Ventrikel** (Längsschnitt durch das Herz entlang der Herzachse)
Bei einem Patienten mit einer Vorderwandakinesie bei Zustand nach Infarkt hatte sich dieser kugelige, gestielt wirkende Thrombus gebildet, der während der Herzaktion im Blutstrom bewegt wurde. Eine Marcumartherapie wurde von dem Patienten abgelehnt. Er verstarb kurze Zeit darauf an einer Hirnembolie.

59 **Schrittmacherlage** (subkostaler Schrägschnitt in der Herzachse)
Die Herzspitze ist wiederum rechts im Bild, der rechte Ventrikel ist normal weit, er trägt ein bogenförmiges reflexkräftiges Gebilde, der Schrittmachersonde entsprechend, deren Lage sonographisch sehr gut zu überprüfen ist. So sind eine Dislokation der Sonde, eine atypische Lage oder eine übermäßige Beweglichkeit zu erkennen.

Leberzirrhose: sonographische Charakteristika (Häufigkeitsangaben aus der Literatur in %)

1. Vergrößert (47–71%), normal, verkleinert;
2. stumpfer bis abgerundeter Rand (74–75%);
3. konvexe, höckrige unregelmäßige Ventral- und Dorsalkontur (51–81%);
4. fleckiges, mittel- bis grob verdichtetes Echomuster verschiedener Stärke (56–89%);
5. Schalleitung abgeschwächt (50–80%);
6. Lebervenen stark rarefiziert, rudimentär (59%);
7. zunehmende Verbreiterung der Portalfelder (32–80%);
8. Vergrößerung des Lobus caudatus (3–50%);
9. aufgehobene Verformbarkeit (65–81%);
10. große, funktionell schlaffe Gallenblase;
11. Gallenblasenwandverdickung (24%);
12. Milztumor (59–75%);
13. Aszites (25–56%).

Normale Leber

1 **Normale Leber** (Längsschnitt)
Die Leber ist schlank, die Konturen sind gestreckt, die Spitze ist scharf, das Binnenreflexmuster locker, homogen und zart. Innerhalb der Leber sind Anteile der Portalfelder angeschnitten, dorsal der Leber liegen das Pankreas, die Aorta mit den abgehenden großen Gefäßen Truncus coeliacus und A. mesenterica superior. Es bietet sich das typische Bild einer Leber bei einer jungen, schlanken Person.

2 **Leber bei einem athletischen Mann** (Längsschnitt durch den linken Leberlappen vor der Aorta)
Die Leber ist 10 cm groß, die Konturen sind leicht gewölbt, die Spitze ist scharf, das Binnenreflexmuster locker und homogen, die Leber jedoch etwas dicker als in der Voraufnahme. Dorsal der Leber die Aorta, die Zwerchfellschenkel und die Wirbelsäule. Die Leber ähnelt in der Form ihrem Besitzer: Leptosome Menschen haben eine langgestreckte flache Leber, pyknische Personen eine kurze und tiefe Leber.

3 **Linker Leberlappen** (Längsschnitt)
Bei einer alten, aber schlanken Patientin stellt sich die Leber normal groß, mit gewölbter Oberfläche dar. Die Spitze ist etwas verrundet, das Binnenreflexmuster gleichmäßig, das kräftige Aortenrohr zeigt wandständige Verkalkungen.

1

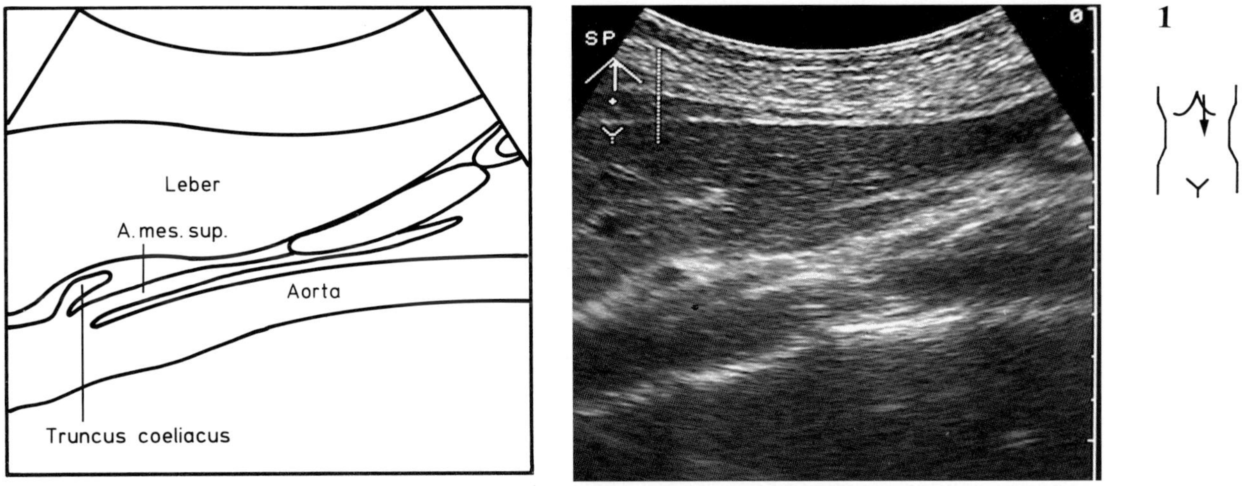
Leber
A. mes. sup.
Aorta
Truncus coeliacus
SP
0

2

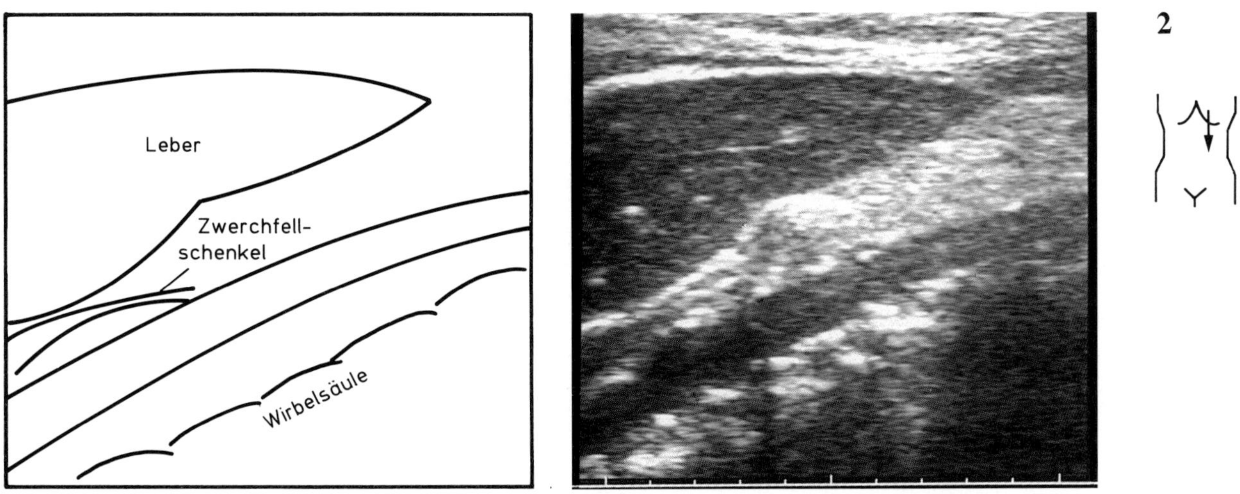
Leber
Zwerchfell-
schenkel
Wirbelsäule

3

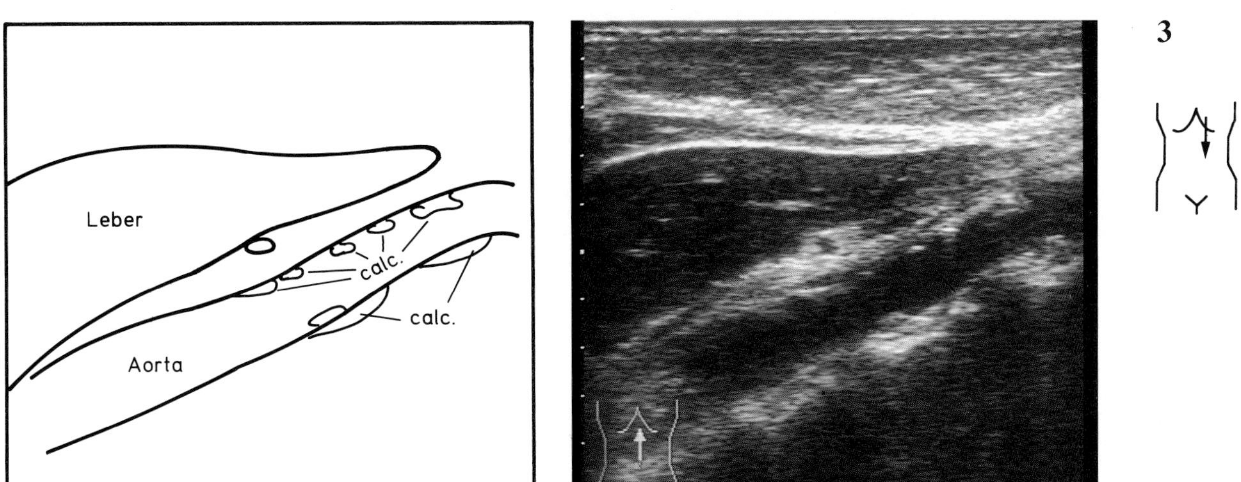
Leber
calc.
calc.
Aorta

Normale Leber

4 **Linker Leberlappen** (Querschnitt)
Die Oberfläche der Leber eines kräftigen Mannes ist geschweift, die Spitze ist scharf, das Binnenreflexmuster gleichmäßig und locker, die Uferbefestigungen sind eben zu erkennen. Eine leichte Wölbung der Ventralkontur, vor allem aber der Dorsalkontur ist bei kräftigen Personen die Regel und nicht als pathologischer Befund zu sehen.

5 **Normale Leber** (Längsschnitt in Höhe der Aorta)
Im Rahmen des Normalen gibt es Formvariationen wie diese Leber, die langgestreckt ist und eine verrundete Spitze hat. Das Binnenreflexmuster ist gleichmäßig. Die Aorta trägt Wandveränderungen im Sinne von Kalkplaques, z.T. mit Schallschatten.

6 **Normale Leber** (Längsschnitt durch die Gallenblasenregion)
Die Leber ist gestreckt, die Spitze scharf, das Binnenreflexmuster locker und homogen. Ein Pfortaderast ist in typischer Weise mit Uferbefestigungen zu erkennen. Die Gallenblase erreicht eben den Unterrand der Leber. Häufig überragt sie ihn in nüchternem Zustand um etwa $^1/_3$ ihrer Gesamtlänge.

4

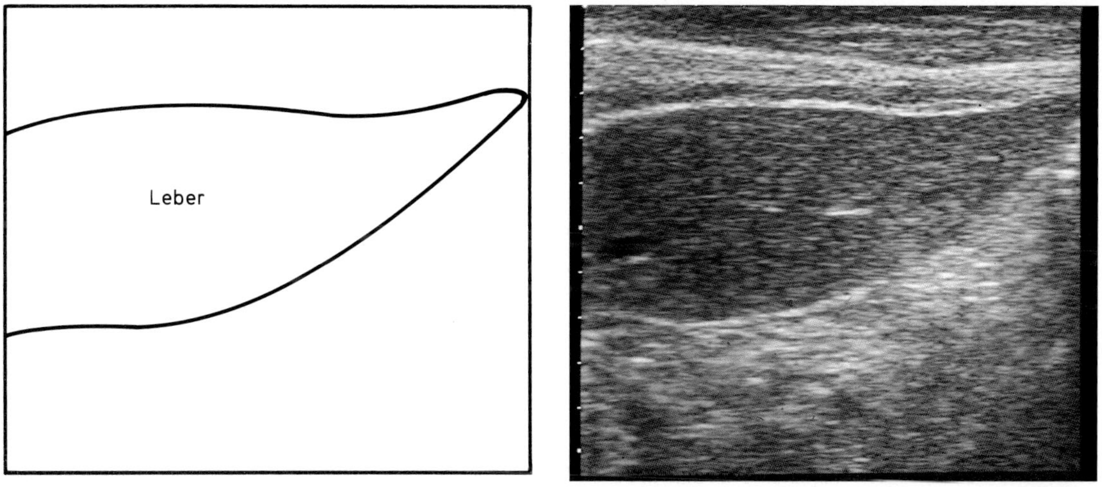
Leber

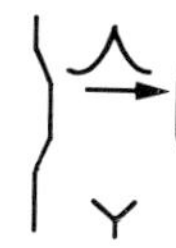

5

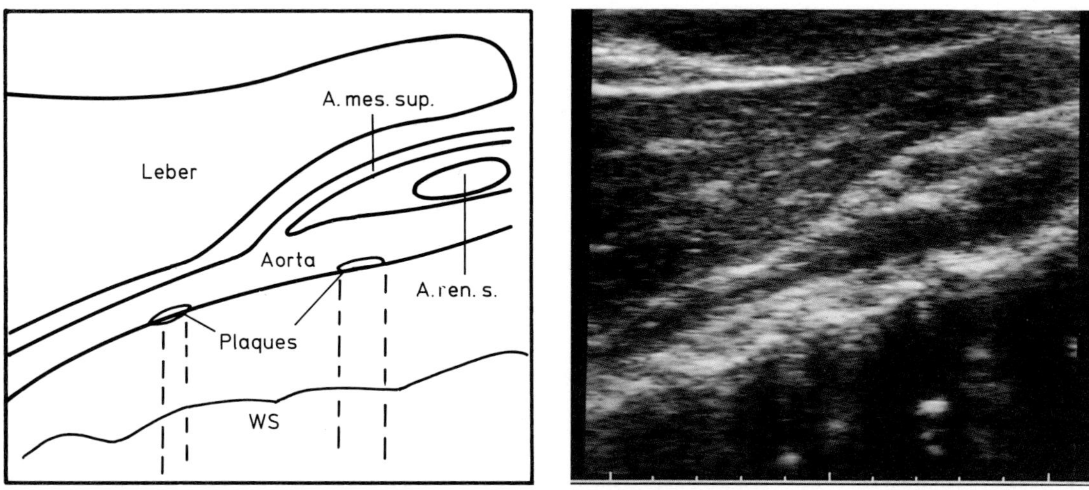
A. mes. sup.
Leber
Aorta
A. ren. s.
Plaques
WS

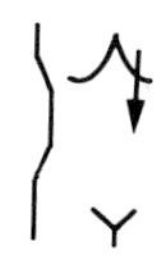

6

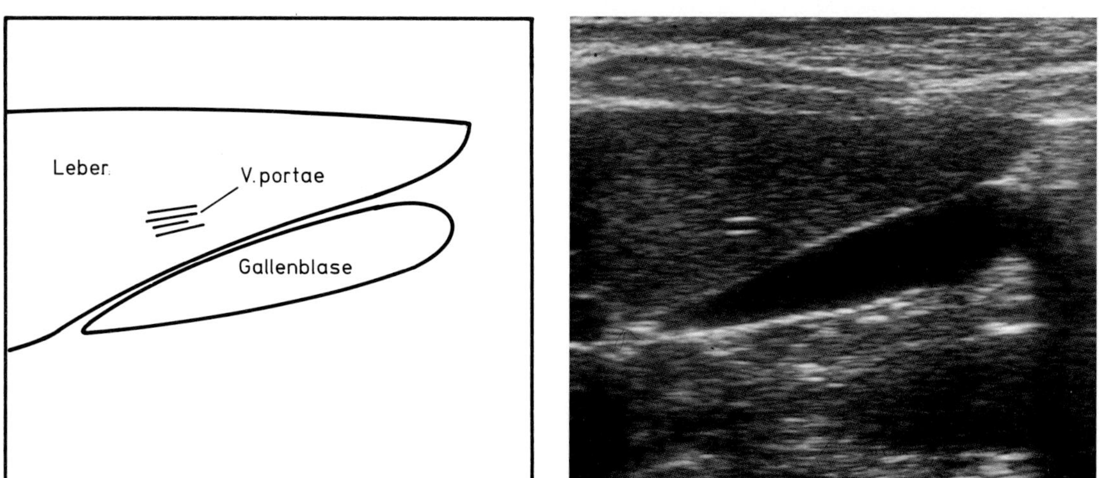
Leber
V. portae
Gallenblase

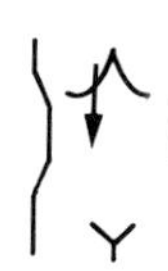

Normale Leber

7 **Normale Leber** (Längsschnitt in der vorderen Medioklavikularlinie durch die Niere)
Je weiter man nach rechts über den Oberbauch fährt, um so stumpfer wird der Winkel zwischen Ventral- und Dorsalkontur der Leber. Bei schlanken Personen bleibt jedoch die Spitze scharf wie in diesem Fall. Das Reflexmuster ist gleichmäßig zart, die Leber ist durch die angrenzende Niere von dorsal etwas imprimiert. Die Schichten der Bauchdecke sind mit den heutigen Geräten ausreichend gut zu differenzieren.

8 **Normale Leber – Messung des Schallverlusts** (subkostaler Schrägschnitt)
Die normale Leber ist ventral durch die Bauchdecken, dorsal durch das Zwerchfell begrenzt. Die Konturen sind glatt, das Reflexmuster gleichmäßig und nur durch die Portalgefäße mit den reflexkräftigen Portalfeldern unterbrochen. Will man den subjektiven Eindruck einer gleichmäßigen Helligkeit des Gewebes objektivieren, kann man Helligkeitsmessungen direkt unter der Leberoberfläche und in der Tiefe der Leber machen. Diese müssen bei standardisierter Geräteeinstellung identische Werte ergeben. Ist die Leber in der Tiefe dunkler als an der Oberfläche, spricht dies für eine Schallabsorption als Hinweis auf eine Leberzellverfettung. Aber nicht nur die Helligkeit ist in diesem Bild in allen Abschnitten identisch, sondern auch die Größe der Einzelreflexe und ihr Abstand voneinander sind in allen Abschnitten gleich.

9 **Sogenannte Uferbefestigungen** (Längsschnitt durch die Leberpforte)
Die Leberkontur ist durch den Curved-array-Scanner ventral etwas eingedellt, die Spitze scharf, das Binnenreflexmuster gleichmäßig, die Leberpforte ist deutlich zu erkennen, die Pfortader zu ihrer Verlaufsrichtung schräg geschnitten, die Schnittebene dadurch oval. Unter den Uferbefestigungen versteht man die reflexkräftigen Anteile der Pforte, die Gefäße, Bindegewebe und Fett enthalten. Sie sind im Normalfall einschließlich des Portalgefäßes bis 1,5 cm weit, bei sehr kräftigen Personen maximal 2 cm. Breiten über 2 cm sind pathologisch.

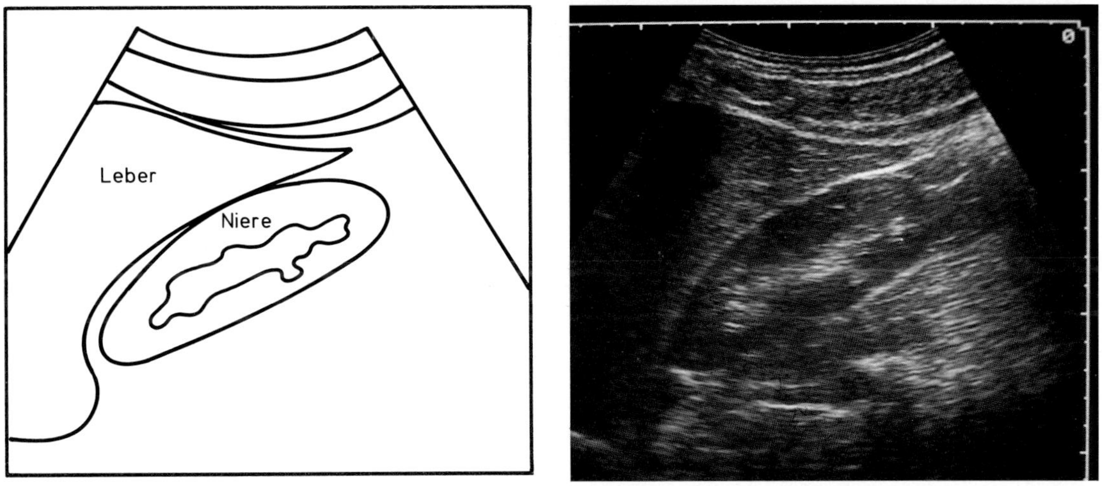

7

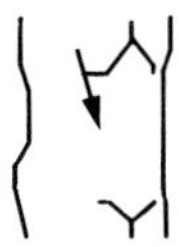

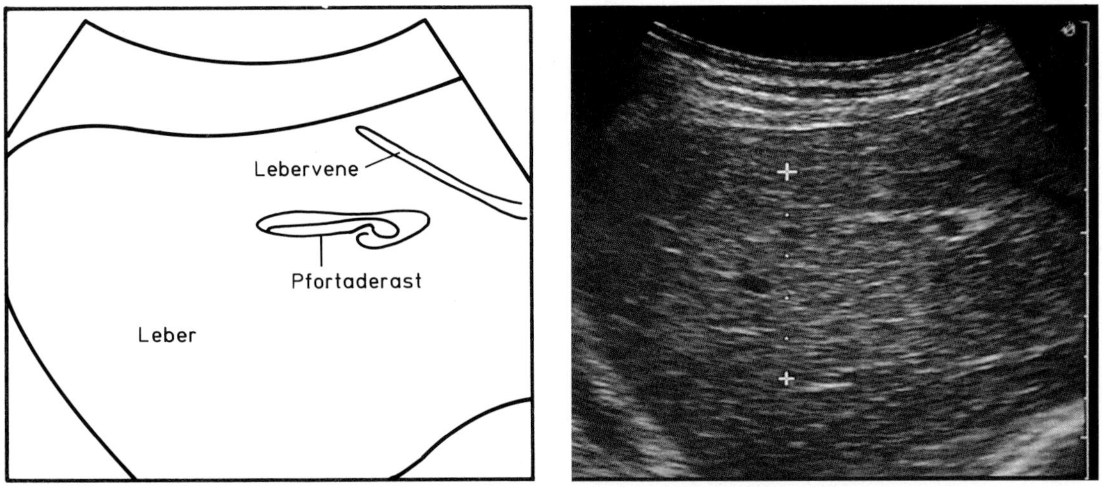

8

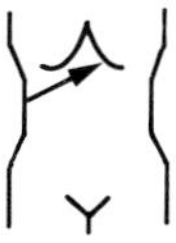

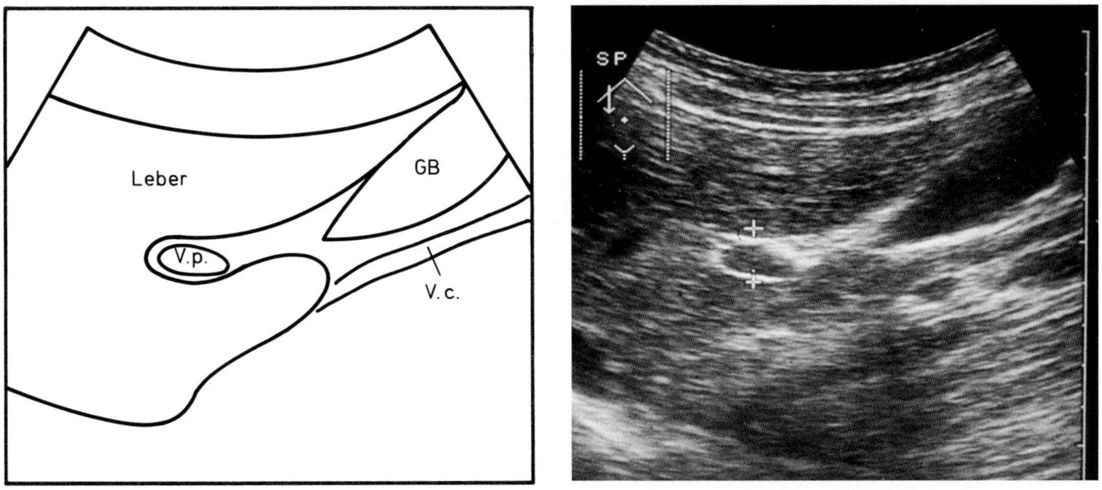

9

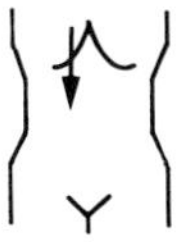

Normale Leber

10 **Lebervenen** (subkostaler Schrägschnitt)
Hier stellt sich die Leber glatt begrenzt mit gleichmäßigem Binnenreflexmuster dar. Innerhalb der Leber erkennt man einen Lebervenenast mit seinen Verzweigungen, der nach dorsokranial verläuft und in die etwas erweiterte V. cava einmündet. Zu Demonstrationszwecken wurde die Aufnahme während eines Preßversuchs gemacht, die Gefäße sind dadurch prall gefüllt.

11 **Retrohepatische Gefäße** (Querschnitt)
Man erkennt einen schlanken linken Leberlappen mit glatten Konturen, nach rechts begrenzt durch die Falx hepatis. Unter der Leber die großen Gefäße: Aorta mit dem Truncus coeliacus, Pfortader und V. cava. Die A. hepatica communis und ihre Fortsetzung in der A. hepatica propria sind bei durchschnittlichen Untersuchungsbedingungen stets darstellbar.

12 **Topographische Anatomie des Oberbauchs** (Querschnitt durch den linken Leberlappen)
Der linke Leberlappen erscheint durch den Curved-array-Scanner etwas eingedrückt, der linke Leberrand ist abgerundet, das Binnenreflexmuster jedoch locker und homogen. Die Falx liegt etwas weit nach medial, ventral der Leber erkennt man die beiden Rektusblätter, dorsal das Pankreas bis in den Schwanzbereich mit den großen Gefäßen seiner Umgebung (V. lienalis, A. mesenterica superior, Aorta, V. cava, Nierengefäße).

10

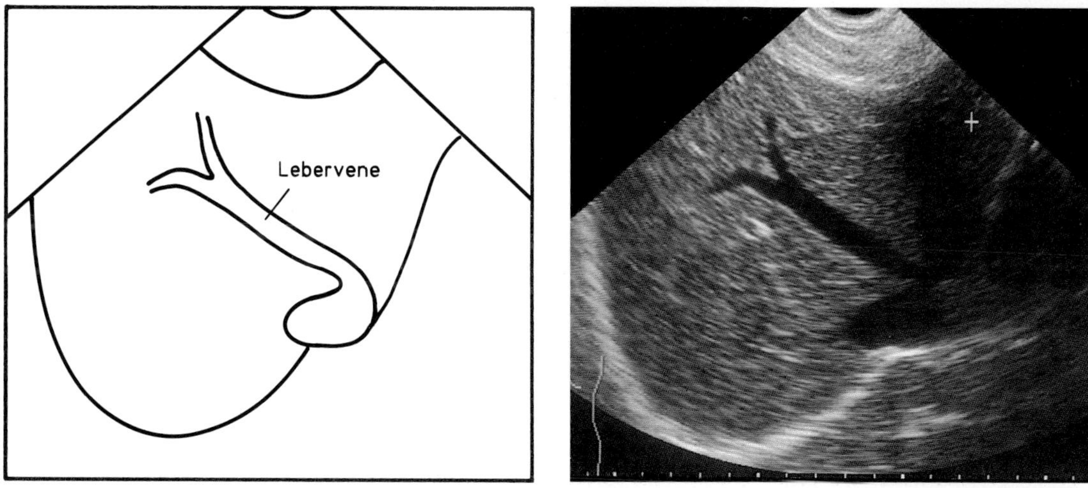
Lebervene

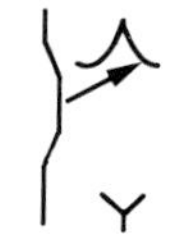

11

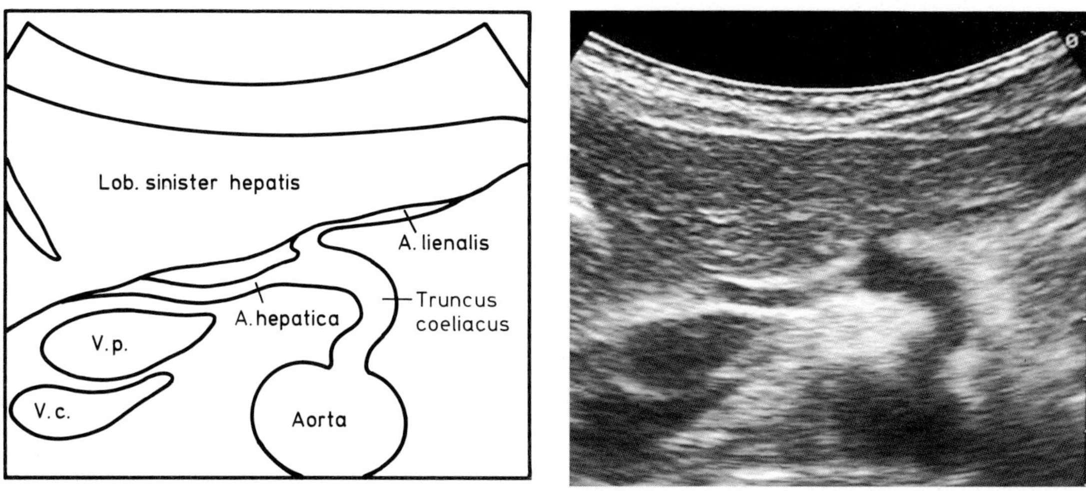
Lob. sinister hepatis
A. lienalis
Truncus coeliacus
A. hepatica
V. p.
V. c.
Aorta

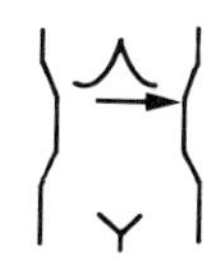

12

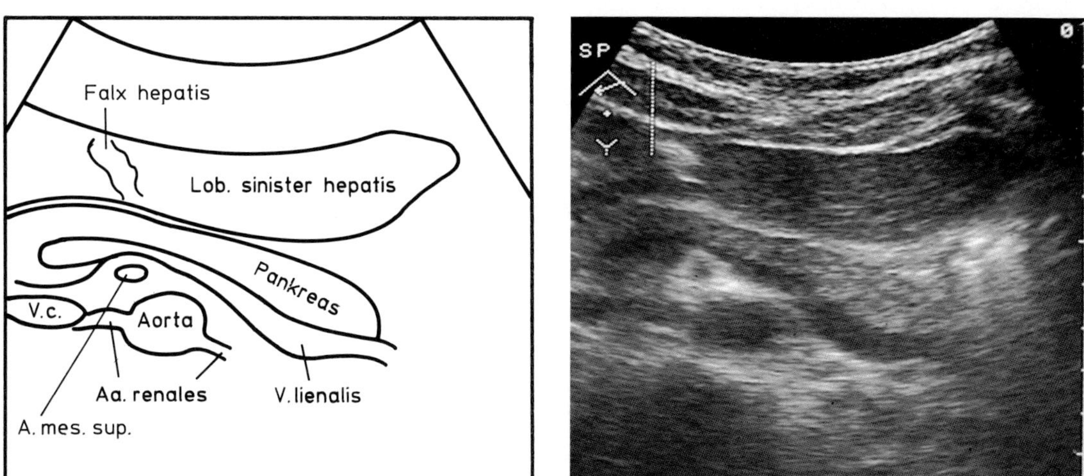
Falx hepatis
Lob. sinister hepatis
Pankreas
V. c.
Aorta
Aa. renales
V. lienalis
A. mes. sup.

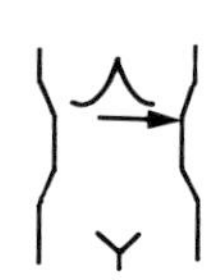

Normale Leber

13 **Lobus caudatus** (Längsschnitt medial der V. cava)
Man erkennt einen kugeligen Prozeß, der scheinbar von der übrigen Leber abgesetzt ist. Der Lobus caudatus nimmt unter den Leberlappen eine Sonderstellung ein; er hat eine eigene Gefäßversorgung und ist durch Schnürfurchen individuell unterschiedlich stark von der übrigen Leber abgegrenzt, das Reflexmuster ist im Normalfall jedoch identisch mit dem der übrigen Leber. An Veränderungen der Leber, wie der Verfettung oder der Leberzirrhose, kann er unterschiedlich stark teilnehmen und sich dann im Reflexmuster deutlich unterscheiden. Meist ist die Leberveränderung im Lobus caudatus weniger stark ausgeprägt. Bei der Leberzirrhose kann er kompensatorisch vergrößert sein. Die Identifikation fällt leicht aufgrund der typischen Lage und der Tatsache, daß die Schnürfurchen, insbesondere des Lig. venosum, auf keinen Fall zu einer völligen Abtrennung des Lappens führen. In seinen lateralen Abschnitten ist ein Übergang in die restliche Leber sonographisch zu dokumentieren.

14 **Lobus caudatus** (Querschnitt)
In diesem Bild ist die Lage des Lobus caudatus noch besser zu erkennen. Er liegt zwischen rechtem und linkem Leberlappen, etwas medial der V. cava. Obwohl die Furchen z. T. tief einschneiden und den Eindruck eines völlig getrennten Leberabschnittes entstehen lassen, ist der Übergang des Parenchyms in den rechten Leberlappen meist ohne weiteres nachweisbar.

15 **Anomalie des linken Leberlappens** (Oberbauchquerschnitt links)
Der linke Leberlappen ist eigentümlich eingeschnürt und schwillt dann nach linkslateral noch einmal an, er endet plump kugelig. Dorsal der Leber das Pankreas, das sich in seiner Form etwa der Leber anpaßt. Formanomalien, akzessorische Lappen oder fetale Lappungen der Leber sind relativ häufig. Das Reflexmuster der akzessorischen Lappen unterscheidet sich nicht von dem der übrigen Leber. Bei solchen Veränderungen müssen differentialdiagnostisch gutartige Lebertumoren, z. B. Adenome, ausgeschlossen werden. Wenn sich die Gefäßarchitektur der Leber in den akzessorischen Lappen fortsetzt, wie das hier der Fall ist, wo man Anteile des Portalgefäßsystems erkennen kann, scheiden Adenome der Leber aus.

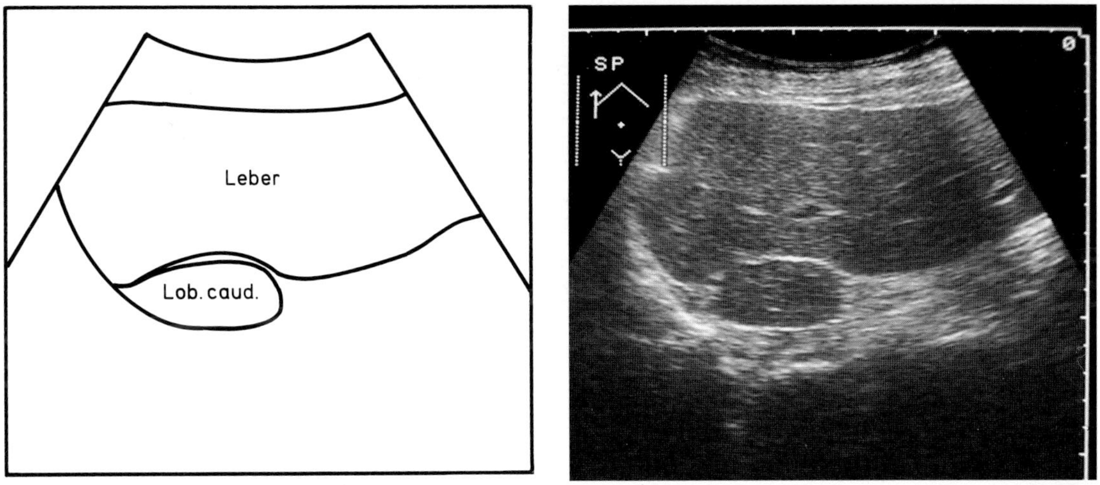
Leber
Lob. caud.
SP

13

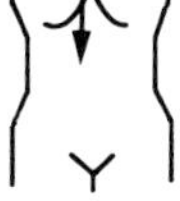

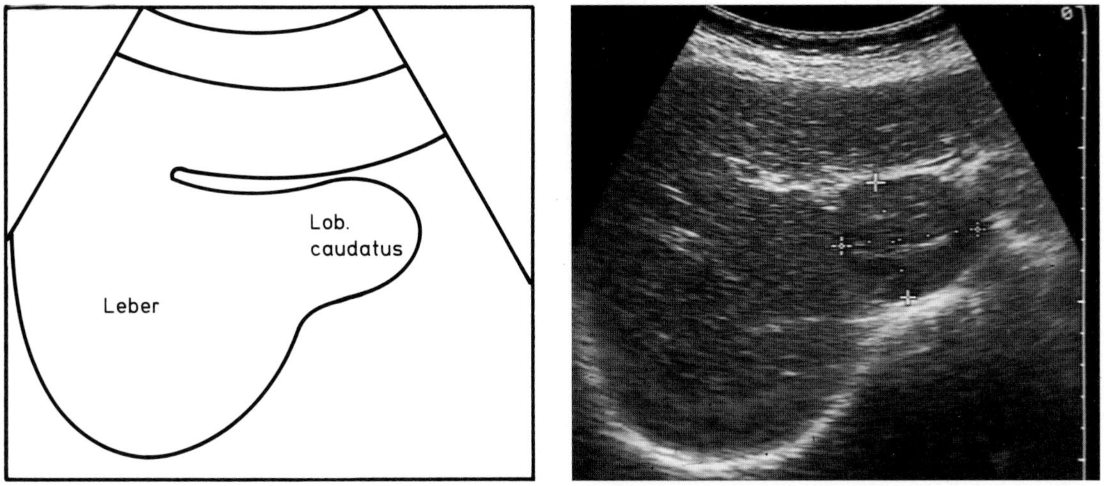
Lob.
caudatus
Leber

14

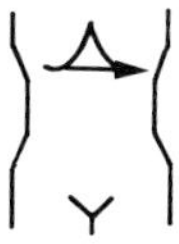

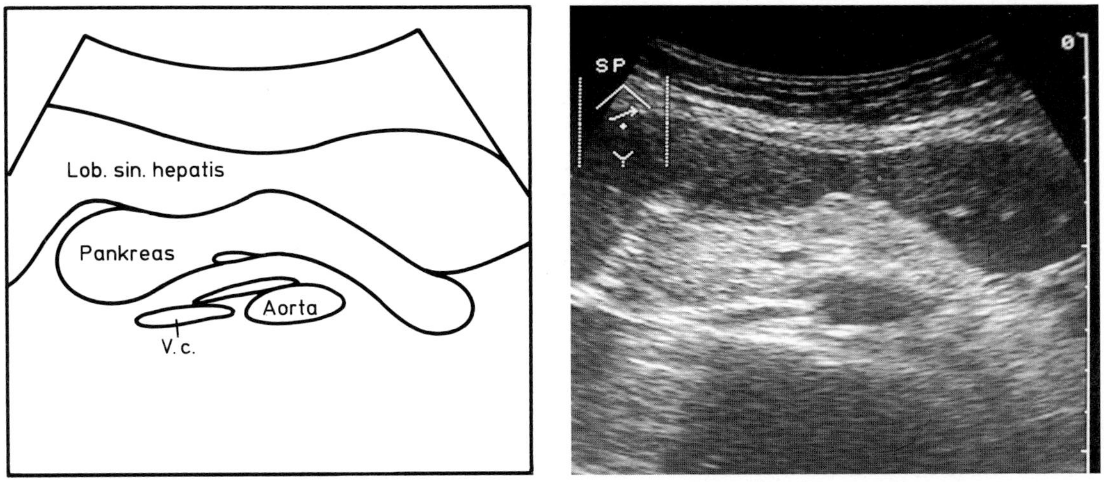
Lob. sin. hepatis
Pankreas
Aorta
V.c.
SP

15

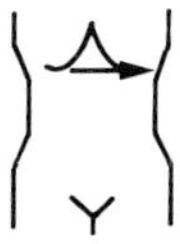

16 **Sogenannte Schnürleibchenleber** (Längsschnitt durch den rechtslateralen Leberlappen, ventral der Niere)
Langgestreckte flache Lebern, die plötzlich kaudal noch einmal etwas anschwellen, sobald sie unter dem Rippenbogen hervorgetreten sind, kommen bei älteren schlanken Frauen häufig vor. Die Vermutung, daß es sich dabei um Folgen früher getragener enger Korsettagen handelt, ist jedoch meist anamnestisch nicht zu bestätigen, ebenso häufig dürften es primäre Formvarianten sein. Auch hier müssen wieder Tumoren durch den Vergleich des Reflexmusters mit dem der normalen Leber und den Nachweis von kontinuierlichen Gefäßverläufen in die kaudalen Leberabschnitte ausgeschlossen werden.

17 **Sogenannter Riedel-Lappen** (Längsschnitt durch die rechte laterale Leber)
Lateral der Gallenblase und ventral der rechten Niere schwillt die Leber auf 5 cm Dicke an und endet plump. Die Gefäßarchitektur ist jedoch ungestört, das Reflexmuster identisch mit dem der darüberliegenden Leber. Eine tumoröse Veränderung läßt sich dadurch ausschließen.

18 **Sogenannte Zahnsche Leberfurchen** (subkostaler Schrägschnitt durch die kranialen Abschnitte der Leber)
Es handelt sich um einen Patienten mit chronischer Emphysembronchitis. Die muskuläre Hypertrophie des Zwerchfells hat zu einer Verdickung des Zwerchfells geführt, einzelne kräftige Muskelstränge haben bleibende Impressionen der kranialen Leberabschnitte bewirkt. Bei der meist geringen Zwerchfellbeweglichkeit dieser Patienten ist dieser Befund, unabhängig von den Atembewegungen, konstant nachzuweisen.

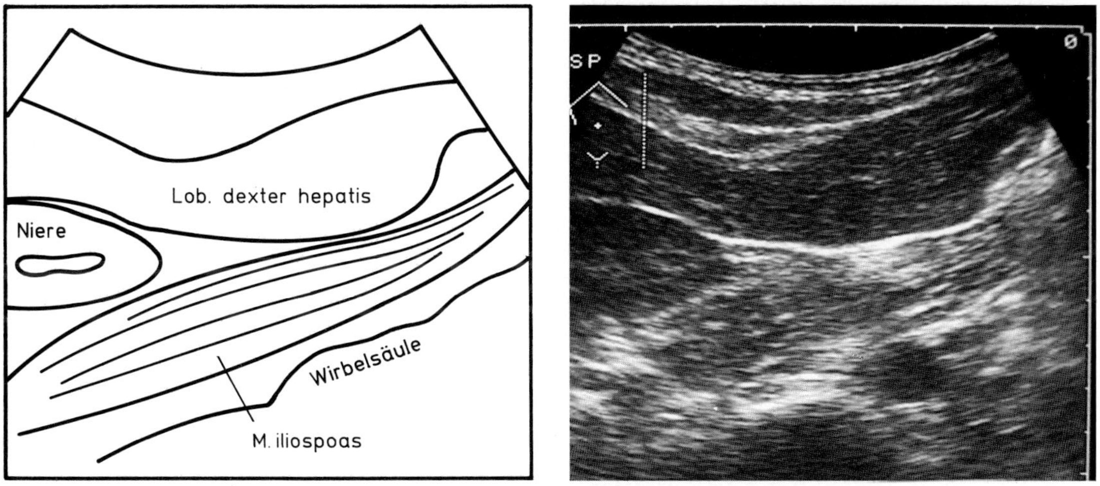
Lob. dexter hepatis
Niere
Wirbelsäule
M. iliospoas
SP

16

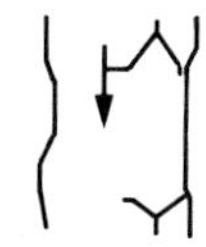

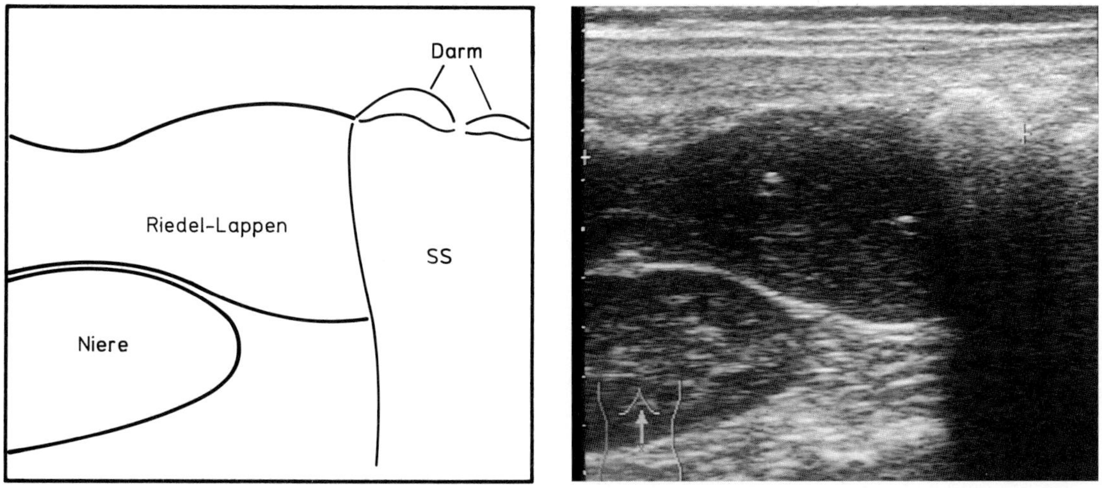
Darm
Riedel-Lappen
SS
Niere

17

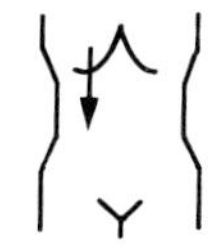

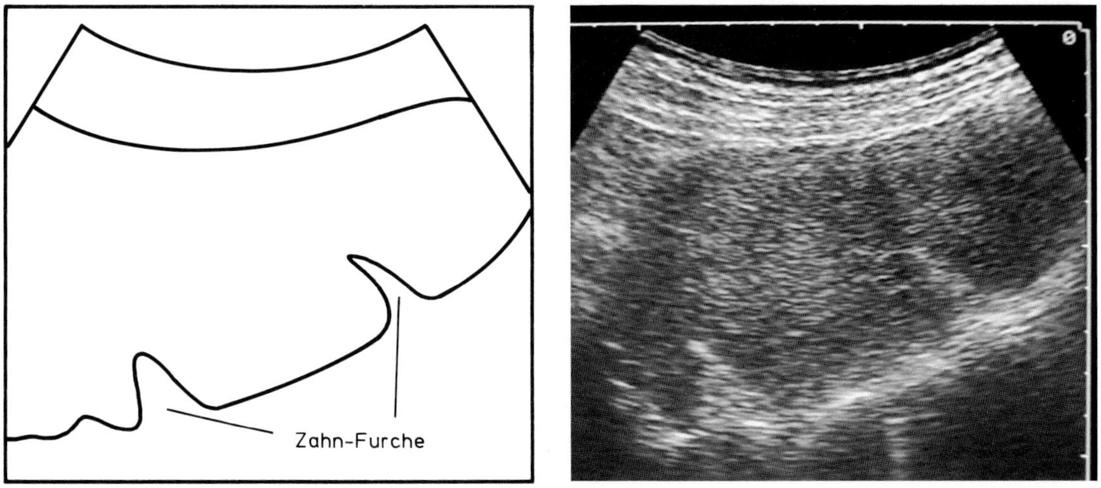
Zahn-Furche

18

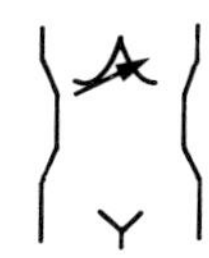

19 **Impression der Leber bei Faßthorax** (Längsschnitt durch den rechtslateralen Leberlappen in Höhe der vorderen Axillarlinie)
Die normal große Leber wird durch den reflexarmen, d.h. knorpeligen Anteil der unteren Thoraxapertur imprimiert, der nach innen gewölbt ist. Während der Atembewegung kommt es zu einem „Hindurchschlüpfen“ unter dieser Impression. Dadurch entsteht eine permanente Verformung der Leberoberfläche. Die Leber ist reflexarm, die Portalvene kräftig gefüllt.

Parenchymatöse Lebererkrankungen

20a **Beginnende Leberverfettung** (subkostaler Schrägschnitt)
Man erkennt einen Lebervenenast. Ventromedial davon ist das Leberreflexmuster etwas unregelmäßig, jedoch insgesamt normal in Größe und Verteilung der einzelnen Reflexe. Lateral der Vene jedoch ist eine umschriebene Reflexvermehrung und Verdichtung mit einer leichten dorsalen Schallschwächung zu erkennen. Es handelt sich um eine Verfettung geringen Grades.

20b **Fettleber** (Längsschnitt durch die Leber)
Die Kontur ist gewölbt, die Spitze verrundet, das Binnenreflexmuster vergröbert, die Einzelreflexe sind vergrößert und verdichtet. Man erkennt eine deutliche Schallschwächung gegen dorsal als Ausdruck der vermehrten Schallabsorption der fetttragenden Leber. Der kranial erkennbare Lebervenenast ist etwas schummrig dargestellt.

21 **Fettleber mittleren Grades** (Längsschnitt durch den rechten Leberlappen)
Die Leber ist noch normal groß, die Konturen sind gestreckt, die Spitze ist wenig verrundet, das Binnenreflexmuster ventral feinfleckig vergröbert und verdichtet, die Schallschwächung deutlich sichtbar. Durch die Schallschwächung wird die Dorsalkontur der Leber unscharf.

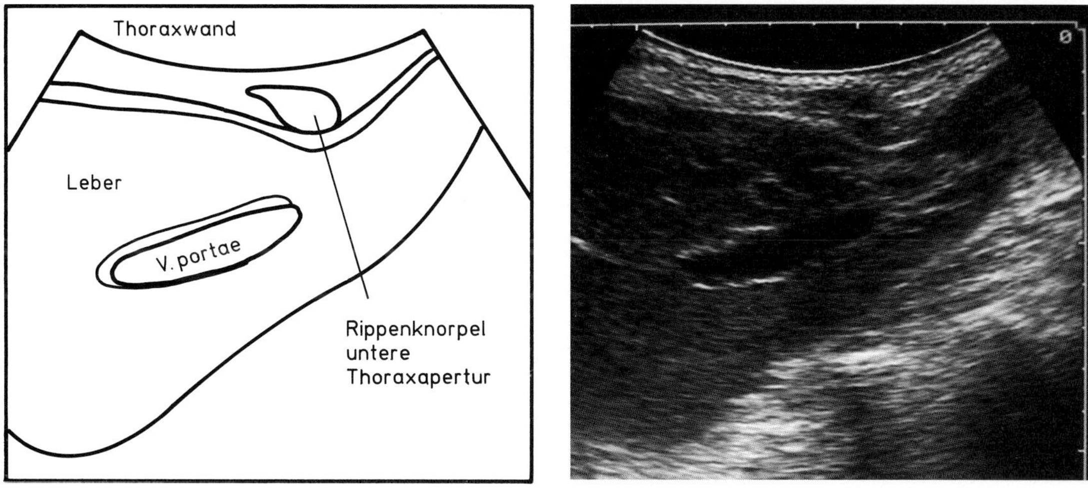
Thoraxwand
Leber
V. portae
Rippenknorpel
untere
Thoraxapertur

19

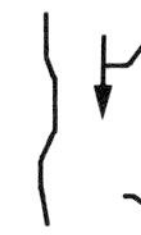

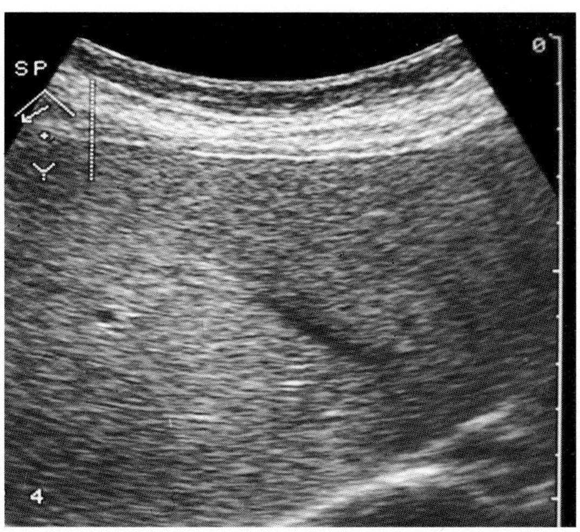

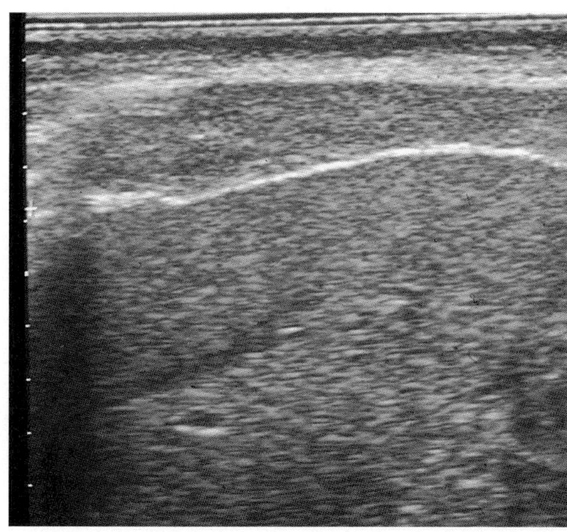

20a

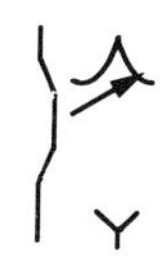

20b

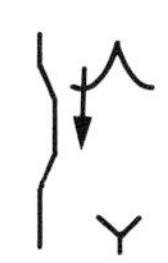

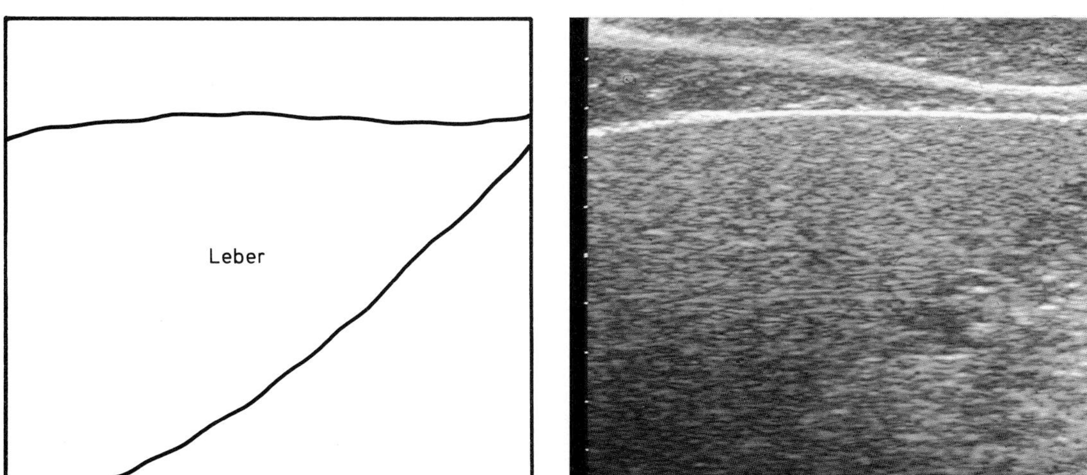
Leber

21

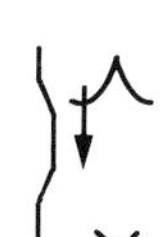

Parenchymatöse Lebererkrankungen

22a **Fettleber** (subkostaler Schrägschnitt durch die Leber)
Die Konturen sind glatt, der Schall dringt bis zum Zwerchfell durch, die Lebervenen sind jedoch dünn, wie rarefiziert ausgezogen, das Reflexmuster ist etwas scheckig, vermehrt, deutlich ist die distale Schallschwächung. Es liegt eine unregelmäßige Verfettung vor.

22b **Ausgeprägte Fettleber** (subkostaler Schrägschnitt)
Die Ventralkontur ist glatt, etwas durch den Curved-array-Scanner eingedrückt, die Schallwellen dringen eben noch bis zum Zwerchfell durch. Die distale Hälfte der Leber ist jedoch nicht mehr beurteilbar, da die ventrale Hälfte derart stark reflektiert, daß die weiter distal liegenden Leberabschnitte im Schallschatten des Schallverlusts verschwinden.

23 **Fettleber mit Übergang in Zirrhose** (Längsschnitt durch den rechten Leberlappen)
Die Leber ist groß, plump, die Spitze abgerundet und deformiert, die Konturen sind etwas unebenmäßig, das Reflexmuster ventral sehr kräftig, nahezu weiß, gegen distal ist die Schallschwächung dominierend. Je höher der Verfettungsgrad, desto heller das applikatornahe Reflexmuster und größer die Schallschwächung, die durch die Absorption in den verfetteten Abschnitten erzeugt wird.

24 **Unregelmäßige Leberverfettung** (Längsschnitt durch den linken Leberlappen)
Die Leber ist noch normal groß, die Kontur etwas gewölbt, die Spitze außerhalb des Bildrandes allenfalls verrundet. Die Dorsalkontur ist gestreckt bis leicht verrundet, das Reflexmuster vergröbert und verdichtet, wobei einzelne reflexarme mit reflexreichen Abschnitten abwechseln, ohne daß eine umschriebene Veränderung zu erkennen wäre. Es handelt sich um eine ungleichmäßige Verfettung der Leber.

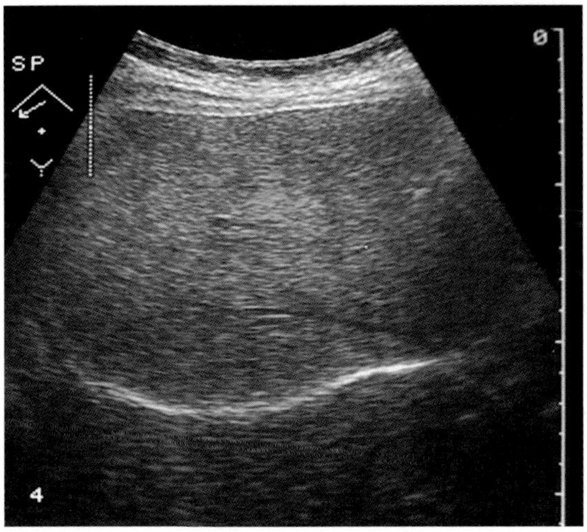

22a

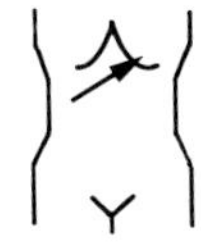

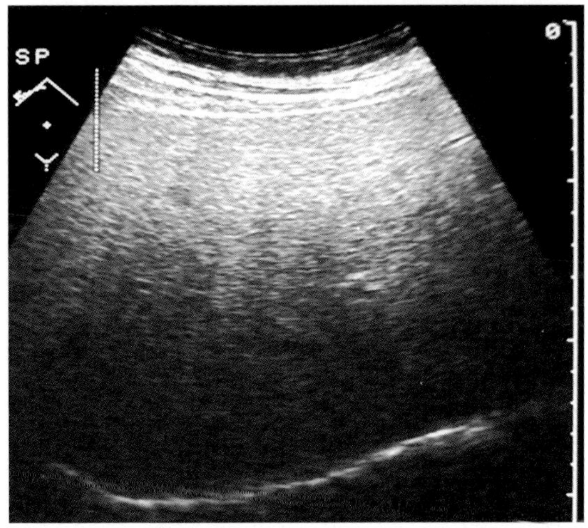

22 b

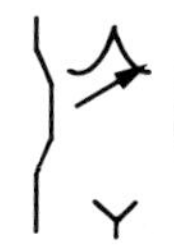

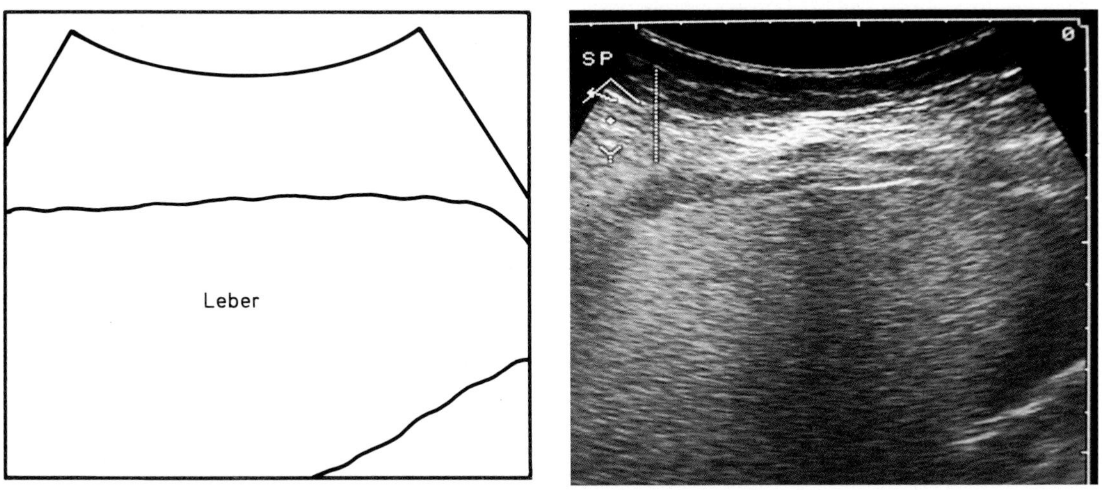

23

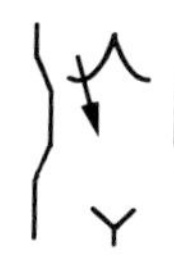

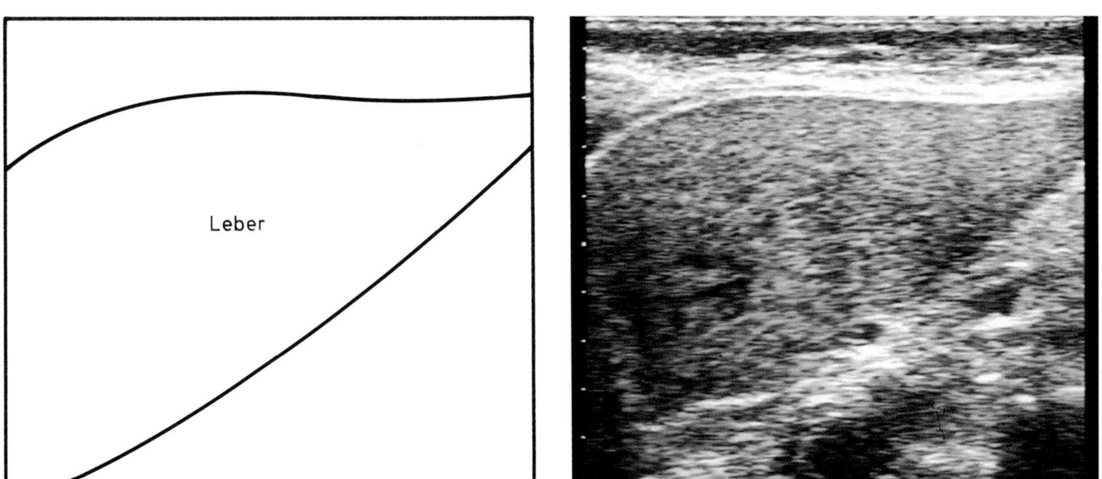

24

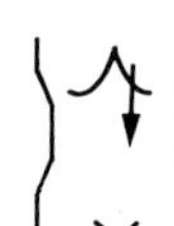

25 **Zonale Minderverfettung** (Längsschnitt in der vorderen Axillarlinie)
Die Leberkonturen sind noch glatt, die Spitze verrundet, das Binnenreflexmuster grob und dicht. Dorsal des rarefizierten Lebervenenastes in der Umgebung der Niere ist das Reflexmuster noch dichter als in den übrigen Leberabschnitten, kranial davon ist eine reflexarme, ovale, zipfelig ausgezogene Region zu erkennen, die an den vorgenannten Lebervenenast anschließt. Das Reflexmuster hier ist etwas zärter und weniger grob als in den umgebenden Leberabschnitten, wirkt jedoch nicht vollständig normal: Es ist scheckig und unregelmäßig.

26 **Zonale Minderverfettung** (subkostaler Schrägschnitt durch die kranialen Abschnitte der Leber)
Zwischen den Lebervenen, kurz vor ihrer Mündung, erkennt man eine reflexarme, in die Lebervenen wie eingepaßte Veränderung, die lateral bogig begrenzt ist gegen das ansonsten reflexvermehrte Lebergewebe. Die Lage der zonalen Minderverfettung im sog. Leberstern ist typisch wie die Lage in der Umgebung von Lebervenen überhaupt.

27a **Zonale Minderverfettung** (subkostaler Schrägschnitt)
Innerhalb eines Segments verstärkter Verfettung ist diese dreiecksförmige geschweifte Region normaler Reflexibilität zu erkennen. Auch diese ist in Lage und Form typisch, obwohl größere Blutgefäße in der Umgebung nicht zu erkennen sind.

27b **Zonale Minderverfettung** (Längsschnitt in Höhe der Niere)
In den kranialen Leberabschnitten findet man häufiger dorsal gelegen diese reflexarmen, zipfelig begrenzten Veränderungen in der Umgebung kleiner Lebervenenäste. Die Ursachen der unterschiedlichen Verfettung sind bis heute unklar. Ihre Lage in der Umgebung von Blutgefäßen spricht für eine vaskuläre Ursache der unterschiedlichen Verfettung.

25

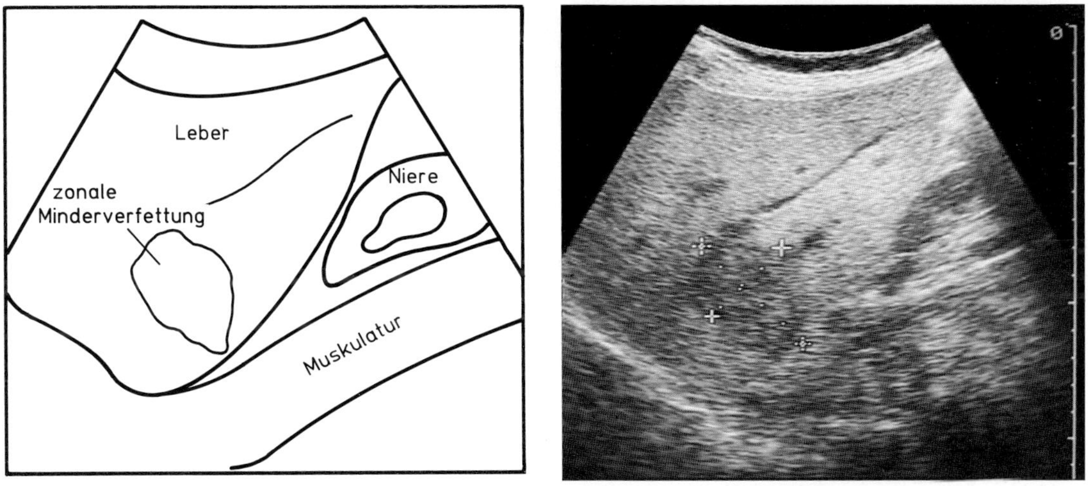
Leber
zonale
Minderverfettung
Niere
Muskulatur

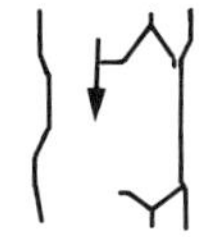

26

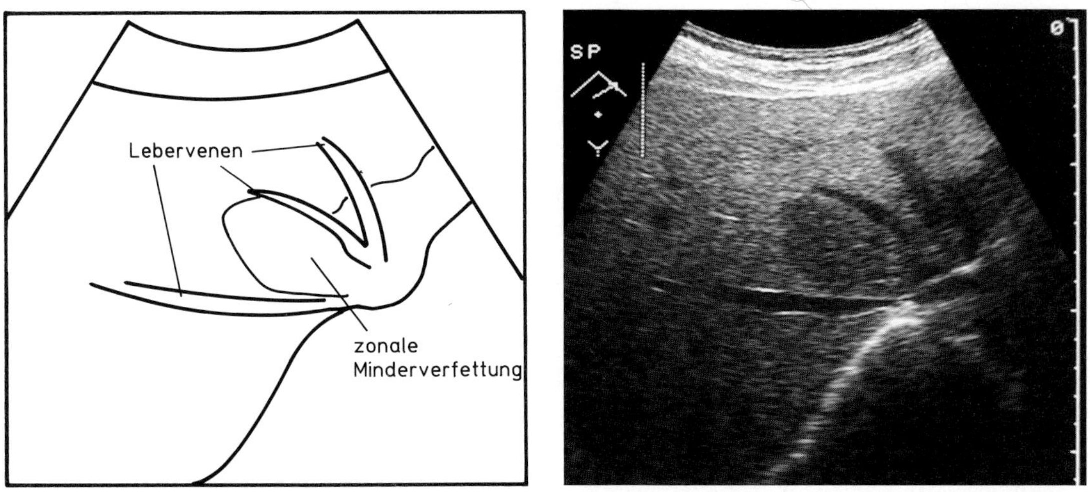
Lebervenen
zonale
Minderverfettung
SP

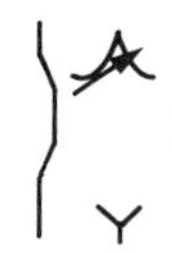

27a

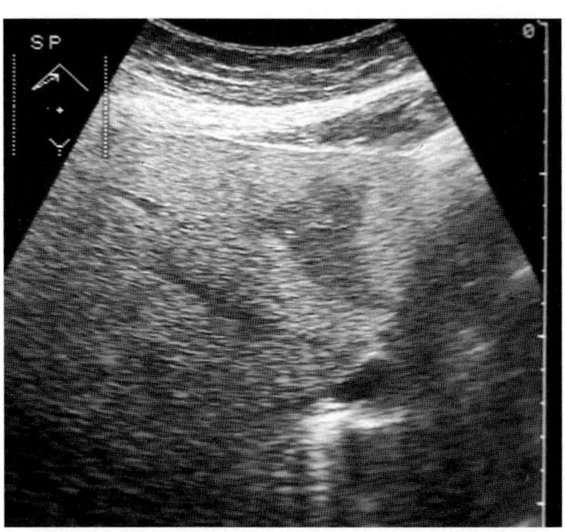
SP

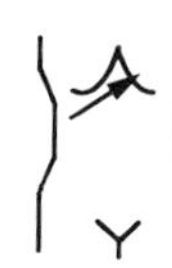

27 b

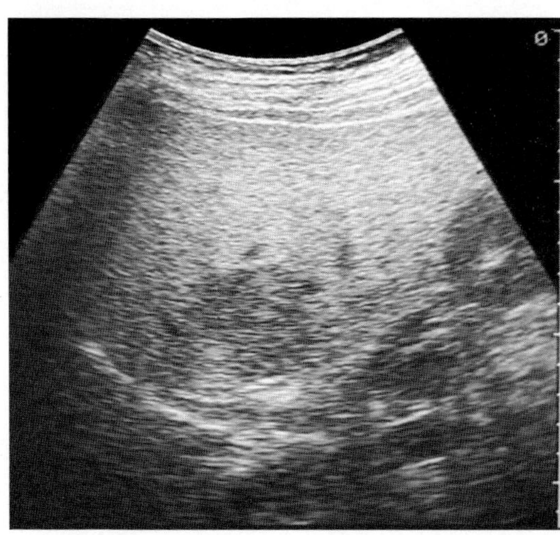

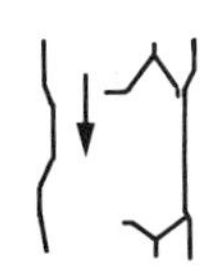

28 **Zonale Minderverfettung im linken Leberlappen** (Längsschnitt durch den linken Leberlappen)
Typische Reflexverminderung in den dorsokranialen Abschnitten, die unregelmäßig gegen die restliche Leber begrenzt sind. Das minderverfettete Lebergewebe hat ein nahezu normal wirkendes Gewebemuster. Verdrängungen, Verlagerungen von großen Gefäßen und Veränderung der Leberkontur treten naturgemäß bei zonalen Fettverteilungsstörungen nicht auf.

29 **Zonale Minderverfettung und Verfettung in derselben Leber** (Längsschnitt durch den linken Leberlappen)
Während die ventralen Anteile der Leber geringgradig verfettet sind, folgt dorsal eine Lamelle vermehrter Verfettung und dann eine Region normaler Reflexibilität, die die 2 dorsalen Drittel des linken Leberlappens kaudal der Lebervene einnimmt. Der Lobus caudatus ist ebenfalls frei von Fetteinlagerungen. Zonale Fettverteilungsstörungen treten nicht nur unter den üblichen alimentär toxischen Einflüssen auf, denen die Leber ausgesetzt sein kann (Alkohol, Diabetes), sondern auch bei sonstigen toxischen oder vaskulären Veränderungen (Septikämien, Traumata, Vaskulopathien).

30 **Zonale Verfettung der Leber** (subkostaler Schrägschnitt)
Zonale Verfettungen sind umschriebene reflexreiche, scharf begrenzte Veränderungen der Leber. Neben alimentären Ursachen kommt es auch bei toxischen Einflüssen auf die Leber und bei passageren Perfusionsstörungen der Leber, wie sie bei Traumen gelegentlich auftreten, zu Fettverteilungsstörungen der Leber, die voll reversibel sind. In diesem Fall war die Veränderung im Rahmen einer zytostatischen Therapie mit Perfusionsstörungen der Leber entstanden. Eine Infiltration der Leber bestand nicht.

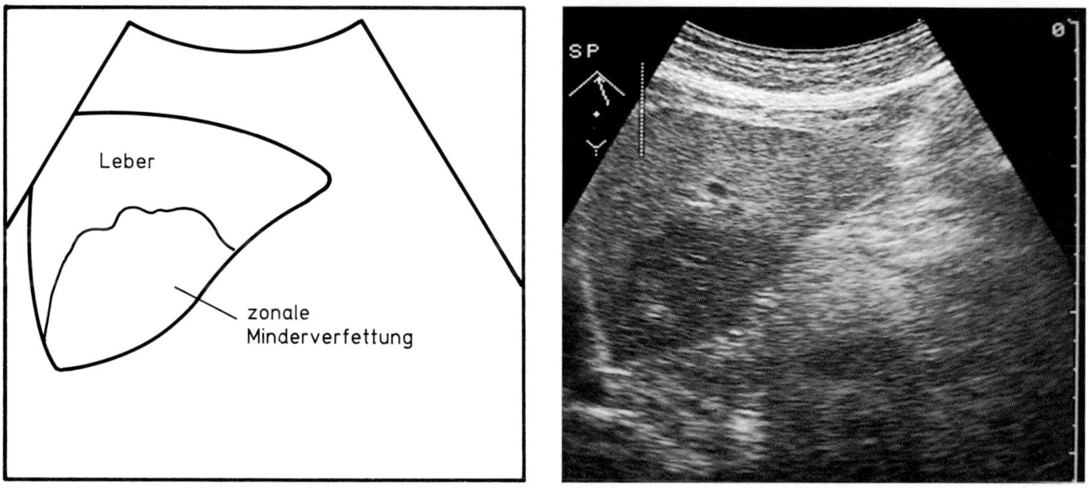
Leber
zonale
Minderverfettung
SP

28

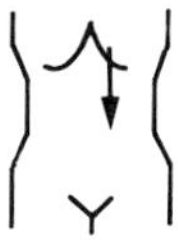

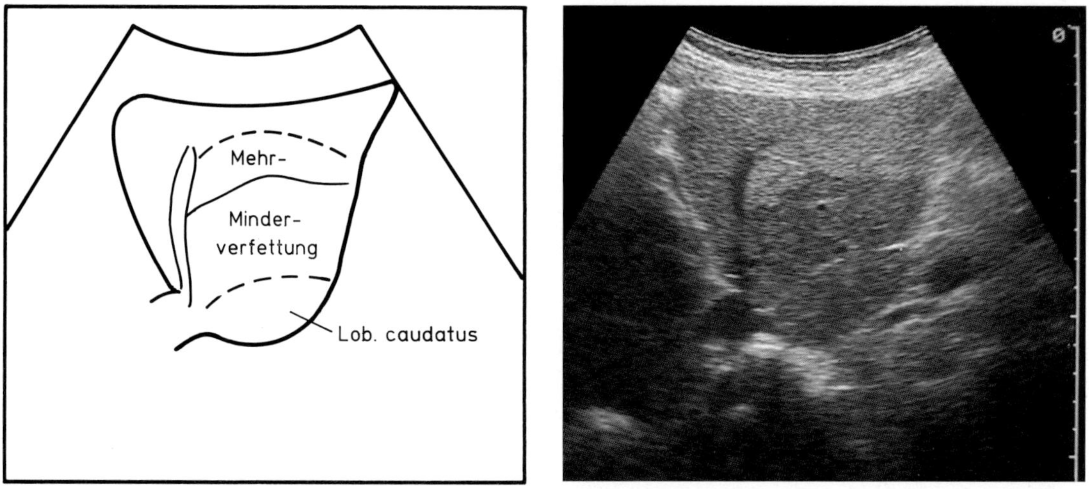
Mehr-
Minder-
verfettung
Lob. caudatus

29

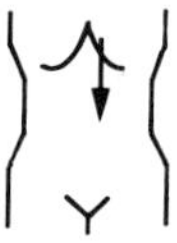

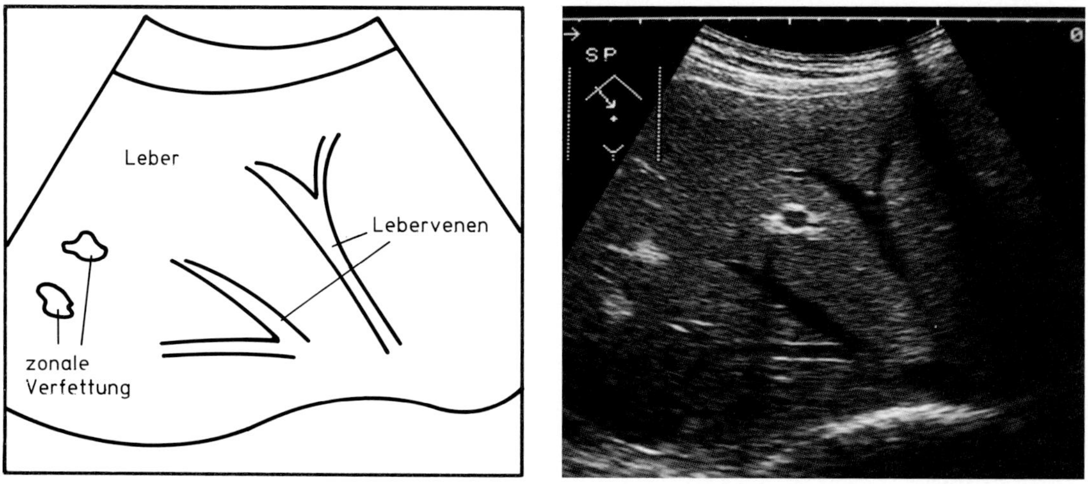
Leber
Lebervenen
zonale
Verfettung
SP

30

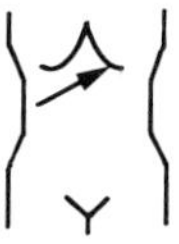

Parenchymatöse Lebererkrankungen

31a **Diffuse Leberinfiltration bei Non-Hodgkin-Lymphom** (Längsschnitt durch den linken Leberlappen)
Während noduläre Infiltrationen der parenchymatösen Organe bei Non-Hodgkin-Lymphomen leicht zu erkennen sind, ist dies bei feinnodulären oder diffusen Infiltrationen schwierig. Typisch für die Leberveränderung ist eine Zunahme der Schalltransparenz, z.T. bei Zunahme der Reflexibilität. Die Leber sieht dann heller aus, die Einzelreflexe sind meist nicht vergröbert, die Schalltransparenz ist eher verstärkt.

31b **Morbus Hodgkin, diffuse Leberinfiltration** (subkostaler Schrägschnitt)
Die Leber ist etwas vergrößert, die Kontur glatt, es finden sich keine umschriebenen Konturveränderungen. Das Reflexmuster ist eigentümlich scheckig, die einzelnen Reflexe sind vergröbert, verdichtet mit einzelnen reflexärmeren Abschnitten, die Schalltransparenz ist jedoch trotz der Vergröberung der Einzelreflexe erhalten. Der Portalvenenast links kaudal im Bild ist scharf abgegrenzt. Die erhaltene Schalltransparenz erlaubt es, diese diffusen Veränderungen von Fettlebern zu unterscheiden.

32a **Morbus Hodgkin, diffuse Leberinfiltration** (Längsschnitt durch den rechten Leberlappen)
Die Leber ist vergrößert, verplumpt; die dorsal der Leber dargestellte Niere ist stielgedreht und liegt deshalb atypisch. Kaudal der Leber ist etwas Aszites zu erkennen. Die Leber selbst bietet ein vergröbertes und verdichtetes Reflexmuster, es fällt dabei wieder auf, wie gut die Schalltransparenz ist. Die Niere ist scharf abgegrenzt, alle Leberabschnitte sind gleichmäßig in ihrer vermehrten Reflexibilität. Dieses Bild zeigt, daß eine Unterscheidung diffuser Leberinfiltrationen bei malignen Lymphomen von Fettlebern für den in der Sonographie Geübten gut möglich ist.

32b **Infiltration der Leber bei Hodgkin-Sarkom** (Längsschnitt durch den rechten Leberlappen)
Die Leber ist monströs vergrößert, die Oberfläche ventral ebenmäßig, kaudal und dorsal unebenmäßig, knollig unregelmäßig begrenzt, das Reflexmuster scheckig mit reflexärmeren, reflexreicheren girlandenartig umeinandergelegten Veränderungen, wobei der kaudale Anteil des Leberlappens noch relativ gleichmäßig strukturiert erscheint. Solche, von diffusen Metastasierungen schwer zu unterscheidende Veränderungen sind bei malignen Lymphomen selten. Eindeutige umschriebene Veränderungen sind allenfalls stellenweise zu erkennen. Es fällt bei der Größe des Organs und der vermehrten Reflexibilität die gute Schalltransparenz auf.

33 **Hepatitis acuta** (subkostaler Schrägschnitt durch die Leber)
Die Leber ist vergrößert, das Reflexmuster gleichmäßig vermindert, die Schalltransparenz vermehrt, die venösen Gefäße sind kräftig blutgefüllt. Damit sind die sonographischen Charakteristika der Hepatitis dargestellt. Die Sonographie ist nicht die Methode der Wahl zur Diagnose einer akuten Hepatitis; sie ist jedoch zur Unterscheidung von anderen Erkrankungen mit Ikterus hilfreich.

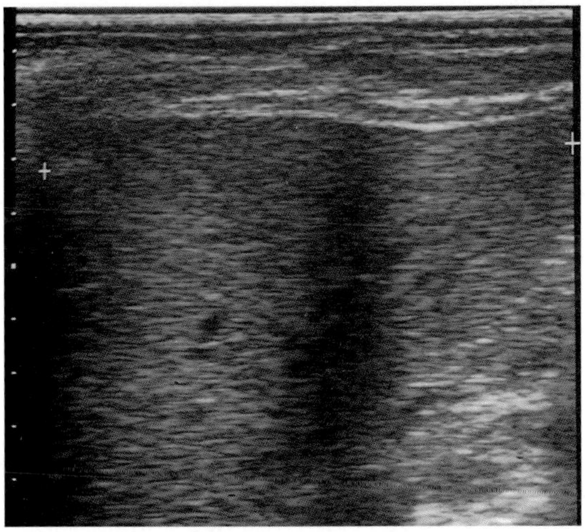

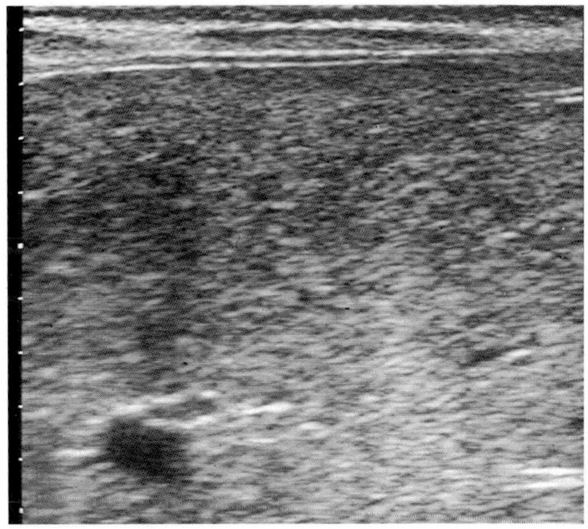

31a

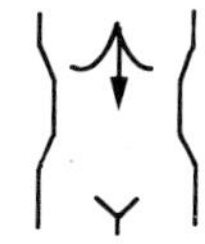

31b

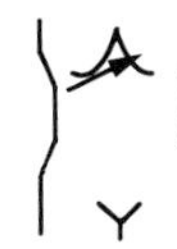

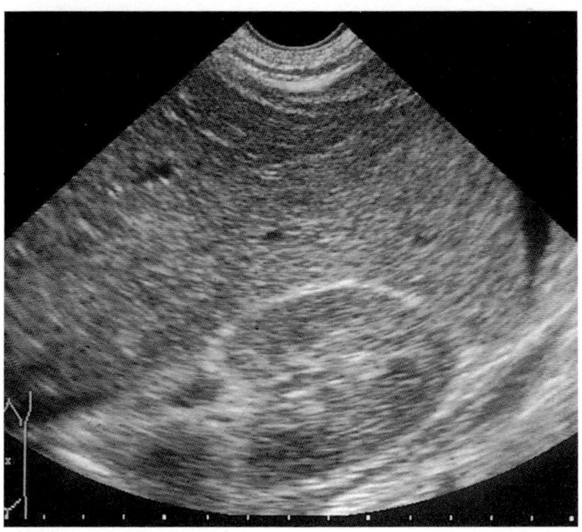

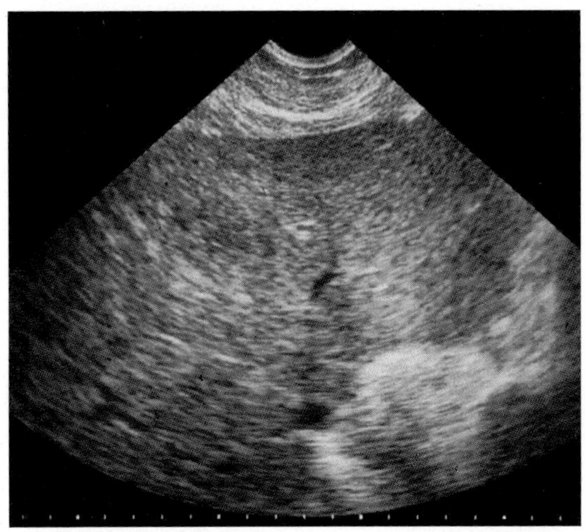

32a

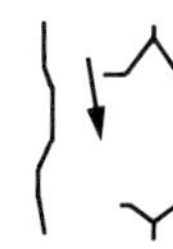

32b

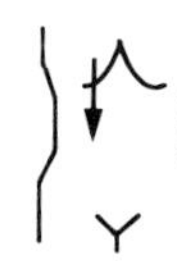

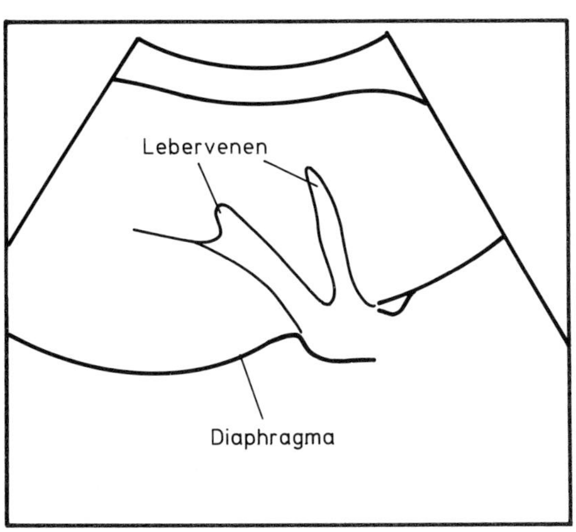

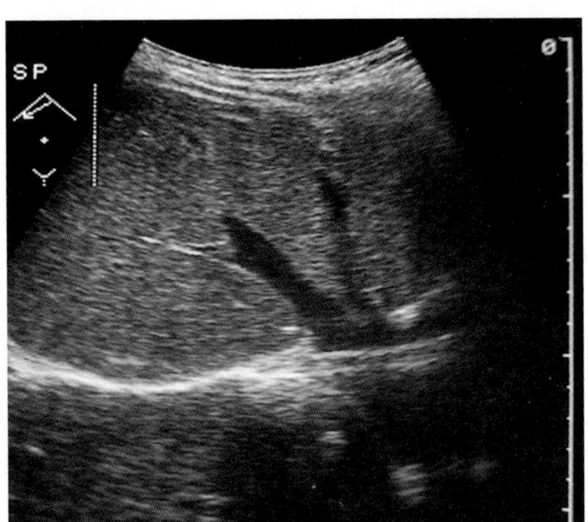

33

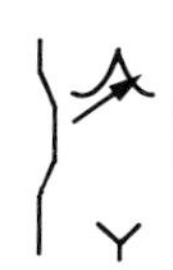

34 **Akute Hepatitis** (subkostaler Schrägschnitt durch die Leber, jetzt in Höhe der Portalgefäße)
Wiederum ist die Leber vergrößert, verplumpt, das Reflexmuster vermindert, die Leber wirkt dadurch sehr dunkel. Die Schalltransparenz ist verbessert, die Schallwellen treffen nahezu ungehindert auf das hell aufleuchtende Zwerchfell auf. Alle Gefäßabschnitte sind kräftig dargestellt, die Gefäße prall gefüllt. Bemerkenswert ist insbesondere die pralle Füllung der Portalgefäße, die etwas erweitert scheinen. Die gesamte Pfortenregion (Uferbefestigungen) ist damit über 2 cm weit. Ein typisches Zeichen für die akute Hepatitis, wobei, im Gegensatz zur Leberzirrhose, die Verbreiterung aufgrund der Erweiterung der Portalvenen entsteht.

35 **Akute Hepatitis** (Längsschnitt durch den rechten Leberlappen)
Auch hier erkennt man die schon palpable Vergrößerung der Leber, die Kontur ist verplumpt, das Reflexmuster jedoch eher vermindert; das Organ wirkt dunkel bis schwarz, unterbrochen nur von der strotzend blutgefüllten Portalvene mit den Uferbefestigungen.

36 **Akute Hepatitis** (subkostaler Schrägschnitt durch die Leber)
Beeindruckend sind jeweils die strotzend gefüllten Gefäße innerhalb der reflexverminderten, vergrößerten Leber. Die Gallengänge sind dabei normal weit. Die Sonographie eignet sich somit zur raschen differentialdiagnostischen Entscheidung bei der Untersuchung ikterischer Patienten zwischen parenchymatösem und Verschlußikterus.

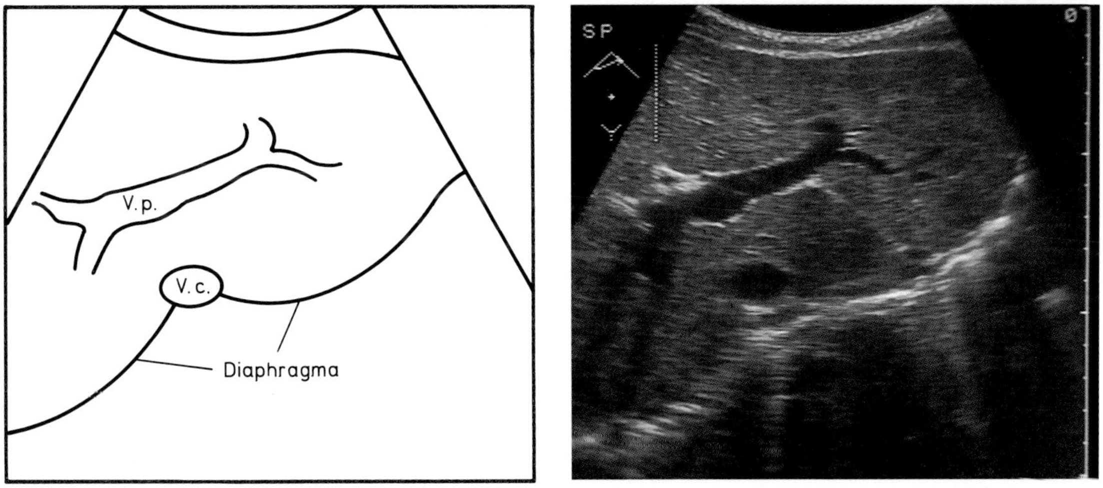

34

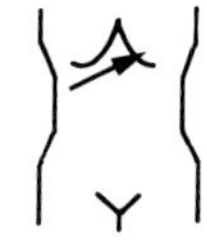

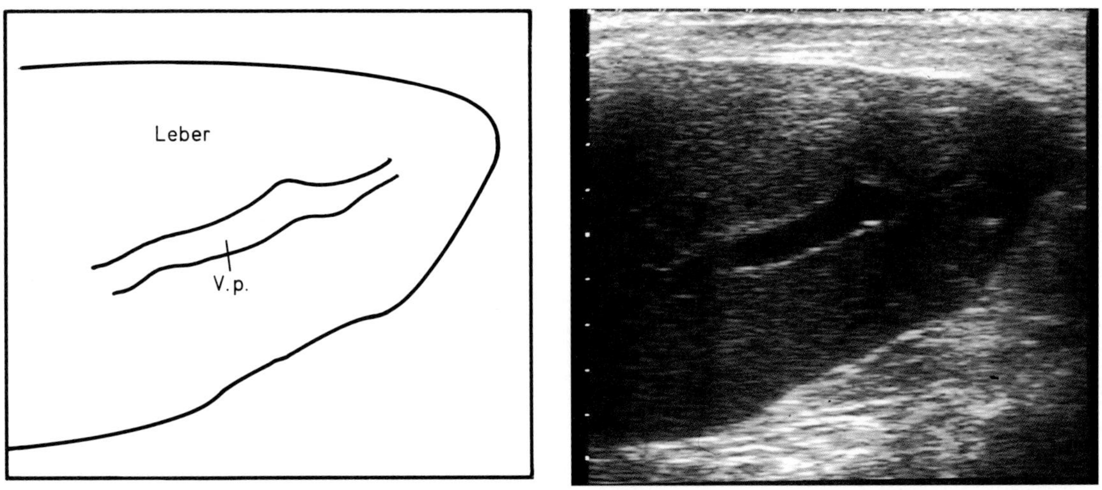

35

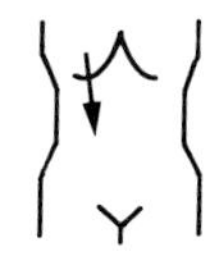

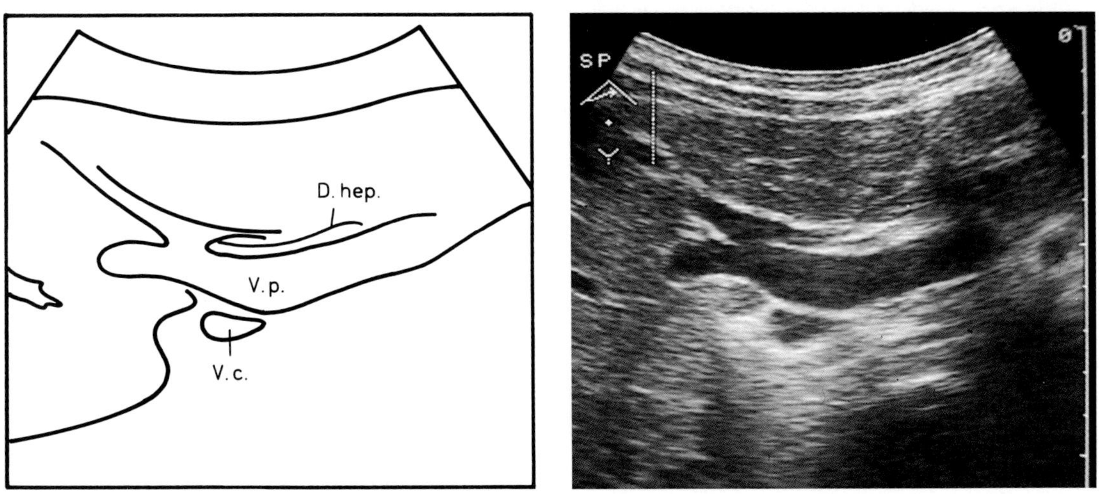

36

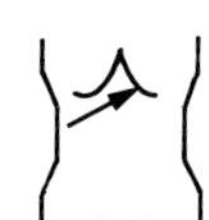

37 **Chronische Hepatitis** (Längsschnitt durch den linken Leberlappen)
Die Leber ist etwas vergrößert, die Kontur gewölbt, die Spitze abgerundet, das Reflexmuster noch reflexarm, jedoch mit einzelnen kräftigen Reflexen bei beginnender Bindegewebevermehrung. Auch die Verplumpung der Leberkonturen und die Abrundung der Spitze sprechen für einen beginnenden Umbau.

38 **Chronische Cholangitis** (subkostaler Schrägschnitt durch den rechten Leberlappen)
Die Leber ist vergrößert, das Reflexmuster etwas vergröbert, gegen distal ist ein Schallverlust feststellbar. Auffällig sind die vielen hell aufleuchtenden tubulären Strukturen mit jeweils zentralem Lumen. Diese Veränderungen, die eindeutig Gefäßen oder Gängen entsprechen, sind das einzige Charakteristikum einer chronischen Cholangitis. Sie sind Ausdruck der wandverdickten Gallengänge. Wenn diese Veränderungen nicht vorhanden sind, fällt die Diagnose einer Cholangitis schwer. Allerdings kann man, wenn man konsequent darauf achtet, diese tubulären Veränderungen bei den meisten Cholangitiden nachweisen.

39 **Chronische Cholangitis** (Längsschnitt im Bereich des rechten Leberlappens)
Die Leber ist vergrößert, etwas verplumpt, die Konturen sind wellig, das Reflexmuster ist scheckig, unregelmäßig. Wiederum fallen die tubulären Strukturen auf, die den chronisch entzündeten, wandverdickten Gallengängen entsprechen.

37

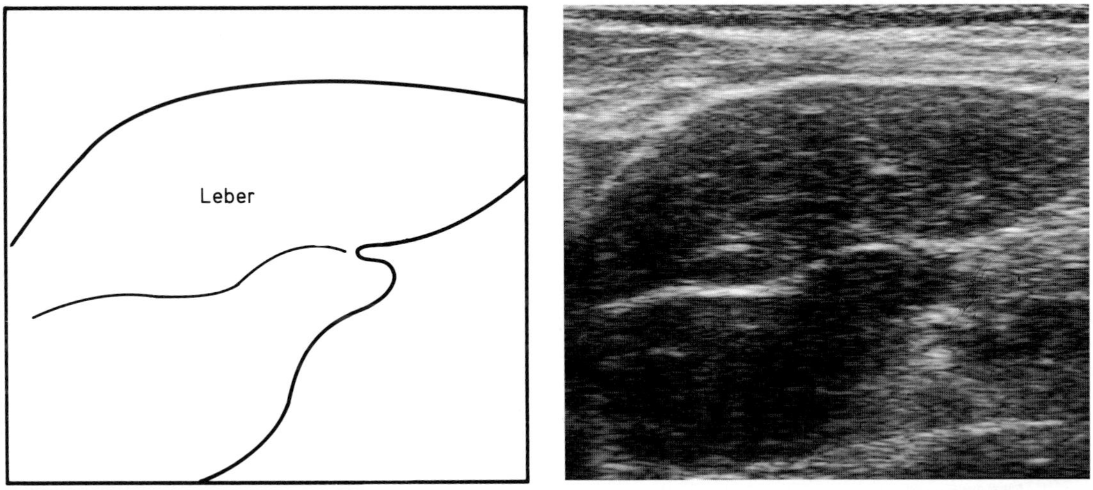

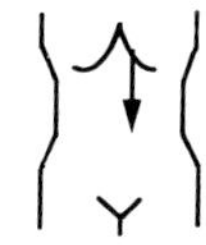

38

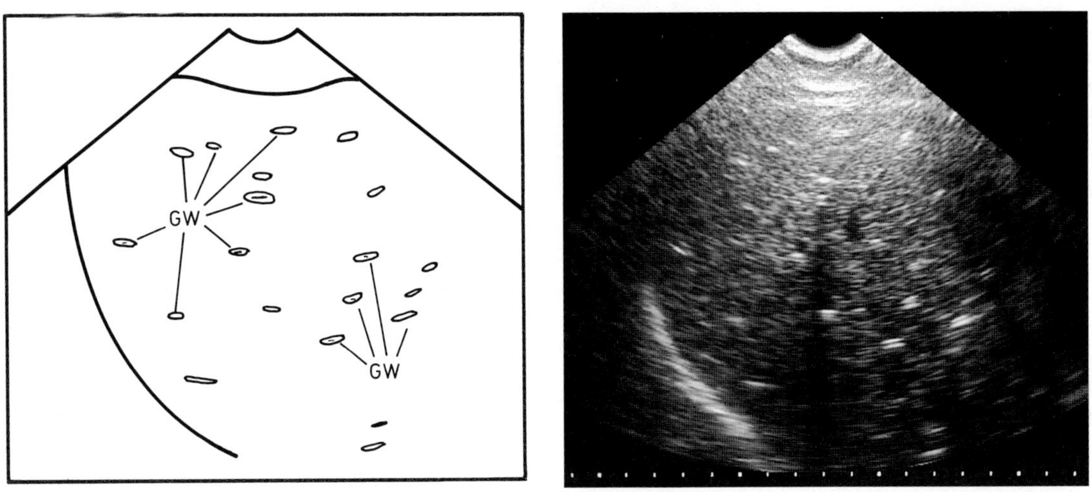

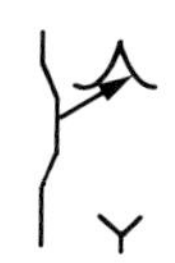

39

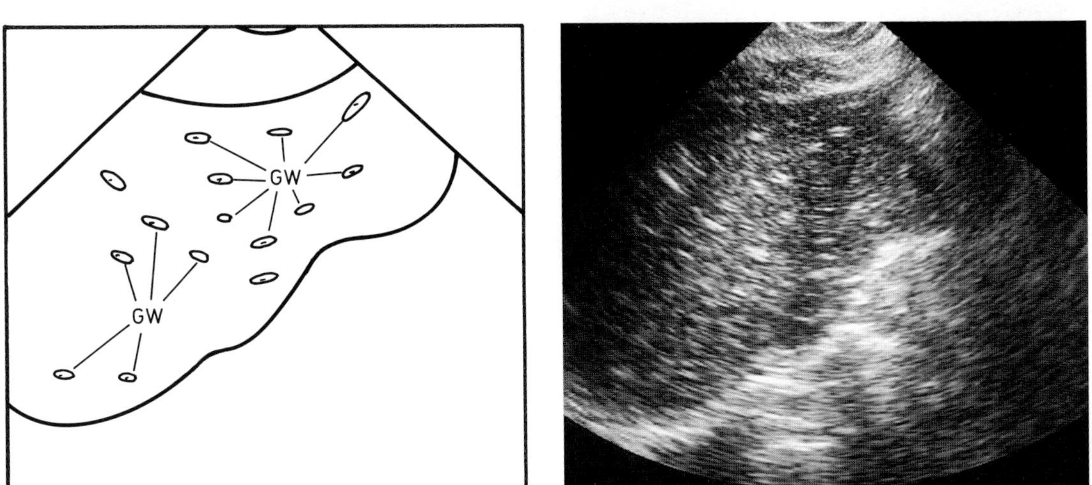

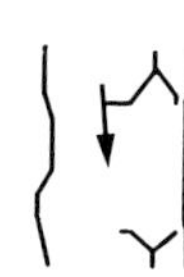

Parenchymatöse Lebererkrankungen

40 **Aerobilie** (subkostaler Schrägschnitt durch den rechten Leberlappen)
Bei diesem Patienten war eine Papillotomie durchgeführt worden. Überall in der Leber erkennt man reflexkräftige Veränderungen mit Schallschatten. Diese meist flachen, hell aufleuchtenden, etwas schwirrenden Reflexe sind lageinstabil. Da sie durch Luft verursacht sind, steigen sie entgegen der Schwerkraft nach kranial an, wenn der Patient aufsteht. Umlagerungen machen sie in der gleichen Weise mit. Man kann diese Veränderungen dadurch von Steinen oder aber auch Nahrungsresten in den Gallengängen unterscheiden.

41a **Fettleberzirrhose** (Oberbauchquerschnitt mit deutlich vergrößerter Leber)
Die Konturen sind wellig unregelmäßig, die Spitze abgerundet, verplumpt, das Binnenreflexmuster vergröbert, verdichtet, etwas scheckig. Man erkennt einen distalen Schallverlust, der die Beurteilung der dorsalen Leberabschnitte unmöglich macht. Alle Kriterien der Fettleber sind erfüllt, darüber hinaus spricht die Unebenmäßigkeit der Leberoberfläche für das Vorliegen eines knotigen Umbaus.

41b **Fettleberzirrhose** (Längsschnitt durch den linken Leberlappen)
Der linke Leberlappen ist deutlich vergrößert, verplumpt, die Konturen sind wellig verändert, die Spitze ist abgerundet. Das Reflexmuster ist scheckig vergröbert, unregelmäßig, ungeordnet mit einzelnen verdämmernden Blutgefäßen und distalem Schallverlust. Es sind somit die Kriterien sowohl der Fettleber als auch der Leberzirrhose erfüllt.

42 **Fettleberzirrhose** (Längsschnitt durch den linken Leberlappen mit einem 5-MHz-Schallkopf)
Dieser stellt die Unregelmäßigkeiten der Leberoberfläche besser dar. Man erkennt eine höckrige Ventralfläche und eine grobknotige Dorsalkontur der Leber. Das Reflexmuster ist gleichmäßig vergröbert, verdichtet, die Lebervenen sind überhaupt nicht mehr zu erkennen, der Schallverlust ist vergleichsweise gering.

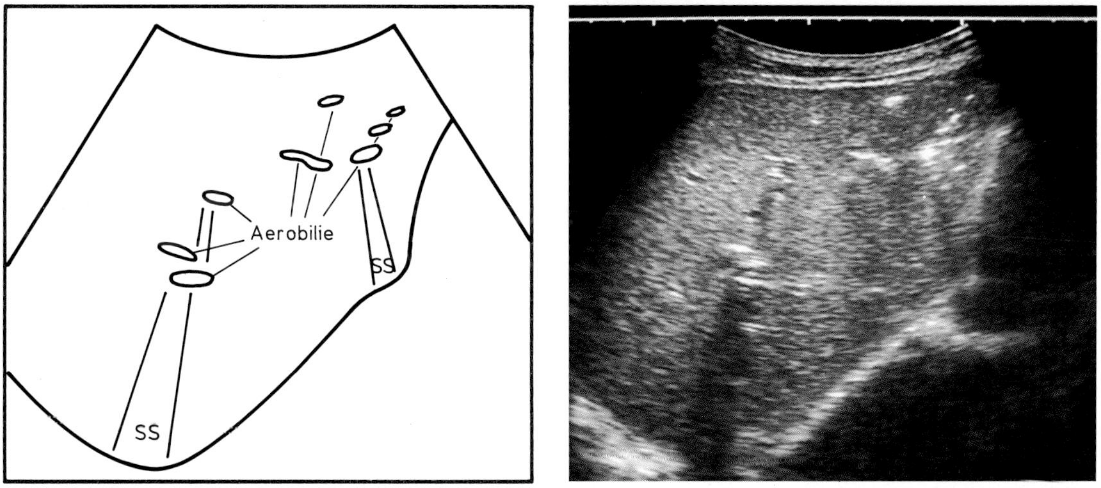

40

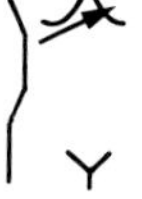

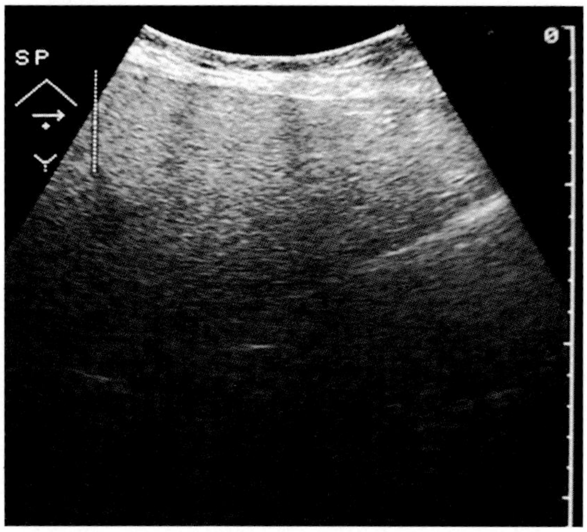

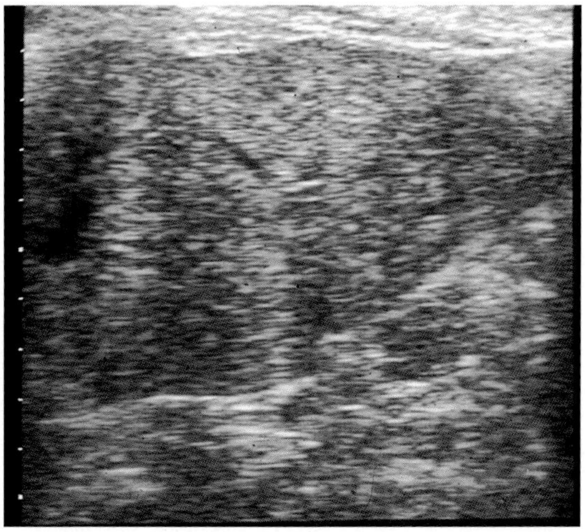

41a

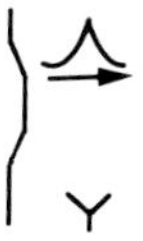

41b

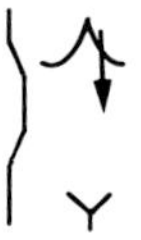

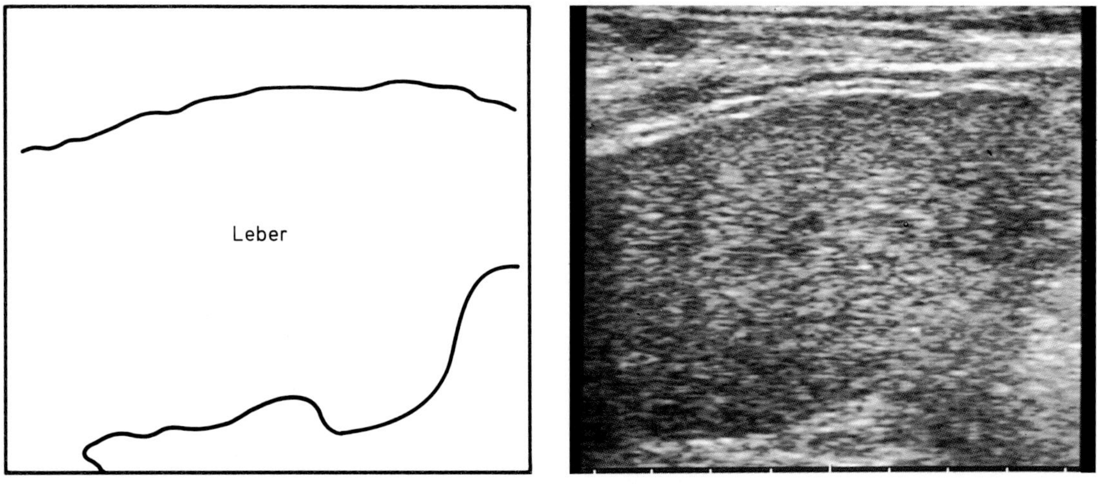

42

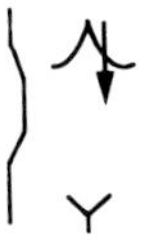

43 **Leberzirrhose mit Aszites** (Längsschnitt durch den linken Leberlappen)
Dieser ist eher verkleinert, die Oberfläche höckrig, unregelmäßig, das Reflexmuster vergröbert und verdichtet, die Leber ist von Aszites umgeben, der in alle Nischen und Hohlräume einläuft. An den Grenzflächen zum Aszites sind die Unebenmäßigkeiten der Leberoberfläche besonders gut zu erkennen.

44 **Leberzirrhose** (Querschnitt durch den linken Leberlappen)
Die Leber ist vergrößert, die Oberfläche unregelmäßig wellig, höckrig. Mit einem 5-MHz-Schallkopf gelingt es auch ohne das Vorhandensein von Aszites, Unebenmäßigkeiten der Leberkontur darzustellen. Dazu ist z. T. eine subtile Untersuchungstechnik notwendig, die das Absuchen sämtlicher Leberoberflächen erfordert. Unter Anwendung dieser Technik ist die Sensitivität in der Erfassung von Unebenmäßigkeiten der Leberoberfläche hoch (90%). Da diese jedoch auch bei posthepatitischen Narben und fibrotischen Veränderungen verschiedener Grade gefunden wird, ist auch der Anteil falsch-positiver Befunde bezogen auf die Leberzirrhose relativ hoch.

45 **Leberzirrhose** (Untersuchung mit 5-MHz-Schallkopf unter Benutzung einer Wasservorlaufstrecke)
Mit dieser Untersuchungstechnik gelingt es, auch kleinhöckrige Veränderungen der Leber zu erkennen und damit ein Charakteristikum der Leberzirrhose zu dokumentieren. Unter Anwendung einer subtilen Untersuchungstechnik ist die sonographische Beurteilung der Leberoberflächenbeschaffenheit (glatt, feinhöckrig, grobhöckrig) kaum schlechter als die makroskopische Beurteilung anläßlich der Laparoskopie. Der Nachweis laparoskopisch sichtbarer vaskulärer Veränderungen jedoch (Gefäßinjektionen, Lymphzysten etc.) gelingt sonographisch nicht.

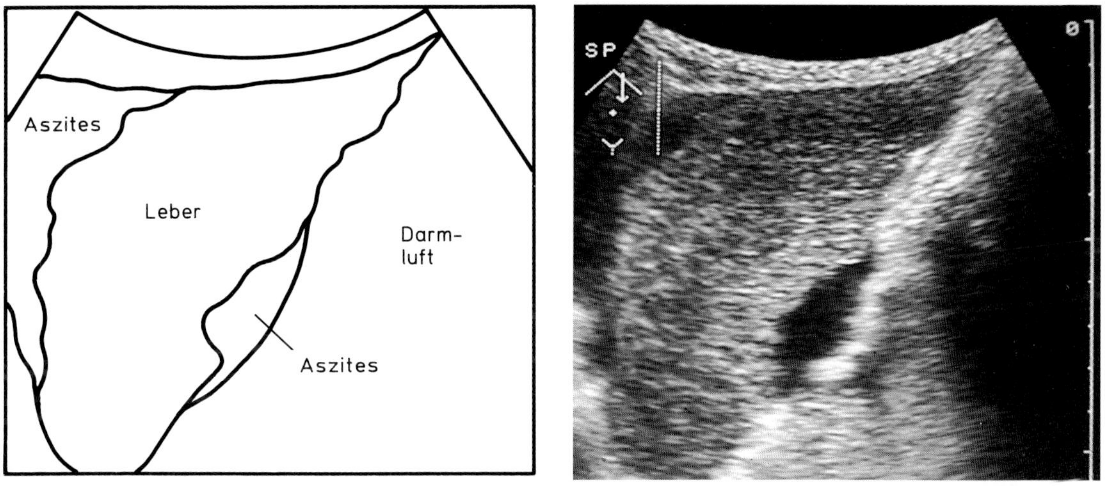
Aszites
Leber
Darm-
luft
Aszites
SP

43

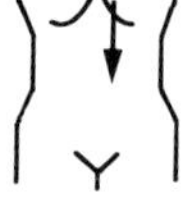

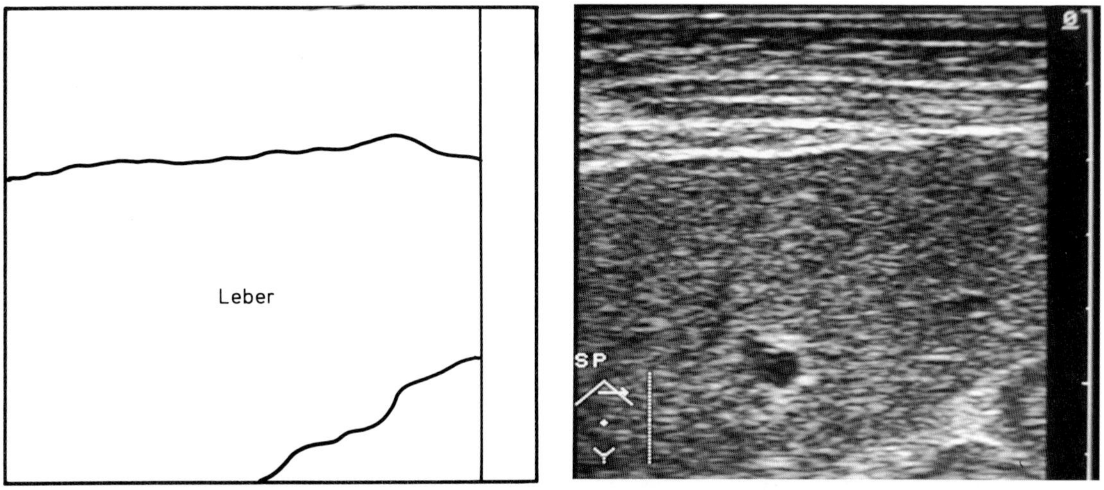
Leber
SP

44

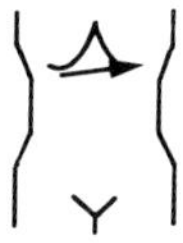

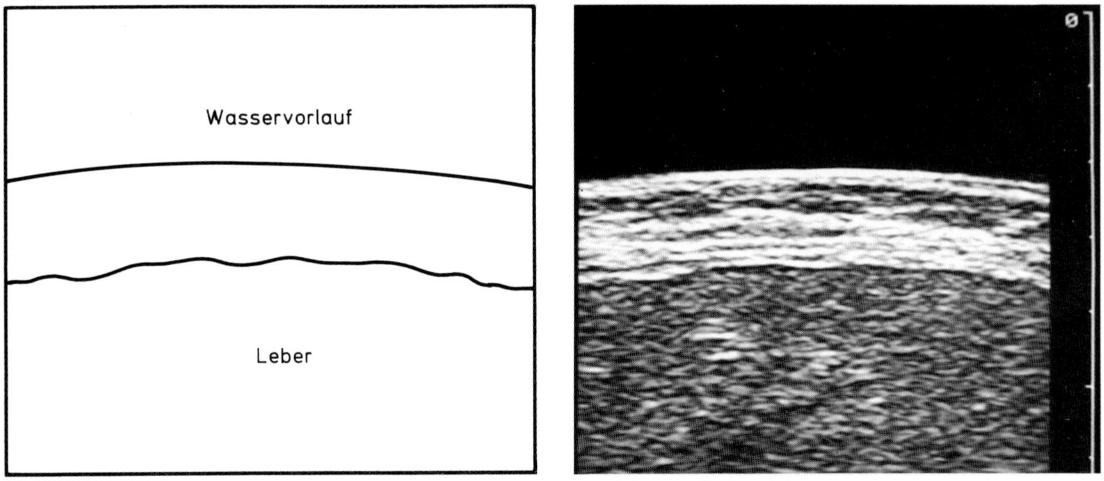
Wasservorlauf
Leber

45

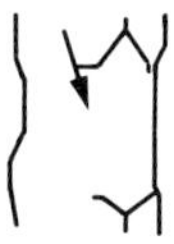

Parenchymatöse Lebererkrankungen

55 **Leberzirrhose mit Aszites** (Oberbauchquerschnitt)
Die Leber ist eher verkleinert, die Ventralkontur unregelmäßig höckerig, die Gefäße in der Leber sind rarefiziert, das Reflexmuster ist scheckig, vergröbert, der distale Schallverlust deutlich. Der die Leber umgebende Aszites ergänzt das Bild zu der sonographischen Diagnose einer dekompensierten Leberzirrhose.

56 **Atrophische Leberzirrhose mit portaler Hypertension** (subkostaler Schrägschnitt)
Die Leber ist deformiert, in ihrer ursprünglichen Form nur noch eben zu erahnen. Die Ventral- und Lateralkonturen sind knollig deformiert, das ganze Organ verkleinert. Durch den massiven Aszites kommt es zu einer vermehrten Schalltransparenz und virtuellen Aufhellung der ventralen Anteile der Leber, die um so größer ist, je länger die Aszitesstrecke ist, die der Schall bis zum Erreichen der Leber zurücklegen muß.

57 **Leberatrophie bei Leberzirrhose mit portaler Hypertension** (Längsschnitt)
Durch den rechten Leberlappen erkennt man eine verplumpte tierkopfartig deformierte Leber, die im Aszites schwimmt, mit Vergröberung der Binnenreflexe. Aufgrund der Breite des Schallbündels kommt es bei der Abbildung der tangential getroffenen Partien der lateralen Leberkontur zu einer artefiziellen gleichzeitigen Darstellung von Aszites und Leber, die den Eindruck einer Unterwasseraufnahme der kranialen Leberabschnitte entstehen läßt.

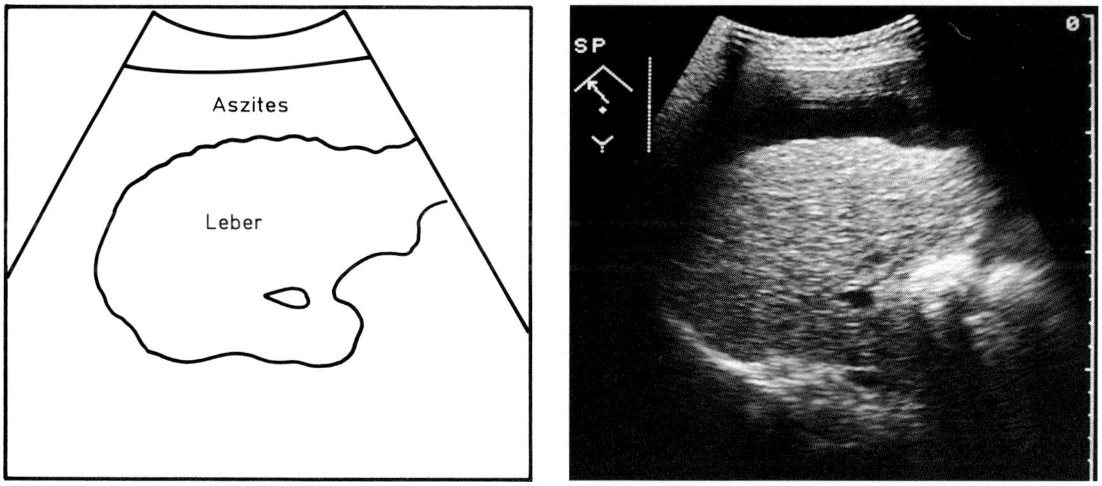

55

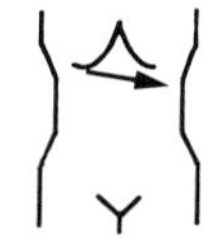

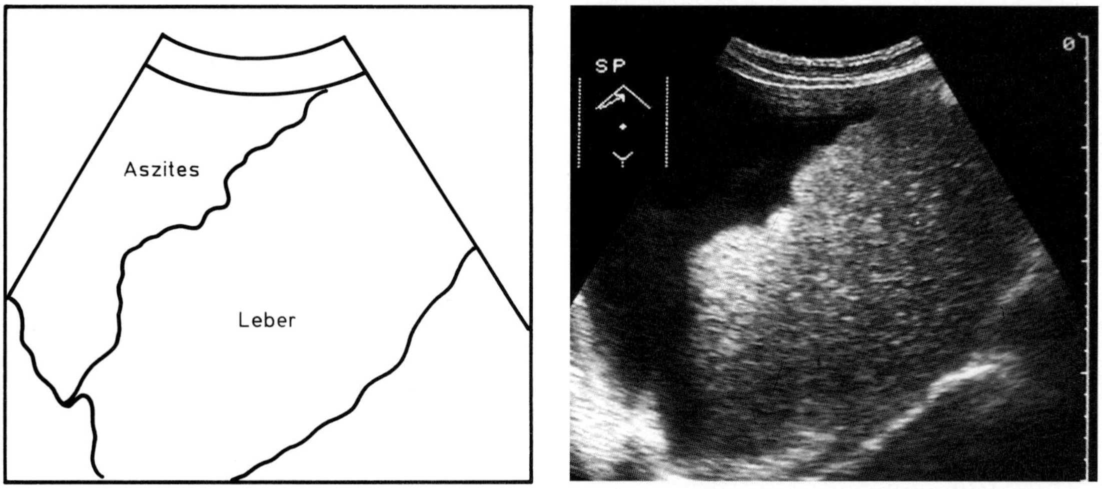

56

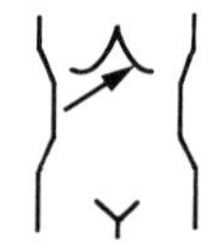

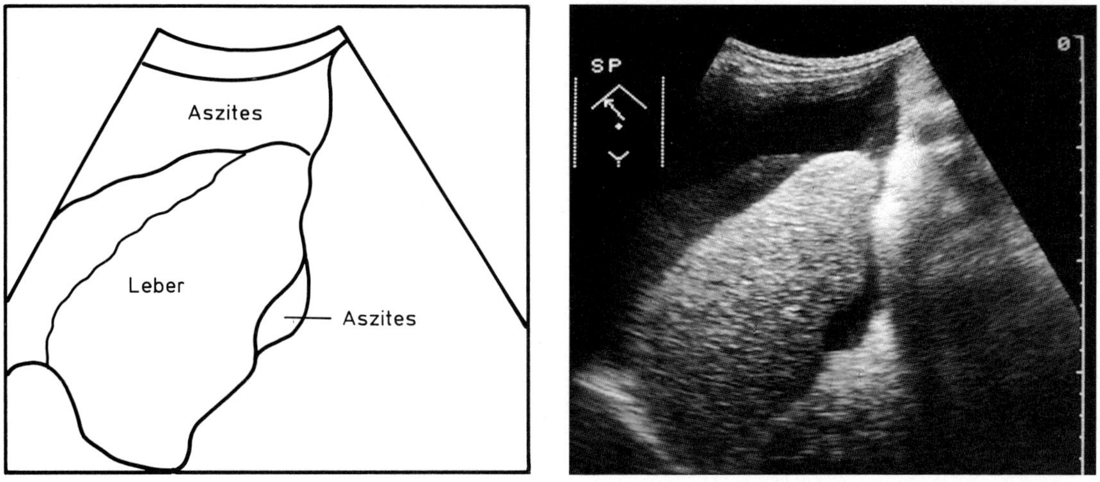

57

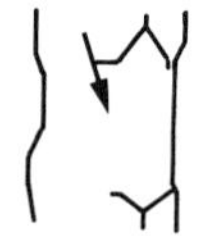

58 **Leberoberfläche im Aszites bei Leberzirrhose** (Aufnahme mit 7,5-MHz-Schallkopf)
Im Aszites sind die Unebenmäßigkeiten der Leberoberfläche noch besser zu erkennen. Man meint sogar, Pseudolobuli innerhalb der Leber abgrenzen zu können.

59 **Grobknotige Leberzirrhose im Aszites** (Längsschnitt durch den rechten Leberlappen)
Die Leber ist vergrößert, verplumpt, die Konturen sind unebenmäßig, die Ventralkontur reflektiert durch den Aszites als Wasservorlaufstrecke künstlich vermehrt. Die scheinbaren Unterbrechungen der Oberflächenechos entstehen durch die Streuung der Schallwellen bei ihrem Auftreffen auf die unebene Leberoberfläche. Die vermeintlich der Bauchwand anhängenden reflexkräftigen Veränderungen sind Artefakte, die durch Wiederholungsechos der Bauchdecken im Aszites entstehen.

60 **Feinknotige Leberzirrhose mit Aszites** (Querschnitt rechter Leberlappen)
Die Veränderung war hier so feinknotig, daß sie sonographisch nicht mehr registriert werden konnte. Man erkennt allerdings hinter dem Aszites ein Eintrittsecho der Leberoberfläche, das etwas wellig erscheint und stellenweise durchbrochen ist. Dies ist das einzige Indiz für das Vorhandensein einer nicht ganz ebenmäßigen Leberoberfläche.

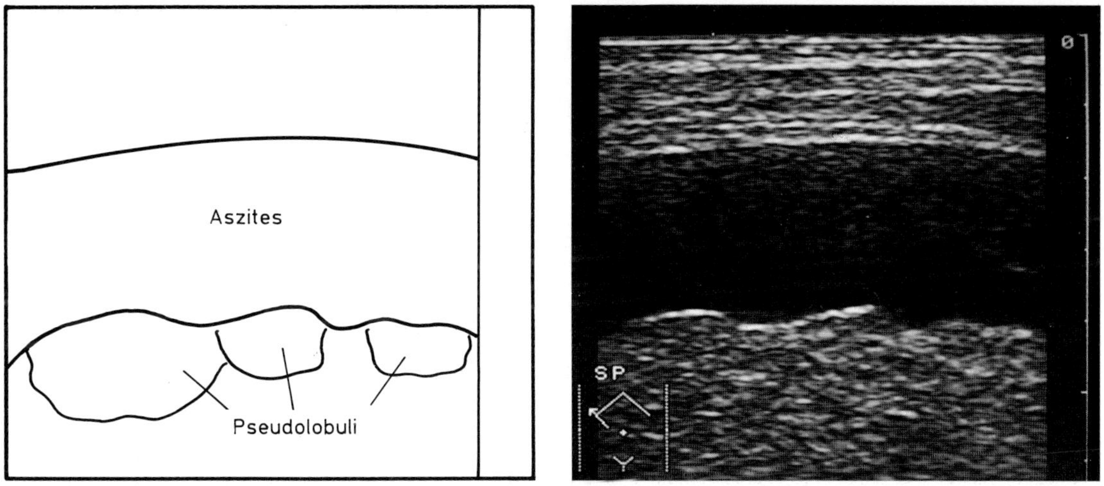
Aszites
Pseudolobuli
SP

58

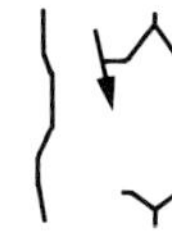

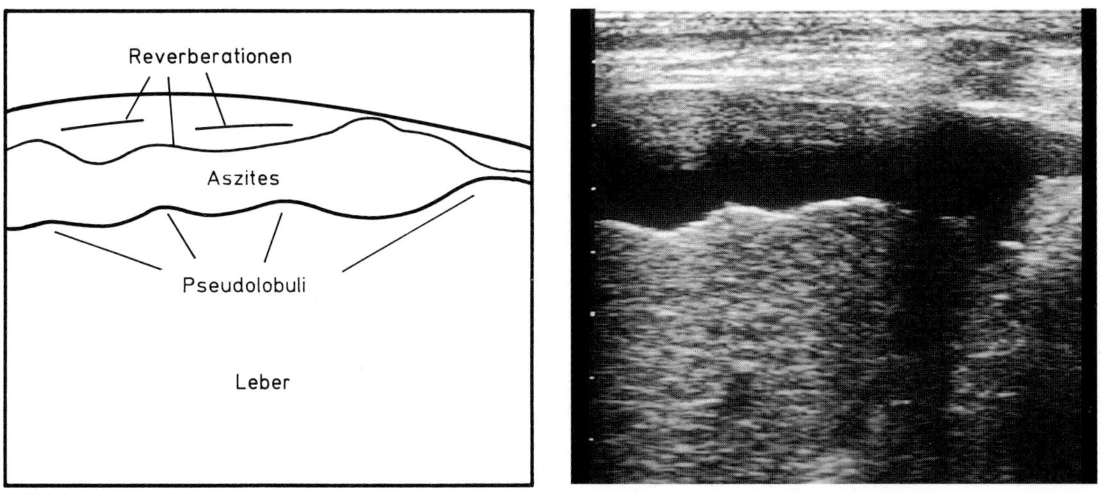
Reverberationen
Aszites
Pseudolobuli
Leber

59

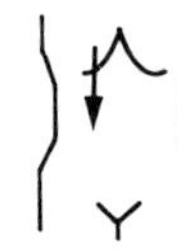

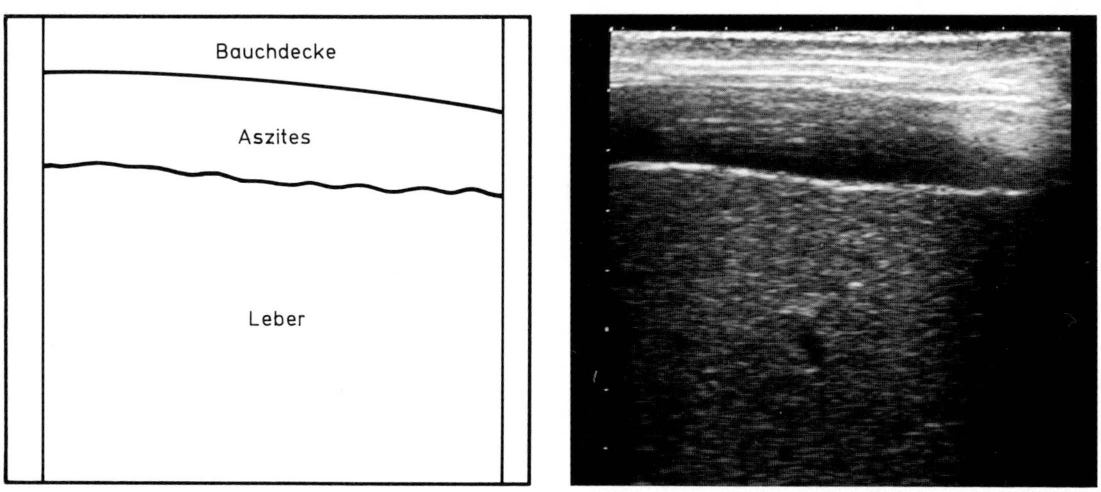
Bauchdecke
Aszites
Leber

60

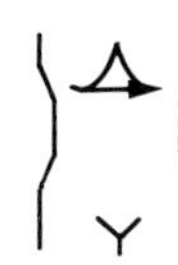

Parenchymatöse Lebererkrankungen

61 **Leberoberfläche bei feinknotiger Leberzirrhose** (Querschnitt rechter Leberlappen)
Die Oberfläche ist nur gering höckrig verändert. Dabei ist bemerkenswert, daß man in den kaudalen Abschnitten, die durch das Fettgewebe der Bauchwand überlagert sind, eine unregelmäßige Oberfläche mit einem tüpfelig wirkenden Eintrittsecho erkennt. In den kranialen Abschnitten ist das Eintrittsecho in den Tälern der jeweiligen narbigen Veränderungen durchgehend. Dort, wo kleine Pseudolobuli die Oberfläche erreichen, ist es unterbrochen. Häufig ist die Unterbrechung des Eintrittsechos in die Leber das einzige Indiz für eine Unregelmäßigkeit der Leberoberfläche, wenn die Veränderung kleinhöckrig ist, d. h. die Abstände zwischen den narbigen Einziehungen unter 0,5 cm liegen.

62 **Leberoberfläche bei Metastasen** (Längsschnitt in Höhe des rechten Leberlappens)
Die Oberfläche ist hier ebenfalls höckrig, das Eintrittsecho hört plötzlich an der Stelle der Einziehung auf und wird etwa 1 cm weiter kaudal fortgesetzt. Die laparoskopisch als Krebsnabel in Erscheinung tretende Einziehung ist sonographisch in dieser Weise verifizierbar. Die tumoröse Infiltration der darunter liegenden Leber ist aufgrund ihrer sich vom übrigen Lebergewebe wenig unterscheidenden Reflexibilität kaum zu erkennen. Unter Mitberücksichtigung der Veränderung der Leberoberfläche gelingt es jedoch, die Ausdehnung des Tumors in diesem Bereich zu erfassen.

63 **Leberoberfläche bei solitärer Metastase** (Längsschnitt durch den rechten Leberlappen)
Die Leber ist allenfalls geringfügig reflexvermehrt im Sinne einer Verfettung, die Oberfläche glatt, das Eintrittsecho geschlossen. An einer Stelle wird es durch den gut demarkierten reflexarmen kugeligen Prozeß angehoben, ist dort entsprechend der veränderten Reflexionsbedingungen dünn und an der Kuppel der Metastase unterbrochen. Die Sensitivität der Sonographie im Nachweis von Veränderungen der Leberoberfläche ist nach eigenen Untersuchungen der laparoskopisch ermittelten gleichwertig. Dabei ist eine Unregelmäßigkeit der Leberoberfläche natürlich auch bei narbigen Veränderungen sonstiger Genese (postentzündliche Narbe etc.) zu erwarten.

61

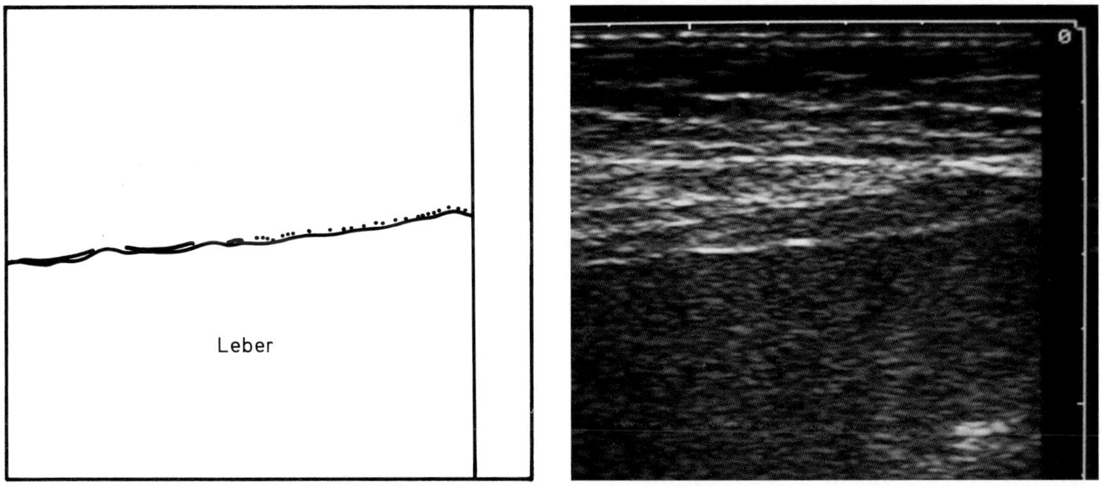

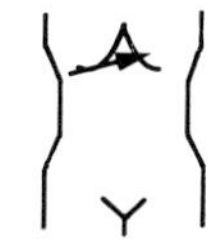

62

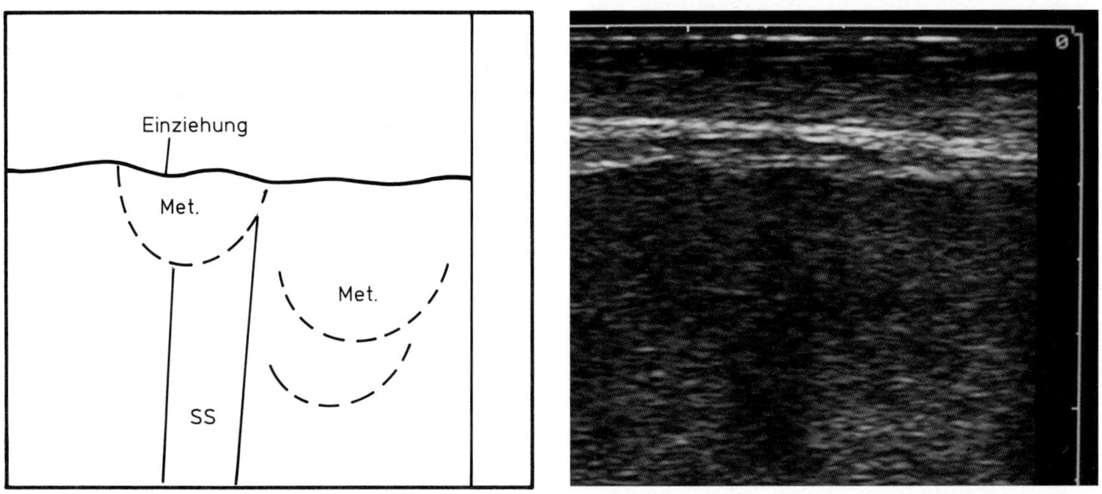

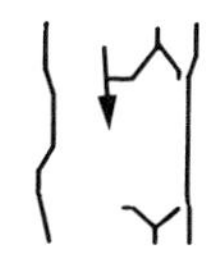

63

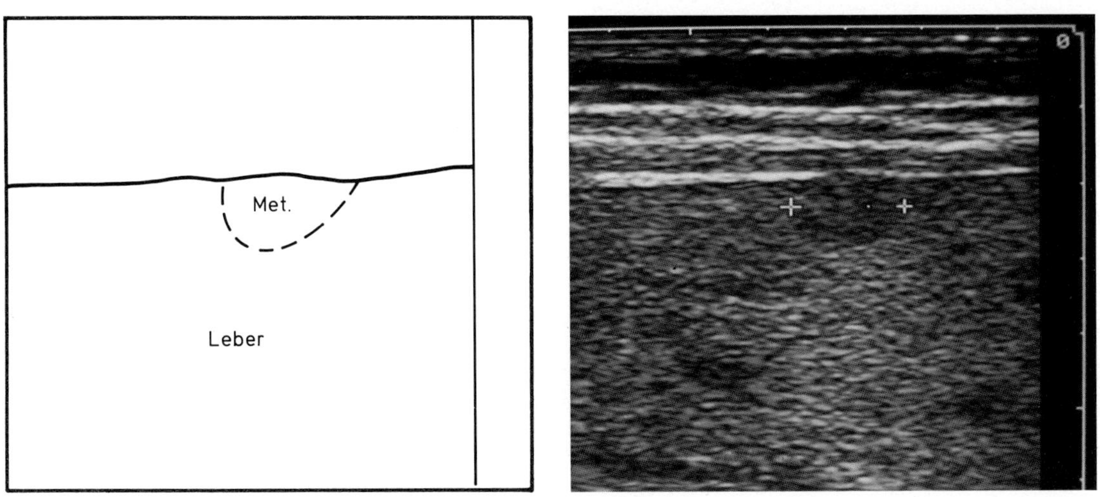

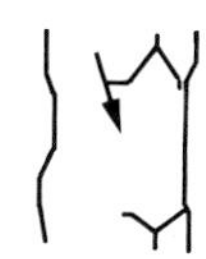

Parenchymatöse Lebererkrankungen

64 **Zonale Minderverfettung bei Fettleberzirrhose** (Längsschnitt durch den linken Leberlappen) Die Kontur ist unregelmäßig höckrig, das Reflexmuster vergröbert, verdichtet, in den kaudalen Anteilen jedoch plötzlich reflexärmer. Zonale Minderverfettungen bei Leberzirrhosen sind selten und nur bei hohem Verfettungsgrad der Leber anzutreffen. Differentialdiagnostisch entsteht immer der Verdacht auf das Vorliegen eines primären Leberzellkarzinoms, das jedoch nicht die glatte Begrenzung einer Minderverfettung aufweist.

65 **Metastase der Leber bei Leberzirrhose mit Aszites** (subkostaler Schrägschnitt durch den rechten Oberbauch)
Die Leber ist deutlich verkleinert, grotesk deformiert, sie schwimmt im Aszites. An der Lateralkontur ragt ein abgerissener Verwachsungsstrang aus der Leberkontur hervor, in den ventralen Leberabschnitten liegt eine Metastase eines bekannten Kollumkarzinoms. Metastasen in Leberzirrhosen sind selten. Tumoren in Leberzirrhosen sind meistens primäre Leberzellkarzinome und deren Metastasen.

66 **Lig. teres im Aszites bei Leberzirrhose** (Oberbauchlängsschnitt)
Das Lig. teres tritt aus der Leber aus und verläuft geschlängelt zur Bauchdecke. Bei dem Patienten bestand zuvor ein massiver Aszites, der durch Punktion entlastet wurde, weshalb das bis dato lang ausgestreckte Band nun im Aszites beweglich wurde. Eine Desobliteration der Nabelvene ist in diesem Bild nicht zu erkennen.

64

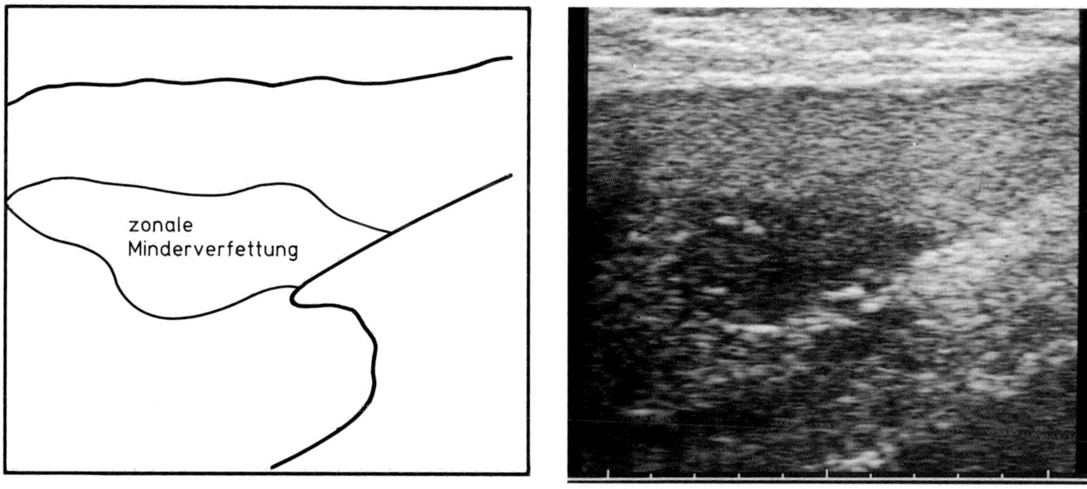
zonale
Minderverfettung

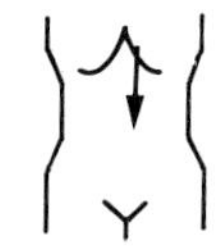

65

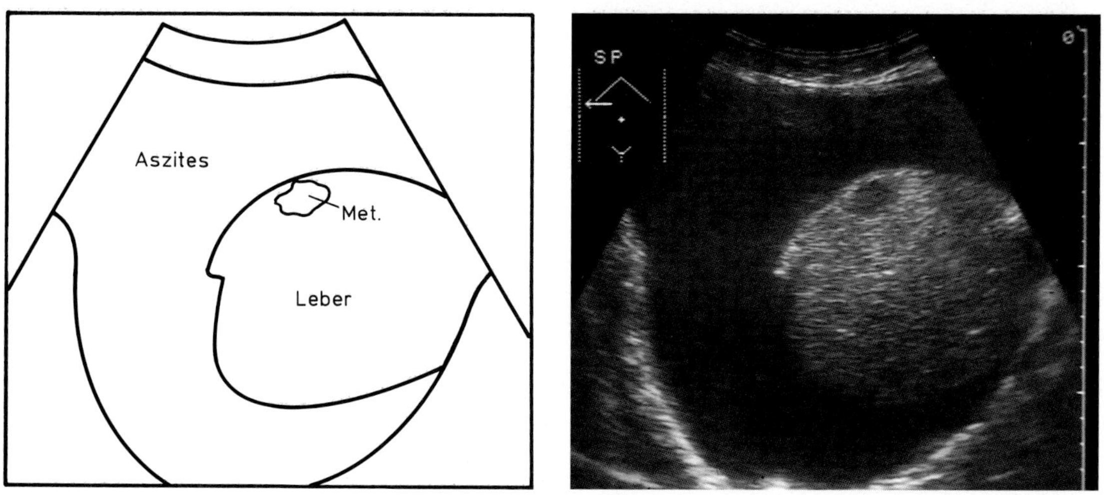
Aszites
Met.
Leber
SP

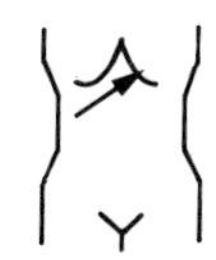

66

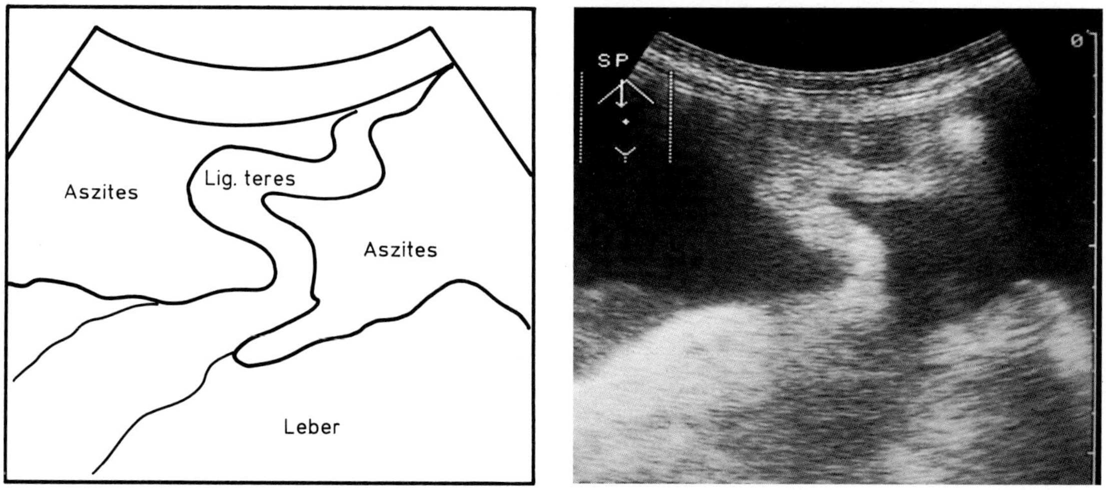
Lig. teres
Aszites
Aszites
Leber
SP

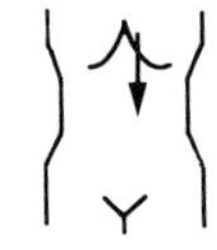

67 **Cruveilhier-von-Baumgarten-Syndrom** (Längsschnitt in Höhe der Vena umbilicalis) Man erkennt kranial die unebenmäßig begrenzte Leber, aus der in Höhe des Ligamentum teres die Vena umbilicalis desobliteriert und mächtig gefüllt hervortritt. Sie entspringt in Höhe der Pforte aus der Vena portae, die bogenförmig in die Vena umbilicalis überzugehen scheint. Intrahepatisch waren die Pfortaderäste rarefiziert und im Verlauf unregelmäßig. Der kräftig gefüllte Confluens weist auf eine Stauung auch der Vena lienalis hin. Derartig ausgeprägte Zustände eines Umgehungskreislaufes sind erst bei fortgeschrittener portaler Hypertension zu erwarten.

68 **Cruveilhier-von-Baumgarten-Syndrom** (Längsschnitt durch den mittleren Oberbauch) In Fortsetzung des vorangegangenen Bildes erkennt man die geschlängelte, dilatierte Nabelvene, wie sie entlang der Bauchdecke bis zum Nabel zieht und dort im Nabel verschwindet.

69 **Kavernöse Transformation** (Längsschnitt durch den Oberbauch mit nach medial gerichteter Applikatorhaltung) Man erkennt ein Konvolut von venösen Gefäßen, die scheinbar die Leber verlassen und in Richtung Magen ziehen. Es handelt sich um Umgehungskreisläufe bei verschlossener Pfortader auf dem Boden einer ausgedehnten Metastasierung im rechten Leberlappen. Der linke Leberlappen, der hier im Bild ist, war weitgehend tumorfrei.

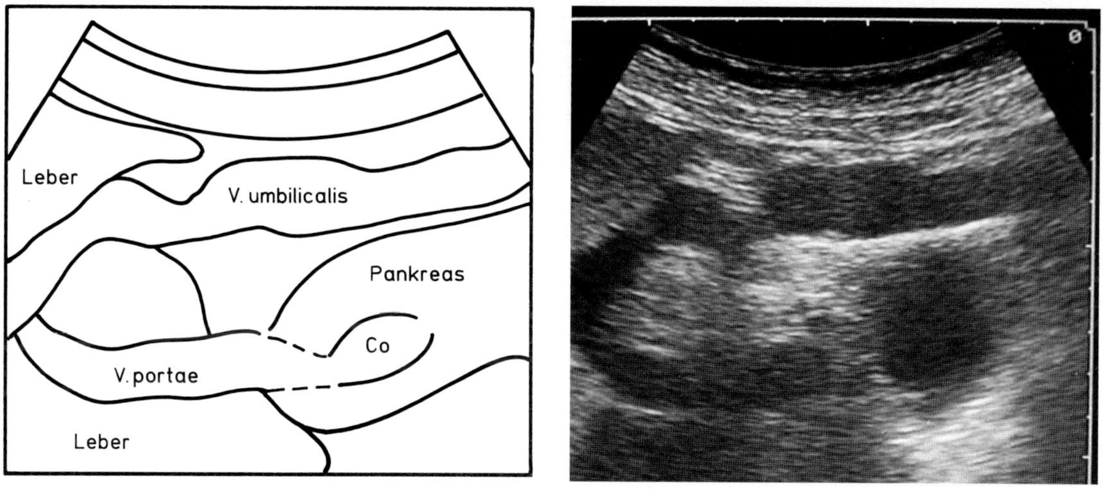
Leber
V. umbilicalis
Pankreas
Co
V. portae
Leber

67

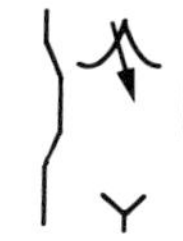

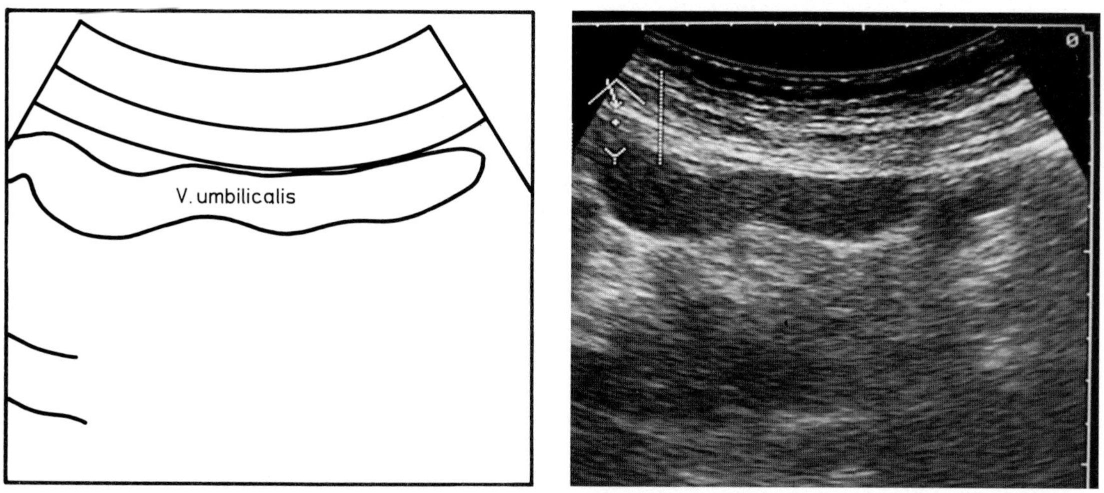
V. umbilicalis

68

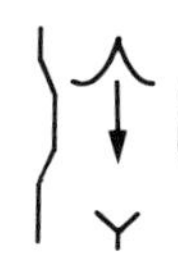

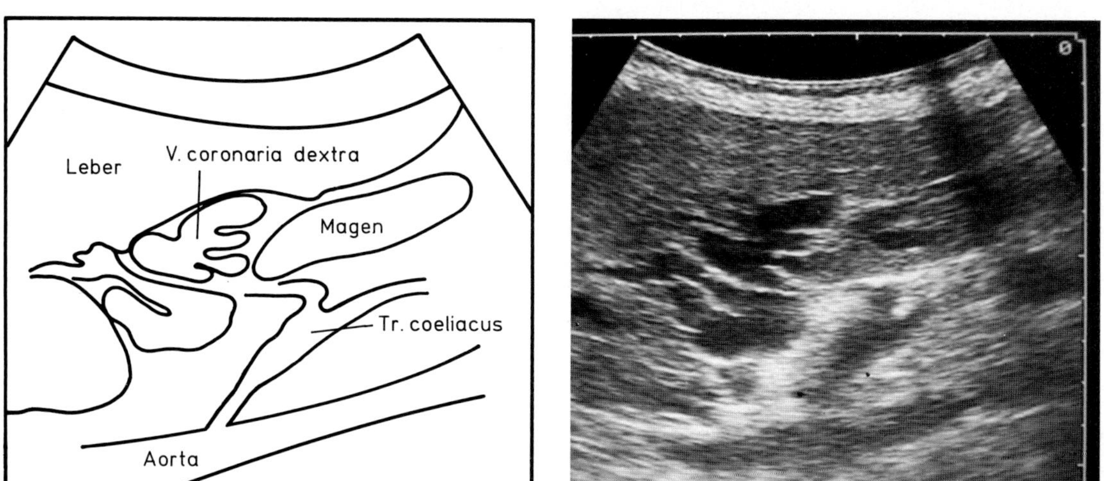
Leber
V. coronaria dextra
Magen
Tr. coeliacus
Aorta

69

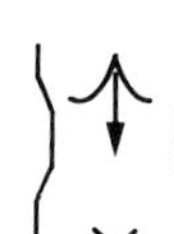

Umschriebene benigne Lebererkrankungen

70 **Leberzyste bei Fettleber** (Längsschnitt durch den rechten Leberlappen)
Die Leber ist etwas vergrößert, die Kontur gewölbt, das Reflexmuster gleichmäßig, wenig vergröbert, verdichtet. Gegen distal erkennt man einen deutlichen Schallverlust. In der Leber liegt eine kugelige reflexfreie, glatt begrenzte Veränderung. Distal dieser Veränderung ist das Lebergewebe deutlich heller als in der unmittelbaren Nachbarschaft. Es handelt sich um eine kongenitale Leberzyste, die sich in dieser Weise mit distaler Schallverstärkung darstellt.

71 **Kleine Leberzyste** (subkostaler Schrägschnitt)
Am rechten Leberrand liegt eine randständige kugelige, 1,5 cm große Veränderung mit distaler Schallverstärkung. Kongenitale Leberzysten sind häufig (0,5% aller Untersuchten); sie entstehen in der frühen Embryonalphase durch eine fehlende Verbindung zwischen inter- und intralobulären Gallengängen, die sich dann zystisch erweitern.

72 **Große Leberzyste, kleine Nierenzyste** (Längsschnitt durch den rechten Leberlappen und die Niere)
Wiederum bietet sich das typische Bild einer kongenitalen Leberzyste mit kugeliger Gestalt, Reflexfreiheit, fehlender Kapsel und distaler Schallverstärkung. Das Endothel dieser Zysten ist so zart, daß es im Ultraschall nicht als faßbare Wand zur Darstellung kommt. Das unterscheidet die kongenitalen Zysten von zystischen Veränderungen anderer Genese. Typisch ist das gleichzeitige Vorhandensein einer oder mehrerer Nierenzysten wie in diesem Fall, was in etwa $^1/_4$ der Fälle zu erwarten ist.

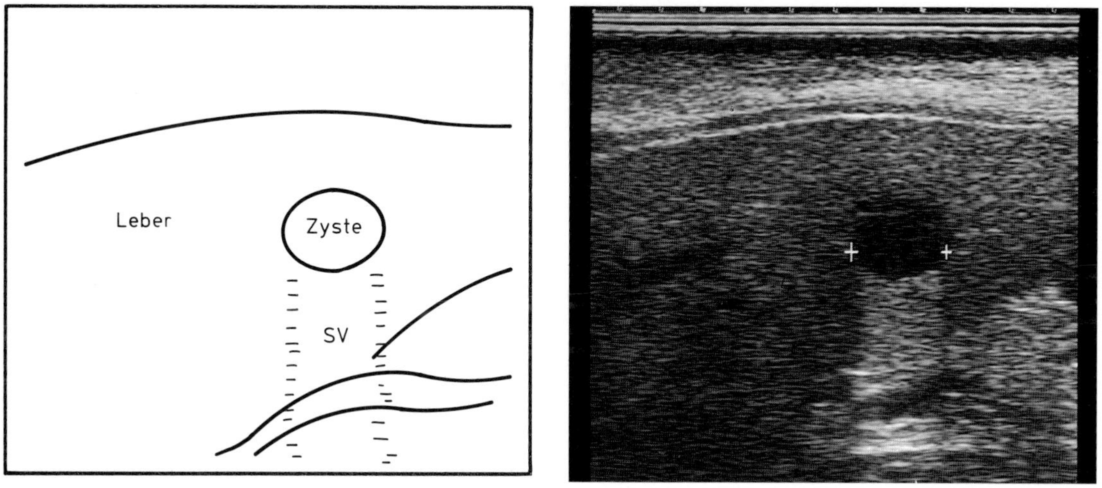
Leber
Zyste
SV

70

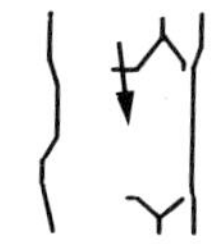

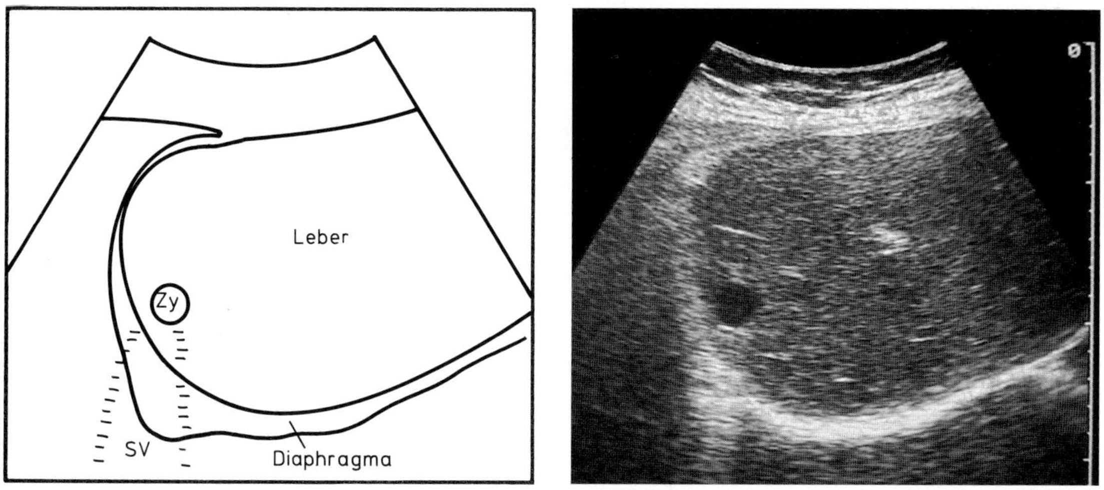
Leber
Zy
SV
Diaphragma

71

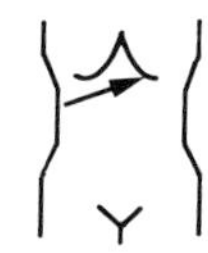

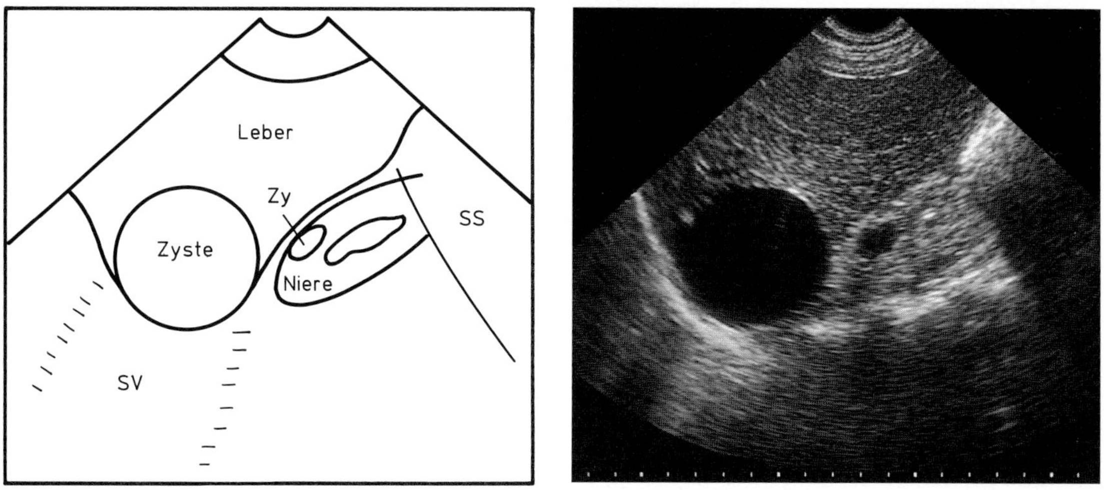
Leber
Zy
SS
Zyste
Niere
SV

72

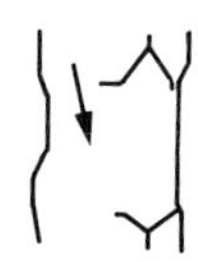

73 **Zyste in den dorsalen Leberabschnitten** (subkostaler Schrägschnitt durch die Leber in der Pfortenregion)
Aufgrund ihrer leichten Erkennbarkeit sind Zysten auch in unübersichtlichen Leberabschnitten gut zu erkennen und zu definieren. Bei randständigen Zysten im Grenzbereich zur Niere muß differentialdiagnostisch an eine Nebennierenzyste gedacht werden. Diese wird durch Umlagerung des Patienten und Untersuchung während tiefer Atembewegungen ausgeschlossen: Die Leber bewegt sich samt Zyste an der Niere vorbei.

74a **Große Leberzyste im linken Leberlappen bei polyzystischer Leber** (Längsschnitt durch den linken Leberlappen)
Die Zyste ist binnenreflexfrei und zartwandig, die Reflexe unmittelbar unter der ventralen Begrenzung der Zyste sind Wiederholungsechos des Eintrittsechos. Diese Zyste verursachte Beschwerden in Form von Druckgefühl im Oberbauch und Völlegefühl. In diesen Fällen gehen wir so vor, daß die Zyste nach Ausschluß einer Echinokokkose punktiert wird. Bestehen die Beschwerden weiter, müssen sie andere Ursachen haben; lassen die Beschwerden nach, wird versucht, die Zyste durch Repunktion dauerhaft zu entleeren.

74b **Zyste nach Punktion** (Längsschnitt durch den linken Leberlappen)
Die zuvor beschriebene Zyste ist jetzt entleert. Sie ist dadurch in Form eines schlaffen Sackes mit etwas Flüssigkeitsrestfüllung eingesunken. Die übrigen Zysten der Leber, die allerdings deutlich kleiner sind, kommen jetzt zur Darstellung.

75a **Leberzyste während einer diagnostischen Punktion** (subkostaler Schrägschnitt durch den rechten Leberlappen)
In den ventralen Leberabschnitten ist eine dorsal glatt begrenzte, ventral etwas unebenmäßige Zyste zu erkennen. Ein heller Reflex im Zentrum zeigt die Lage der Punktionsnadel an.

75b **Leberzyste während einer Punktion** (subkostaler Schrägschnitt durch den rechten Leberlappen)
Nach Entnahme von Zystenflüssigkeit wurde Kontrastmittel instilliert, wodurch eine schneegestöberartige Durchmischung des Zysteninhalts mit dem Kontrastmittel erfolgte. Wenn die Beurteilung der Zystenwand sonographisch nicht eindeutig gelingt, was mit zunehmender Gerätequalität selten vorkommt, kann über eine Kontrastmittelfüllung eine zusätzliche Information über die Beschaffenheit der Zystenwand gewonnen werden. Dazu wird der Zysteninhalt durch $^{3}/_{4}$ Kontrastmittel und $^{1}/_{4}$ Luft ersetzt und die gefüllte Zyste danach durchleuchtet. Die Zystenwand wird in verschiedenen Körperlagen beurteilt.

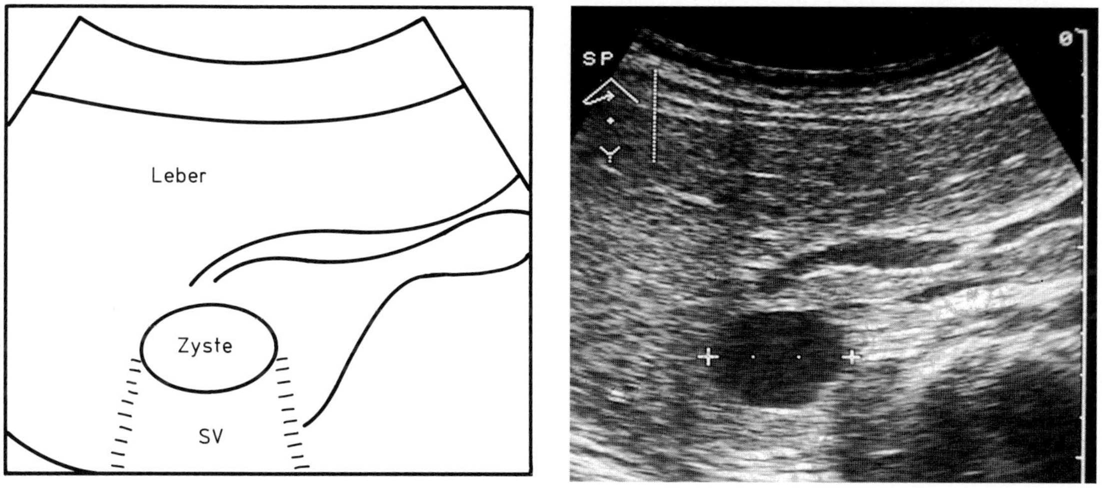

73

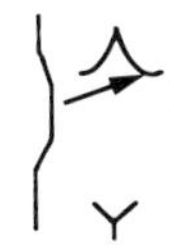

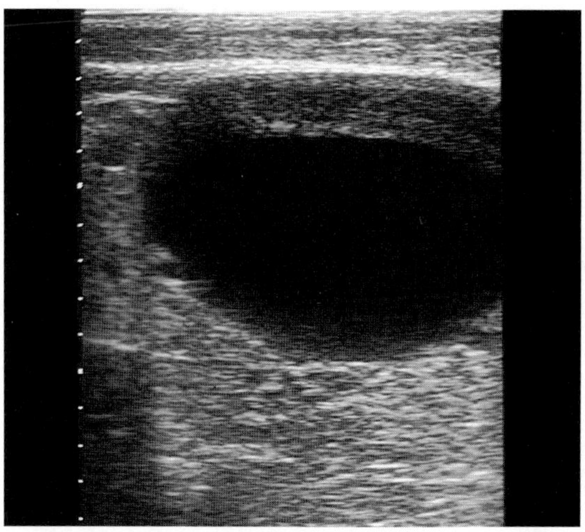

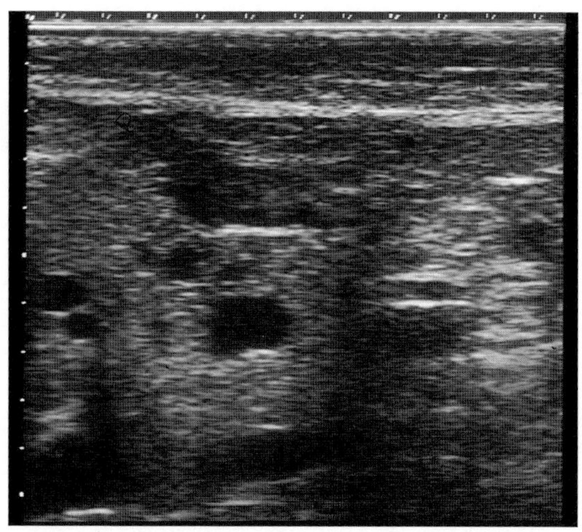

74 a

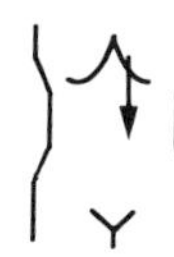

74 b

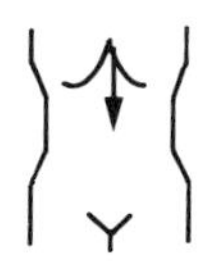

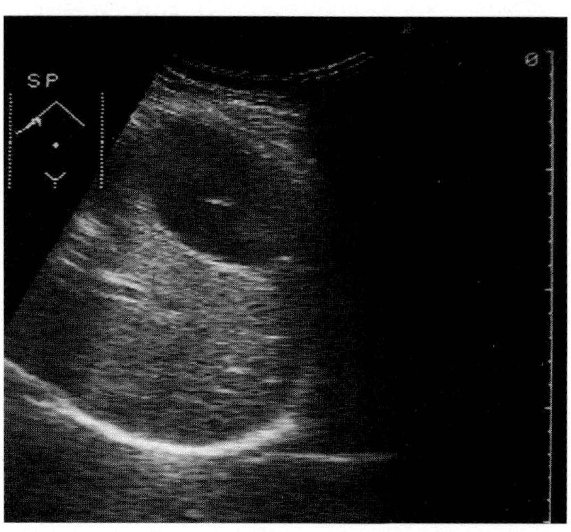

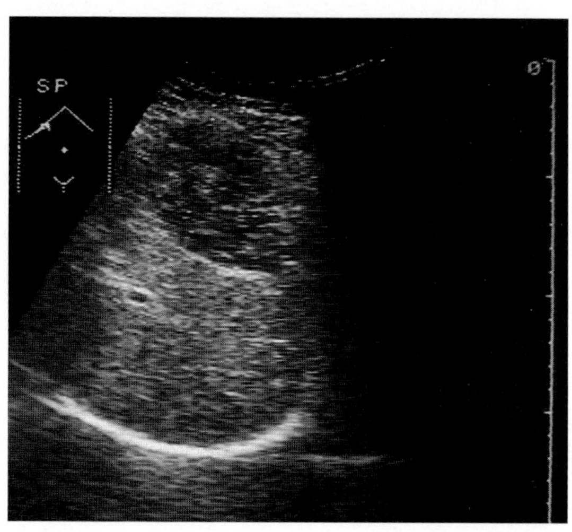

75 a

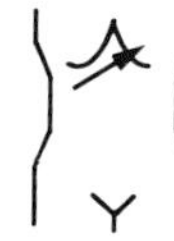

75 b

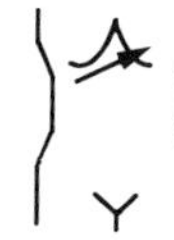

Umschriebene benigne Lebererkrankungen

76 **Zyste mit Einblutung** (Oberbauchquerschnitt)
Die Zyste ist nicht völlig reflexfrei. In ihrem Zentrum ist eine Ansammlung reflexkräftigen Materials zu erkennen, sowie einzelne treibende Echos. Außerdem ist die Wand leicht verdickt. Nach serologischem Ausschluß einer Echinokokkose war dieser Patient, der ebenfalls über Oberbauchschmerzen klagte, mehrfach punktiert worden. Tumorzellen waren in dem Zystenpunktat nie nachzuweisen. Bei einer der Punktionen kam es zur Einblutung, die jedoch nicht zu einer Verkleinerung der Zyste führte. Wegen der relativ dicken Kapsel und der fortbestehenden Beschwerden wurde die Zyste operativ entfernt. Auch jetzt konnte eine Echinokokkose oder ein Zystenwandadenom nicht nachgewiesen werden. Die Wandverdickung war offensichtlich durch resorptive Vorgänge entstanden.

77a **Große Leberzyste mit Verdrängung der angrenzenden Gefäße vor Punktion** (subkostaler Schrägschnitt durch die rechte Leber)
Es handelt sich um eine Patientin mit polyzystischer Leberveränderung. Die sehr große Zyste hatte nicht nur zu Oberbauchbeschwerden geführt, sondern auch zu einer Kompression und Verlagerung der angrenzenden Lebergefäße. Im Bild ist ein Ast der Lebervene nach lateral und dorsal verdrängt und imprimiert.

77b **Große Leberzyste nach Punktion** (subkostaler Schrägschnitt)
Nach Punktion ist die Zyste zwar nicht vollständig entlastet, die Lebervene jedoch wieder gut gefüllt und an typischer Stelle. Punktionen von Zysten der Leber sind nur dann indiziert, wenn sie, wie in diesem Fall, erhebliche Verdrängungserscheinungen mit Beschwerden machen oder wenn ein Malignomverdacht besteht. Da sich die benignen Zysten in der Regel wieder füllen, ist die Behandlung dieser Zysten stets ein Dilemma. Leider sind auch Verödungsversuche meistens frustran, daneben auch nicht ohne Risiko. So kann es beim Austritt von hochprozentigem Alkohol, Ethoxysklerol oder anderen Substanzen zu erheblichen Entzündungsreaktionen in der Umgebung der Zyste kommen. In einzelnen Fällen haben wir durch das spontane Einbluten in die Zyste und die anschließenden resorptiven Vorgänge eine dauerhafte Zystenverkleinerung erlebt.

78 **Zyste mit Kompression der Gallenblase** (Oberbauchquerschnitt)
Dieser Patient hatte Beschwerden (Druckschmerzen im Oberbauch), seine Gallenblase war nicht mehr oder nur noch unvollständig entfaltet. Nach Punktion der Zyste waren die Beschwerden verschwunden. Hier war durch eine mehrmalige Punktion schließlich eine dauerhafte Verkleinerung der Zyste zu erzielen. Das Prinzip der therapeutischen Punktion beruht in einer dauerhaften Schädigung des Zystenendothels und damit einer Verhinderung der Produktion neuer Zystenflüssigkeit.

76

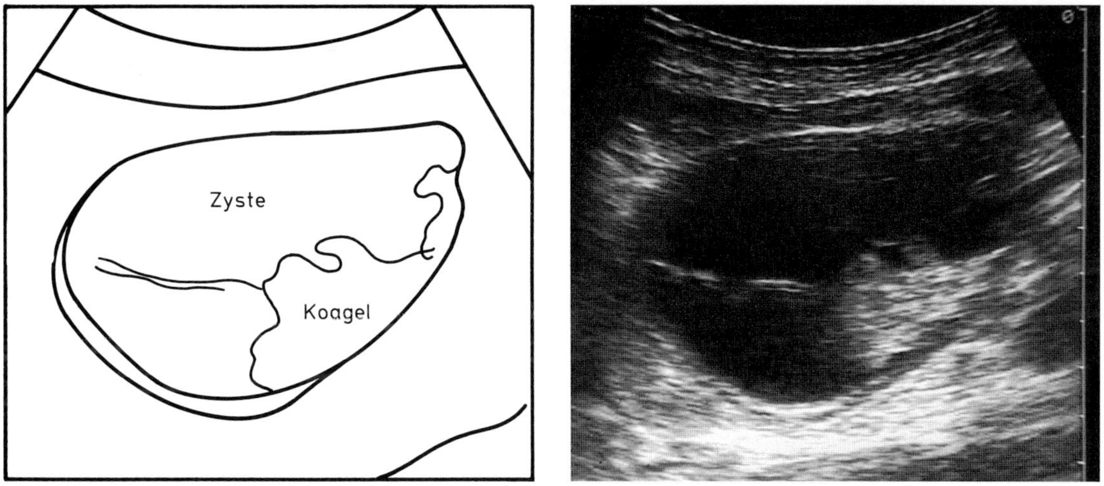

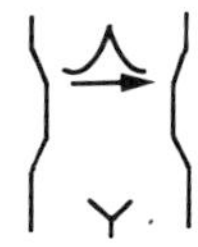

77a

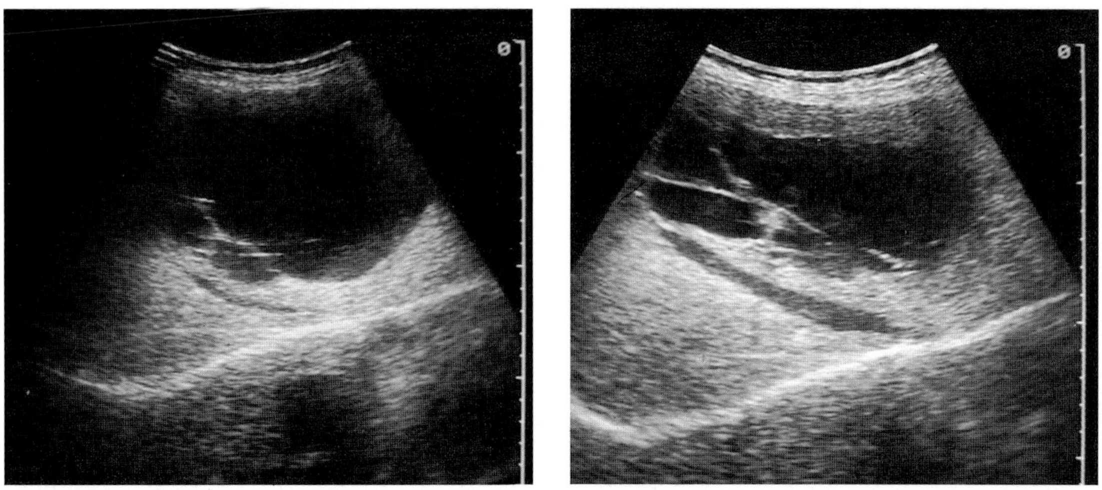

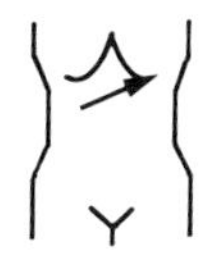

77b

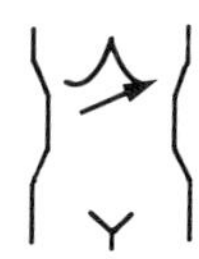

78

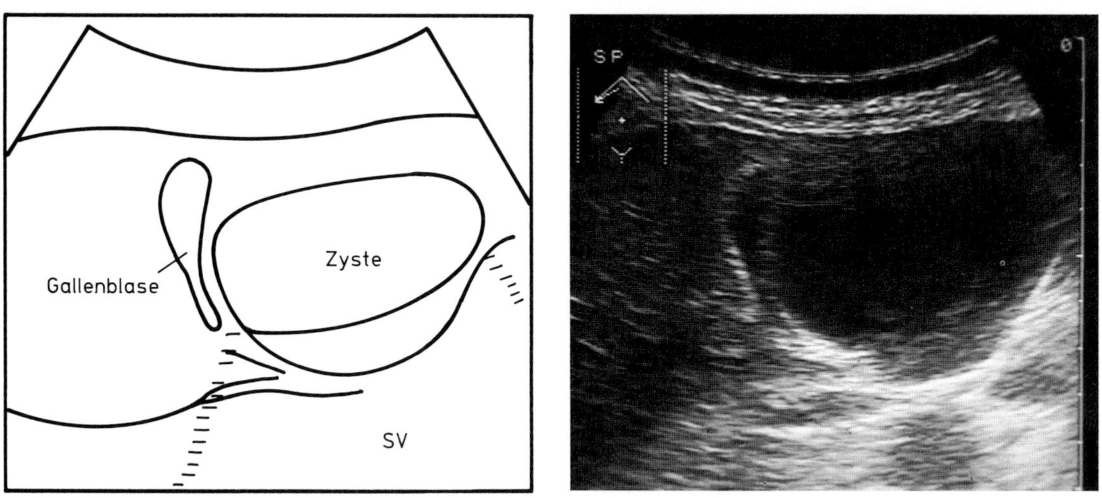

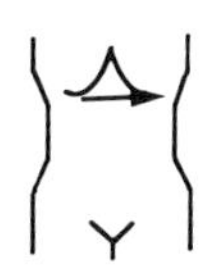

Umschriebene benigne Lebererkrankungen

79 **Zyste neben der Gallenblase** (Längsschnitt durch die Gallenblasenregion)
Hier liegt die Zyste kranial der Gallenblase. Sie ist von der Gallenblase dadurch zu unterscheiden, daß sie keine sonographisch nachweisbare Wand besitzt. Im Zweifelsfall kann eine Reizmahlzeit gegeben werden, um eine noch eindeutigere Abgenzung der beiden zystischen Gebilde zu ermöglichen. Zysten dieser Größe machen in der Regel keine Beschwerden und sind nicht punktionsbedürftig.

80 **Zystenleber mit Aszites** (subkostaler Schrägschnitt durch den Oberbauch)
Diese Leber trägt multiple kleine Zysten. Sie ist umgeben von Aszites. Der Aszites war im Rahmen einer Rechtsherzinsuffizienz entstanden. Die Zysten bei Leberzystenkrankheit entstehen im frühen Erwachsenenalter und nehmen während des Lebens an Größe zu, ähnlich wie sie das bei den Zystennieren tun. Beschwerden werden meist erstmals im mittleren Erwachsenenalter (zwischen 40 und 50 Jahren) angegeben, jedoch führen die Leberzysten nie zu einer Leberinsuffizienz. Die Leberfunktion ist nie so eingeschränkt, daß eine Transplantation aus diesem Grund notwendig wäre.

81 **Leberzyste und Metastase in einer Zirrhoseleber** (Längsschnitt durch den rechten Leberlappen)
Man erkennt eine deformierte Leber, die deutlich reflexvermehrt ist, am unteren Pol eine kleine Zyste, kranial davon eine tumoröse Veränderung der Leber mit einem zentral echoarmen Zentrum. Zystische Prozesse sind derart eindrucksvolle Befunde, daß man über ihren Nachweis die sorgfältige Durchmusterung der restlichen Leber vergessen könnte. Aber natürlich sind auch Tumoren und Zysten in derselben Leber möglich. Mit dem Nachweis einer Zyste ist die Untersuchung der Leber nicht beendet.

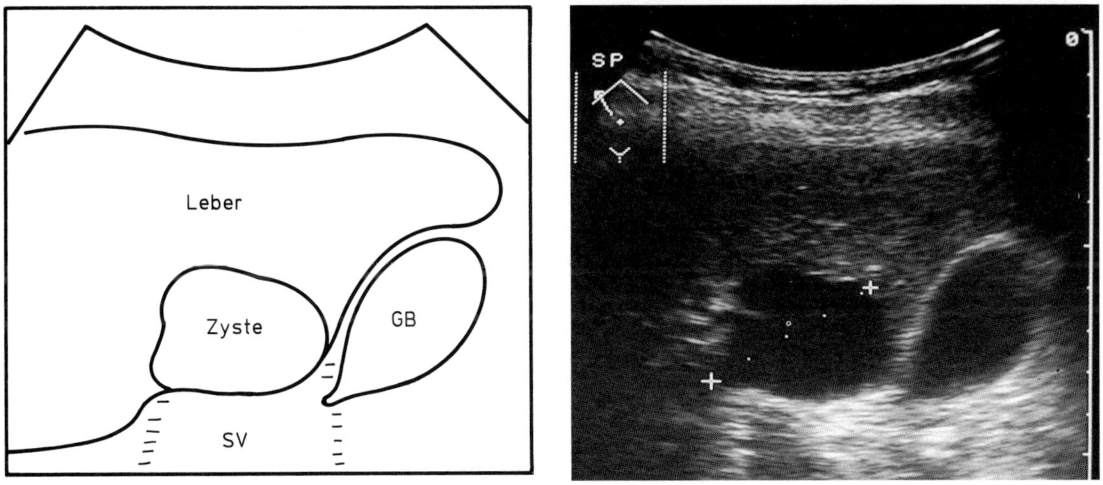
Leber
Zyste
GB
SV
SP

79

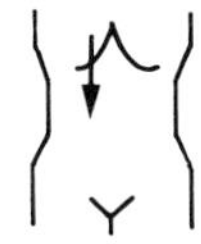

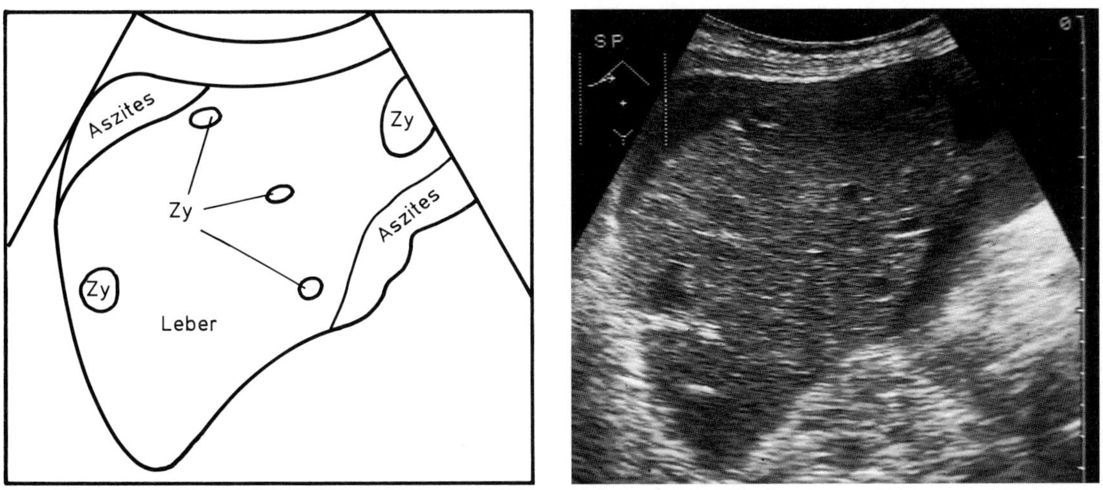
Aszites
Zy
Zy
Zy
Aszites
Leber
SP

80

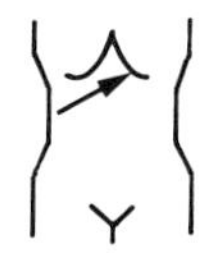

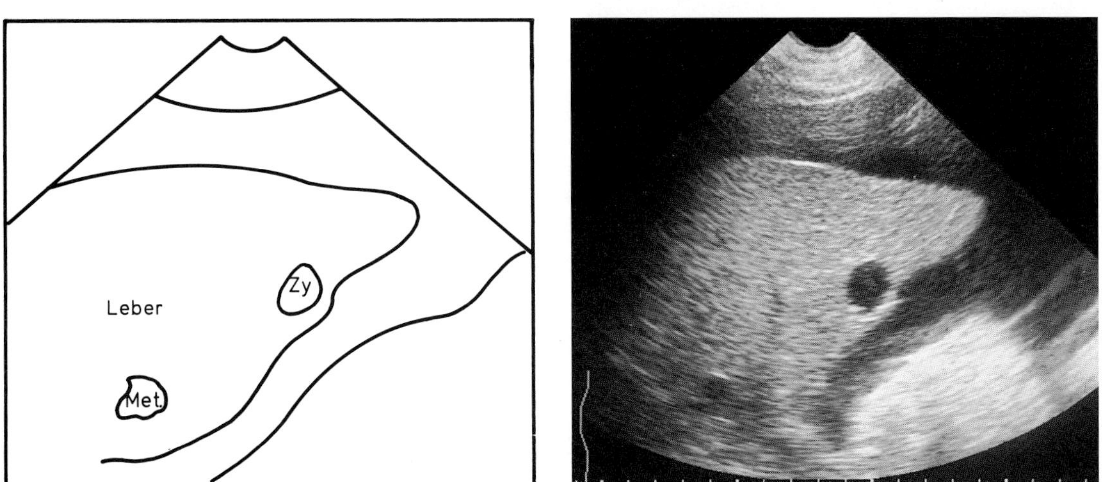
Leber
Zy
Met.

81

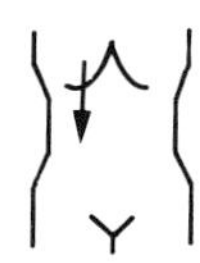

Umschriebene benigne Lebererkrankungen

82 **Zystenleber** (subkostaler Schrägschnitt durch die Leber)
Die Leber zeigt multiple Zysten verschiedener Größe. Sie ist dadurch deformiert, verplumpt, die Zysten bedrängen sich gegenseitig, wodurch sie nicht mehr kugelig, sondern z. T. oval oder kastenartig sind. Die distale Schallverstärkung führt zu einer Aufhellung des Reflexmusters der Leber, das auf diese Weise schwer beurteilt werden kann. Zur exakten Beurteilung des Reflexmusters der nicht zystisch veränderten Leberanteile muß der Tiefenausgleich entsprechend zurückgedreht werden.

83 **Zystenleber** (subkostaler Schrägschnitt durch den rechten Leberlappen)
Bei fortgeschrittenen Zystenlebern ist oft kaum noch normales Lebergewebe zu erkennen. Die Zysten liegen dicht an dicht, deformieren sich z. T. gegenseitig, wobei sich große und kleine Zysten in loser Folge abwechseln. Sehr große Zysten können dabei Verdrängungserscheinungen und ein Druckgefühl im Abdomen verursachen was zu therapeutischen Maßnahmen Anlaß gibt. Deren Erfolg ist jedoch immer nur von kurzer Dauer; die Zysten füllen sich häufig wieder, gleichzeitig bilden sich neue Zysten.

84 **Kongenitale Leberzyste bei Zystenleber mit Einblutung** (subkostaler Schrägschnitt durch den rechten Leberlappen)
Die Leber ist vollständig zystisch umgewandelt, nur einzelne Anteile des normalen Lebergewebes sind noch zu erkennen. Bei einer sich rasch entwickelnden sehr großen Leberzyste im kranialen Anteil des rechten Leberlappens entstanden Druck- und Spannungsschmerzen im rechten Oberbauch der Patientin, so daß eine Entlastungspunktion durchgeführt wurde. Dabei kam es zu einer Einblutung, die als eigentümlich geformte Koagelbildung zu erkennen ist. Die reflexreichen Formationen im Zentrum der Zyste waren atem- und bewegungsabhängig beweglich. Eine Zystenwandverdickung im Sinne eines Zystenwandkarzinoms war nicht nachweisbar. Die Patientin steht in weiterer sonographischer Überwachung.

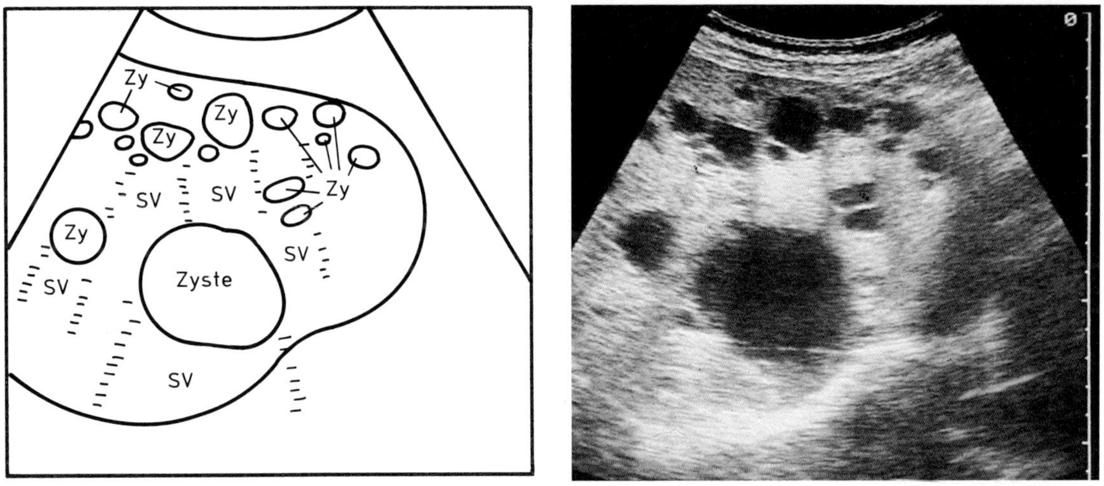
Zy
Zy
Zy
Zy
SV
SV
Zy
SV
SV
Zyste
SV

82

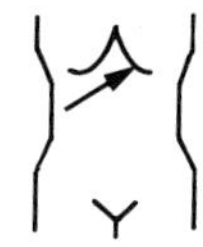

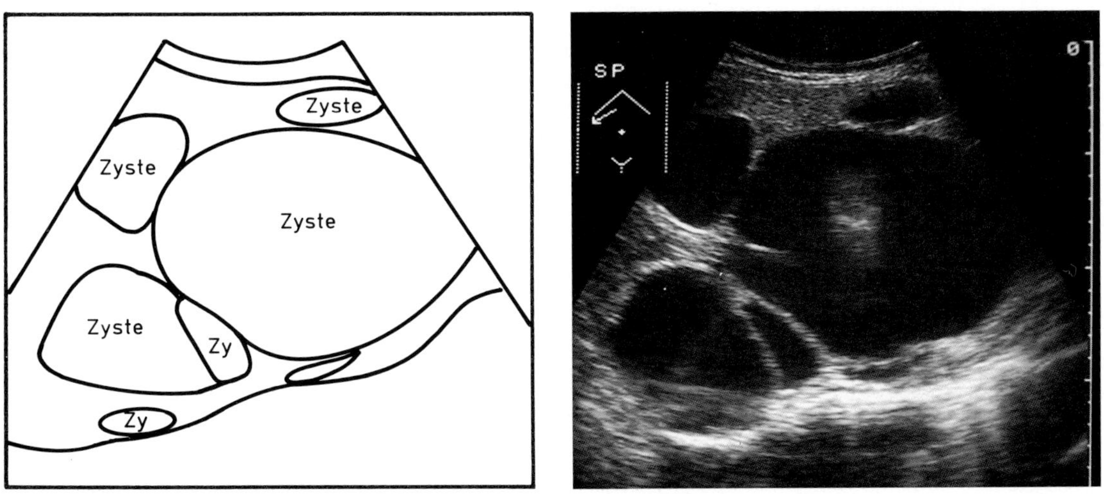
Zyste
Zyste
Zyste
Zyste
Zy
Zy
SP

83

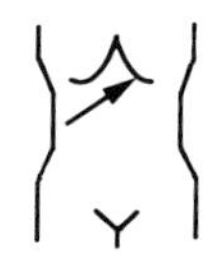

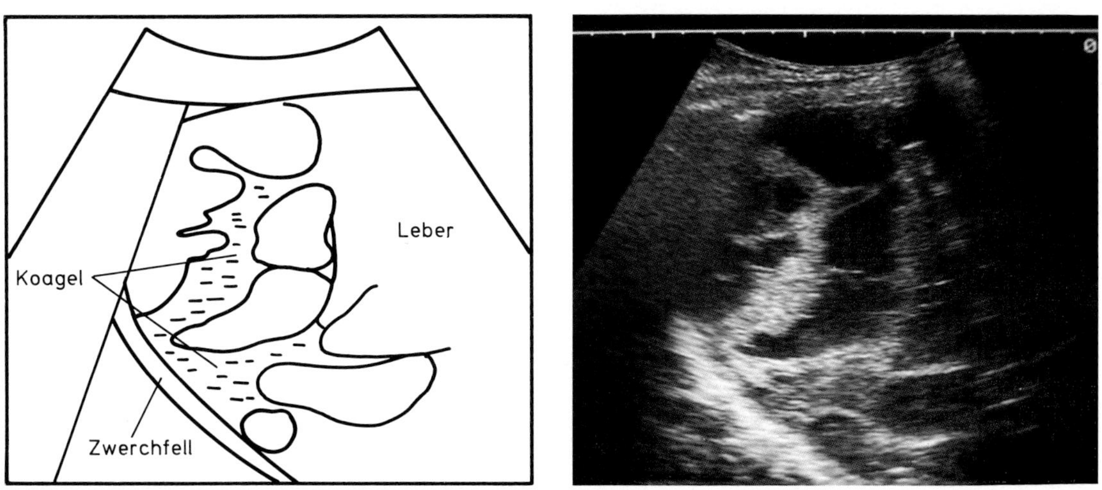
Leber
Koagel
Zwerchfell

84

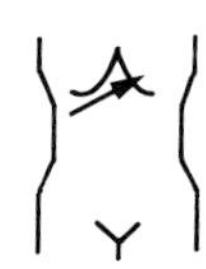

85 **Zystenwandkarzinom der Leber** (subkostaler Schrägschnitt)
Von den bisher gezeigten Leberzysten sind die hier zu sehenden durch sehr kräftige Septen unterschieden. Bei der Punktion war der Zysteninhalt sanguinolent. Die Zysten verursachten eine leichte Kompression der Gallenwege mit Subikterus. Durch Punktion konnte jeweils eine vorübergehende Entlastung herbeigeführt werden. Der von der Zystenwand ausgehende Tumor war bereits an einzelnen Stellen in die Leber eingewachsen bzw. hatte zu Metastasen geführt. Zystenwandkarzinome sind außerordentlich selten. Unter mehr als 100000 Untersuchungen haben wir diese Veränderung bisher 2mal beobachtet. An ein Zystenwandkarzinom ist zu denken, wenn Zysten eine Kapsel haben, tumorhaft wachsen und eine Echinokokkose auszuschließen ist.

86 **Echinokokkuszyste der Leber** (Längsschnitt in Höhe der Leberpforte)
Man erkennt eine reflexfreie Zyste der Leber mit einer Kapsel. Die Zyste war aufgefallen, weil der Patient über leichten Druckschmerz im Oberbauch klagte. Die Echinokokkusserologie war negativ (indirekte Hämagglutination, Immunofluoreszenz, KBR). Trotzdem handelte es sich um eine Echinokokkuszyste. Die Zyste wurde in toto entfernt. In dem flüssigen Inhalt wurden reichlich Skolizes nachgewiesen. Eine negative Echinokokkusserologie schließt eine Echinokokkuszyste nicht aus. Etwa in 10% der Echinokokkuszysten ist mit einer negativen Serologie zu rechnen.

87 **Echinokokkuszyste der Leber** (Längsschnitt durch den rechten Leberlappen)
Die Zyste hat eine Kapsel, die unterschiedlich bis zu 5 mm dick, unregelmäßig begrenzt ist und sehr kräftig reflektiert. Der Befund ist für eine Echinokokkuszyste typisch. Das Vorliegen einer Echinokokkuszyste wurde durch serologische Untersuchungen bestätigt (indirekte Hämagglutination, Immunfluoreszenz). Da die serologischen Methoden auch in der Kombination nur in 90% der Fälle richtig positiv sind, ist eine Echinokokkuszyste bei Vorhandensein sonographischer Kriterien auch bei fehlender Serologie anzunehmen und eine operative Beseitigung anzustreben. Auf eine Feinnadelpunktion sollte in diesen Fällen verzichtet werden.

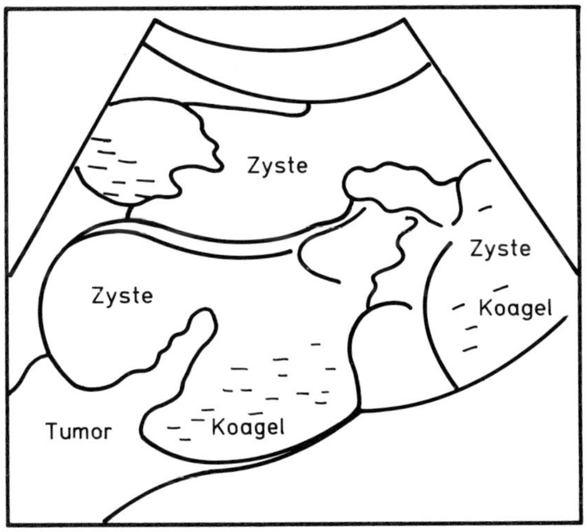
Zyste
Zyste
Zyste
Koagel
Tumor
Koagel

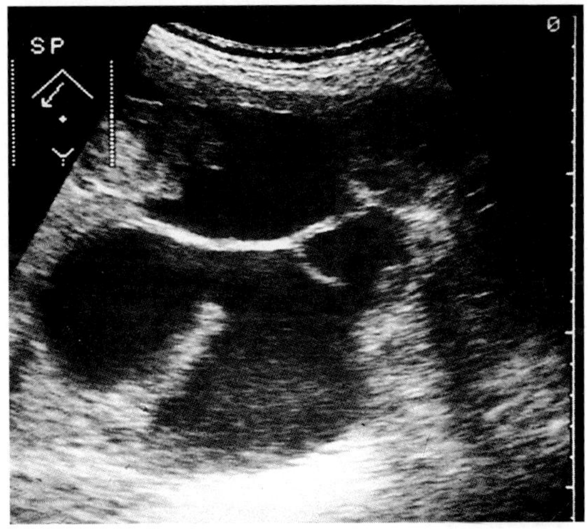

85

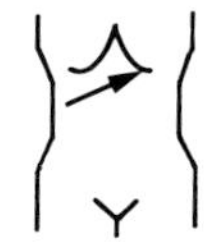

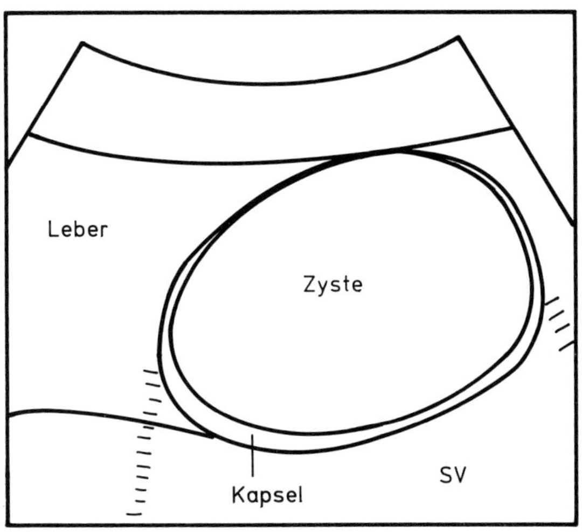
Leber
Zyste
Kapsel
SV

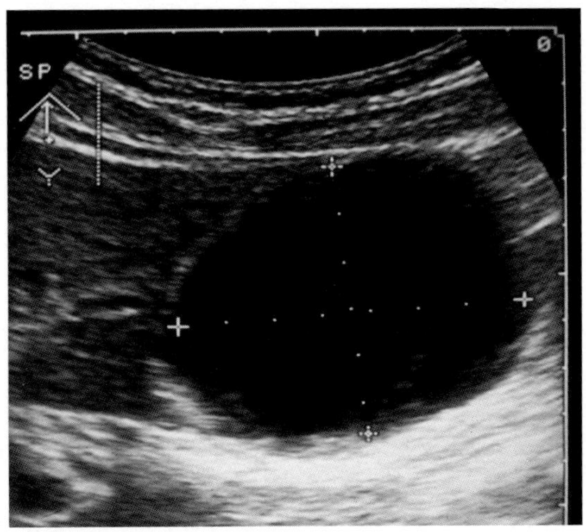

86

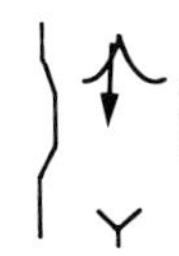

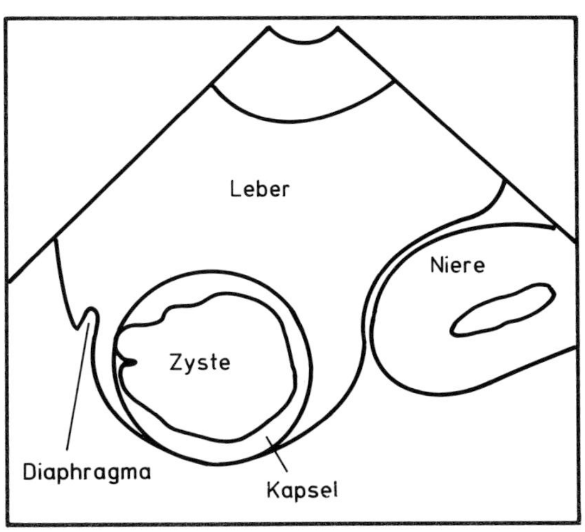
Leber
Niere
Zyste
Diaphragma
Kapsel

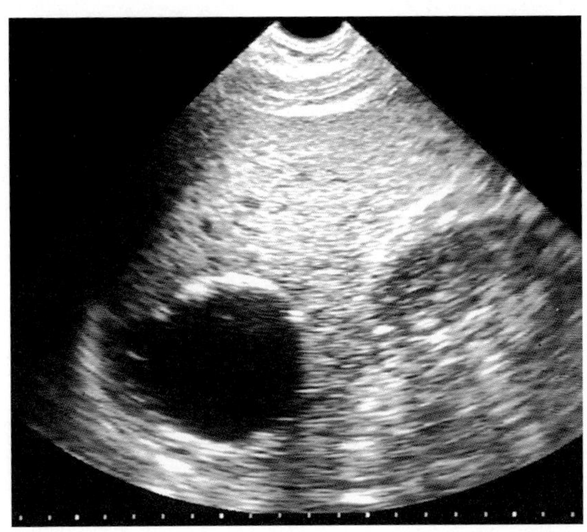

87

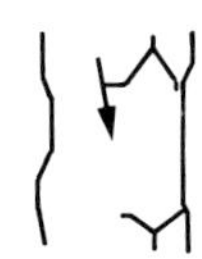

Umschriebene benigne Lebererkrankungen

88 **Echinokokkuszyste im linken Leberlappen** (Längsschnitt durch den linken Leberlappen)
In den dorsalen Abschnitten dieses Leberlappens, unmittelbar dem Zwerchfell und dem Herzen benachbart, liegt eine Echinokokkuszyste, die die typische Septierung aufweist, wie sie bei der Ausbildung von Tochterzysten in der Mutterzyste zu erwarten ist. Die Kapsel ist dabei relativ zart. In diesem Fall war die Serologie positiv.

89 **Echinokokkuszyste der Leber** (subkostaler Schrägschnitt)
Frische Echinokokkuszysten weisen oft noch keine eindeutige Kapsel auf. Sie sind von benignen Zysten kaum zu unterscheiden, auch dann nicht, wenn sie wie in diesem Fall beginnende Septierungen aufweisen. Eine Kapsel ist allenfalls in den kaudalen Abschnitten dieses unmittelbar dem Zwerchfell anliegenden Gebildes zu erkennen.

90 **Echinokokkuszyste** (Längsschnitt durch den rechten Leberlappen)
Auch hier ist die Kapsel relativ zart, die Zyste jedoch bereits von Tochterzysten gefüllt. Das Bild ist typisch, so daß auch bei fehlender Serologie eine Echinokokkose mit großer Sicherheit anzunehmen ist.

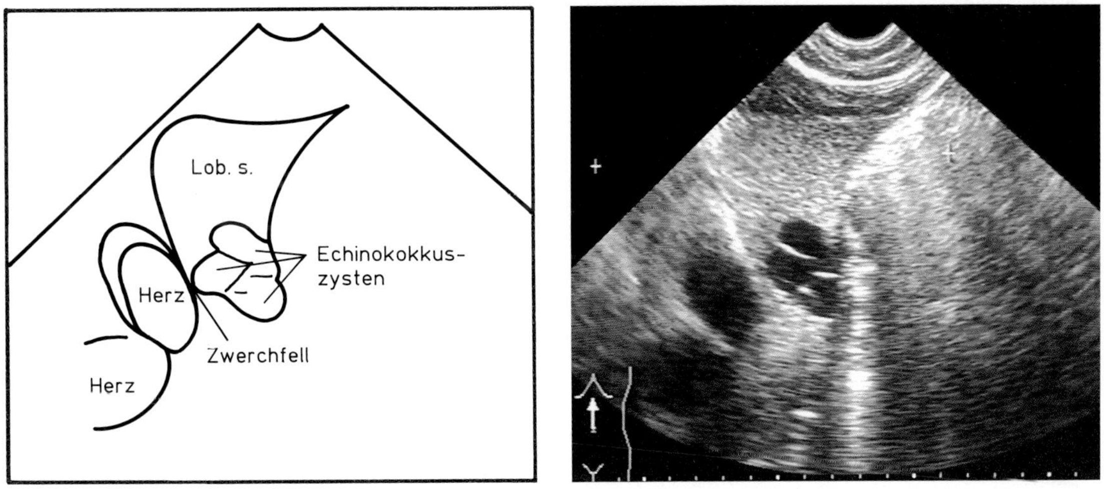
Lob. s.
Herz
Echinokokkus-
zysten
Zwerchfell
Herz

88

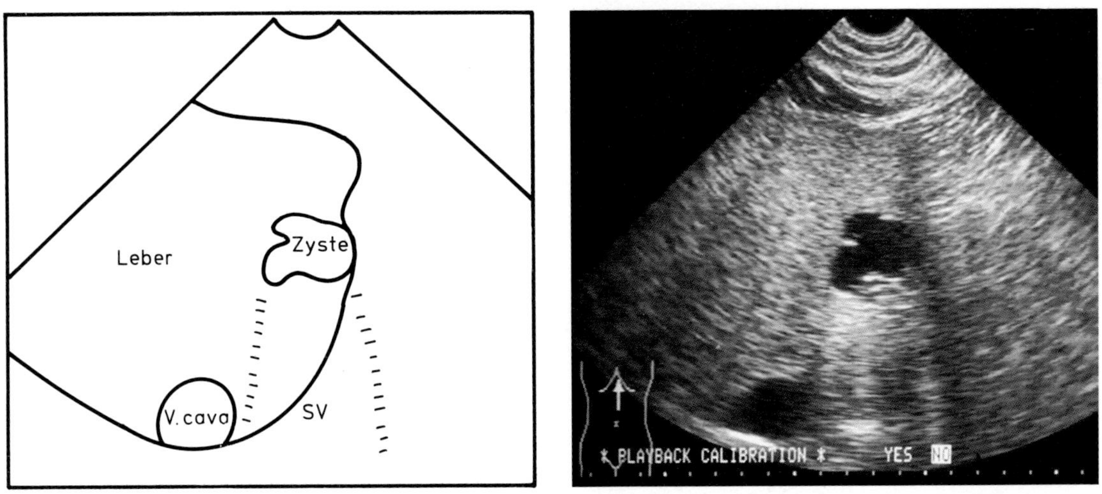
Leber
Zyste
V. cava
SV
* PLAYBACK CALIBRATION * YES NO

89

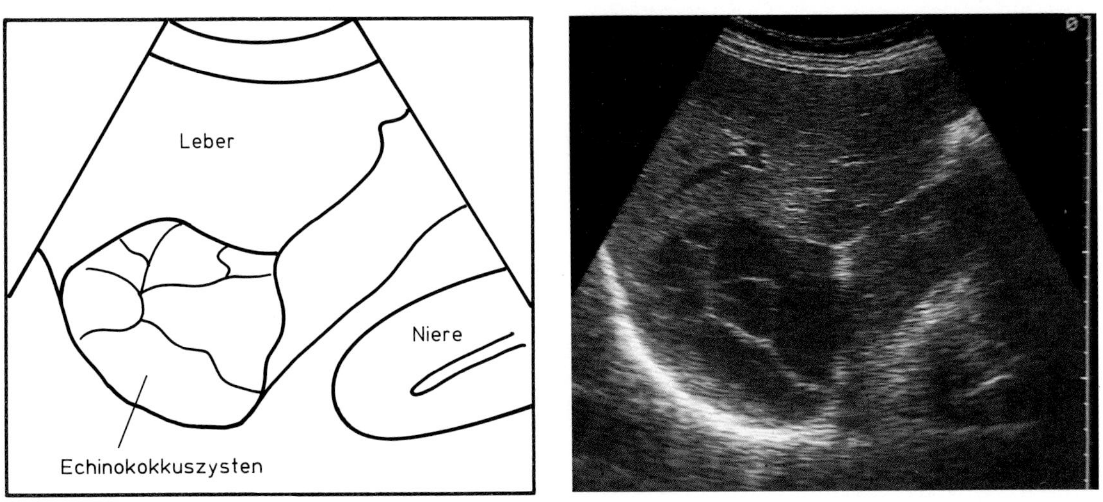
Leber
Niere
Echinokokkuszysten

90

91a **„Pseudoechinokokkuszyste" bei Zustand nach Zystenpunktion einer kongenitalen Leberzyste** (Längsschnitt durch den rechten Leberlappen)
Die kugelige Zyste war mehrfach punktiert worden, dabei war es einmal zur Einblutung gekommen. Die Fibrinfäden und Koagelreste bildeten in der Folge eigentümliche Schlieren und Septen, die sich in der wieder vollaufenden Leberzyste ausspannten. Dadurch entstand das Bild einer Septierung, wie sie bei Echinokokkuszysten ähnlich auftritt. Bei näherer Betrachtung erkennt man jedoch, daß es sich um dünne Fäden handelt, die nicht zu einer völligen Abschnürung einzelner Kompartimente der Leberzyste geführt haben. Die Zystenwand ist zart und nicht verdickt.

91b **Differentialdiagnose: Zerfallende Lebermetastase eines Klarzellkarzinoms** (Längsschnitt durch den linken Leberlappen)
Auch hier ist der Unterschied zu einer Echinokokkuszyste oder gar einer kongenitalen Zyste deutlich. Die zystischen Areale sind nicht völlig reflexfrei, sie enthalten Detritus oder Blut. Die Wand der Zyste ist unregelmäßig mit vorspringenden Tumorresten; umgeben ist der zystische Prozeß von einer bis 3 cm dicken Kapsel aus solidem Gewebe. Dies ist der eigentliche Tumor, der zentral erweicht und nekrotisch zerfallen ist. Bei einer feinnadelbioptischen Klärung der Diagnose muß Material nicht aus dem Zentrum, sondern aus den Randbezirken des Tumors entnommen werden.

92 **Echinococcus alveolaris der Leber** (subkostaler Schrägschnitt durch den rechten Leberlappen)
Die Leber ist etwas verplumpt, das Reflexmuster vergröbert, etwas verdichtet. Unterhalb des Zwerchfells, an dieses anschließend, erkennt man einen tumorhaften, unregelmäßig begrenzten, reflexverminderten Prozeß, der keine zystischen Anteile aufweist. Der Befund wurde bei einer türkischen Patientin als Zufallsbefund erhoben. Er wurde durch serologische Untersuchungen bestätigt. Der Echinococcus multilocularis bildet in der Leber selten sonographisch erkennbare Zysten aus. Der sonographische Aspekt ist der eines invasiv wachsenden malignen Tumors. Die Differentialdiagnose ist oft nur serologisch zu stellen.

93 **Amöbenabszeß** (Längsschnitt durch den rechten Leberlappen)
Am unteren ventralen Rand des rechten Leberlappens erkennt man einen unregelmäßig begrenzten, von einer zarten Kapsel umgebenen reflexarmen bis -freien Prozeß. Die Veränderung war bei einer Frau entdeckt worden, die aus den Tropen zurückkam und unter Fieber, Abgeschlagenheit und Inappetenz litt. Nachdem auch die Amöben-KBR positiv war, konnte ohne Punktion eine Therapie mit Metronidazol begonnen werden, worauf die klinische Symptomatik und der Abszeß rasch rückläufig waren.

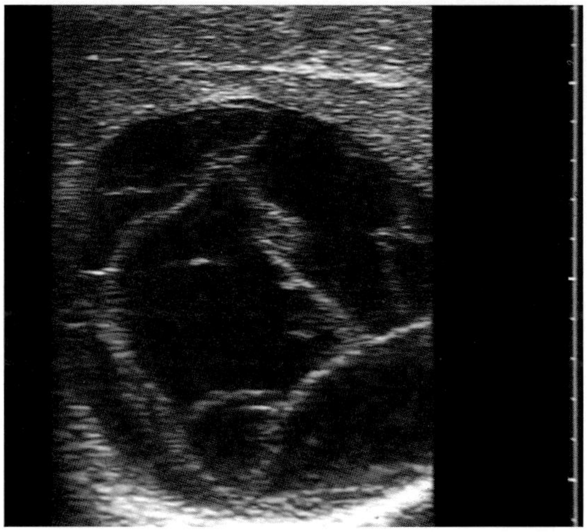

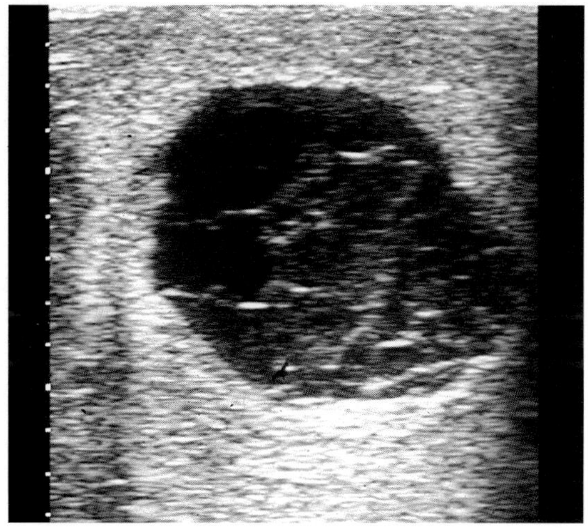

91 a

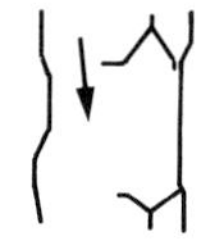

91 b

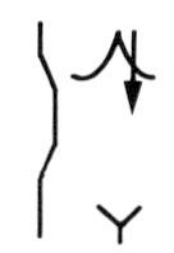

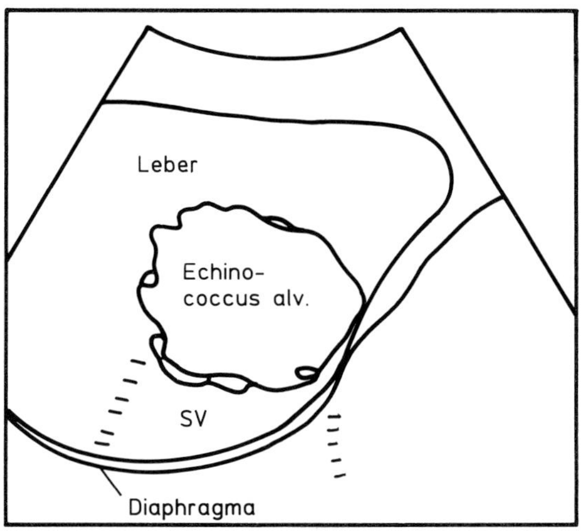

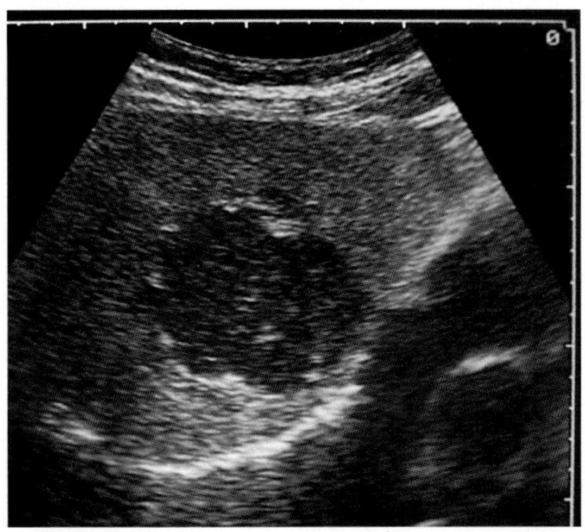

92

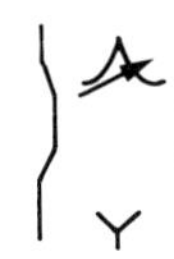

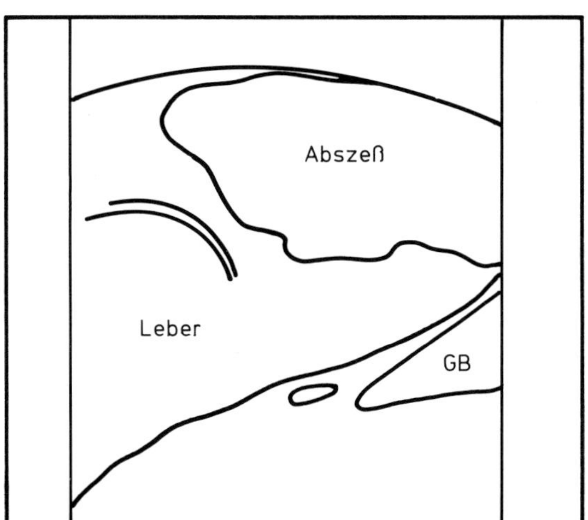

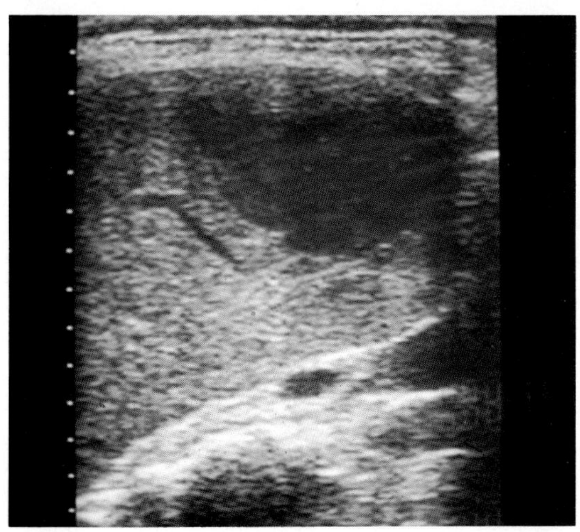

93

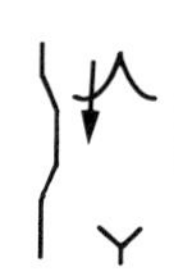

94 **Amöbenabszeß unter Therapie** (Längsschnitt durch den rechten Leberlappen)
Es handelt sich um dieselbe Patientin wie auf der Voraufnahme. Nach 10tägiger Metronidazoltherapie ist der Abszeß auf $^1/_3$ seiner Größe zurückgegangen. Nach weiteren 14 Tagen war er verschwunden.

95 **Pyogener Leberabszeß nach Cholezystektomie** (Längsschnitt durch den rechten Leberlappen)
Acht Tage nach Cholezystektomie entwickelte dieser Patient Fieber und einen Subikterus. Die Inspektion der Leber ergab diesen die Ventralkontur leicht überragenden Abszeß mit unregelmäßiger Begrenzung und teilweise Reflexe enthaltendem liquidem Inhalt. Durch Feinnadelpunktion wurde Eiter gewonnen, der Abszeß dabei nahezu entleert. Aus dem Eiter konnte Escherichia coli gezüchtet und eine gezielte antibiotische Therapie eingeleitet werden. Der Abszeß wurde an den Folgetagen noch mehrmals punktiert, der Eiter war bereits am 3. Tag steril. Der Abszeß heilte innerhalb der darauffolgenden Wochen aus.
Zur differentialdiagnostischen Klärung und zur Therapie solitärer Leberabszesse bietet sich die ultraschallgezielte Feinnadelpunktion an. Die fraktionierte Abszeßpunktion hat gegenüber der Drainage den Vorteil einer geringeren Komplikationsrate (Drainagen verstopfen leicht, und es kommt zu Wundinfektionen). Durch die fraktionierte Punktion wird allerdings die Behandlungszeit etwas verlängert. Eine Operation ist nur noch in Ausnahmefällen notwendig.

96 **Multiple konfluierende Leberabszesse bei eitriger Cholangitis** (Längsschnitt durch den linken Leberlappen)
Die Leber ist allenfalls gering vergrößert, verplumpt, durchsetzt von multiplen reflexarmen bis reflexfreien Veränderungen, die zentral im linken Leberlappen konfluieren. Im Rahmen einer eitrigen Cholangitis war es zur Ausbildung von multiplen kleinen, schließlich konfluierenden Abszessen gekommen. Nach Beseitigung des obturierenden Steins und unter antibiotischer Therapie kam es zur Ausheilung der Abszesse.

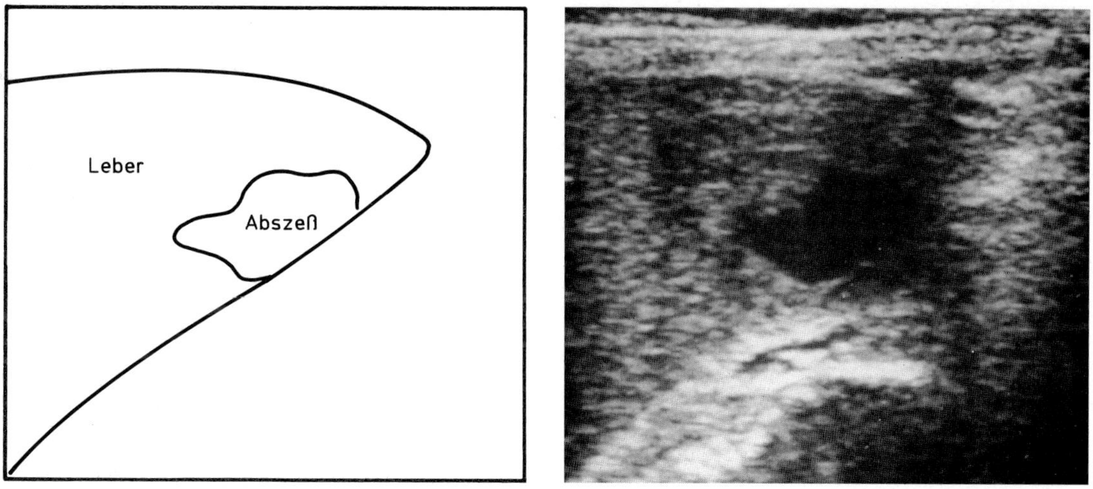

94

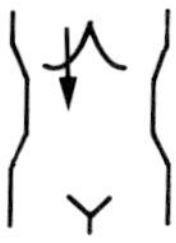

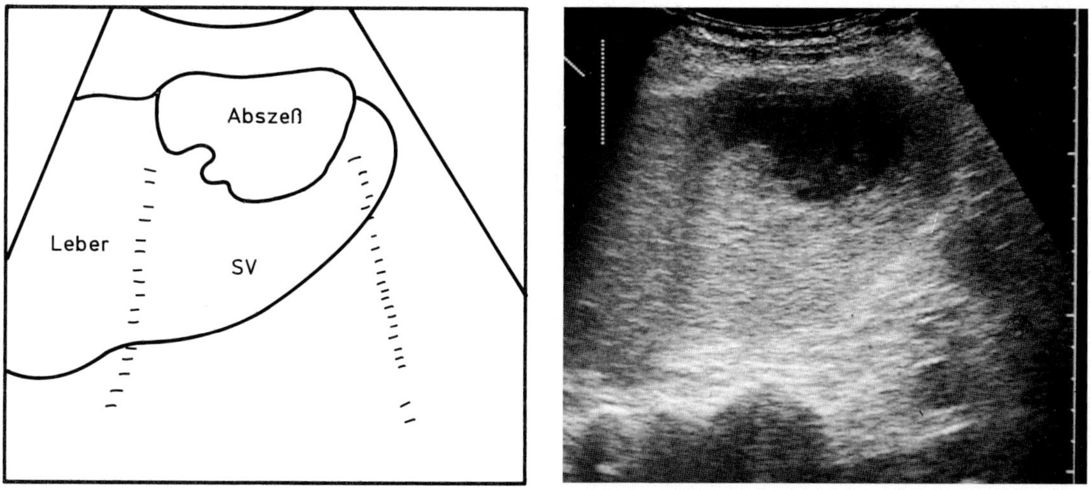

95

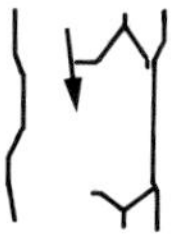

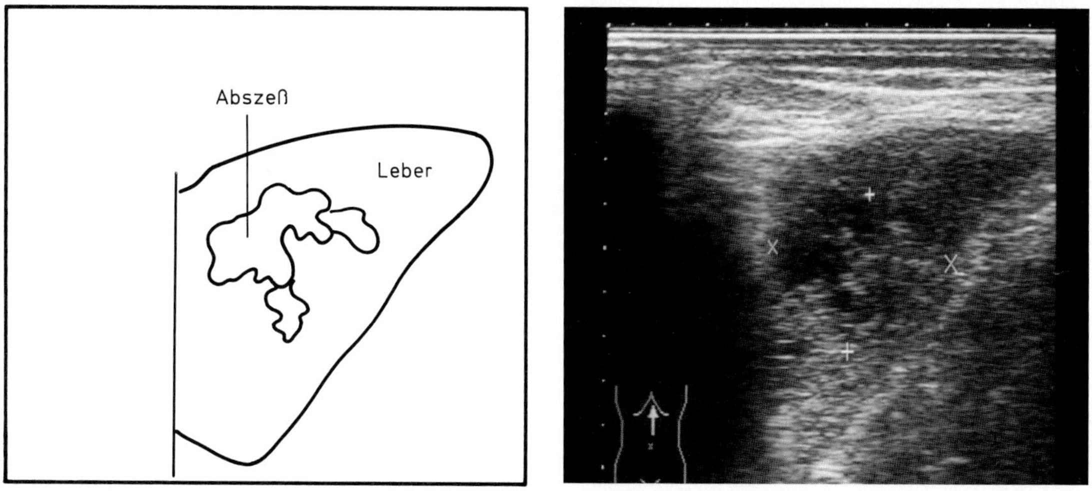

96

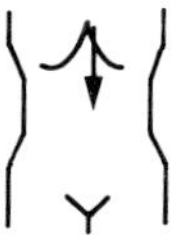

97 **Großer pyogener Leberabszeß** (Längsschnitt durch den rechten Leberlappen)
Bei einem 80jährigen reduzierten Patienten traten Fieber und Kräfteverfall auf. Sonographisch war ein subkapsulärer Leberabszeß zu erkennen, der $^1/_3$ des rechten Leberlappens einnahm. In der üblichen Technik wurde der Abszeß entlastet und über eine Testung des bakteriologisch untersuchten Abszeßinhalts eine gezielte antibiotische Therapie eingeleitet.

98 **Großer pyogener Leberabszeß** (Längsschnitt in der vorderen Axillarlinie)
Derselbe Patient wie in der Voraufnahme. Es handelt sich um einen subkapsulären kranial bis zum Zwerchfell reichenden Leberabszeß. Bei der fraktionierten Punktion und kurzfristigen Einlage einer Drainage konnte mehr als 1 l Eiter abgelassen werden. Der Prozeß heilte schließlich ohne Operation unter der obengenannten Therapie folgenlos aus.

99 **Subkapsulärer Leberabszeß** (subkostaler Schrägschnitt durch die Leber)
Dieser Abszeß war im Anschluß an eine Cholezystektomie mit Sekundärheilung entstanden. Rezidivierende Punktionen entlasteten den Abszeß, antibiotische Therapien führten zunächst zur Beruhigung. Immer wieder lief jedoch Galle in den Abszeß nach, die sich sekundär infizierte, so daß schließlich der Abszeß operativ saniert werden mußte.

97

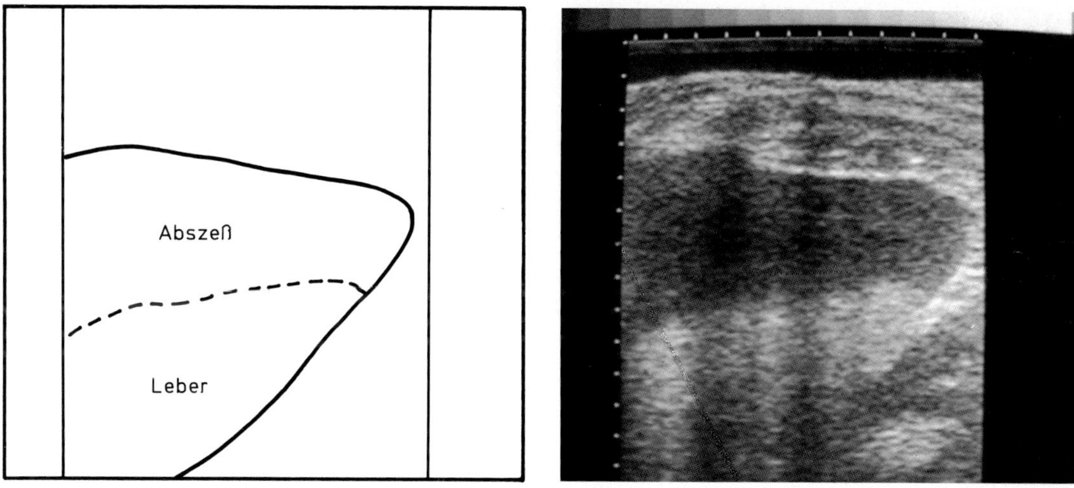

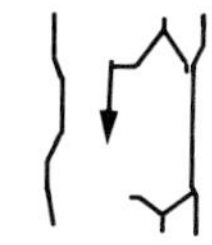

98

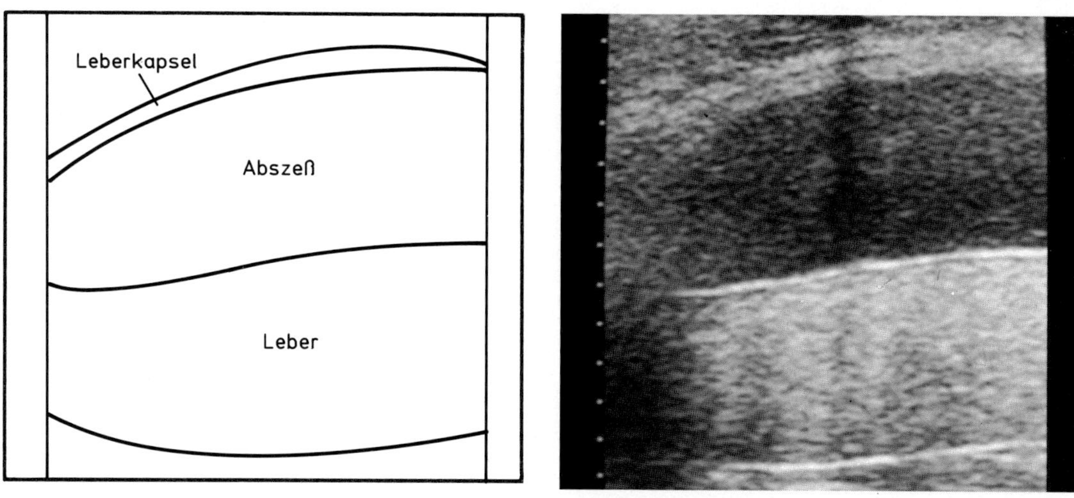

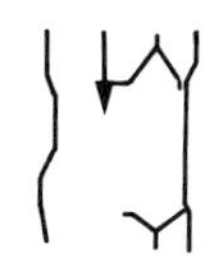

99

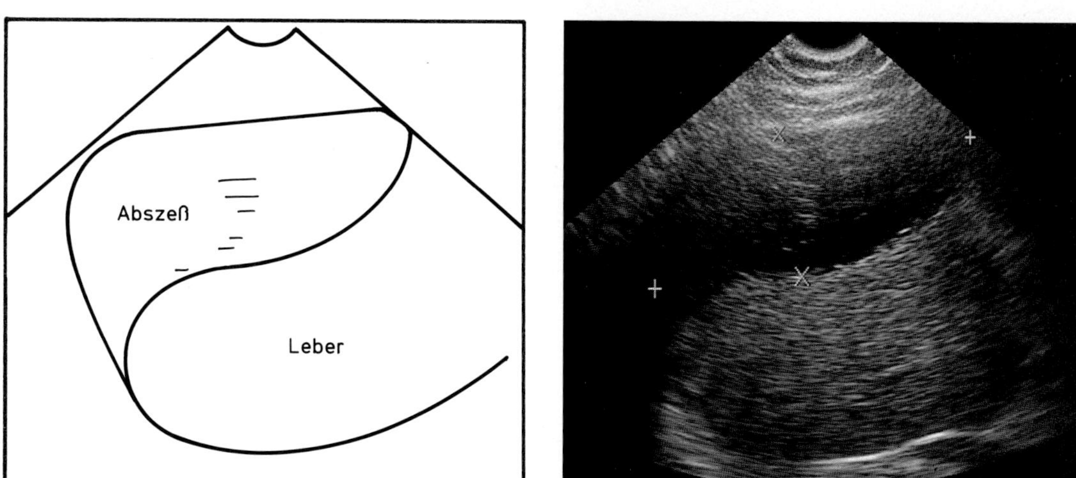

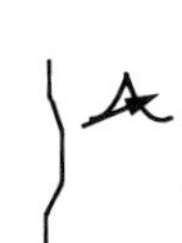

Umschriebene benigne Lebererkrankungen

100 **Subphrenischer intrahepatischer Leberabszeß** (subkostaler Schrägschnitt durch den rechten Leberlappen)
Der Prozeß war im Anschluß an eine Hemikolektomie entdeckt worden, nachdem sich die Patientin von der Operation nicht erholte und Temperaturen entwickelte. Zum Ausschluß einer malignen Veränderung und zur Gewinnung von Material aus dem Abszeß, wurde eine Feinnadelbiopsie durchgeführt. Es fand sich entzündliches Gewebe, Eiter konnte nicht gewonnen werden. Der Prozeß war zu diesem Zeitpunkt noch nicht ausreichend eingeschmolzen.

101 **Leberblutung mit Lufteinschlüssen** (subkostaler Schrägschnitt durch den rechten Leberlappen)
In den ventralen Anteilen erkennt man eine überwiegend liquide Formation mit einzelnen reflexkräftigen Anteilen und hell aufleuchtenden Reflexen mit Schallschatten und „Ring-down-Zeichen“. Das Hämatom war postoperativ nach Cholezystektomie und Gallenwegseröffnung entstanden. Auf dem Weg der üblichen Aerobilie war auch Luft in das Hämatom ausgetreten, das im Rahmen der Operation entstanden war.

102 **Leberhämatom nach Menghini-Punktion bei Amyloidose der Leber** (Längsschnitt durch den rechten Leberlappen)
An der typischen Punktionsstelle im mittleren Drittel, innerhalb der ansonsten reflexarmen Leber, liegt eine reflexkräftige Veränderung, die die Leberkontur überschreitet und bis an die Rippen heranreicht. Der reflexkräftige Prozeß entspricht Koageln innerhalb der Leber sowie zwischen Leber und Bauchwand. Die Blutung stand von alleine. Über eine langsame Resorption kam es zur Ausheilung mit Narbenbildung.
Frische Blutungen im Abdomen, auch in der Leber, sind reflexfrei, sehr schnell kommt es aber zur Koagelbildung, die dann reflexkräftig erscheint. Über Wochen und Monate können über erneute Verflüssigungen der Koagel reflexfreie Anteile entstehen, bis sich schließlich eine reflexkräftige Narbe ausbildet.

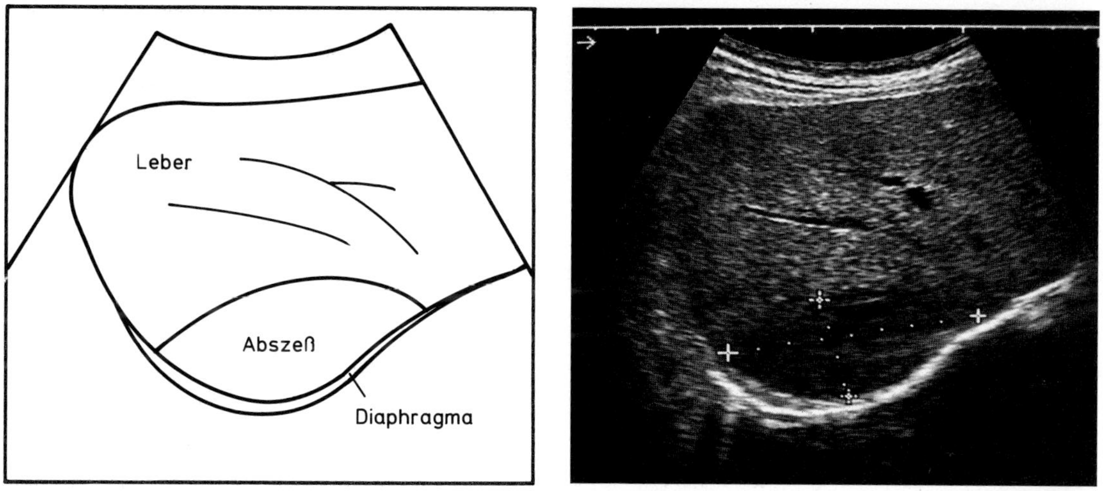
Leber
Abszeß
Diaphragma

100

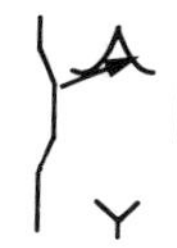

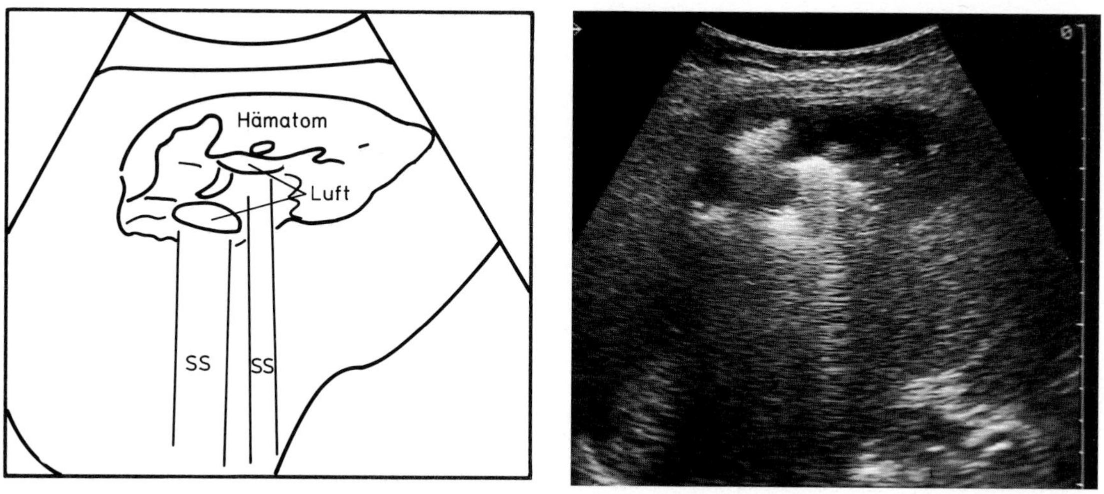
Hämatom
Luft
SS
SS

101

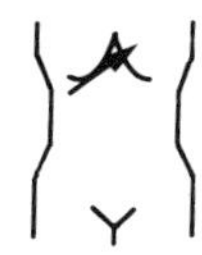

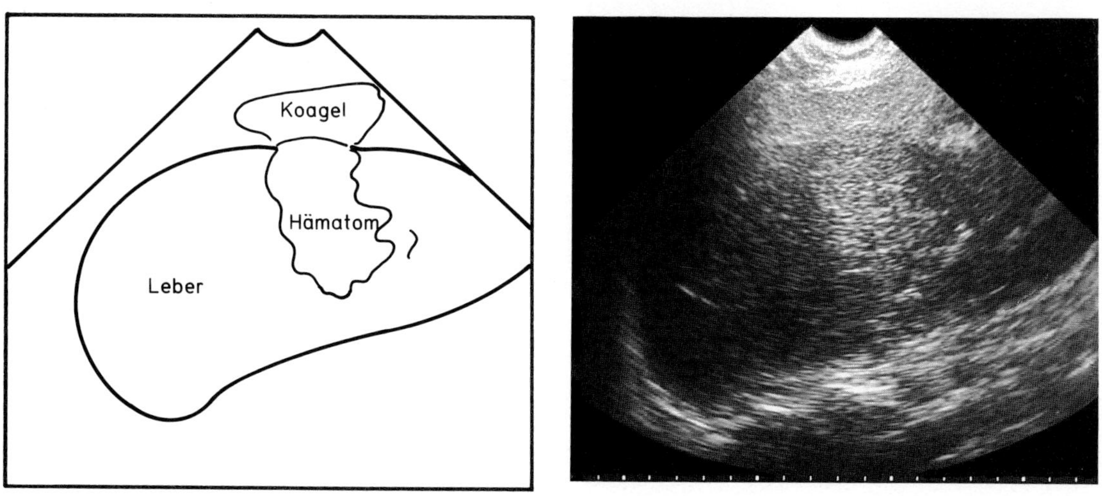
Koagel
Hämatom
Leber

102

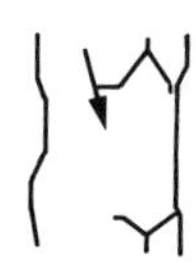

Umschriebene benigne Lebererkrankungen

103 **Subkapsuläres Hämatom** (Längsschnitt durch den rechten Leberlappen)
Traumatisch war diese Leberverletzung entstanden, die zu einer lamellären Hämatombildung in den lateralen Abschnitten des rechten Leberlappens führte. Auch hier ist das Hämatom reflexkräftiger als die angrenzende Leber, die dahinter eher reflexvermindert erscheint. Auch dieses Leberhämatom heilte unter Narbenbildung aus.

104 **Zustand nach Leberriß** (subkostaler Schrägschnitt durch die Leber)
Bei einem Autounfall war ein Leberriß aufgetreten, der chirurgisch versorgt worden war. Dabei waren Koagel ausgeräumt, die Leber übernäht worden. Die traumatisierte Leber mit den zurückgebliebenen Koageln gibt ein sehr unübersichtliches Bild mit kugeligen reflexkräftigen Arealen, unterbrochen von reflexarmen, die z. T. wie Straßen oder Septen durch die Leber ziehen, während die ventralen nicht geschädigten Leberabschnitte das typische Leberreflexmuster bieten. Ohne Kenntnis der Anamnese sind derartige traumatische Veränderungen der Leber mit in Resorption befindlichen Koageln und Ausbildung von narbigen Veränderungen von tumorösen Infiltrationen der Leber oft nicht zu unterscheiden.

105 **Zustand nach Leberriß** (Längsschnitt)
Derselbe Patient wie auf der Voraufnahme. Ventral die unauffälligen Anteile der Leber, dorsal die traumatisch geschädigten, die sich reflexkräftiger darstellen, wobei die einzelnen Bezirke homogener erscheinen als im Querschnitt. Es handelt sich um traumatisch lazeriertes Lebergewebe, das blutig imbibiert war, wobei sich die großen und kleinen intrahepatischen Hämatome langsam resorbieren. Das Reflexmuster bleibt reflexkräftig, wenn sich Narben ausbilden, kommt es zu einer weiteren Gliederung des Parenchyms.

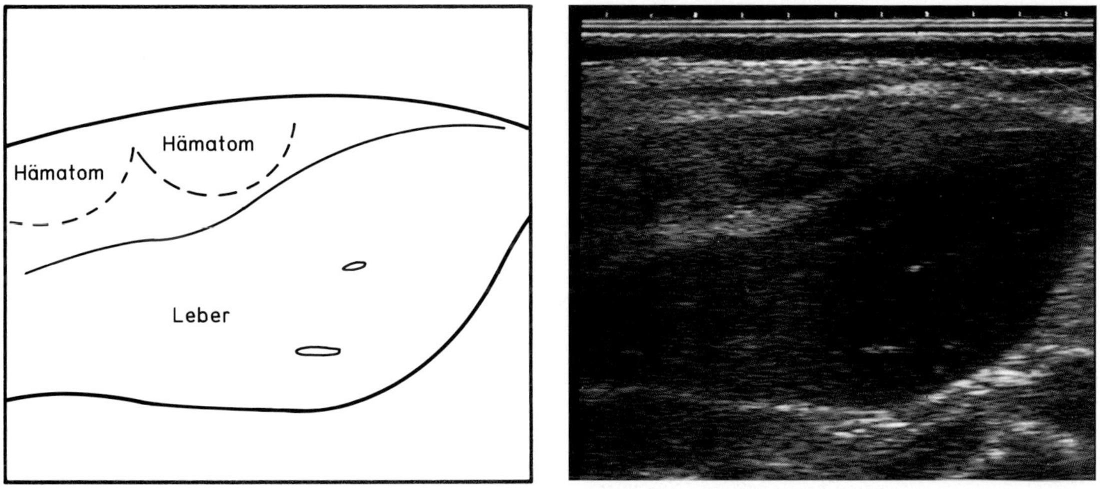
Hämatom
Hämatom
Leber

103

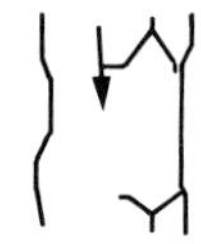

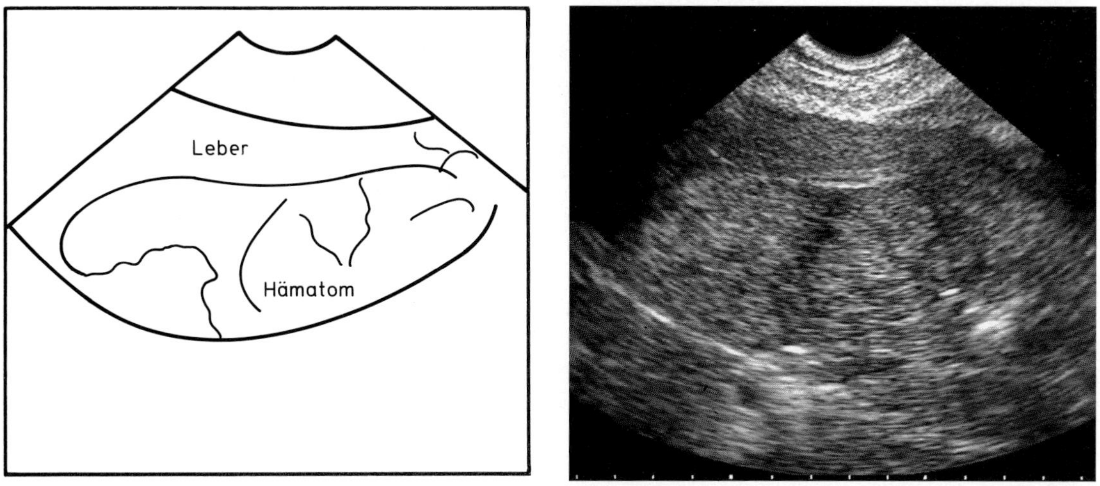
Leber
Hämatom

104

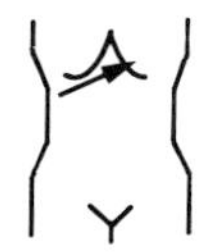

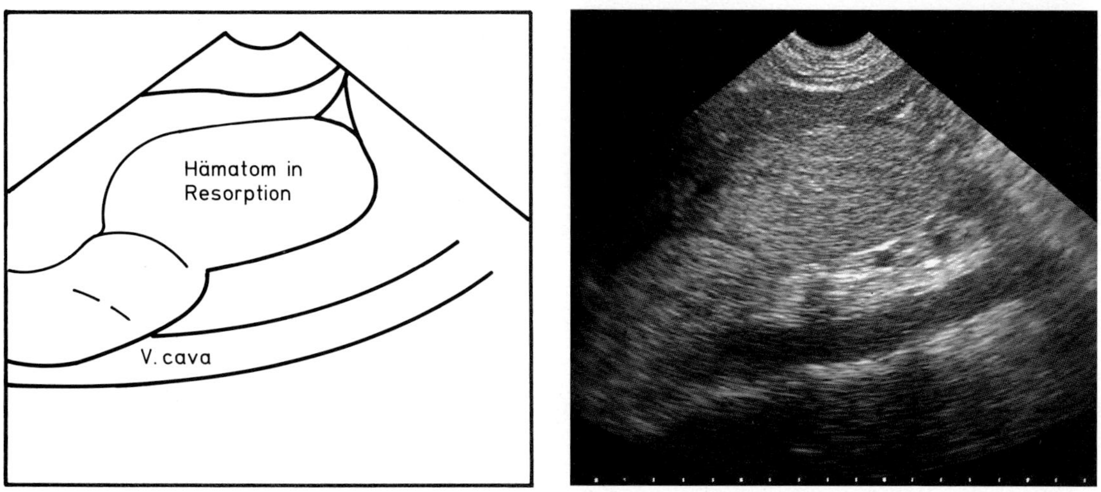
Hämatom in Resorption
V. cava

105

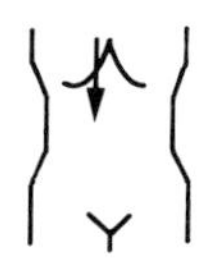

Umschriebene benigne Lebererkrankungen

106 **Verkalkung nach Leberabszeß** (Längsschnitt durch den rechten Leberlappen)
Bei diesem Patienten war anamnestisch ein Leberabszeß bekannt, der unter antibiotischer Therapie folgenlos ausheilte. Ganz ohne Folgen blieb die Erkrankung jedoch nicht: Über eine Vernarbung hat sich schließlich eine Verkalkung im Bereich des ehemaligen Abszesses ausgebildet. Verkalkungen der Leber werden gelegentlich zufällig angetroffen, meist ohne daß die Patienten wesentliche anamnestische Aufschlüsse über die Genese der Verkalkung geben können.

107 **Verkalkung der Leber** (Längsschnitt durch den linken Leberlappen)
In den kraniodorsalen Abschnitten erkennt man eine kräftige Reflexion mit Schallschatten, einer Verkalkung entsprechend. Die Genese war in diesem Fall unklar. Eine Abszedierung, ein Hämatom oder eine sonstige Erkrankung mit evtl. Leberbeteiligung war dem Patienten nicht erinnerlich. Differentialdiagnostisch muß an eine intrahepatische Choledocholithiasis gedacht werden. Derartig große Gallensteine können jedoch nicht so weit peripher liegen, eine Aerobilie läßt sich durch Umlagerung des Patienten ausschließen. Verkalkte Echinokokkuszysten sind meist kugelig und weisen ein zystisches Restlumen auf.

108 **Verkalkung im rechten Leberlappen nach Cholezystektomie** (Längsschnitt durch den rechten Leberlappen)
Dieser ist im Sinne einer Fettleber verändert. Relativ weit peripher erkennt man in der Umgebung des Gallenbettes eine Verkalkung in der Leber, die Genese ist unklar. Es läßt sich allenfalls vermuten, daß im Rahmen der Operation im Gallenbett ein Abszeß oder ein Hämatom entstanden war, das langsam ausheilte und schließlich zu dieser Verkalkung führte.

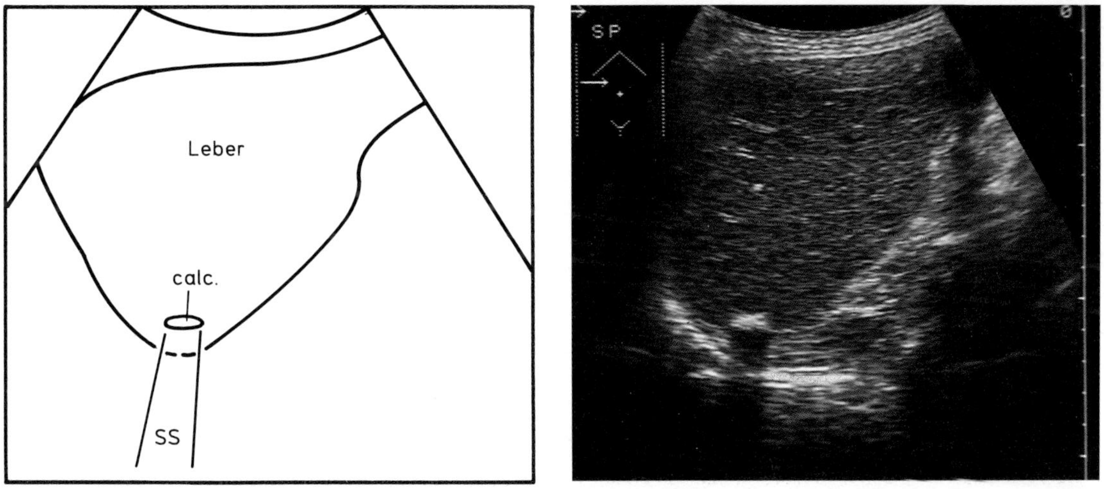

106

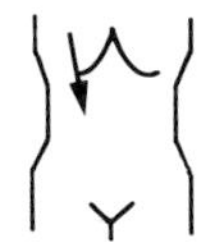

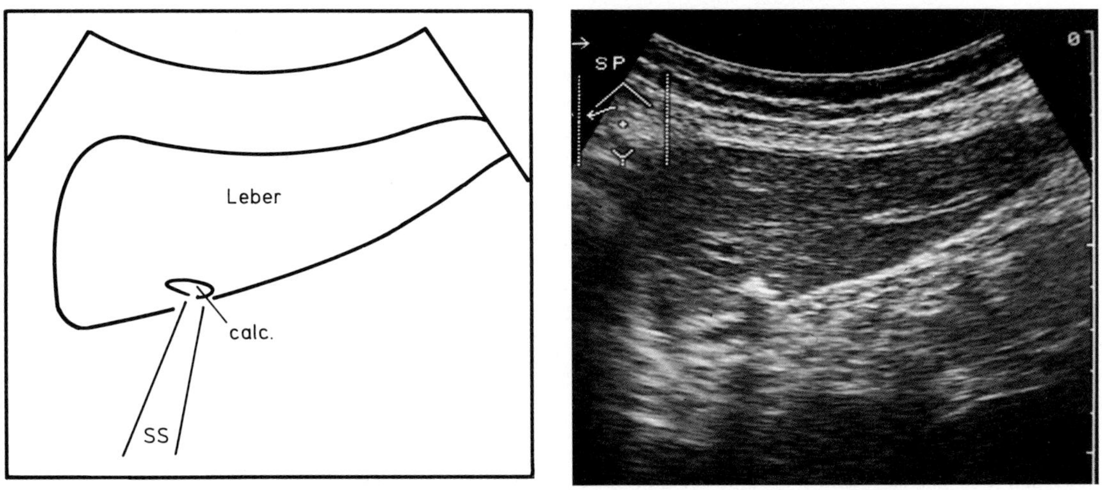

107

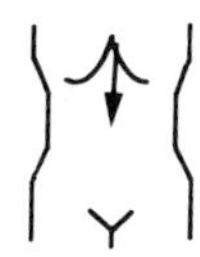

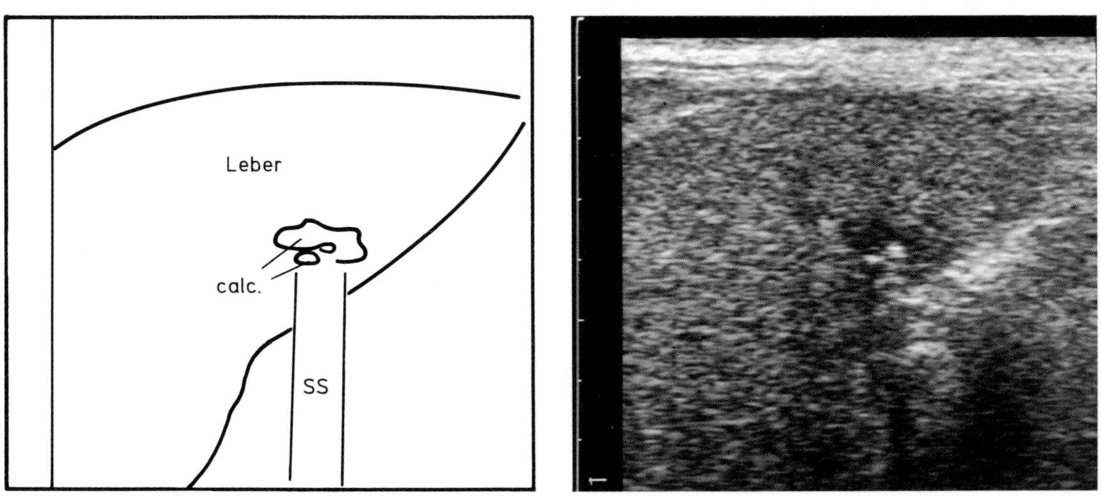

108

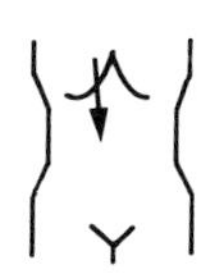

Umschriebene benigne Lebererkrankungen

109 **Verkalkung im linken Leberlappen** (Längsschnitt durch den linken Leberlappen)
Im vorderen Drittel sieht man eine reflexkräftige Veränderung mit Schallschatten. Werden solche Veränderungen entdeckt, ist in den seltensten Fällen ihre Ursache zu klären (frühere Verletzungen, Abszesse, Infarkte). Auch in diesem Fall wußte der Patient lediglich, daß eine Verkalkung der Leber vorlag, die bereits bei Röntgenuntersuchungen aufgefallen war, die Genese war unklar.

110 **Hämangiom der Leber** (Längsschnitt durch den rechten Leberlappen)
Kranial in der rechten Leber erkennt man eine kugelige, reflexkräftige, scharf begrenzte Veränderung mit wolkigem Reflexmuster. Diese Veränderung ist typisch für ein kapilläres Hämangiom, das meistens zufällig anläßlich einer Untersuchung aus anderer Ursache gefunden wird. Das Hämangiom ist der häufigste benige, tumorös wirkende Prozeß der Leber; es wird bei 0,03% aller sonographischen Untersuchungen gefunden.

111 **Hämangiom der Leber** (subkostaler Schrägschnitt durch die Leber)
Ventral eines Lebervenenastes erkennt man ein kräftig reflektierendes, wie ausgestanzt wirkendes, scheckig bis wolkig gemustertes kugeliges Gebilde. Die Lage der Hämangiome in der Nähe eines Lebervenenastes ist typisch.

109

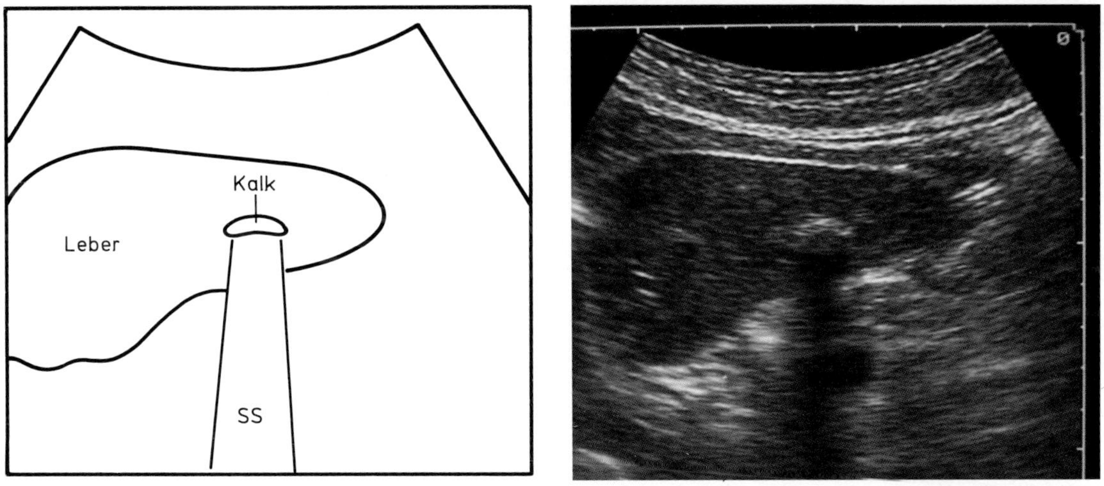
Kalk
Leber
SS

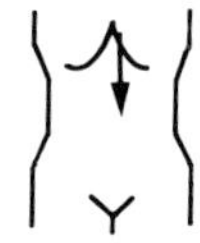

110

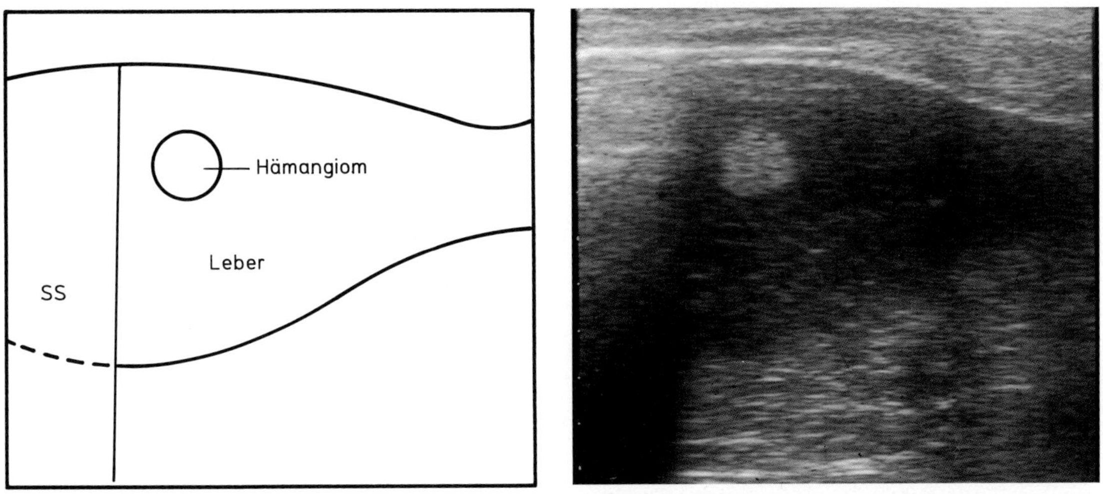
Hämangiom
Leber
SS

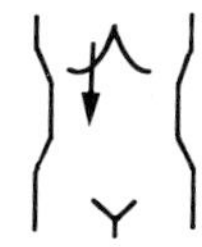

111

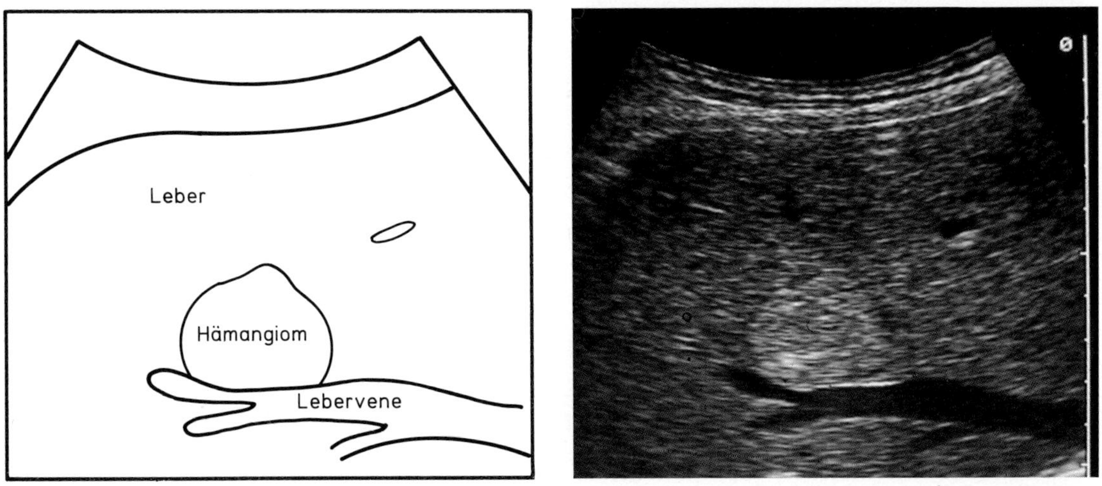
Leber
Hämangiom
Lebervene

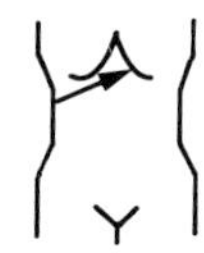

Umschriebene benigne Lebererkrankungen

112 **Leberhämangiom im rechten Leberlappen** (subkostaler Schrägschnitt durch die rechte Leber)
Wiederum ist der kugelige Prozeß wie ausgestanzt aus dem übrigen Lebergewebe hervorgehoben. Die wolkigen oder geschichtet wirkenden Reflexe sind typisch für das Leberhämangiom, ebenso typisch die Nähe eines Lebervenenastes. In diesem Fall scheint der Hauptast der rechten Lebervene aus dem Prozeß hervorzutreten.

113 **Hämangiome der Leber** (Längsschnitt durch den rechten Leberlappen in der vorderen Axillarlinie)
Die Leber ist gleichmäßig gemustert: 3 reflexkräftige, scharf demarkierte Gebilde heben sich deutlich vom übrigen Lebergewebe ab. Eine der Veränderungen hat einen zarten Schallschatten aufgrund der vermehrten Schallabsorption. Die Frage, weshalb diese gefäß- und damit blutreichen Tumoren reflexkräftig und nicht reflexarm zur Darstellung kommen, hat oft verwundert. Es ist anzunehmen, daß die Knäuel kleiner Gefäße mit der Vielzahl von Grenzflächen, die den Schall jeweils reflektieren, zu der erhöhten Reflexibilität führen. Lakunäre Anteile, wie sie bei kavernösen Hämangiomen gefunden werden, stellen sich eher reflexarm bis reflexfrei dar.

114 **Kavernöses Hämangiom der Leber** (Längsschnitt durch den Lobus caudatus)
Hier erkennt man einen kugeligen, jetzt etwas stärker wolkig oder scheckig gemusterten, gut abgegrenzten tumorösen Prozeß etwa in der Region des Lobus caudatus. Sicherheitshalber wurde dieser Prozeß durch Computertomographie mit Kontrastmittelgabe im Bolus überprüft. Es fanden sich die eindeutigen Zeichen eines Hämangioms mit von außen nach innen ablaufender Kontrastmittelaufnahme.

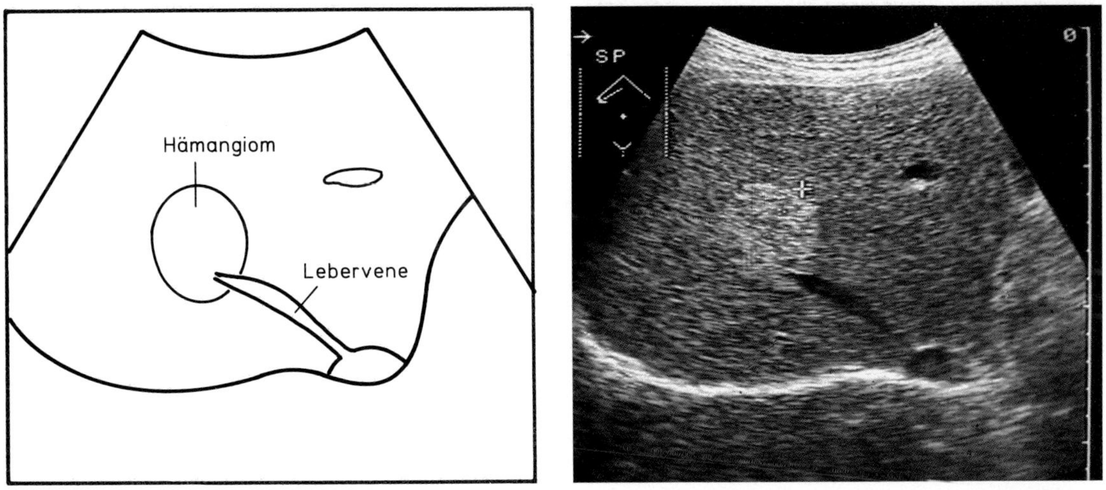
Hämangiom
Lebervene
SP
0

112

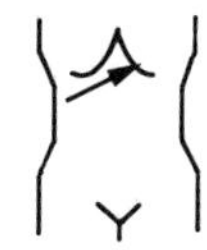

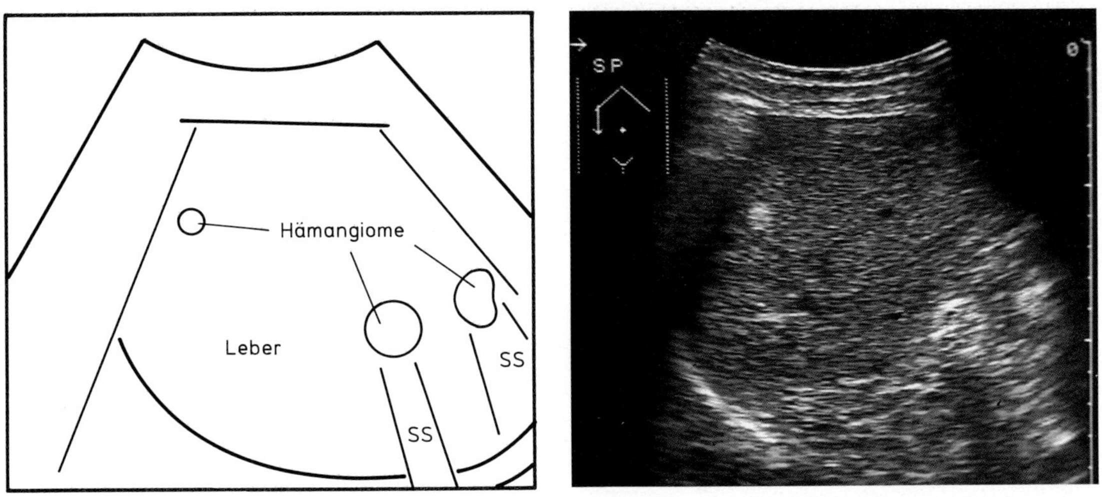
Hämangiome
Leber
SS
SS
SP
0

113

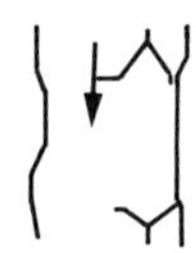

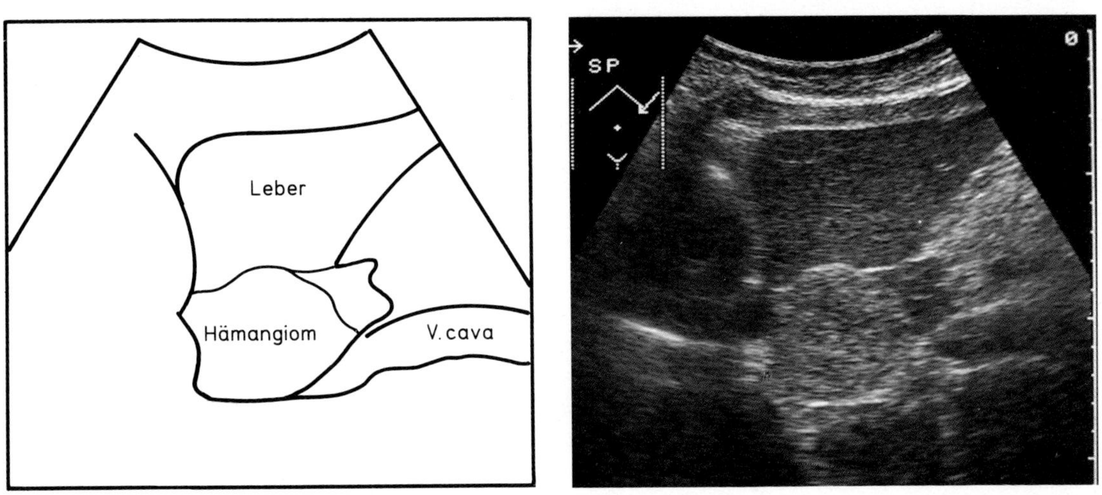
Leber
Hämangiom
V. cava
SP
0

114

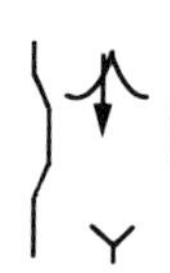

Umschriebene benigne Lebererkrankungen

115 **Kavernöse Hämangiome der Leber** (subkostaler Schrägschnitt)
Diese Aufnahme zeigt eine Leber mit 2 nebeneinander liegenden tumorösen Prozessen, die jetzt im Vergleich zu den früher gezeigten Bildern reflexarm oder allenfalls etwas scheckig unregelmäßig reflektierend wirken. Etwas mehr als die Hälfte der Hämangiome sind reflexkräftig, weniger als die Hälfte reflexarm oder scheckig ungleichmäßig reflektierend, wie diese hier abgebildeten. Es handelt sich um kavernöse Hämangiome, die lakunären Anteile mit der geringen Zahl von Grenzflächen machen den reflexarmen Anteil der Prozesse aus.

116 **Hämangiome der Leber** (subkostaler Schrägschnitt durch die rechte Leber)
Diese Veränderungen sind typisch für kapilläre Hämangiome und auf Anhieb zu erkennen. Beide Veränderungen sind reflexkräftig und vom übrigen Lebergewebe wie ausgestanzt abgehoben; sie liegen in der Umgebung von Lebervenen, wobei aus dem linken kleineren Gebilde ein Lebervenenast heraustritt. Veränderungen dieser Art müssen bei dem heutigen sonographischen Kenntnisstand nicht mehr weiter diagnostiziert werden. Sie sind typisch und eindeutig als Hämangiome zu erkennen.

117 **Großes Hämangiom des rechten Leberlappens** (subkostaler Schrägschnitt rechts)
Dorsal eines Pfortaderastes erkennt man eine scharf begrenzte, reflexkräftige, scheckig strukturierte Veränderung, die aufgrund ihrer bogigen, aber glatten Begrenzung zur Umgebung schon den Eindruck eines gutartigen Prozesses erweckt. Die sonographische Verdachtsdiagnose eines Hämangioms konnte im Angio-CT bestätigt werden.

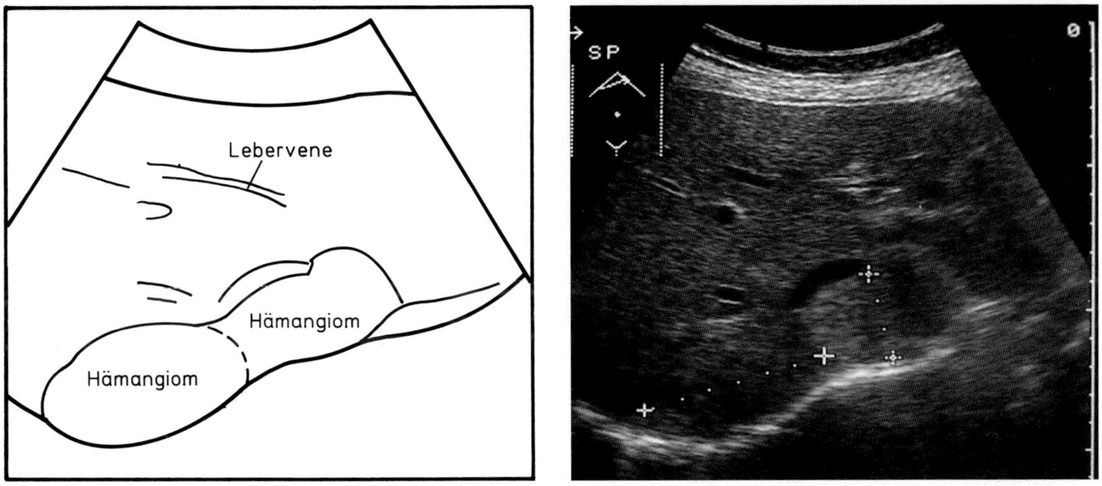
Lebervene
Hämangiom
Hämangiom
SP
0

115

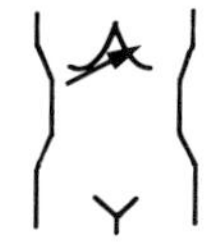

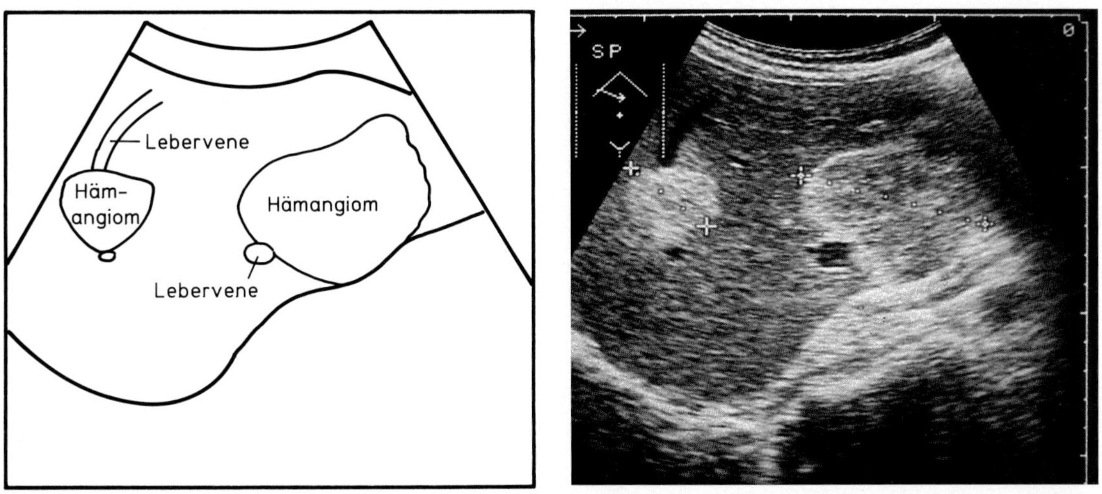
Lebervene
Häm-
angiom
Hämangiom
Lebervene
SP
0

116

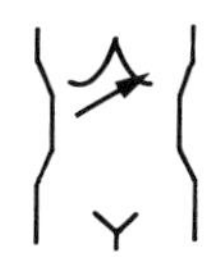

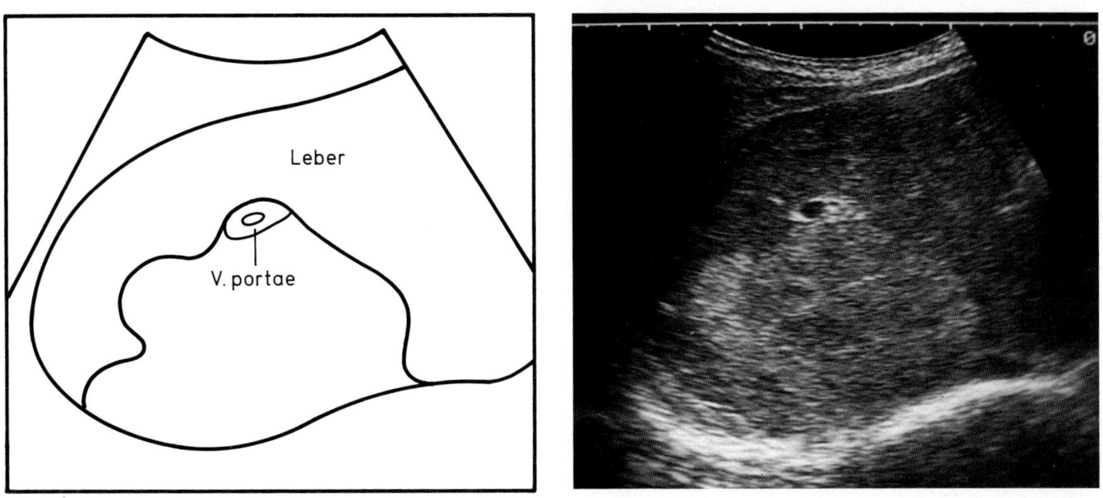
Leber
V. portae
0

117

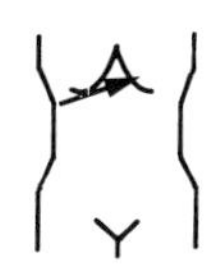

Umschriebene benigne Lebererkrankungen

118 **Großes Hämangiom des rechten Leberlappens** (Längsschnitt)
Die dorsalen Anteile des rechten Leberlappens sind durch den reflexkräftigen tumorösen Prozeß eingenommen. Auch hier sprechen die glatte Begrenzung des Gebildes und der Reflexreichtum sowie der Anschluß an ein Portalgefäß für das Vorliegen eines benignen hämangiomatösen Tumors. Obwohl Hämangiome harmlose Veränderungen der Leber sind, ist bei Traumen und bei einer evtl. notwendig werdenden Therapie mit thrombolytischen Substanzen mit einem vermehrten Blutungsrisiko zu rechnen.

119 **Kapilläres Hämangiom der Leber, Spiegeleffekt am Zwerchfell** (Längsschnitt durch den rechten Leberlappen, medial der Niere)
Das kleine, wiederum scharf abgegrenzte, kugelige Gebilde liegt unmittelbar neben dem Zwerchfell. Der Schall erfährt am Zwerchfell eine kräftige Reflexion, weshalb das Eintrittsecho in das Zwerchfell hell aufleuchtend und äußerst reflexkräftig ist. Durch das tangentiale Auftreten von Schallwellen auf das Zwerchfell entsteht ein Spiegeleffekt, der zu einer Spiegelung der gesamten Leber und damit auch der randständigen Veränderung der Leber am Zwerchfell führt. Die ganze Leber, und damit auch das Hämangiom, sind noch einmal kranial des Zwerchfells abgebildet.

120 **Kavernöses Hämangiom der Leber** (Leberlängsschnitt, kranial der Niere)
Der hier abgebildete tumoröse Prozeß ist nicht so eindeutig zu definieren wie die vorangegangenen. Er ist zentral reflexarm, wenn auch etwas scheckig, streifig strukturiert und deutlich unterschieden von der umgebenden Leber. Um dieses reflexarme Zentrum verläuft ein reflexkräftiger Randsaum, der wiederum an einen Lebervenenast angrenzt. Dieser Randsaum ist scharf von der Umgebung demarkiert, trotzdem ist eine Unterscheidung zu einer Metastase hier nicht so eindeutig möglich. Insofern sollte bei solchen Prozessen eine Bestätigung der Vermutungsdiagnose „kavernöses Hämangiom" durch ein Erythrozytenszintigramm oder Bolus-CT erfolgen. In diesem Fall wurde die Diagnose durch beide Methoden bestätigt.

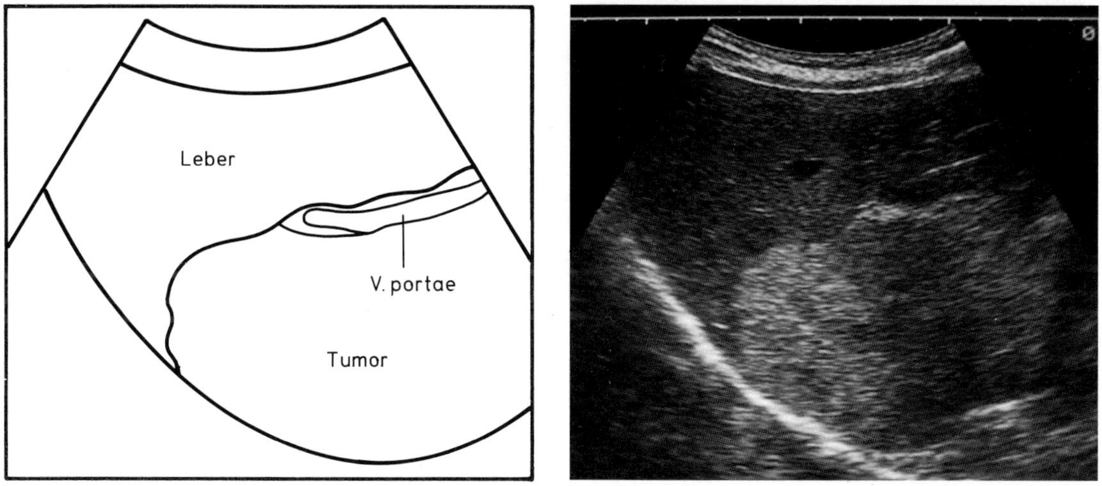
Leber
V. portae
Tumor

118

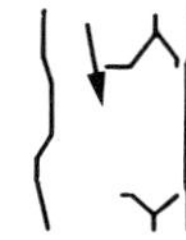

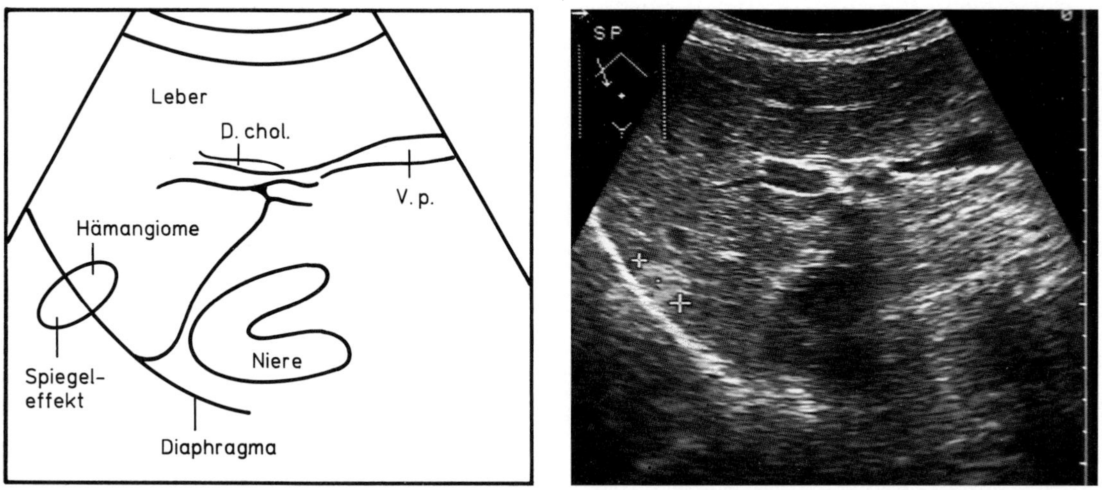
Leber
D. chol.
V. p.
Hämangiome
Spiegel-
effekt
Niere
Diaphragma
SP

119

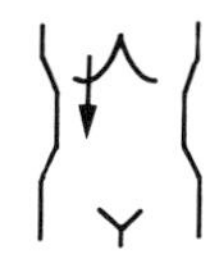

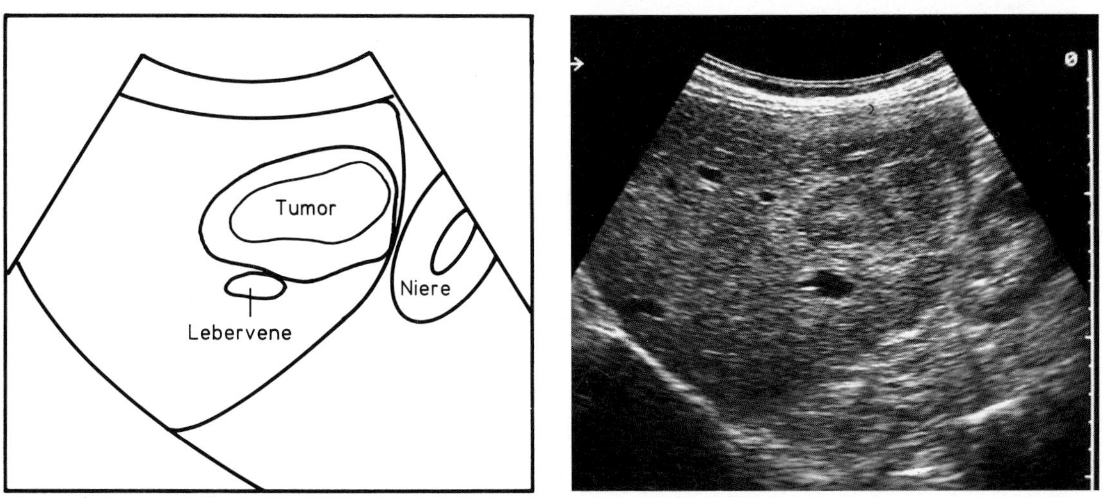
Tumor
Niere
Lebervene

120

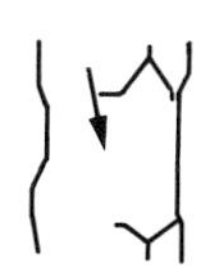

Umschriebene benigne Lebererkrankungen

121 **Hämangiom und Zyste** (Querschnitt durch den rechten Leberlappen mit einem 5-MHz-Schallkopf)
Man erkennt zum einen eine 1,4 cm große Zyste, zum anderen eine ebenso große solide Veränderung, die scharf gegen die Umgebung abgegrenzt ist, jedoch nicht so eindrucksvoll hell aufleuchtet, wie dies bei anderen Hämangiomen gelegentlich zu sehen ist. Die scharfe Demarkierung spricht trotzdem für ein Hämangiom. Auch hier ist die Differentialdiagnose jedoch nicht mit letzter Sicherheit zu stellen. Bei der geringen Größe des Prozesses sind weitere Aufschlüsse auch von einem Bolus-CT nicht sicher zu erwarten. Beim Nachweis zweifelhafter Prozesse wird man, sofern Tumorzeichen fehlen, sich abwartend verhalten und Kontrolluntersuchungen in 4–8wöchigen Abständen durchführen und erst bei einem Größenwachstum weitere diagnostische Schritte einleiten.

122 **Kavernöses Hämangiom an „typischer" Stelle** (subkostaler Schrägschnitt durch die Leber in Höhe der Lebervenenmündung)
Am Übergang zwischen linkem und rechtem Leberlappen liegt eine scheckig gemusterte, teils reflexarme, teils reflexkräftige Veränderung, die durch eine zarte, aber scharfe Grenze gegen das übrige Lebergewebe abgesetzt ist. Obwohl die Beschaffenheit des Reflexmusters für ein kavernöses Hämangiom spricht, ist bei der offensichtlichen Verdrängung der Lebervene nach lateral einerseit und dem Fehlen eindeutiger Kriterien eines Hämangioms andererseits eine weitere Diagnostik, in diesem Fall ein Bolus-CT, angezeigt.

123 **Hämangiom mit umgebender Gefäßversorgung** (Längsschnitt in Höhe der Kava)
Es handelt sich um denselben Patienten wie in der Voraufnahme. Das Hämangiom ist deutlich durch Gefäßverläufe gegen die Umgebung abgesetzt. Es ist umgeben von zarten, dem Lebervenengebiet angehörenden Gefäßen mit einem zentralen Gefäß, wobei das Binnenreflexmuster strahlenartig auf dieses Gefäß zuläuft. Auch dieser Befund wurde durch Angio-CT als kavernöses Hämangiom erkannt.

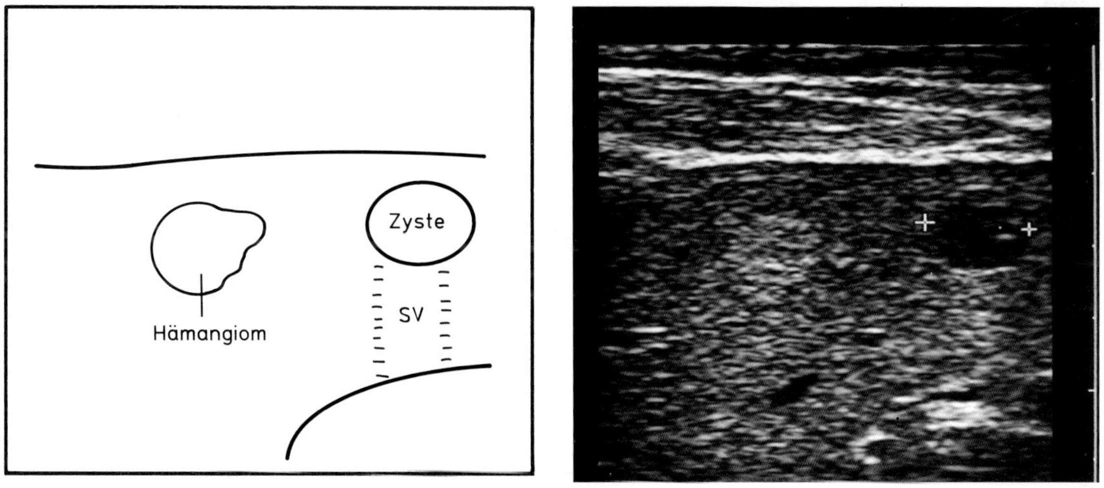
Zyste
Hämangiom
SV

121

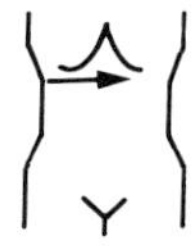

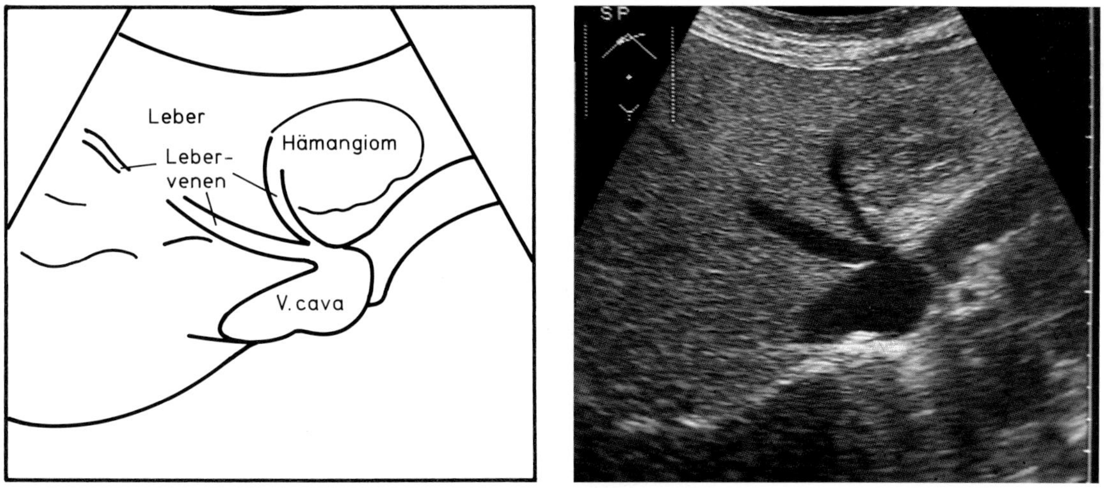
Leber
Leber-
venen
Hämangiom
V. cava
SP

122

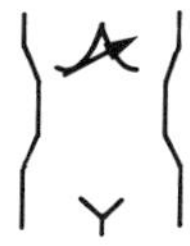

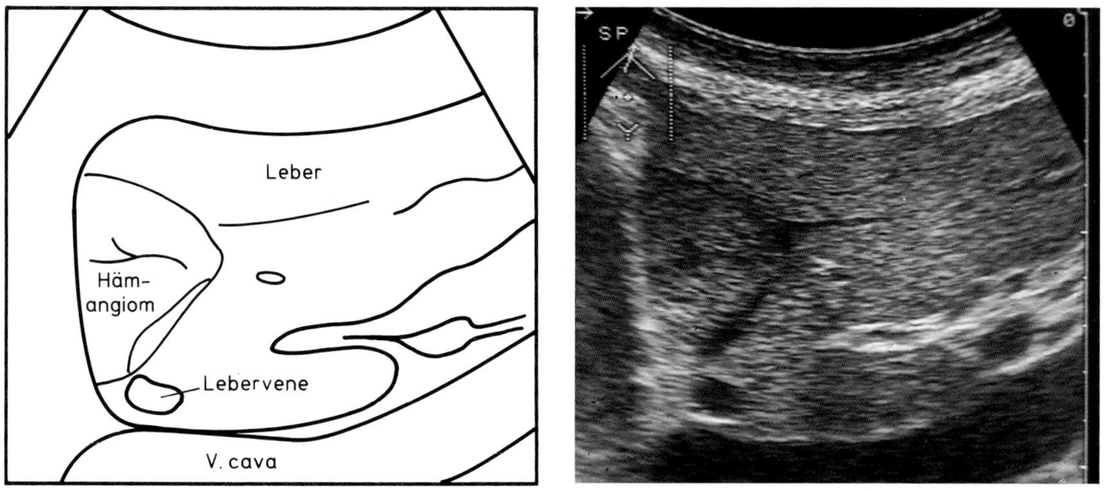
Leber
Häm-
angiom
Lebervene
V. cava
SP

123

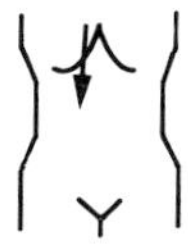

Umschriebene benigne Lebererkrankungen

127 **Hämangiomatose der Leber** (subkostaler Schrägschnitt durch die Leber)
Diese ist vollständig durchsetzt mit reflexarmen Veränderungen. Die Veränderungen wurden durch Angiographie und laparoskopisch als Hämangiomatose der Leber erkannt. Auch laparoskopisch punktierte Hämangiome bluten spritzend. Im Gegensatz zur transkutanen Biopsie hat man aber laparoskopisch die Möglichkeit, die Blutung durch Kompression und Koagulation zum Stehen zu bringen.

128 **Kavernom der Leber** (Längsschnitt durch den rechten Leberlappen kranial der Gallenblase)
Man erkennt einen 46 mm großen, scharf begrenzten, reflexarmen Prozeß, der unmittelbar einem Portalfeld anliegt und von einem venösen Gefäß entsorgt wird. Der Prozeß wirkt gleichmäßig, nicht eigentlich hämangiomtypisch. Gegen eine Metastase spricht jedoch die scharfe Begrenzung gegen das restliche Lebergewebe. Die Diagnose eines Hämangioms konnte durch ein Angio-CT bestätigt werden. Es kam dabei zu der typischen Auffüllung des Gebildes mit Kontrastmittel von außen nach innen. Der Prozeß hat an Größe seither nicht zugenommen.

129 **Gummen der Leber** (interkostaler Schrägschnitt durch die Leber)
Ventral im rechten Leberlappen findet sich eine kugelige reflexarme Veränderung bei einer Patientin mit unklarer Blutsenkungserhöhung und subfebrilen Temperaturen. Da die spezifische Anamnese verschwiegen wurde, war die Diagnose erst histologisch zu stellen.

127

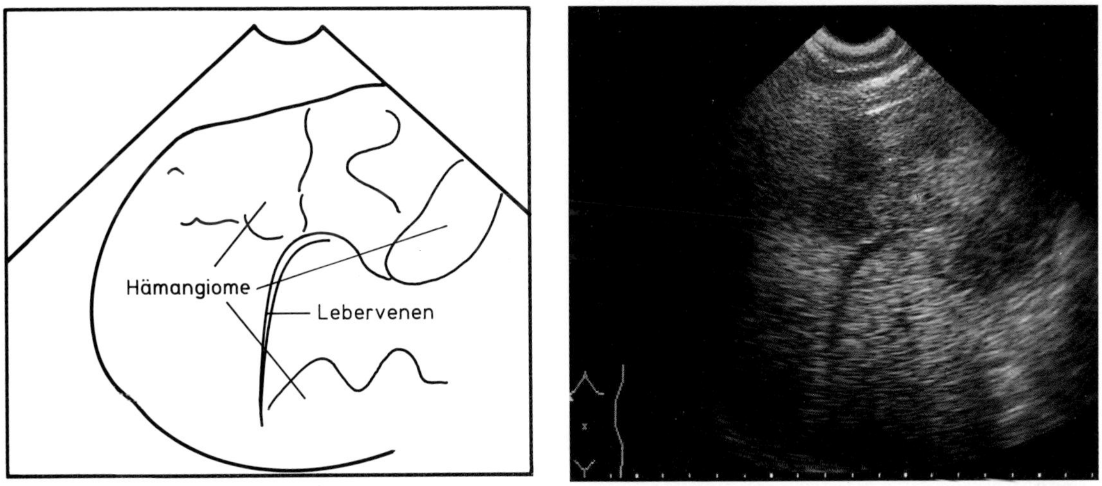
Hämangiome
Lebervenen

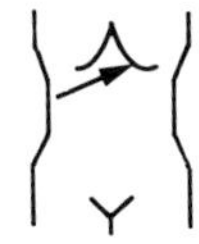

128

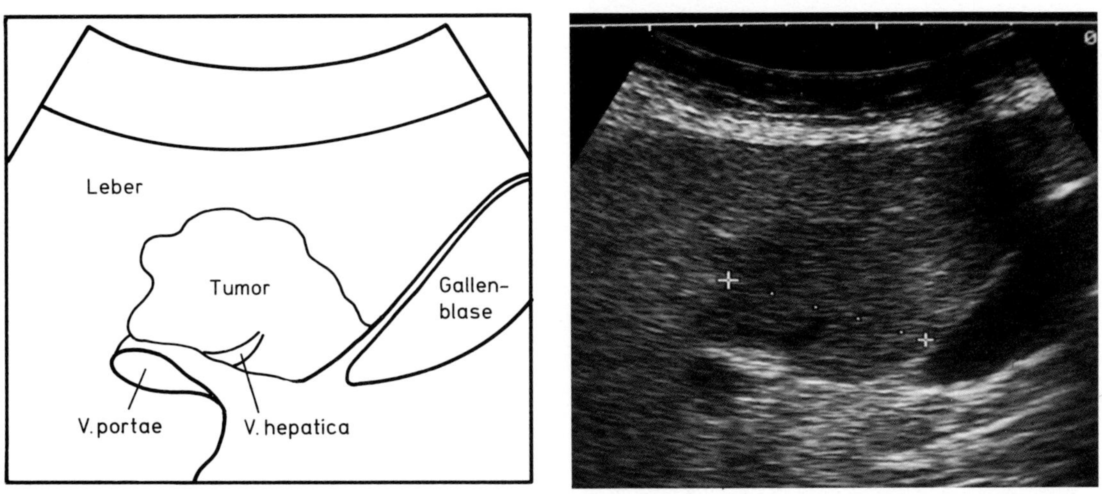
Leber
Tumor
Gallen-
blase
V. portae
V. hepatica

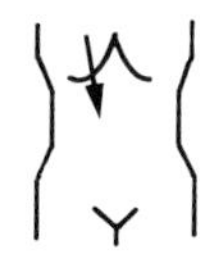

129

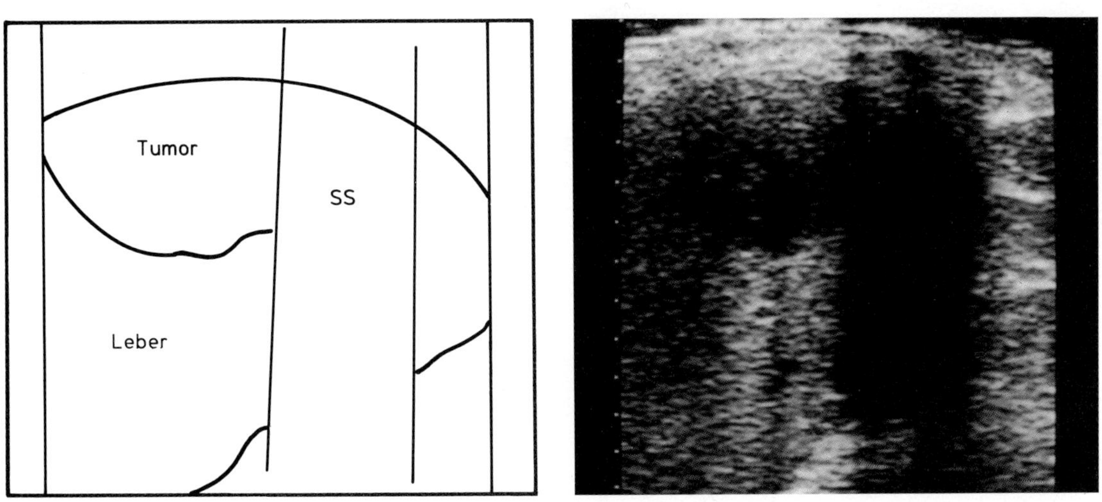
Tumor
SS
Leber

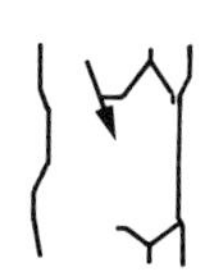

Umschriebene benigne Lebererkrankungen

130 **Fokal-noduläre Hyperplasie der Leber im linken Leberlappen** (Oberbauchquerschnitt)
Der Prozeß bietet das typische Bild der FNH. Sie ist deutlich von der Umgebung abgegrenzt, hat einen reflexarmen Randsaum und ein strahlig auf das Zentrum gerichtetes Reflexmuster. Bei der Patientin bestand ein Morbus Hodgkin, der Prozeß wurde deshalb laparoskopisch überprüft und zum Ausschluß einer Hodgkin-Infiltration der Leber biopsiert. Dabei wurde die Diagnose gestellt. Auch die histologische Diagnose dieser Veränderung ist schwierig, da die Gewebezylinder von Leberzirrhosen oft nicht zu unterscheiden sind. Die Diagnose kann dann nur in Kenntnis der unauffälligen, restlichen Leber gestellt werden.

131 **Fokal-noduläre Hyperplasie der Leber** (Längsschnitt zwischen Niere und Gallenblase)
Am Unterrand der Leber ist ein klobiger Tumor deutlich abgegrenzt; er ist scharf begrenzt und weist wiederum den typischen strahligen Aufbau des Reflexmusters auf, wobei die Strahlen sich im Zentrum in Form eines Gefäßes zu treffen scheinen. Wenn eine histologische Diagnose nicht möglich ist, kann diese durch ein Hepatobidaszintigramm wahrscheinlich gemacht werden. FNH der Leber sind selten, sie werden bei 0,005–0,02% der Untersuchungen gefunden.

132 **Große fokal-noduläre Hyperplasie** (subkostaler Schrägschnitt durch die rechte Leber)
Die kranialen Abschnitte der rechten Leber werden von einer reflexarmen, bogig gegen das restliche Lebergewebe abgegrenzten, großfleckig gemusterten Veränderung beherrscht. Der Befund wurde histologisch geklärt. Es handelte sich um eine fokal-noduläre Hyperplasie der Leber. Die FNH der Leber ist schwer zu diagnostizieren, sie bietet sonographisch häufig ein untypisches, vieldeutiges Bild.

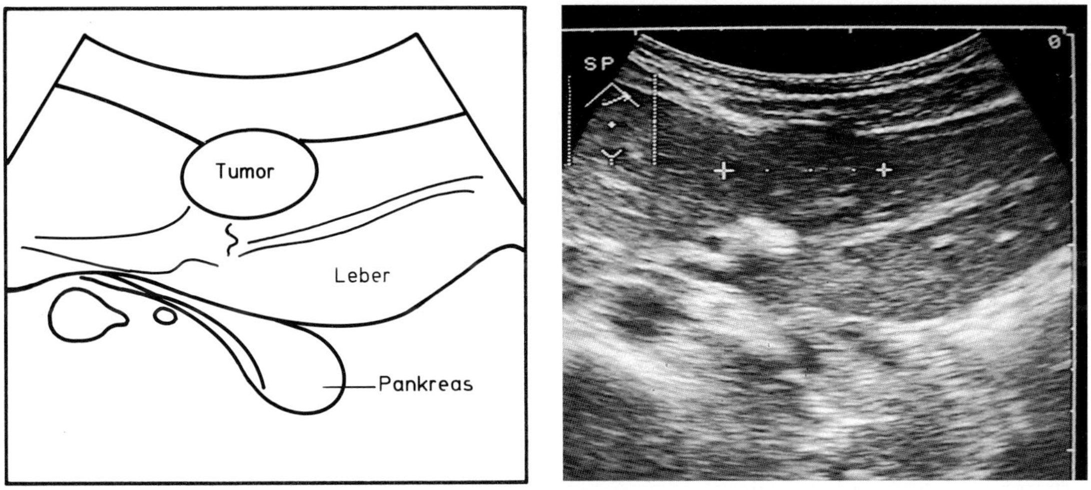

130

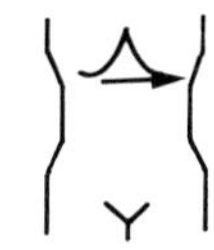

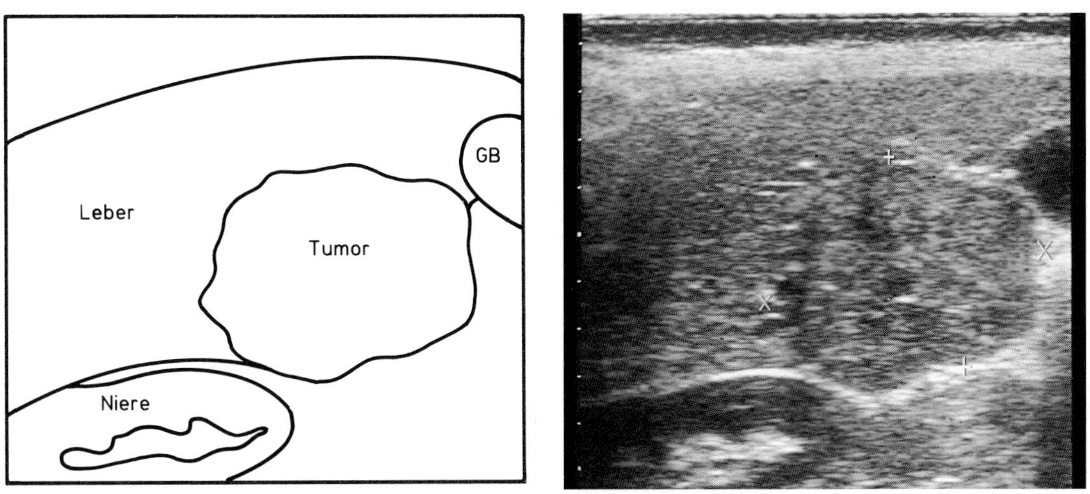

131

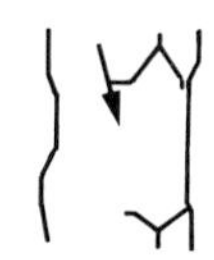

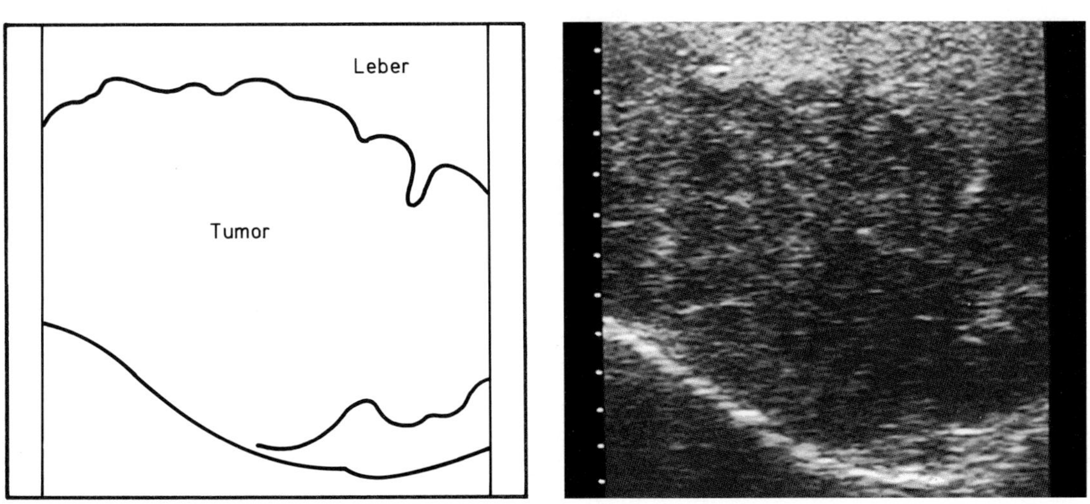

132

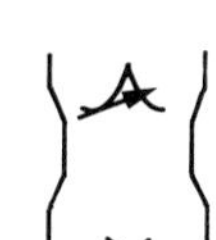

Umschriebene benigne Lebererkrankungen

133 **Fokal-noduläre Hyperplasie des rechten Leberlappens** (Längsschnitt in Höhe der vorderen Medioklavikularlinie)
Hier liegt ein klobiges starres Gebilde vor, das deutlich von der restlichen Leber abgesetzt ist, einem akzessorischen Leberlappen gleicht, aber wesentlich reflexärmer und von fleckigem und strahlig angeordnetem Reflexmuster angefüllt ist. Auch hier wurde die Diagnose histologisch gestellt.

134 **Fokal-noduläre Hyperplasie der Leber** (subkostaler Schrägschnitt durch die Leber)
Der rechte Leberlappen ist deutlich verändert. Die kugelige Veränderung ist insgesamt reflexkräftig, zentral reflexarm, durch eine zarte kapselähnliche Randzone vom übrigen Lebergewebe abgesetzt. Eine angedeutete radspeichenartige Gliederung ist zu erkennen. Nachdem im CT ein Hämangiom unwahrscheinlich schien, wurde die Diagnose histologisch gestellt.

135 **Fokal-noduläre Hyperplasie des rechten Leberlappens** (Längsschnitt)
Auch diesmal ist der Prozeß reflexkräftig, von einer zarten Kapsel umgeben, im Zentrum dann wieder reflexarm. Das Bild der FNH ist uneinheitlich, häufig fehlen die typischen Merkmale (Reflexarmut, strahlig zentripetaler Gewebeaufbau). In diesem Fall ist differentialdiagnostisch an ein Hämangiom zu denken. Oft ist die Diagnose erst histologisch zu stellen.

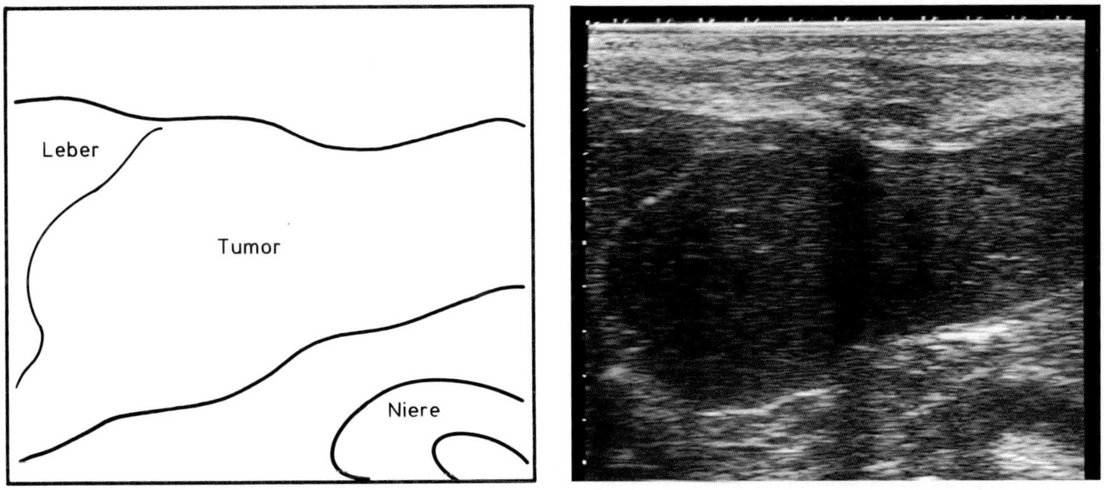

133

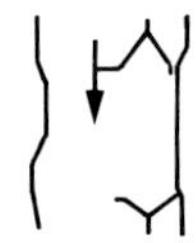

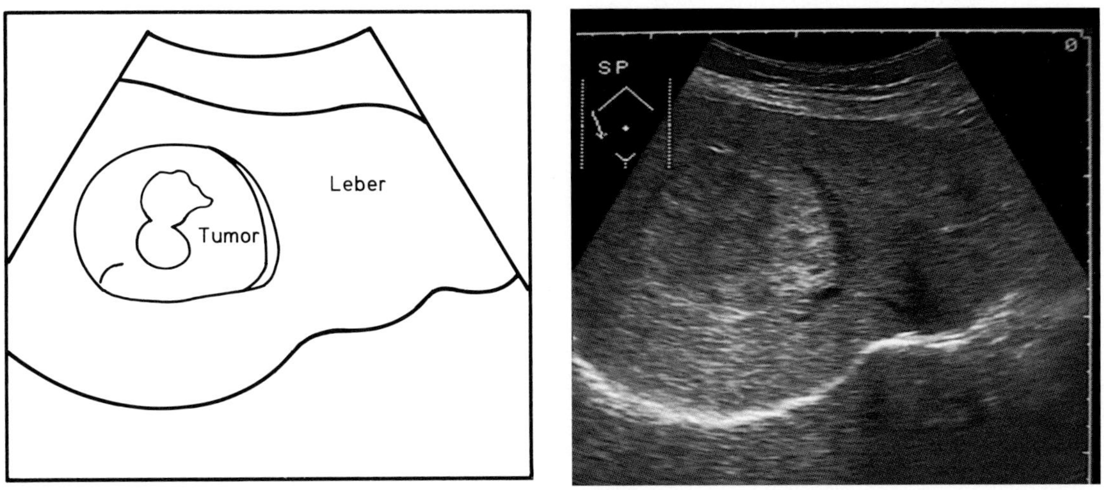

134

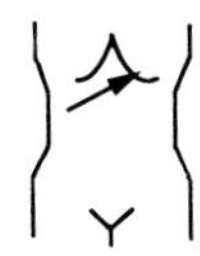

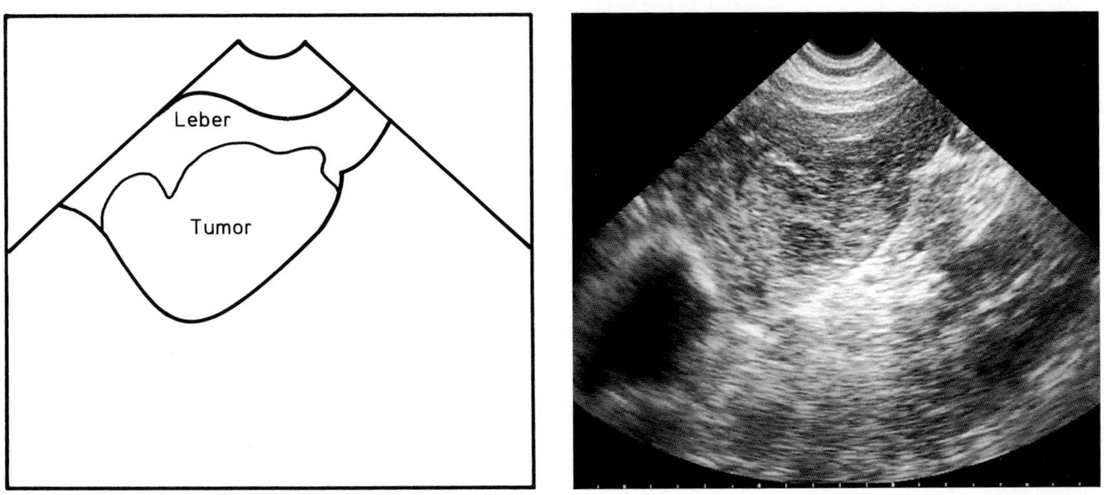

135

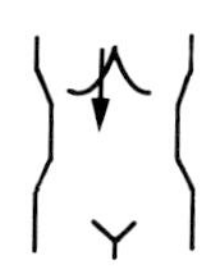

Umschriebene benigne Lebererkrankungen

136 **Leberzelladenom** (subkostaler Schrägschnitt durch die Leber)
Man sieht einen melonenförmigen Tumor, dessen Reflexmuster dem der Leber ähnelt, mit Ausnahme der Tatsache, daß er keinerlei größerkalibrige Gefäße enthält. Die Diagnose wurde hier histologisch gestellt.

137 **Adenom der Leber medial der Gallenblase** (Oberbauchquerschnitt)
Der Tumor wurde von der Patientin selbst zufällig entdeckt. Nachdem weder durch CT, noch durch Szintigraphie und Angiographie eine Malignität ausgeschlossen werden konnte, der Prozeß aber laparoskopisch sehr gefäßreich aussah, wurde auf eine Punktion verzichtet und der Prozeß operativ entfernt. Es handelte sich um ein Adenom mit zentraler Einblutung, somit war der Verzicht auf eine Biopsie gerechtfertigt. Neben den Hämangiomen neigen auch fokal-noduläre Hyperplasien und Adenome zur Nachblutung. Dies muß bei der Indikationsstellung zur Biopsie berücksichtigt werden.

138 **Lipom der Leber** (subkostaler Schrägschnitt durch den rechten Leberlappen)
Zufällig war eine 5,5 cm große, reflexkräftige, scharf begrenzte Veränderung innerhalb der Leber dieser 66jährigen Patientin gefunden worden. Die glatte Begrenzung und das wolkige Reflexmuster ließen einen benignen Lebertumor annehmen, wobei in erster Linie an ein Hämangiom gedacht wurde. Ein anschließend durchgeführtes Computertomogramm ließ bereits im Nativbild erkennen, daß der Tumor eine Dichte von minus 80 Houndsfield-Einheiten hatte, womit die Diagnose eines lipomatösen Tumors gestellt werden konnte. Lipome der Leber sind außerordentlich selten. Es ist dies der einzige Tumor dieser Art in einer Reihe von etwa 100000 Untersuchungen.

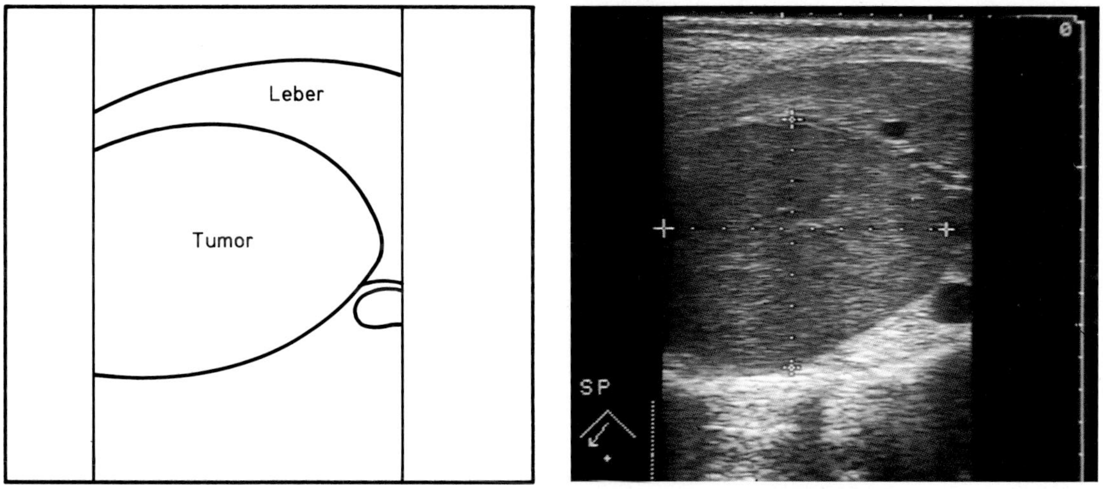

136

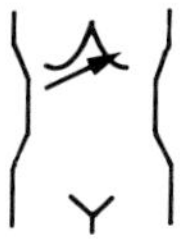

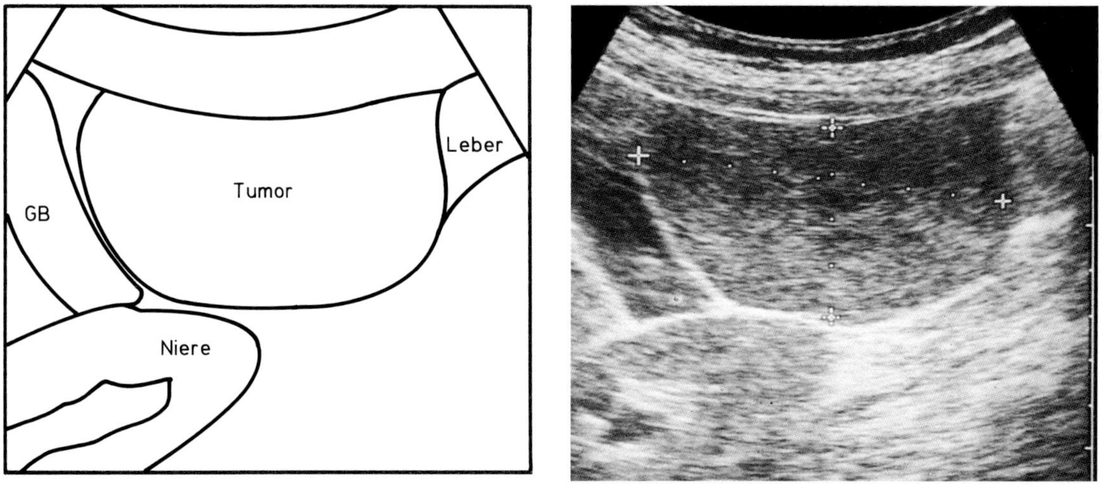

137

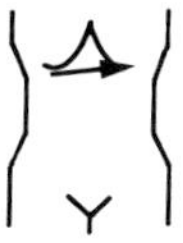

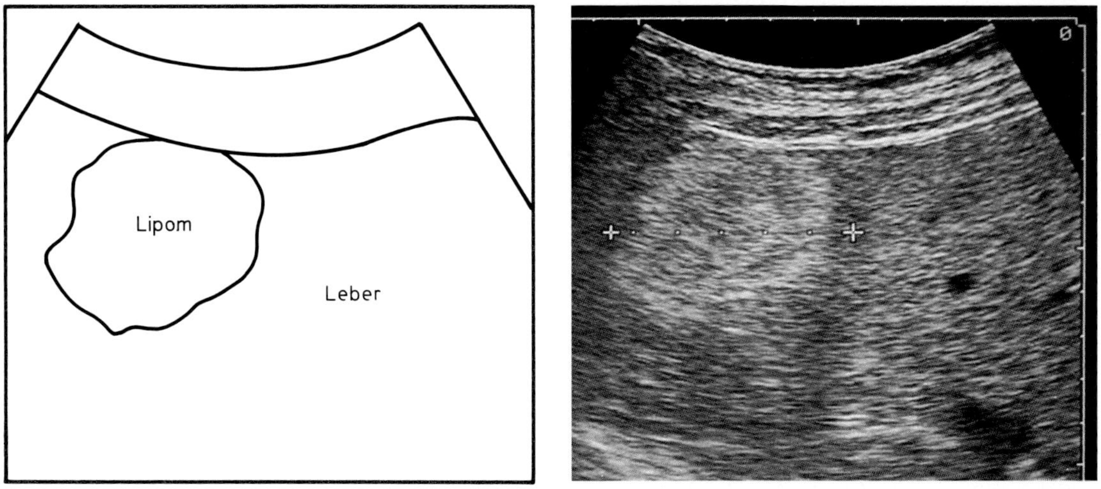

138

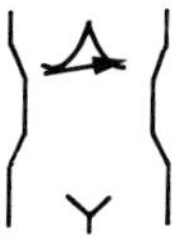

Maligne Lebererkrankungen

139 **Lebermetastase eines Harnblasenkarzinoms** (Oberbauchquerschnitt durch die Leber mit einem 3,5-MHz-Schallkopf)
Die Leberoberfläche ist glatt, das Reflexmuster homogen. In der Leber erkennt man eine unscharf begrenzte reflexarme Veränderung mit leichter distaler Schallverstärkung. Die Veränderung war bei bekanntem Harnblasenkarzinom neu entstanden und nahm danach leicht an Größe zu, so daß eine weitere histologische Klärung nicht notwendig war.

140 **Lebermetastase eines Mammakarzinoms** (Längsschnitt durch die Leberpforte)
Zehn Jahre nach einer Ablatio mammae war gleichzeitig mit Knochenmetastasen diese Veränderung in der Leber aufgetreten. Unter der zytostatischen Therapie ist der Prozeß mittlerweile verschwunden, so daß anzunehmen ist, daß er einer Lebermetastase entsprach. Der Prozeß ist reflexarm und hebt sich nur gering vom angrenzenden reflexarmen Lebergewebe ab. Lebermetastasen sind nur dann erkennbar, wenn sie mindestens 5 mm groß sind, wenn sich ihr Reflexmuster von dem der angrenzenden Leber, zumindest geringfügig, unterscheidet und wenn sie von dem benutzten Applikator erreicht werden können. Diese 11 mm große Metastase ist auch mit einem 3,5-MHz-Schallkopf identifizierbar.

141 **Echoarme Lebermetastase eines Bronchialkarzinoms** (Längsschnitt durch die Leber in Höhe der Niere)
Der kugelige reflexarme Prozeß demarkiert sich von der Leber, um ihn herum liegt ein zarter reflexkräftiger Randsaum. Auch das weiter kranial gelegene Lebergewebe ist scheckig; dort sind umschriebene Veränderungen mit zarter Halonierung zu erkennen, so daß wohl noch weitere Metastasen vorliegen, die nicht so gut abgegrenzt werden können, wie die 4 cm große Veränderung am unteren Leberrand.

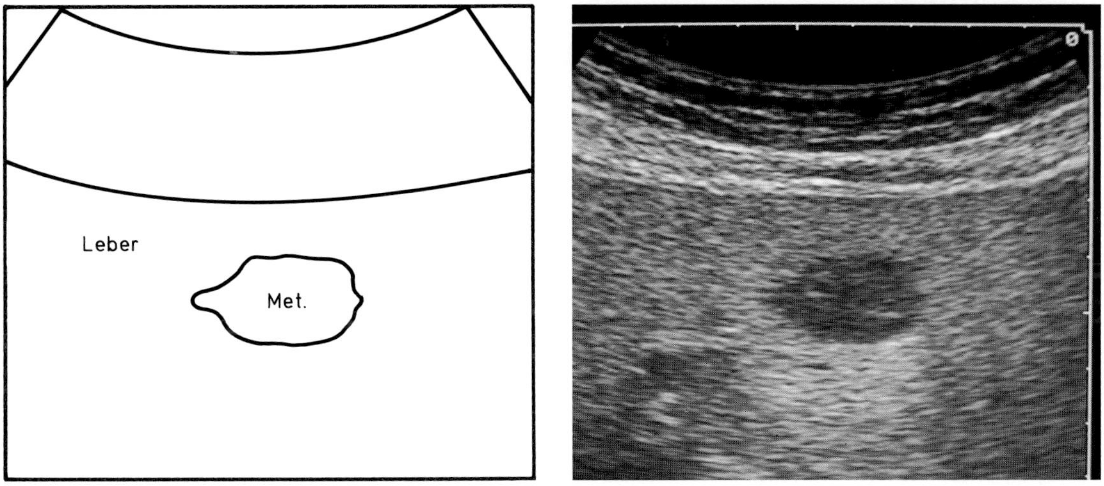

139

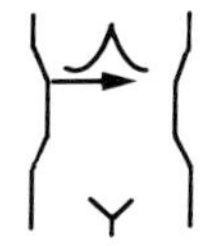

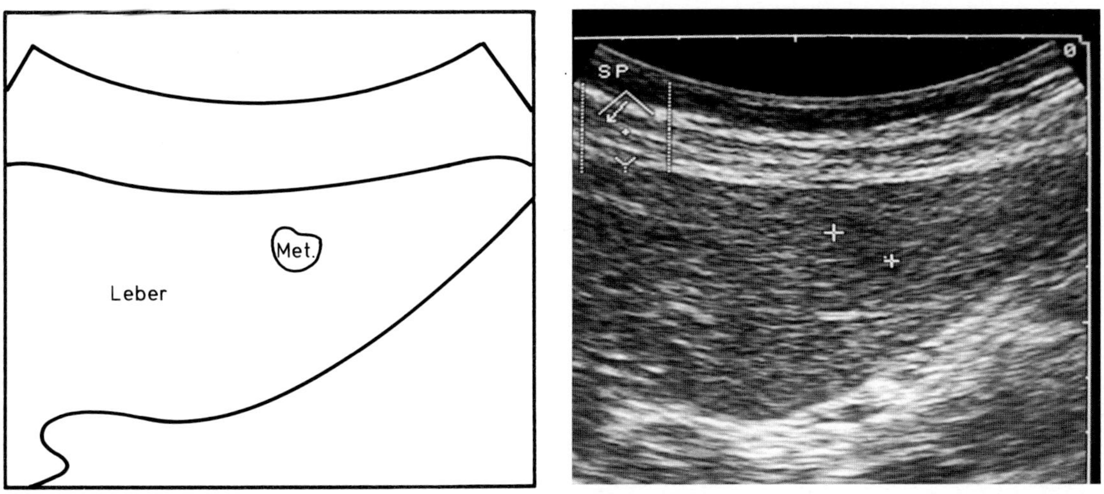

140

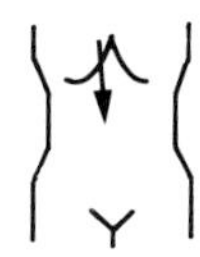

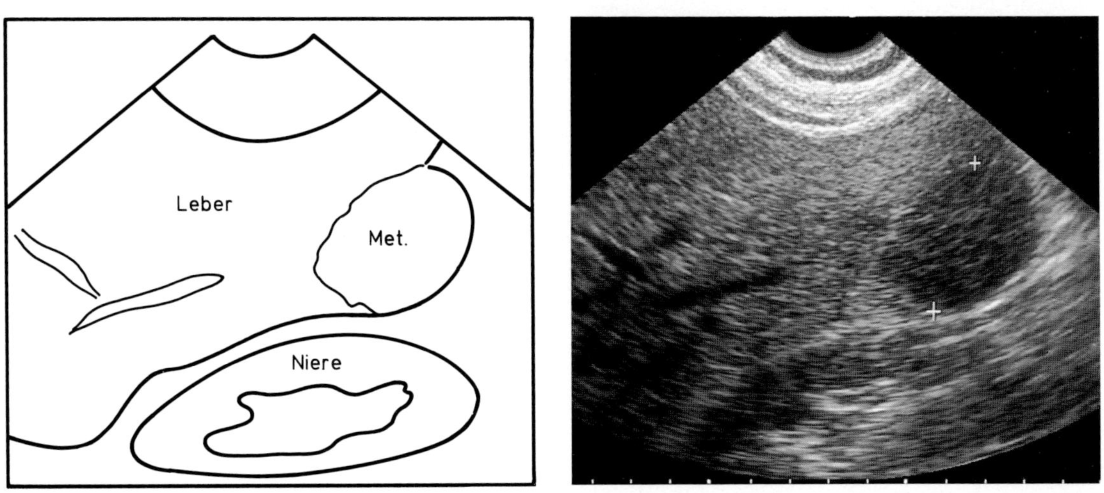

141

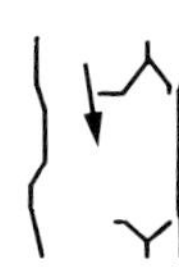

Maligne Lebererkrankungen

142 **Lebermetastase eines Mammakarzinoms innerhalb einer Fettleber** (Längsschnitt durch den rechten Leberlappen)
Reflexarme Veränderungen sind in Fettlebern besser nachweisbar als in normalen Lebern; allerdings trifft man Metastasen in Fettlebern seltener an. Die Veränderung ist unscharf begrenzt, zerfließend in das umgebende Lebergewebe infiltrierend. Wichtig für die Verlaufsuntersuchung tumoröser Veränderungen ist, daß unmittelbar nach Entdeckung des Primärtumors ein sorgfältiger Abdominalstatus erhoben wird, um die Ausgangssituation für künftige Verlaufsuntersuchungen zu dokumentieren.

143 **Lebermetastase bei Mammakarzinom und Leberzirrhose** (subkostaler Schrägschnitt)
Bei dieser Patientin mit dekompensierter Leberzirrhose bestand gleichzeitig ein Mammakarzinom, dessen Metastase im oberen Drittel der Leber zu erkennen ist. Die Abgrenzung innerhalb der knotig veränderten Leber gelingt aufgrund der Reflexunterschiede gut, dorsal ist ein zartes Halophänomen zu erkennen als Hinweis auf eine evtl. sich dort entwickelnde weitere tumoröse Veränderung.

144 **Lebermetastasierung bei Papillenkarzinom** (Längsschnitt)
Die Metastase, die hier im Längsschnitt der Leber ventral der Pforte zu erkennen ist, überragt die Leberkontur; sie ist reflexarm, innerhalb einer reflexarmen Leber, jedoch durch einen noch reflexärmeren Randsaum von der normalen Leber abgegrenzt. Außerdem trägt sie eine zentrale Nekrose.

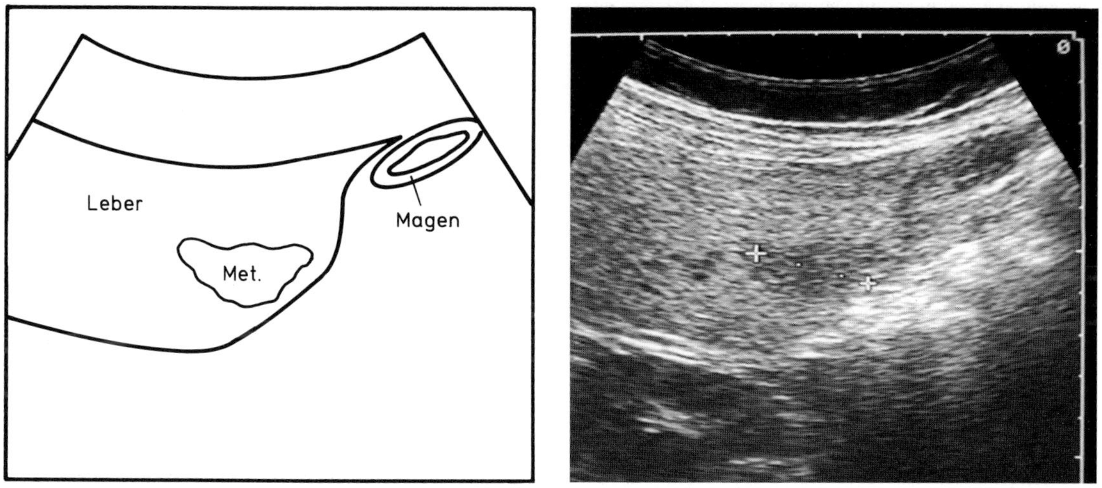

142

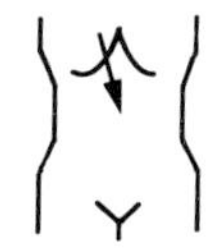

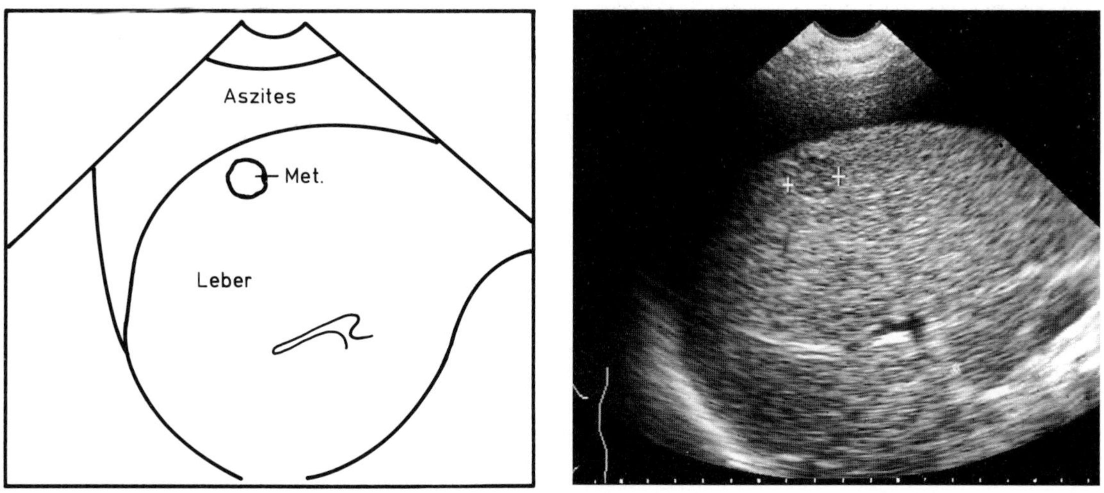

143

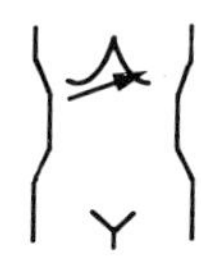

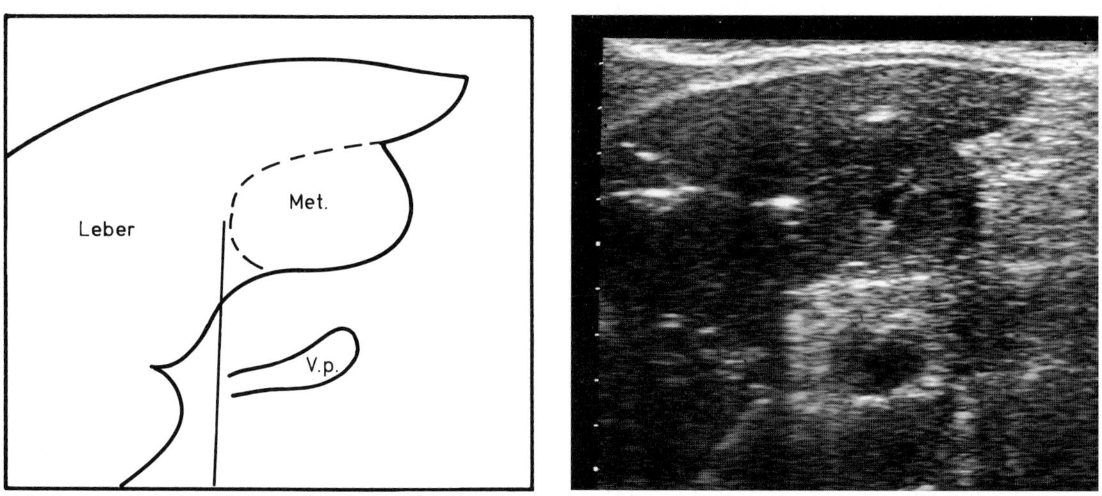

144

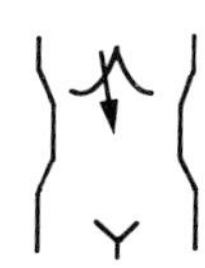

Maligne Lebererkrankungen

145 **Metastasenleber bei Kolonkarzinom** (Längsschnitt)
Die Leber ist deutlich vergrößert und verplumpt. Innerhalb einer eher reflexvermehrten Leber erkennt man multiple reflexarme kleine und größere Veränderungen, die Metastasen entsprechen. Diese sind nahezu ausschließlich reflexarm.

146 **Reflexkräftige Metastase bei Mammakarzinom** (Querschnitt durch den rechten Leberlappen)
Man erkennt neben einem Uferbefestigungsfeld mit Portalvenenast und Gallengang eine kleine, durch einen Randsaum abgegrenzte, ansonsten in ihrem Reflexmuster vom übrigen Lebergewebe sich nicht unterscheidende Zone, bei der es sich um eine beginnende Lebermetastase handelt. Die Veränderung verschwand unter zytostatischer Therapie. Wenn sich das Reflexmuster nicht oder nur wenig von dem der umgebenden Leber unterscheidet, ist eine Erkennung der Metastasen nicht möglich. Allein der zarte Randsaum ermöglicht hier die Diagnose.

147 **Lebermetastasen und Aszites** (Längsschnitt durch den rechten Leberlappen)
Die kugelige reflexvermehrte Leber ist von einem gefangenen Aszites umspült. An der Ventralkontur der Leber läßt sich eine reflexkräftige Veränderung abgrenzen. Auch das übrige Lebergewebe ist scheckig und unregelmäßig. Es handelt sich um die Lebermetastase eines Kolonkarzinoms.

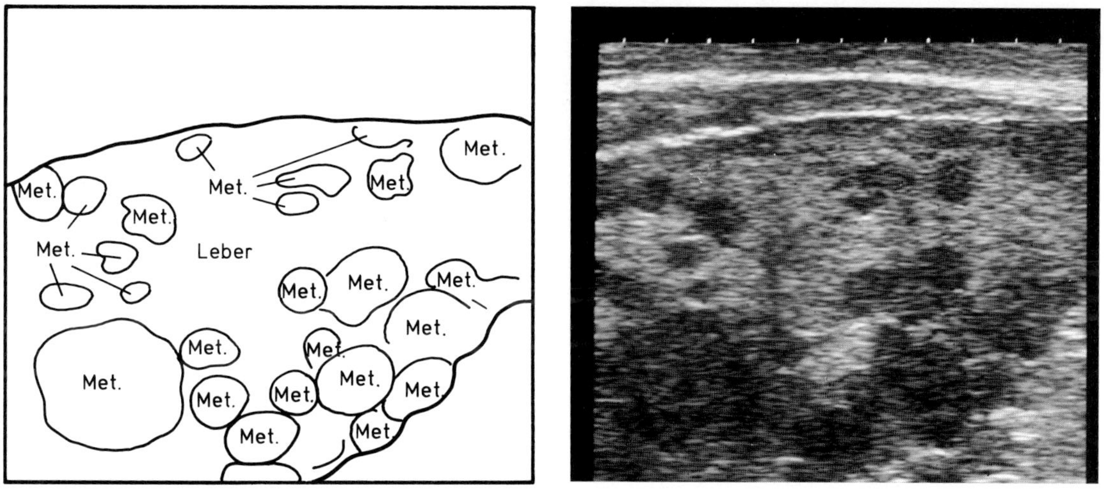

145

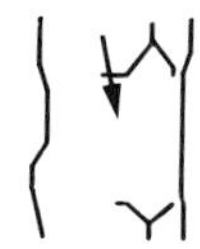

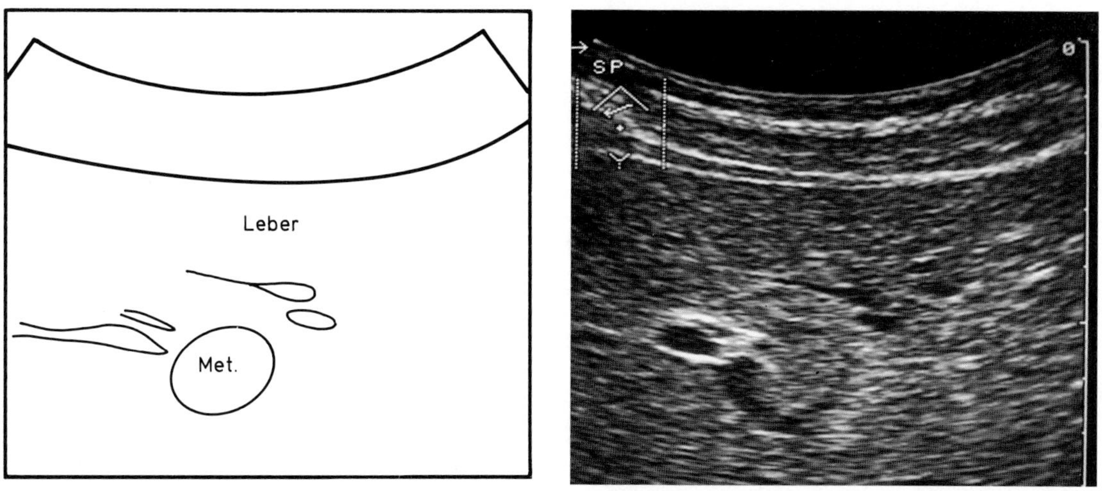

146

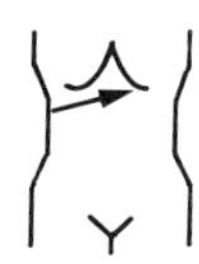

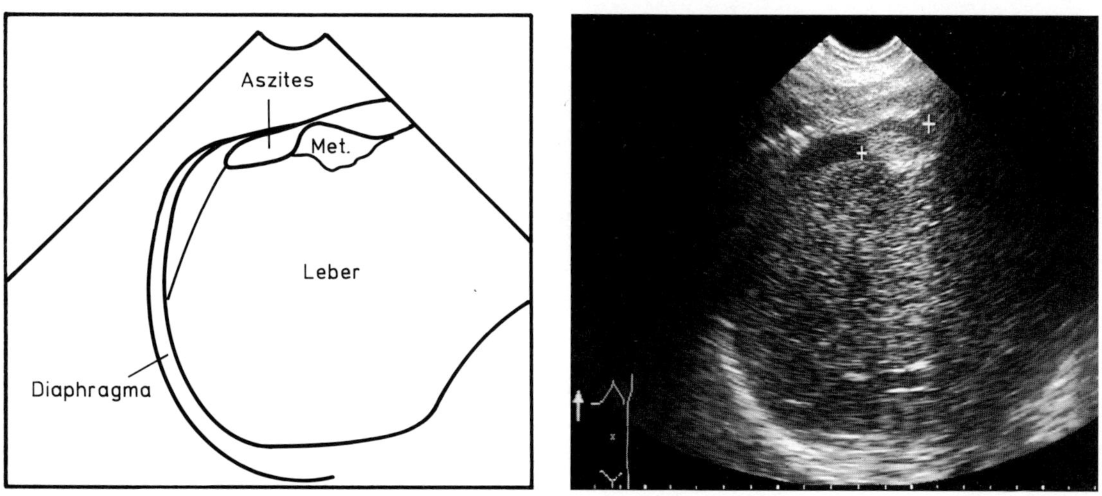

147

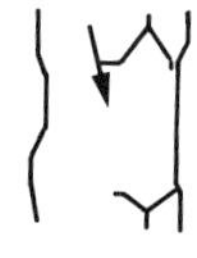

148 **Reflexkräftige Metastase eines Kolonkarzinoms** (Längsschnitt durch den rechten Leberlappen)
Die Leber ist deformiert, klobig, die Konturen sind abgerundet, das Reflexmuster ist scheckig, reflexkräftigere und reflexärmere Areale wechseln sich ab. Ventral ist eine reflexreiche Metastase zu erkennen, die im Vergleich zur Voraufnahme deutlich an Größe zugenommen hat. Sonstige Metastasen haben sich jedoch bisher nicht demarkiert, obwohl das scheckige Reflexmuster die Existenz weiterer kleiner Metastasen vermuten läßt.

149 **Reflexkräftige Metastasen mit Randwallbildung (Halozeichen) bei Rektumkarzinom** (Längsschnitt durch den rechten Leberlappen in der vorderen Axillarlinie)
Die Leber ist nicht vergrößert, etwas verplumpt, sie trägt 2 reflexkräftige, mit einem zarten reflexarmen Saum umgebene kugelige Veränderungen von knapp 2 cm Größe, bei denen es sich um Metastasen eines Rektumkarzinoms handelt. Leider gibt es keine Möglichkeit, von der Beschaffenheit der Metastase auf die Histologie oder die Lage des Primärtumors Rückschlüsse zu ziehen. Allerdings sind Metastasen kolorektaler Karzinome häufiger reflexkräftig als die anderer Tumoren, so daß es gerechtfertigt ist, bei der zufälligen Entdeckung reflexkräftiger Metastasen der Leber, mit der Primärtumorsuche im Dickdarm zu beginnen.

150 **Metastase eines Mammakarzinoms mit breitem Randsaum** (Schrägschnitt durch den rechten Leberlappen)
Diese Veränderung ist leicht zu erkennen. Sie trägt ein reflexkräftiges Zentrum und einen reflexarmen Randsaum. Ihre Gesamtgröße erreicht 16 mm. Trotz der geringen Größe und der ungünstigen subphrenischen Lage sind derartige Veränderungen leicht zu erkennen. Hat man sowohl einen Parallel- als auch einen Sektor- oder Curved-array-Scanner zur Untersuchung zur Verfügung, gibt es kaum noch tote Winkel, die der Ultraschalldiagnostik der Leber verborgen bleiben.

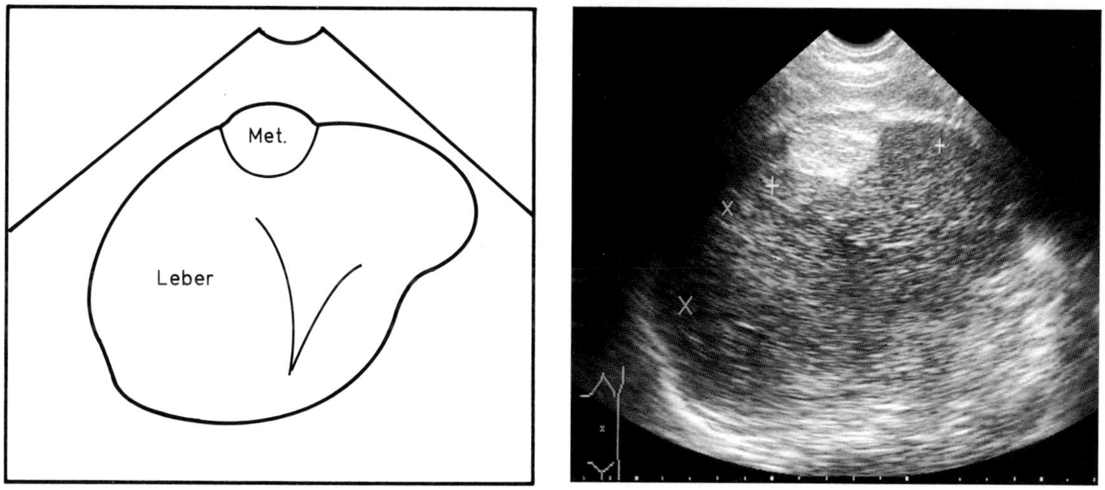

148

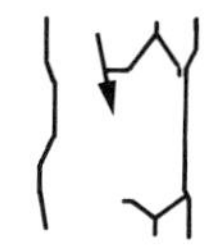

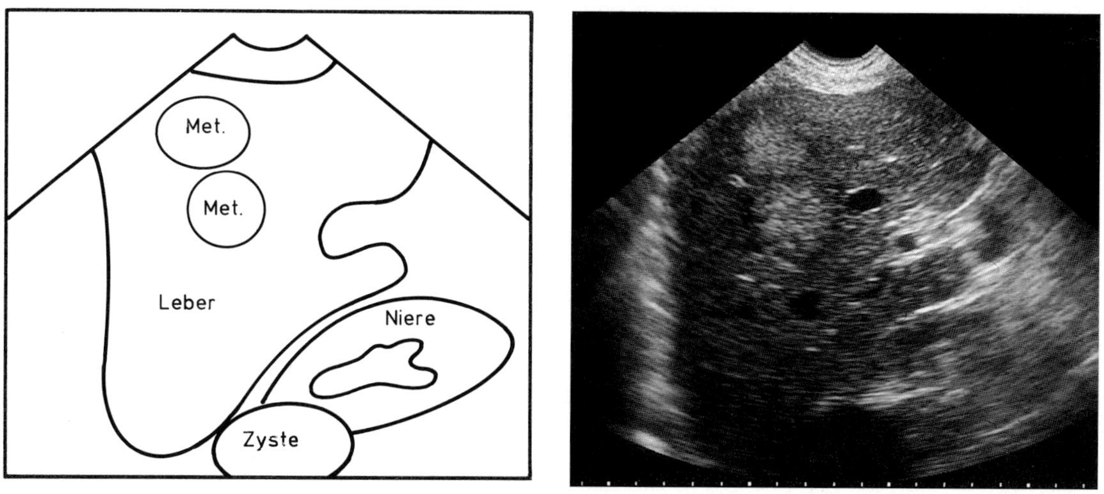

149

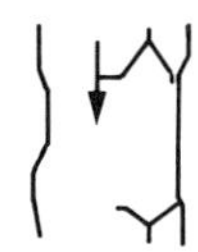

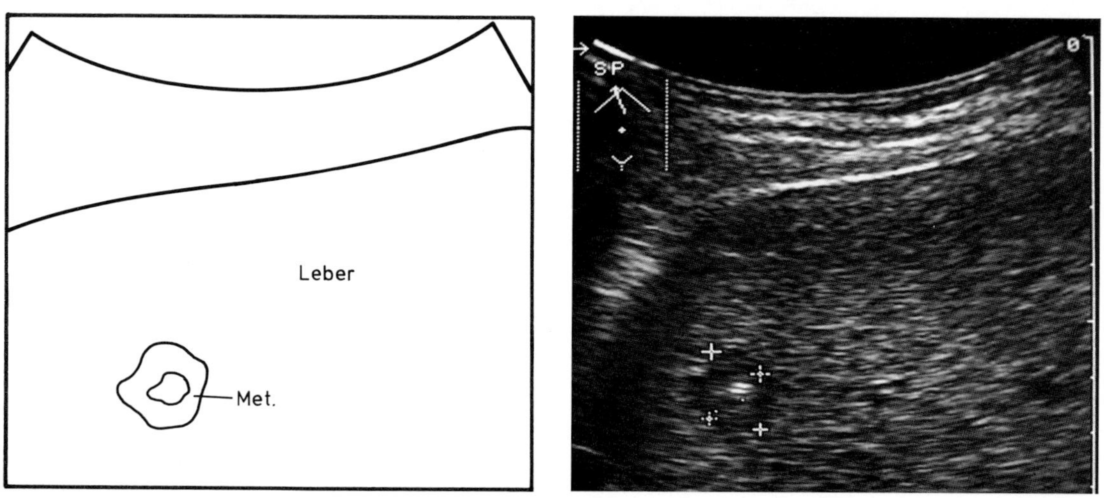

150

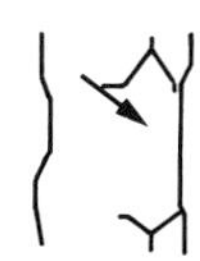

Maligne Lebererkrankungen

151 **Lebermetastase bei Kolonkarzinom** (Längsschnitt in der vorderen Axillarlinie)
Kranial der Niere ist hier eine Metastase nur durch den reflexarmen Randsaum zu erkennen. Das zentrale Reflexmuster ähnelt dem der angrenzenden normalen Leber. Auch große Metastasen können der Beobachtung entgehen, wenn sie sich in ihrem Reflexmuster überhaupt nicht von der Umgebung unterscheiden.

152 **„Bull-eye"-Metastasen bei Bronchialkarzinom** (Schrägschnitt durch den rechten Leberlappen)
Diese Veränderungen sind auf Anhieb zu erkennen; obwohl ihr Zentrum sich nicht sehr von der übrigen Leber unterscheidet, sind die reflexarmen Randzonen breit genug, um die großen Metastasen abzugrenzen.

153 **Lebermetastase bei Kolonkarzinom** (subkostaler Schrägschnitt)
In diesem Fall ist die Metastase reflexkräftig mit einem reflexarmen Zentrum und einem filiformen reflexarmen Randsaum. Es entsteht dadurch ein kokardenartiges Phänomen. Der Prozeß hatte sich über eine reflexkräftige Metastase entwickelt, das reflexarme Zentrum kündigt die Entstehung einer zentralen Einschmelzung an.

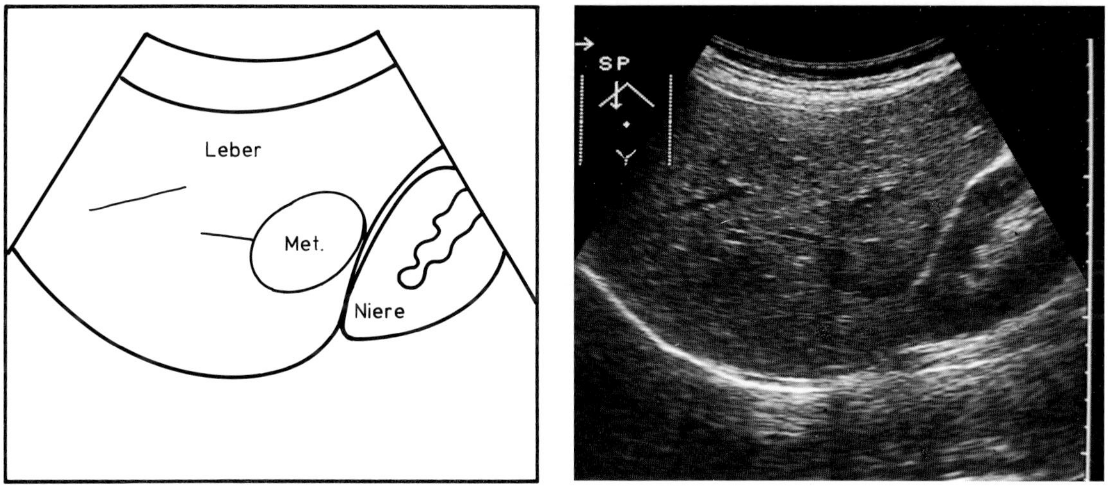
Leber
Met.
Niere
SP

151

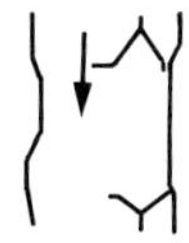

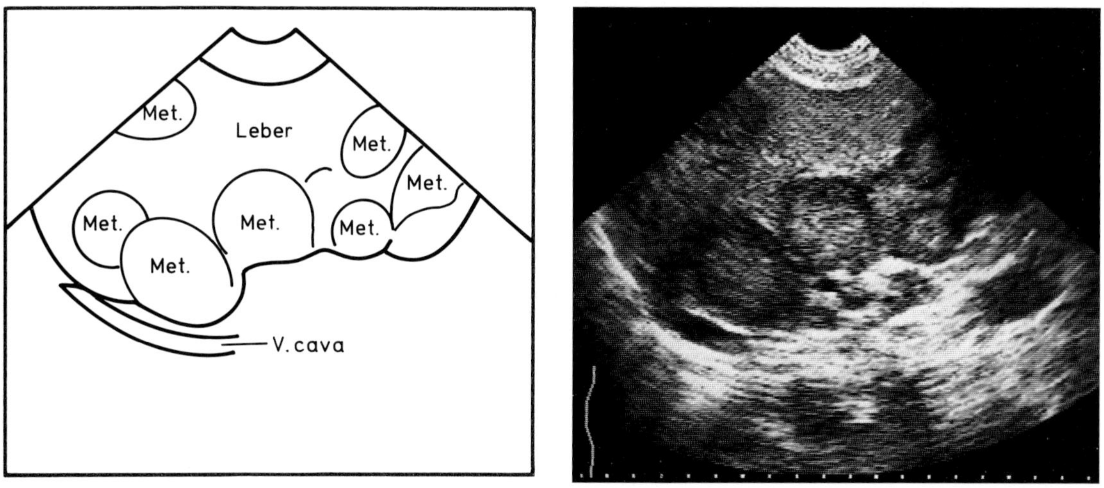
Met.
Leber
Met.
Met.
Met.
Met.
Met.
Met.
V. cava

152

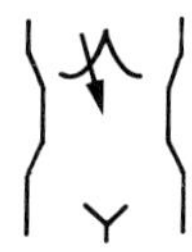

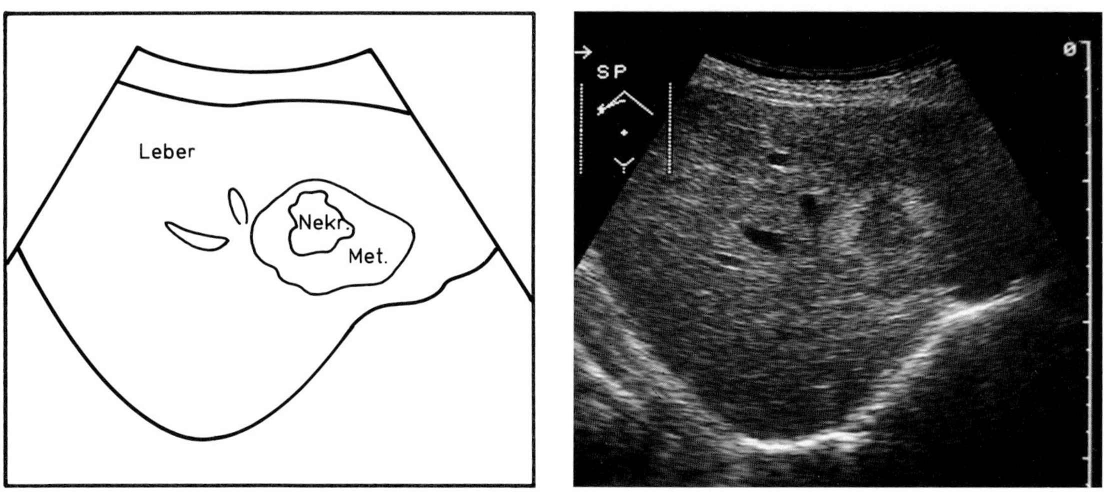
Leber
Nekr.
Met.
SP

153

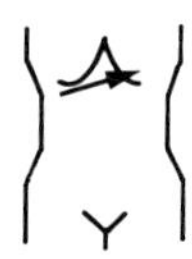

163a **Lebermetastasierung unter zytostatischer Therapie – Verlauf** (subkostaler Schrägschnitt bei derselben Patientin wie in der Voraufnahme)
Wieder ein Vierteljahr später erkennt man nur noch eine scheckige reflexkräftige Leber mit starkem distalen Schallverlust, aber ohne umschriebene Veränderungen. Ein Bild, wie man es von einer ausgeprägten Fettleber gewohnt ist. Eindeutige tumoröse Veränderungen sind nicht mehr nachweisbar.

163b **Lebermetastasierung im Verlauf** (subkostaler Schrägschnitt bei derselben Patientin wie in der Voraufnahme)
Ein Jahr nach der Erstuntersuchung ist die Leber deutlich verkleinert, die Konturen sind glatt, das Reflexmuster nur noch gering scheckig, insgesamt vergröbert, verdichtet. In Unkenntnis des Erstbefundes kann man allenfalls eine diffuse Hepatopathie diagnostizieren. Umschriebene Veränderungen im Sinne von Metastasen sind nicht mehr mit Sicherheit abgrenzbar.
Die Sonographie eignet sich in vorzüglicher Weise zur Verlaufsbeobachtung tumoröser Erkrankungen, insbesondere von Lebermetastasen unter Chemotherapie.

164 **Lebermetastasen unter zytostatischer Therapie mit Schallschattenbildung** (subkostaler leicht gedrehter Querschnitt durch den rechten Leberlappen)
Man sieht reflexarme Veränderungen unter der Leberoberfläche und reflexkräftigere weiter in der Tiefe, an einzelnen Stellen zarte Schallschattenbildung. Um die Leber erkennt man Aszites. Unter mehrjähriger zytostatischer Therapie einer Metastasierung bei Mammakarzinom mit wechselhaftem Verlauf war es je nach therapeutischem Erfolg zur Zu- oder Abnahme der Metastasen gekommen. Diese abwechselnden Wachstums- und Remissionszustände führen oft zu einer Reflexvermehrung, z. T. auch mit Narbenbildung, die dann sehr dicht und sogar schattenbildend sein kann. Das Bild entstand zum Zeitpunkt einer erneuten Tumorprogression mit Peritonealkarzinose und Aszitesbildung.

165 **Infiltrate der Leber bei Non-Hodgkin-Lymphom** (Oberbauchquerschnitt)
Die Leber ist mächtig vergrößert und durchsetzt von multiplen, reflexarmen bis nahezu reflexfreien Veränderungen. Diese Veränderungen entstanden rasch aufschießend im Rahmen einer Progression eines Non-Hodgkin-Lymphoms (cc-cb) Stadium IV.

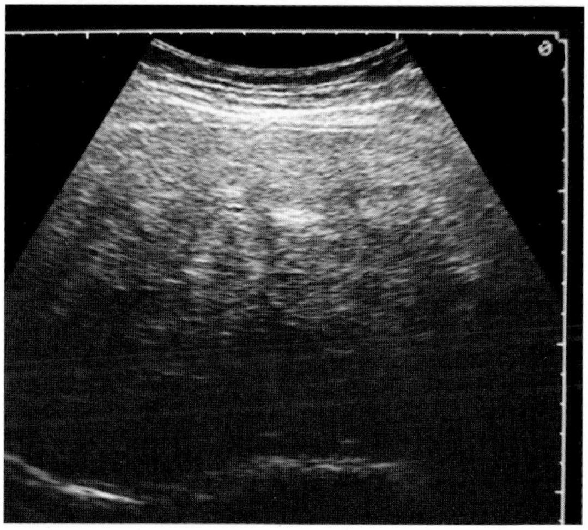

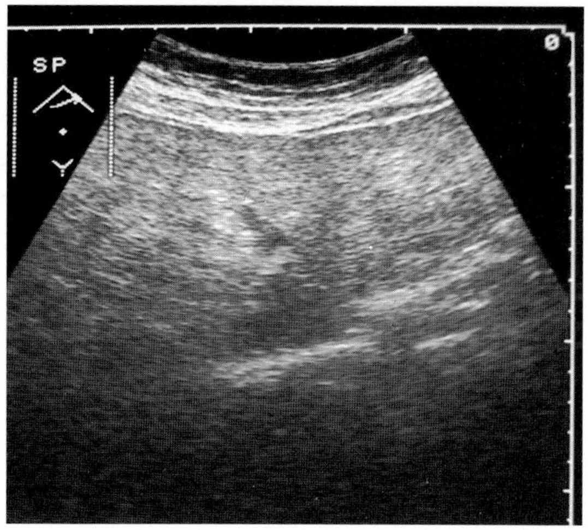

163 a

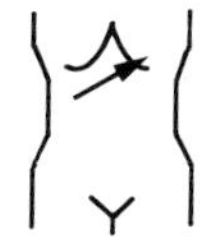

163 b

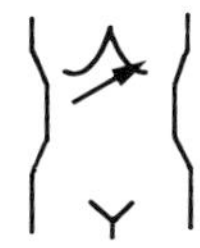

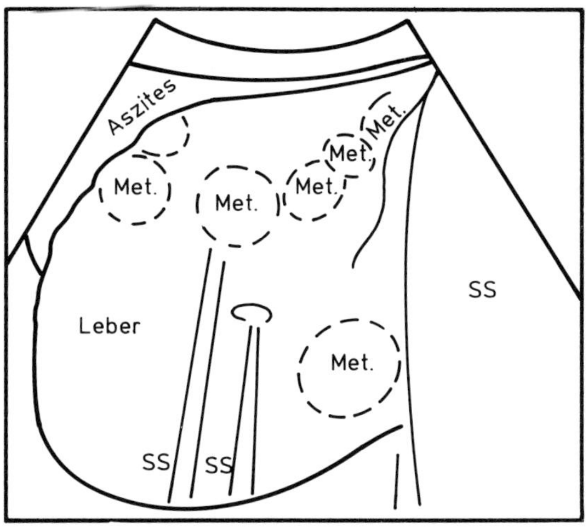

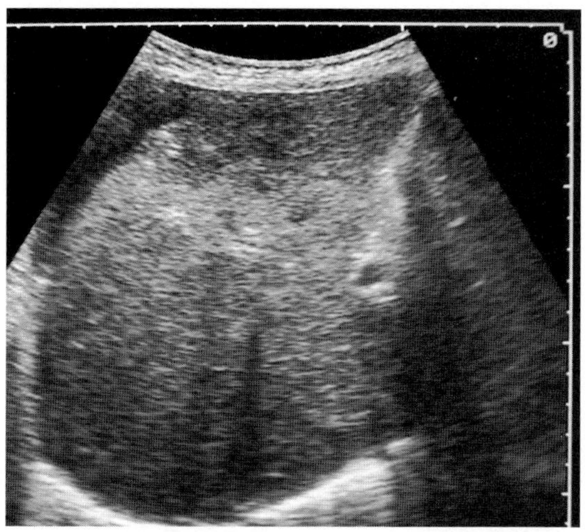

164

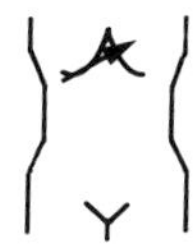

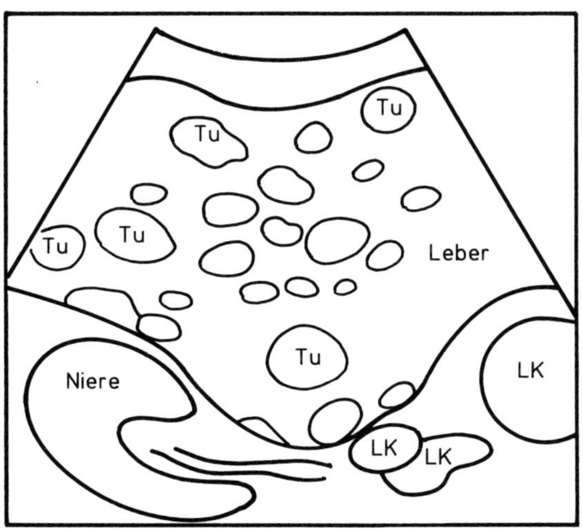

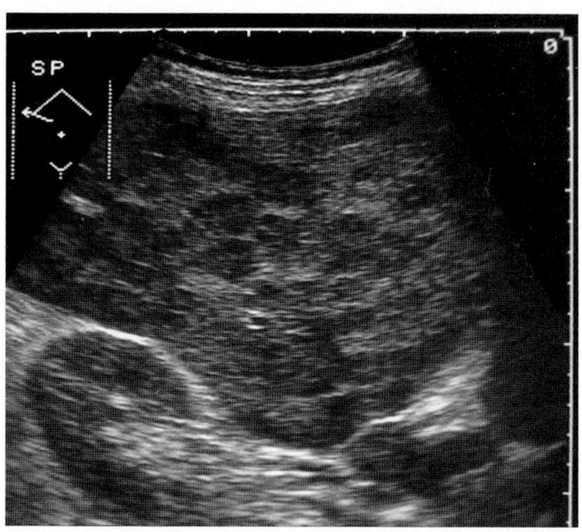

165

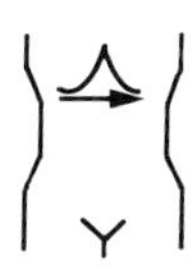

166 **Non-Hodgkin-Lymphom hoher Malignität mit Leberinfiltration** (subkostaler Schrägschnitt durch die Leber)
Die Leber erscheint durch tiefe Einziehungen deformiert. Reflexkräftige Anteile werden durch reflexärmere, ventral gelegene Veränderungen unterbrochen. Bei der Patientin bestand eine ausgedehnte Leberinfiltration bei hochmalignem Non-Hodgkin-Lymphom (Immunoblastom). Die Therapie führte zunächst zu einer deutlichen Besserung und zum Rückgang der Infiltration, gleichzeitig bildeten sich die hier zu sehenden tiefen Einschnürungen der Leber aus. Histologisch bestand zu diesem Zeitpunkt neben der Infiltration durch das Non-Hodgkin-Lymphom eine Leberzirrhose. Ob diese bereits vorher bestanden hatte oder durch die Therapie der Grundkrankheit in ihrer Entwicklung begünstigt wurde, war nicht mehr zu klären.

167a **Niedrig malignes Non-Hodgkin-Lymphom mit Infiltration der Leber** (subkostaler Schrägschnitt durch den rechten Leberlappen)
Die Leber ist mächtig vergrößert, durchsetzt von reflexarmen Veränderungen und unterbrochen von reflexreicheren Arealen. Unter zytostatischer Therapie waren die Veränderungen zunächst rückläufig; gleichzeitig bildeten sich die reflexkräftigeren Anteile aus, die eine Schallabsorption verursachten. Man erkennt eine deutliche Schallschwächung in den distalen Abschnitten.

167b **Infiltration der Leber bei Non-Hodgkin-Lymphom (cc-cb)** (Querschnitt in Höhe des Lobus caudatus)
Die ansonsten unauffällige Leber trägt eine reflexarme Infiltration ventral im linken Leberlappen; dorsal ist der Lobus caudatus zu erkennen, kaudal anschließend an die Leber der luftgefüllte Magen. Die plumpe Lebervene reicht nahezu bis an den Tumor heran. Die Leber ist vergrößert, das Grundmuster etwas tüpfelig reflexvermindert, so daß noch weitere kleinere Infiltrationen im Sinne einer diffusen Infiltration vorliegen können.

168 **Infiltrat der Leber bei Morbus Hodgkin Stadium IV** (Längsschnitt durch den rechten Leberlappen rechtslateral)
Ventral der Niere ist im rechten Leberlappen eine 19 mm große reflexarme Infiltration bei Morbus Hodgkin Stadium IV zu sehen. Die Größe des Infiltrats wechselte unter der zytostatischen Therapie.

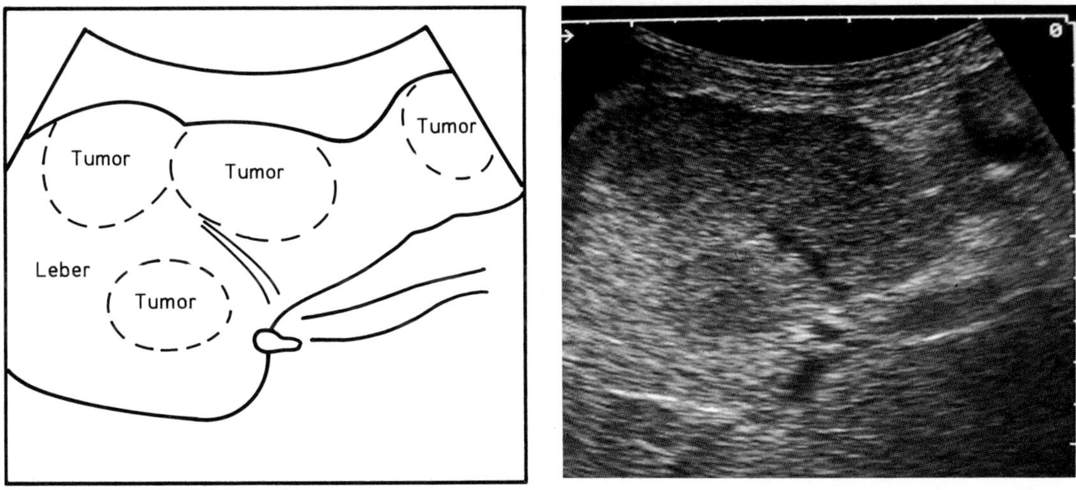

166

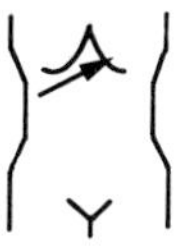

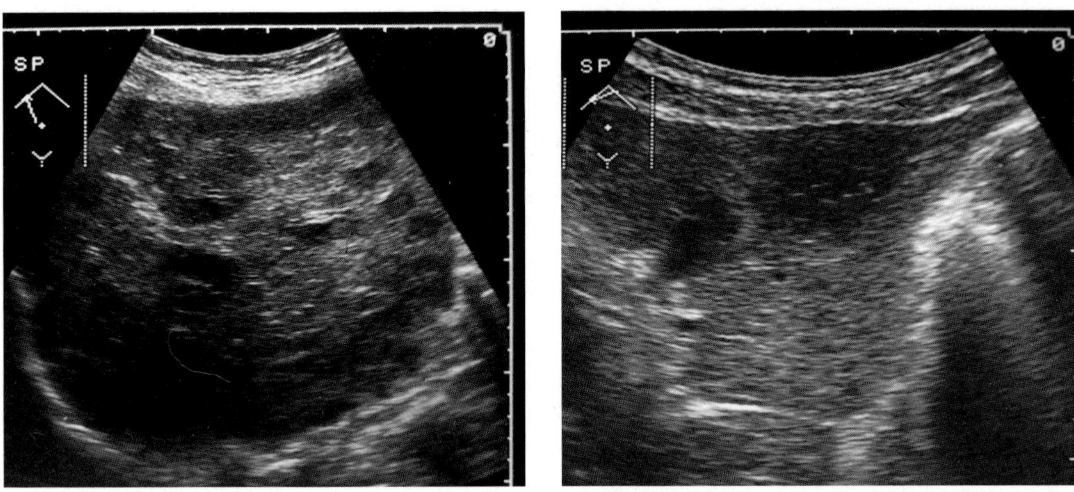

167 a

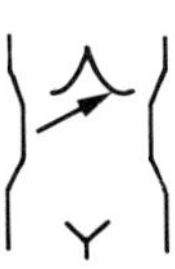

167 b

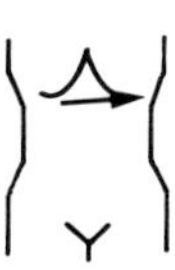

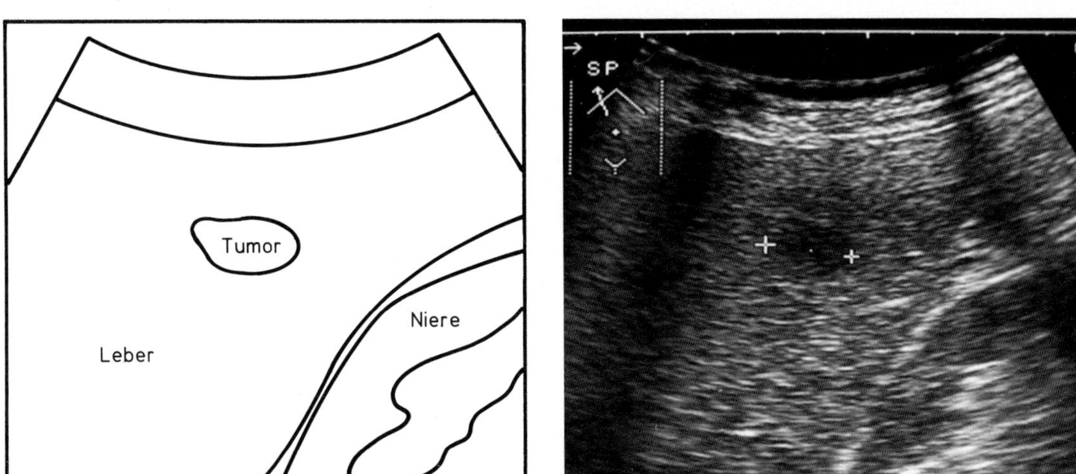

168

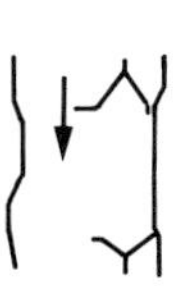

Maligne Lebererkrankungen

169 **Infiltration der Leber bei Non-Hodgkin-Lymphom** (Längsschnitt durch den rechten Leberlappen)
Unter Verwendung besser auflösender Geräte sind auch Veränderungen der Leber zu registrieren, die bisher aufgrund der geringen Diskriminierbarkeit ihres Reflexmusters von dem der umgebenden Leber im Bild einer diffusen Hepatopathie untergingen, wie dieses reflexarme Gebilde von 2 × 0,5 cm Größe. Auch hier ist es vor allem die Verlaufsbeobachtung, die unter Verwendung dieser Geräte erleichtert wird.

170 **Infiltration des linken Leberlappens bei Non-Hodgkin-Lymphom (cc-cb)**
(Längsschnitt durch den linken Leberlappen)
Der gesamte linke Leberlappen ist feinfleckig infiltriert, wobei im kranialen Abschnitt der Leber größere Anteile deutlich vom übrigen Lebergewebe demarkiert sind. Während großknotige Veränderungen der Leber leicht zu erkennen sind, ist eine feinfleckige diffuse Infiltration schwer zu erkennen, allenfalls an der Vermehrung tüpfeliger reflexarmer Anteile der Leber und einer sehr guten Schalltransparenz.

171 **Ausgedehnte Leberinfiltration bei Non-Hodgkin-Lymphom (cc-cb)** (subkostaler Schrägschnitt)
Während die zentralen Anteile der dargestellten Leber eine tüpfelige Strukturveränderung aufweisen, sind ventral und kaudal flächenhafte reflexarme Veränderungen zu erkennen, die große Teile der Leber einnehmen. Non-Hodgkin-Lymphom-Infiltrationen der Leber sind immer reflexarm, z. T. ähnlich wie die entsprechenden Lymphknoten nahezu reflexfrei. Unter Therapie können sie etwas reflexkräftiger werden, jedoch nie reflexkräftiger als das umgebende Lebergewebe. Von der Größe, der Lage und dem Reflexverhalten der Infiltrate können keinerlei Rückschlüsse auf die Histologie des Non-Hodgkin-Lymphoms gezogen werden.

169

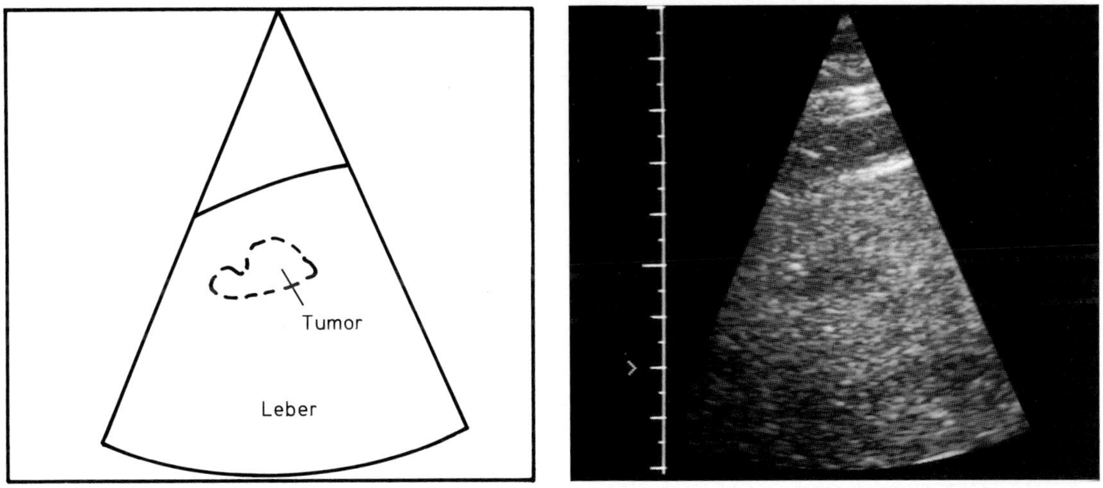
Tumor
Leber

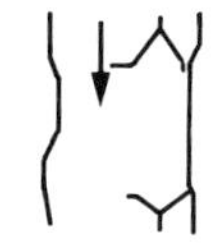

170

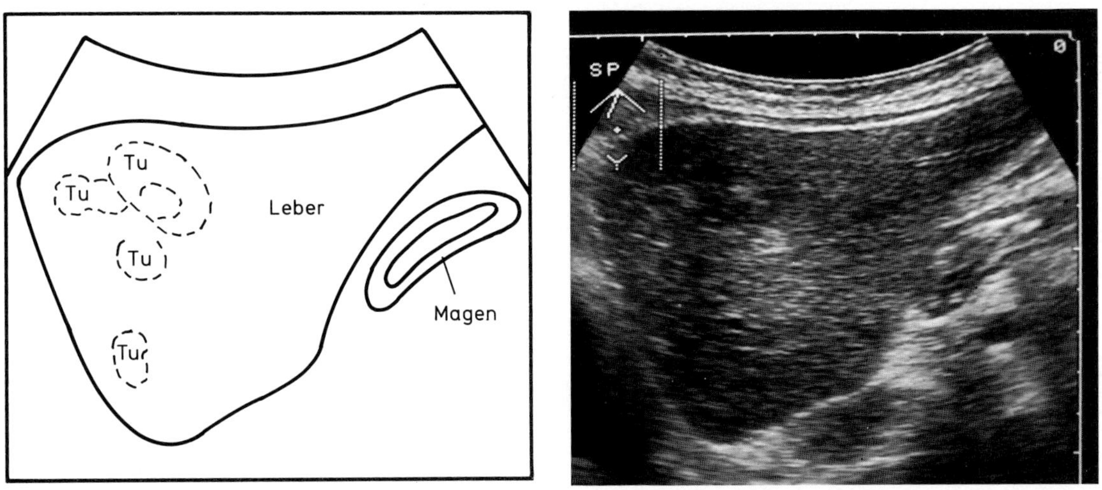
Tu
Tu
Leber
Tu
Magen
Tu
SP
0

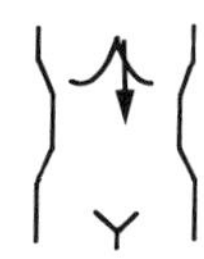

171

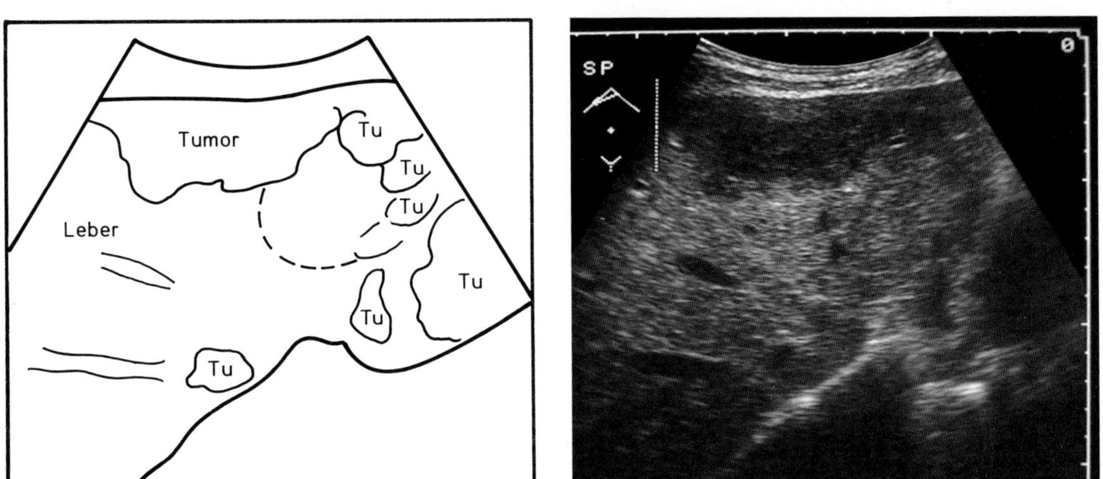
Tumor
Tu
Tu
Tu
Leber
Tu
Tu
Tu
SP
0

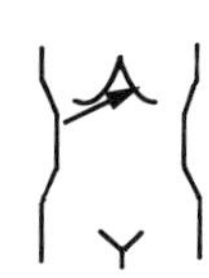

Maligne Lebererkrankungen

172 **Solitäre Leberinfiltration bei Non-Hodgkin-Lymphom hoher Malignität** (Längsschnitt durch den linken Leberlappen)
Der reflexarme Prozeß der Leber war relativ rasch entstanden. Er ist in der typischen Weise reflexarm, von einer reflexarmen Lebermetastase anderer Provenienz nicht zu unterscheiden. Bei dem Patienten bestand ein hochmalignes Non-Hodgkin-Lymphom (Immunoblastom).

173 **Leberinfiltration bei Morbus Hodgkin Stadium IV** (subkostaler Schrägschnitt durch die Leber)
Während der linke Leberlappen mit reflexarmen Veränderungen angefüllt ist, erscheint der rechte Leberlappen tumorfrei. Auch die Infiltrate beim Morbus Hodgkin sind reflexarm, sie können solitär, multipel, grobknotig oder fein verteilt vorkommen. In diesem Fall fällt die Abgrenzung der reflexarmen knotigen Veränderungen nicht schwer.

174 **Leberinfiltration bei sekundär zentroblastischem Non-Hodgkin-Lymphom** (Längsschnitt durch den linken Leberlappen)
Die Leber ist eher vergrößert, das Reflexmuster vergröbert, verdichtet. Man erkennt einzelne reflexarme Veränderungen. Auffällig ist, daß trotz der Verdichtung des Reflexmusters die Schalltransparenz gut ist, so daß auch die distalen Leberabschnitte ungestört zur Abbildung kommen. Dies ist ein Charakteristikum der Leberinfiltration bei malignen Lymphomen, daß im Gegensatz zur Fettleber, trotz der evtl. verstärkten Reflexibilität, eine Schallschwächung nicht eintritt.

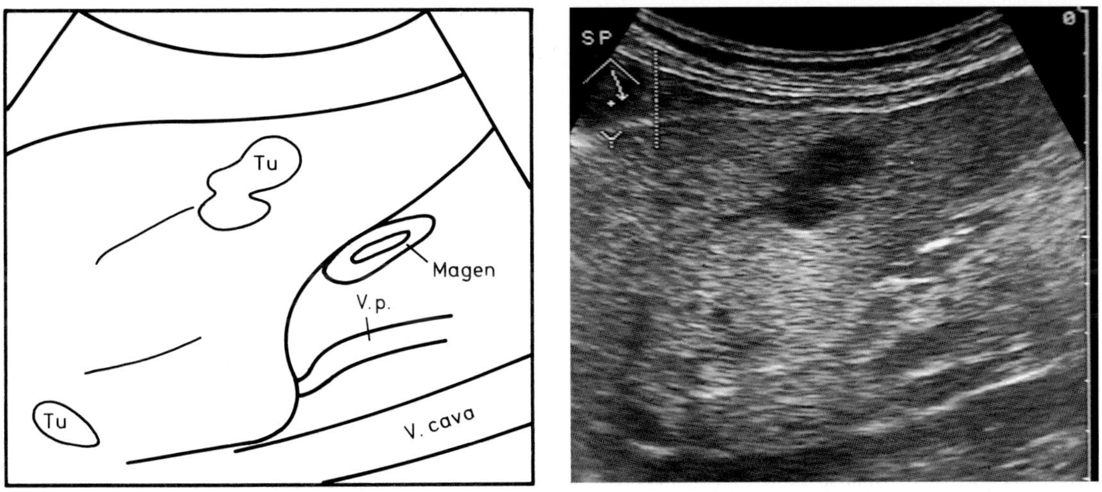

172

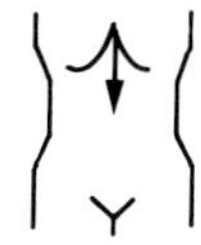

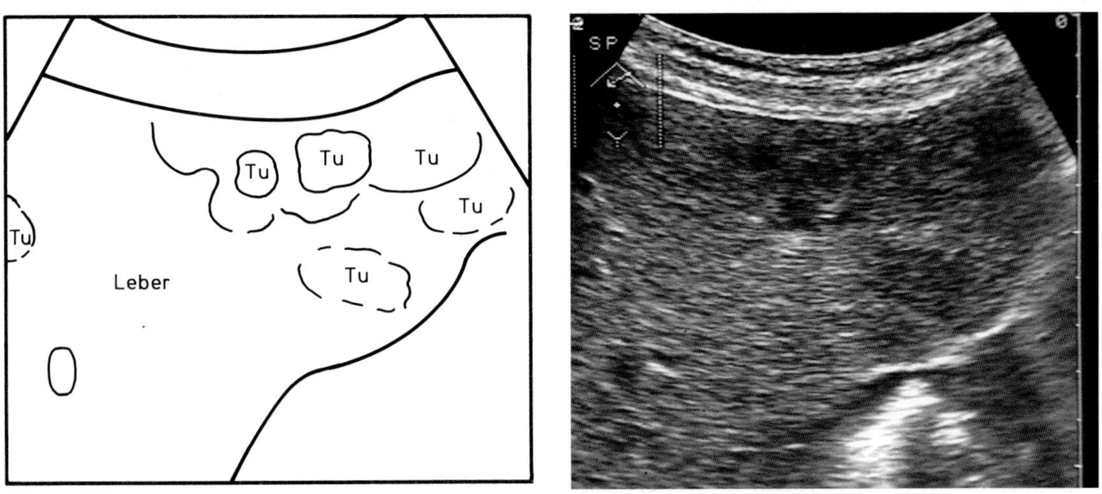

173

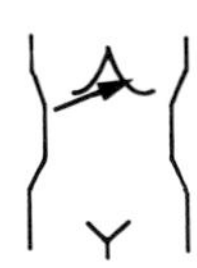

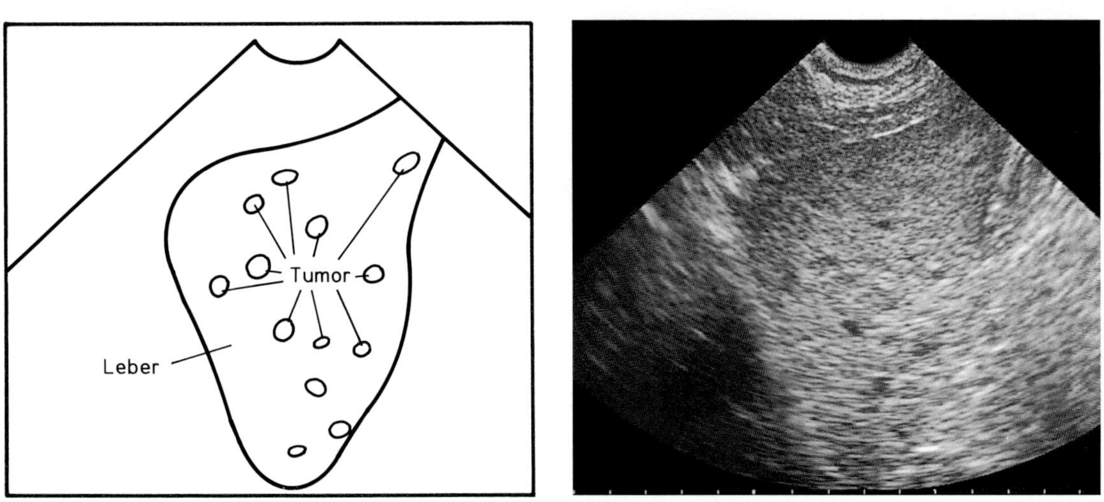

174

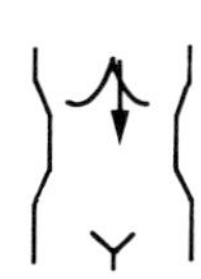

175 **Leberinfiltration bei zentrozytisch-zentroblastischem Lymphom (cc-cb)** (Längsschnitt durch den linken Leberlappen ventral der Aorta)
Die Leber ist nur gering vergrößert; sie ist scheckig reflexvermehrt mit einzelnen reflexarmen Arealen in den ventralen und den dorsalen Abschnitten. Trotz der Tiefe des Abdomens ist die Transparenz so gut, daß auch die subphrenischen Anteile der Aorta durch die Leber hindurch gut dargestellt werden können. Groß- und kleinknotige Infiltrationen der Leber sind gleichermaßen gut schalleitend.

176 **Non-Hodgkin-Lymphom mit kleinknotiger Infiltration bei cc-cb** (Längsschnitt in Höhe der Gallenblase)
Die Leber ist etwas vergrößert, die Konturen sind gewölbt, das Binnenreflexmuster ist vergröbert und verdichtet, wobei ein feintüpfeliger Aspekt des Reflexmusters mit einzelnen größeren, reflexarmen Infiltraten entsteht. Die Schalltransparenz ist wiederum ungestört, so daß die dorsalen Leberabschnitte ohne Schallverlust abgebildet sind.

177 **Primäres Leberzellkarzinom** (subkostaler Schrägschnitt durch den rechten Leberlappen)
Rechtslateral liegt eine größere tumoröse Veränderung, die polyzyklisch begrenzt ist und aus z. T. reflexkräftigen, z. T. reflexarmen Anteilen besteht. Die Leber ist im Sinne einer posthepatitischen feinknotigen Leberzirrhose nur gering verändert. Die Leberoberfläche ist nahezu glatt.

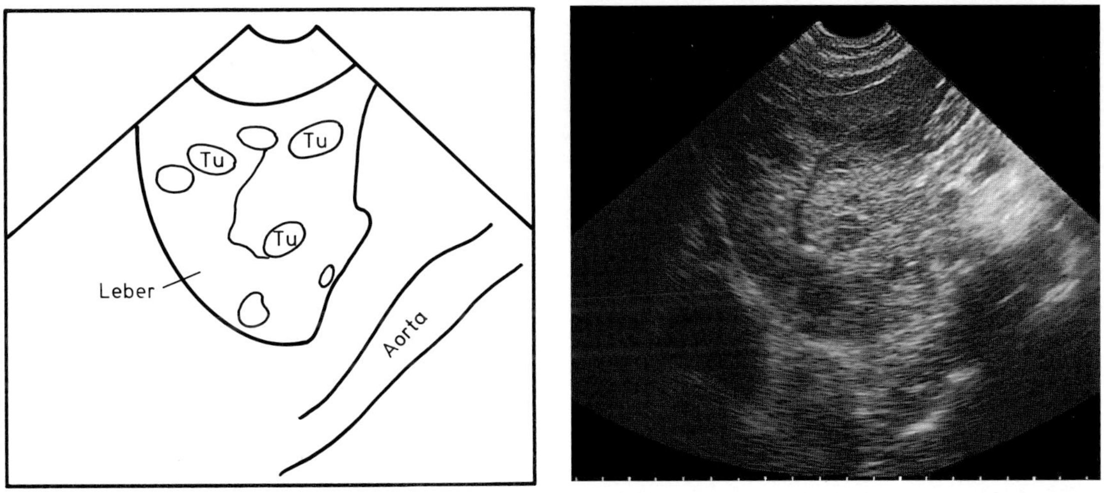

175

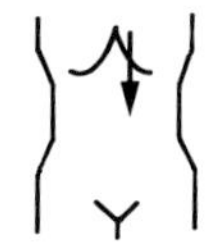

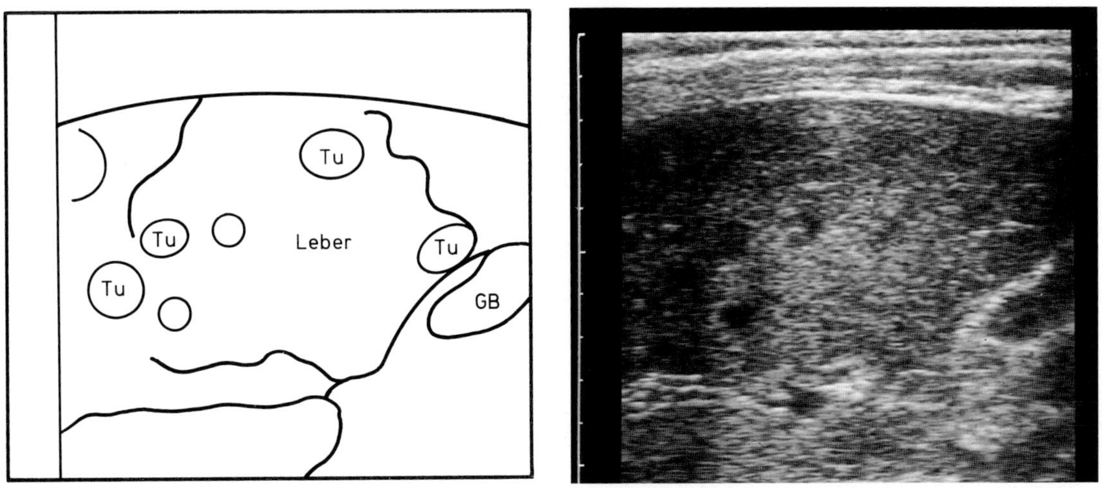

176

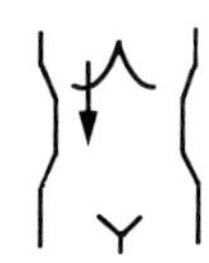

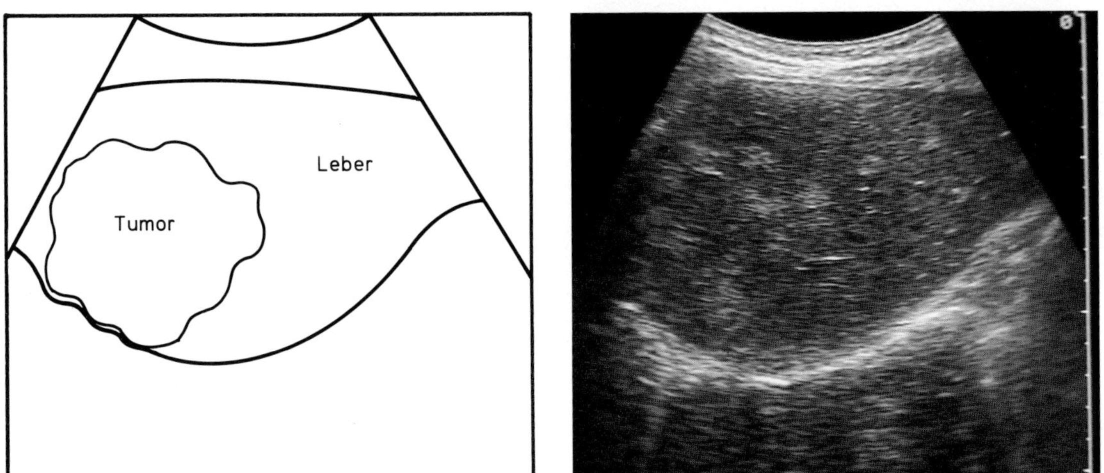

177

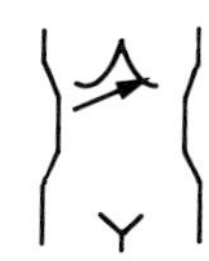

Maligne Lebererkrankungen

178 **Primäres Leberzellkarzinom** (subkostaler Schrägschnitt durch die Leber)
Hier ist die Leber weitgehend durch den tumorösen Prozeß verändert. Der ganze rechte Leberlappen ist umgebaut durch einen kugeligen, teils reflexkräftigen, teils reflexarmen Tumor, der zudem einen Schallverlust bietet. Die Abgrenzung gegen die normale Leber ist unregelmäßig und unscharf.

179 **Primäres Leberzellkarzinom in einer Zirrhoseleber** (Längsschnitt in Höhe der V. cava)
Bei bekannter Leberzirrhose hatte sich bei diesem Patienten ein reflexkräftiger Tumor im unteren Leberdrittel rechts entwickelt. Neben den Kriterien der Leberzirrhose, insbesondere der unregelmäßigen Oberfläche, ist jetzt eine deutliche tumoröse Umwandlung der Leber zu erkennen, die mit einer Pseudolobulibildung nicht mehr erklärbar ist. Der Tumor verdrängt die angrenzenden Gefäße und überragt den Leberrand nach kaudal.

180 **Primäres Leberzellkarzinom in einer normalen Leber** (Längsschnitt durch den rechten Leberlappen)
Selten entsteht das primäre Karzinom nicht in einer Zirrhoseleber. In dieser bis dahin unauffälligen Leber kann man die tumorösen Veränderungen besser erkennen, als in einer durch Knotenbildung veränderten Leber. Die tumorösen Veränderungen sind hier reflexärmer als das übrige Gewebe oder durch reflexärmere Randzonen vom übrigen Lebergewebe abgegrenzt.

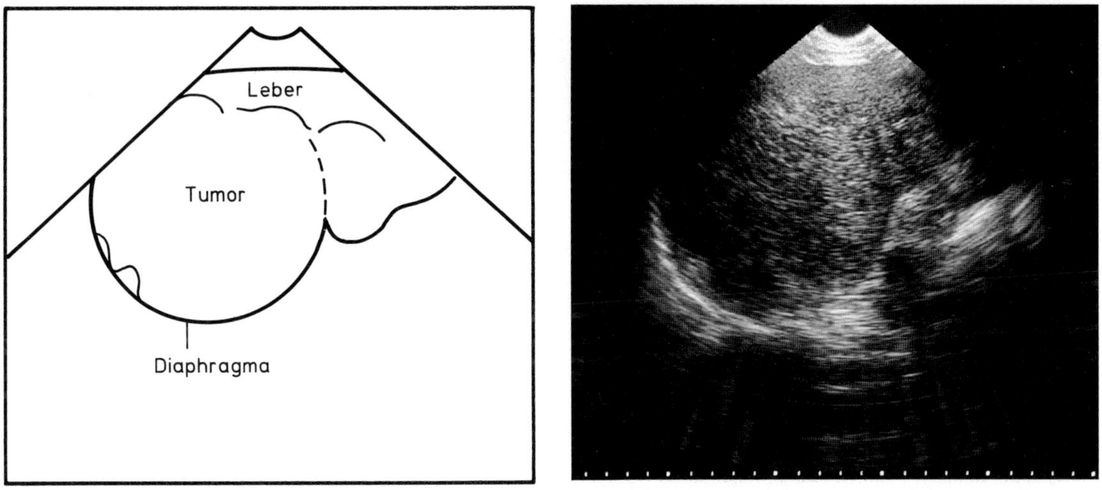

178

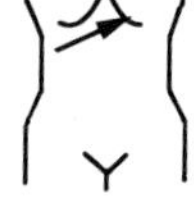

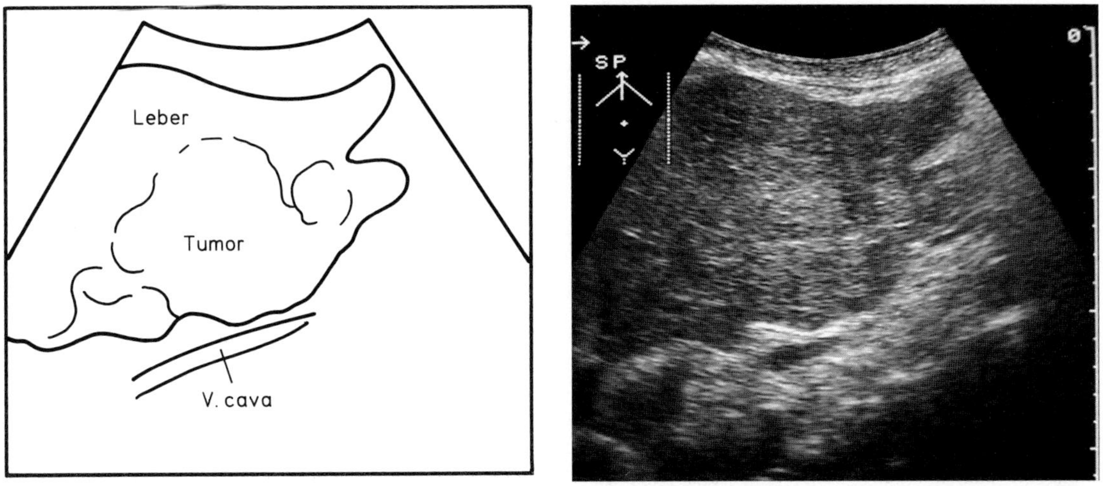

179

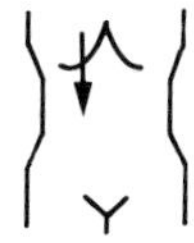

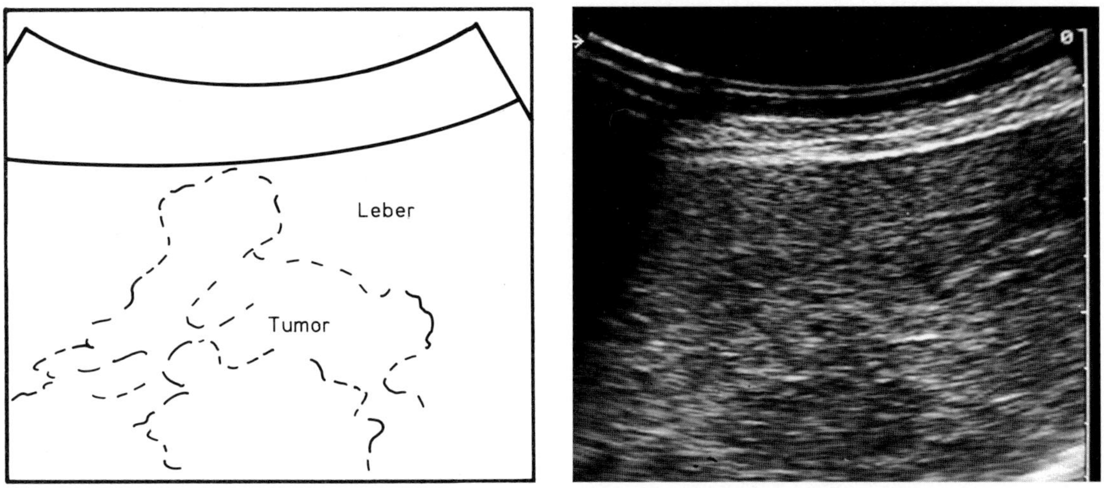

180

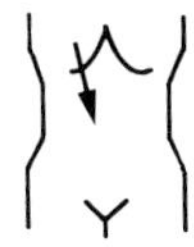

Maligne Lebererkrankungen

181 **Primäres Leberzellkarzinom in einer normalen Leber** (Querschnitt)
Es handelt sich um dieselbe Patientin wie in der Voraufnahme. Die Leber ist durch bogig begrenzte, reflexreiche und einzelne reflexärmere Veränderungen infiltriert. Das normale Lebergewebe daneben ist gleichmäßig reflexarm.

182 **Primäres Leberzellkarzinom** (Längsschnitt durch den rechten Leberlappen)
Die Leber ist verplumpt, die Oberfläche leicht unebenmäßig, die Spitze abgerundet und an einer Stelle protuberant. Weiter kaudal erkennt man eine weitere Protuberanz durch einen reflexarmen Tumor, der aus dem Lebergewebe hinauswächst. Die Leber selbst ist scheckig gemustert. Das primäre Leberzellkarzinom war auf dem Boden einer Leberzirrhose entstanden.

183 **Primäres Leberzellkarzinom** (Längsschnitt durch die Leberpforte)
Die Leber ist normal groß, zeigt jedoch die Zeichen einer Leberzirrhose mit unregelmäßiger Kontur, breiter Pforte und subphrenischem Aszites. Im kranialen rechten Leberlappen erkennt man eine reflexkräftigere, deutlich vom übrigen Lebergewebe abgesetzte Veränderung mit polyzyklischer Begrenzung und zentral reflexärmeren Anteilen. Das primäre Leberzellkarzinom ist sonographisch nicht eindeutig definiert und von Lebermetastasen meist nicht zu unterscheiden. Es gibt sowohl reflexarme als auch reflexkräftige Wachstumsformen; häufig findet man ein konzentrisches Wachstum, daneben auch multifokale Ausbreitungsformen. Bei eindeutiger Leberzirrhose und gleichzeitigem Tumornachweis kann der Verdacht auf ein primäres Karzinom gestellt werden, da eine Metastasierung extrahepatischer Tumoren in Zirrhoselebern selten vorkommt.

181

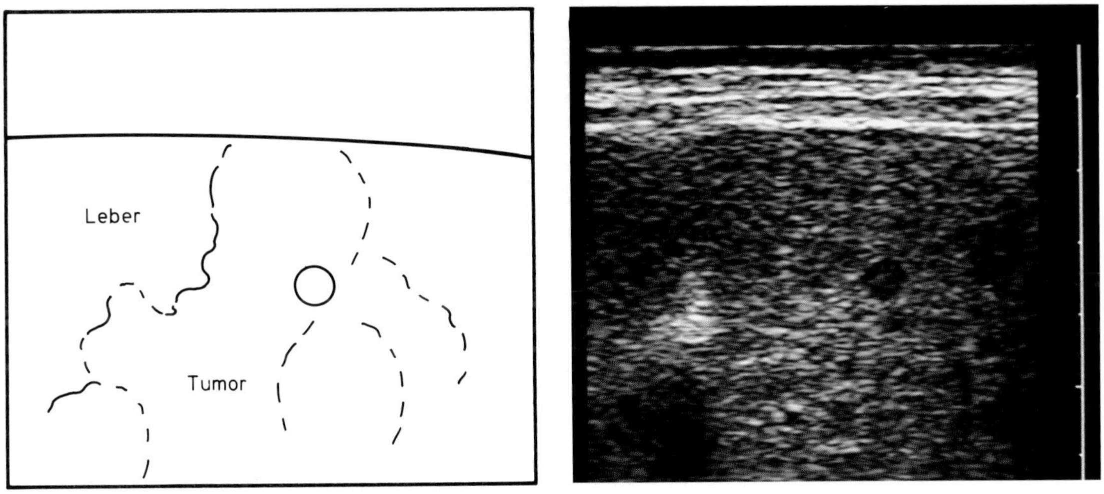

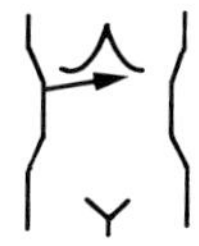

182

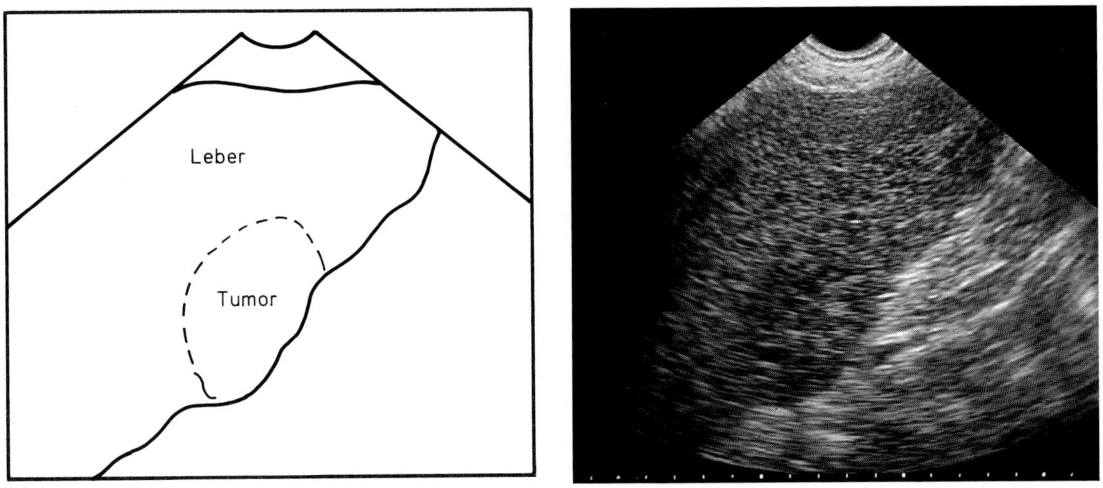

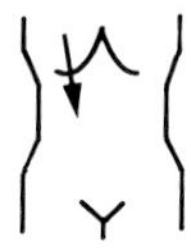

183

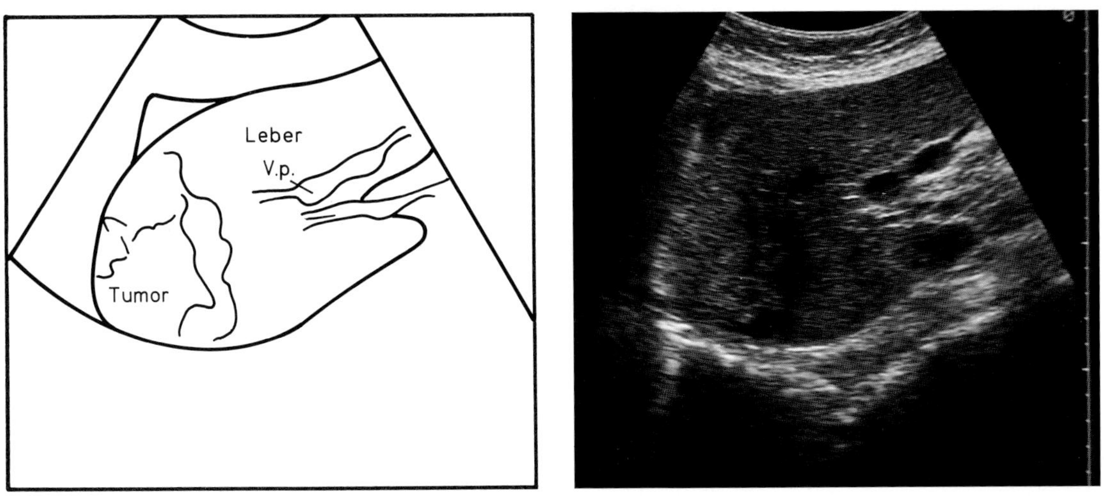

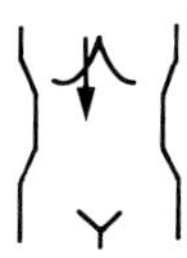

Leber

Literatur

Abbitt PL, Teates CD (1989) The sonographic appearance of extramedullary hematopoiesis in the liver. JCU 17:280–282

Abdel-Latif Z, Abdel-Wahab MF, El-Kady NM (1981) Evaluation of portal hypertension in cases of hepatosplenic schistosomiasis using ultrasound. JCU 9:409–412

Anderegg LA, de Beats MG (1980) Echinokokkenkrankheit der Leber. In: Hinselmann M, Anliker M, Meudt R (Hrsg) Ultraschalldiagnostik in der Medizin. Thieme, Stuttgart, S 112–113

Becker HD, Weiss H, Keller W (1982) Zur Aussagefähigkeit der Ultraschalluntersuchung bei diffusen Strukturveränderungen der Leber. In: Kratochwil A, Reinold E (Hrsg) Ultraschalldiagnostik 81. Thieme, Stuttgart, S 122–123

Beyer D, Friedmann G, Mödder U (1982) Leberdiagnostik mit bildgebenden Verfahren. Indikation und Ergebnisse. Internist (Berlin) 23:66–74

Böhlke E, Hollstein H, Pochhammer KF, Schmidt UR (1983) Sonographische Diagnostik diffuser Hepatopathien. In: Otto RC, Jann FX (Hrsg) Ultraschalldiagnostik 82. Thieme, Stuttgart, S 198–201

Börner N, Braun B (1983) Der Beitrag der Sonographie in der Diagnostik benigner Lebertumoren. Inn Med 10:47–53

Bolondi L, Gandolfi L, Arienti V, Caletti GC, Corcioni E, Gasbarrini G, Labo G (1982) Ultrasonography in the diagnosis of portal hypertension: Diminished response of portal vessels to respiration. Radiology 142:167–172

Bondestam S, Somer K, Hekali P, Takkunen H (1982) Sonography and computed tomography in hepatic haemangioma. Acta Med Scand [Suppl] 668:68–75

Bree RL, Schwab RE, Neiman HL (1983) Solitary echogenic spot in the liver: Is it diagnostic of a hemangioma? AJR 140:41–45

Buchenau D, Liehr H (1973) Determination of liver volume in man in ultrasound. Excerpta Medica, Amsterdam, p 65

Carroll BA (1978) Biliary cystadenoma and cystadenocarcinoma: Gray scale ultrasound appearance. JCU 6:337–340

Cölle H, Herzog P, Gamstätter G, Holtermüller KH (1980) Sonographische Diagnose und Verlaufskontrolle eines Amöbenabszesses der Leber. Leber Magen Darm 10:111–114

Comfort MW, Gray HK, Dahlen DC, Whitesell FB (1952) Polycystic disease of the liver: a study of 24 cases. Gastroenterology 20:60–78

Cooper RA, Picker RH, Fulton AJ, Lunzer MR (1982) The ultrasonic appearance of the liver in hepatic venous outflow obstruction (Budd-Chiari syndrome). Case report. JCU 10:35–36

Cottone M, Marcenò MP, Maringhini A, Rinaldi F, Russo G, Sciarrino E, Turri M, Pagliaro L (1983) Ultrasound in the diagnosis of hepatocellular carcinoma associated with cirrhosis. Radiology 147:517–519

Cruz y Rivero MA, Hernandez AA, Himmelstine LG, Ludewig C, Vogel H (1986) Ultraschallgesteuerte Drainage des Amöbenabszesses in der Leber in Mexiko. Ultraschall 7:287–289

Curati WL, Halevy A, Gibson RN, Carr DH, Blumgart LH, Steiner RE (1988) Ultrasound, CT, and MRI comparison in primary and secondary tumors of the liver. Gastrointest Radiol 13:123–128

Damascelli B, Bonadonna G, Roncoroni L, Uslenghi C, Veronesi U (1968) Two-dimensional ultrasounds in liver diseases. JAMA 204:105–110

Debongnie JC, Pauls C, Fievez M, Wibin E (1981) Prospective evaluation of the diagnostic accuracy of liver ultrasonography. Gut 22:130–135

Egender G, Riedler L (1984) Zur percutanen ultraschallgezielten Drainage von Leberabscessen. Chirurg 55:822–827

Erckenbrecht J, Waltenberg M, Sonnenberg A, Peter P, Wedershoven HJ, Alfurayh O, Erckenbrecht E, Wienbeck M (1981) Ist die sonographische Diagnose der Leberzirrhose und Metastasenleber zuverlässig? Dtsch Med Wochenschr 106:894–897

Falappa P, Preziosi P, Cotroneo AR, Danza FM (1983) Hepatic hemangiomas on 33 patients. Evaluation by ultrasound, nuclear medicine, computed tomography and angiography. Diagn Imaging 52:245–254

Firusian N, Heckemann R, Nowrousian M, Giesche U (1978) Beitrag zur Diagnostik der umschriebenen Lebererkrankungen unter besonderer Berücksichtigung der Sonographie. Med Welt 29:1893–1900

Freemann MP, Vick CW, Taylor KJW, Carithers RL, Brewer WH (1986) Regenerating nodules in cirrhosis: Sonographic appearance with anatomic correlation. AJR 146:533–536

Freeny PC, Vimont TR, Barnett DC (1979) Cavernous hemangioma of the liver: Ultrasonography, arteriography and computed tomography. Radiology 132:143–148

Genaldi S, Bernardino ME, Jing B-S, Green B (1988) Ultrasonographic patterns of hepatic lymphoma. Ultrasound 136:427–431

Gilby ED, Taylor KJW (1975) Ultrasound monitoring of hepatic metastases during chemotherapy. Br Med J 1:371–373

Gooding GAW (1981) Amebic abscess: sonographic follow-up of persistent hepatic defects in two patients, one year after successful treatment for amebiasis of the liver. JCU 9:451–452
Gosink BB, Leymaster CE (1981) Ultrasonic determination of hepatomegalie. JCU 9:37–41
Graif M, Manor A, Itzchak Y (1983) Sonographic differentiation of extra- and intrahepatic masses. AJR 141:553–556
Hadidi A (1982) Sonography of hepatic echinococcal cysts. Gastrointest Radiol 7:349–354
Hess U, Eckert J, Fröhlich A (1974) Vergleich serologischer Methoden für die Diagnostik der zystischen und alveolären Echinokokkose des Menschen. Schweiz Med Wochenschr 104:853–859
Hess VF, Wolf A, Kölbel G, Kurtz B (1986) Subjektive Beurteilung und quantitative Grauwertanalyse bei der sonographischen Diagnostik diffuser Leberparenchymveränderungen. Fortschr Geb Roentgenstr 145(2):140–144
Holmes JH, Sundgren C, Ikle D, Finch J (1977) A simple ultrasonic method for evaluating liver size. JCU 5:89–91
Hübener K-H, Hippéli R (1980) Das Leberlipom. Fortschr Geb Roentgenstr 133:176–179
Hünig R (1972) Ultraschalldiagnose von Leberrupturen. Langenbecks Arch Chir 331:227–238
Ishak K, Willis GW, Summins SD et al. (1977) Biliary cystadenoma and cystadenocarcinoma. Cancer 39:322
Jenett M, Keil W, Ludwig J (1983) Echoarme leberpfortennahe Pseudoläsion bei Steatosis hepatis. Fortschr Geb Roentgenstr 138(6):746–748
Joseph AEA, Dewbury KC, McGuire PG (1979) Ultrasound in the detection of chronic liver disease (the „bright liver"). Br J Radiol 52:184–188
Kamin PD, Bernardino ME, Green B (1979) Ultrasound manifestations of hepatocellular carcinoma. Radiology 131:459–461
Katragadda CS, Goldstein HM, Green B (1977) Gray scale ultrasonography of calcified liver metastases. AJR 129:591–593
Kawasaki H, Sakaguchi S, Irisa T, Hirayama C (1978) Value of B-scan ultrasonography in the diagnosis of liver cancer. Am J Gastroenterol 69:436–442
Keller W, Weiss H (1980) Das Phänomen der sogenannten Uferbefestigung im Lebersonogramm und seine Bedeutung für die Interpretation der diffusen Hepatopathie. In: Hinselmann M, Anliker M, Meudt R (Hrsg) Ultraschalldiagnostik in der Medizin. Thieme, Stuttgart, S 106–107
Keller W, Gladisch R, Kern U, Weiss H, Usadel KH (1985) Inzidenz und therapeutische Gesichtspunkte sonographisch entdeckter, umschriebener Leberprozesse. In: Judmaier G, Frommhold H, Kratochwil A (Hrsg) Ultraschall-Diagnostik 1984. Thieme, Stuttgart, S 42–43
Kern P, Hazay M, Hartmann MG (1982) Amöbenleberabszeß: Sonographische und klinische Verlaufsbeobachtung bei 20 Patienten. Ultraschall 3:7–11
Koischwitz D, Frommhold H, Grauthoff HJ (1979) Sonographische Diagnostik der Leberechinokokkose. Dtsch Med Wochenschr 104:401–405
Koischwitz D (1979) Sonographische Lebervolumenbestimmung. Problematik, Methodik und praktische Bedeutung der Quantifizierung des Lebervolumens. ROEFO 131:243–248
Koischwitz D (1980) Sonomorphologie primärer und sekundärer Leberneoplasmen. Fortschr Geb Roentgenstr 133:372–378
Kurtz AB, Rubin CS, Copper HS, Nisenbaum HL, Cole-Beuglet C, Medoff J, Goldberg BB (1980) Ultrasound findings in hepatitis. Radiology 136:717–723
LaBerge JM, Laing FC, Federle MP, Jeffrey RB, Lim RC (1984) Hepatocellular carcinoma: Assessment of resectability by computed tomography and ultrasound. Radiology 152:485–490
Laconi A, Lagalla R, Grisafi D (1981) Ultrasound studies in the detection of liver metastases. Rays 6:65–70
Landay M, Harless W (1977) Ultrasonic differentiation of right pleural effusion from subphrenic fluid on longitudinal scans of the right upper quadrant: Importance of recognizing the diaphragm. Radiology 123:155–158
Lerski RA, Smith MJ, Morley P, Barnett E, Mills PR, Watkinson G, MacSwenn RNM (1981) Discriminant analysis of ultrasonic texture data in diffuse alcoholic liver disease. I. Fatty liver and cirrhosis. Ultrason Imaging 3:164–172
Lewis E (1984) Screening for diffuse and focal liver disease: The case of hepatic sonography. JCU 12:67–73
Lutz H, Ehler R, Reichel L, Meyer P (1979) Stellenwert der Ultraschall-Diagnostik bei Lebererkrankungen. Klinikarzt 8:533–541
Maffessanti MM, Bazzochi M, Melato M (1982) Sonographic diagnosis of intraductal hepatoma. Case report. JCU 10:397–399
Majewski A, Gratz KF, Brölsch C, Gebel M (1984) Sonographic pattern of focal nodular hyperplasia of the liver. Eur J Radiol 4:52–57
Maklad NF, Doust BD, Baum JK (1974) Ultrasonic diagnosis of postoperative intra-abdominal abscess. Radiology 113:417–422
Marchal G, Beart AL, Fevery J, Kint E, Peeters S, van Dijck X, de Maeyer P et al. (1983) Ultrasound of liver hemangioma – A report of 35 patients totalizing 53 lesions. ROEFO 138:201–207
Marchal G, Tschibwabwa-Tumba E, Oyen R, Pylyser

K, Goddeeris R (1985) Correlation of sonographic patterns in liver metastases with histology and microangiography. Invest Radiol 20:79–84

Marks WM, Filly RA, Callen PW (1979) Ultrasonic anatomy of the liver: a review with new applications. JCU 7:137–146

Medhat A, Iber FL, Dunne M, Baum R (1988a) Ultrasonographic findings with bleeding and nonbleeding esophageal varices. Am J Gastroenterol 83(1):58–63

Medhat A, Iber FL, Dunne M (1988b) A new quantitative ultrasonic method for diagnosis of chronic parenchymal liver disease. Gastroenterology 94:157–162

Meissner J, Weiss H, Deck G, Krakow B (1980) Besteht eine Korrelation zwischen sonographischen und histologischen Kriterien bei Leber-Metastasen? In: Hinselmann M, Anliker M, Meudt R (Hrsg) Ultraschalldiagnostik in der Medizin. Thieme, Stuttgart, S 104–105

Melnick PJ (1955) Polycystic liver. Arch Pathol 59:162–172

Mirk P, Rubaltelli L, Bazzocchi M, Busilacchi P, Candiani F, Ferrari F, Guiseppetti G, Maresca G, Rizzatto G, Volterrani L, Zappasodi F (1982) Ultrasonographic patterns in hepatic hemangiomas. JCU 10:373–378

Ohta Y, Fujiwara K, Sato Y, Niwa H, Oka H (1983) New ultrasonic laparoscope for diagnosis of intraabdominal diseases. Case reports and technical notes. Gastrointest Endosc 29(4):289–294

Okita K, Kodama T, Oda M, Takemoto T (1984) Laparoscopic ultrasonography. Diagnosis of liver and pancreatic cancer. Scand J Gastroenterol [Suppl 94] 19:91–100

Onodera H, Ohta K, Oikawa M, Abe M, Kanno T, Yoda B, Goto Y (1983) Correlation of the real-time ultrasonographic appearance of hepatic hemangiomas with angiography. JCU 11:421–425

Otto R, Woodt W, Ammann R (1982) Sonographie versus Computertomographie bei Lebermanifestation der Echinokokkose. Dtsch Med Wochenschr 107:1717–1721

Pariente E-A, Scherrer A, Menu Y, Larde D, Bettan L, Benhamou J-P (1983) Stéatose hépatique irrégulière. Aspects echographiques et tomodensitométriques. Gastroenterol Clin Biol 7:911–914

Parulekar SG (1979) Ligaments and fissures of the liver: sonographic anatomy. Radiology 130:409–411

Pirschel J (1982) Sonographische Befunde bei Cruveilhier-von-Baumgarten-Syndrom. ROEFO 137:22–25

Ponhold W (1978) Der Einsatz der Sonographie bei traumatischer Gallenblasen- und Leberruptur: Ein Fallbericht. Wien Klin Wochenschr 22:803–805

Prando A, Goldstein HM, Bernardino ME, Green B (1979) Ultrasonic pseudolesions of the liver. Radiology 130:403–407

Preim D, Stallkamp E, Hust W, Dadrich E, Bundschu HD (1983) Sonographische Kriterien der Leberzirrhose. In: Otto RC, Jaun FX (Hrsg) Ultraschalldiagnostik 82. Thieme, Stuttgart, S 201–204

Preusser R (1981) Bedeutung, Stellenwert und Treffsicherheit der sonographischen Untersuchung der Leber. Wien Klin Wochenschr 93:287–291

Pulpeiro JR, Orduna M, Jimenez J, Gallego MS, Millán JM (1989) Primary hepatocellular adenoma in men. Case report. JCU 17:269–274

Räth U, Johnson PJ, Williams R (1984a) Ultrasound determination of liver size and assessment of patients with malignant liver disease. Liver 4:287–293

Räth U, Zuna I, Limberg B, Schlaps D, Lorenz A, van Kaick G, Lorenz WJ, Kommerell B (1984b) Der Beitrag der Grauwerthistogramm-Analyse zur sonographischen Diagnostik des diffusen Leberparenchymschadens. Ultraschall 5:94–97

Räth U, Schlaps D, Limberg B, Zuna I, Lorenz A, van Kaick G, Lorenz WJ, Kommerell B (1985) Diagnostic accuray of computerized B-scan texture analysis and conventional ultrasonography in diffuse parenchymal and malignant liver disease. JCU 13:87–99

Ralls PW, Quinn MF, Boswell WD Jr, Colletti PM, Radin DR, Halls J (1983) Patterns of resolution in successfully treated hepatic amebic abscess: Sonographic evaluation. Radiology 149:541–543

Reddy KR, Jeffers L, Livingstone AS, Gluck CA, Schiff ER (1984) Pyogenic liver abscess complicating common bile duct stenosis secondary to chronic calcific pancreatitis. A rare presentation. Gastroenterology 86:953–957

Rogers JB, Mack LA, Freeny PC, Johnson ML, Sones PJ (1981) Hepatic focal nodular hyperplasia: Angiography, CT, sonography, and scintigraphy. AJR 137:983–990

Rosenbaum DM, Mindell HJ (1981) Ultrasonographic findings in mesenchymal hamartoma of the liver. Radiology 138:425–427

Schattevoet WHM, Corstens FHM, Beex LAVM, Rosenbusch GHE (1986) Die Zuverlässigkeit der Sonographie bei der Diagnostik von Lebermetastasen bei Mamma- und Bronchialkarzinom. Ultraschall 7:293–299

Scheible W, Gosink BB, Leopold GR (1977) Gray scale echographic patterns of hepatic metastatic disease. AJR 129:983–987

Schmidt H, Lutz H, Heyder N, Düring A (1985) Sonographie von malignen Haemangioendotheliomen der Leber. Ultraschall 6:160–163

Schulze K, Hübener K-H, Klott K, Jens H, Bähr R (1980) Computertomographie und sonographische

Diagnostik der Echinokokkose. Fortschr Geb Roentgenstr 132:514–521
Schwerk W, Braun B (1978) Ultraschalldiagnostik in der Differentialdiagnose der intra- und extrahepatischen Cholestase. Dtsch Med Wochenschr 103:1643–1647
Scott WW Jr, Sanders RC, Siegelman SS (1980) Irregular fatty infiltration of the liver: Diagnostic dilemmas. AJR 135:67–71
Sexton CC, Zeman RK (1983) Correlation of computed tomography, sonography, and gross anatomy of the liver. AJR 141:711–718
Sheu J-C, Sung J-L, Chen D-S, Yu J-Y, Wang T-H, Su C-T, Tsang Y-M (1984) Ultrasonography of small hepatic tumors using high-resolution linear-array real-time instruments. Radiology 150:797–802
Sheu J-C, Sung J-L, Huang G-T, Chen D-S, Yang P-M, Lai M-Y, Wei T-C et al. (1987) Intratumor injection of absolute ethanol under ultrasound guidance for the treatment of small hepatocellular carcinoma. Hepatogastroeneterology 34:255–261
Shinagawa T, Ohto M, Kumura K, Tsunetomi S, Morita M, Saisho H, Tsuchiya Y et al. (1984) Diagnosis and clinical features of small hepatocellular carcinoma with emphasis on the utility of real-time ultrasonography. Gastroenterology 86:495–502
Sommer FG, Joynt LF, Carroll BA, Macovski A (1981) Ultrasonic characterization of abdominal tissues via digital analysis of backscattered waveforms. Radiology 141:811–817
Spuhler A, Pösl H, Sander R, Götz U (1981) Bedeutung der Sonographie in der Fettleberdiagnostik. Leber Magen Darm 11:15–20
Steinmaurer HJ, Jirak P, Walchshofer J, Clodi PH (1984) Treffsicherheit der Sonographie bei der Diagnose diffuser Leberparenchymerkrankungen – Vergleich zwischen Sonographie und Leberhistologie. Ultraschall 5:98–103
Strohm WD (1984) Ultraschalltomographie der Leber und ihrer Erkrankungen. Z Gastroenterol 22:221–235
Swobodnik W, Wechsler JG, Manne W, Ditschuneit H (1985) Multiple regular circumscript fatty infiltrations of the liver. Case report. JCU 13:577–580
Tanaka S, Kitamura T, Imaoka S, Sasaki Y, Taniguchi H, Ishiguro S (1983) Hepatocellular carcinoma: Sonographic and histologic correlation. AJR 140:701–707
Taylor KJW, Carpenter DA, McCready VR (1973) Grey-scale echography in the diagnosis of intrahepatic disease. JCU 1:284–287
Tokano M, Sanefuji S, Takada S, Takahashi I, Kawashima K (1970) Ultrasonic diagnosis of the diseases of liver and biliary tract. Gastroenterol Jpn 4:256–257
Vogel H-M, Scherer K, Look D (1980) Comparative studies of laparoscopy, histology and gray-scale echotomography in diffuse diseases of the liver. Endoscopy 12:166–174
Weber T, Braun B, Klusemann H, Beyer J (1981) Diagnostik der fokal-nodulären Hyperplasie der Leber. Dtsch Med Wochenschr 106:647–651
Weeks LE, McCune BR, Martin JF, O'Brien TF (1978) Differential diagnosis of intrahepatic shadowing on ultrasound examination. JCU 6:399–401
Weill F (1978) Liver. In: De Vlieger M (ed) Handbook of clinical ultrasound. Wiley, New York, pp 291–310
Weiss H, Leiling A (1981) Möglichkeiten der sonographischen Diagnostik in der Unfall-Medizin. Unfallmedizinische Arbeitstagung, 17. Okt, Baden-Baden
Weiss A, Weiss H (1985) The increasing significance of sonography in the recognition of the manifestation of malignant lymphomas in the organs. Blut 3:145
Weiss A, Weiss H (1986) Erspart die Sonographie die Staging Laparotomie zur Erfassung von Leber- und Milzbefall bei malignen Lymphomen? In: Otto RC, Schnaars P (Hrsg) Ultraschalldiagnostik 1985. Thieme, Stuttgart, S 420–421
Weiss A, Weiss H, Georgi M, Geiger G (1980) Leitsymptom: Oesophagusvarizenblutung bei einem Jugendlichen. Med Klin 75:370–374
Weiss H (1978) Ergebnisse der Ultraschallkontrolle nach Leberblindpunktion und Laparoskopie. In: Kratochwil A, Reinold E (Hrsg) Ultraschalldiagnostik. Thieme, Stuttgart, S 151–154
Weiss H (1979) Die Stellung der Sonographie im Rahmen der Leberdiagnostik. Med Klin 74:154–160
Weiss H (1980) Häufigkeit und klinische Bedeutung sonographisch verifizierter Zystenlebern und solitärer Leberzysten. In: Hinselmann M, Anliker M, Meudt R (Hrsg) Ultraschalldiagnostik in der Medizin. Thieme, Stuttgart, S 110–111
Weiss H (1987a) Möglichkeiten und Grenzen der sonographischen Diagnostik diffuser Lebererkrankungen. In: Gebel M, Majewski A, Brunkhorst R (Hrsg) Sonographie in der Gastroenterologie. Springer, Berlin, S 3–12
Weiss H (1987b) Probleme bei der Diagnostik von Raumforderungen der Leber. In: Gebel M, Majewski A, Brunkhorst R (Hrsg) Sonographie in der Gastroenterologie. Springer, Berlin, S 89–90
Weiss H (1989a) Soll jeder Patient im Krankenhaus sonographiert werden? Therapiewoche 39:542–550
Weiss H (1989b) Möglichkeiten und Grenzen der sonographischen Diagnostik von Leberzirrhosen. Krankenhausarzt 62:229–238
Weiss H, Mayer M (1978) Die Zystenleber, eine sonographische Diagnose. MMW 120:737–738

Weiss H, Schöll A (1985) Das biliäre Zystadenokarzinom der Leber. Med Klin 80 (18):498–503

Weiss H, Weiss A (1986) Präoperativer Ausschluß und Nachweis von Lebermetastasen mit Ultraschall und Computertomographie. Therapiewoche 36:1252–1257

Weiss H, Sommer W, Becker HD (1979) Die ultraschallgezielte Feinnadel-Biopsie in der Diagnostik maligner Leber-Zysten. Leber Magen Darm 9:148–150

Weiss H, Weiss A, Wetzel E, Ranft K, Nägele E (1985) Die Sonographie in der Diagnostik umschriebener entzündlicher und tumoröser Leberveränderungen. In: Judmaier G, Frommhold H, Kratochwil A (Hrsg) Ultraschalldiagnsotik 1984. Thieme, Stuttgart, S 44–45

Weiss H, Vorbeck S, Weiss A (1986a) Welche Bedeutung haben sonographisch entdeckte Lebertumoren? Ultraschall Klin Prax [Suppl] 1:1–2

Weiss H, Wallacher B, Weiss A (1986b) Häufigkeit und Bedeutung zystischer Leberveränderungen. Ultraschall Klin Prax [Suppl] 1:3

Weiss H, Wallacher B, Weiss A (1986c) Therapie von Leberabszessen - Punktieren oder Drainieren? Ultraschall Klin Prax [Suppl] 1:27

Weiss H, Lechtken S, Weiss A (1986d) Was leistet die Sonographie in der Diagnostik akuter entzündlicher Lebererkrankungen? In: Otto RC, Schnaars P (Hrsg) Ultraschalldiagnostik 1985. Thieme, Stuttgart, S 344–345

Weiss H, Vorbeck S, Weiss A, Krahl C (1987a) Welche Bedeutung haben sonographisch entdeckte Lebertumoren? In: Hausmann M, Koischwitz D, Lutz H, Trier HG (Hrsg) Ultraschalldiagnostik 86. Springer, Berlin, S 27–32

Weiss H, Weiss A, Wehner H (1987b) Syphilis der Leber - ein selten gewordenes Krankheitsbild. Inn Med 14:21–25

Wiener SN, Parulekar SG (1979) Scintigraphy and ultrasonography of hepatic hemangioma. Radiology 132:149–153

Yoshida T, Matsue H, Okazaki N, Yoshino M (1987) Ultrasonographic differentiation of hepatocellular carcinoma from metastatic liver cancer. JCU 15:431–437

Youssef MMM (1980) Ultrasonography in liver disease diagnosis. Ann Clin Res 12

Zegel HG, Cole-Beuglet C, Carpenter G (1981) Pre- and postoperative hepatic transplant evaluation by ultrasound and computerized tomography. JCU 9:101–103

Gallenblase und Gallenwege

Indikationen: Ausschluß von Gallenblasenerkrankungen, Erfassung von Lage- und Formanomalien der Gallenblase. Verdacht auf Cholelithiasis, Gallenblasenhydrops. Verdacht auf Cholezystitis oder Gallenblasenkarzinom. Nachweis von Gallenblasenpolypen.
Klärung und Zuordnung tastbarer Resistenzen im rechten Oberbauch, Oberbauchkoliken, Klärung der anatomischen Situation vor Laparoskopie, Leberblindpunktion oder Operationen. Verlaufskontrolle unter Litholyse.
Differentialdiagnostische Klärung des Ikterus: Erfassung der Gallenwegerweiterung, Lokalisation und Artdiagnostik des Verschlusses.
Verlaufsuntersuchungen nach endoskopischen und operativen Eingriffen.

Geräte: Zur Gallenblasen- und Gallenwegdiagnostik 3,5-MHz-Schallköpfe im Parallel- oder Sektorsystem, zur Beurteilung der Gallenblasenwand Parallelscanner mit 5–10 MHz.

Aussagekraft: Die *normale Gallenblase* ist in nahezu 100% der Fälle darstellbar.
Gallenwege: Der Ductus hepatocholedochus mit seinen Hauptästen ist meist darzustellen, mit großer Sicherheit ab der Pforte bis zum Verschwinden hinter der Duodenalluft (80–90% der Fälle).
Steine: Diese sind ab 2 mm Durchmesser, ab 3–5 mm in 90–97% der Fälle zu erkennen. Die Sonographie ist die Methode der Wahl zur Diagnostik auch kleiner Gallensteine.
Akute und chronische *Cholezystitis:* Wandverdickungen der Gallenblase mit und ohne Schichtungsphänomen sind leicht feststellbar. Entzündungen ohne gleichzeitige Wandverdickung hingegen sind schwer zu differenzieren (Gesamttreffsicherheit 86%).
Choledocholithiasis: Diese ist oft nur aufgrund der Dilatation der Gallenwege zu erkennen. Unter Benutzung eines Sektorschallkopfs kann der Gallengang bei gleichzeitiger Kompression des Duodenums bis zur Papille verfolgt werden. Dabei gelingt es auch präpapilläre, sonst hinter Duodenalluft verborgene Steine zu diagnostizieren.
Tumoren: Polypen der Gallenblase sind sonographisch ab 2–3 mm Dicke zu erkennen. Eine hohe Sensitivität besteht im Nachweis des Gallenblasenkarzinoms (76%). Die Erkennung und Lokalisation des Gallengangkarzinoms ist am leichtesten in der Pfortenregion möglich, schwieriger präpapillär und intrahepatisch.

Die differentialdiagnostische Klärung des *Ikterus* gelingt in 82% der Fälle, ist das Bilirubin höher als 4 mg%, in 100% der Fälle.

Grenzen der Methode: Gallensteine und Tumoren unter 2 mm Größe sind schwer abzubilden, eine Artdiagnose des extrahepatischen Gallenwegverschlusses ist bei Luftüberlagerung durch das Duodenum nach wie vor erschwert und gelingt nur in 70–80% der Fälle. Nichtobturierende Steine im Choledochus ohne Aufstau im Gang werden leicht übersehen. Eine Frühdiagnose von Gallenblasen- oder Gallengangkarzinomen ist nicht möglich.

Normalmaße: Die *normale Gallenblase* ist $6–7 \times 3 \times 2$ cm groß, ihre maximale Ausdehnung bis 10 cm, ihr maximaler Querdurchmesser bis 5 cm, das Volumen nicht über 200 cm^3 im nüchternen Zustand. Sie ragt unter dem Leberrand um 10–15 mm heraus, die Wanddicke beträgt auch im kontrahierten Zustand 2–3 mm, wenn die echoreiche Konturlinie mitgerechnet wird, bis zu 5 mm, im kontrahierten Zustand

bis 4 mm. Eine Wand über 3,5 mm im nüchternen Zustand gilt als verdickt. Voraussetzung ist eine Messung in einem Bereich senkrecht auf die Wand auftreffender Schallwellen.
Gallenwege intrahepatisch: meist dünn, filiform.
Gallenwege extrahepatisch: 4 mm, grenzwertig bis 5 mm innere Weite; über 6 mm extrahepatischer Gallengangweite ist eine weitere Klärung der Situation notwendig.

Nach Cholezystektomie sind Weiten bis 7 und 8 mm ohne Krankheitswert möglich. (Der Wandreflex ist jeweils nicht mitgerechnet.)

Vorbereitung: nüchtern, entbläht.
Bei Nichtdarstellbarkeit der Gallenblase nach mehrmaliger Untersuchung kann die Applikation eines Spasmolytikums helfen.

Untersuchungsablauf: Rückenlage oder Linksseitenlage des Patienten (10° rechts angehoben, rechter Arm hinter dem Kopf).

Längsschnitte von der V. cava über die längste Ausdehnung der Gallenblase bis zur Niere, dann gedrehter Längsschnitt zur Darstellung der maximalen Ausdehnung der Gallenblase und des Verlaufs des Ductus hepatocholedochus von der Pforte bis zur Papille. Im subkostalen Schrägschnitt werden Gallenblase und Gallenwege im Querschnitt während der Atemtätigkeit dargestellt.

Wichtige Hinweise und Tips: Bei kontrahierter Gallenblase ist die Wiederholung der Untersuchung des nüchternen Patienten notwendig. Ist die Gallenblase nach wie vor kontrahiert, ist die Applikation eines Spasmolytikums zu empfehlen. Zur Beurteilung der Gallenblasenwand sollte die Einfingerpalpation unter sonographischer Sicht benutzt werden, der Nachweis kleiner und kleinster Steine gelingt oft doch noch durch die Untersuchung des Patienten im Stehen oder in Knie-Ellenbogen-Lage. Die Steine sinken dann an die Ventralkontur der Gallenblase ab. Dieser Vorgang kann jedoch bis zu 20 min in Anspruch nehmen. Auch intrakanalikulär wandernde Luft wird am besten während eines Lagewechsels beurteilt. Zur Unterscheidung von intrahepatischen Gallenwegen und Gefäßen werden diese zu ihrer jeweiligen Mündung bzw. zu ihrem Ursprung verfolgt. Ist der Gallengang erweitert, kann eine Reizmahlzeit weitere diagnostische Aufschlüsse geben: Ist der Abfluß frei, kontrahiert sich der Gang nach der Reizmahlzeit, ist er das nicht, kommt es zu weiterer Aufstauung.

Gallenblase und Gallenwege

1 **Normale Gallenblase längs** (Längsschnitt etwas lateral der Pforte)
Die Gallenblase zeigt sich im nüchternen Zustanz als lanzettfischförmiges oder längsovales Gebilde mit einer Länge von 5–9 cm, einer Dicke von 2–3 cm und einer Breite von 1,5–3 cm. Die Gallenblasenwand ist im nüchternen Zustand immer unter 3 mm dick. Auf Reiz kontrahiert sich das Organ, die Größe nimmt ab, die Wand nimmt bis maximal 3 mm zu.

2 **Normale Gallenblase** (Längsschnitt in Höhe der Pforte)
Leber und Gallenblase sind schlank und etwas gestreckt, die großen Gefäße in der Umgebung der Gallenblase erkennbar (V. portae, V. cava, Gallengang, A. renalis dextra). Die Gallenblasenwand ist nirgends mehr als 2 mm dick.

3a **Normale Gallenblase** (Längsschnitt)
Mit einem 5-MHz-Schallkopf ist die normale Gallenblase bei normalgewichtigen Patienten gut darzustellen. Man erkennt dann die zarte Gallenblasenwand, die zum Lumen hin etwas aufgerauht erscheint. Die Flüssigkeit im Lumen ist völlig reflexfrei.

3b **Gallenblase** (subkostaler Schrägschnitt)
Wiederum imponiert die sehr zarte Gallenblasenwand mit leichter Unregelmäßigkeit gegen medial. Man erkennt eine Dreischichtung der Gallenblasenwand mit einer ganz zarten zentralen Lamelle, einer reflexkräftigeren anschließenden und einer reflexarmen äußeren.

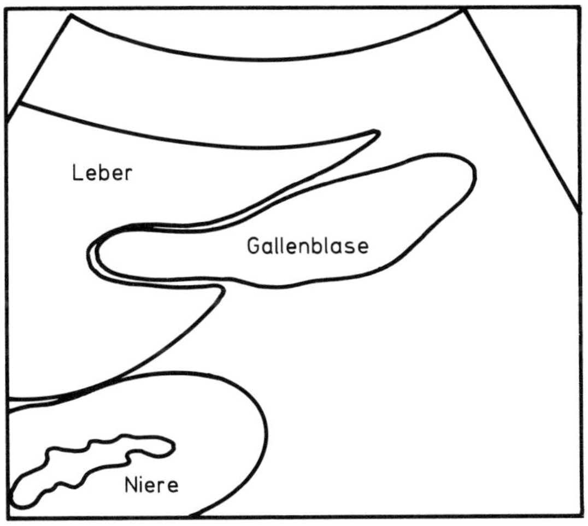
Leber
Gallenblase
Niere

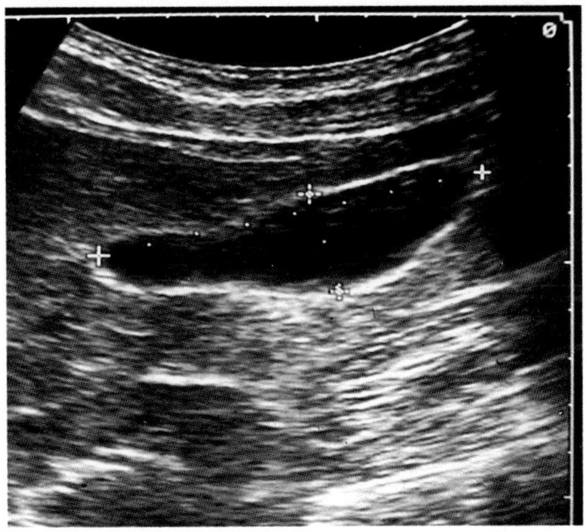

1

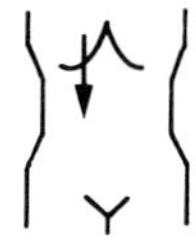

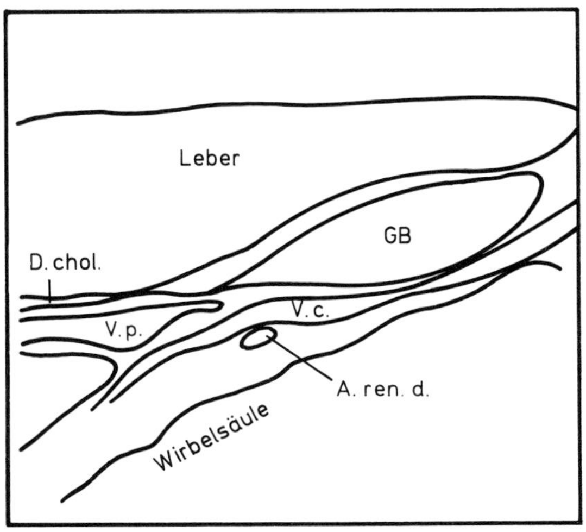
Leber
GB
D. chol.
V.p.
V.c.
A. ren. d.
Wirbelsäule

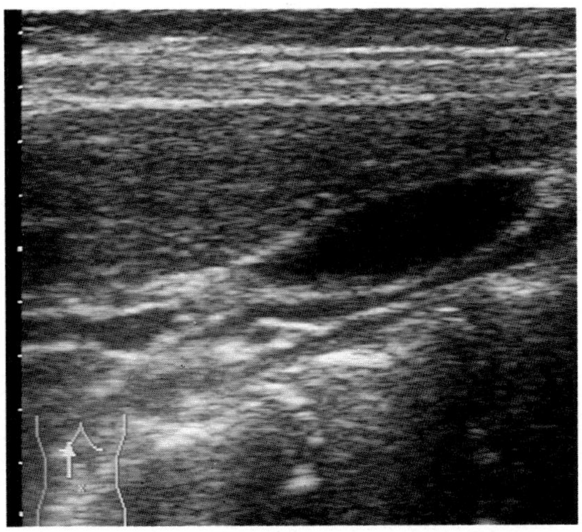

2

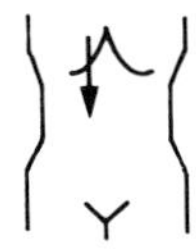

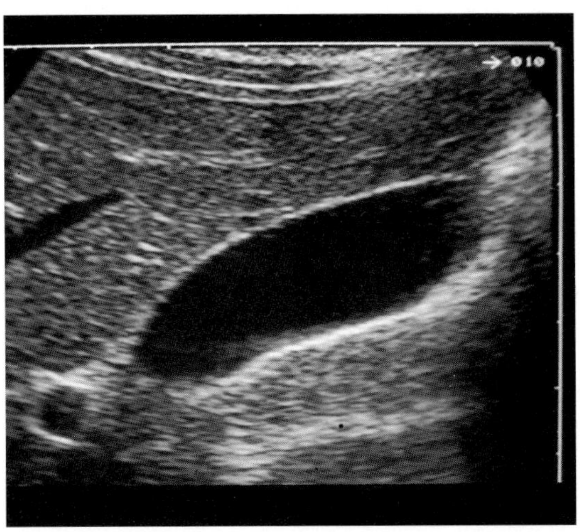

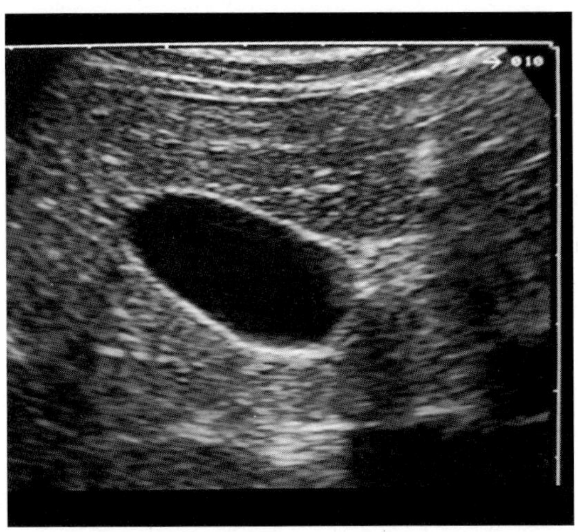

3a

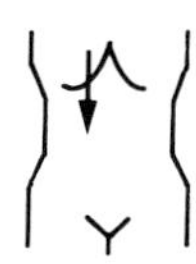

3b

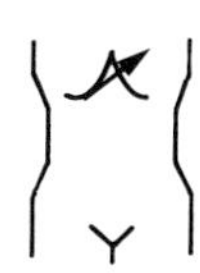

4 **Normale Gallenblase bei Adipositas** (Längsschnitt etwas lateral der Pforte bei sehr tiefer kurzer Leber bei einem pyknischen Patienten) Leichte Verdichtung und Vergröberung des Reflexmusters der Leber. Die Gallenblase ist 8×4 cm groß und schlaff, die Wand 1 mm dick. Das Volumen der Gallenblase im nüchternen Zustand ist individuell sehr unterschiedlich, wobei die absoluten Größenmaße keine zuverlässigen Aussagen erlauben. Zum Ausschluß einer funktionellen Störung oder eines Hydrops empfiehlt sich die Nachuntersuchung des Patienten nach Nahrungsaufnahme zum Größenvergleich.

5 **Gallenblase** (Querschnitt)
Leicht subkostal gedrehter Querschnitt im rechten Oberbauch mit Darstellung von Leber, Gallenblase,Niere und V. cava. Auch die Gallenblase sollte wie alle übrigen Organe in mehreren Ebenen dargestellt werden, um umschriebene Veränderungen der Wand oder des Inhalts nicht zu übersehen. Hier ist eine Gallenblase in dilatiertem Zustand bei einem nüchternen Patienten zu sehen, die Gallenblasenwand ist unter 3 mm dick, das Lumen reflexfrei.

6 **Querschnitt durch die normale Gallenblase eines Kindes zur Beurteilung der Wandbeschaffenheit unter Verwendung eines 5-MHz-Schallkopfes**
Die Abbildungstechnik ist heute derart gut, daß es kaum noch vorkommt, daß eine Gallenblase nicht sonographisch verifizierbar ist. Auch die Beurteilung der Gallenblasenwand gelingt, wie man auf diesem Bild sieht, mit großer Sicherheit, insbesondere unter Verwendung höherfrequenter Schallköpfe. Auch kleinste Gallenblasenwandveränderungen sind zu erkennen. Auf diesem Bild, das mit einem 5-MHz-Schallkopf entstanden ist, meint man bereits die Anatomie der Schleimhaut mit ihren Falten erkennen zu können. Das Problem der sonographischen Gallenblasendiagnostik heute besteht nicht mehr im Nachweis von Gallenblasenveränderungen, sondern in der Beantwortung der Frage, was mit den sonographisch entdeckten Veränderungen geschehen soll.

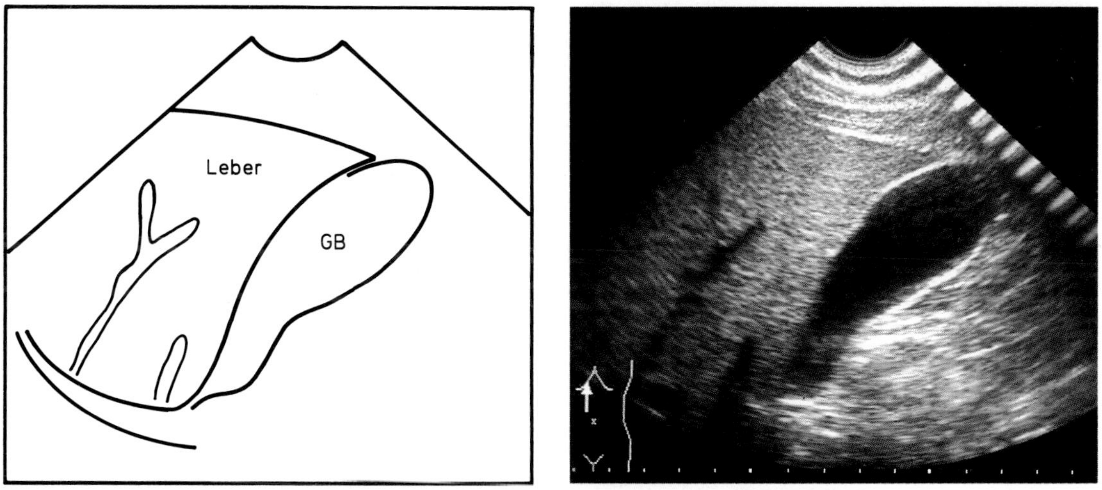

4

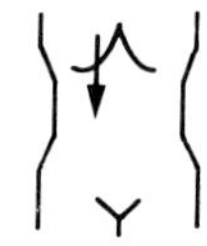

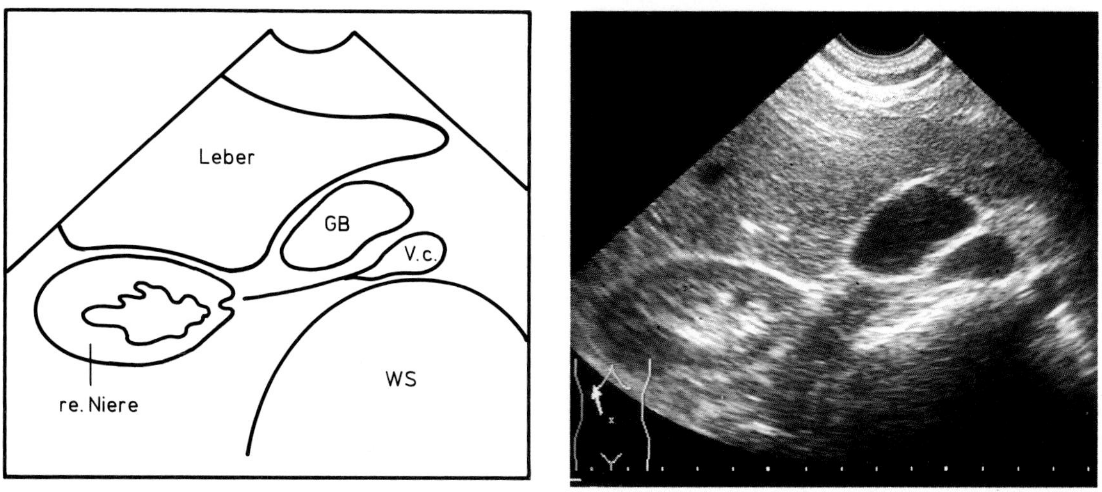

5

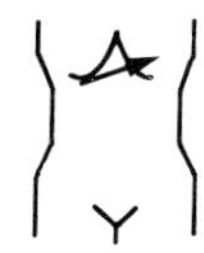

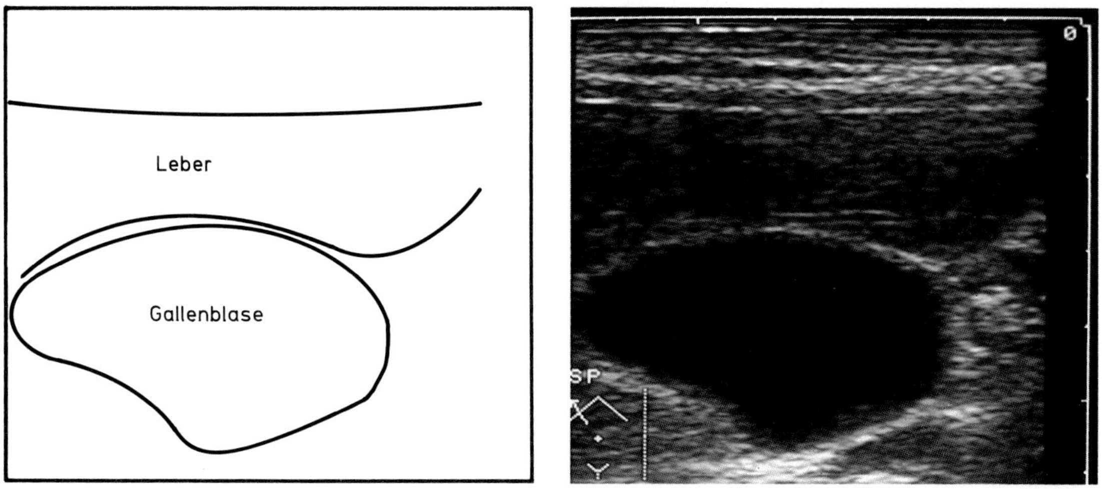

6

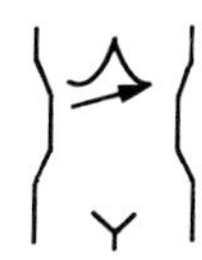

Gallenblase und Gallenwege

7 **Beginnende Kontraktion der Gallenblase** (Längsschnitt in Höhe der Pforte)
Sobald die Gallenblase durch Nahrungsaufnahme oder Reizmahlzeit gereizt wird, beginnt sie sich zu kontrahieren; sie wird kleiner, die Wand wird dicker und läßt ihre Dreischichtung erkennen. Ob es sich dabei wirklich um Tunica mucosa, Muskularis und Eintrittsecho handelt, ist bisher nicht eindeutig gesichert. Durch die dorsale Schallverstärkung erscheint das Grenzflächenecho an der Dorsalseite der Gallenblase verbreitert.

8 **Geschlängelte Gallenblase** (Längsschnitt in Höhe der Pforte)
Die Formvariationen der Gallenblase sind groß. Die hier dargestellte zeigt eine deutliche Erweiterung des Infundibulums bei relativ kurzem Ductus cysticus; das dadurch sehr lange Organ nimmt eine geschlängelte Form an.

9 **Geknickte Gallenblase** (Längsschnitt in Höhe der Pforte)
Eine weitere Variation ist die Knickbildung der Gallenblase, die im Längsschnitt sehr gut zur Darstellung kommt, in Querschnitten könnte der Eindruck einer gedoppelten Gallenblase oder gar 2er Gallenblasen entstehen, je nachdem, wie die Schnittebene gewählt wird. Durch dynamische Untersuchung läßt sich dieser Verdacht jedoch rasch ausräumen. Die hier abgebildete Gallenblase ist in nüchternem Zustand des Patienten dilatiert; bei der Atembewegung kommt es zu einer weiteren Knickung des Organs, die Beschwerden verursachen kann. Auch kommt es gelegentlich zu ungleichmäßigen Kontraktionen solcher Gallenblasen, die ebenfalls Beschwerden machen können. Wenn der Patient Beschwerden in der Gallenregion angibt, empfiehlt sich eine sonographische Funktionsuntersuchung durch Gabe einer Reizmahlzeit.

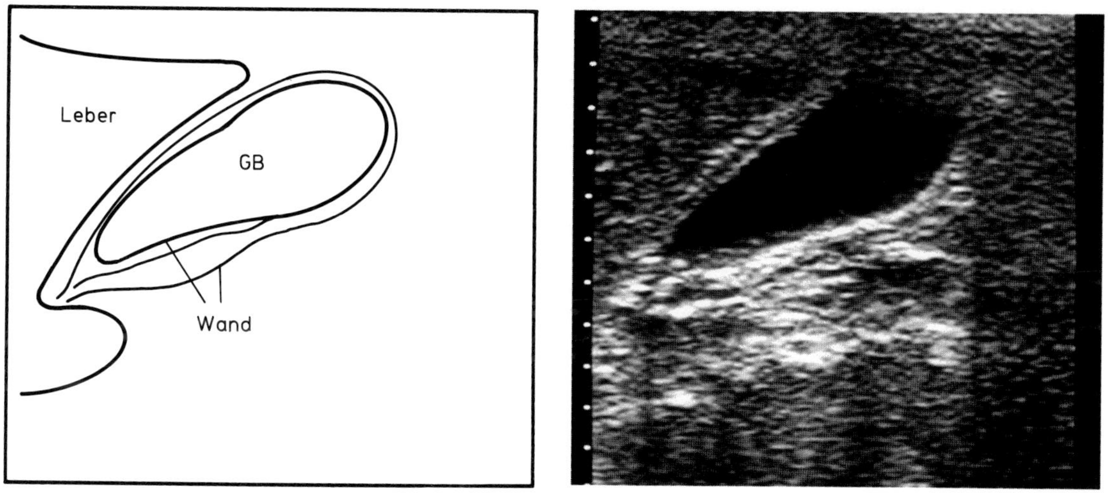

7

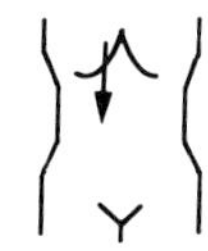

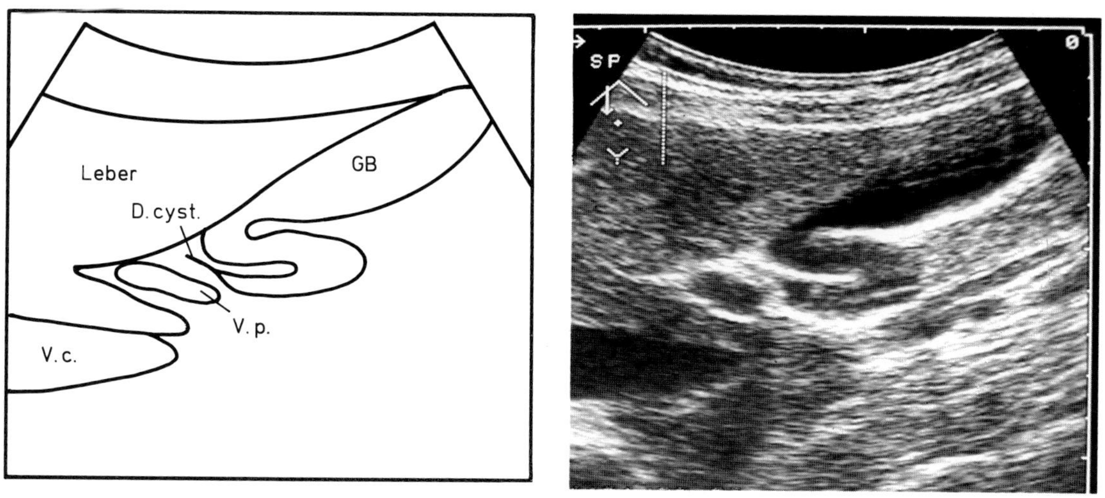

8

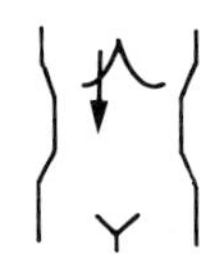

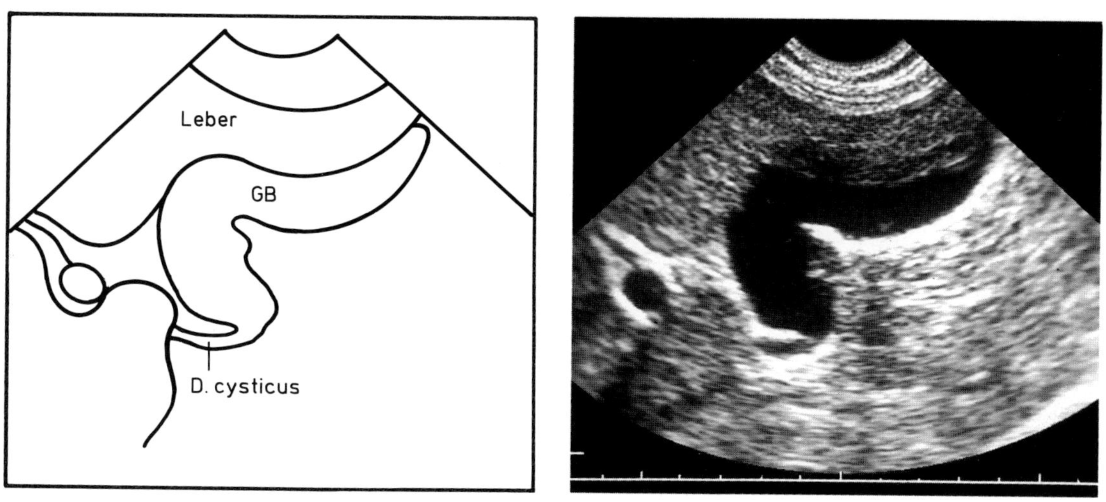

9

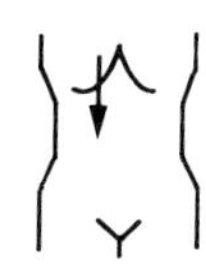

Gallenblase und Gallenwege

13 **Gallenblase und Zyste nach Kontraktion der Gallenblase** (Längsschnitt in Höhe der Pforte)
Derselbe Patient wie in der Voraufnahme. Zur Demonstration der Kontraktionsfähigkeit der Gallenblase wurde hier eine Reizmahlzeit gegeben. Die Gallenblase ist kontrahiert, die Wand jetzt 3 mm dick, wobei einzelne Schleimhautfalten der Gallenblase in das Lumen hineinragen, die bei der Voruntersuchung ebenfalls schon angedeutet zu erkennen waren. Gallenblase und Zyste sind spätestens jetzt eindeutig zu unterscheiden.

14 **Gallenblasenektasie** (Längsschnitt in Höhe der Pforte)
Diese Gallenblase ist 11 cm lang und bis zu 4 cm dick, dabei ist die Wand zart und nicht verdickt. Bei der sonographisch kontrollierten Einfingerpalpation läßt sich die Gallenblase ohne Widerstand eindellen. Es liegt somit kein Hydrops vor. Gallenblasenektasien kommen bei all jenen Erkrankungen vor, in deren Verlauf die Gallenblase funktionslos ist, also bei allen Hungerzuständen und bei Erkrankungen, die zur parenteralen Ernährung zwingen, sowie bei Erkrankungen der Leber mit funktioneller Störung des Gallenproduktions- und -transportsystems (Hepatitis, Leberzirrhose).

15 **Entmischte Galle** (Längsschnitt in Höhe der Pforte)
Bei länger bestehender Störung der Funktion der Gallenblase kommt es zur Entmischung des Inhalts und zur Ausfällung von Kristallen, die innerhalb der Gallenflüssigkeit sedimentieren. Es entsteht eine Zweischichtung der Galle, die durch Palpation und Lagewechsel aufzuschütteln ist.

13

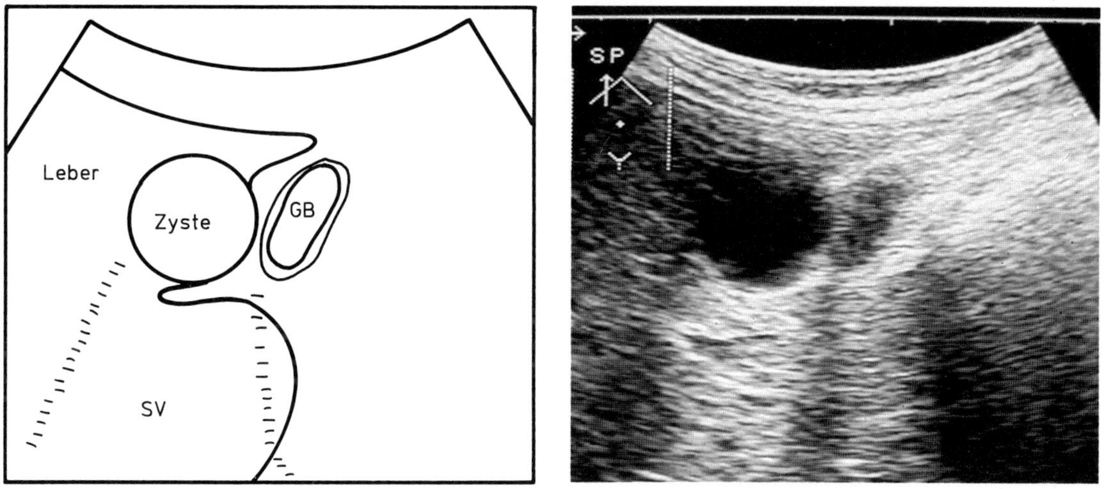
Leber
Zyste
GB
SV
SP

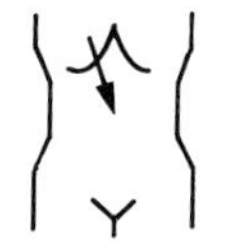

14

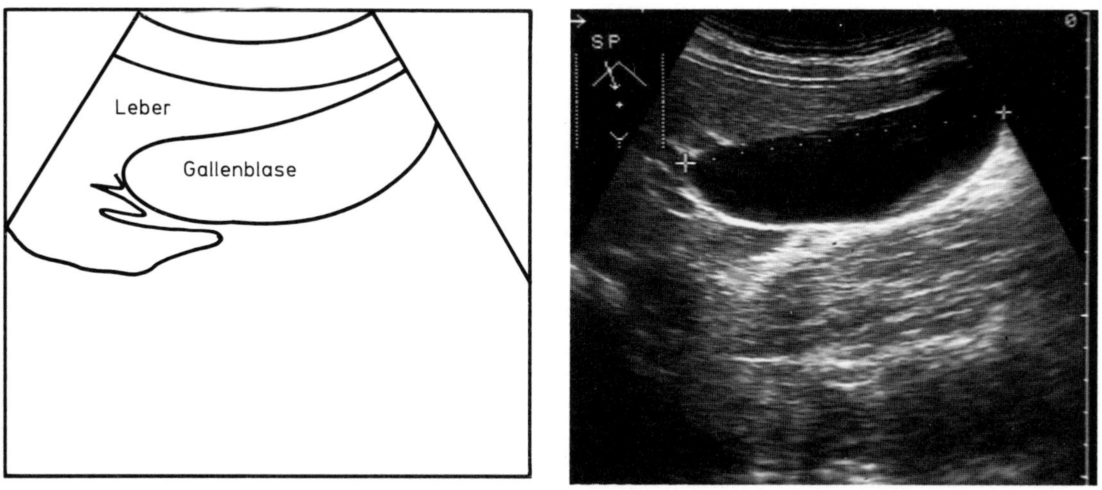
Leber
Gallenblase
SP

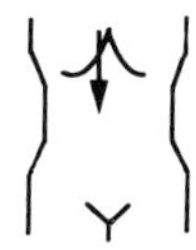

15

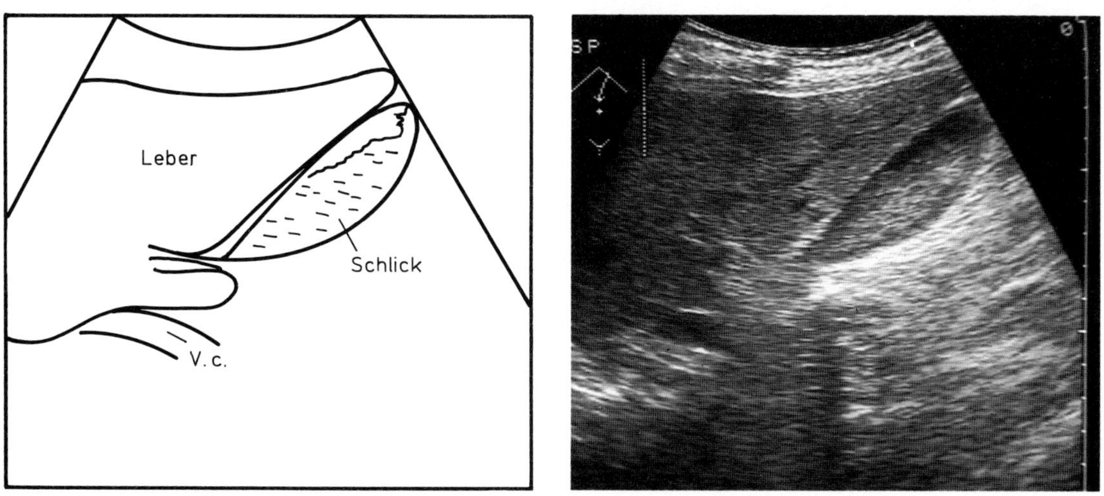
Leber
Schlick
V.c.
SP

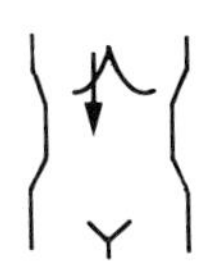

Gallenblase und Gallenwege

16 **Entmischte Galle** (Längsschnitt durch die Gallenblase in Höhe der Pforte)
Hier ist die anatomische Situation durch eine dystope, nach medial verlagerte Niere etwas verändert. Die Gallenblase ist ektatisch und weist eine Zweischichtung auf, die schwereren Kristalle sind innerhalb der entmischten Galle in Rückenlage des Patienten nach dorsal sedimentiert. Diese Entmischungen sind nach Beseitigung der Ursache vollständig reversibel.

17 **Entmischte Galle** (Oberbauchquerschnitt)
Bei einer abklingenden Pankreatitis ist die Gallenblase noch nicht wieder zu ihrer Funktion zurückgekehrt; sie ist ektatisch und weist ein Schichtungsphänomen mit Sedimentation von kristallinem Material in ihrem distalen Drittel auf.

18 **Gallenblase in Knie-Ellenbogen-Lage mit entmischter Galle** (Längsschnitt durch die Pfortenregion)
Zur besseren Wiedererkennbarkeit ist das Bild scheinbar seitenverkehrt aufgenommen, wobei ausnahmsweise der rechte Bildrand kranial, der linke kaudal liegt. Der Patient befindet sich in Knie-Ellenbogen-Lage, die vorher entmischte Galle ist wieder aufgeschüttelt und füllt als schleierartige Trübung nahezu die gesamte Gallenblase. Diese Methode empfiehlt sich immer dann, wenn durch die Entmischung die dorsale Gallenblasenwand nicht mehr beurteilt werden kann und man eine Veränderung an dieser Wand ausschließen will.

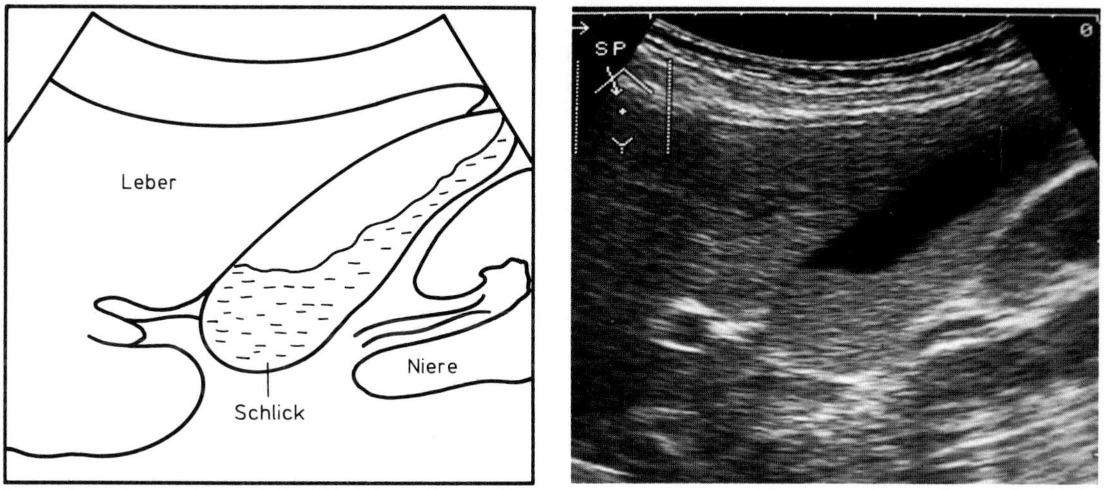
Leber
Niere
Schlick

16

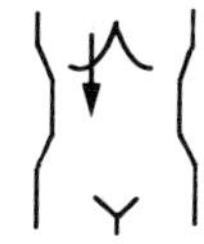

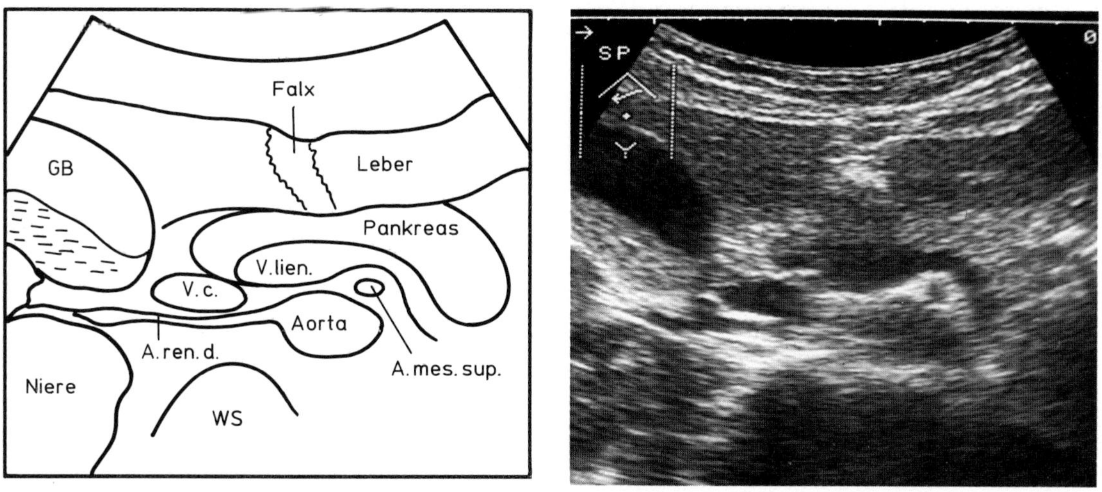
Falx
GB
Leber
Pankreas
V.lien.
V.c.
Aorta
A.ren.d.
A.mes.sup.
Niere
WS

17

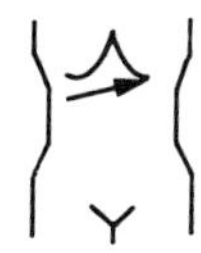

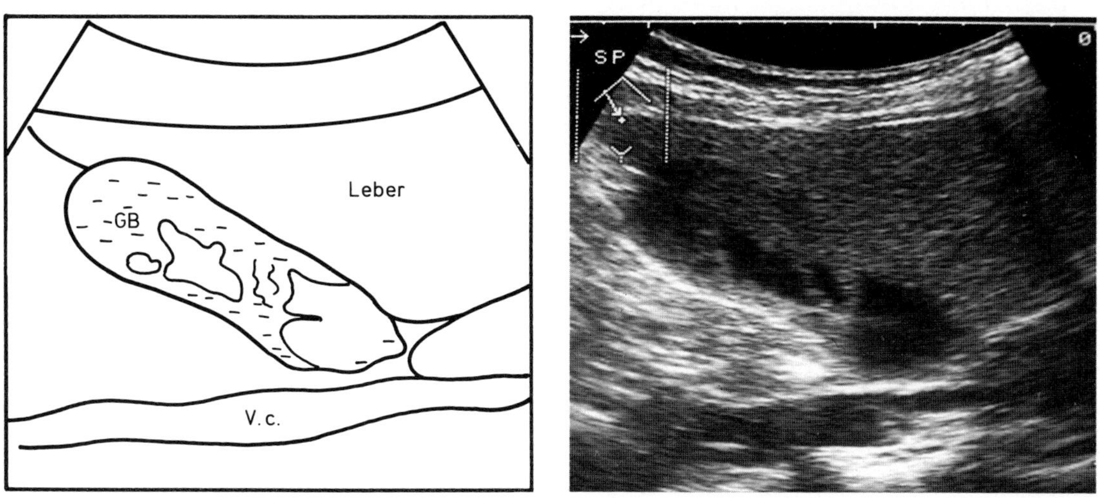
GB
Leber
V.c.

18

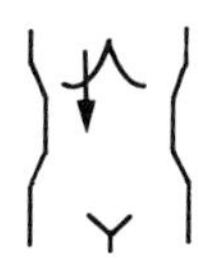

Gallenblase und Gallenwege

19 **Schlick der Gallenblase, Rückenlage** (Längsschnitt)
Längsschnitt durch die Pforte mit Darstellung der Pfortader, des Ductus hepatocholedochus und der Gallenblase, die mit Schlick und Schlamm gefüllt ist, aber auch einzelne reflexkräftige Partikel aufweist, so daß kleine Steine nicht auszuschließen sind. Einen Schallschatten allerdings werfen diese Veränderungen nicht.

20 **Schlickbildung der Gallenblase, Knie-Ellenbogen-Lage** (Längsschnitt durch die Pfortenregion)
Wiederum ist aus Dokumentationsgründen das Bild seitenverkehrt präsentiert. Man erkennt, daß in Knie-Ellenbogen-Lage des Patienten der Gallenblaseninhalt an die Ventralkontur der Gallenblase sedimentiert, Steine sind nun nicht mehr zu vermuten; ebenso kann man sehen, daß die dorsale Gallenblasenwand frei von umschriebenen tumorösen Veränderungen ist.

21 **Schlick mit entstehendem Stein** (Längsschnitt in Höhe der Pforte)
Die Gallenblase ist kugelig ektatisch, sie enthält Schlick, der einen Schallschatten zu entwickeln beginnt. Seit es möglich ist, sonographische Verlaufsbeobachtungen bei Gallenblasenfunktionsstörungen durchzuführen, weiß man, daß über die entmischte Galle sowie die Schlick- und Schlammbildung schließlich Gallensteine entstehen können, die bei völlig funktionsloser Galle nach 2–3 Wochen zu erwarten sind. Ebenso kann man natürlich das Wiederverschwinden dieser Steine in der wieder funktionsfähigen Gallenblase, evtl. unter dem Einfluß gallensteinauflösender Medikamente, beobachten.

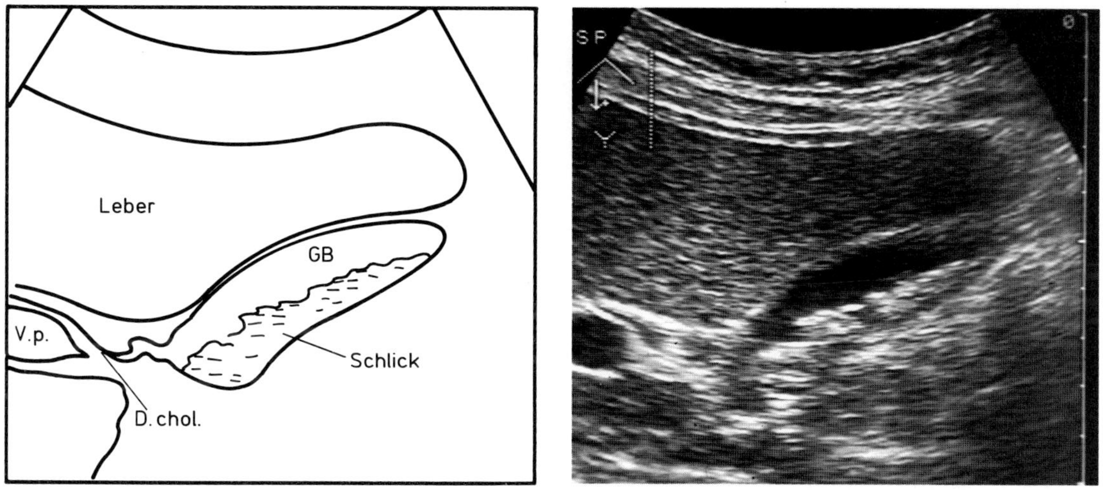
Leber
GB
V.p.
Schlick
D. chol.
SP

19

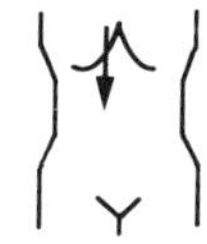

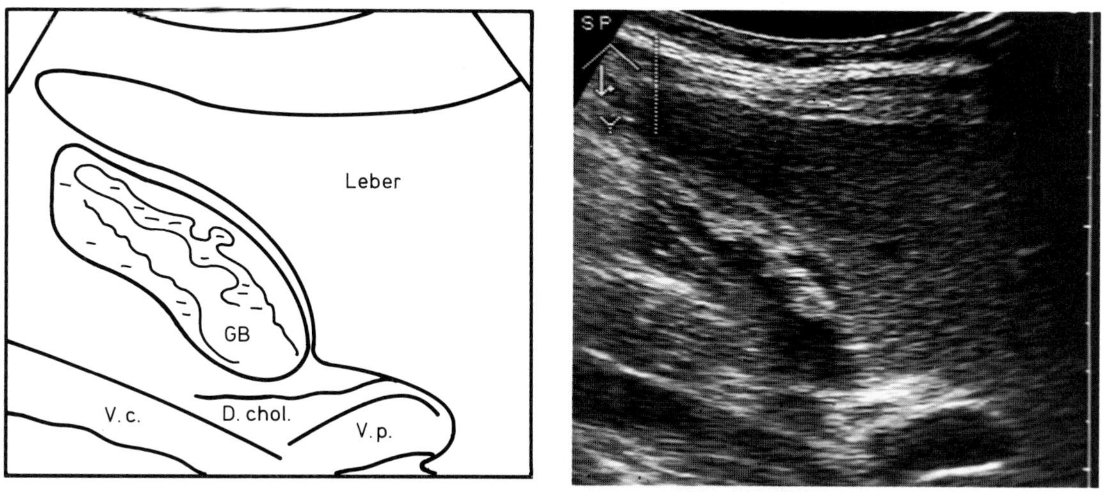
Leber
GB
V.c.
D. chol.
V.p.
SP

20

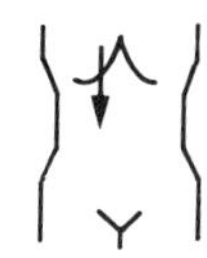

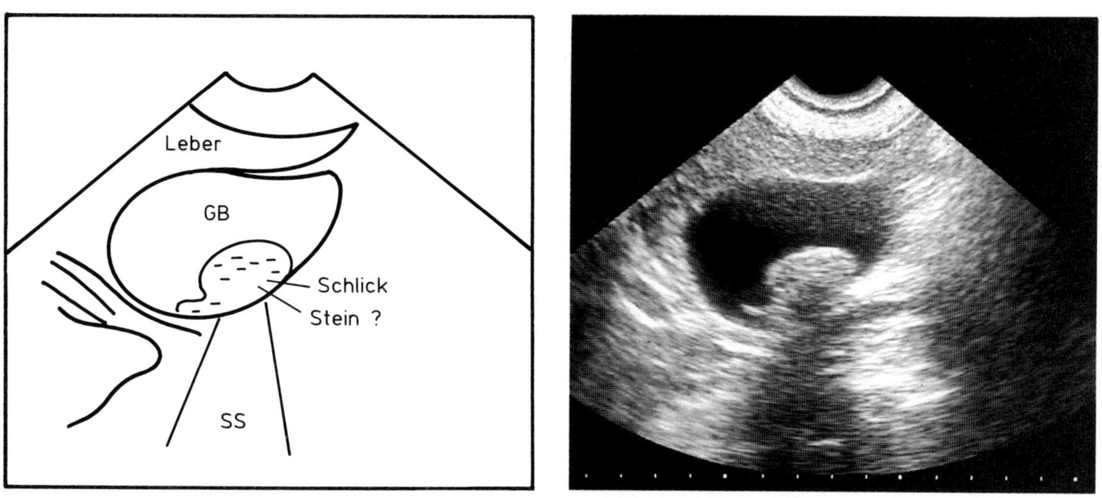
Leber
GB
Schlick
Stein ?
SS

21

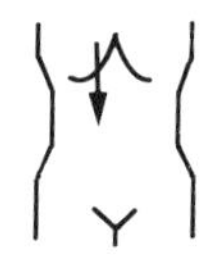

Gallenblase und Gallenwege

25 **Großer Gallenstein** (Längssschnitt durch die Pforte)
Die etwas ektatische Gallenblase trägt einen kugeligen solitären Stein; seine harmonisch geschwungene Oberfläche läßt einen überwiegend aus Cholesterinkristallen bestehenden Stein vermuten. Der Abstand der Steinoberfläche von der Gallenblasenrückwand läßt den Durchmesser des ovalen Konkrements bestimmen. Die kraniokaudale Ausdehnung entspricht der Dicke des Schallschattens, die hier mit 2,2 cm zu messen ist.

26 **Großer Gallenstein** (Längsschnitt in typischer Schnittebene)
Die Gallenblase ist nicht vergrößert, der Gallenstein kugelig mit glatter Oberfläche, der Durchmesser (bestimmt durch Messung der Breite des Schallschattens direkt hinter dem Gallenstein) beträgt 2 cm. Wird die Untersuchung mit einem Curved-array- oder gar mit Sektorscanner durchgeführt, muß der Schallschatten unmittelbar hinter dem Stein gemessen werden, da er aufgrund der divergierenden Ausbreitungsrichtung der Schallwellen ebenfalls nach distal breiter wird.

27 **Großer Solitärstein**
(subkostaler Schrägschnitt)
Subkostaler Schrägschnitt durch die Leber und die Gallenblase, die am Unterrand der Leber oval nach ventral aufsteigt und einen nahezu das Lumen füllenden solitären Stein mit einer Dicke von 2,1 cm besitzt. Die Kreuze zeigen die exakte Bestimmung der Breite des Steins an (durch Messung des Schallschattens unmittelbar hinter dem Stein).

25

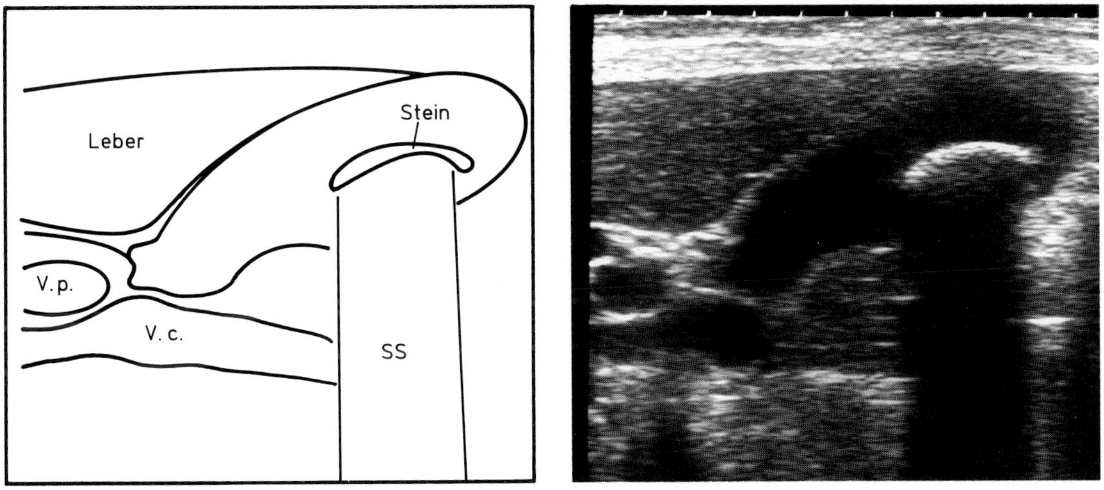
Leber
Stein
V.p.
V.c.
SS

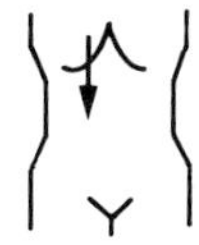

26

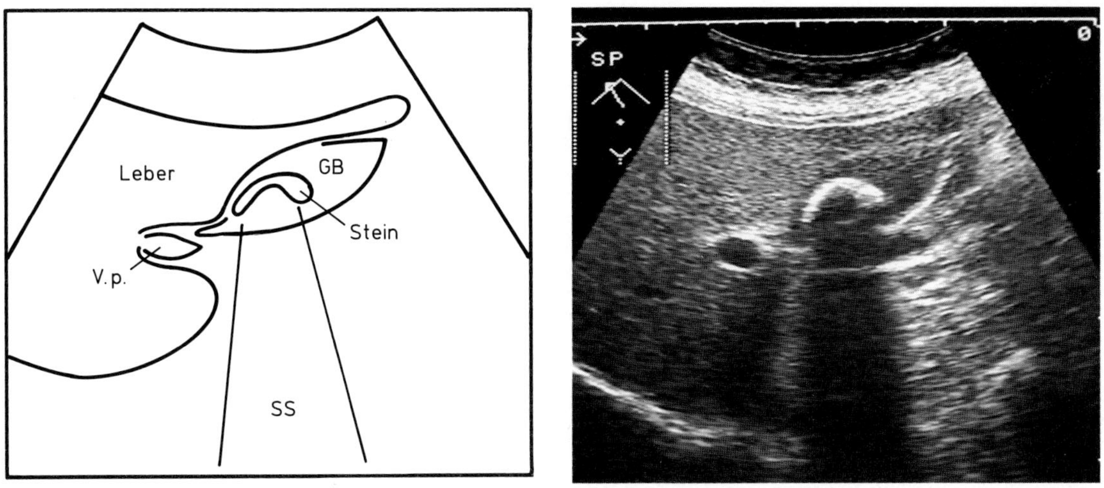
Leber
GB
Stein
V.p.
SS
SP

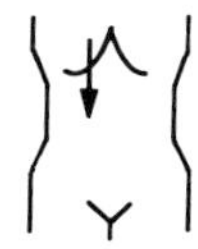

27

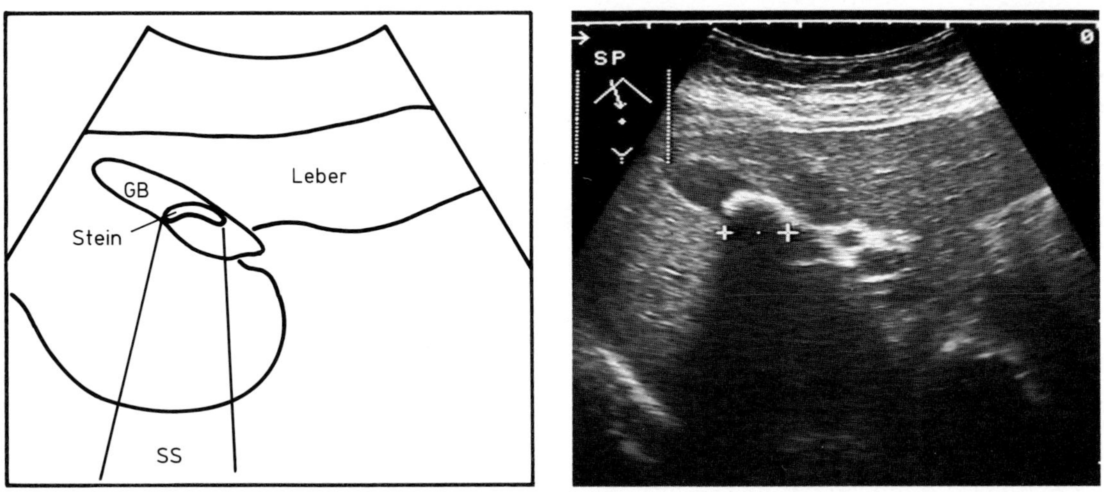
GB
Leber
Stein
SS
SP

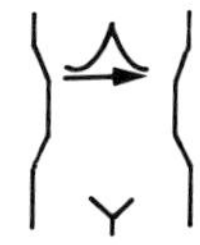

Gallenblase und Gallenwege

28 **Okkludierender Stein im Infundibulum** (Gallenblasenlängsschnitt)
Dieser kugelige Stein ist in das Infundibulum eingeklemmt, er hat zu einer Ektasie der Gallenblase geführt. Der Stein selbst hat eine glatte Oberfläche mit abgeplatteten Kanten, so daß die Größenbestimmung ausnahmsweise durch Ausmessung des Steinreflexes selbst gelingt.

29 **Gallenblasenhydrops bei Verschlußstein an der Zystikusmündung** (Längsschnitt durch den rechten Oberbauch)
Die Gallenblase war in sich im Sinne einer phrygischen Mütze torquiert. Durch den Verschluß kam es zu einer Aufweitung, die nicht zu einer Verformung im Sinne einer Kugel- oder Melonenform führte. Deshalb die etwas eigentümliche, nach wie vor gedrehte Form der dilatierten Gallenblase. Eine Wandverdickung wie bei einer Cholezystitis ist nicht zu erkennen, wohl aber eine Erweiterung sämtlicher Gallenblasenanteile einschließlich der Zystikusmündung und der Pars spiralis.

30 **Gallenblasenhydrops bei Steinen im Infundibulum** (leicht nach medial gedrehter Längsschnitt)
Die Gallenblase hat eine längste Ausdehnung von 12 cm. Ursache des Hydrops sind 2 im Infundibulum inkrustierte Steine von knapp 1,5 cm und 1 cm Durchmesser, die den Abfluß aus der Gallenblase blockieren.

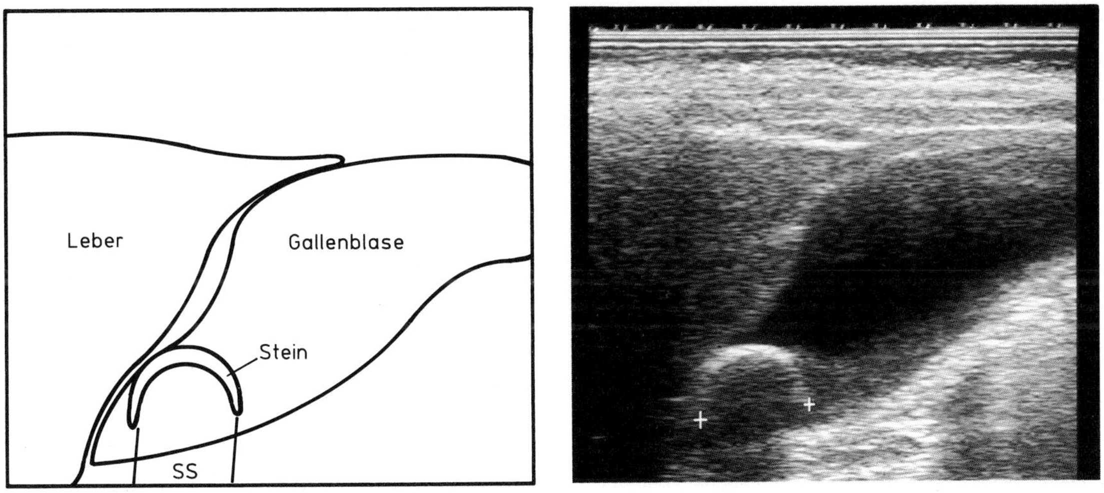
Leber
Gallenblase
Stein
SS

28

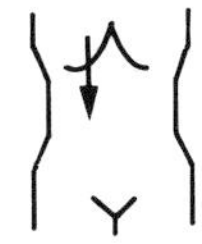

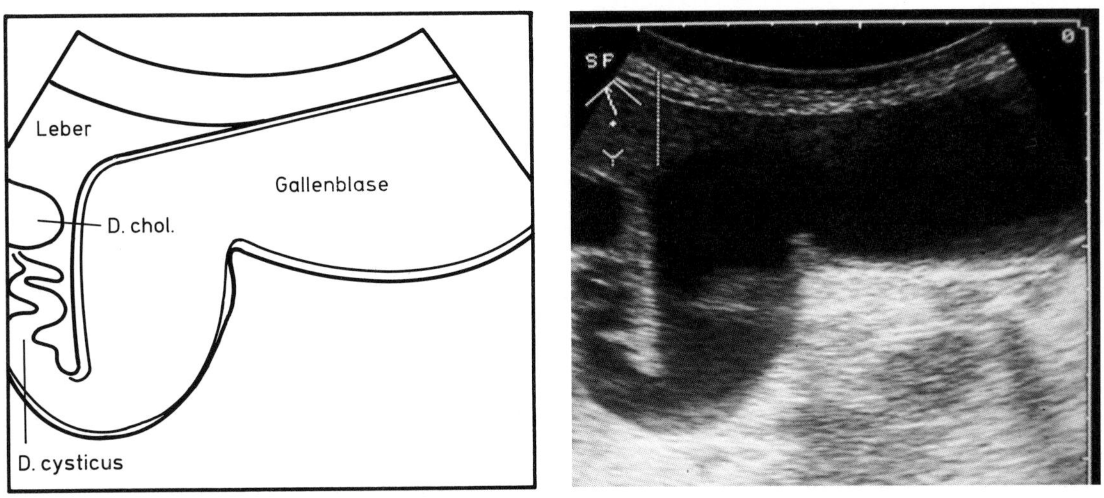
Leber
Gallenblase
D. chol.
D. cysticus

29

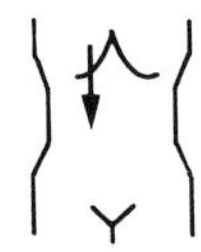

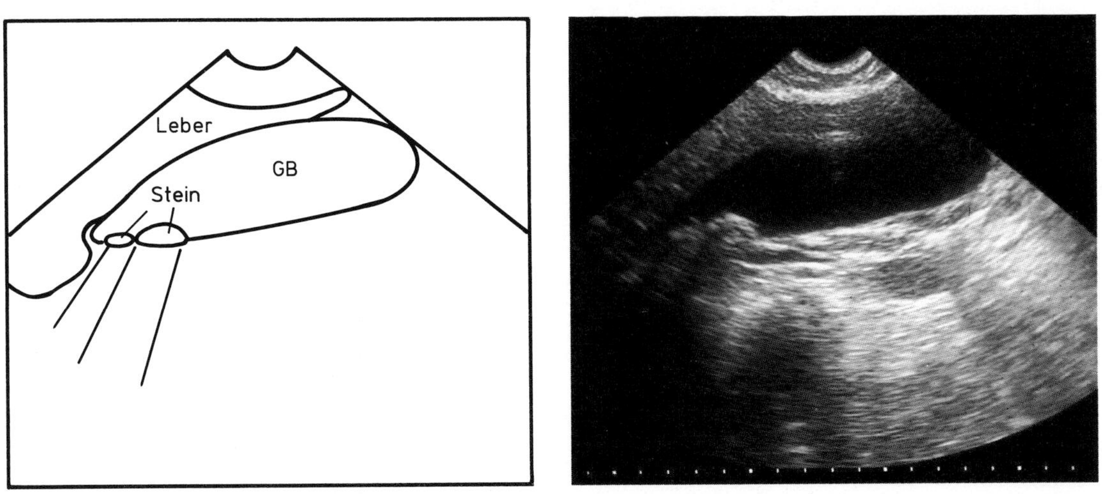
Leber
GB
Stein

30

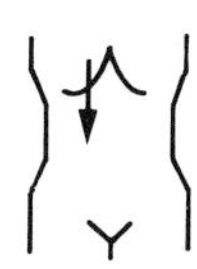

Gallenblase und Gallenwege

31 **Sogenannter treibender (floating) Stein** (Gallenblasenlängsschnitt)
In der normalen Gallenblase ist ein Stein von knapp 6 mm Durchmesser zu erkennen. Überraschenderweise befindet er sich im Zentrum der sonst reflexfreien Gallenblase. Dieses Phänomen entsteht dann, wenn das spezifische Gewicht des Steins identisch mit dem der Gallenflüssigkeit ist oder natürlich auch wenn der Stein bei Lageänderung auf seinem Weg durch die Gallenblase in dieser Position dargestellt wird.

32 **Cholezystolithiasis, viele Steine an der Gallenblasenhinterwand** (Längsschnitt)
Im Längsschnitt durch die Gallenblase erkennt man multiple z. T. hell aufleuchtende, z. T. weniger stark reflektierende Veränderungen der Gallenblasenhinterwand, die dieser ein welliges Aussehen verleihen. Einzelne der Reflexe sind mit einem Schallschatten ausgestattet. Es handelt sich um viele kleine Steine sowie Schlick der Gallenblase. Auch hier ist zur differentialdiagnostischen Klärung ein Lagewechsel des Patienten zweckmäßig, insbesondere zur Beurteilung der Gallenblasenhinterwand.

33 **Sogenannter Tonnenstein und Porzellangallenblase** (leicht gedrehter Längsschnitt durch die Gallenblase)
In diesem Bild sind 2 Phänomene vereinigt, die die Diagnostik von Gallenblasenerkrankungen erschweren. In den kranialen Abschnitten ist die Gallenblasenwand erhalten. Man sieht angedeutet die Dreischichtung, wobei die zentrale Schicht bereits kräftig reflektiert und einen Schallschatten wirft, der eine weitere Beurteilung der Gallenblase unmöglich macht. Die kaudalen Anteile der Gallenblase lassen eine Wandschichtung nicht mehr erkennen. Man sieht einen kräftigen Reflex innerhalb der Wand mit Schallschatten. Dieser ist ebenso undurchdringlich wie der in den kranialen Gallenblasenabschnitten. Kranial liegt ein Tonnenstein, kaudal besteht eine Wandverkalkung. Der Tonnenstein stellt eine relative Operationsindikation dar, weil durch seine Existenz chronische Entzündungsvorgänge der Gallenblase unterhalten werden. Die Porzellangallenblase als Ausdruck eines Endzustandes solcher Entzündungsvorgänge ist als Präkanzerose zu werten. Bis zu 18% der Porzellangallenblasen sollen maligne entarten.

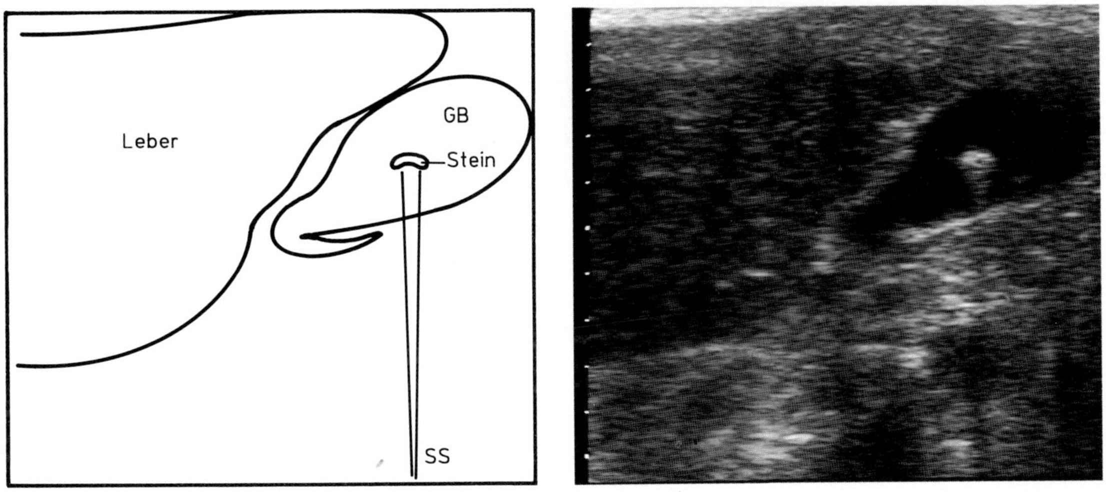
Leber
GB
Stein
SS

31

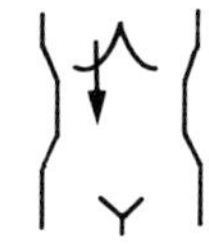

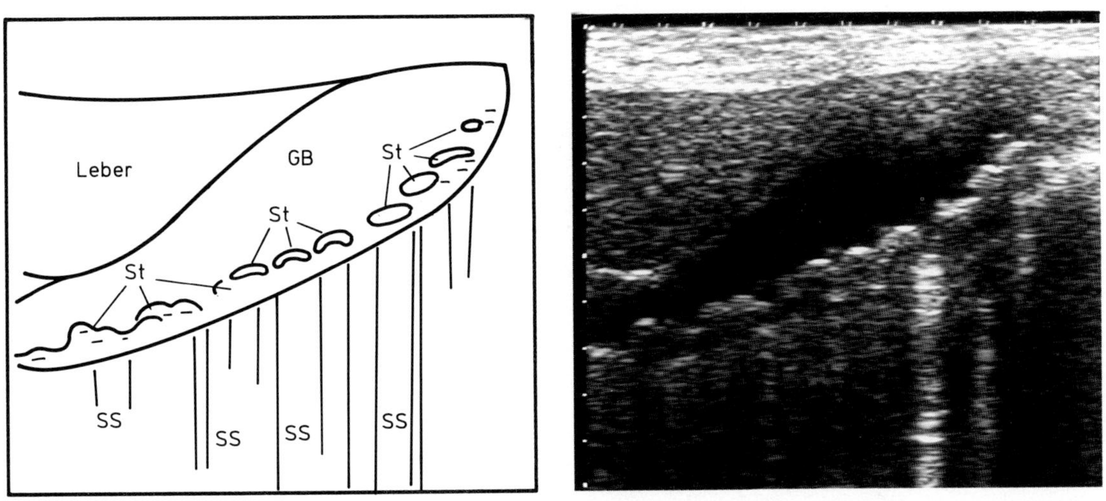
Leber
GB
St
St
St
SS
SS
SS
SS

32

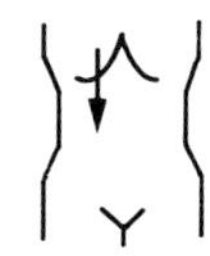

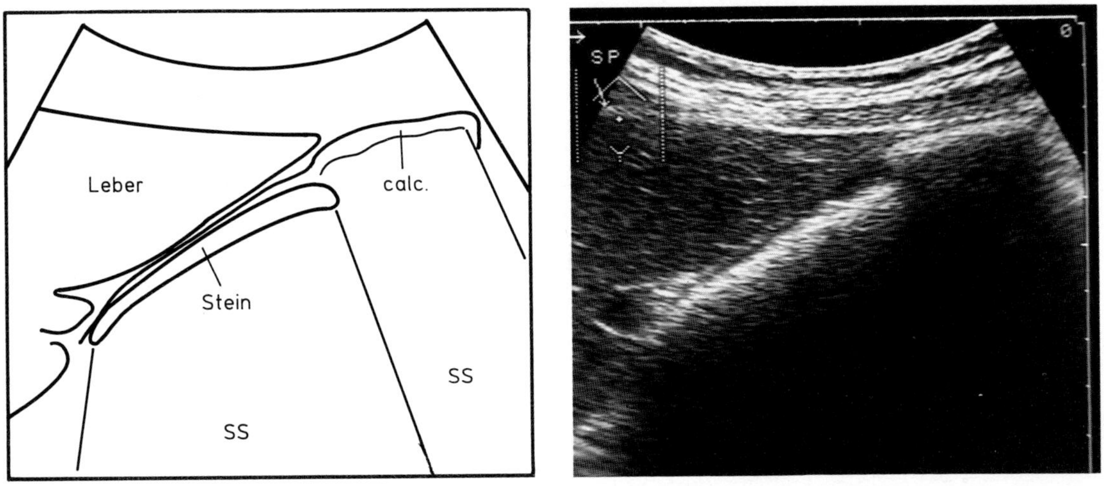
Leber
calc.
Stein
SS
SS
SP

33

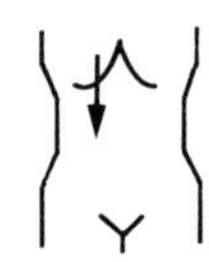

Gallenblase und Gallenwege

34 **Chronische Cholezystitis mit umschriebener Porzellangallenblasenbildung** (Längsschnitt durch die längste Gallenblasenausdehnung)
Man erkennt, daß die Wand in den kranialen Abschnitten etwas unregelmäßig verdickt erscheint; der Inhalt der Gallenblase ist nicht reflexfrei, mit Schlick und mit einzelnen Steinchen gefüllt. Der kaudale Pol der Gallenblase verschwindet hinter einem Schatten, der von der Verkalkung des Gallenblasenfundus herrührt. Auch solche Veränderungen der Gallenblase sind als Operationsindikationen aufzufassen.

35 **Geknickte Gallenblase mit Verkalkung der Wand, DD inkrustierter Stein** (Längsschnitt)
Die gewunden verlaufende, bis in das Infundibulum leicht erweiterte Gallenblase zeigt an der Knickstelle im oberen Gallenblasendrittel eine kräftige Veränderung mit zartem Schallschatten. Bei mehrfacher Umlagerung blieb dieser Prozeß an Ort und Stelle, so daß eine Wandverkalkung oder aber ein inkrustierter Stein anzunehmen ist. Eine weitere Klärung derartiger Veränderungen gelingt meist nicht, da sich auch inkrustierte Steine bei kräftiger Palpation nicht aus ihrem Lager luxieren lassen. Da auch die gegenüberliegende Gallenblasenwand eine leichte Verdickung aufweist, somit ein chronischer Entzündungszustand anzunehmen ist, sind zumindest Verlaufskontrollen zu empfehlen.

36 **Geknickte Gallenblase mit Wandverkalkung oder inkrustiertem Stein** (Querschnitt)
Derselbe Patient wie in der Voraufnahme. Jetzt erkennt man, daß der kräftige Reflex doch einen zarten Schallschatten wirft und es sich eher um ein inkrustiertes kleines Konkrement handelt. Gerade im Rahmen entzündlicher Veränderungen kommt es manchmal zur Anhaftung kleiner Konkremente an die Gallenblasenwand, die dann schwer von echten Verkalkungen der Wand zu unterscheiden sind.

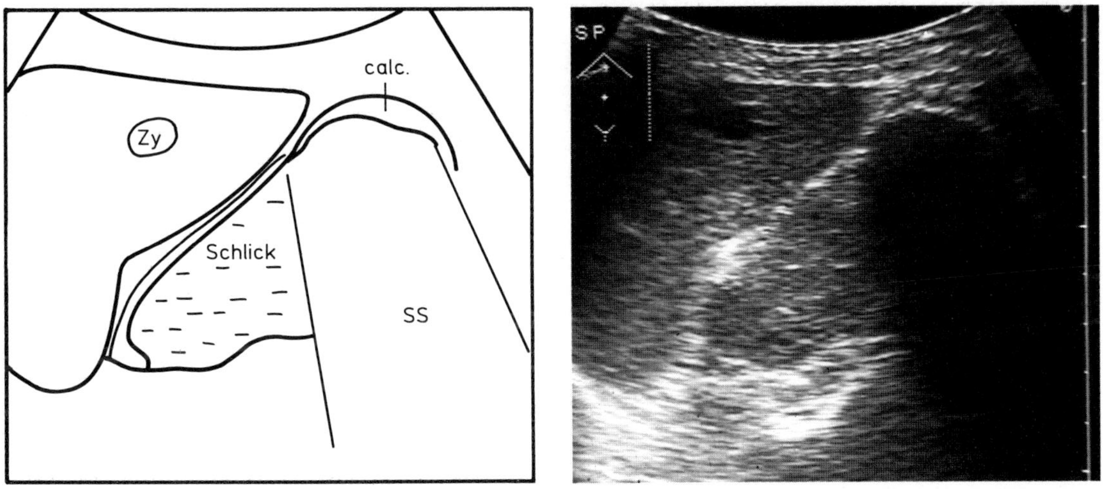
calc.
Zy
Schlick
SS
SP

34

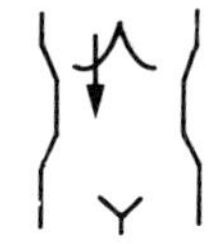

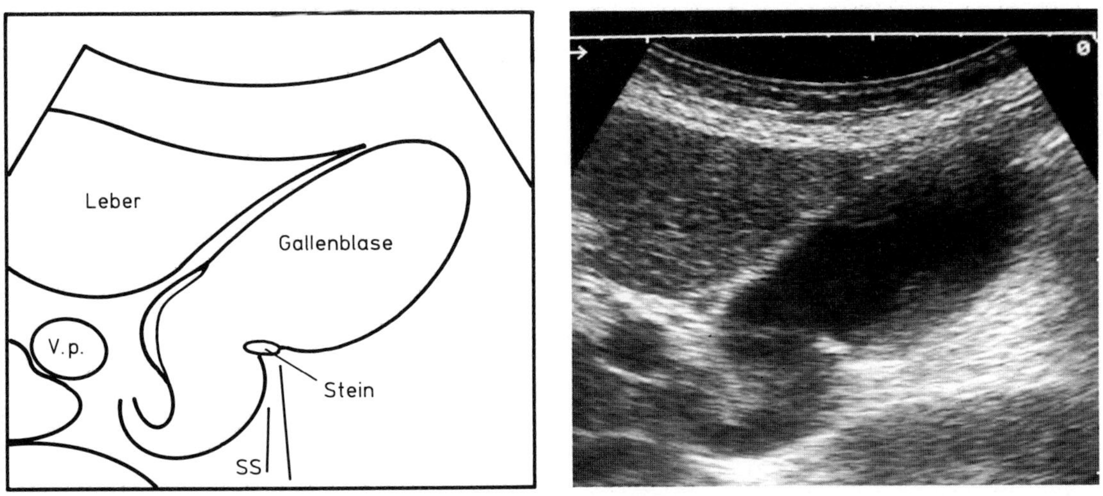
Leber
Gallenblase
V.p.
Stein
SS

35

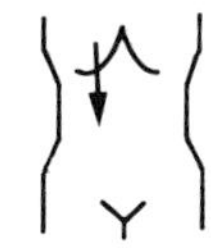

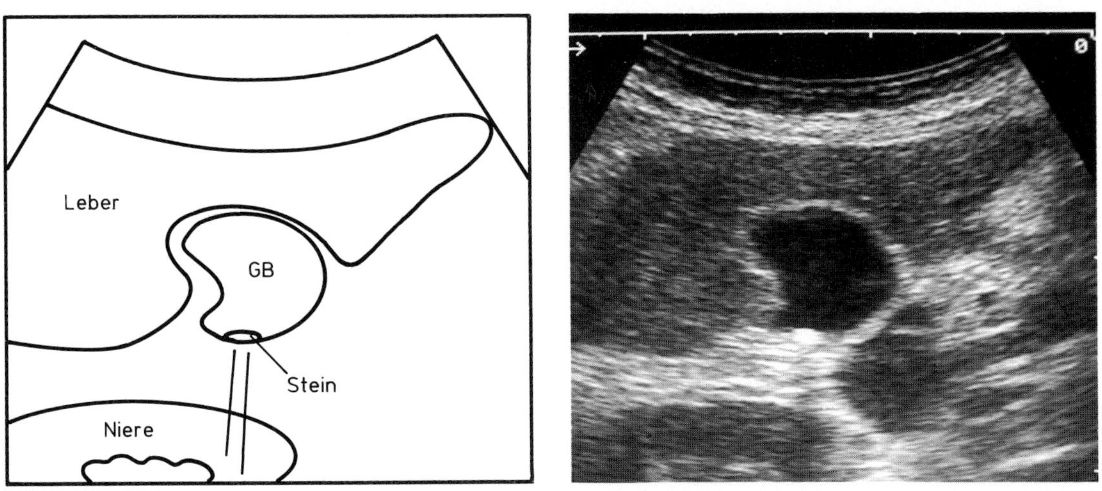
Leber
GB
Stein
Niere

36

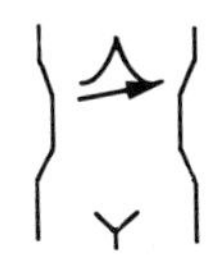

Gallenblase und Gallenwege

37 **Entmischte Galle bei Cholezystitis** (Längsschnitt)
Die Gallenblase ist als Ganzes vergrößert, die Wand verdickt, mehrschichtig lamelliert, wobei die Wanddicke bis zu 8 mm beträgt. Der Inhalt ist zur Hälfte reflexkräftig, zur Hälfte reflexarm mit einzelnen reflexkräftigen kleinen Partikeln, die im Lumen umhertreiben. Kranial der Gallenblase erkennt man eine schalenartige Veränderung des Lebergewebes, die als Begleitreaktion der Leber aufzufassen ist.

38 **Cholezystitis bei Cholezystolithiasis** (Längsschnitt durch die Gallenblasenregion)
Hier stellt sich die Gallenblase deutlich wandverdickt dar. Um das zentrale Lumen, das mehrere zarte Reflexe und einen Steinreflex mit Schallschatten trägt, ordnen sich zwiebelschalenartig unterschiedlich dicke Wandschichten an, die bis zu 1,5 cm dick sind. Dies ist das typische Bild einer akuten Cholezystitis bei Cholelithiasis mit ödematöser Anschwellung und entzündlicher Infiltration sämtlicher Wandabschnitte. Dabei ist unklar, welche anatomischen Strukturen die sonographischen Phänomene hervorrufen.

39 **Cholezystitis bei Cholezystolithiasis** (subkostaler Schrägschnitt durch die Leber und die Gallenblase)
Die Gallenblase ist vergrößert, die Wand bis 12 mm dick, unregelmäßig dreischichtig; in den dorsokranialen Abschnitten sind mehrere Steine mit Schallschatten zu erkennen. Gleichzeitig bestand bei diesem Patienten auch das klinische und laborchemische Bild einer akuten Gallenblasenentzündung, so daß eine Indikation zur sofortigen Intervention gegeben war.

37

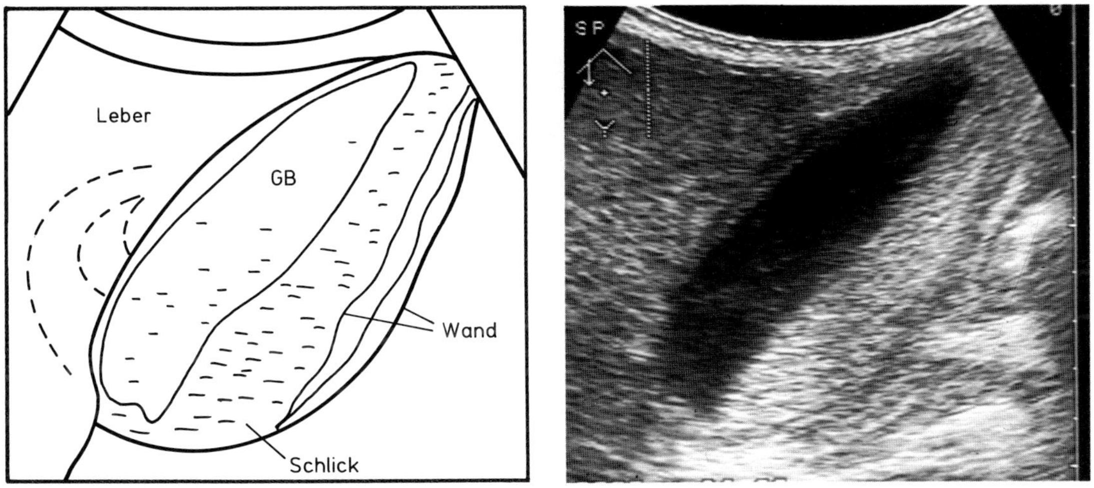
Leber
GB
Wand
Schlick
SP

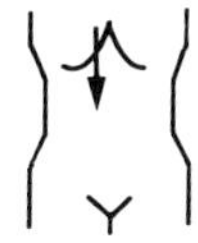

38

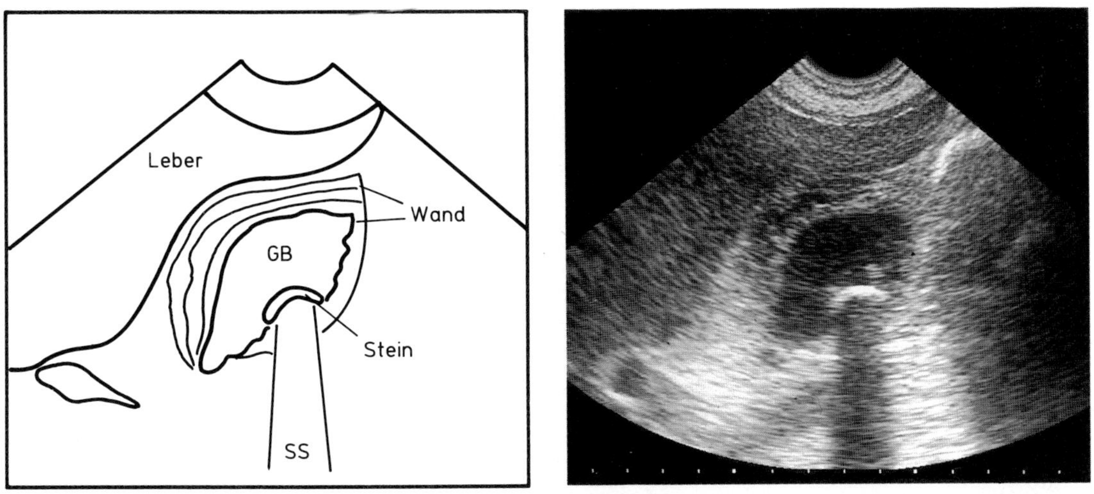
Leber
Wand
GB
Stein
SS

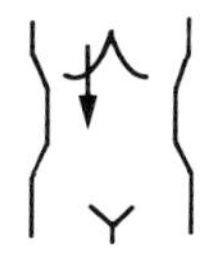

39

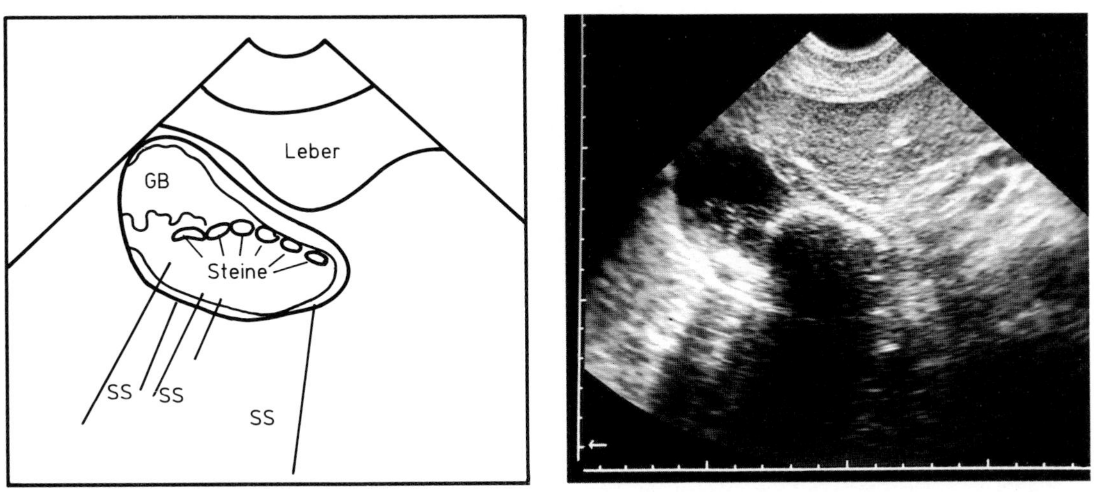
Leber
GB
Steine
SS
SS
SS

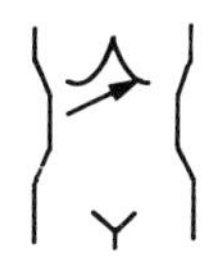

Gallenblase und Gallenwege

43 **Akute akalkulöse Cholezystitis** (Längsschnitt durch die Gallenblasenregion)
Man sieht eine steinfreie, aber mit Sludge gefüllte Gallenblase mit verdickter dreigeschichteter Wand, wobei sich in der typischen Weise reflexarme und reflexkräftige Schichten ablösen. Akute Cholezystitiden ohne Steine sind zumindest in Europa selten; sie treten häufig bei Septikämien im Rahmen schwerer sonstiger Erkrankungen mit Resistenzminderung auf.

44 **Beginnende Porzellangallenblase bei chronischer Cholezystitis und Pericholezystitis** (Gallenblasenlängsschnitt)
Die Aufnahme zeigt eine stellenweise wandverdickte Gallenblase mit einer Schicht kräftiger Reflexion, die jedoch noch keinen Schallschatten wirft. In der angrenzenden Leber ist eine Reflexarmut zu erkennen, die sich im Sinne einer hepatischen Begleitreaktion bei Cholezystitis schalenartig um die Gallenblase legt.

45 **Cholezystitis mit Leberinfiltration** (Längsschnitt)
Die Gallenblase ist deutlich vergrößert, die Wand verdickt, der Entzündungsvorgang hat im Gallenblasenbett das intermediäre Bindegewebe infiltriert und ist in die Leber eingedrungen. Diese Form der Cholezystitis ist selten. Meist beschränkt sich die Entzündung der Gallenblase zunächst auf die Wandschichten des Organs selbst. Erst bei fulminanten Entzündungen ist die Ausbreitung der Entzündung in die Leber oder die Umgebung der Gallenblase zu erkennen.

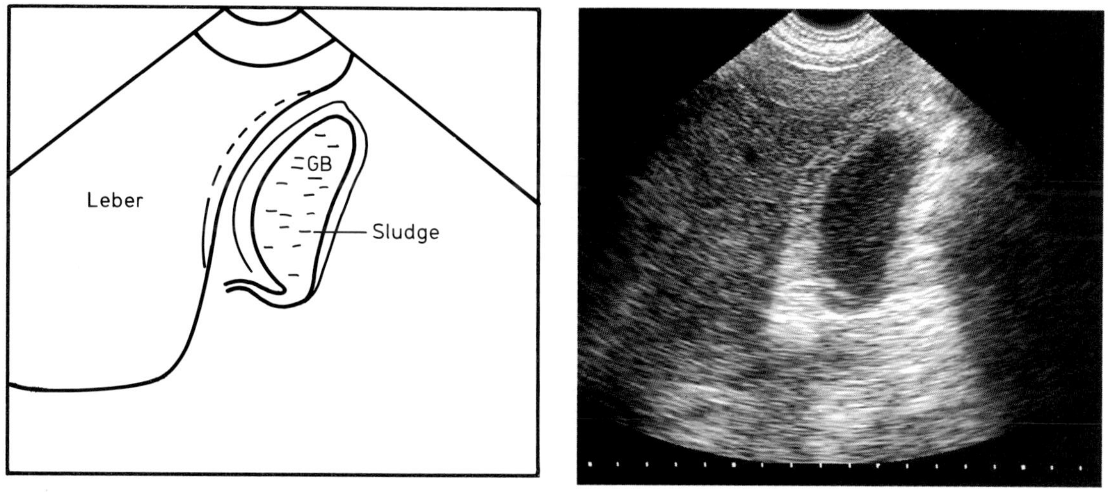

43

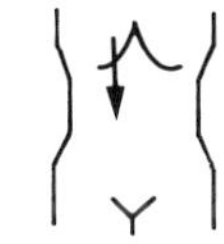

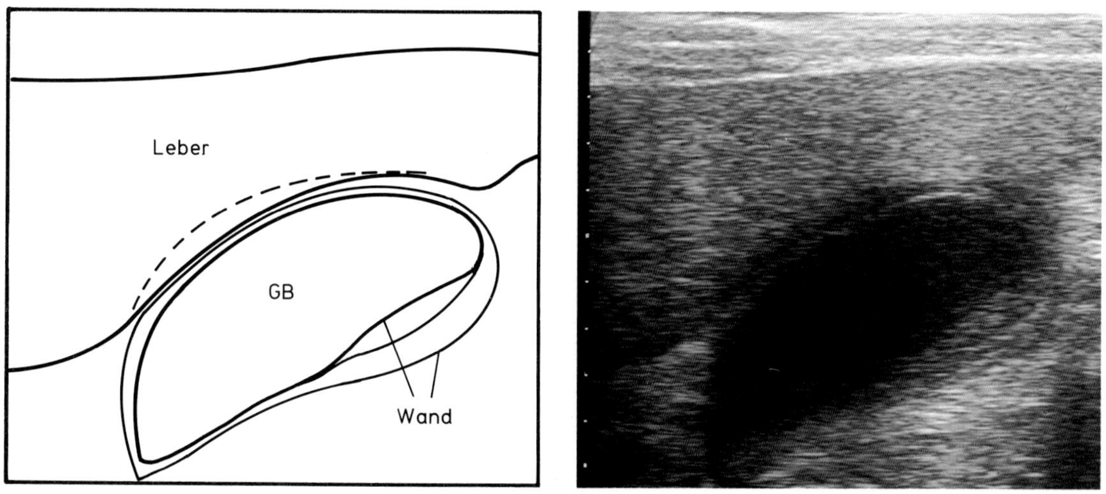

44

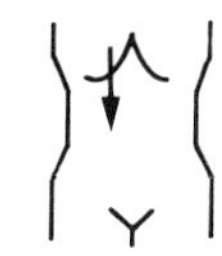

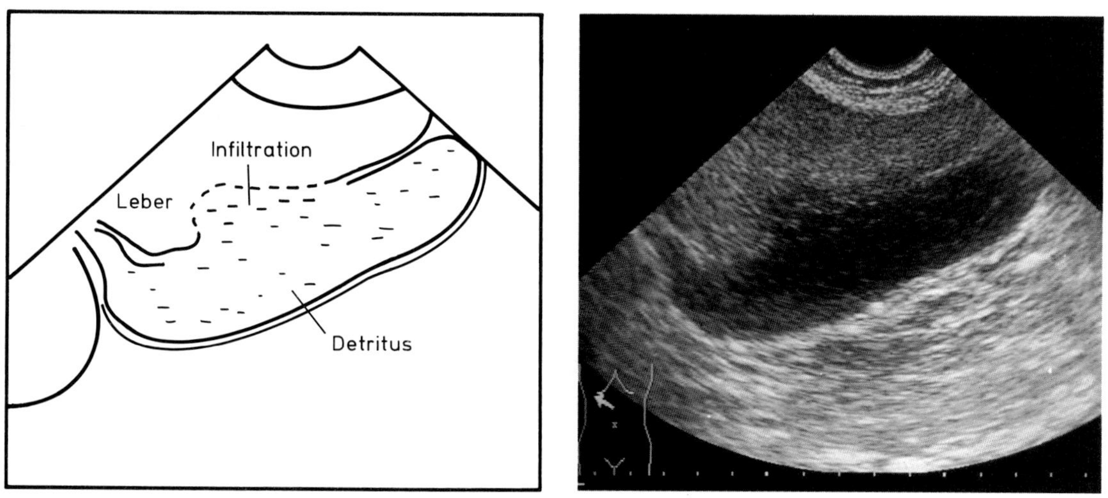

45

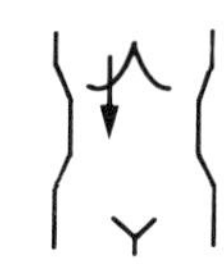

Gallenblase und Gallenwege

55 **Schrumpfgallenblase mit 2 Steinen** (Längsschnitt durch die Leberpforte)
Die Gallenblase ist verkleinert, die Wand etwas verdickt und fest gespannt um 2 kugelige Steine, deren Oberfläche etwas schalltransparent erscheint, in den distalen Abschnitten dann jedoch den Schall völlig reflektiert. Die leichte Wandverdickung der Gallenblase läßt den chronischen Entzündungsprozeß erkennen, der zu der Gallenblasenschrumpfung geführt hat.

56 **Schrumpfgallenblase mit Stein** (Längsschnitt durch die Pforte)
Die Leber ist vergrößert, verplumpt, das Binnenreflexmuster vergröbert und verdichtet im Sinne einer Fettzirrhose. Die Gallenblase ist als Hohlorgan nicht mehr erkennbar. In der Gallenblasenregion sieht man einen kräftigen Reflex, umgeben von einer leicht verdickten Wand mit einem kräftigen breiten Schallschatten. Die Schrumpfgallenblase hat sich völlig um den Stein gelegt. Ein Lumen ist sonographisch nicht mehr nachweisbar.

57 **Kleiner Gallenblasenpolyp** (subkostaler Schrägschnitt durch den Oberbauch eines jungen Patienten)
Die sonst glatte und maximal 2 mm dicke Wand ist im lateralen Drittel aufgeworfen durch ein etwa 3 mm großes, reflexkräftiges Gebilde, das aus der Wand herausragt. Mit zunehmender Gerätequalität gelingt es auch mit konventionellen Frequenzen (3,5 MHz), kleine Wandveränderungen der Gallenblase nachzuweisen. Meistens handelt es sich dabei anatomisch um sog. Cholesterolpolypen, die keinen Krankheitswert haben. Echte Adenome der Gallenblasenwand sind selten (z.B. 11 von 1700 Cholezystektomien). Mit einer malignen Entartung von Adenomen ist ab einer Größe von etwa 1 cm zu rechnen.

73

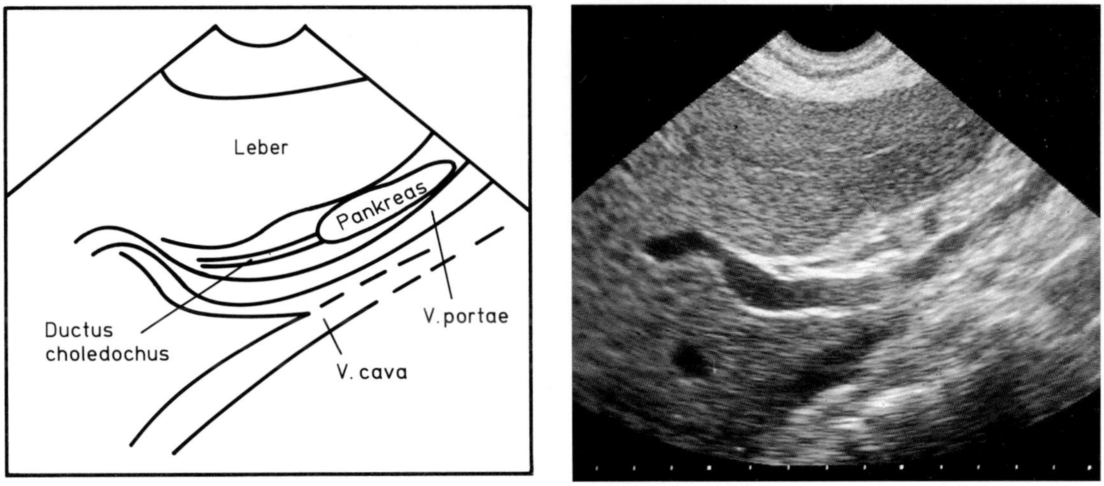
Leber
Pankreas
Ductus
choledochus
V. portae
V. cava

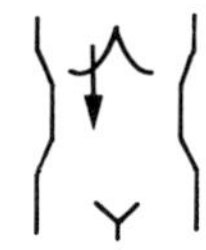

74

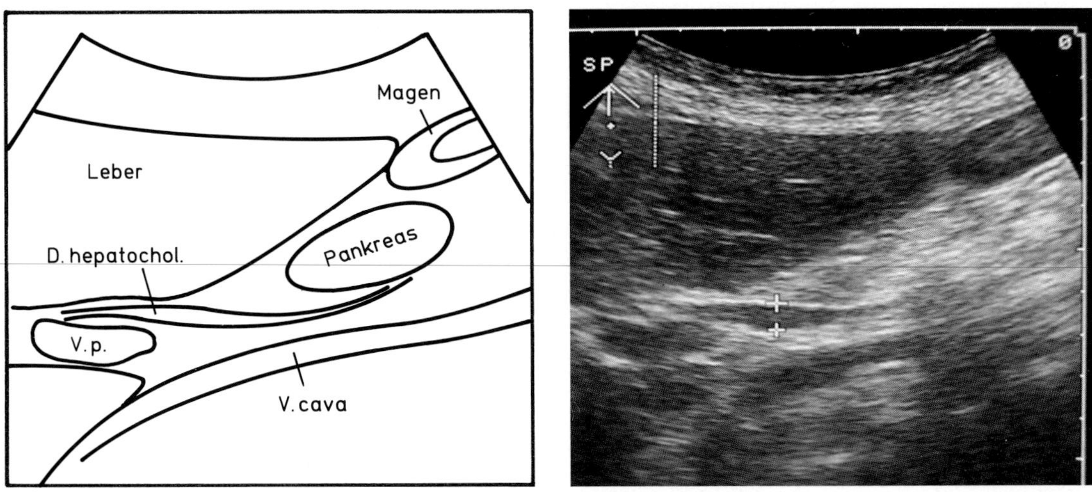
Magen
Leber
Pankreas
D. hepatochol.
V. p.
V. cava
SP

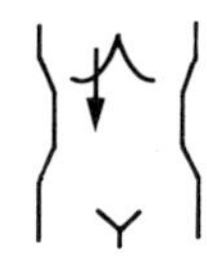

75

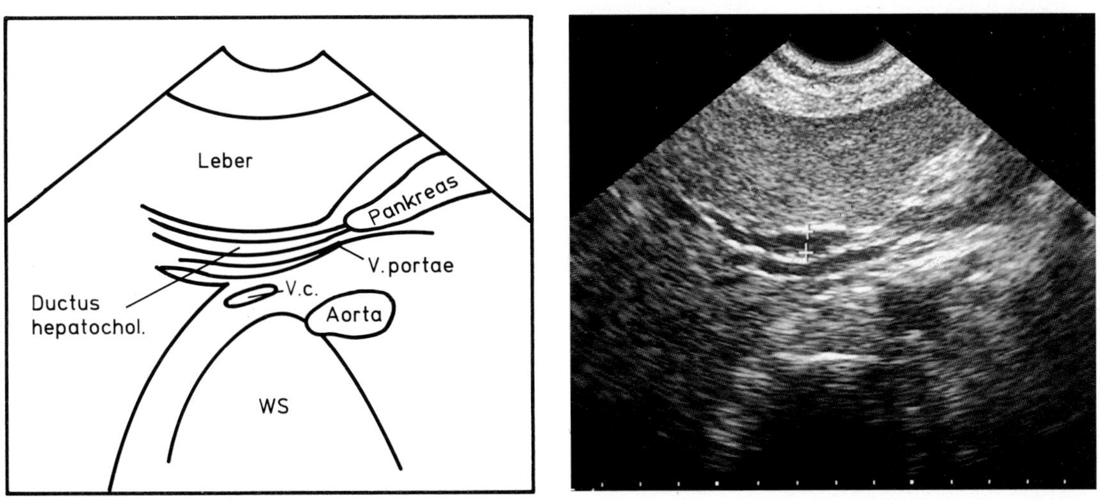
Leber
Pankreas
V. portae
Ductus
hepatochol.
V.c.
Aorta
WS

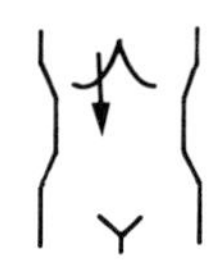

Gallenblase und Gallenwege

76 **Pankreatitis mit erweitertem Gallengang** (typische Schnittebene durch die Leberpforte)
Auch eine Kompression des Ductus choledochus im Rahmen einer Pankreatitis kann zu einer Erweiterung des Gallengangs führen. Hier ist das Pankreas nur geringfügig angeschwollen, der Ductus choledochus jedoch etwas über 1 cm weit.

77 **Choledocholithiasis** (Längsschnitt durch die Leberpforte)
Bereits geringfügige Erweiterungen des Hepatocholedochus sind sonographisch erfaßbar. Die Ursache dieser Erweiterung ist weit schwieriger darzustellen. Meist liegt das Abflußhindernis im Papillenbereich, einer Region, die normalerweise vom Duodenum überlagert ist und durch den Schallschatten der Luft im Duodenum der Beobachtung entzogen wird. Nur wenn, wie in diesem Fall, die Leber relativ groß, das Duodenum situativ luftfrei oder mit Speisebrei gefüllt ist oder wenn es gelingt, mit einem Sektorscanner die Luft aus der Papillenregion herauszudrücken, läßt sich die präpapilläre Gallengangregion gut darstellen; dann gelingt es auch, Steine wie den hier dargestellten zu erkennen.

78 **Choledocholithiasis** (Längsschnitt durch die Leberpforte) Darstellung eines auf maximal 1 cm erweiterten Ductus hepatocholedochus ventral der V. portae.
Die Gallensteine liegen aufgereiht entlang der Dorsalwand des Choledochus, wobei nur ein Stein einen Schatten wirft. Nach kaudal ist der Gang wieder enger, so daß es durchaus sein kann, daß die vorhandenen Gallensteine alle abgebildet sind. Wahrscheinlicher ist jedoch, daß präpapillär ein nicht darstellbares Konkrement liegt, das den eigentlichen Aufstau verursacht hat.

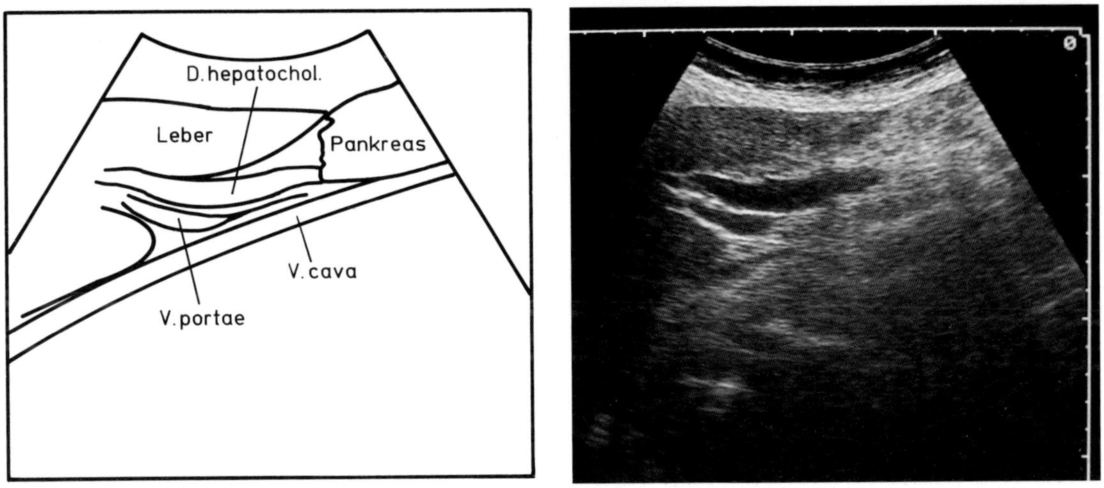
D. hepatochol.
Leber
Pankreas
V. cava
V. portae

76

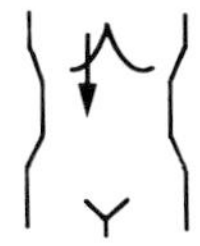

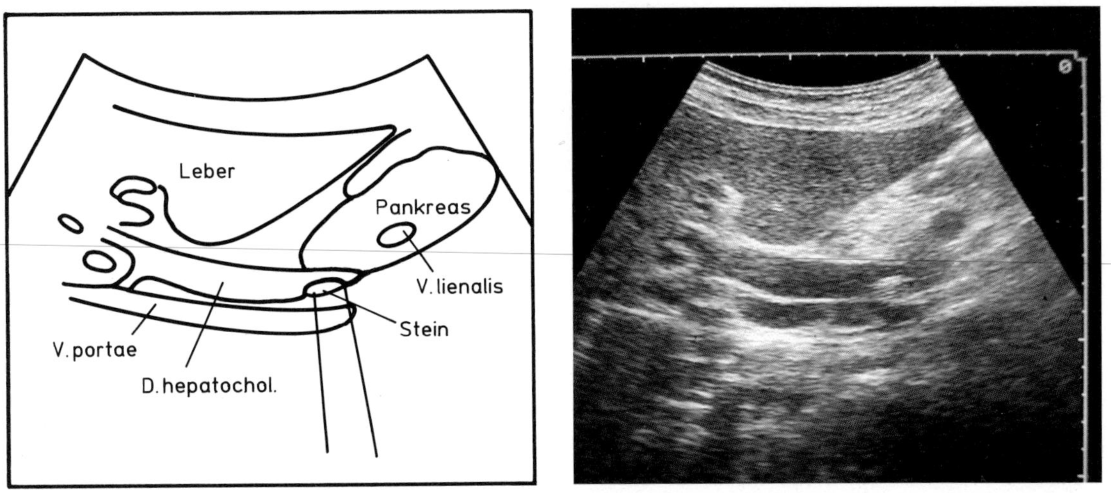
Leber
Pankreas
V. lienalis
Stein
V. portae
D. hepatochol.

77

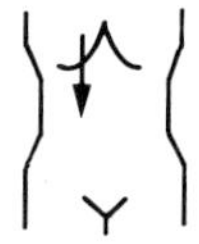

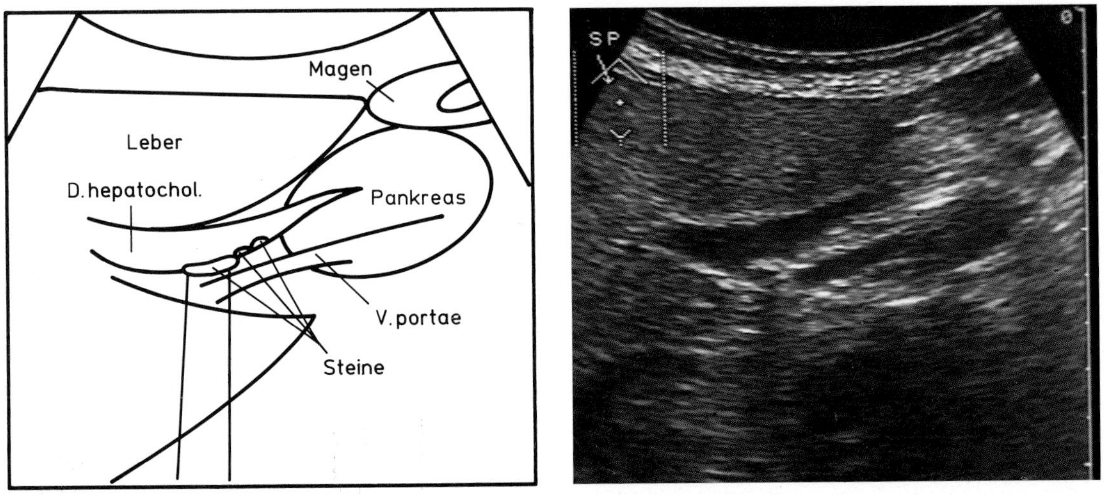
Magen
Leber
D. hepatochol.
Pankreas
V. portae
Steine
SP

78

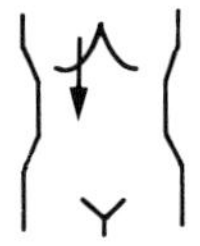

Gallenblase und Gallenwege

79 **Choledocholithiasis ohne Erweiterung der Gallenwege** (Längsschnitt in Höhe der Leberpforte)
Der Ductus hepatocholedochus ist eben filiform zu erkennen, sicherlich nicht erweitert. Er mißt an der dicksten Stelle nicht mehr als 5 mm. Trotzdem erkennt man einen Gallenstein, der in dem nicht erweiterten Gallengang liegt. Die Diagnostik von Gallengangsteinen in nicht erweiterten Gallenwegen ist außerordentlich schwierig und erfordert eine subtile Untersuchungstechnik, möglichst unter Verwendung eines Sektorschallkopfes, mit dem es gelingt, das Duodenum zu komprimieren. Die Darstellung gelang in diesem Fall nur deshalb ohne Probleme, weil die Leber deutlich vergrößert war und der Gallengangstein relativ weit kranial saß, so daß die Leber als Schallfenster wirkte.

80 **Choledocholithiasis** (Längsschnitt durch die Pforte)
Der Ductus hepatocholedochus ist deutlich über 1 cm erweitert, bricht jedoch dann stumpf ab an der Stelle, wo er hinter das Pankreas bzw. das Duodenum eintaucht und durch den Schallschatten der Duodenalluft wie abgeschnitten wirkt. Kranial im Gallengang ist ein kleines Steinchen nachweisbar, so daß zu vermuten ist, daß weiter distal weitere Steine den Verschluß verursachen. Diese Vermutung konnte durch ERC bestätigt werden. Auch bei sonographischen Kontrolluntersuchungen war in diesem Fall der Verschlußstein nicht mit Sicherheit nachzuweisen.

81 **Choledocholithiasis** (typische Einstellung durch die Leberpforte)
Man erkennt außer dem erweiterten Ductus hepatocholedochus und der V. portae nun auch den R. dexter der A. hepatica propria, der in typischer Weise zwischen Ductus hepatocholedochus und V. portae kreuzt. Die Kava ist nur eben angeschnitten. Innerhalb des Gallengangs liegen multiple Reflexe mit Schallschatten, kleinen Konkrementen entsprechend. Unter günstigen Untersuchungsbedingungen ist der Gallengang bis zur Papillenregion darstellbar, die Steine sind dadurch ebenfalls besser zu erkennen.

79

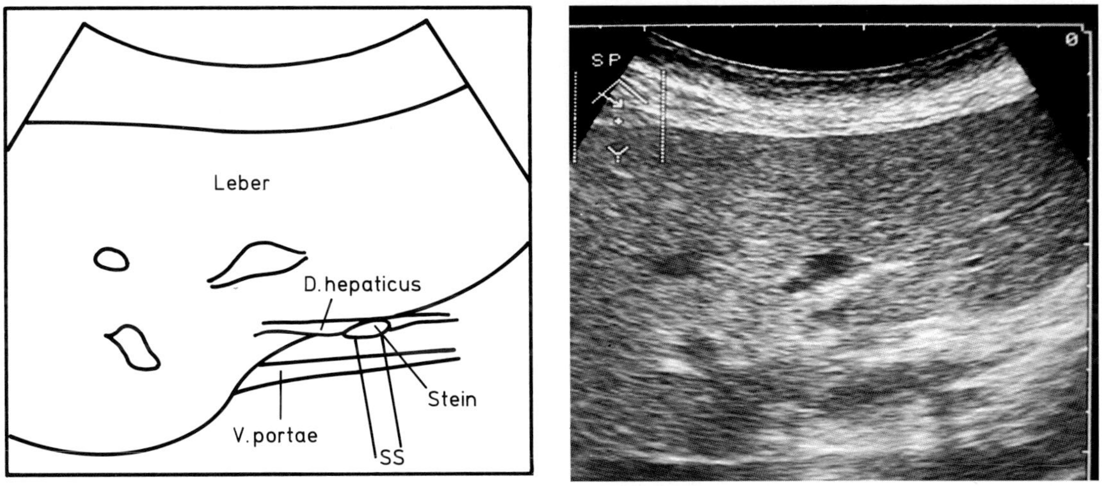
Leber
D. hepaticus
Stein
V. portae
SS

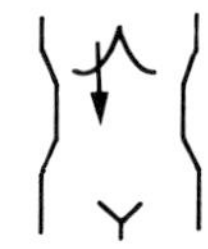

80

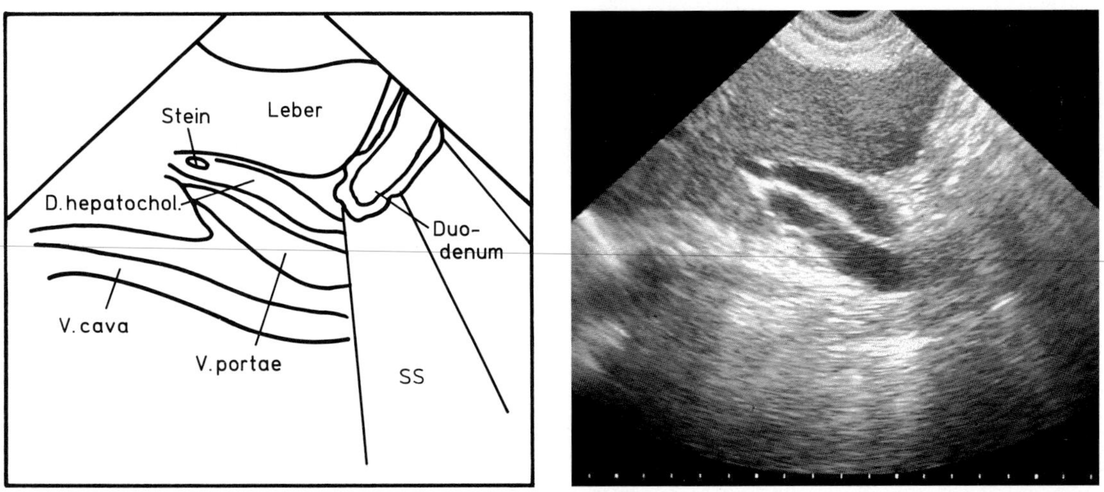
Stein
Leber
D. hepatochol.
Duo-
denum
V. cava
V. portae
SS

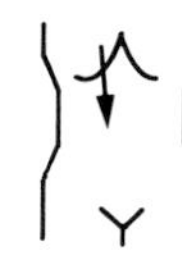

81

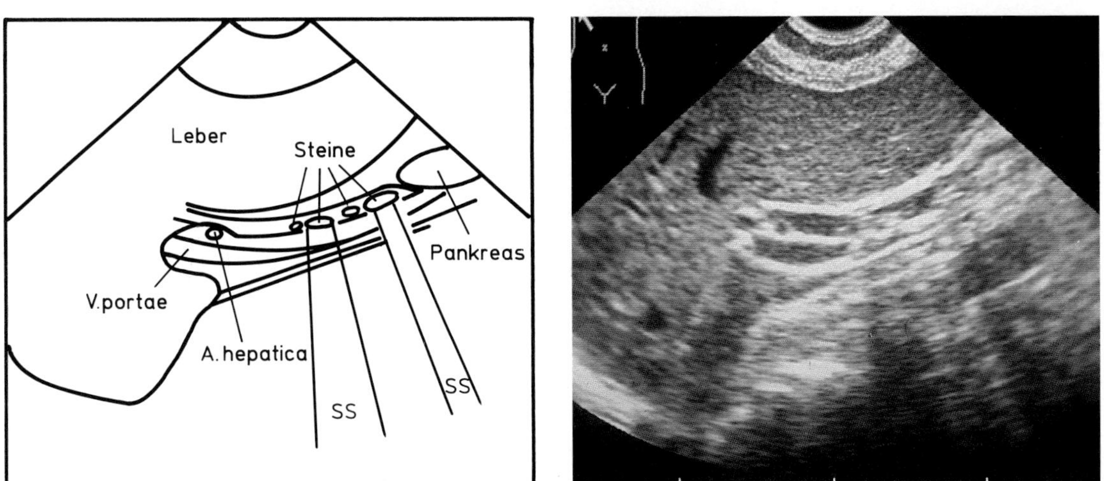
Leber
Steine
Pankreas
V. portae
A. hepatica
SS
SS

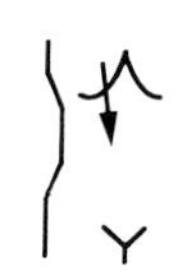

Gallenblase und Gallenwege

82 **Präpapilläre Konkremente mit Erweiterung des Ductus hepatocholedochus und Gallenblasenhydrops** (Längsschnitt von lateral durch die Gallenblase)
Die Gallenblase ist deutlich erweitert. Sie bietet sich in diesen Fällen als akustisches Fenster an. Wenn man durch die Gallenblase hindurch auf die Papillenregion schallt und dazu noch mit einem Sektorscanner die Organe leicht komprimiert, kann man die Luft aus dem Duodenum herausdrücken und den Ductus hepatocholedochus in ganzer Länge darstellen. Auf diese Weise gelingt es, präpapilläre Konkremente zu beweisen. Allerdings bewirkt die distale Schallverstärkung hinter der Gallenblase, daß die interessante Region zu hell abgebildet wird.

83 **Verschlußstein des Ductus choledochus bei Cholezystolithiasis und Gallenblasenhydrops** (Längsschnitt durch die Gallenblase etwas von lateral)
Durch die Schnittführung kann man die Gallenblase als akustisches Fenster benutzen und damit den Gallengang besser darstellen, ohne daß er von Luft bedrängt wird. Man erkennt einen 1 cm weiten Ductus hepatocholedochus, der durch ein kugeliges Konkrement verschlossen wird. Die hydropische Gallenblase enthält noch mehrere Steine, die im Gallenblasenfundus aufgeschichtet liegen. Der Befund wurde endoskopisch bestätigt, die Steine wurden operativ entfernt.

84 **Choledocholithiasis, großes Cholesterinkonkrement** (Längsschnitt durch die Leberpforte)
Ventral der Pfortader erkennt man den erweiterten Choledochus, der zentral eine reflexkräftige Aussparung mit Schallschatten trägt. Der Stein reflektiert die Schallwelle nicht vollständig, so daß seine Struktur darstellbar wird. Der strahlige Aufbau weist auf einen Cholesterinstein hin. Dieser Stein kann jedoch den Verschluß nicht verursacht haben, da der Aufstau auch distal des Steins weiter zu verfolgen ist. Der Gang verschwindet aber kurz nach dem Stein hinter dem Schallschatten der Duodenalluft. In der ERCP war dann ein 2. Konkrement nachweisbar, das den Verschluß verursachte. Die optimale Darstellung des gesamten Hepatocholedochus gelingt unter Verwendung von Sektorscannern und verschiedener inzwischen ausgefeilter Techniken (Darstellung unter Kompression, Darstellung durch die Gallenblase, in Knie-Ellenbogen-Lage, im Stehen etc.) nach wie vor nicht häufiger als in 80–85% der Fälle.

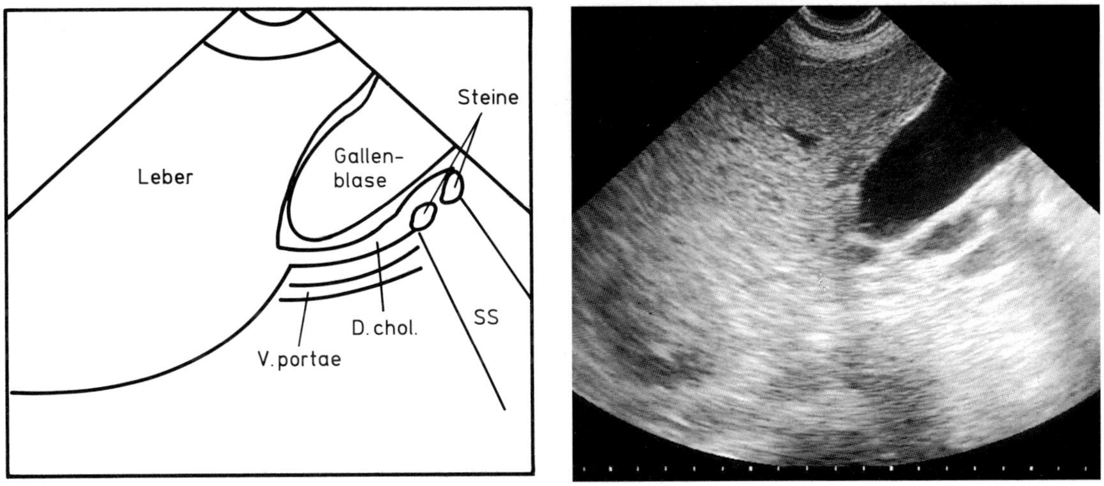
Steine
Leber
Gallen-
blase
SS
D. chol.
V. portae

82

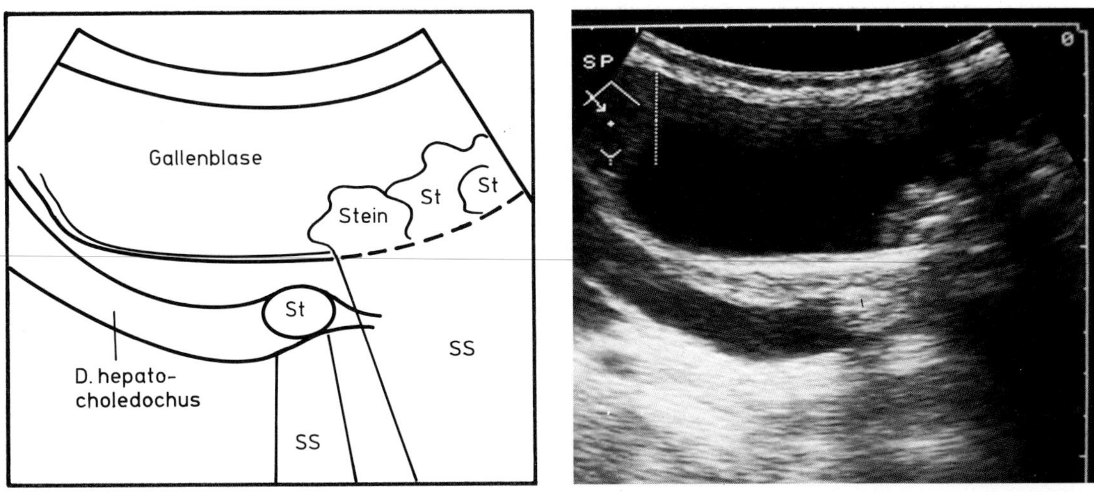
Gallenblase
Stein
St
St
St
SS
D. hepato-
choledochus
SS
SP

83

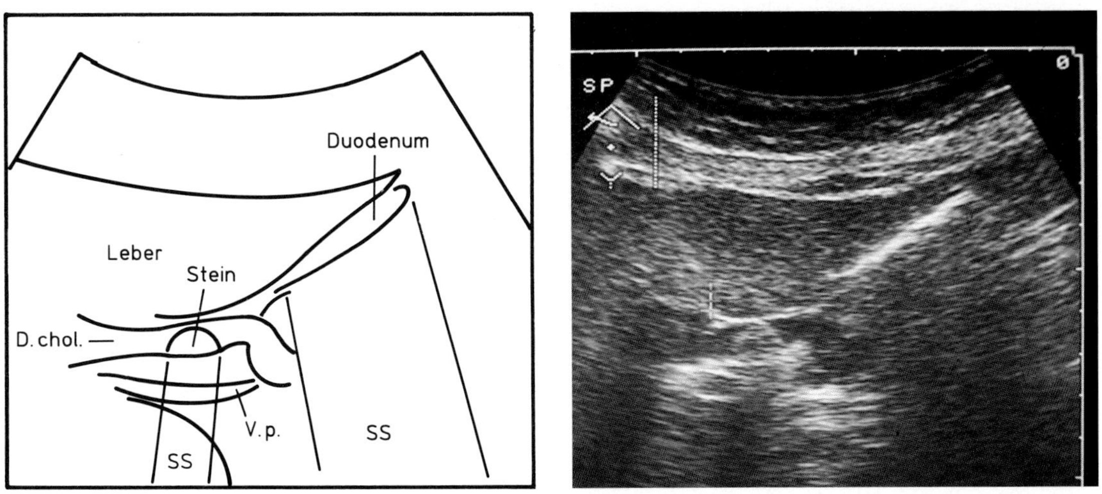
Duodenum
Leber
Stein
D. chol.
V. p.
SS
SS
SP

84

Gallenblase und Gallenwege

85 **Schlick im Gallengang** (Längsschnitt durch die Pforte)
In der typischen Darstellungsweise erkennt man einen 1 cm weiten Ductus hepatocholedochus, der nach kaudal ausgezogen und in dem Pankreas nicht mehr erweitert erscheint. Innerhalb des Gallengangs liegt etwas reflexkräftiges Material ohne Schallschatten. Bei kleinen Steinen, Schlick oder Schlamm in der Gallenblase kann dieses Material natürlich ohne weiteres in den Gallengang abgehen; es kann zu einer vorübergehenden Okklusion der Papillenöffnung kommen. Der Gallengang erweitert sich vorübergehend, der Schlick ist dann nachweisbar. Häufig gelingt es durch spasmolytische Maßnahmen oder im Gegenteil durch eine kräftige Reizmahlzeit, in Einzelfällen auch durch die Kompression mit der Hand oder dem Sektorscanner, den Schlick aus dem Gallengang zu befördern, der Gang nimmt dann rasch an Volumen ab, ein passagerer Ikterus verschwindet.

86 **Multiple Gallengangsteine** (Längsschnitt in typischer Schnittebene durch die Pforte)
Man erkennt den erweiterten Choledochus gerade noch eben; er ist gefüllt mit multiplen Steinen, die jeweils einen Schallschatten werfen. Die kaudalen Anteile sind wieder hinter Darmluft verborgen. Trotzdem sind hier die Erweiterung und ihre Ursache ohne weiteres zu erkennen. Da in seltenen Fällen eine Choledocholithiasis und ein Pankreaskopf- oder Papillenkarzinom gleichzeitig bestehen können, sollte auf jeden Fall eine ERCP die Diagnose bestätigen, zumal in der gleichen Sitzung eine Entlastung durch EPT und Steinextraktion erfolgen kann.

87 **Choledocholithiasis** (Längsschnitt durch die Leberpforte)
Der Ductus hepatocholedochus ist maximal erweitert (1,8 cm). Neben einem kleinen Konkrement kranial im Gallengang erkennt man ein großes, kugeliges, okkludierendes Konkrement gerade eben, bevor der Choledochus hinter dem Schatten der Darmluft verschwindet. Das Konkrement reflektiert den Schall nicht total. Es ist ein Cholesterinstein anzunehmen.

85

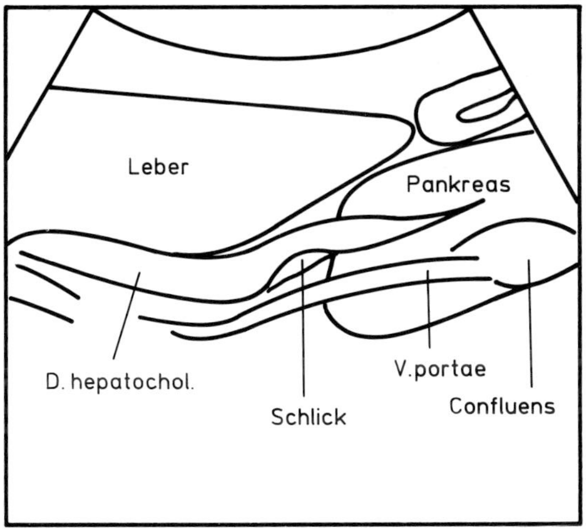
Leber
Pankreas
D. hepatochol.
Schlick
V. portae
Confluens

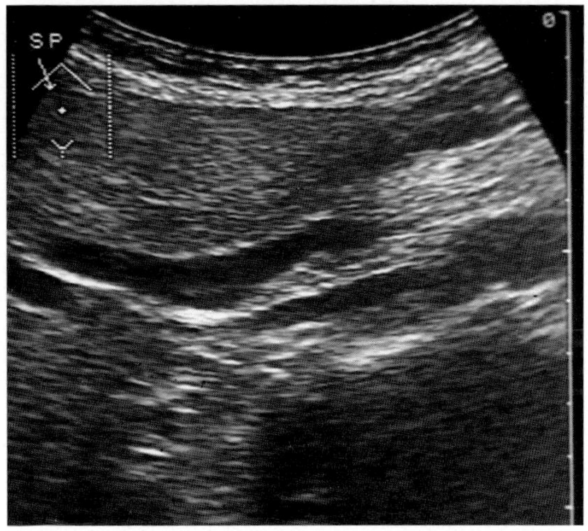
SP

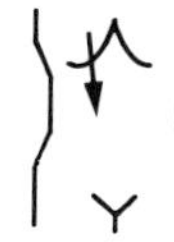

86

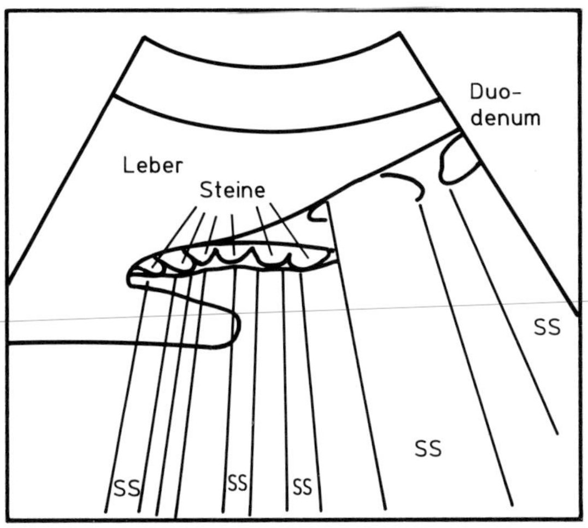
Duo-
denum
Leber
Steine
SS
SS
SS
SS
SS

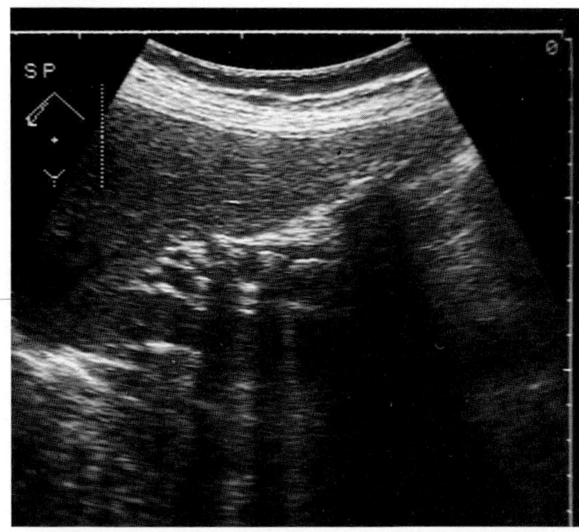
SP

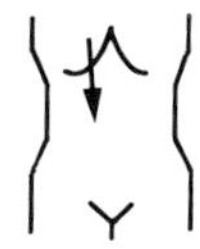

87

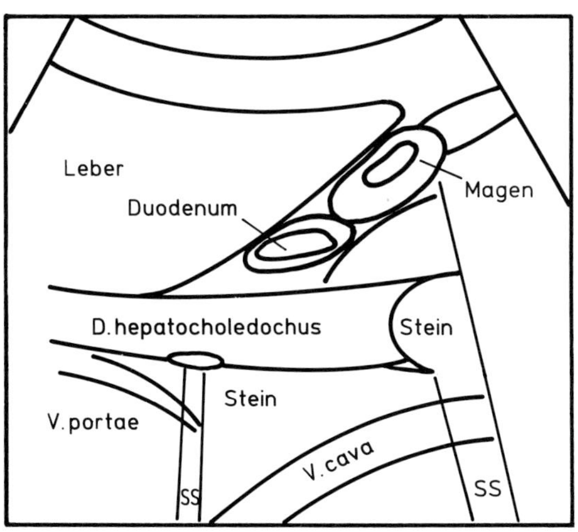
Leber
Duodenum
Magen
D. hepatocholedochus
Stein
Stein
V. portae
V. cava
SS
SS

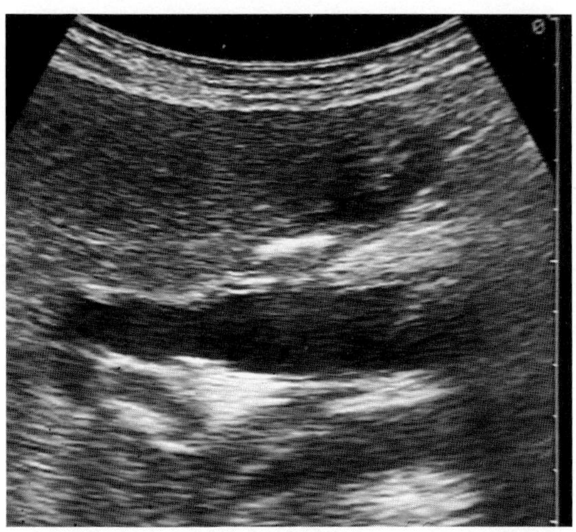

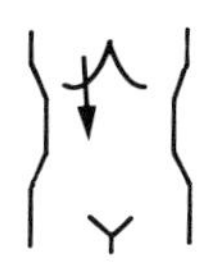

Gallenblase und Gallenwege

88 **Hepatikolithiasis** (subkostaler Schrägschnitt durch die Leber, etwas kranial der Pforte)
Die Gallenwege sind nur gering erweitert, der kugelige, strukturierte Stein füllt den Gallengang vollständig aus, ein etwas reflexkräftigerer Stein liegt dicht daneben. Ein vollständiger Verschluß der extrahepatischen Gallenwege führt innerhalb von 2–3 Tagen zu einem sonographisch nachweisbaren Aufstau der extrahepatischen Gallenwege, die intrahepatischen Gallenwege brauchen etwas länger, bis sie eindeutig dilatiert sind. Ist nur ein Gallengangsast betroffen, kann der Ikterus geringfügig sein.

89 **Cholangiolithiasis, Gallenblasenektasie bei chronischer Pankreatitis mit Pankreaskopfzyste** (Längsschnitt etwas medial der üblichen Schnittebene durch die Pforte)
Man erkennt eine prall gefüllte, etwas dilatierte Gallenblase sowie einen intrahepatischen Gallengang, der deutlich erweitert ist. Innerhalb des Gallengangs liegt ein kleiner Stein, der den Aufstau verursachte. Die Pankreaskopfzyste, die zunächst als Ursache vermutet wurde, machte keinen zusätzlichen Aufstau. Der Hepatocholedochus war distal des Steins nicht mehr dilatiert.

90 **Sogenanntes Mirizzi-Syndrom** (Längsschnitt)
In der typischen Schnittebene erkennt man, daß der Ductus hepatocholedochus von dorsal angehoben und wie ausgewalzt komprimiert wird. Ursache der Kompression war eine steingefüllte, jetzt entzündete Gallenblase, die zu einer entzündlichen Okklusion des Gallengangs führte. Die Entzündung greift in diesen Fällen von der Gallenblasenwand auf den Gallengang über, wodurch die Obstruktion verstärkt wird (siehe auch Abb. 91).

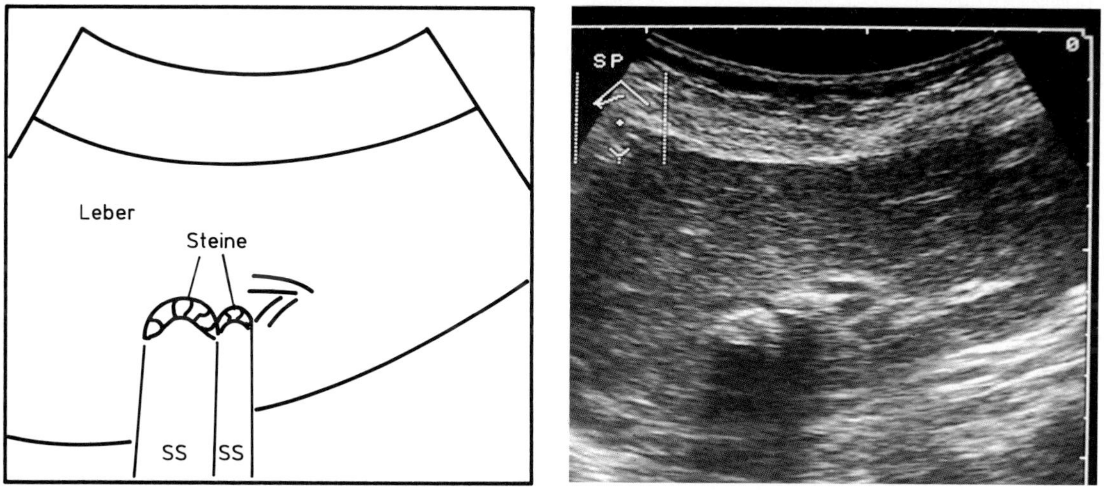
Leber
Steine
SS
SS
SP

88

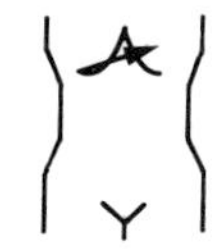

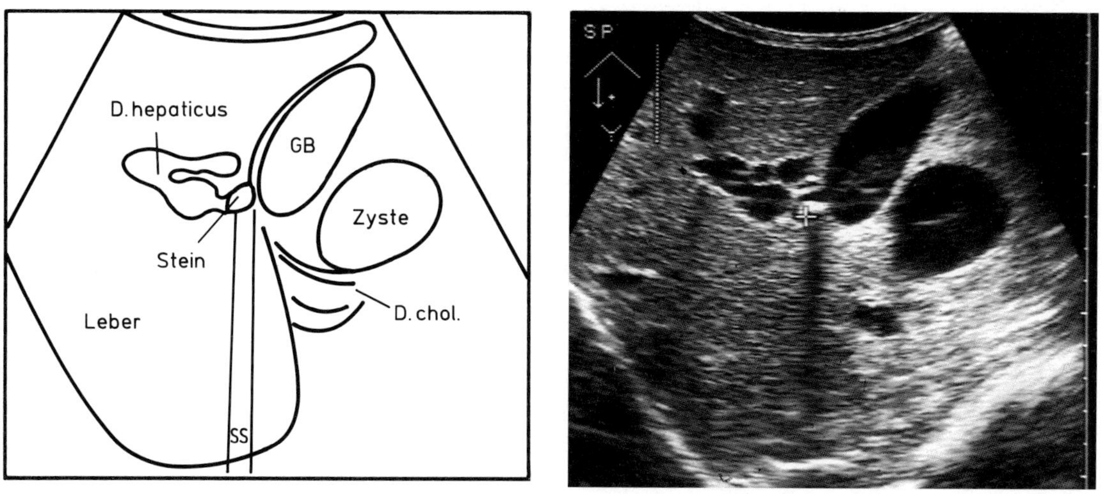
D.hepaticus
GB
Zyste
Stein
Leber
D.chol.
SS
SP

89

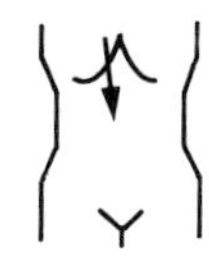

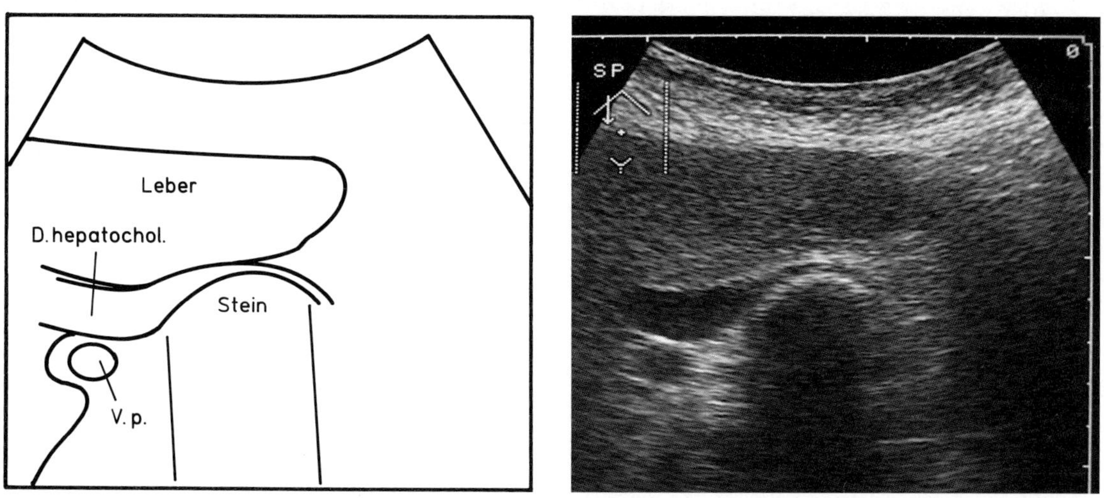
Leber
D.hepatochol.
Stein
V.p.
SP

90

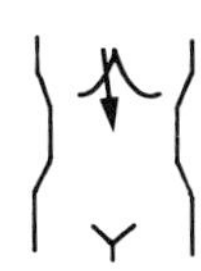

Gallenblase und Gallenwege

91 **Mirizzi-Syndrom** (Querschnitt)
Es handelt sich um denselben Patienten wie in der Voraufnahme. Man erkennt nun die entzündete Gallenblase, die über einen Tonnenstein ausgespannt ist; die Entzündung hat auf den nahegelegenen Choledochus übergegriffen. In dieser Schnittebene ist der Choledochus deutlich erweitert, weiter kaudal vollständig komprimiert.

92 **Aerobilie bei Zustand nach EPT** (subkostaler Schrägschnitt durch die Leber)
Dorsal ist die Niere zu erkennen. Über die Leber verteilt sind reflexkräftige, wechselnd große, bei der Bewegung etwas flackernde Reflexe mit einem Schallschatten, der im Vergleich zu den Schallschatten, wie man sie von Gallensteinen kennt, unschärfer erscheint. Bei Lagewechsel ändert sich auch die Lage der Reflexe, entgegen der Schwerkraft steigen sie nach kranial an, wenn der Patient aufsteht. Es handelt sich um Luft in den Gallenwegen, die immer dann gefunden wird, wenn Manipulationen an der Papille zu einer Eröffnung des Gallengangs mit der Möglichkeit der Luftaszension geführt haben.

93 **Aerobilie nach Choledochoduodenostomie**
(Längsschnitt durch den rechten Leberlappen)
Die normal große bis leicht vergrößerte Leber zeigt im subkostalen Schrägschnitt multiple helle Reflexe mit z. T. breiteren, z. T. eben angedeutet erkennbaren Schallschatten. Im „lebenden Bild“ wechseln diese Reflexe dauernd, flackern hier und da auf, je nach Lage des Patienten und Atembewegung. Das Vorhandensein der Aerobilie ist als Zeichen der Kompetenz einer Gallengangeröffnung anzusehen.

91

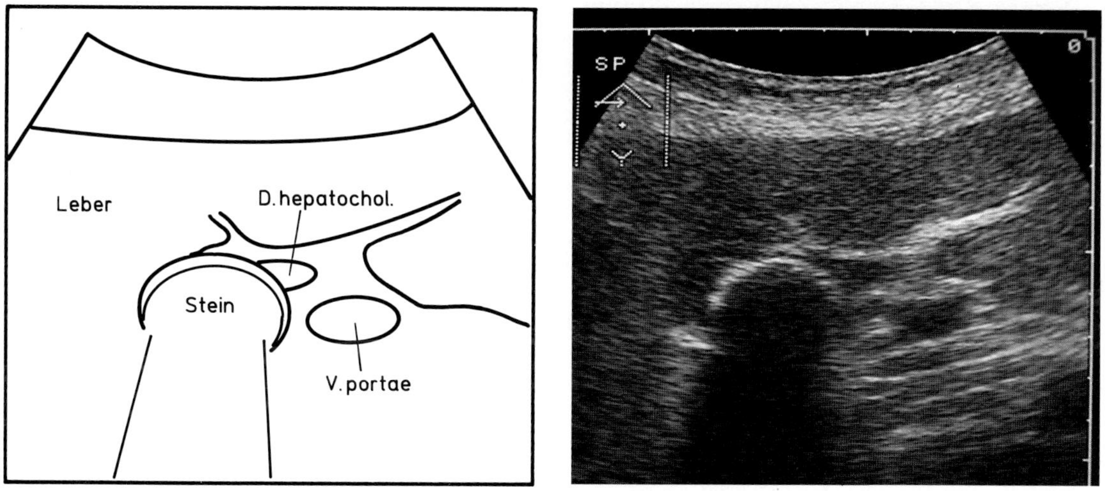
Leber
D. hepatochol.
Stein
V. portae
SP

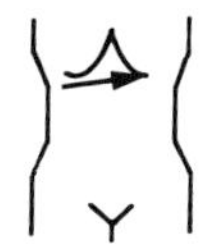

92

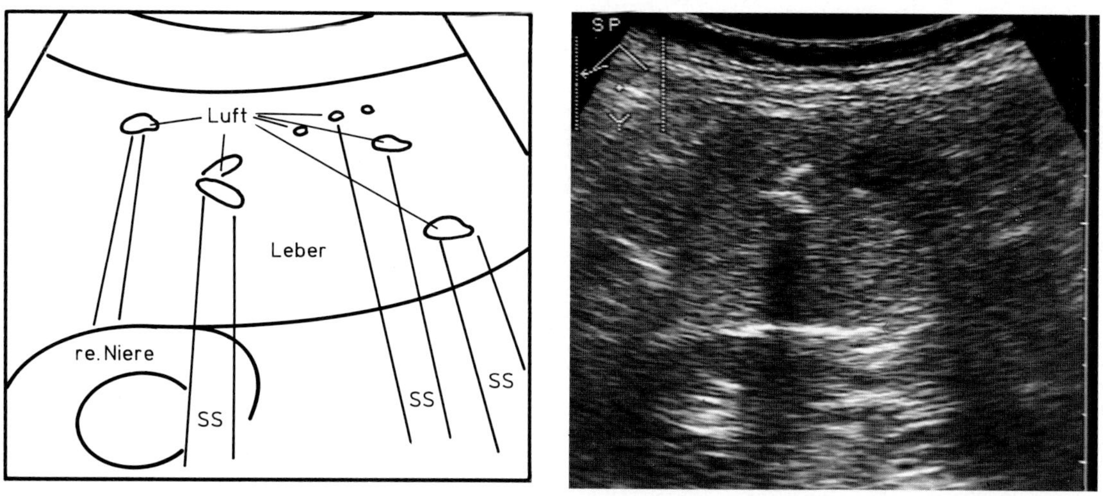
Luft
Leber
re. Niere
SS
SS
SS
SP

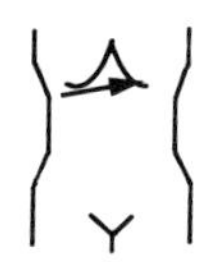

93

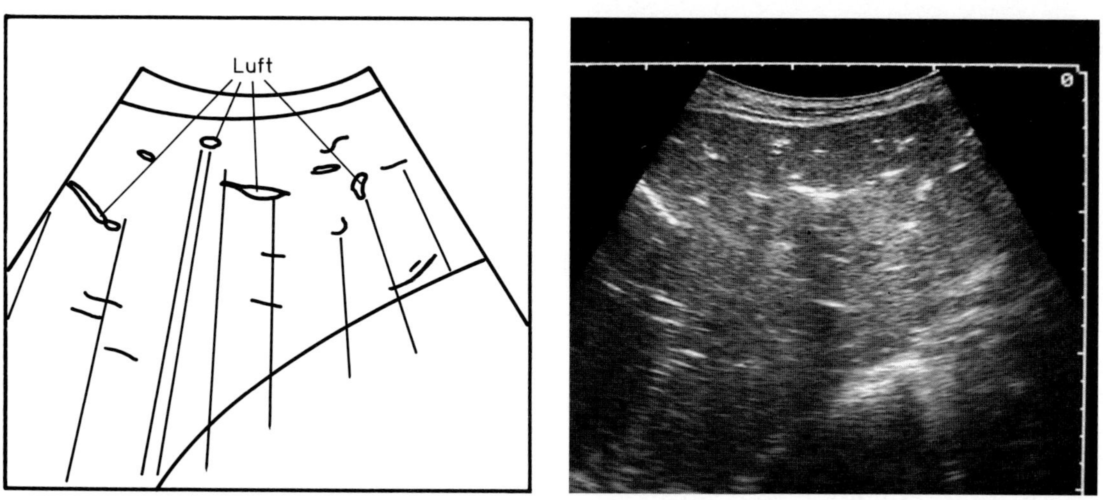
Luft

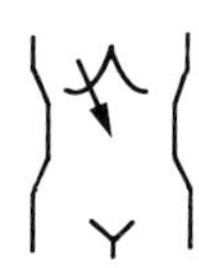

Gallenblase und Gallenwege

94 **Gallengangerweiterung bei Pankreaskarzinom** (Längsschnitt durch die Pfortenregion)
Der reflexarme unregelmäßig begrenzte Pankreastumor hat zu einem vollständigen Abbruch des Ductus hepatocholedochus geführt, mit Rückstau aus dem Gang in die Leber hinein und Erweiterung auch der intrahepatischen Gallengänge. Erweiterungen der Gallengänge dieses Kalibers müssen langsam über einen längeren Zeitraum entstanden sein, meist ist der Gallengang schon über Wochen erweitert, erst der vollständige Verschluß führt zum Ikterus, der klinisch Aufmerksamkeit hervorruft.

95 **Maligner Verschluß durch Lymphknoten in der Pforte bei ausgedehntem Magenkarzinom. Kavernöse Transformation** (Längsschnitt durch den rechten Leberlappen in Höhe der Pforte)
Man erkennt monströs erweiterte, geschlängelt verlaufende Gefäße, die ventral die Pforte verlassen und zum Magen ziehen. Es handelt sich um Umgehungskreisläufe bei verschlossener Pfortader. Diese ist intrahepatisch bei Metastasenbildung im pfortennahen Leberbereich nicht mehr oder nur eben angedeutet zu erkennen. Dorsal davon der Ductus choledochus, der ebenfalls etwas erweitert ist, einen Stein trägt und kaudal durch einen Lymphknoten komprimiert wird.

96 **Gallenblasenektasie mit Schlick bei Gallengangverschluß** (Gallenblasenlängsschnitt)
Durch den extrahepatischen Gallengangverschluß kommt es zunächst zu einem Aufstau in der Gallenblase mit Erweiterung und praller Spannung der Gallenblasenwand. Die Funktionslosigkeit des Organs läßt rasch eine Entmischung der Gallenflüssigkeit mit Schlamm- und Schlickbildung erfolgen. Diese ist bei Befreiung des Gallenabflusses reversibel.

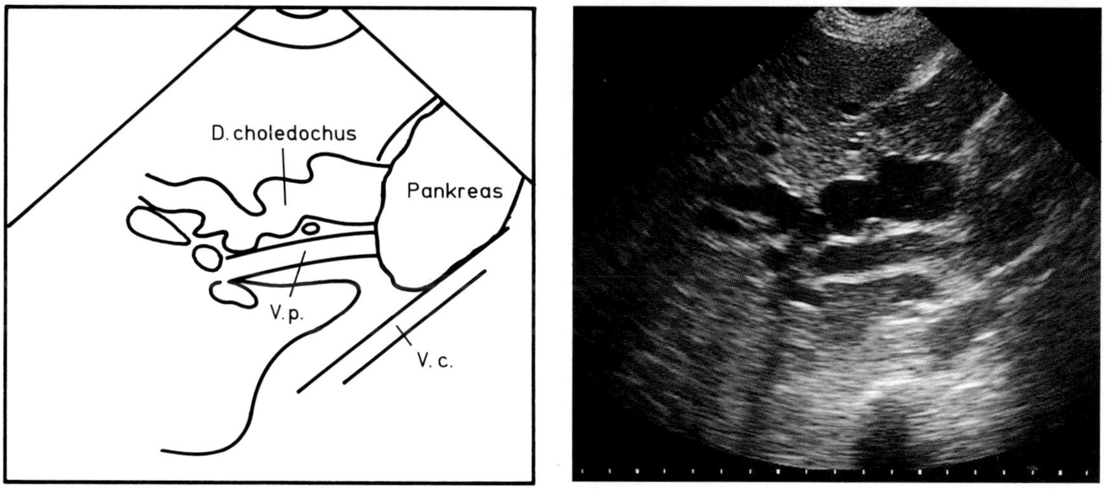
D. choledochus
Pankreas
V.p.
V.c.

94

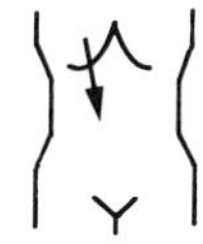

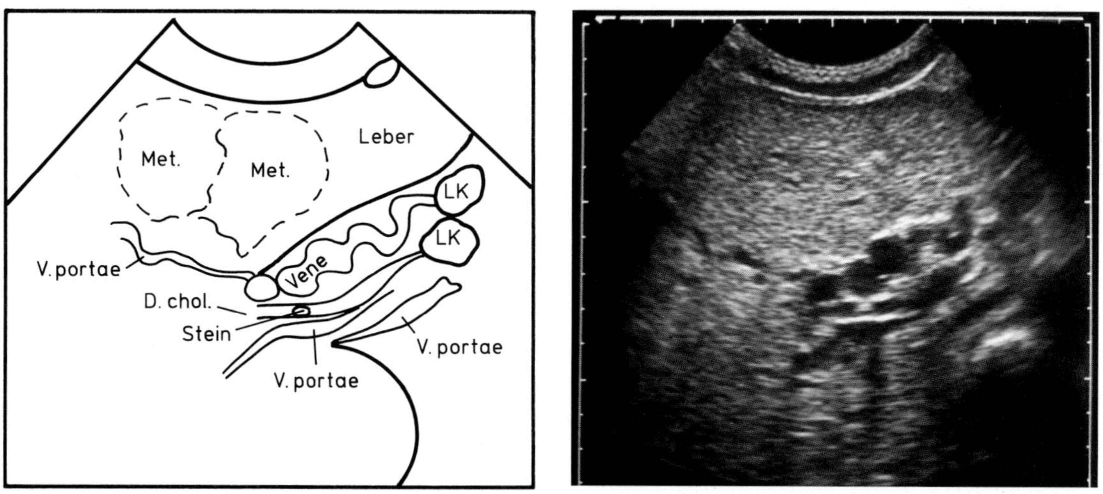
Met.
Met.
Leber
LK
LK
V. portae
Vene
D. chol.
Stein
V. portae
V. portae

95

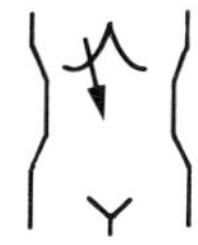

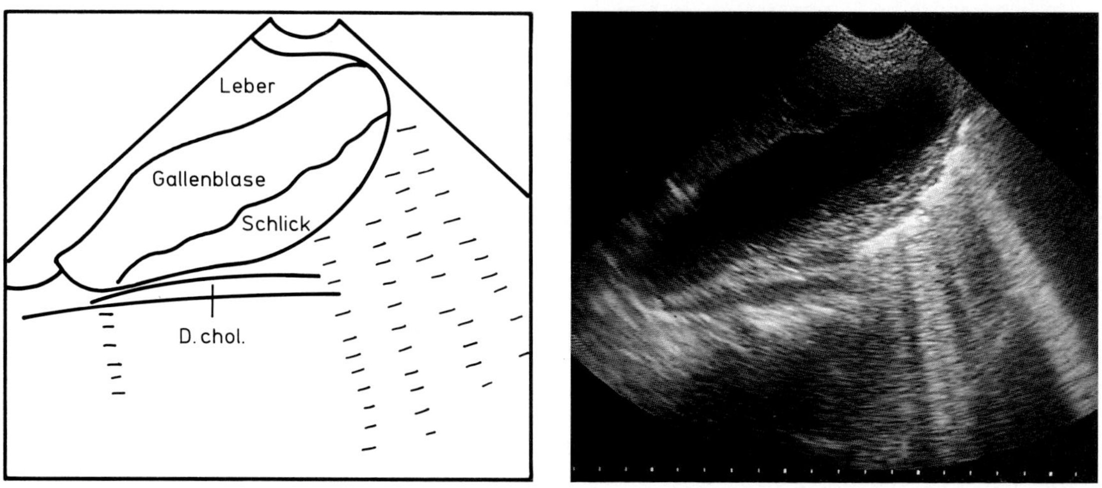
Leber
Gallenblase
Schlick
D. chol.

96

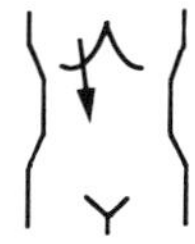

Gallenblase und Gallenwege

97 **Intrahepatischer Tumorverschluß** (Längsschnitt)
Etwas lateral der Pforte, kranial der V. portae erkennt man unscharf begrenzt einen reflexkräftigen tumorösen Prozeß, dessen Reflexmuster sich nur wenig von dem der angrenzenden Leber unterscheidet. Deutlich wird die Tumorinfiltration erst durch den vollständigen Abbruch der intrahepatischen Gallenwege, die normalerweise durch diese Region hindurchziehen. Gallenwegkarzinome sind in Frühstadien schwer zu erkennen; sie werden meist erst durch den Aufstau der kranial anschließenden Gallenwege sonographisch faßbar.

98 **Tumorverschluß der intrahepatischen Gallenwege bei Pankreaskarzinom mit Lebermetastasen** (subkostaler Schrägschnitt durch die Leber)
Nicht das Pankreaskarzinom, das dieser Lebermetastasierung zugrunde lag, hatte zu einem Verschluß des Ductus hepatocholedochus geführt, sondern die Metastasierung der Leber, die einen vollständigen Verschluß der Hepatikusäste herbeigeführt hatte. Der länger bestehende Aufstau führte zu einer klobigen Erweiterung der intrahepatischen Gallenwege vor der Metastase.

99 **Isolierter Aufstau des linken Hauptastes des Ductus hepaticus bei tumoröser Veränderung der gesamten rechten Leber** (subkostaler Schrägschnitt)
Der rechte Leberlappen ist vollständig tumorös umgewandelt. Innerhalb des reflexkräftigen Tumorgewebes sind reflexarme, zarte Strukturen zu erkennen. Der Tumor wuchs bis zur Leberpforte vor und führte dort zu einem Verschluß des Ductus choledochus mit Aufstau des linksseitigen Hepatikus.

97

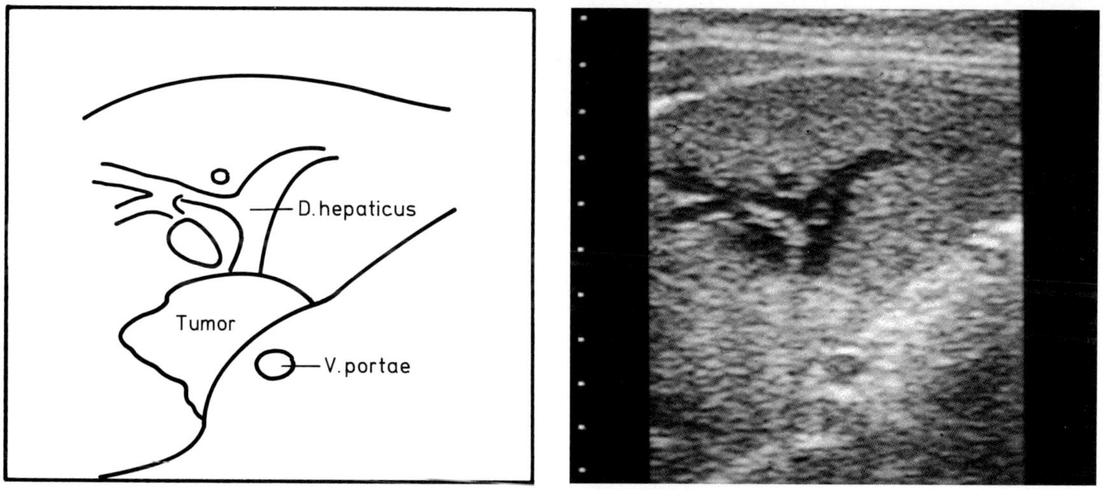
D. hepaticus
Tumor
V. portae

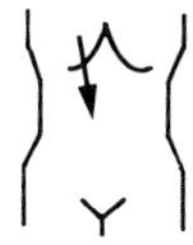

98

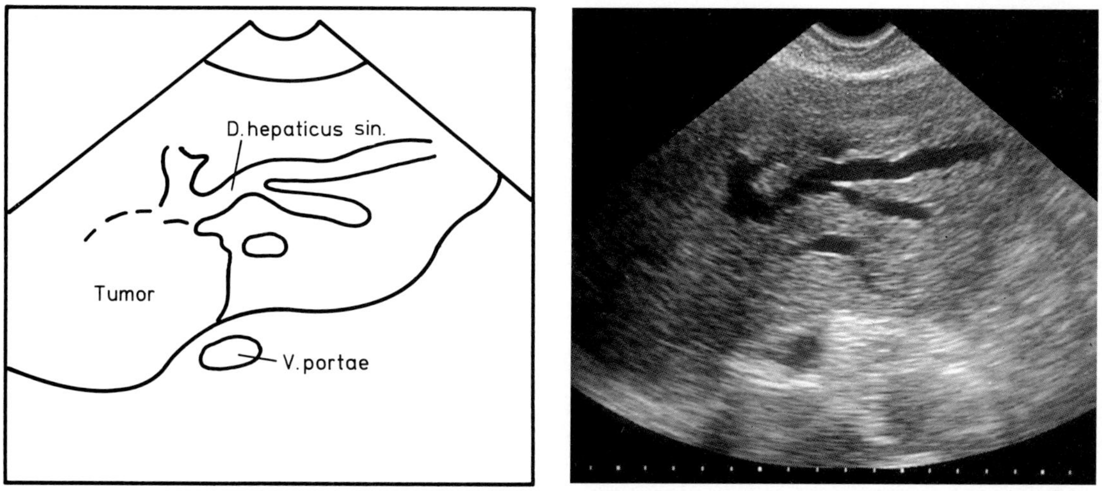
D. hepaticus sin.
Tumor
V. portae

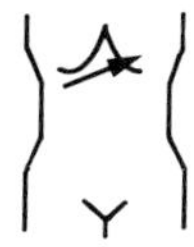

99

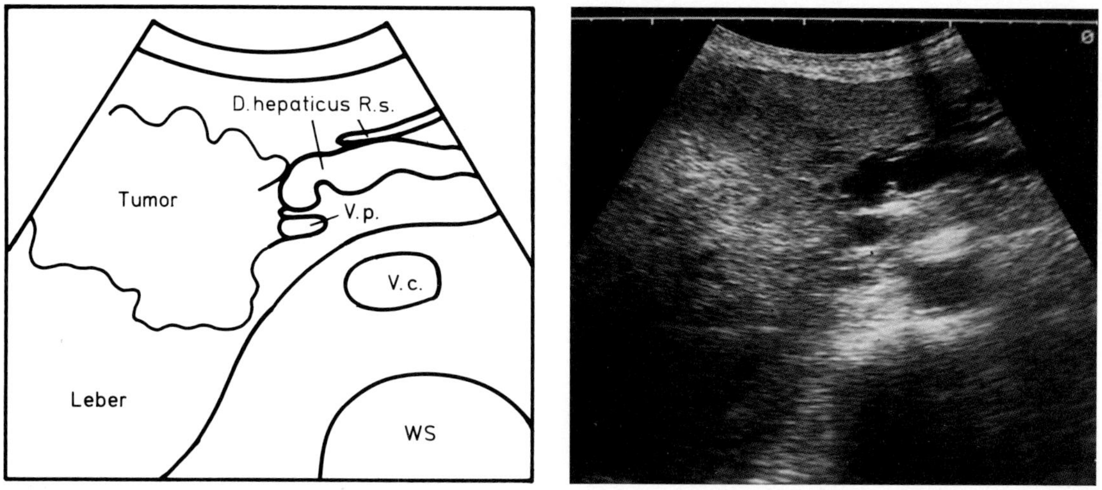
D. hepaticus R.s.
Tumor
V.p.
V.c.
Leber
WS

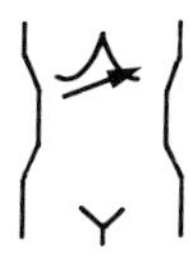

Gallenblase und Gallenwege

100 **Intrahepatischer Verschluß mit Sludgebildung** (subkostaler Schrägschnitt durch die Leber) Der Verschluß liegt distal der hier gezeigten, aufgestauten Gallengänge, aber kranial des Zystikusabgangs. In den verschlossenen Gallengängen ist es zu einer Entmischung der Galle mit Sludgebildung gekommen, wobei sich bereits zarte Steine im Sludge zu bilden beginnen. Erst diese führen zur Schallschattenbildung.

101 **Erweiterte intrahepatische Gallenwege bei extrahepatischem Verschluß**
(subkostaler Schrägschnitt durch die Leber) Die erweiterten Gallenwege schließen dicht an die normal weiten Pfortaderäste an, sie füllen die Pforte vollständig aus. Die Erweiterung war das Ergebnis eines extrahepatischen Gallengangverschlusses bei Choledocholithiasis, der seit etwa 10 Tagen bestand. Der Aufstau war nach endoskopischer Steinextraktion rasch vollständig rückläufig.

102 **Gallengangerweiterung bei länger bestehendem Verschluß im Rahmen eines die Gallenwege komprimierenden Gallenblasenkarzinoms** (Längsschnitt durch den rechten Leberlappen in Höhe der V. cava)
Die Leber ist deutlich vergrößert, die Gallenwege sind mächtig unregelmäßig erweitert, plump deformiert. Der vollständige Verschluß bestand seit mehreren Wochen. Die Patientin kam erst im finalen Zustand zur Aufnahme, eine Gallenwegsdrainage war nicht mehr durchführbar.

100

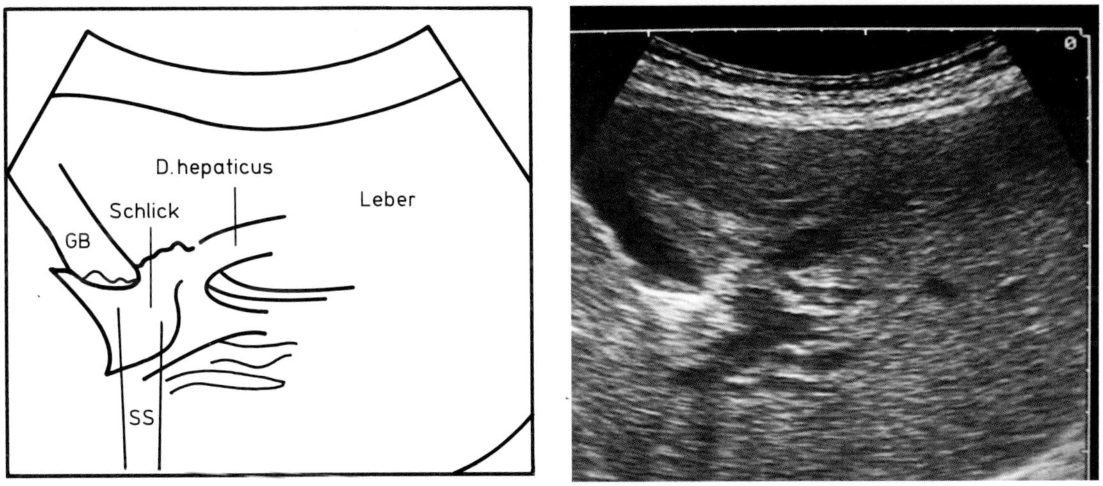
D. hepaticus
Schlick
Leber
GB
SS

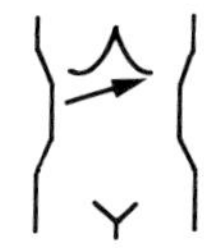

101

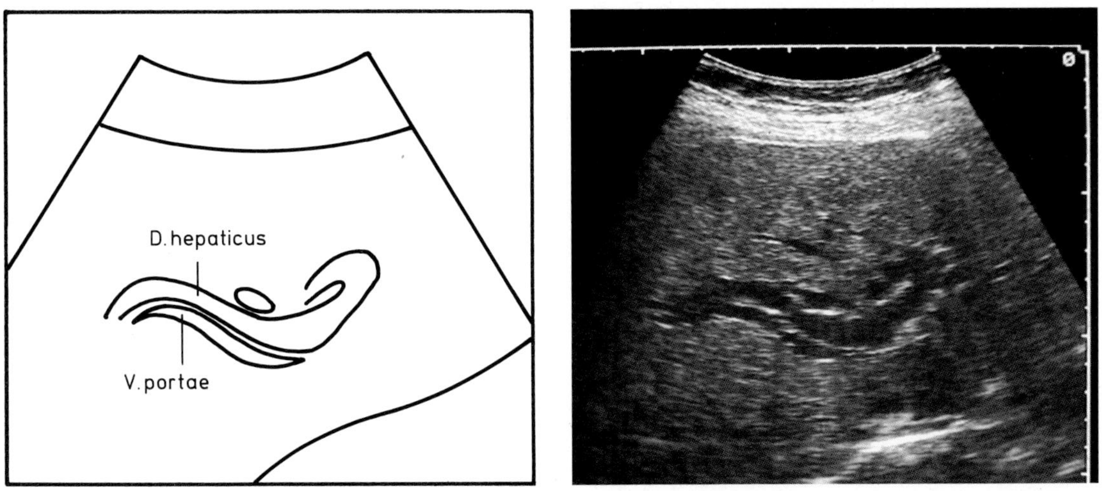
D. hepaticus
V. portae

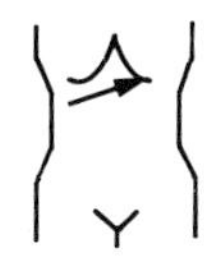

102

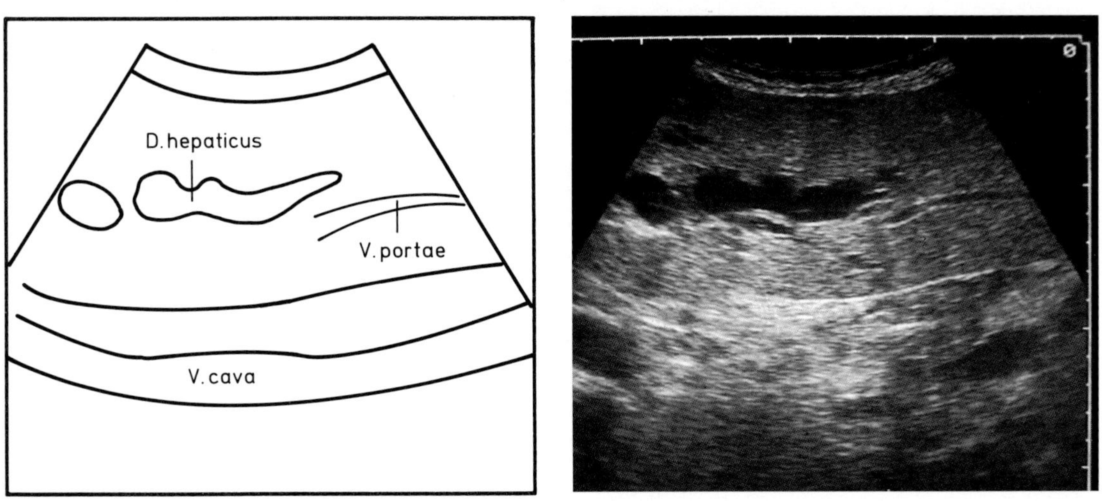
D. hepaticus
V. portae
V. cava

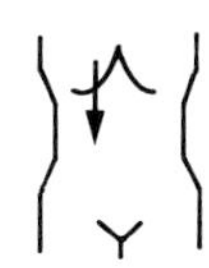

Gallenblase und Gallenwege

103 **Vollständiger Gallenwegverschluß bei Gallenblasenkarzinom** (Oberbauchquerschnitt)
Es handelt sich um dieselbe Patientin wie in der Voraufnahme. In der Pforte ist ein großer Konglomerattumor zu erkennen, der die Gallenwege komprimierte und zu einem chronischen vollständigen Verschluß geführt hatte. Man erkennt die girlandenartig geschlängelten, mächtig dilatierten Gallenwege im Anschnitt als kugelige Gefäßquerschnitte. Die Patientin hatte, als sie zur Aufnahme kam, einen Bilirubinwert von 30 mg%, der sicherlich schon über Wochen bestanden hatte.

104 **Gallenblasenkarzinom mit maximalem Aufstau der Gallenwege** (Längsschnitt durch die Pfortenregion)
Ventral erkennt man den Gallenblasentumor, kaudal davon ein Tumorkonglomerat an der Pforte, das die Erweiterung der intrahepatischen Gallenwege verursacht hat, kranial des dilatierten Gallengangs eine Metastase. Der Tumor ist in die Pforte hineingewachsen und hat dort die Gallenwege verschlossen.

105 **Subkostaler Schrägschnitt durch die Leber bei Tumorkompression der Pfortader und kavernöser Umwandlung der Pfortengefäße**
Lymphknoten komprimieren und verschließen z. T. die Pfortader, so daß es zu einer portalen Hypertension gekommen ist, auf deren Boden die kavernöse Transformation zu erklären ist. Man erkennt Lymphknoten unmittelbar in der Pforte lateral des Magens. Innerhalb der Leber ist eine unübersichtliche Situation eingetreten, mit weitgehend komprimierten, teilweise gestauten Gallenwegen und verdämmernden Pfortaderästen.

103

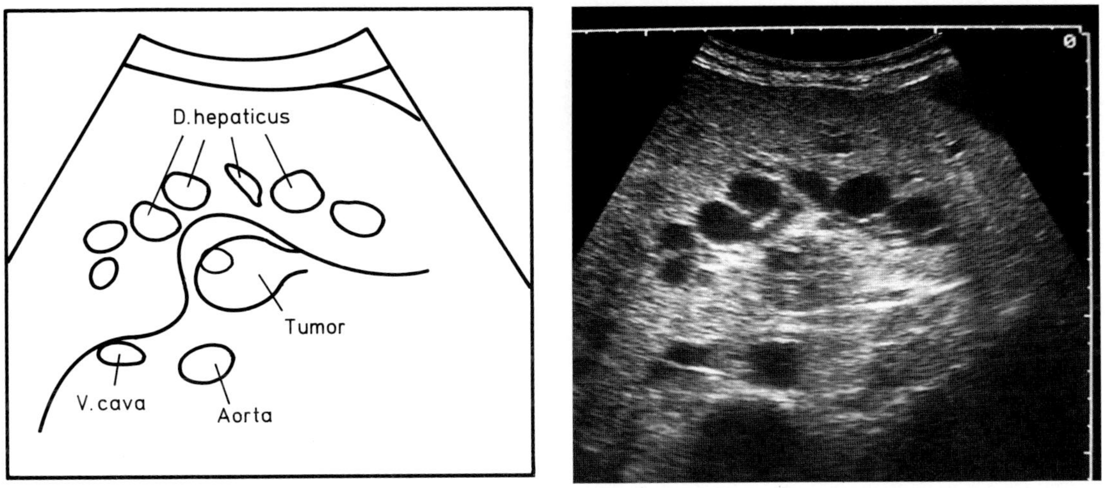
D. hepaticus
Tumor
V. cava
Aorta

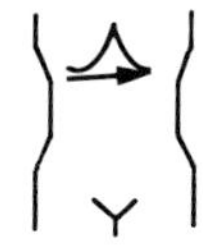

104

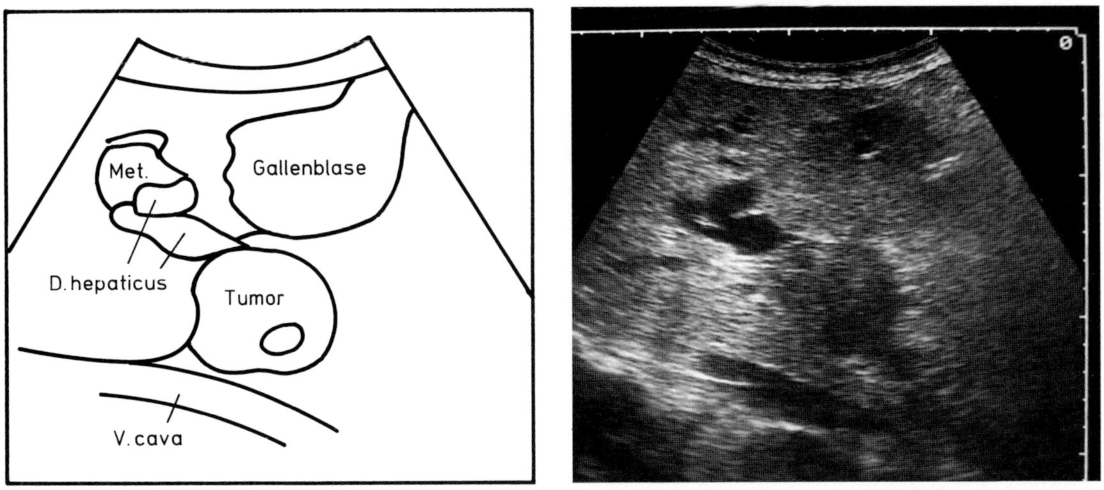
Met.
Gallenblase
D. hepaticus
Tumor
V. cava

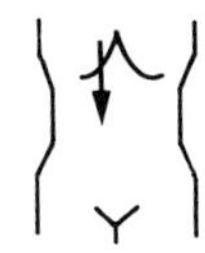

105

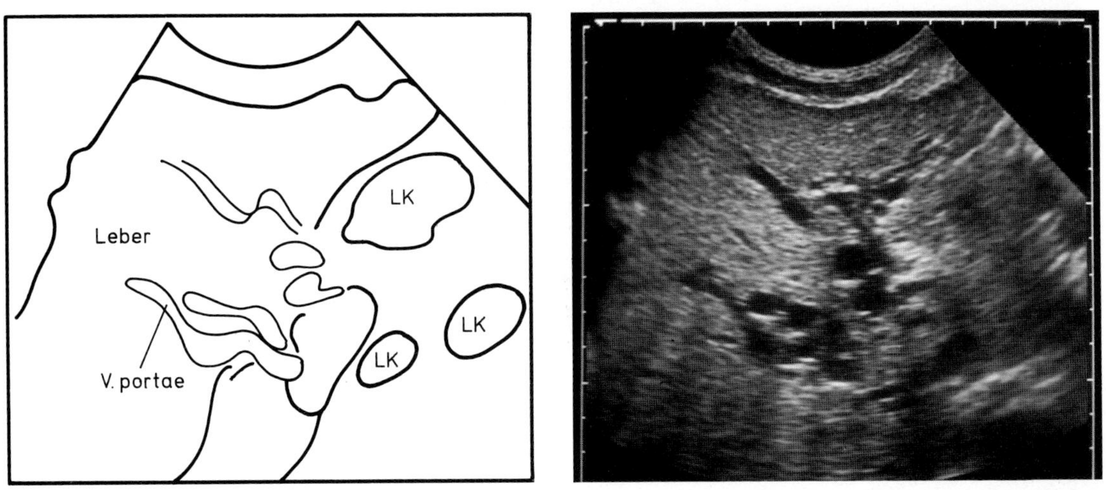
LK
Leber
LK
LK
V. portae

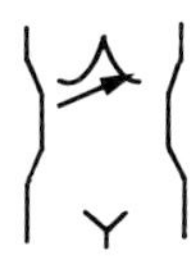

106 **Maligner Verschluß** (Längsschnitt durch die Pforte)
Der Gallengang ist durch ein Lymphknotenpaket komprimiert und aufgestaut, die dorsal davon liegende V. portae rarefiziert, vor der Pfortenregion erweitert und durch das Lymphknotenpaket invasiv infiltriert. Die Lymphknoten- und die Leberinfiltrationen waren als Folge eines metastasierenden Magenkarzinoms entstanden.

107 **Intrakanalikulär wachsendes Gallengangskarzinom mit Verschluß des Ductus hepaticus** (Längsschnitt durch die Pforte)
Der deutlich erweiterte intrahepatische Anteil des Gallengangs setzt sich erweitert nach kaudal fort, ist jedoch vollständig durch den invasiv wachsenden Tumor verschlossen. Der Tumor, der sich in der ERC röhrenförmig darstellte, war bis nahezu zur Papille herabgewachsen. Der Gang konnte nur noch palliativ durch Einlage einer Prothese entlastet werden.

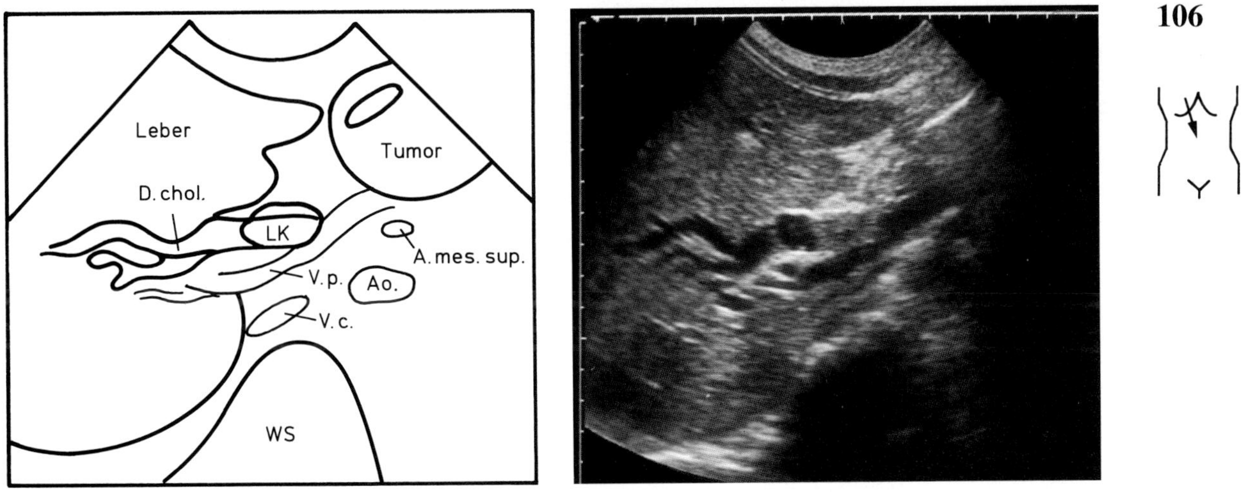
Leber
Tumor
D. chol.
LK
A. mes. sup.
V. p.
Ao.
V. c.
WS

106

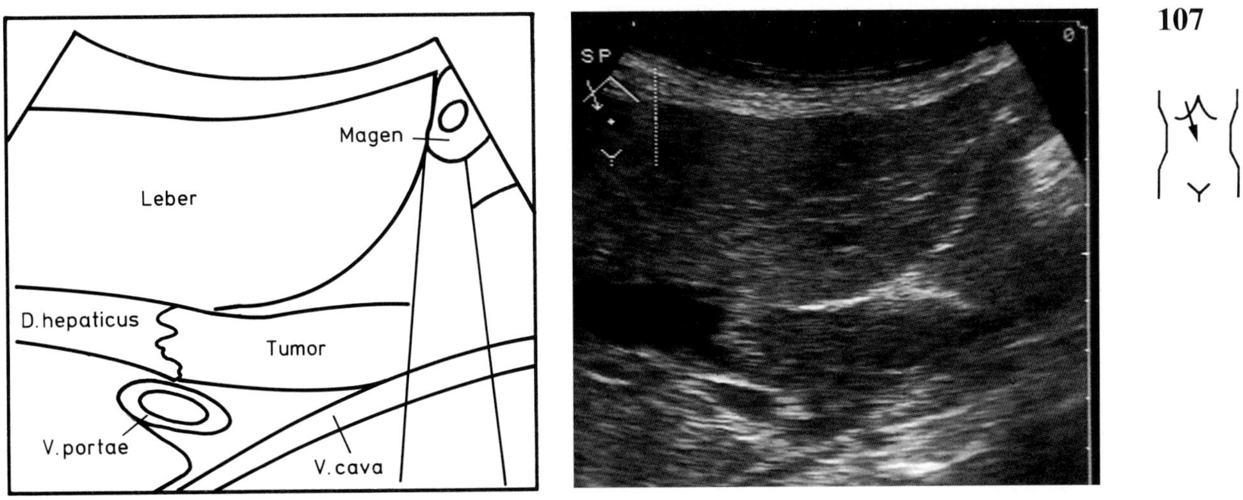
Magen
Leber
D. hepaticus
Tumor
V. portae
V. cava
SP

107

Gallenblase und Gallenwege

Literatur

Allen-Mersh TG, Motson RW, Hately W (1985) Does is matter who does ultrasound examination of the gall bladder? Br Med J 291:389

Beau WJ, Calonje MA, Aprill CN, Geshner J (1979) Percutaneous catherization of the gallbladder with ultrasonic guidance. South Med J 72:612–614

Becker CD, Burckhardt B, Terrier F (1986) Ultrasound in postoperative acalculous cholecystitis. Gastrointest Radiol 11:47–50

Berger M, Smith E, Holm HH, Mascatello V (1977) Utility of ultrasound in the differential diagnosis of acute cholecystitis. Arch Surg 112:273–275

Bergman AB, Neiman HL, Kraut B (1979) Ultrasonographic evaluation of pericholecystic abscesses. AJR 132:201–203

Bloom RA, Fisher A, Pode D, Asaf Y (1984) Shifting intramural gas - A new ultrasound sign of emphysematous cholecystitis. JCU 12:40–42

Bloom RA, Libson E, Lebensart PD, Craciun E, Klin B, Fields S, Haskell L (1989) The ultrasound spectrum of emphysematous cholecystitis. JCU 17:251–256

Börsch G, Wedmann B, Brand J, Zumtobel V (1985) Aussagefähigkeit der prä- und postoperativen Sonographie in der Gallenchirurgie. Dtsch Med Wochenschr 110:1359–1364

Bolondi L, Gandolfi L, Rossi A, Caletti GC, Fontana G, Labo G (1979) Ultrasound in the diagnosis of cholestatic jaundice. Am J Gastroenterol 71:168–176

Bondestam S (1981) Urgent real-time cholecystosonography in suspected acute cholecystitis. Gastrointest Radiol 6:257–259

Braun B, Schwerk W (1978) Ultraschalldiagnostik der Cholelithiasis. Ein Vergleich mit röntgenologischen Untersuchungsverfahren. Dtsch Med Wochenschr 103:1101–1107

Busse H-J, Runge C, Nilius R, Zipprich B, Schmidt W, Jäger B (1982) Sonographische Bestimmung der Größe und des Kalziumgehaltes von Gallenblasenkonkrementen. Dtsch Z Verdauungs Stoffwechselkr 42:265–271

Capron J-P, Joly J-P, Braillon A, Besson P, Delamarre J, Dupas J-L, Lorriaux A (1980) Aspects scanographiques de la maladie de caroli. Gastroenterol Clin Biol 4:793–798

Conrad MR, Landay MJ, Janes JO (1978) Sonographic „parallel channel" sign of biliary tree enlargement in mild to moderate obstructive jaundice. AJR 130:279–286

Conrad MR, Janes JO, Dietchy J (1979) Significance of low level echoes within the gallbladder. AJR 132:967–972

Cooperberg PL (1978) High-resolution real-time ultrasound in the evaluation of the normal and obstructed biliary tract. Radiology 129:477–480

Cooperberg PJ, Li D, Wong P, Cohen MM, Burhenne HJ (1980) Accuracy of common hepatic duct size in the evaluation of extrahepatic biliary obstruction. Radiology 135:141–144

Crade M, Taylor KJW, Rosenfield AT, Ulreich S, Simeone J, Sommer FG, Viscomi GN (1979) The varied ultrasonic character of gallbladder tumor. JAMA 241(20):2195–2196

Deitch EA (1981) Utility and accuracy of ultrasonically measured gallbladder wall as a diagnostic criteria in biliary tract disease. Dig Dis Sci 26:686–693

Detwiler RP, Kim DS, Longerbeam JK (1980) Ultrasonography and oral cholecystography. Arch Surg 115:1096–1098

Einstein DM, Lapin SA, Ralls PW, Halls JM (1984) The insensitivity of sonography in the detection of choledocholithiasis. AJR 142:725–728

Engel JM, Deitch EA, Sikkema W (1980) Gallbladder wall thickness: sonographic accuracy and relation to disease. AJR 134:907–909

Everson GT, Braverman DZ, Johnson MJ, Kern F (1980) A critical evaluation of real-time ultrasonography for the study of gallbladder volume and contraction. Gastroenterology 79:40–46

Filly RA, Moss AA, Way LW (1979) In vitro investigation of gallstone shadowing with ultrasound tomography. JCU 7:255–262

Finberg HJ, Birnholz JC (1979) Ultrasound evaluation of the gallbladder wall. Radiology 133:693–698

Frick MP, Snover DC, Feinberg SB, Salomonowitz E, Crass JR, Ramsay N (1984) Sonography of the gallbladder in bone marrow transplant patients. Am J Gastroenterol 79(2):122–127

Goldberg BB (1979) Ultrasonic cholangiography. Radiology 118:401–404

Goldstein A, Madrazo BL (1981) Slice-thickness artifacts in gray-scale ultrasound. JCU 9:365–375

Gonzales AC, Johnson JA III (1978) Ultrasonic examination of the gallbladder, a review. Clin Radiol 29:171–176

Gooding GAW (1981) Food particles in the gallbladder mimic cholelithiasis in a patient with a cholecystojejunostomy. JCU 9:346–347

Gosink BB (1978) Gallbladder. In: De Vlieger M (ed) Handbook of clincal ultrasound. John Wiley & Sons, New York Chichester, pp 311–319

Gregg JA, McDonald DG (1979) Endoscopic retrograde cholangiopancreatography and Gray-scale abdominal ultrasound in the diagnosis of jaundice. Am J Surg 137:611–615

Grossmann M (1978) Cholelithiasis and acoustic shadowing. JCU 6:182–184

Handler SJ (1979) Ultrasound of gallbladder wall thickening and its relation to cholecystitis. AJR 132:581–585

Harvey RF, Read AE (1973) Effect of cholecystokinin on colonic mobility and symptoms in patients with the irritable bowel syndrome. Lancet I:1–3

Huang Y-S, Lee S-D, Wu J-C, Wang S-S, Lin H-C, Tsai Y-T (1989) Utility of sonographic gallbladder wall patterns in differentiating malignant from cirrhotic ascites. JCU 17:187–192

Ishida H, Yagisawa H, Nasu H, Arakawa H, Masamune O (1987) Ultrasonography of acute obstructive suppurative cholangitis: Serial observation by ultrasound. JCU 15:51–55

Jeffrey RB, Laing FC, Wong W, Callen PW (1983) Gangrenous cholecystitis: Diagnosis by ultrasound. Radiology 148:219–221

Jüttner H-U, Ralls PW, Quinn MF, Jenney JM (1982) Thickening of the gallbladder wall in acute hepatitis: Ultrasound demonstration. Radiology 142:465–466

Kane RA, Jacobs R, Katz J, Costello P (1984) Porcelain gallbladder: Ultrasound and CT appearance. Radiology 152:137–141

Kaplan RP, Kaplan L, Panish J, Treiman R (1980) Hemobilia endoscopic diagnosis and association with pancreatitis. Dig Dis Sci 25:140–144

Kelbel C, Börner N, Weilemann LS (1988) Die sonographische Gallenblasenwandverdickung und ihre diagnostische Bedeutung bei intensivpflichtigen Patienten. Ultraschall 9:106–110

Laing FC, Jeffrey RB (1980) The pseudo-dilated common bile duct: ultrasonographic appearance created by the gallbladder neck. Radiology 135:405–407

Laing FC, London LA, Filly RA (1978) Ultrasonographic identification of dilated intrahepatic bile ducts and their differentiation from portal venous structures. JCU 6(2):90–94

Larssen TB, Göthlin JH, Jensen D, Arnesjö B, Søreide O (1988) Ultrasonically and fluoroscopically guided therapeutic percutaneous catheter drainage of the gallbladder. Gastrointest Radiol 13:37–40

Lee TG, Henderson SC, Ehrlich R (1977) Ultrasound diagnosis of common bile duct dilatation. Radiology 124:793–797

Levine E, Maklad NF, Wright CH, Rak Lee K (1979) Computed tomographic and ultrasonic appearance of primary carcinoma of the common bile duct. Gastrointest Radiol 4:147–151

MacDonald FR, Cooperberg PL, Cohen MM (1981) The WES triad – a specific sonographic sign of gallstone in the contracted gallbladder. Gastrointest Radiol 6:39–41

Malini S, Sabel J (1977) Ultrasonography in obstructive jaundice. Radiology 123:429–433

Marchal G, Crolla D, Baert AL, Fevery J, Kerremans R (1978) Gallbladder wall thickening: a new sign of gallbladder disease visualized by gray scale cholecystosonography. JCU 6:177–179

Marchal G, van de Voorde P, van Dooren W, Ponette E, Baert A (1980) Ultrasonic appearance of the filled an contracted normal gallbladder. JCU 8:439–442

Maresca G, de Gaetano AM, Mirk P, Cauda R, Federico G, Colagrande C (1984) Sonographic patterns of the gallbladder in acute viral hepatitis. JCU 12:141–146

McCune BR, Weeks LE, O'Brien TF Jr, Martin JF (1977) „Pseudostone" of the gallbladder ultrasound, findings and case report. Gastroenterology 73:1149–1151

McIntosh DMF, Penney HF (1980) Gray-scale ultrasonography as a screening procedure in the detection of gallbladder disease. Radiology 136:725–727

Mendelson RM, Tobin MV, Gilmore IT (1988) Bile duct measurements after ceruletide as an aid to the ultrasound diagnosis of choledocholithiasis. Gastrointest Radiol 13:41–44

Muhletaler CA, Gerlock AJ Jr, Fleischer AC, James AE Jr (1980) Diagnosis of obstructive jaundice with nondilated bile ducts. AJR 134:1149–1152

Neiman HL, Mintzer RA (1977) Accuracy of biliary duct ultrasound comparison with cholangiography. AJR 129:979–982

Niederau C, Müller J, Sonnenberg A, Scholten T, Erckenbrecht J, Fritsch W-P, Brüster T, Strohmeyer G (1983) Extrahepatic bile ducts in healthy subjects, in patients with cholelithiasis, and in postcholecystectomy patients: A prospective ultrasonic study. JCU 11:23–27

Norrby S, Frank M, Sjödahl R (1985) Intravenous cholecystography and ultrasonography in the diagnosis of acute cholecystitis. Acta Chir Scand 151:255–259

Okuda K, Tsuchiya Y (1983) Ultrasonic anatomy of the biliary system. Clin Gastroenterol 12:49–63

Olken SM, Bledsoe R, Newmark H (1978) The ultrasonic diagnosis of primary carcinoma of the gallbladder. Radiology 129:481–482

Parulekar SG (1979) Ultrasound evaluation of common bile duct size. Radiology 133:703–707

Patriquin HB, Di Pietro M, Barber FE, Teele RL (1983) Sonography of thickened gallbladder wall: Causes in children. AJR 141:57–60

Perlmutter GS, Goldberg BB (1976) Ultrasonic evaluation of the common bile duct. JCU 4:107–111

Philbrick TH, Kaude JV, McInnis AN, Wright PG (1981) Abdominal ultrasound in patients with acute right upper quadrant pain. Gastrointest Radiol 6:251–256

Ponhold W, Czembirek H (1980) Die Sonographie zur Diagnose intrahepatischer Cholangiektasie. Roentgenblätter 33:80–86

Purdom RC, Thomas SR, Kereiakes JG, Spitz HB, Goldenberg NJ, Krugh KB (1980) Ultrasonic properties of biliary calculi. Radiology 136:729–732

Ralls PW, Quinn MF, Juttner HU, Halls JM, Boswell WD (1981a) Gallbladder wall thickening: Patients without intrinsic gallbladder disease. AJR 137:65–68

Ralls PW, Quinn MF, Halls J (1981b) Biliary sonography: Ventral bowing of the dilated common duct. AJR 137:1127–1129

Ralls PW, Halls J, Lapin SA, Quinn MF, Morris UL, Boswell W (1982) Prospective evaluation of the sonographic Murphy sign in suspected acute cholecystitis. JCU 10:113–115

Rebmann W (1978) Intrahepatische Luft in den Gallengängen. Sonographisches Bild und Bedeutung. In: Kratochwil A, Reinold E (Hrsg) Ultraschalldiagnostik. Thieme, Stuttgart, S 162–165

Reinig JW, Stanley JH (1984) Sonographic hepatization of the gallbladder. A cause of nonvisualization of the gallbladder by cholecystosonography. JCU 12:234–236

Rice J, Sauerbrei EE, Semogas P, Cooperberg PL, Burhenne HJ (1981) Sonographic appearance of adenomyomatosis of the gallbladder. JCU 9:336–337

Sanders RC (1980) The significance of sonographic gallbladder wall thickening. JCU 8:143–146

Sax SL, Athey PA, Lamki N, Cadavid GA (1988) Sonographic findings in traumatic gemobilia: Report of two cases and review of the literature. JCU 16:29–34

Scheible FW, Davis GB (1981) Oriental cholangiohepatitis: preoperative radiographic and ultrasonographic diagnosis. Gastrointest Radiol 6:269–271

Seitz K (1985) Ultraschalldiagnostik bei Erkrankungen der Gallenwege. Dtsch Med Wochenschr 110:1539–1542

Seitz K, Hege-Blank U, Holzinger H (1987) 10 Jahre sonographische Gallenblasensteindiagnostik – Was lehrt die Operationsstatistik hinsichtlich ihrer Zuverlässigkeit? Ultraschall 8:121–125

Shawker TH, Jones BL, Girton ME (1981) Distal common bile duct obstruction: an experimental study in monkeys. JCU 9:77–82

Shlaer WJ, Leopold GR, Scheible FW (1981) Sonography of the thickened gallbladder wall: a nonspecific finding. AJR 136:337–339

Soiva M, Haveri M, Taavitsainen M, Suramo I (1986) The value of routine sonography in clinically suspected acute cholecystitis. Scand J Gastroenterol 21:70–74

Strijk SP, Boetes C, Rosenbusch G (1981) Floating stones in a nonopacified gallbladder: ultrasonographic sign of gas-containing gallstones. Gastrointest Radiol 6:261–263

Thomas JL, Zornoza J (1980) Obstructive jaundice in the absence of sonographic biliary dilatation. Gastrointest Radiol 5:357–360

Trought WS, Morgan CL, Jackson DC, Johnsrude IS (1980) Evaluation of the biliary tree: a comparison of percutaneous transhepatic cholangiography and ultrasonography. South Med J 73:1592–1593

Ulreich S, Foster KW, Stier SA, Rosenfield AT (1980) Acute cholecystitis. Arch Surg 115:158–160

Vallon AG, Lees WR, Cotton PB (1979) Gray-scale ultrasonography in cholestatic jaundice. Gut 20:51–54

Weeks LE, McCune BR, Martin JF, O'Brien TF Jr (1978) Differential diagnosis of intrahepatic shadowing on ultrasound examination. JCU 6:399–401

Wegener M, Börsch G, Schneider J, Wedmann B, Winter R, Zacharias J (1987) Gallbladder wall thickening: A frequent finding in various nonbiliary disorders. A prospective ultrasonographic study. JCU 15:307–312

Weill F, Eisencher A, Zeltner F (1978) Ultrasonic study of the normal and dilated biliary tree. The „shotgun" sign. Radiology 127:221–224

Weiss A, Weiss H (1986) Cholezystitis und Pericholezystitis als septische Komplikation akuter Leukosen und maligner Lymphome. Ultraschall Klin Prax [Suppl] 1:52

Weiss H (1978) Warum nicht Sonographie? Dtsch Med Wochenschr 103:478

Weiss H (1979) Sonographischer Nachweis des Gallenblasen-Carcinoms. Med Welt 30:1892–1895

Weiss H (1981a) Die Pharmakosonographie: Ein Fortschritt für die Gallenblasendiagnostik? In: Rettenmaier G, Loch E-G, Hausmann U, Trier HG (Hrsg) Ultraschalldiagnostik. Thieme, Stuttgart

Weiss H (1981b) Eine neue Technik zur sonographischen Darstellung kleiner Gallensteine. Roentgenpraxis 34:497–498

Weiss H, Kempf A (1986) Pharmakosonographische Vergleichsuntersuchungen über die spasmolytische Wirksamkeit verschiedener Pharmaka auf die Gallenblase. In: Otto RCH, Schnaars P (Hrsg) Ultraschalldiagnostik 1985. Thieme, Stuttgart, S 371–372

Weiss H, Nägele E (1986) Bildgebende Verfahren in der Diagnostik des sog. Gallenblasenregenerats. ROEFO 144/1:113–115

Weiss H, Schoppé N (1982) Pharmako-sonographische Vergleichsbeurteilung der spasmolytischen

Wirksamkeit verschiedener Substanzen auf die Gallenblase von Gesunden und Gallensteinträgern. In: Kratochwil A, Reinold E (Hrsg) Ultraschalldiagnostik 81. Thieme, Stuttgart, S 152–153

Weiss H, Deck G, Weiss A, Rethel R (1981) Das Gallenblasenkarzinom: Erlaubt die Sonographie eine rechtzeitige Diagnose? Therapiewoche 31:8547–8552

Weiss H, Weiss A, Völker A (1986) Prognose und Entartungstendenz sonographisch entdeckter polypöser Gallenblasenveränderungen. Ultraschall Klin Prax [Suppl] 1:51

Worthen NJ, Uszler JM, Funamura JI (1981) Cholecystitis: Prospective evaluation of sonography and 99m Tc-HIDA cholescintigraphy. AJR 137:973–978

Wrazidlo W, Klink K (1988) Die segmentale Form der Adenomyomatose der Gallenblase im Röntgenbild und Sonogramm. Ultraschall 9:141–143

Wu C-C, Ho Y-H, Chen C-Y (1984) Effects of aging on common bile duct diameter: A real-time ultrasonographic study. JCU 12:473–478

Yeh H-C (1979) Ultrasonography and computed tomography of carcinoma of the gallbladder. Radiology 133:167–173

Zegel HG, Kurtz AB, Perlmutter GS, Goldberg BB (1981) Ultrasonic characteristics of bilomas. JCU 9:21–24

Zeman RK, Lee C, Jaffe MH, Burrell MI (1984) Hepatobiliary scintigraphy and sonography in early biliary obstruction. Radiology 153:793–798

Pankreas

Indikationen: Ausschluß von Erkrankungen des Pankreas, Verdacht auf akute und chronische Pankreatitis, Verlaufskontrollen, Erfassung von Begleitreaktionen des Pankreas bei Infektionskrankheiten und systemischen Erkrankungen.
Erkennung und Differenzierung von Tumoren und Zysten.
Klärung und Zuordnung unklarer Raumforderungen im Oberbauch.

Geräte: Zur Übersichtsdiagnostik 3,5-MHz-Sektor- oder Curved-array-Geräte mit der Möglichkeit, durch Magen- und Darmkompression Schwanz- und Kopfanteile des Pankreas besser darzustellen. Zur Beurteilung von Tumoren und Pankreasgangerweiterungen sowie zur Erkennung von Umgehungskreisläufen ist die Verwendung eines 5-MHz-Schallkopfs von Vorteil.

Aussagekraft: *Normales Pankreas* in 70–90% der Fälle darstellbar.
Akute Pankreatitis: hohe Übereinstimmung zwischen klinischem Verlauf, Laborwerten und sonographischen Kriterien.
Chronische Pankreatitis: in 85–100% der Fälle erkennbar.
Pankreastumoren und -zysten: ab 0,5–1 cm Größe darstellbar, ab 3 cm in 90–100% der Fälle.

Grenzen: Normales Pankreas in 8–16% der Fälle nicht darstellbar, besonders bei kleinem linken Leberlappen, pyknischem Habitus, Adipositas, Meteorismus und postoperativ.

Eine Frühdiagnose von Pankreastumoren ist nicht möglich.

Normalmaße: Die apikokaudale Ausdehnung im Kopfbereich beträgt maximal 8 cm, meist zwischen 3 und 5 cm, der Sagittaldurchmesser im Kopfbereich 1,5–3 cm, im Korpus 1,5–2,5 cm (in Höhe der A. mesenterica superior bis 2 cm), im Schwanzbereich 1,5–3 cm. Durchmesser über 2,5 cm sind jedoch kontrollbedürftig. Das Pankreas unterliegt großen Form- und Größenvariationen.
Reflexmuster: im jugendlichen Alter nahezu identisch mit dem der Leber, mit dem Alter wird es reflexkräftiger.
Pankreasgang: im Normalfall gut darstellbar. Normale Weite (lediglich des reflexfreien Anteils des Gangs, ohne Wandecho) maximal 2 mm.

Lage des Patienten: Rückenlage. Zur Darstellung des Pankreasschwanzes evtl. Bauch- und Rechtsseitenlage (translienale Untersuchung), die transgastrale Darstellung erfolgt im Sitzen.

Vorbereitung: Zunächst keine, bei Wiederholungsuntersuchungen sollte der Patient nüchtern sein. Der Wert von sog. Entschäumungsmitteln ist zweifelhaft.

Untersuchungsablauf: Längsschnitte, in Höhe der Aorta beginnend, nach rechts bis über den Pankreaskopf und zurück bis zum Pankreasschwanz. Dann Querschnitte entlang des Pankreasverlaufs, also mit nach links kranial gedrehtem Schallkopf in tiefer Inspiration des Patienten, wobei die Schallrichtung transhepatisch, etwas nach kaudal gerichtet wird. Mit Sektorschallköpfen unter dosierter Kompression lassen sich Pankreaskopf und Pankreasschwanz durch die jeweiligen Darm- bzw. Magenanteile hindurch darstellen. Als Wegweiser dienen die V. lienalis am Unterrand dorsal des Pankreas und die A. lienalis kranial des Pankreas.

Wichtige Hinweise und Tips: Die Einfingerpalpation zur Überprüfung der lokalen Druckdolenz und der Geschmeidigkeit des Organs sollte unbedingt eingesetzt werden. Bei Nichtdarstellbarkeit des Pankreas gelingt häufig doch noch eine Darstellung durch den flüssigkeitsgefüllten Magen (der Patient trinkt über ein Röhrchen etwa 1 l Wasser oder Saft; er sitzt während der Untersuchung an der Kante der Liege, evtl. kann zusätzlich Buscopan gegeben werden, um die Magenentleerung zu verzögern).

Pankreas

1 **Normales Pankreas** (Oberbauchquerschnitt) Bei diesem adipösen etwa 60jährigen Mann ist das Pankreas gut hinter dem Magen zu erkennen. Es ist reflexkräftig und maximal 1,5 cm dick. Die typischen Landmarken grenzen das Pankreas ein: Ventral ist es begrenzt vom Magen, dorsal von der V. lienalis, die im Confluens die V. mesenterica superior aufnimmt, rechts lateral wird das Organ entweder vom Duodenum oder von Schallschatten begrenzt, die von der Luft aus dem oberen Duodenalknie oder dem Magen stammen. Der Pankreasschwanz ist wie meist bei Erstuntersuchungen durch Schallschatten der Diagnostik entzogen, die durch Luft im Magen verursacht werden. Der Ductus Wirsungianus ist eben erkennbar. Im höheren Lebensalter ist das Pankreas meist in der dargestellten Weise reflexkräftig und im Normalfall gleichmäßig gemustert.

2 **Normales Pankreas** (Oberbauchquerschnitt) Der Pankreasschwanz ist hier etwas deutlicher, jedoch ebenfalls nicht vollständig dargestellt, das Organ selbst ist gleichmäßig dick, bei Einfingerpalpation war es gut impressibel. Der Ductus Wirsungianus ist nicht abgebildet. Die Angaben über die Normalmaße des P. schwanken in der Literatur. Pankreasdicken über 25 mm sind kontrollbedürftig.

3 **Normales Pankreas bei Splenomegalie** (Oberbauchquerschnitt, teilweise translienal) Wenn wie in diesem Fall ein akustisches Fenster den Blick auf den Pankreasschwanz erlaubt, erkennt man, daß der Schwanz weit nach lateral reicht, z. T. bis zum Milzhilus. In diesem Bild ist das Organ von Leber, Magen und Milz begrenzt, wobei die Milz aufgrund ihrer ungewöhnlichen Größe den Magen komprimiert. Dadurch ist der Pankreasschwanz ausnahmsweise nicht durch Schallschatten der Sicht entzogen.

1

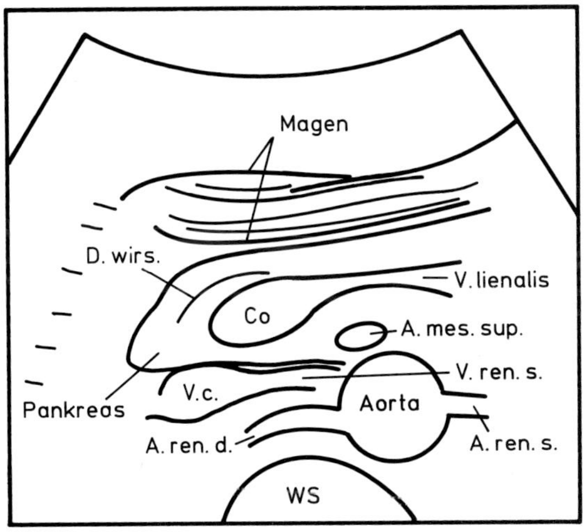
Magen
D. wirs.
V. lienalis
Co
A. mes. sup.
V. ren. s.
Pankreas
V.c.
Aorta
A. ren. d.
A. ren. s.
WS

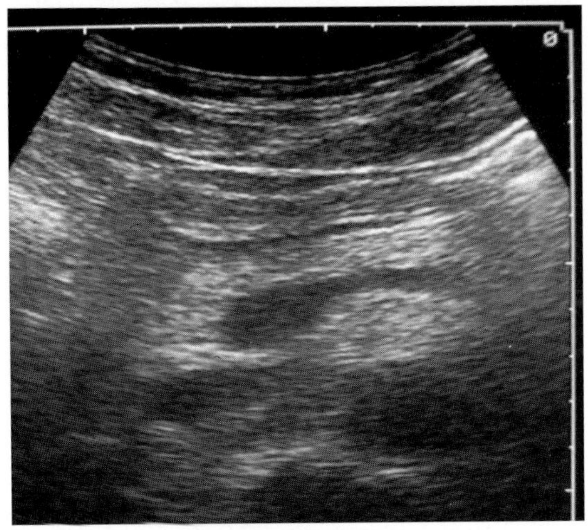

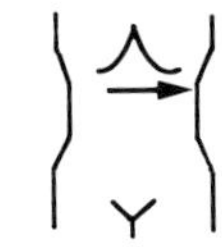

2

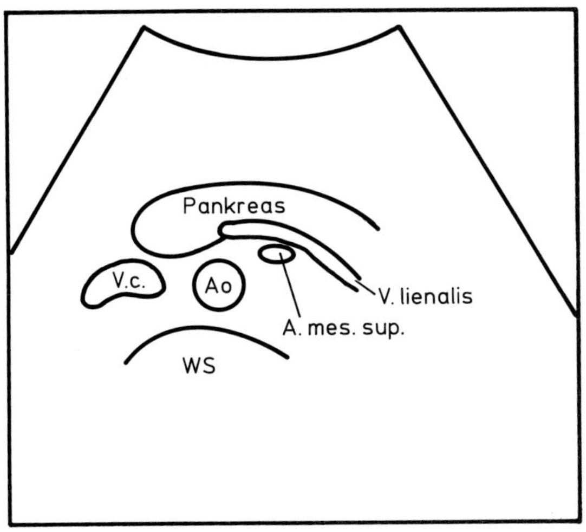
Pankreas
V.c.
Ao
V. lienalis
A. mes. sup.
WS

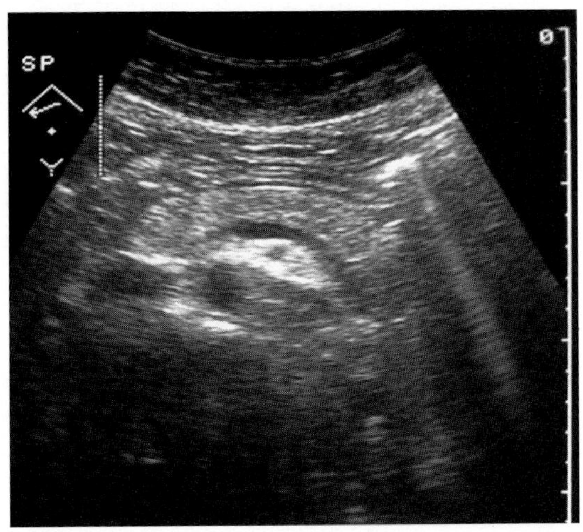
SP

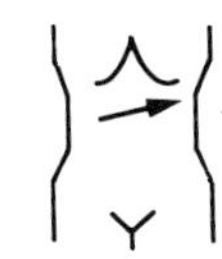

3

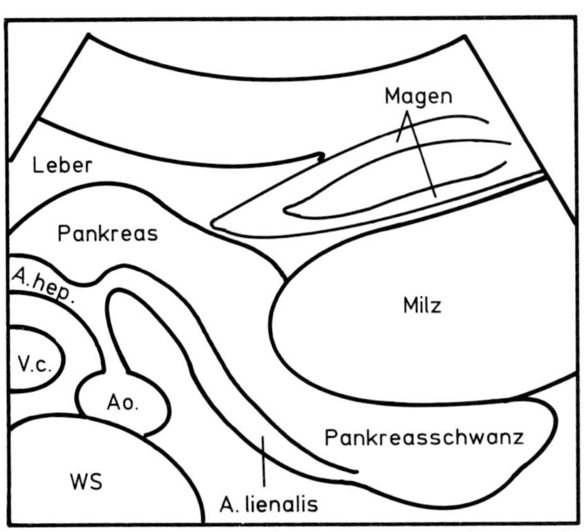
Magen
Leber
Pankreas
A. hep.
Milz
V.c.
Ao.
Pankreasschwanz
WS
A. lienalis

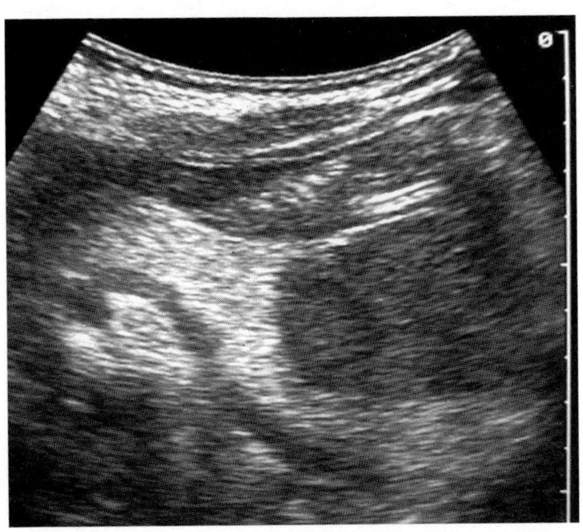

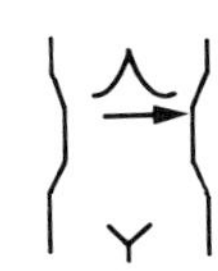

Pankreas

4 **Normales Pankreas, Darstellung des Pankreasschwanzes durch Flüssigkeitsfüllung des Magens** (Oberbauchquerschnitt)
Unter den verschiedenen Möglichkeiten, den Pankreasschwanz sonographisch darzustellen, hat sich die Füllung des Magens mit Flüssigkeit als eine einfache und nicht belastende Methode bewährt. Der Magen wird mit einer möglichst gasarmen Flüssigkeit, z. B. Orangensaft oder einfachem Leitungswasser, gefüllt, die Untersuchung erfolgt unmittelbar nach der Magenfüllung, wobei der Patient nicht liegt, sondern in leicht schräger Haltung auf der Kante der Untersuchungsliege sitzt. Die Untersuchung erfolgt dann nicht von kranial durch die Leber, sondern von ventral, also am unteren Leberrand entlang durch den gefüllten Magen. Auf diese Weise läßt sich der Pankreasschwanz nahezu immer darstellen. Erfolgt die Magenentleerung zu rasch, z. B. bei gesteigerter Motilität, kann in Ausnahmefällen Buscopan gegeben werden.

5 **Normales Pankreas mit Ductus Wirsungianus** (Oberbauchquerschnitt)
Ohne weitere Vorbereitung ist das Pankreas etwa zu $^3/_4$ seiner Gesamtlänge zu sehen. Wiederum geht der Pankreasschwanz im Schallschatten der Magenluft unter. Bei jungen Personen ist der Ductus Wirsungianus grundsätzlich darstellbar. Da er jedoch nur im Korpusbereich geradlinig verläuft, gelingt eine längerstreckige Darstellung nur dort; im Kopfbereich läßt er sich kurzstreckig durch Drehen des Applikators in Schräg- und Längsachsen verfolgen. Typisch ist die filiforme Darstellung des Gangs selbst mit den sehr kräftigen Echos, die durch die Wand des Pankreasgangs verursacht werden. Diese wird im Vergleich zu den effektiven anatomischen Maßen zu dick abgebildet. Die Weite des normalen Gangs (ohne Wandechos) beträgt ≤ 2 mm.

6 **Pankreas eines jugendlichen Patienten** (Längsschnitt ventral der Aorta)
Hinter der Leber, kranial des Magens und ventral der großen arteriellen Gefäße erkennt man das 1 cm dicke, 3 cm lange Pankreas, das in seinem Reflexmuster der Leber gleicht. Gegen das umliegende Fettgewebe ist das jugendliche Pankreas besonders gut abgrenzbar.

4

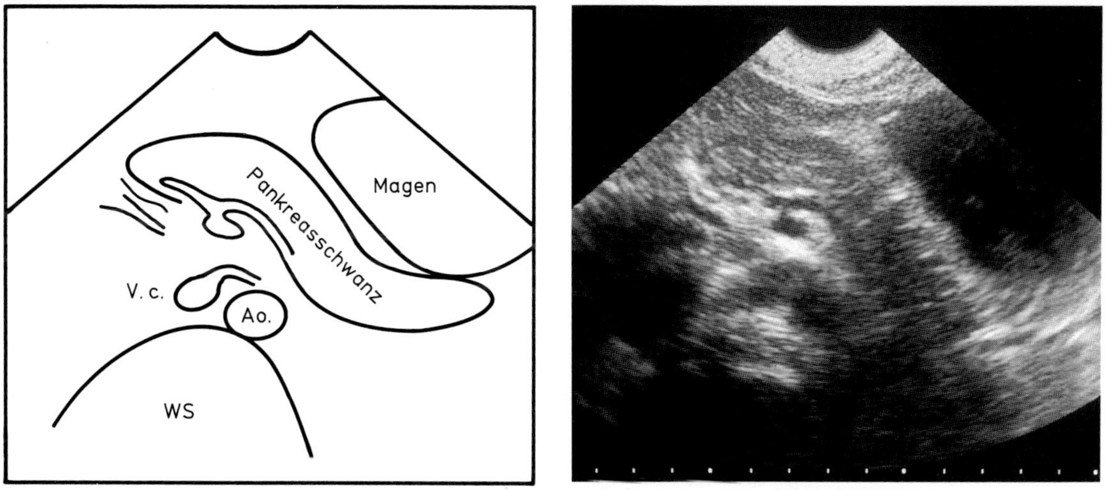
Magen
Pankreasschwanz
V. c.
Ao.
WS

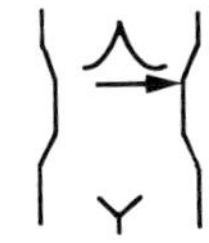

5

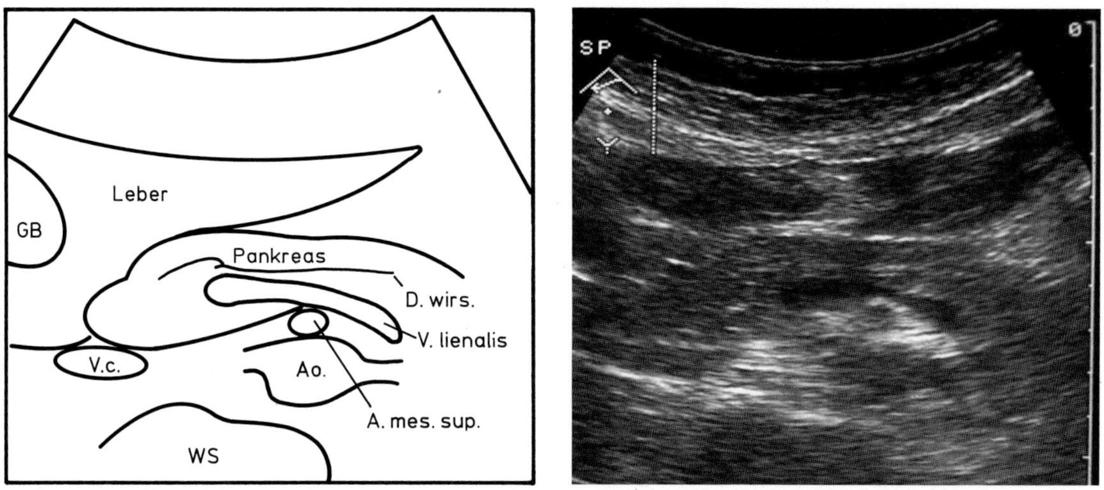
Leber
GB
Pankreas
D. wirs.
V. lienalis
V.c.
Ao.
A. mes. sup.
WS
SP

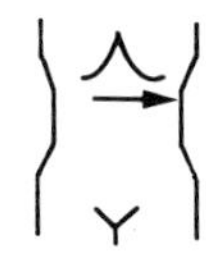

6

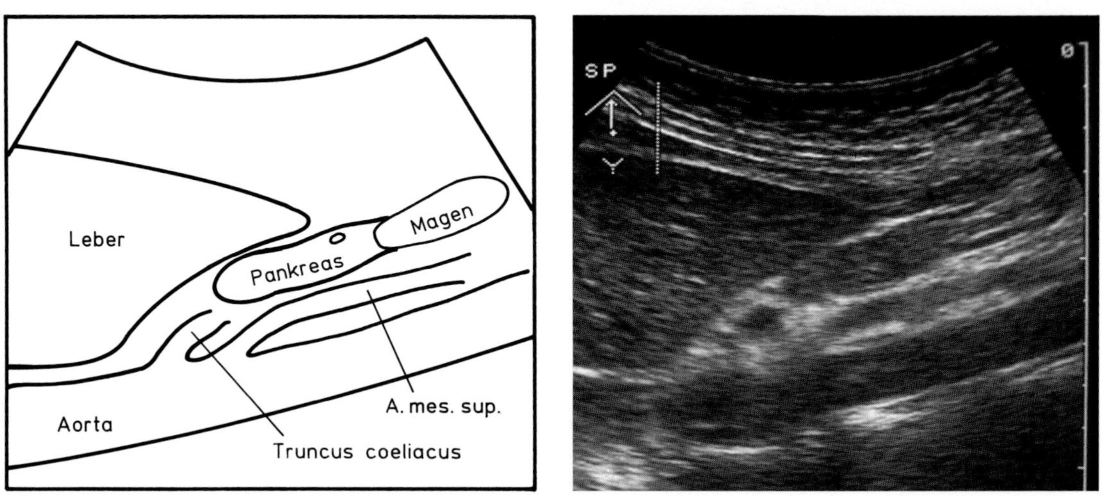
Leber
Magen
Pankreas
Aorta
A. mes. sup.
Truncus coeliacus
SP

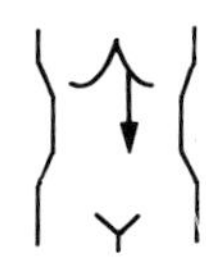

7 **Normales Pankreas** (Längsschnitt)
Die Form des Pankreas ist großen Variationen unterworfen. Das hier ventral der V. cava abgebildete Organ ist oval und dicker als das vorbeschriebene. Mit einer Ausdehnung von 5,9×2,1 cm liegt es im Normbereich. Pankreaslängen bis 8 cm sind keine Seltenheit bei leptosomen oder kräftigen Personen. Zentral im Organ ist der Ductus Wirsungianus quer angeschnitten.

8 **Normales Pankreas** (Längsschnitt ventral der Aorta)
Bei diesem sehr kräftigen Mann ist das Organ zwar nur 1,6 cm dick, jedoch 8 cm lang. Die V. lienalis verläuft am oberen Rand direkt neben der A. lienalis.

9 **Großes Pankreas bei Riesenwuchs** (Oberbauchquerschnitt)
Bei diesem 2 m großen Patienten war auch das Pankreas sehr kräftig. Der Ductus Wirsungianus ist im Kopfbereich kurzstreckig in dieser Schnittebene dargestellt, der Pankreasschwanz ist bis 3 cm dick.

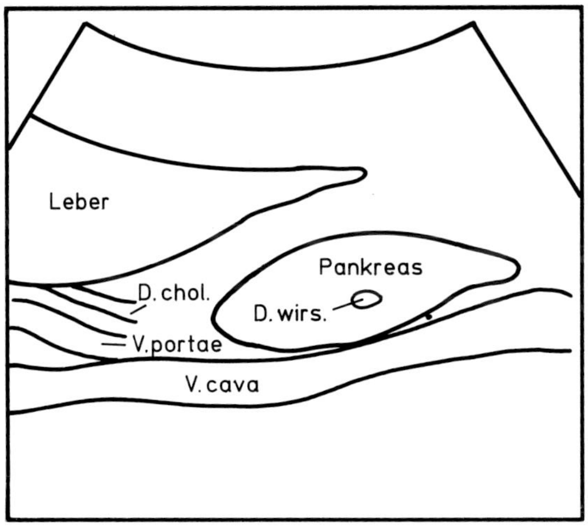
Leber
Pankreas
D. chol.
D. wirs.
V. portae
V. cava

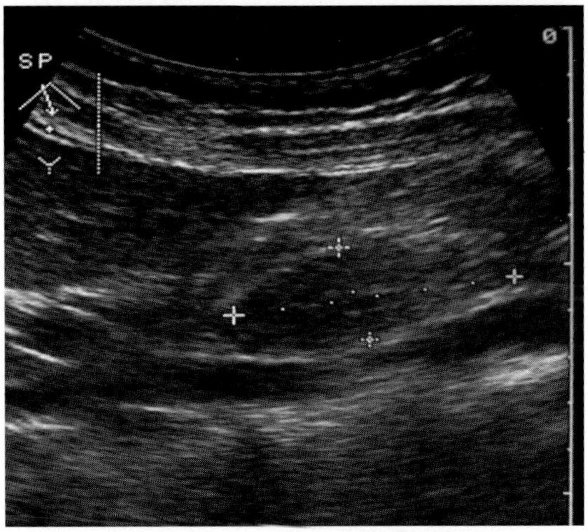

7

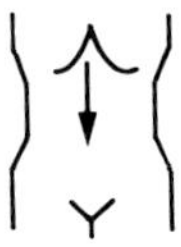

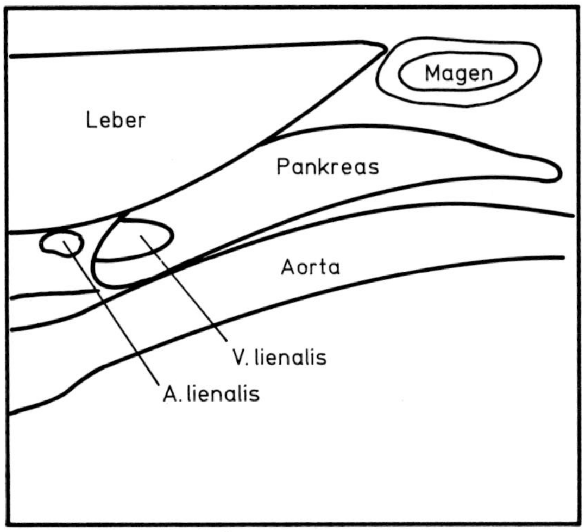
Magen
Leber
Pankreas
Aorta
V. lienalis
A. lienalis

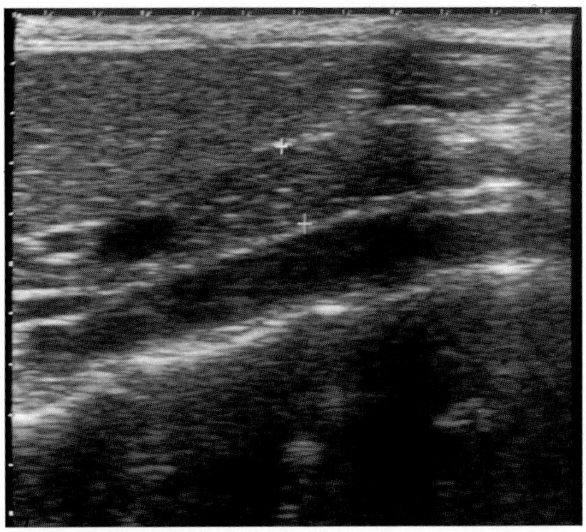

8

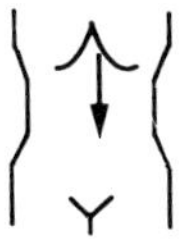

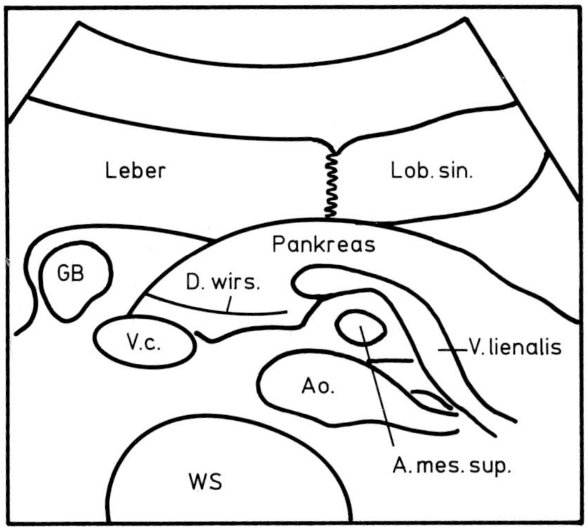
Leber
Lob. sin.
Pankreas
GB
D. wirs.
V.c.
V. lienalis
Ao.
A. mes. sup.
WS

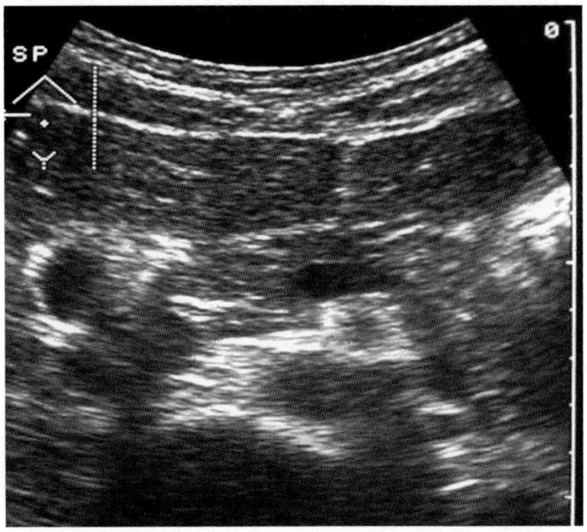

9

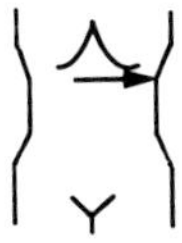

10 **Pankreas bei Riesenwuchs** (Längsschnitt vor V. cava)
Es handelt sich um denselben Patienten wie in der Voraufnahme. Hier kommt die ungewöhnliche Ausdehnung des Organs von 7,6 cm kraniokaudaler Länge und 2,7 cm Dicke besonders eindrucksvoll zur Darstellung. Wiederum ist der Ductus Wirsungianus eben erkennbar.

11 **Lipomatose des Pankreas** (Oberbauchquerschnitt)
Das Pankreas ist mit 2,5 cm Dicke an der oberen Normgrenze. Es ist im Vergleich zu der darüber liegenden Leber sehr reflexkräftig, etwas scheckig. Bei Einfingerpalpation ist es jedoch gut impressibel und weist darüber hinaus keine Auffälligkeiten auf. Diese Art von Veränderung des Pankreas wird im höheren Lebensalter, bei Adipösen und bei Diabetikern häufig angetroffen.

12 **Atrophie des Pankreas** (Oberbauchquerschnitt)
Ohne klinisch feststellbare Funktionseinbuße wird das Organ im Alter schmaler, z. T. bis unter 1 cm dick. In diesem Fall kommt eine individuelle Variante hinzu, das Organ ist im Korpus-Schwanz-Übergangsbereich ventral der A. mesenterica superior dünner als in den übrigen Pankreasabschnitten. Die V. lienalis ist kräftig, jedoch nicht verdickt.

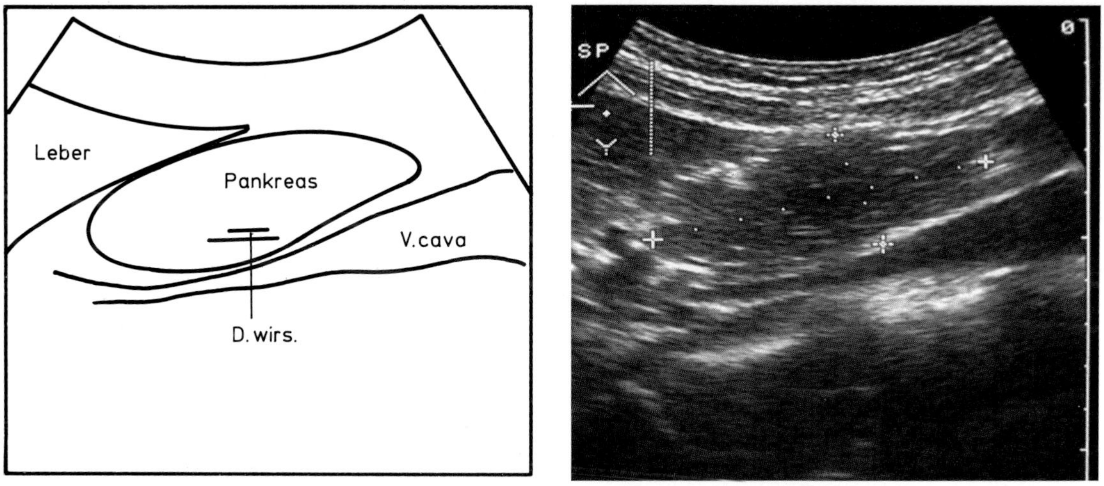
Leber
Pankreas
V.cava
D.wirs.
SP

10

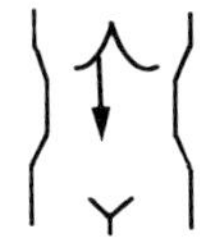

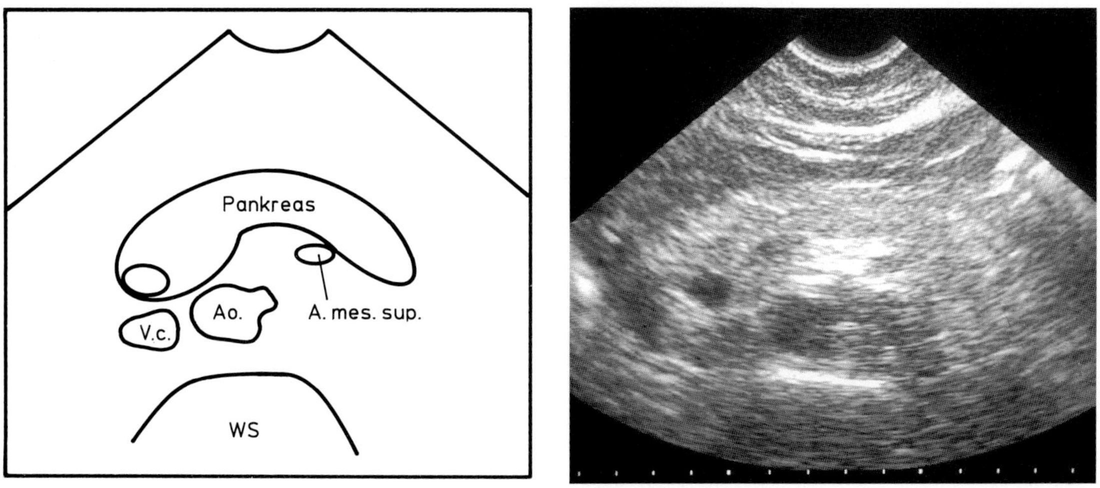
Pankreas
Ao.
V.c.
A. mes. sup.
WS

11

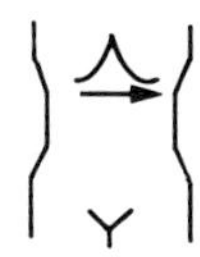

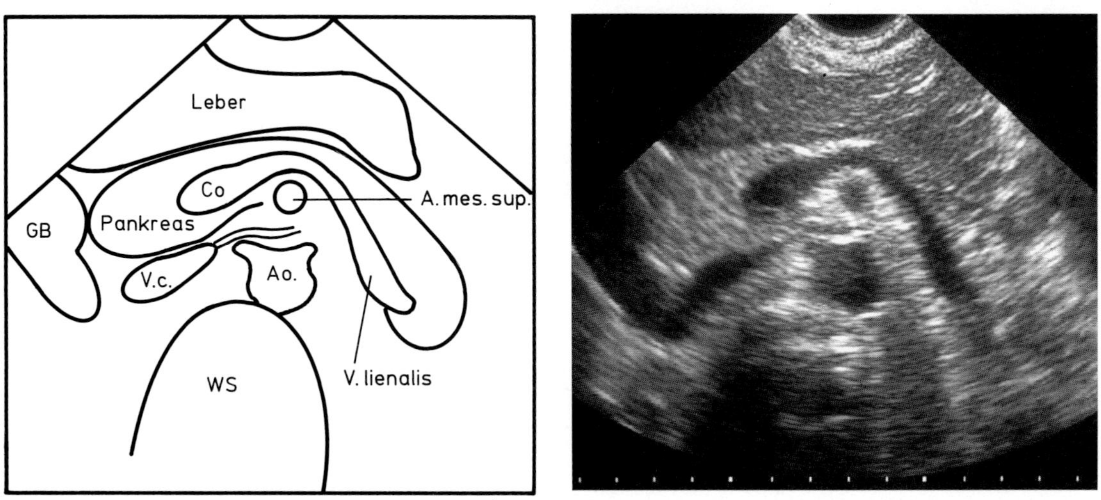
Leber
Co
A. mes. sup.
GB
Pankreas
V.c.
Ao.
WS
V. lienalis

12

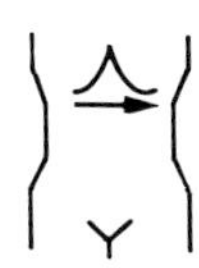

13 **Pankreatitis I. Grades** (Längsschnitt ventral der V. cava)
Noch ist das Organ mit 8,8 cm Länge und 2,7 cm Dicke nur wenig vergrößert. Die Konturen sind gewölbt, das Reflexmuster ist etwas scheckig vergröbert, die das Organ durchquerende V. mesenterica superior durch das angeschwollene Pankreas komprimiert.

14 **Pankreatitis I. Grades bei chronisch rezidivierender Pankreatitis** (Längsschnitt ventral der Aorta)
Das Organ ist nun deutlich vergrößert, es wirkt scheckig, unregelmäßig begrenzt; stellenweise sind Verkalkungen als Ausdruck früher abgelaufener Entzündungsschübe zu erkennen. Die V. lienalis ist unregelmäßig begrenzt, der Ductus Wirsungianus punktförmig erkennbar und nicht erweitert.

15 **Pankreatitis I. Grades** (Längsschnitt ventral der V. cava)
Jetzt ist die Schwellung deutlich, das Organ mißt 6,3 × 4,3 cm. Es hat den Magen und das große Netz nach ventral verdrängt und die V. cava etwas imprimiert. Stellenweise kommt es bereits zu einer Entmischung des Reflexmusters, so daß man den Eindruck inzipienter Einschmelzungen gewinnt. In diesem Stadium kann die Erkrankung jedoch noch immer zur Ruhe kommen und ausheilen, so daß sonographisch keine Residuen übrig bleiben.

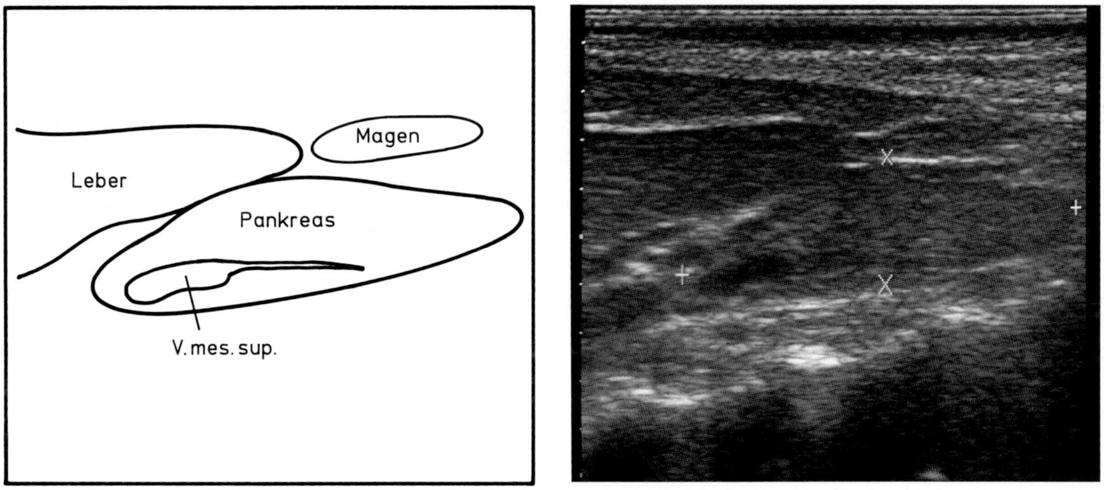
Magen
Leber
Pankreas
V. mes. sup.

13

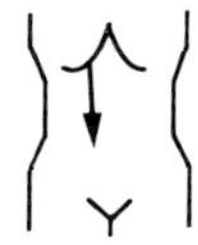
Y

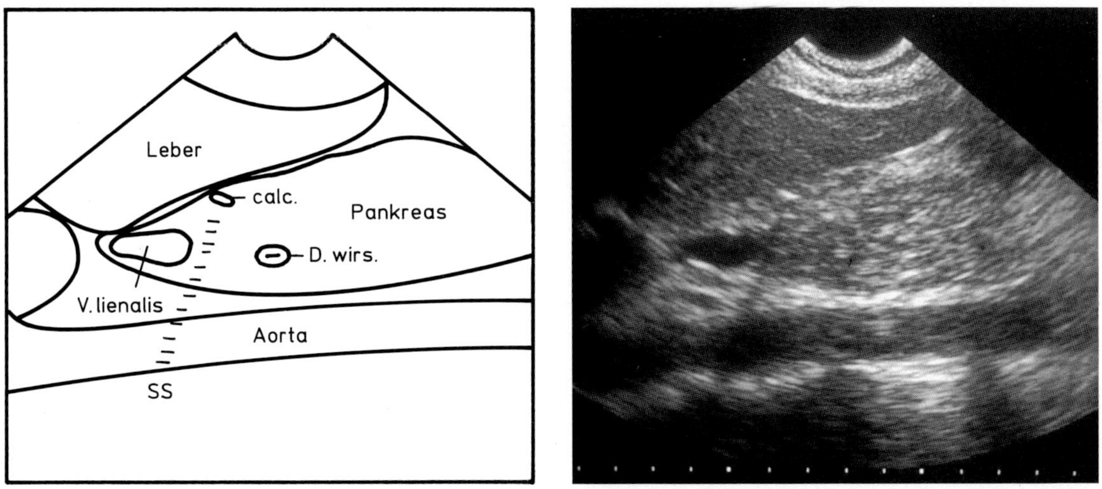
Leber
calc.
Pankreas
D. wirs.
V. lienalis
Aorta
SS

14

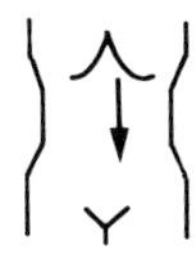
Y

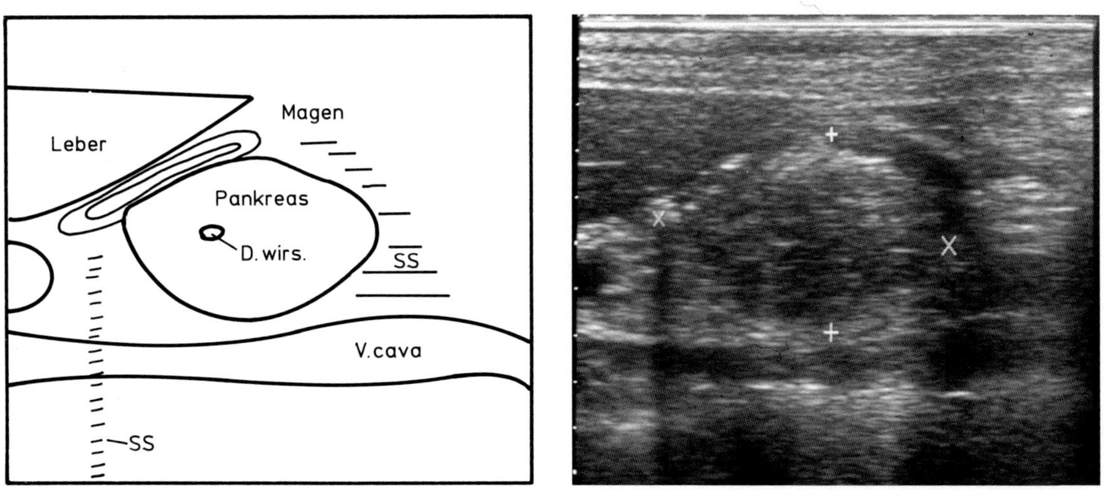
Magen
Leber
Pankreas
D. wirs.
SS
V. cava
SS

15

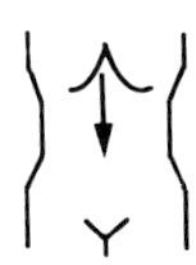
Y

16 **Akute Pankreatitis I. Grades** (Oberbauchquerschnitt)
In diesem Fall ist das Organ gleichmäßig mächtig angeschwollen, der Ductus Wirsungianus dilatiert bei offenbar vorwiegender Schwellung im Kopfbereich, die V. lienalis ist eher komprimiert durch das raumfordernde Organ. Da es sich um eine erstmalige Erkrankung handelt, ist die Drüse gleichmäßig geschwollen, das Reflexmuster homogen, höchstens leicht verdichtet. Einschmelzungen innerhalb des Organs sind nicht zu erkennen. Die Gallenblase ist nicht gestaut.

17 **Pankreatitis I. Grades** (Oberbauchlängsschnitt ventral der V. cava)
Das Organ ist hier kugelig angeschwollen, äußerst reflexarm, nahezu schwarz, jedoch ist das Reflexmuster noch erhalten. Eindeutige Einschmelzungen sind nicht zu erkennen. Auch in der Umgebung sind Flüssigkeitsansammlungen noch nicht nachweisbar.

18 **Pankreatitis I. Grades mit Betonung des Pankreaskopfs** (Oberbauchquerschnitt)
Bei der segmentalen Pankreatitis kommt es zur Entzündung einzelner Abschnitte. Meistens ist der Pankreaskopf betroffen im Sinne einer „Rinnenpankreatitis“ oder einer globalen Pankreaskopfpankreatitis (wie in diesem Falle). Der Pankreaskopf ist bis 4 cm dick, das Reflexmuster noch gleichmäßig, Korpus und Schwanz sind im Vergleich dazu schlank. Der Ductus Wirsungianus ist nicht erkennbar.

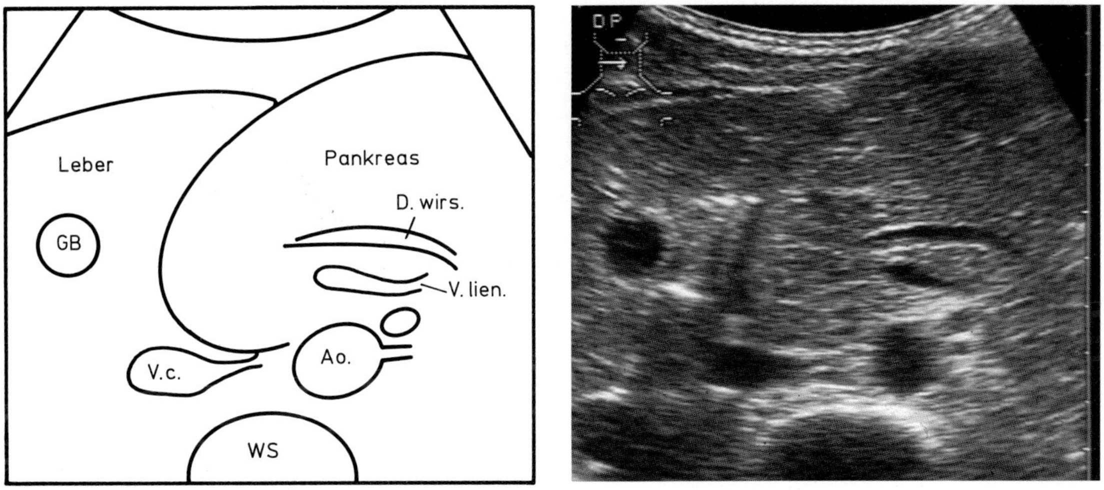
Leber
Pankreas
D. wirs.
GB
V. lien.
Ao.
V.c.
WS

16

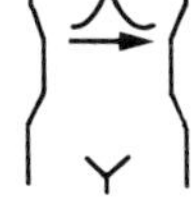

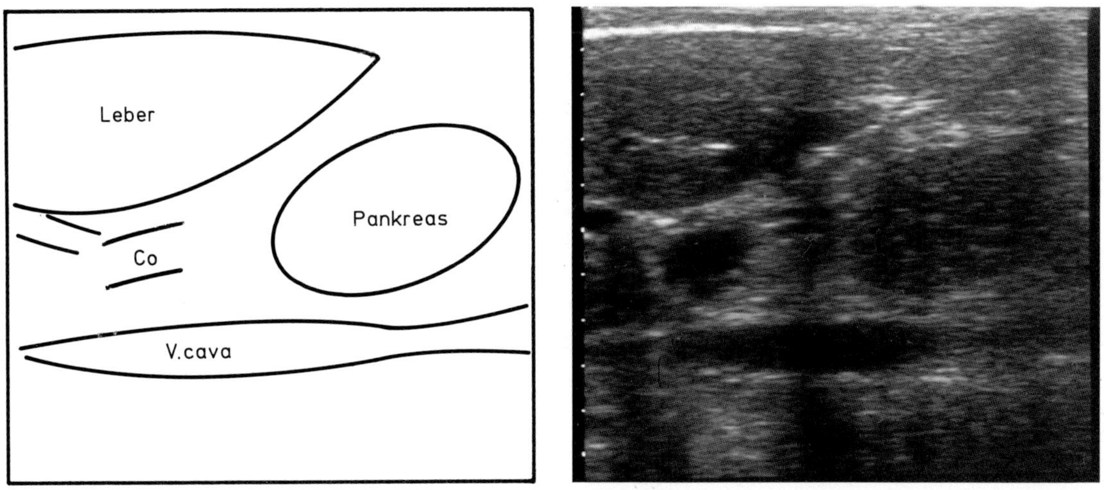
Leber
Pankreas
Co
V.cava

17

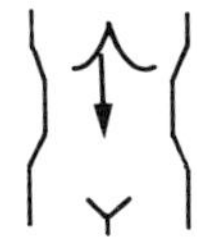

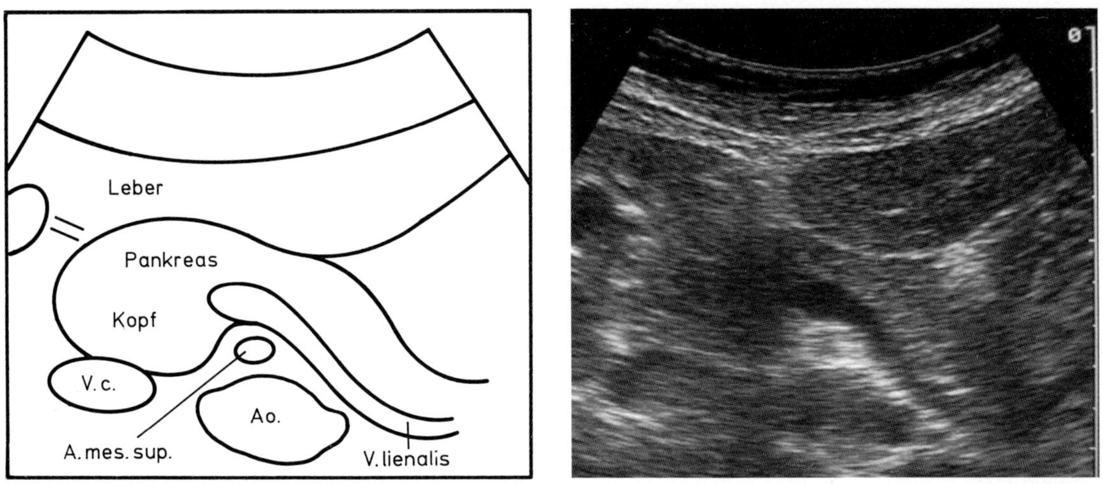
Leber
Pankreas
Kopf
V.c.
Ao.
A.mes.sup.
V.lienalis

18

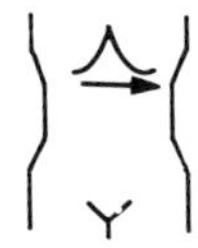

19 **Pankreaskopfpankreatitis** (Oberbauchquerschnitt)
Hier ist das Organ auf 3,5 cm angeschwollen. Es komprimiert die angrenzenden Organe, insbesondere das Duodenum, das wie ausgequetscht wirkt, wobei Luft im oberen Duodenalknie gefangen ist. Die Wand des Duodenums ist ebenfalls etwas verdickt, die Gallenblase jedoch nicht gestaut. Das Reflexmuster des Pankreas ist sehr unregelmäßig, wobei reflexarme Areale überwiegen, so daß kleine umschriebene beginnende Einschmelzungen anzunehmen sind.

20 **Abklingende Pankreatitis** (Oberbauchquerschnitt)
Noch immer ist das Organ geschwollen, die Konturen sind etwas unscharf, die Dicke nimmt jedoch bereits wieder ab. Es bleibt ein etwas scheckiges Reflexmuster zurück. Diese Veränderungen können noch Wochen nach klinischer und laborchemischer Normalisierung des Zustandsbildes fortbestehen.

21 **Pankreatitis II. Grades** (Oberbauchquerschnitt)
Im verdickten Pankreaskopf demarkiert sich eine Nekrose, innerhalb des reflexarmen Grundmusters sind reflexfreie Anteile zu erkennen. Die Nekrose nimmt nahezu den ganzen Pankreaskopf ein und grenzt an Magen und Duodenum. Eine solche Veränderung ist natürlich nicht mehr voll reversibel, sie heilt allenfalls unter Ausbildung einer Pseudozyste aus.

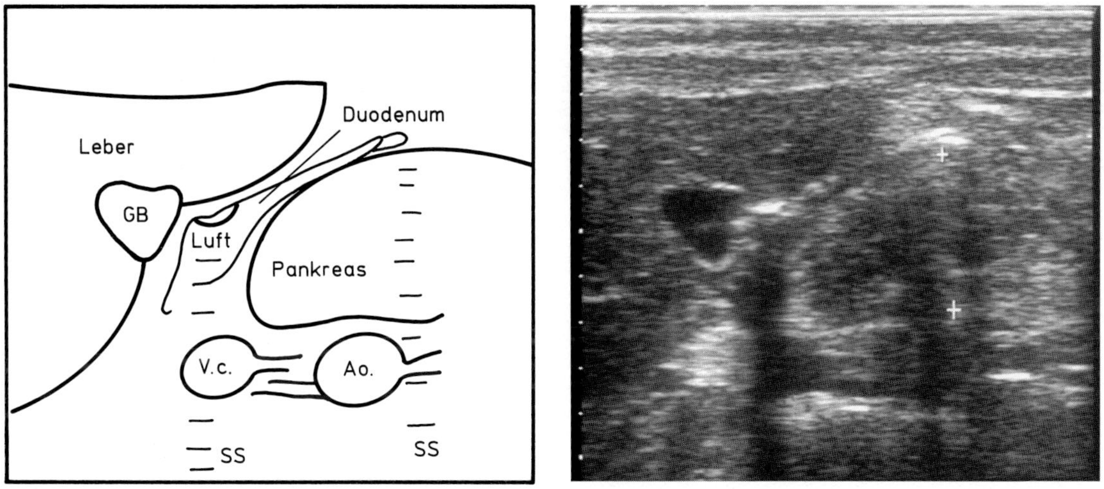
Leber
Duodenum
GB
Luft
Pankreas
V.c.
Ao.
SS
SS

19

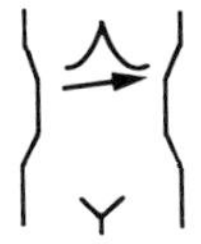

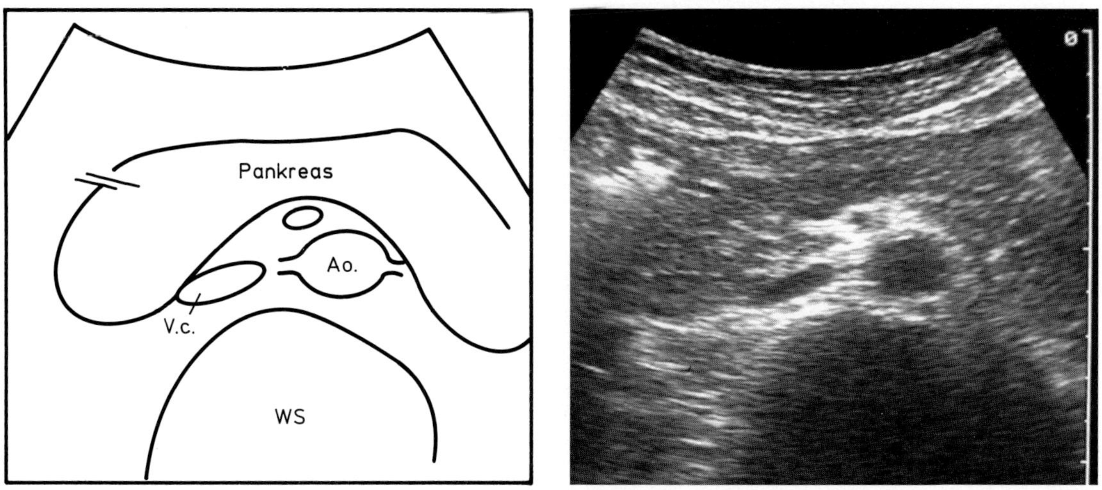
Pankreas
Ao.
V.c.
WS

20

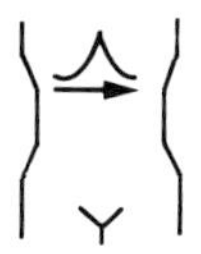

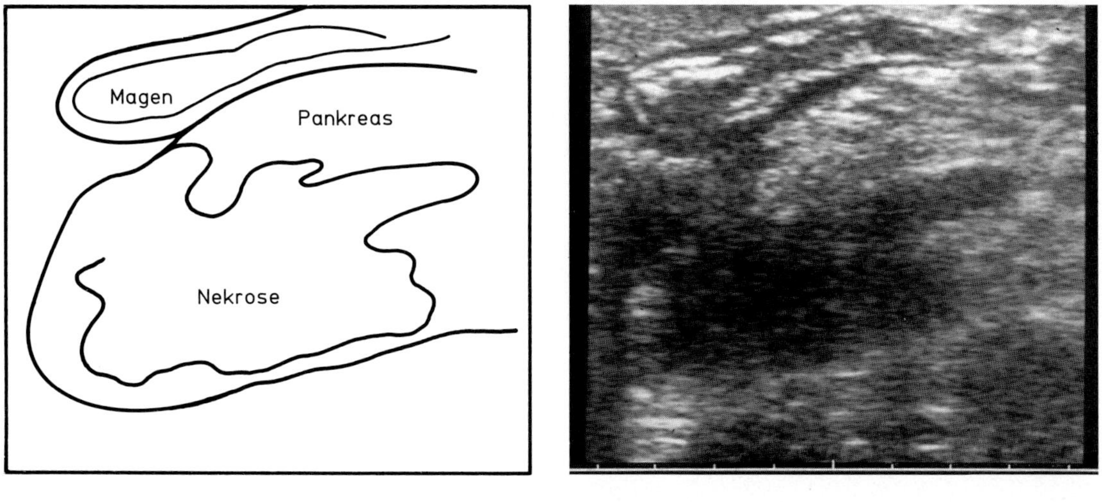
Magen
Pankreas
Nekrose

21

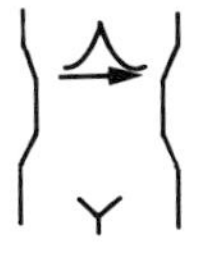

22 **Pankreatitis I. – II. Grades mit Hydrops der Gallenblase** (Oberbauchquerschnitt)
Das Pankreas ist 3,5 cm dick, unscharf begrenzt, reflexarm. Es ist zu einer Kompression des Ductus choledochus gekommen, mit Aufstau des Gallengangsystems und Hydrops der Gallenblase.

23 **Pankreatitis II. Grades** (Oberbauchquerschnitt)
Das Pankreas ist verdickt, scheckig unregelmäßig gemustert, wobei große Anteile des Pankreaskopfs umschrieben reflexarm geworden sind, in den basalen Anteilen mit einer nahezu aufgehobenen Reflexibilität. Durch die Anschwellung des Organs ist der Magen gegen ventral angehoben. Die Entleerung des Magens ist verzögert. Der Ductus Wirsungianus ist leicht erweitert. Die Verkalkungen im Pankreasschwanz als Reste früherer Entzündungsschübe verursachen einen Schallschatten distal des Pankreasschwanzes.

24 **Pankreatitis II. Grades, Milzvenenthrombose** (Oberbauchquerschnitt)
Das Organ ist mächtig vergrößert, insgesamt eher reflexkräftig mit einzelnen reflexarmen fleckigen Veränderungen. Es ist unscharf begrenzt und geht ohne sichere Abgrenzung in das angrenzende Fettgewebe über. Im Bereich des Pankreaskopfs liegt eine größere Einschmelzung dorsal der Milzvene. Diese ist nicht erweitert, jedoch im Confluensbereich thrombosiert. Derartige Veränderungen sind zwar häufiger bei tumorösen Pankreasprozessen anzutreffen, können jedoch auch bei der Pankreatitis vereinzelt als Begleitreaktionen gefunden werden.

22

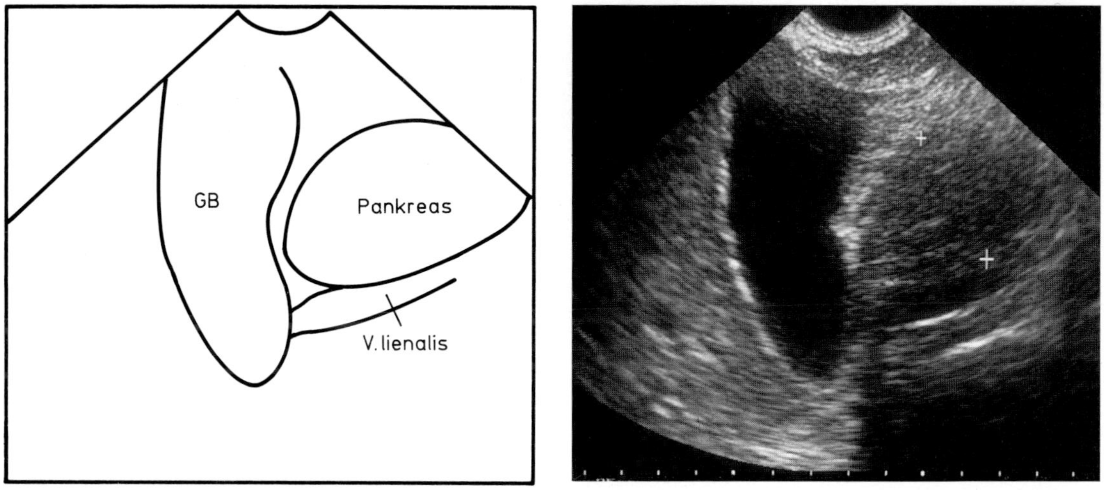
GB
Pankreas
V. lienalis

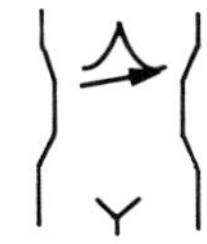

23

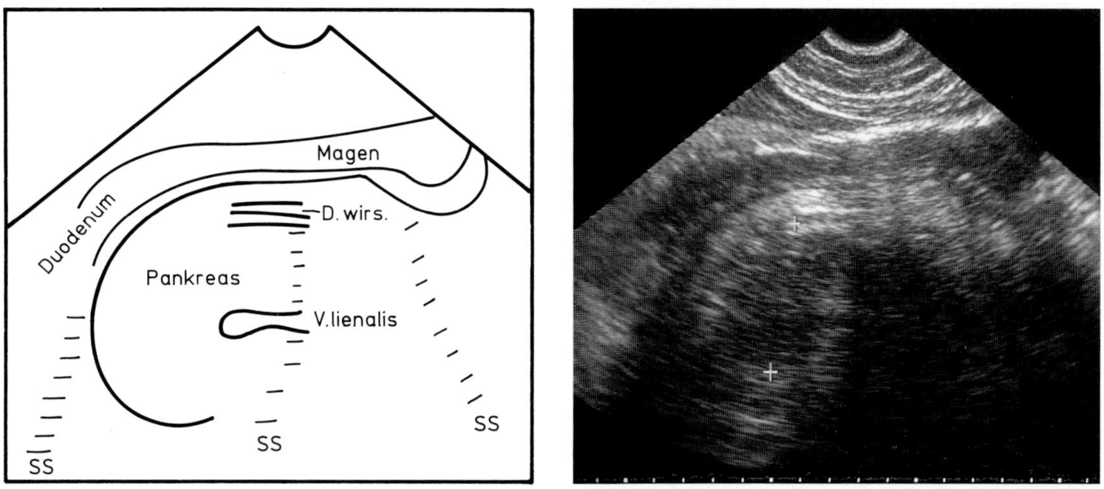
Magen
Duodenum
D. wirs.
Pankreas
V. lienalis
SS
SS
SS

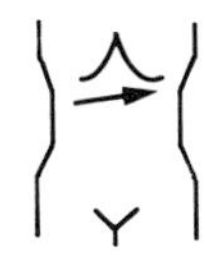

24

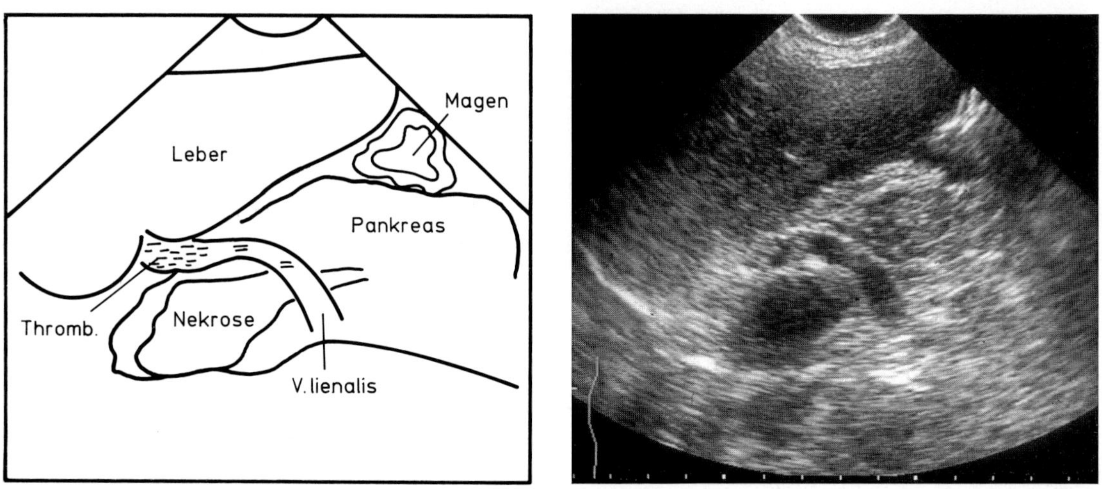
Magen
Leber
Pankreas
Thromb.
Nekrose
V. lienalis

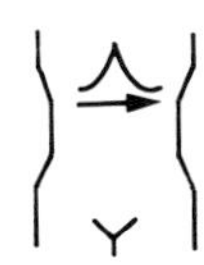

25 **Pankreatitis II. Grades mit Milzvenenthrombose** (Oberbauchquerschnitt)
Das Pankreas ist gleichmäßig angeschwollen, unregelmäßig begrenzt. Ventral in der Bursa omentalis minor ist eine Flüssigkeitsansammlung nachweisbar, der Magen ist komprimiert. Die Milzvene ist unscharf begrenzt und weist eine Thrombosierung etwa in Höhe der Mesenterikakreuzung auf. Diese Milzvenenthrombose war nach Abklingen der akuten Pankreatitis spontan rückläufig.

26 **Pankreatitis mit Erweiterung des Ductus Wirsungianus** (Oberbauchquerschnitt)
Das Organ ist gleichmäßig geschwollen, weist jedoch als Hinweis auf bereits früher abgelaufene Entzündungen einzelne Verkalkungen auf. In diesem Sinn ist auch die Erweiterung des Ductus Wirsungianus zu verstehen, der durch chronisch-obstruktive Veränderungen dilatiert ist, verstärkt durch einen akuten Entzündungszustand im Pankreaskopfbereich. Nach dem Abklingen des entzündlichen Schubs blieb die Gangerweiterung bestehen.

27 **Akute Pankreatitis II. Grades mit großer Nekrose** (Oberbauchquerschnitt)
Noch ist das Organ ungefähr in seiner Kontur zu erkennen. Große Anteile sind jedoch bereits nekrotisch geworden und haben sich vom Pankreas demarkiert. Es gelingt sonographisch natürlich nicht, zu entscheiden, inwieweit die Funktion des Organs durch diese eindrucksvollen Nekrosen beeinträchtigt ist. Wenn sich die Nekrosen in den Randbereichen des Organs demarkieren, kann die Funktion des Pankreas nach dem Abklingen der Entzündung noch ausreichend erhalten sein.

25

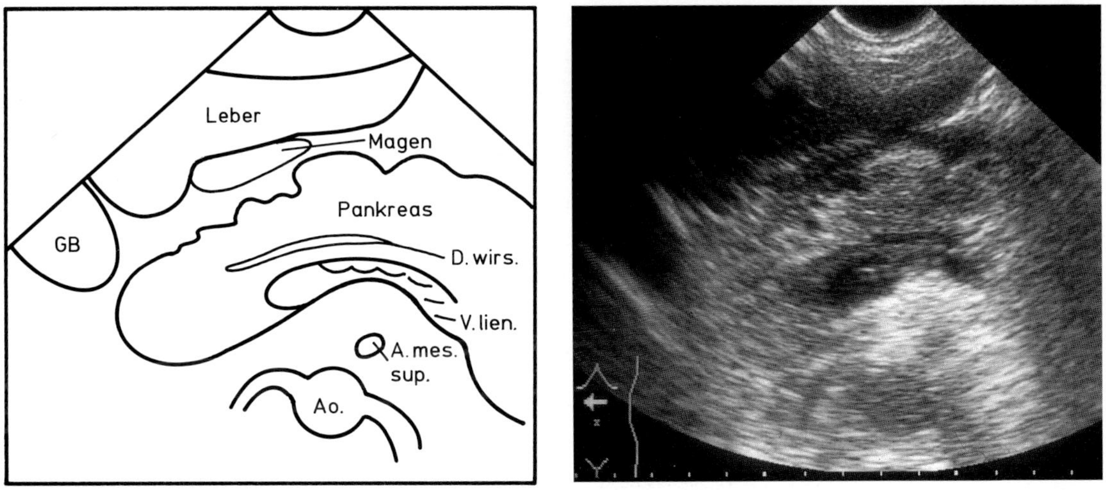
Leber
Magen
Pankreas
GB
D. wirs.
V. lien.
A. mes. sup.
Ao.

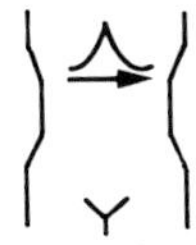

26

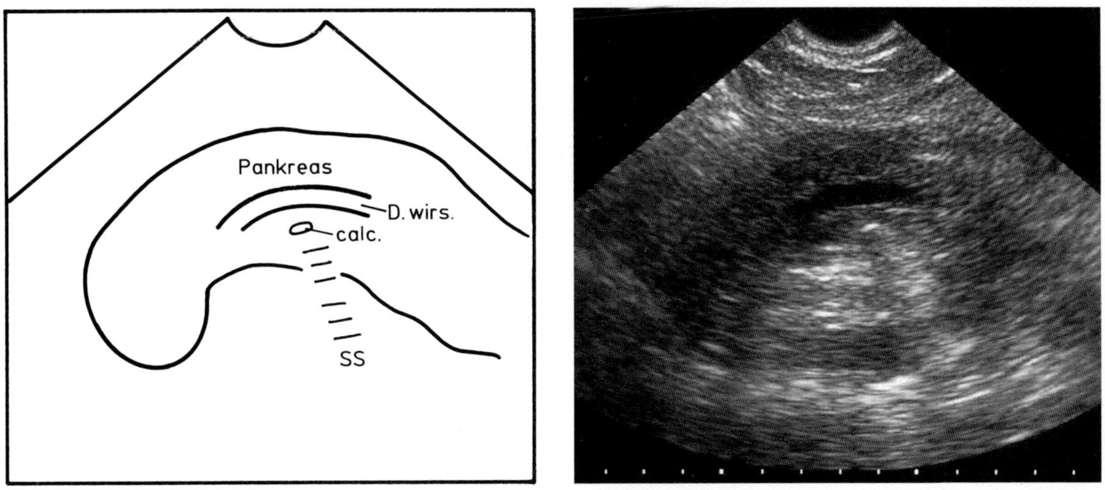
Pankreas
D. wirs.
calc.
SS

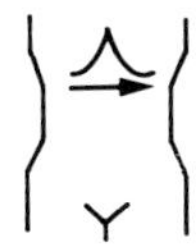

27

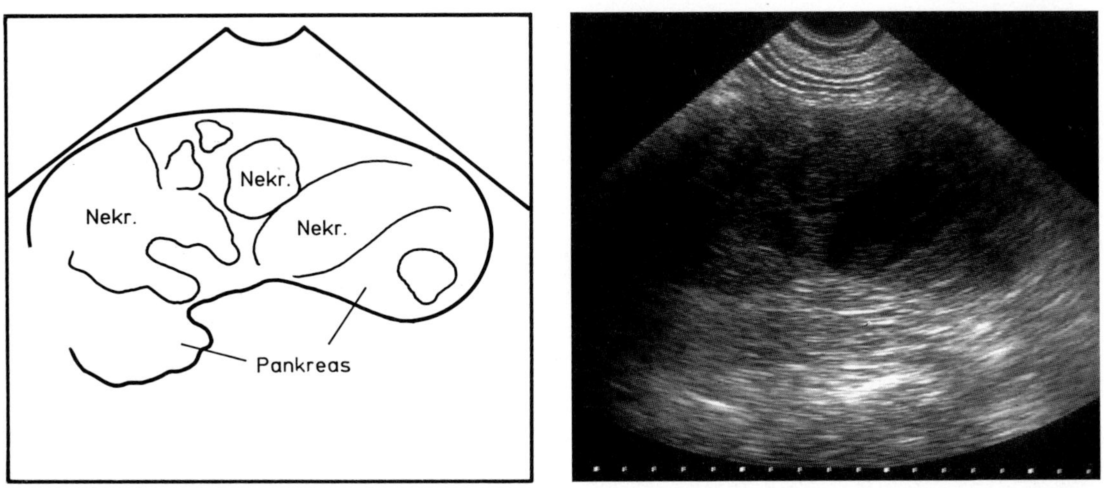
Nekr.
Nekr.
Nekr.
Pankreas

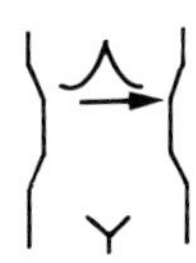

28 **Totalnekrose** (Oberbauchquerschnitt)
Jetzt ist nur noch eine überwiegend flüssige Formation im Bereich des früheren Pankreas nachweisbar. Am Boden der Veränderung sind Reste des Pankreas bzw. Anteile von Gewebe oder Blut zu sehen. Eine derartige Entwicklung der Erkrankung ist mit dem Leben nicht vereinbar. Die sonographische Untersuchung dient als Unterstützung des Entschlusses zu einer sofortigen chirurgischen Intervention.

29 **Pankreatitis II. Grades mit Nekrose im Milzhilus** (Längsschnitt)
Die ausgedehnte Nekrose, die vom Pankreasschwanz ausgeht, liegt im Milzhilus. Der tryptisch-aktive Inhalt dieser Pankreassequestration führt nicht selten zu einer Milzarrosion mit konsekutiver Ruptur und massiver Blutung. Diese Veränderungen müssen deshalb mit besonderem Mißtrauen bis zu ihrem Verschwinden kontrolliert werden.

30 **Pseudozyste vor der A. iliaca links** (Unterbauchschrägschnitt links)
Nekrosen im Rahmen einer akuten Pankreatitis sind zwar meist in der Umgebung des Pankreas anzutreffen, können jedoch auch weitab im großen Netz, im Retroperitoneum, ja selbst im Thoraxraum nachweisbar werden. In diesem Falle war im Rahmen eines pankreatitischen Schubs ein Abszeß retroperitoneal entstanden, der sich bis in die Iliakaregion ausgebreitet hatte. Die Diagnose konnte durch Feinnadelbiopsie bestätigt werden. Dadurch kam es gleichzeitig zu einer Entlastung der Pseudozyste, die später ausheilte. Eine chirurgische Intervention war in diesem Fall nicht notwendig.

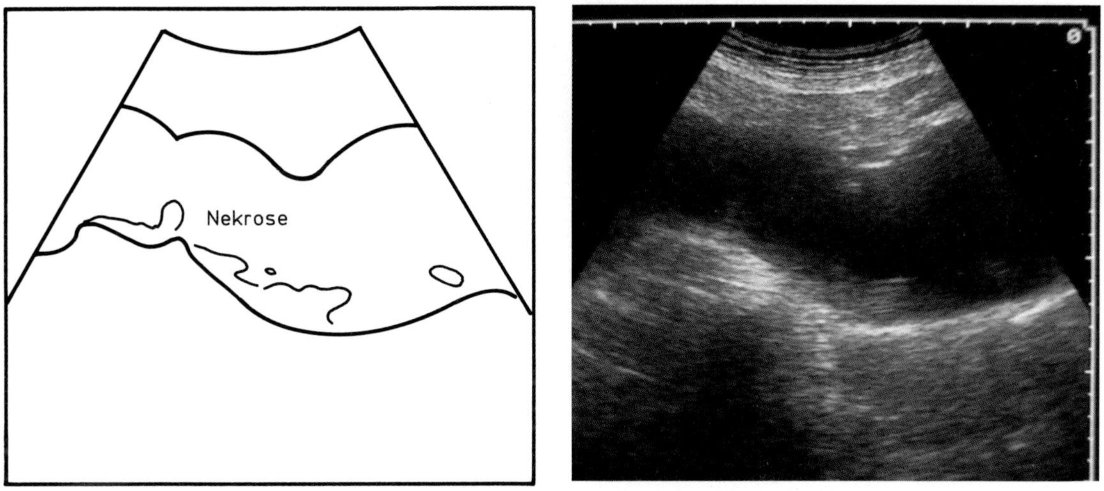
Nekrose

28

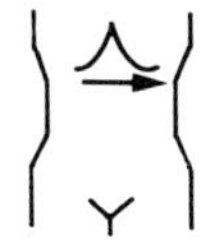

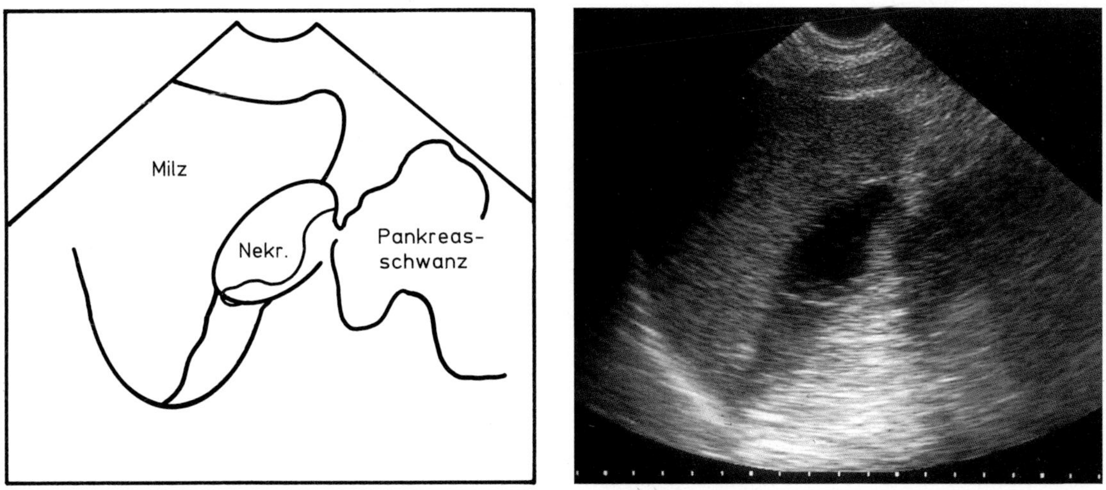
Milz
Nekr.
Pankreas-
schwanz

29

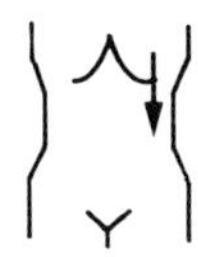

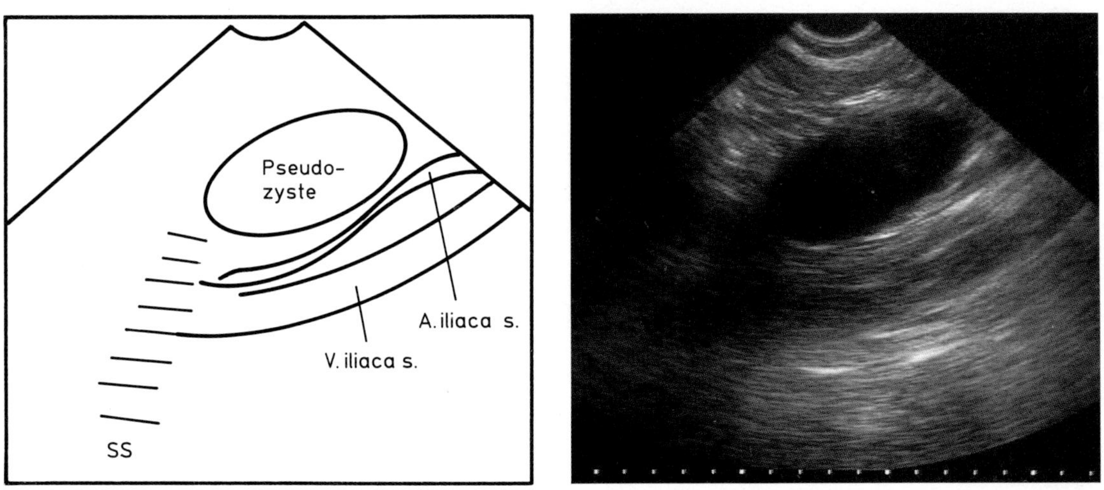
Pseudo-
zyste
A. iliaca s.
V. iliaca s.
SS

30

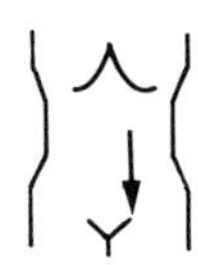

31 **Pankreasnekrose im Pankreasschwanzbereich** (Längsschnitt durch den Pankreasschwanz) Während das ventrale Gebilde dem geschwollenen und teilweise nekrotischen Pankreas entspricht, erkennt man dorsal des Magens, zwischen Milz und Niere gelegen, eine Nekrose von 6,3×5,2 cm Durchmesser. Auch dieser Prozeß konnte durch Feinnadelbiopsie von lateral entleert werden. Zweckmäßig ist es, Nekrosen dieser Art nicht sofort nach ihrem Entstehen zu punktieren, sondern erst nach einigen Tagen, wenn sich der Inhalt gereinigt hat und dann leichter zu aspirieren ist. Auch hat sich dann die Zystenwand schon etwas gefestigt, so daß es nicht zu einer wesentlichen Verschleppung des tryptischen Materials im Stichkanal kommt.

32 **Pankreasnekrose im Kopfbereich mit Septierung** (Oberbauchquerschnitt) Das Pankreaskopfgewebe ist nur noch randständig um die zystische Einschmelzung herum zu erkennen. Diese ist septiert, d.h. es ist eine Parenchyminsel stehengeblieben. Der vergrößerte Pankreaskopf komprimiert den Ductus choledochus, innerhalb der erweiterten Gallenblase beginnt sich Sludge zu bilden.

33 **Pankreasnekrose im Kopfbereich mit Septierung** (Längsschnitt durch die Oberbauchmitte) Die Nekrose ist so ausgedehnt, daß man das Pankreas nur noch eben erkennen kann. Die anschließenden Anteile des Pankreaskorpus sind verdickt. Am Boden des zystischen Gebildes liegt Detritus. Derartige Veränderungen sind leicht zu erkennen. Stets lohnt sich ein Versuch der Punktion, zum einen aus diagnostischen Gründen, zum anderen wird die Region entlastet. Wenn ein Kontakt der Nekrose zum Pankreasgangsystem nicht mehr besteht, kann zudem ein dauerhafter Erfolg erzielt werden, meistens jedoch läuft die Zyste in kürzester Zeit wieder voll.

31

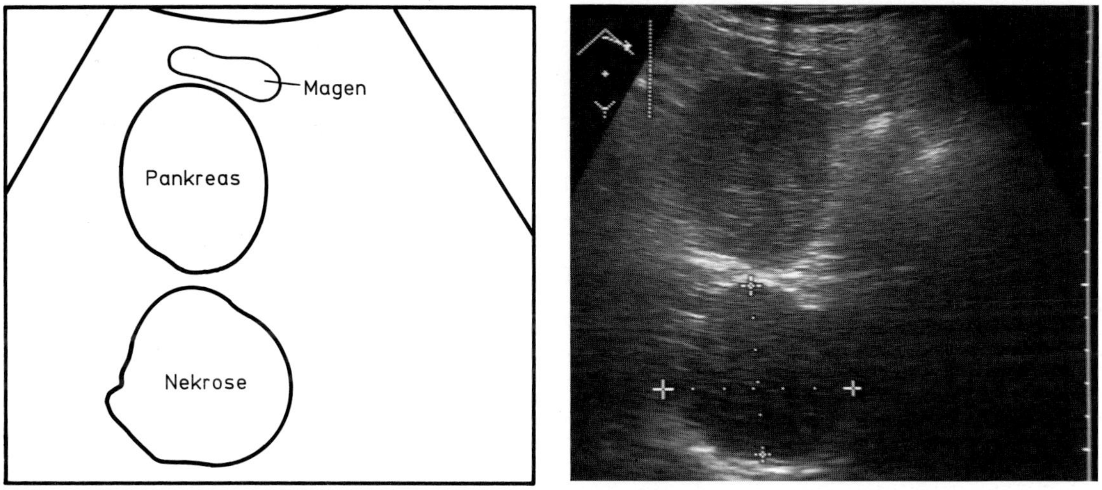
Magen
Pankreas
Nekrose

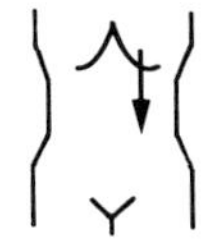

32

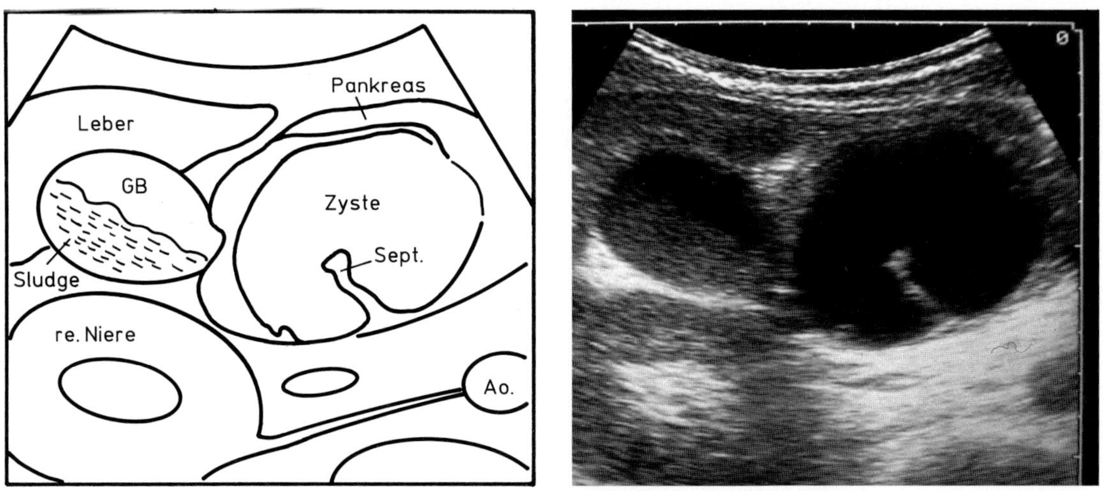
Pankreas
Leber
GB
Zyste
Sept.
Sludge
re. Niere
Ao.

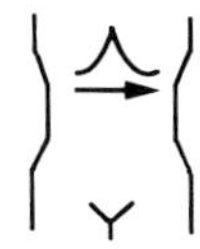

33

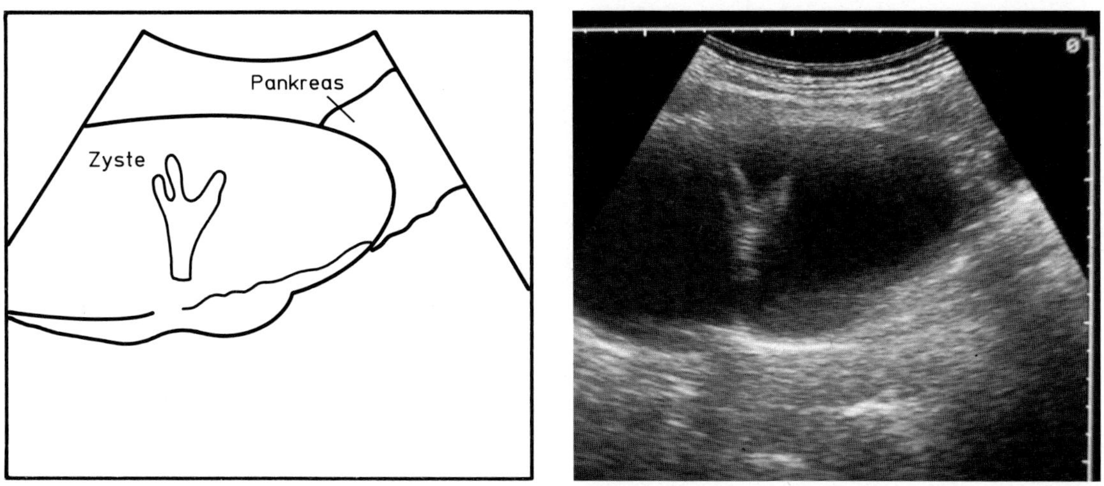
Pankreas
Zyste

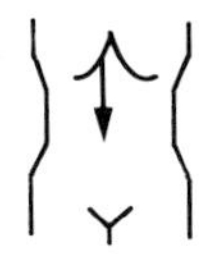

34 **Pankreasnekrose im Kopfbereich mit Magenausgangsstenose** (Längsschnitt durch den Oberbauch ventral der V. cava)
Die vollständig zystisch umgewandelte Nekrose im Pankreaskopfbereich hat zu einer Kompression des Duodenums mit Entleerungsverzögerung und Erweiterung des Magens geführt. Auch hier ist durch eine Punktion mit möglichst vollständiger Entleerung der Zyste, zumindest vorübergehend eine Normalisierung der Magenfunktion zu erreichen.

35 **Pankreaskopfzyste mit Septierung** (Oberbauchquerschnitt)
Mehrere Wochen nach einer akuten Pankreatitis II. Grades ist es zur Ausheilung der Entzündung mit Ausbildung einer Zyste im Kopfbereich gekommen. Gleichzeitig besteht eine leichte Erweiterung des Gallengangsystems, aber auch des Ductus Wirsungianus fort. Durch mehrfache Punktion der Zyste konnte eine Normalisierung des Gallenabflusses und der Weite des Ductus Wirsungianus erreicht werden.

36 **Pankreaskopfzyste mit Aufstau im Ductus Wirsungianus** (Oberbauchquerschnitt)
Das Organ selbst ist nicht mehr geschwollen, der Kopf jedoch noch deutlich vergrößert, überwiegend aufgrund einer zystischen Veränderung im Kopfbereich. Diese Zyste, die sich aus einer Pankreaskopfnekrose entwickelt hat und noch einige umhertreibende Gewebepartikel aufweist, führte zu einer Kompression des Ductus Wirsungianus, der deutlich erweitert ist. Bei dem Patienten bestand eine exokrine Pankreasinsuffizienz.

34

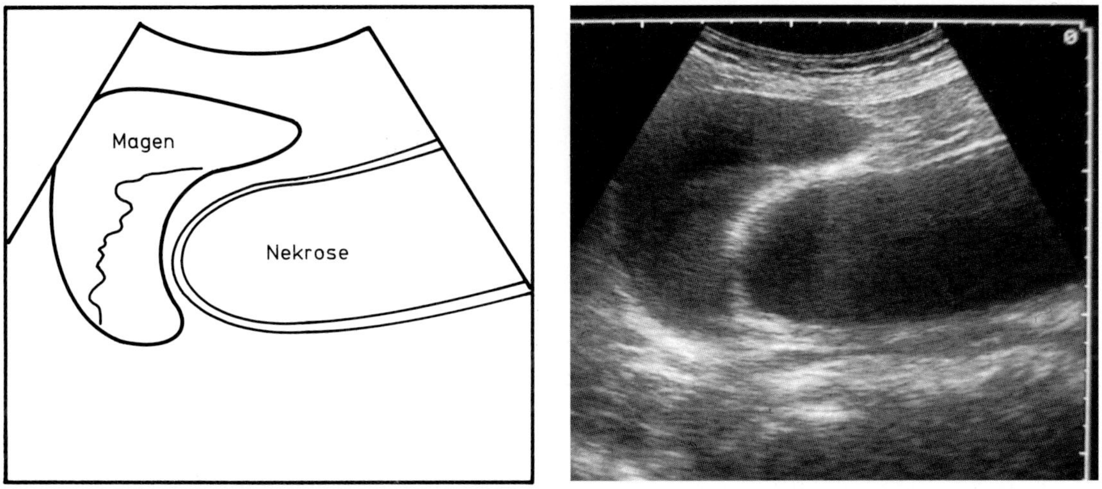
Magen
Nekrose

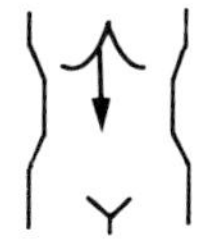

35

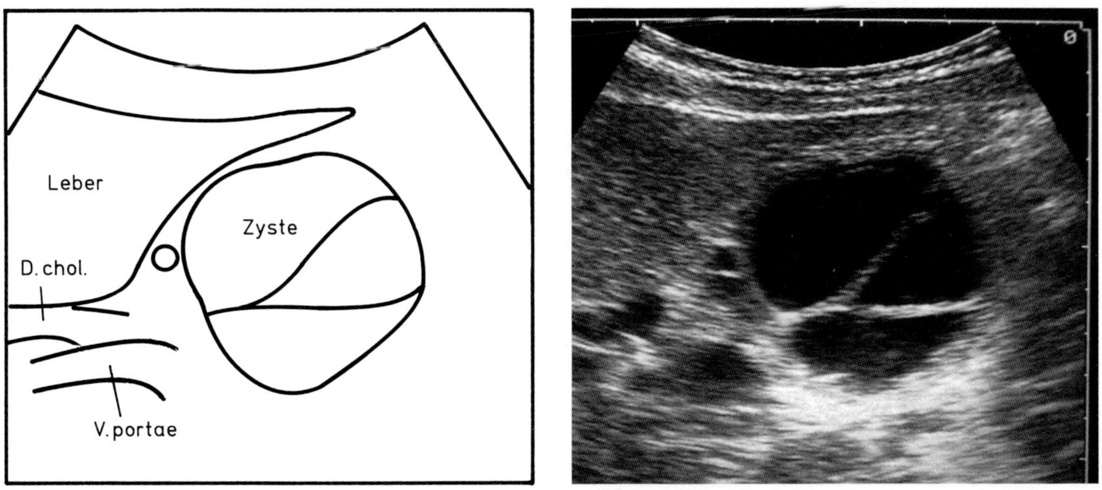
Leber
Zyste
D. chol.
V. portae

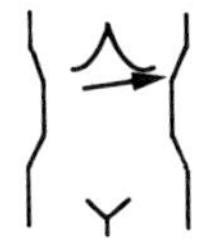

36

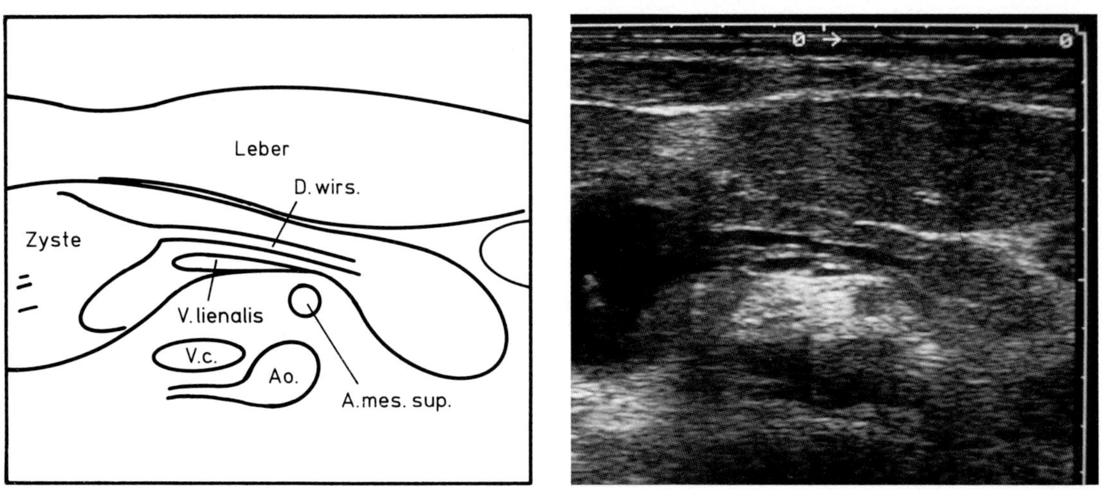
Leber
D. wirs.
Zyste
V. lienalis
V.c.
Ao.
A. mes. sup.

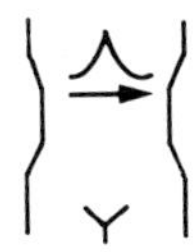

37 **Pankreaskopfzyste während der Punktion** (Oberbauchquerschnitt)
Derselbe Patient wie in der Voraufnahme. Nach Punktion ist die Zyste kleiner geworden. Es wird nun deutlich, daß doch noch Pankreasgewebe zurückgeblieben war; gleichzeitig kommt es zu einer Entlastung der gestauten Gänge. Der Ductus Wirsungianus wirkt wieder annähernd normal. In der Zyste ist die Punktionsnadel während des Punktionsvorgangs zu erkennen.

38 **Pankreaskopfzyste mit Aufstau im Ductus Wirsungianus während der Punktion** (Oberbauchquerschnitt)
Die Zyste wird deutlich kleiner, die Punktionsnadel ist unverändert erkennbar, der Ductus Wirsungianus nun kaum noch nachweisbar. Die Umgebungsstrukturen treten wieder deutlich hervor. Leider füllt sich diese Zyste nach der Punktion noch mehrmals nach. Erst nach der 3. Punktion kam es nicht mehr zu einem vollen Nachlaufen, die Gänge sind seither nicht mehr gestaut. Auf eine Operation konnte bisher (1 Jahr nach der letzten Punktion) verzichtet werden.

39 **Pankreaskopfzyste nach Punktion** (Oberbauchquerschnitt)
Derselbe Patient wie in den Voraufnahmen. Die Zyste ist nun nahezu verschwunden, der Pankreaskopf ist noch etwas geschwollen, das restliche Organ wirkt normal.

37

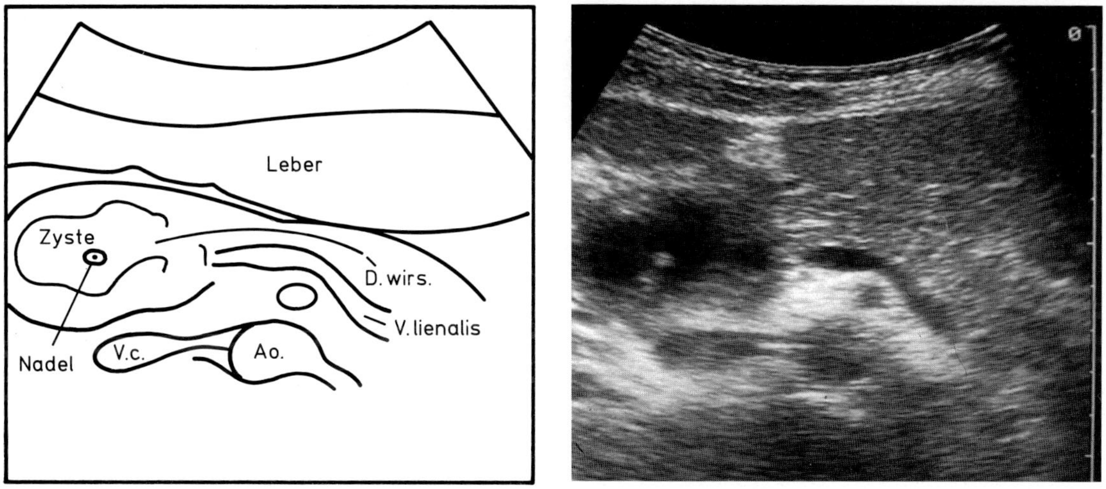
Leber
Zyste
D. wirs.
V. lienalis
Nadel
V.c.
Ao.

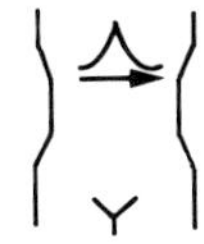
Y

38

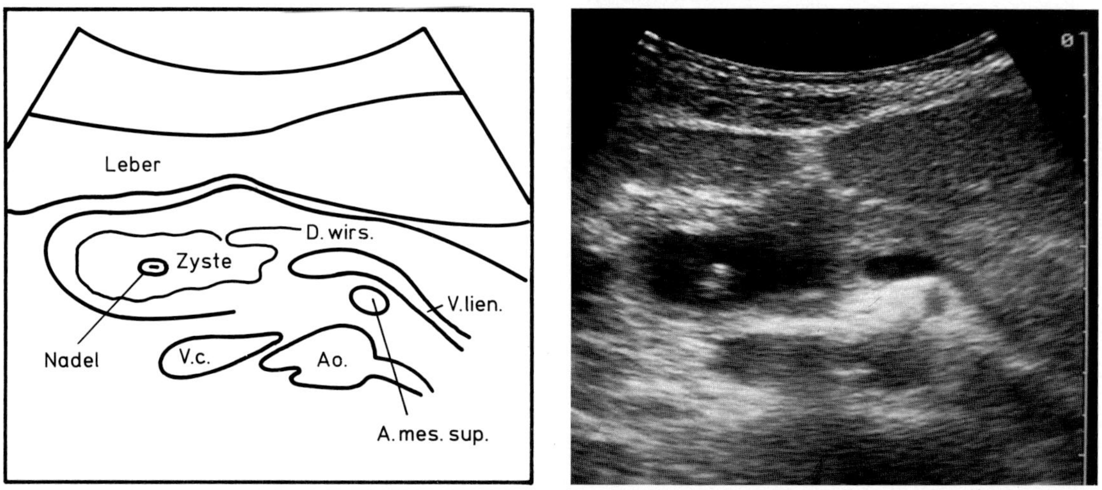
Leber
D. wirs.
Zyste
V. lien.
Nadel
V.c.
Ao.
A. mes. sup.

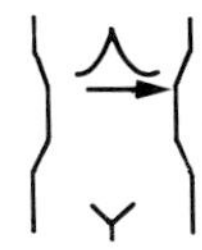
Y

39

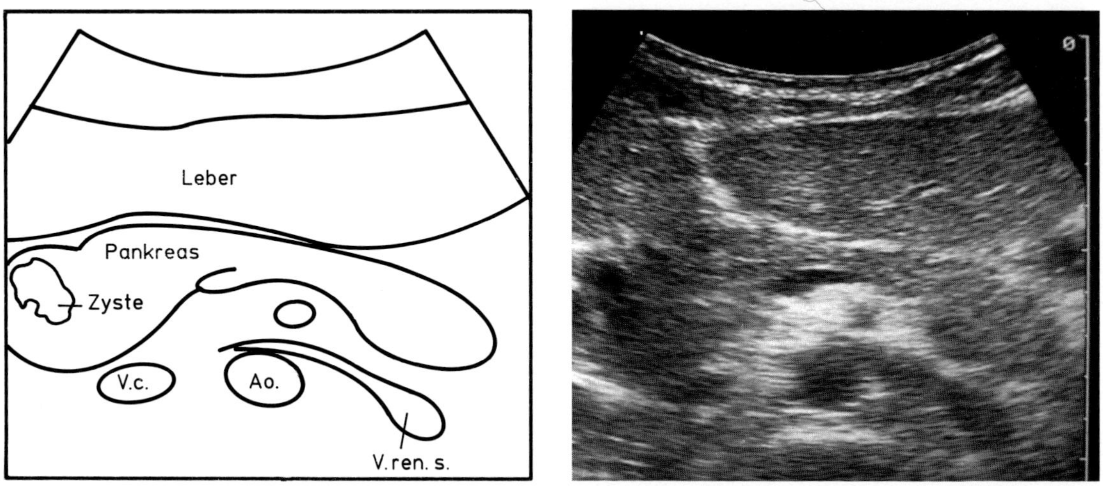
Leber
Pankreas
Zyste
V.c.
Ao.
V. ren. s.

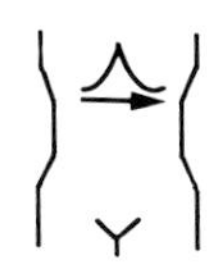
Y

40 **Pankreaskopfzyste** (Längsschnitt im Verlauf der V. portae)
Die Leber ist normal groß, etwas reflexvermehrt, die Spitze abgerundet. Es bietet sich das Bild einer leichten Leberverfettung. Hinter der unauffälligen Magenkokarde ist das Pankreas reflexkräftig zu erkennen. Es ist nach ventral angehoben, ebenso wie die bogenförmig nach oben verlaufende V. portae bzw. V. mesenterica superior. Ursache der Anhebung ist eine kugelige, reflexarme bis reflexfreie Veränderung mit dorsaler Schallverstärkung. Es handelt sich um eine nicht ganz reflexfreie Pankreaskopfzyste bei chronischer Pankreatitis, die zur Verlagerung sowohl des Pankreaskopfes als auch der V. portae nach ventral geführt hatte.

41 **Pankreasnekrose mit Perforation in den Magen** (Oberbauchquerschnitt)
Während der Pankreaskopf eben noch erkennbar war, ist in diesem Fall der Pankreasschwanz vollständig nekrotisch eingeschmolzen. Reflexarme Abschnitte wechseln sich mit reflexreichen ab. Die Magenwand ist deutlich verdickt. Man erkennt einen Fistelgang von der Magenhinterwand zur Nekrosehöhle. Endoskopisch lag eine massive Schwellung der Magenschleimhaut vor, der Fistelgang konnte sondiert und die Nekrosehöhle über diesen Gang gefüllt werden. Das instillierte Kontrastmittel lief z.T. in den Fistelgang zurück, z.T. aus der Papille ab. Nach Abklingen des akuten Entzündungsgeschehens wurde eine Pankreasteilresektion mit Nekroseausräumung durchgeführt.

42 **Pankreasnekrose mit Perforation in den Magen** (Oberbauchquerschnitt etwas kaudal der Voraufnahme bei demselben Patienten)
Jetzt erkennt man die verbliebenen Pankreasanteile im Korpus- und Kopfbereich des Pankreas, während der Schwanz nekrotisch aufgelöst war. Über den erweiterten Ductus Wirsungianus füllte sich eine Nekrosehöhle und aus dieser wiederum die Fistel zum Magen.

40

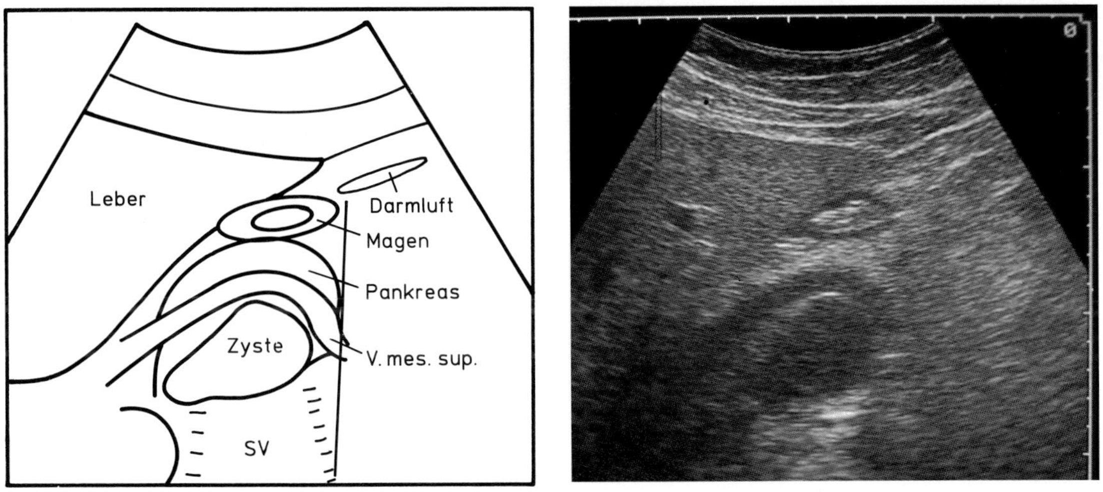
Leber
Darmluft
Magen
Pankreas
Zyste
V. mes. sup.
SV

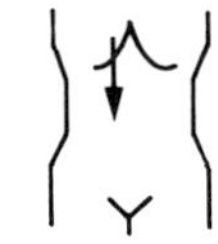

41

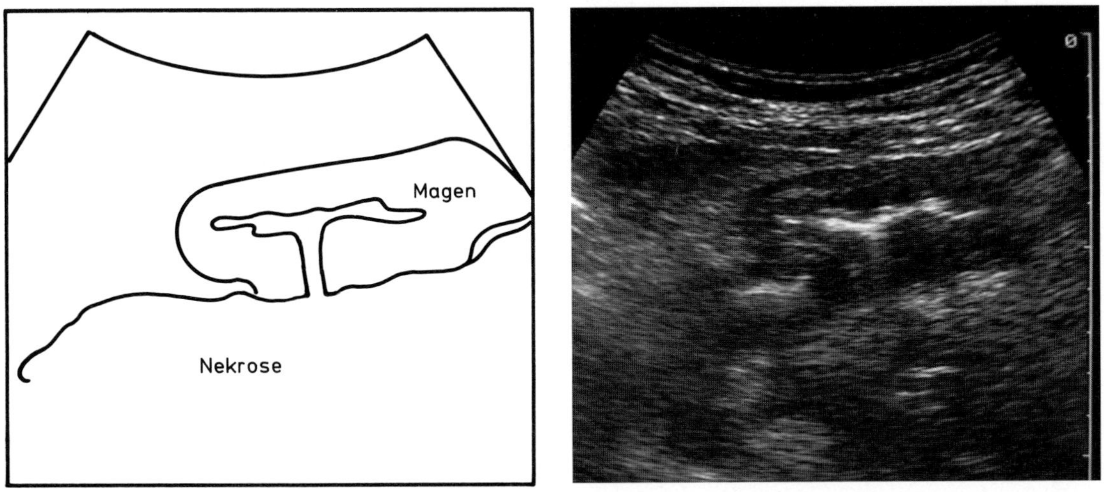
Magen
Nekrose

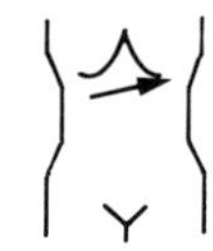

42

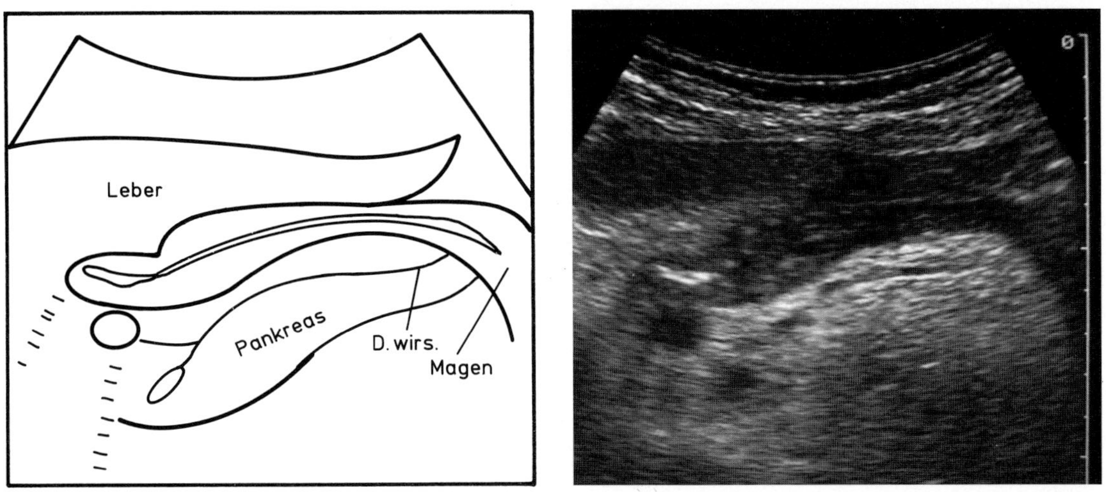
Leber
Pankreas
D. wirs.
Magen

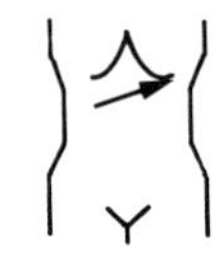

43 **Pankreaszyste – transgastrale Punktion** (Oberbauchquerschnitt)
Bei diesem Patienten entstand im Rahmen einer Pankreatitis eine Nekrose, die zu einer riesigen Zyste ausreifte. Mehrfache Punktionen hatten dem Patienten zwar Erleichterung gebracht, jedoch nicht zu einem endgültigen Versiegen der Zystenflüssigkeit geführt. Einen solchen Punktionsvorgang sieht man hier. Das breite Echo der Nadelspitze erkennt man im oberen Bilddrittel. Die Punktion wurde transgastral durchgeführt, als vorbereitende Untersuchung einer sonographisch-endoskopisch geführten Zystendrainage in den Magen. Diese führte zu einer dauerhaften Entleerung der Zyste.

44 **Pankreaskopfzyste mit Kontakt zum Gangsystem** (Oberbauchquerschnitt)
Als Rest einer früher durchgemachten Pankreatitis ist bei diesem Patienten eine Pankreaskopfzyste zurückgeblieben, in die das Gangsystem einmündet. In diesen Fällen ist eine Punktion frustran, da es sofort zum Nachlaufen der Zystenflüssigkeit kommt. Das therapeutische Vorgehen muß von der Klinik abhängig gemacht werden. In diesem Fall war nach Alkoholabstinenz eine Beruhigung des Beschwerdebilds und unter Fermentsubstitution eine ausreichende Erholung des Patienten zu erzielen. Die Zyste blieb unverändert bestehen.

45 **Echte Pankreaszyste bei kongenitalen Zystennieren** (Oberbauchquerschnitt)
Bei dem 18jährigen Mitglied einer Zystennierenfamilie wurde neben inzipienten Zystennieren (siehe Abb. 46) dieser Befund erhoben. Eine Pankreaserkrankung war nie vorausgegangen. Die Pankreasfunktion war vollständig normal. Zysten des Pankreas bei Zystennierenerkrankungen sind wesentlich seltener als Zysten anderer Organe, vor allem der Leber.

43

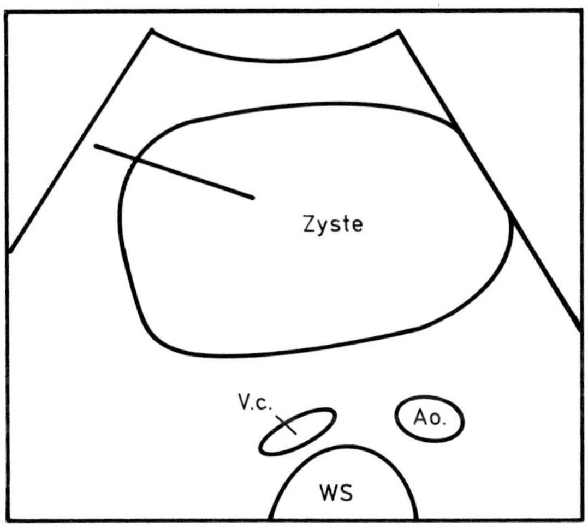

Zyste
V.c.
Ao.
WS

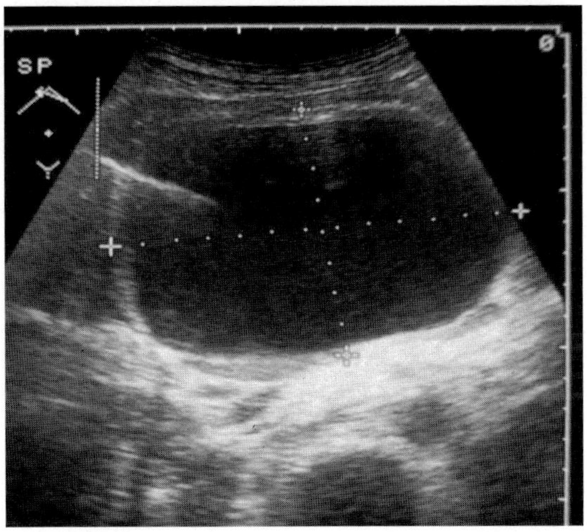

SP

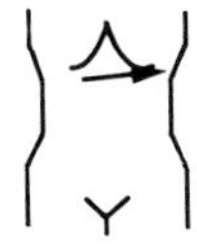

44

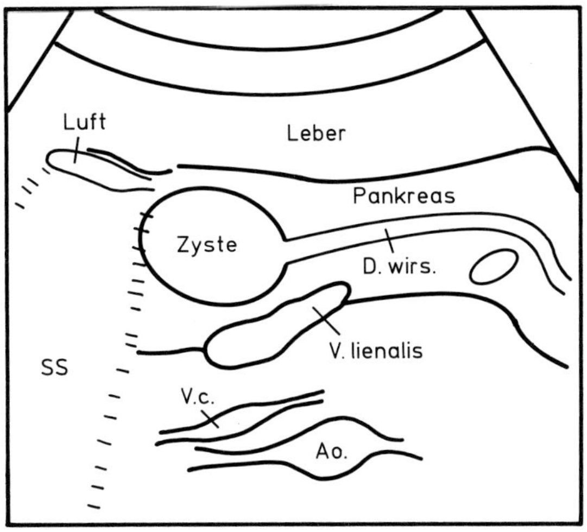

Luft
Leber
Pankreas
Zyste
D. wirs.
V. lienalis
SS
V.c.
Ao.

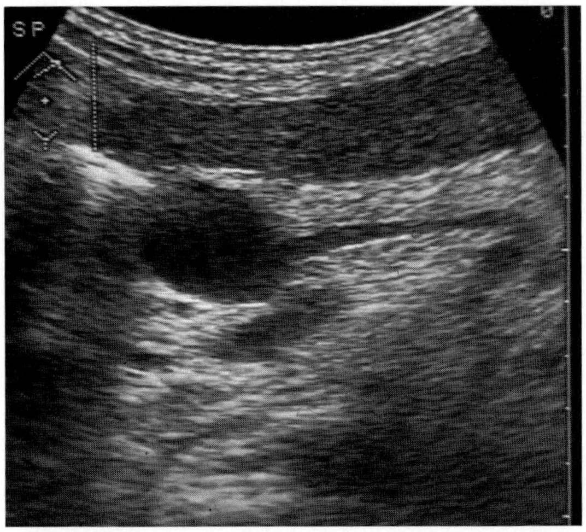

SP

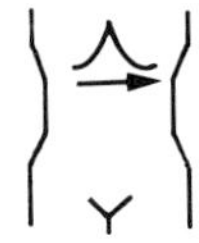

45

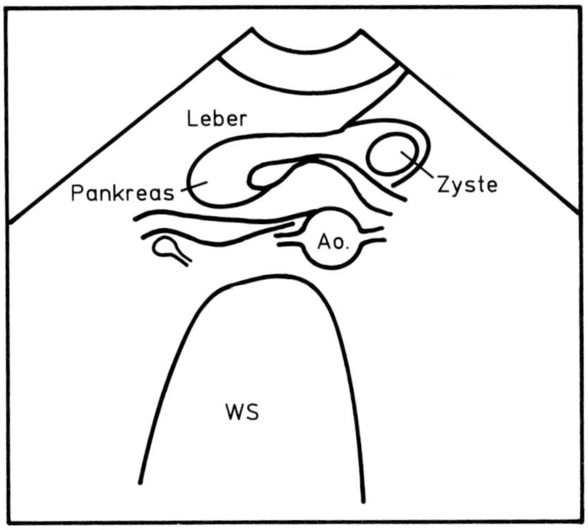

Leber
Pankreas
Zyste
Ao.
WS

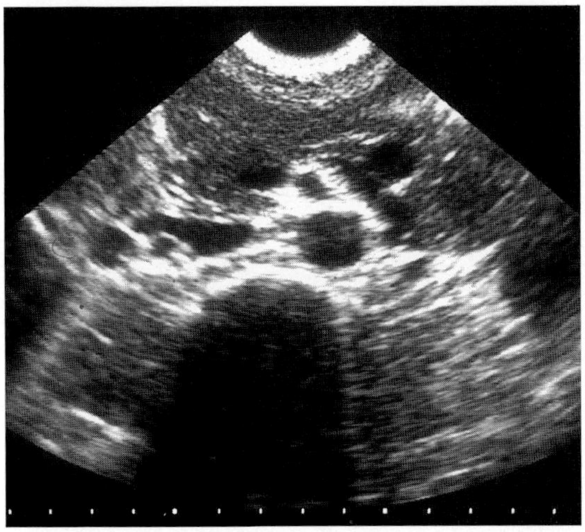

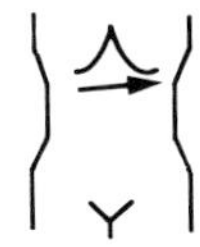

Pankreas

46 **Inzipiente Zystenniere bei einem Patienten mit kongenitaler Pankreasschwanzzyste** (Längsschnitt durch die rechte Niere)

Derselbe Patient wie in der Voraufnahme. Man erkennt 3 beginnende Zysten innerhalb der Niere des 18jährigen Patienten.

47 **Chronische Pankreatitis** (Oberbauchlängsschnitt vor der Aorta)

Das Organ ist unregelmäßig begrenzt und nur leicht vergrößert. Die Organgrenzen sind nicht eindeutig auszumachen. Im Inneren finden sich Verkalkungen und reflexarme bis reflexfreie Veränderungen, die kleinen Zysten entsprechen. Bei einer derartig deformierenden Veränderung des Pankreas wird das Organ sehr unübersichtlich. Maligne Prozesse können nicht ausgeschlossen werden.

48 **Chronisch kalzifizierende Pankreatitis** (Längsschnitt durch den Oberbauch zwischen Aorta und Kava)

Kaudal der Leber ist ein tumorartiges Gebilde von 7×6 cm Durchmesser zu erkennen, das insgesamt reflexarm ist, unregelmäßig begrenzt sowie durchsetzt von kräftigen Reflexen mit Schallschatten. Die chronische Entzündung des Pankreas hat zu einer stetigen Anschwellung ohne bisher nachweisbare Schrumpfungstendenz des Organs geführt. Multiple Verkalkungen sind über das ganze Organ verstreut. Die sonographische Diagnose eines solchen Prozesses ist leicht zu stellen; eine maligne Veränderung innerhalb eines solchen Gebildes ist natürlich nie auszuschließen. Auch eine Feinnadelbiopsie wird im negativen Fall keine endgültige Differentialdiagnose erlauben, da innerhalb des unübersichtlichen Gebildes das sich entwickelnde Karzinom nicht abgrenzbar ist.

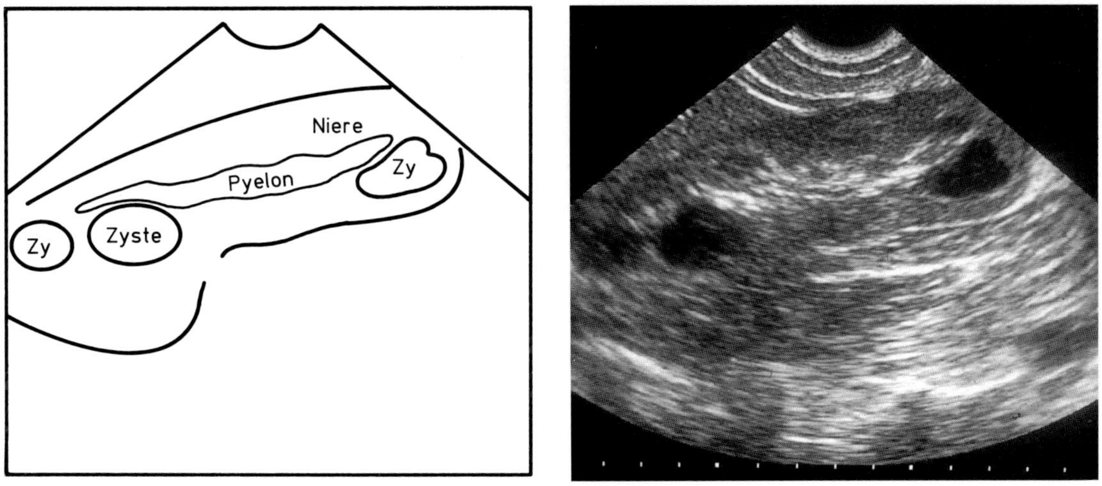
Niere
Zy
Pyelon
Zy
Zyste

46

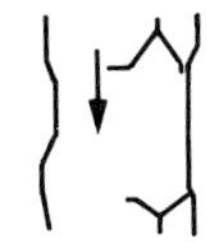

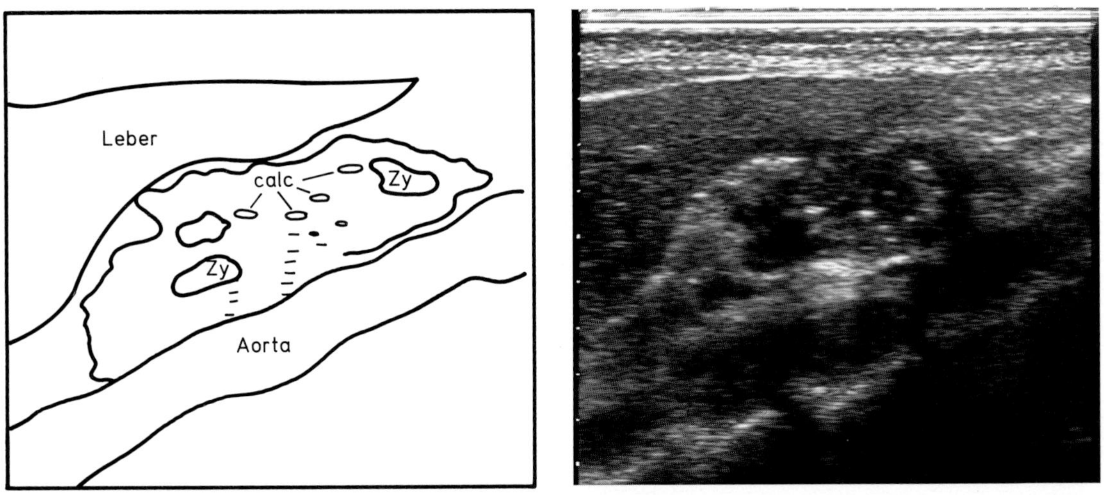
Leber
calc
Zy
Zy
Aorta

47

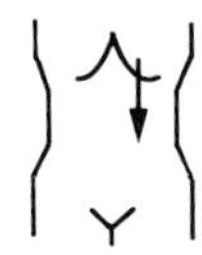

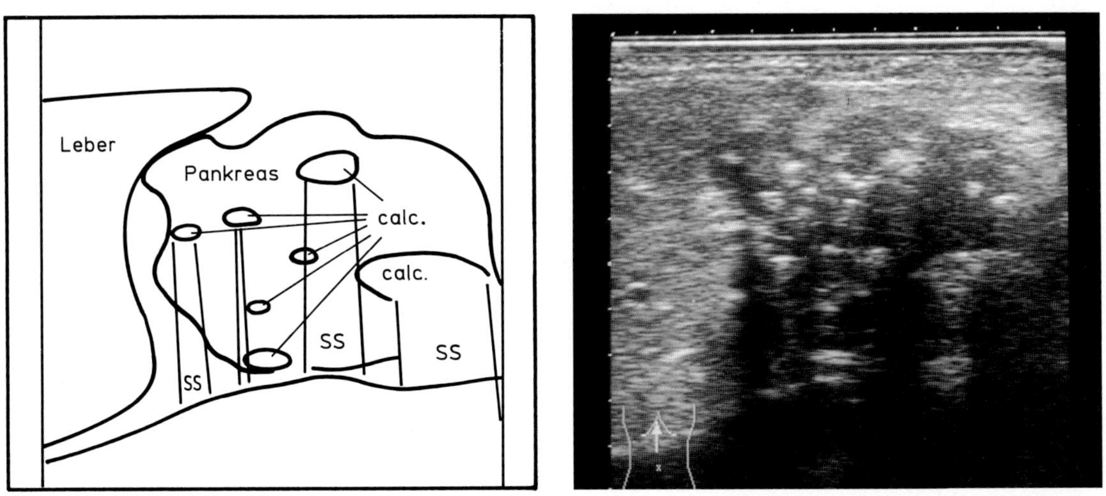
Leber
Pankreas
calc.
calc.
SS
SS
SS

48

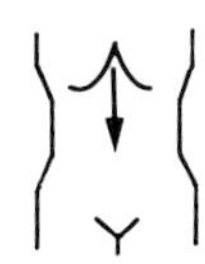

49 **Chronische Pankreatitis** (Oberbauchquerschnitt)
Das Organ ist nicht vergrößert, aber verplumpt, unregelmäßig begrenzt, scheckig gemustert mit reflexarmen und reflexreichen, z. T. schattengebenden Veränderungen im Sinne von Verkalkungen und kleinen Zysten. Das Gebilde wirkt knorrig, bei Einfingerpalpation weicht es dem palpierenden Finger als ganzes aus; es ist starr und unbeweglich, jedoch mit der Umgebung nicht so verbacken, wie es Tumoren häufig sind.

50 **Chronische Pankreatitis** (Oberbauchquerschnitt)
Dorsal der Leber und des Magens, ventral der großen Bauchgefäße ist ein 3 cm dickes Pankreas zu erkennen, das schollig-scheckig strukturiert ist mit einzelnen kräftigen Reflexen und Schallschatten. Der Ductus Wirsungianus ist nicht dargestellt, er war in der ERP nicht erweitert, lediglich unregelmäßig in seinem Verlauf. Derartige Veränderungen sind auf Anhieb als chronische Pankreatitis zu erkennen.

51 **Chronische Pankreatitis im akuten Schub** (Oberbauchquerschnitt)
Das Organ ist entzündlich geschwollen. An den Verkalkungen erkennt man jedoch, daß dieser entzündliche Schub nicht der erste ist. Die Verkalkungen umgeben den Ductus Wirsungianus, der grenzwertig weit ist. Das Reflexmuster ist scheckig, unregelmäßig, wobei nicht zu entscheiden ist, ob die reflexarmen Veränderungen akuten, sich anbahnenden Einschmelzungen oder älteren Zystchen entsprechen.

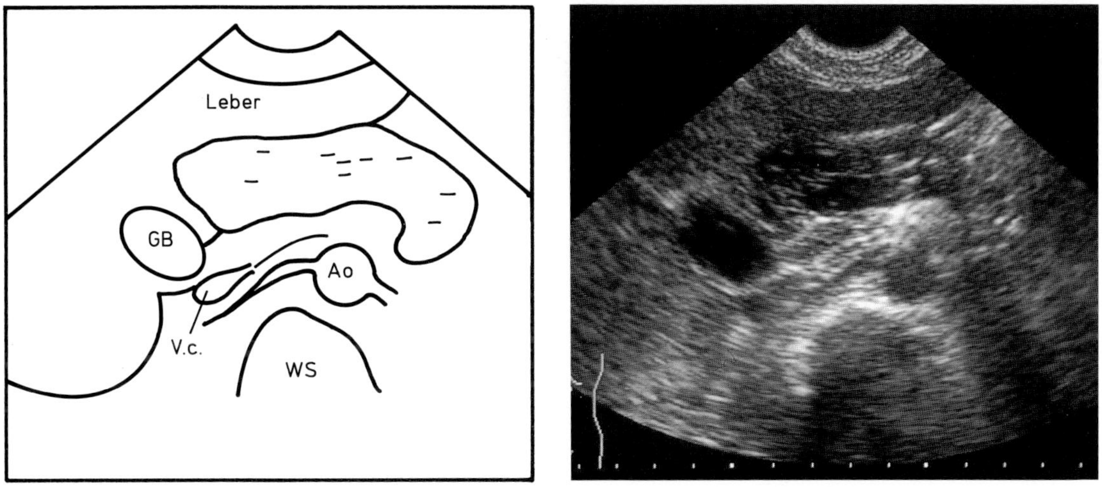
Leber
GB
Ao
V.c.
WS

49

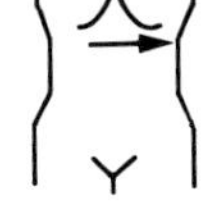

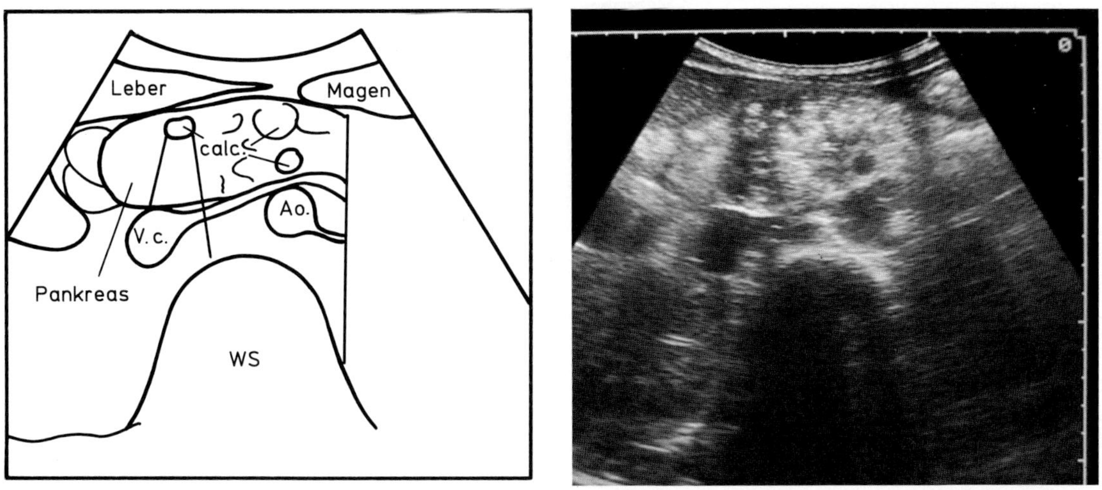
Leber
Magen
calc
Ao.
V. c.
Pankreas
WS
0

50

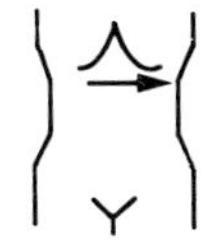

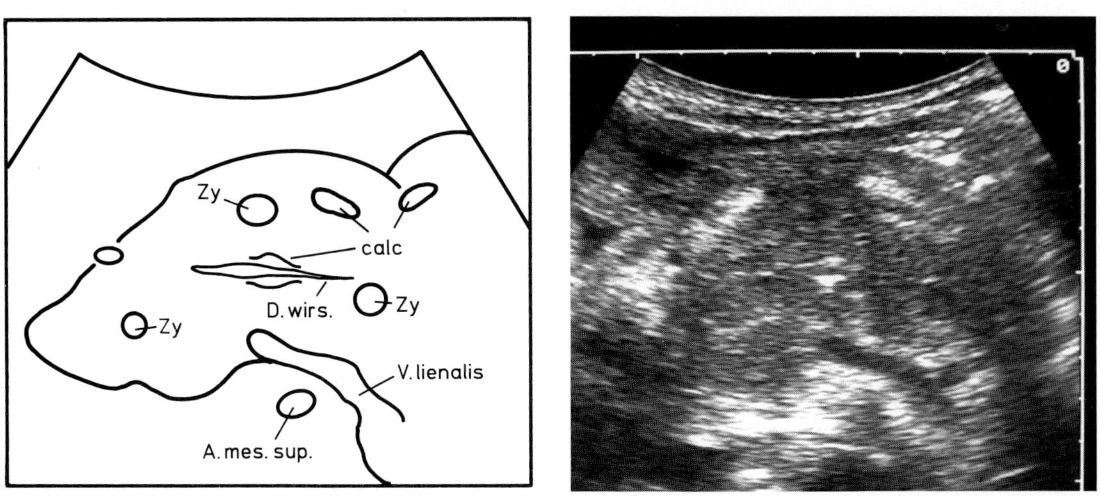
Zy
calc
D. wirs.
Zy
Zy
V. lienalis
A. mes. sup.
0

51

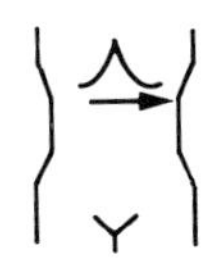

52 **Dilatierter Ductus Wirsungianus bei chronischer Pankreatitis** (Oberbauchquerschnitt)
Das Organ ist nicht vergrößert, eher ist das Parenchym reduziert zugunsten eines enorm dilatierten Ductus Wirsungianus, der stellenweise über 1 cm weit und geschlängelt ist sowie unregelmäßig Verkalkungen in der Umgebung aufweist. Die V. lienalis ist komprimiert. Derartige Veränderungen weisen auf Tumoren hin, in diesem Fall lag jedoch eine narbige Striktur der papillennahen Wirsungianusabschnitte vor.

53 **Chronische Pankreatitis mit dilatiertem Ductus Wirsungianus** (Oberbauchquerschnitt)
Auch in diesem Fall war ein Tumor nicht nachweisbar. Die erhebliche Dilatation des Ductus Wirsungianus war entstanden im Rahmen eines chronisch-rezidivierenden entzündlichen Geschehens mit narbiger Veränderung im Bereich des gesamten Pankreas und chronisch-entzündlicher Obstruktion der Papillenregion. Da man sonographisch einen kleinen Pankreaskopf- oder Papillentumor in solchen Fällen nie ausschließen kann, ist eine ERP mit Gewebeentnahme immer indiziert.

54 **Pankreaskarzinom bei chronischer Pankreatitis** (Oberbauchquerschnitt)
Das Organ ist im Kopfbereich stärker als im Korpusbereich angeschwollen, unregelmäßig begrenzt, pseudopodienartige Ausläufer ziehen zu den Nachbarorganen; das Binnenreflexmuster ist scheckig, insgesamt vermindert, einzelne hell aufleuchtende Reflexe sind auszumachen, z.T. mit Schallschatten. Der Ductus Wirsungianus ist deutlich erweitert, er verläuft geschlängelt im Pankreaskorpus und endet im Pankreaskopf. Bei Einfingerpalpation weicht das ganze Organ en bloc aus. Auffällig ist dabei, daß die Palpation nicht schmerzt. Zwischen Pankreas und Aorta liegen 2 vergrößerte Lymphknoten. Karzinome dieser Größe sind nicht mehr operabel. Eine Feinnadelbiopsie kann die Diagnose sichern.

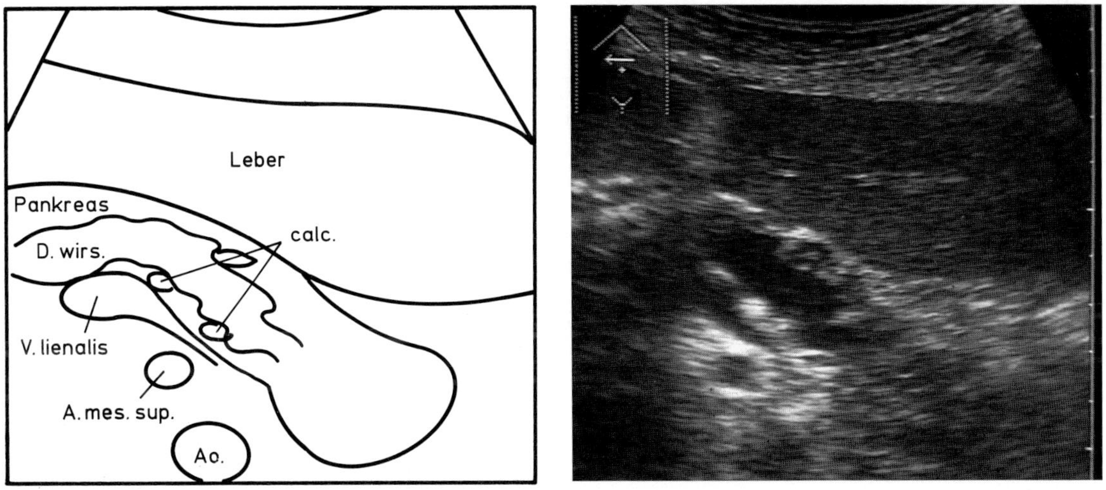
Leber
Pankreas
D. wirs.
calc.
V. lienalis
A. mes. sup.
Ao.

52

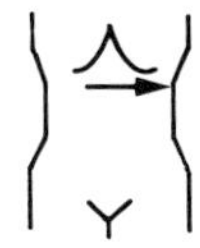

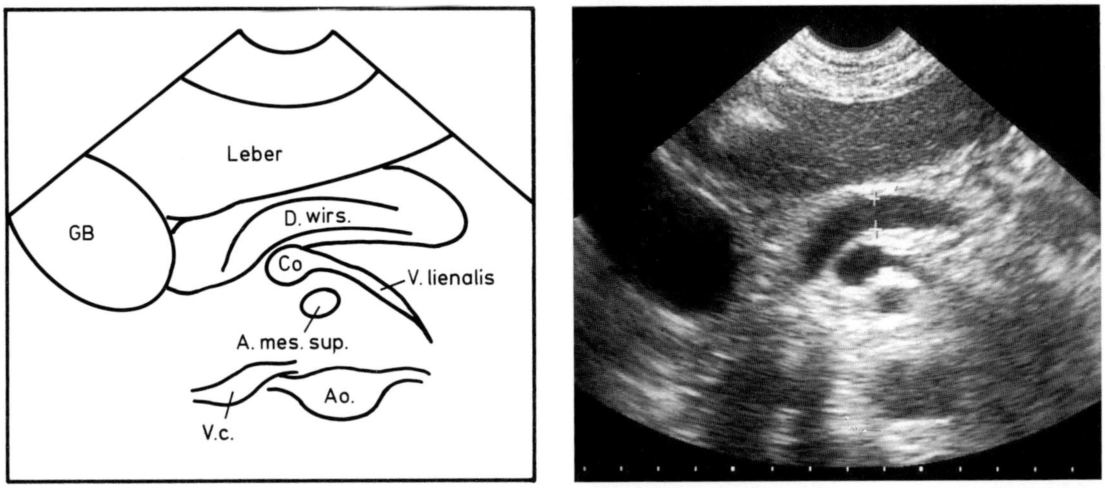
Leber
GB
D. wirs.
Co
V. lienalis
A. mes. sup.
Ao.
V.c.

53

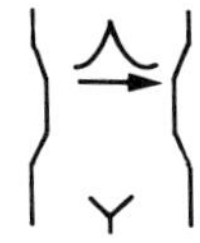

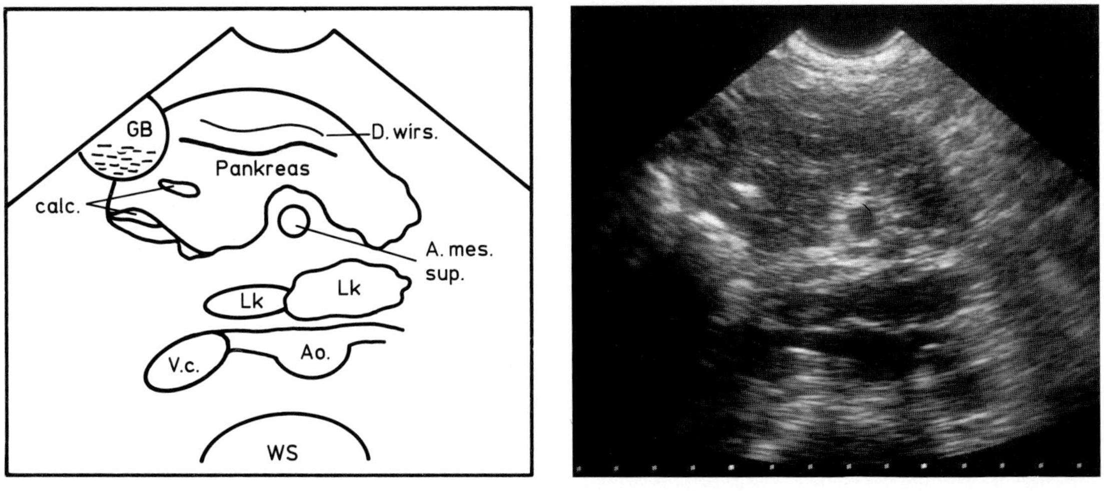
GB
D. wirs.
Pankreas
calc.
A. mes. sup.
Lk
Lk
Ao.
V.c.
WS

54

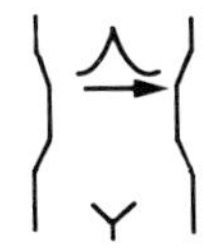

55 **Pankreaskarzinom mit Verschlußikterus** (Oberbauchlängsschnitt)
Wiederum ist das Organ reflexarm, unförmig angeschwollen, die Anschwellung jedoch auf den Kopf begrenzt. Der Ductus hepatocholedochus ist auf 2 cm erweitert, er endet plump, konisch auslaufend in Höhe des Pankreas. In der angrenzenden Leber sind bereits Metastasen nachweisbar.

56 **Chronische Pankreatitis mit Ausbildung eines Pankreaskarzinoms** (Oberbauchquerschnitt)
Auch hier ist das Organ unförmig angeschwollen, reflexarm, z. T. scheckig gemustert. Im Kopfbereich liegen multiple Verkalkungen mit typischen Schallschatten, im Korpusbereich nekrotische Anteile. Bei diesem Patienten bestand seit Jahren eine chronische, in Schüben ablaufende Pankreatitis. Als das Pankreas auch in den Intervallen nicht abschwoll und eine Tumorsymptomatik hinzukam, wurde eine Feinnadelbiopsie durchgeführt. Dabei wurden Tumorzellen zytologisch nachgewiesen. Innerhalb eines derart unübersichtlichen Bildes, wie es diese chronische Pankreatitis bietet, ist ein Karzinom nie sicher auszuschließen.

57 **Pankreaskopfkarzinom** (Oberbauchquerschnitt)
Das Karzinom ist auf den Kopf des Pankreas beschränkt. Dieser ist unregelmäßig konfiguriert, scheckig gemustert, deutlich reflexärmer als das übrige Pankreas, das reflexreicher ist als die darüber liegende Leber. Angedeutet erkennt man im Pankreaskopf reflexarme einschmelzende Areale. Auch dieses Organ war schon mit der Umgebung verbacken und bei Einfingerpalpation nicht druckdolent, nicht verschieblich und nicht impressibel. Der Tumor war operativ nicht mehr resezierbar.

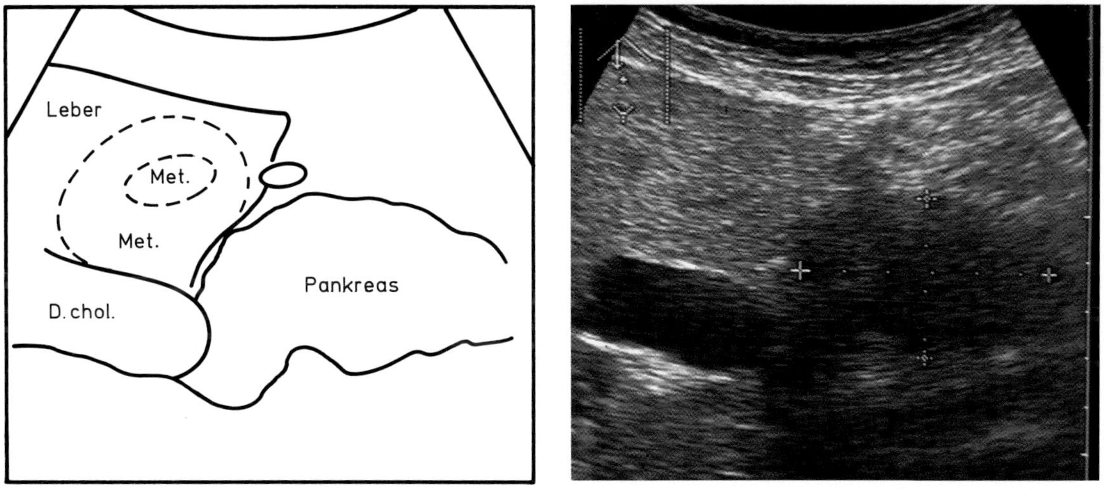
Leber
Met.
Met.
D. chol.
Pankreas

55

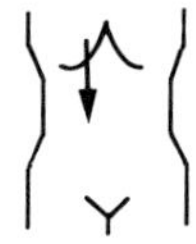

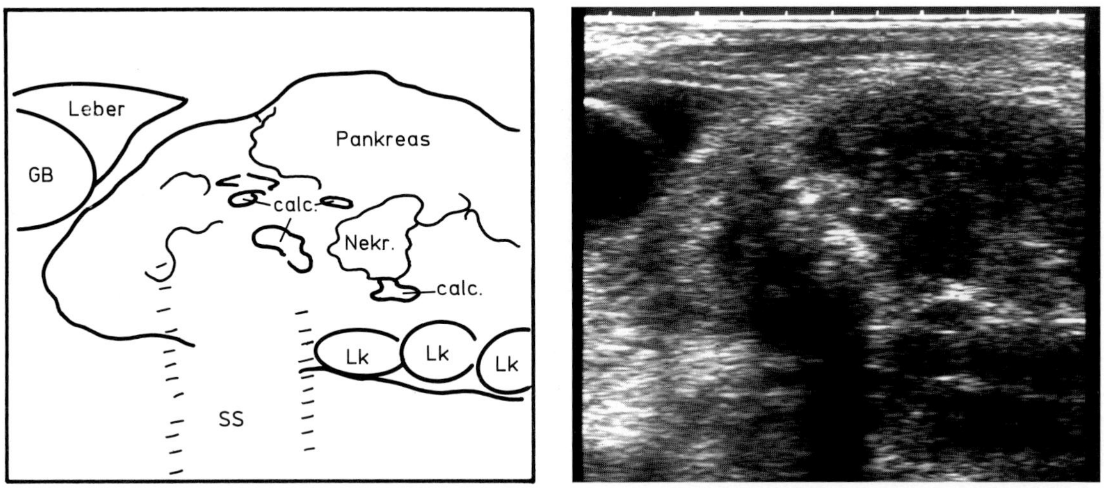
Leber
GB
Pankreas
calc.
Nekr.
calc.
Lk
Lk
Lk
SS

56

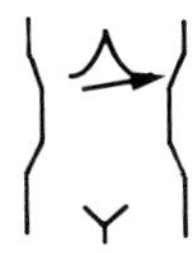

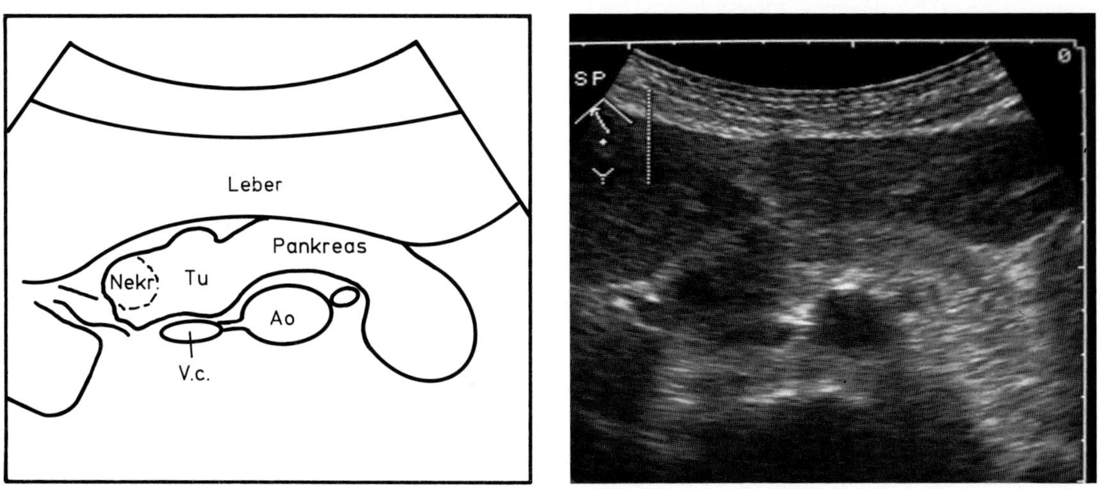
Leber
Pankreas
Nekr.
Tu
Ao
V.c.
SP

57

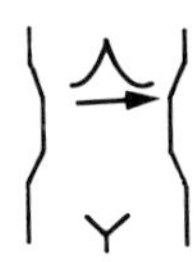

58 **Pankreaskopfkarzinom**
(Oberbauchlängsschnitt)
Das Organ ist wiederum unregelmäßig begrenzt, scheckig gemustert, reflexkräftiger als die vorherigen Tumoren, pseudopodienartige Ausläufer ziehen zur Leber. Bei Einfingerpalpation ist das Organ mit der Leber verwachsen. Die inspiratorische Bewegung der Leber endet abrupt am Pankreas. Der Ductus hepatocholedochus ist deutlich erweitert, die V. cava etwas imprimiert.

59 **Pankreaskopftumor** (Oberbauchlängsschnitt)
Das Organ ist nur wenig vergrößert, in seinen ventralen Anteilen jedoch tumorös umgewandelt mit zentraler Einschmelzung. Der Tumor wächst nach ventral zwischen Leber und Magenkokarde. Diese ist selbst wandverstärkt. Der Ductus choledochus endet spitzwinklig auslaufend am Tumor. Obwohl dieser Tumor noch resektabel erscheint, hat er doch bereits intraoperativ nachweisbare lokale kleine Lymphknotenmetastasen ausgebildet.

60 **Pankreaskopftumor** (Oberbauchlängsschnitt)
Der Tumor ist unförmig, unregelmäßig begrenzt. Eine Lymphknotenmetastase ist kaudal des Tumors zu erkennen. Die V. mesenterica superior ist durch den Tumor aufgestaut und verläuft geschlängelt durch diesen hindurch. Der große Tumor ragt in die Leberpforte hinein.

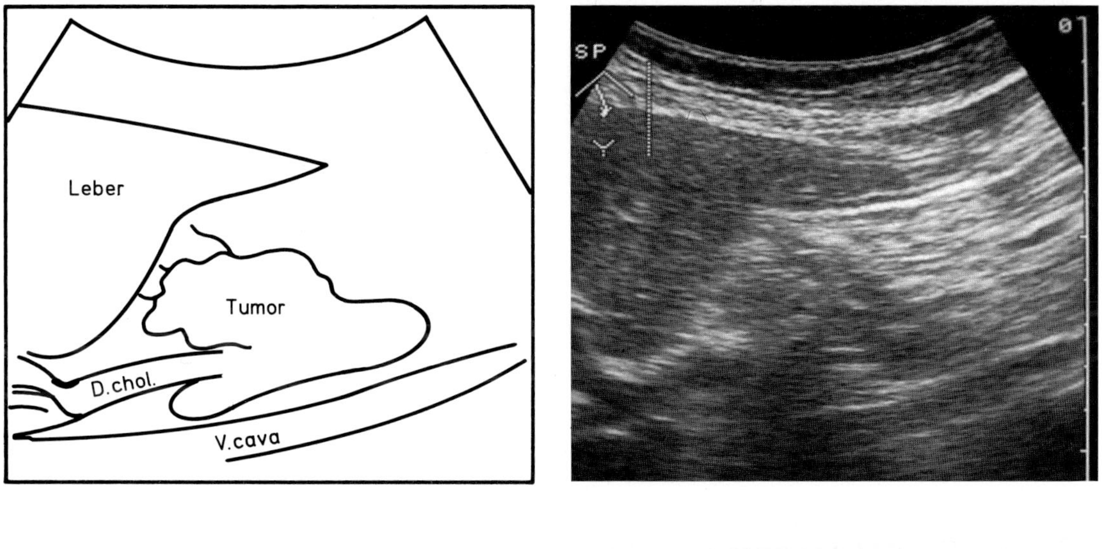
Leber
Tumor
D.chol.
V.cava
SP
Y
0

58

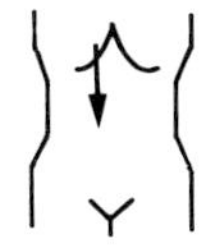
Y

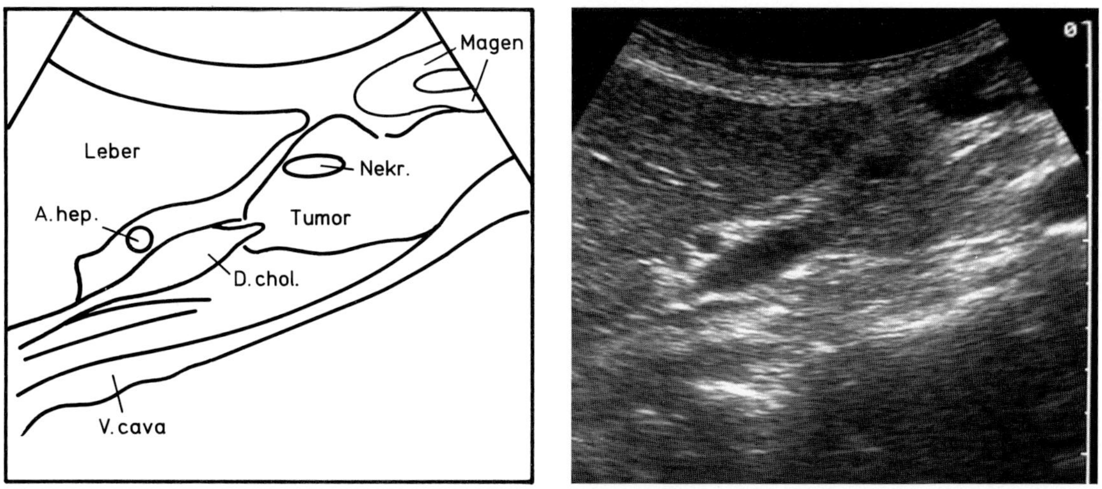
Magen
Leber
Nekr.
A.hep.
Tumor
D.chol.
V.cava
0

59

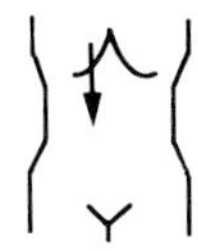
Y

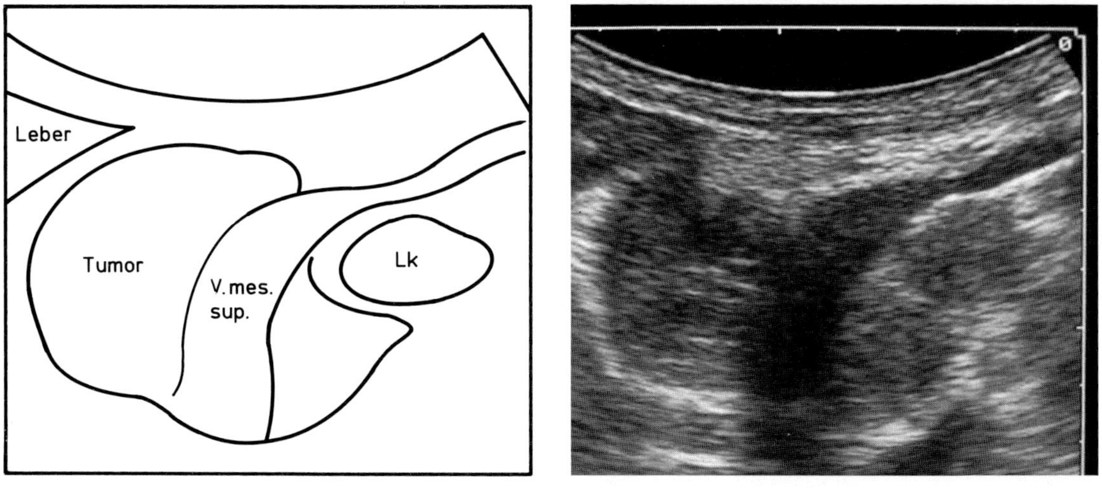
Leber
Tumor
V.mes.
sup.
Lk
0

60

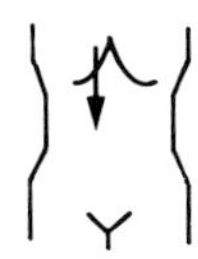
Y

61 **Pankreasschwanzkarzinom** (Oberbauchquerschnitt)
Die Anschwellung des Pankreasschwanzes ist unförmig. Wiederum sind pseudopodienartige Ausläufer zu erkennen, die Reflexe sind im Vergleich zu dem restlichen Organ deutlich reduziert, stellenweise sind winzige Verkalkungen nachweisbar. Pankreasschwanztumoren dieser Größe sind nicht schwer zu erkennen. Sie verdrängen den Magen, so daß die im Magen befindliche Luft ihre Darstellung nicht behindert. Auch dieser Tumor war mit der Umgebung verbacken, bei Einfingerpalpation starr und nicht druckdolent.

62 **Pankreasschwanztumor** (Oberbauchquerschnitt)
Dieser riesige Pankreasschwanztumor ist teilweise nekrotisch zerfallen, Reste des Tumorgewebes sind septenartig stehengeblieben. Der Magen ist nach ventral angehoben. Der Tumor war langsam, lange Zeit unbemerkt herangewachsen, hatte jedoch bereits Lebermetastasen ausgebildet.

63 **Pankreasschwanzkarzinom** (Oberbauchquerschnitt)
Dieser auf die vorgegebene Form des Pankreas beschränkte Tumor im Pankreasschwanzbereich war auf den ersten Blick schwer zu erkennen. Seine Kontur ist glatt, das Binnenreflexmuster jedoch deutlich reduziert im Vergleich zu dem angrenzenden, eher reflexkräftigen Gewebe im Pankreaskopf. Während einer nahezu einjährigen Verlaufsbeobachtung unter zytostatischer Therapie wuchs der Primärtumor kaum. Die Patientin verstarb schließlich an einer ausgedehnten Metastasierung in Lymphknoten und Leber.

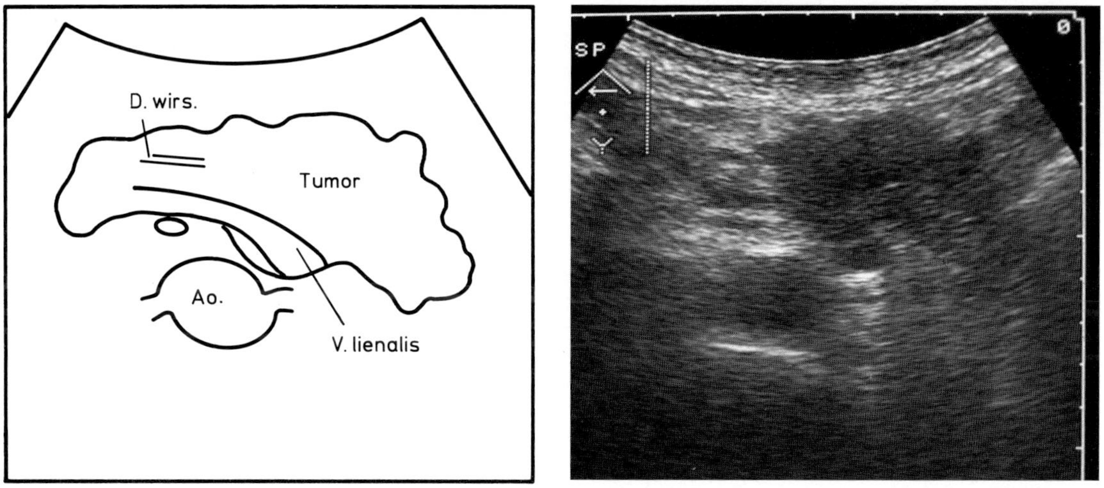
D. wirs.
Tumor
Ao.
V. lienalis

61

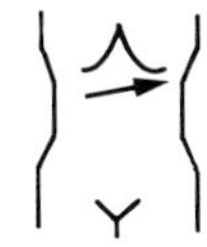

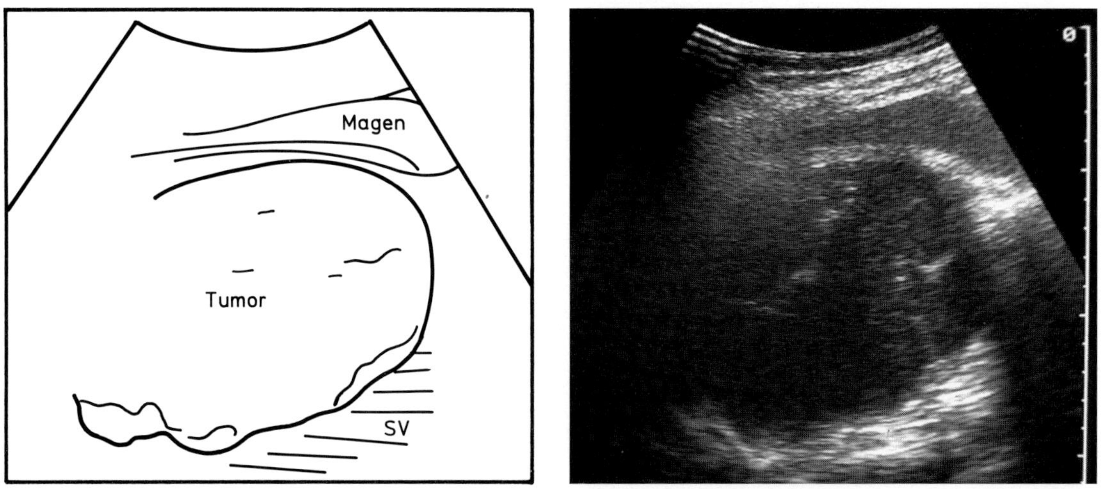
Magen
Tumor
SV

62

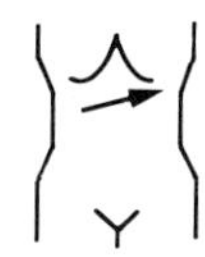

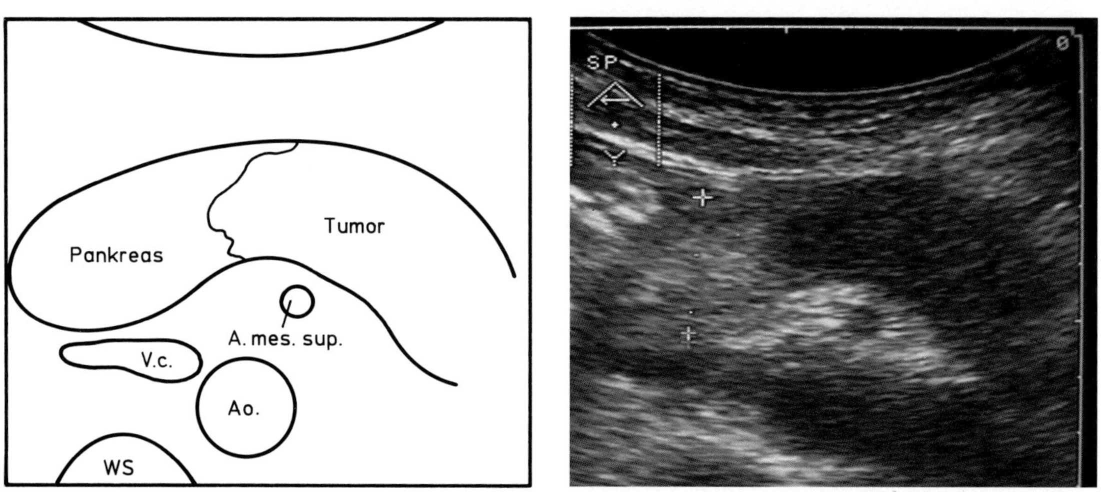
Tumor
Pankreas
A. mes. sup.
V.c.
Ao.
WS

63

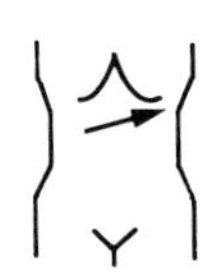

64 **Pankreasschwanztumor** (Oberbauchquerschnitt)
Selten kommt es zu einer derartig isolierten Anschwellung des Pankreasschwanzes auf die hier gezeigte Ausdehnung von 5,8×4,9 cm. Lange Zeit wachsen diese Tumoren im Schwanzbereich unbemerkt, bis schließlich klinische Anzeichen eines Tumorleidens die Tumorsuche veranlassen. Dieser sehr große Tumor war bis zu diesem Zeitpunkt völlig asymptomatisch.

65 **Kleiner Pankreasschwanztumor** (Oberbauchquerschnitt)
Das normal große Pankreas weist eine nur 16 mm große tumoröse Veränderung im Korpus-Schwanz-Übergangsbereich auf. Es handelt sich um einen Zufallsbefund anläßlich einer Durchuntersuchung bei einer 70jährigen Patientin. Intraoperativ wurde der Tumor als Adenokarzinom des Pankreas geklärt, das gut operabel war. Metastasen oder ein Rezidiv sind bisher (1 Jahr) nicht aufgetreten.

66 **Pankreasinfiltration durch ein hochmalignes Non-Hodgkin-Lymphom** (Querschnitt Oberbauch)
Bei diesem hochmalignen Non-Hodgkin-Lymphom (Stadium IV) bestanden Infiltrationen sämtlicher parenchymatöser Organe, auch des Pankreas. Der 8 mm große infiltrative Bezirk im Pankreas etwas lateral des Confluens ist hier innerhalb des reflexkräftigen Pankreas gut abzugrenzen, ventral davon der ebenfalls wandverdickte, infiltrierte Magen, dorsal die V. lienalis und die A. mesenterica superior.

64

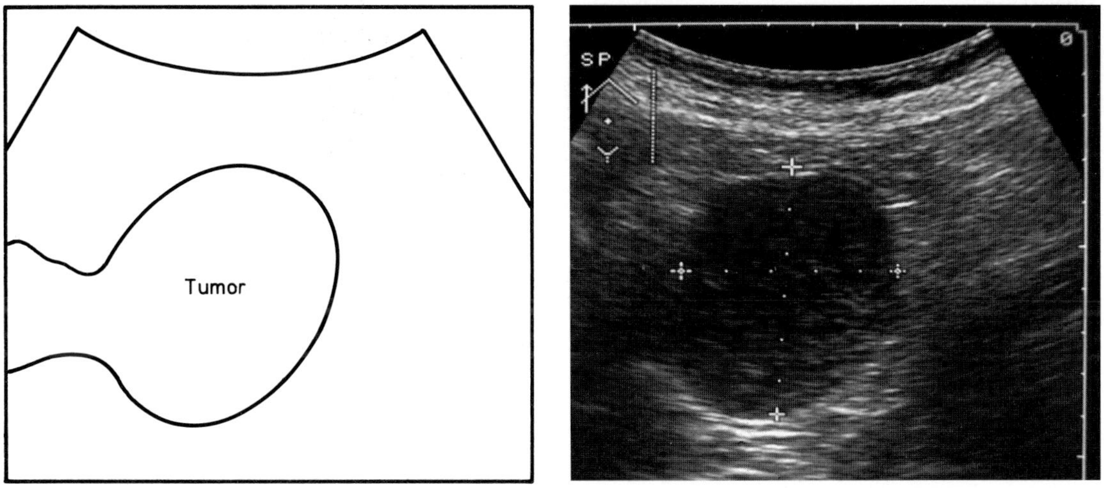
Tumor

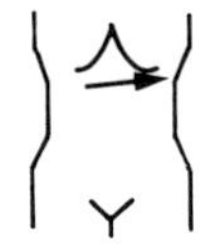

65

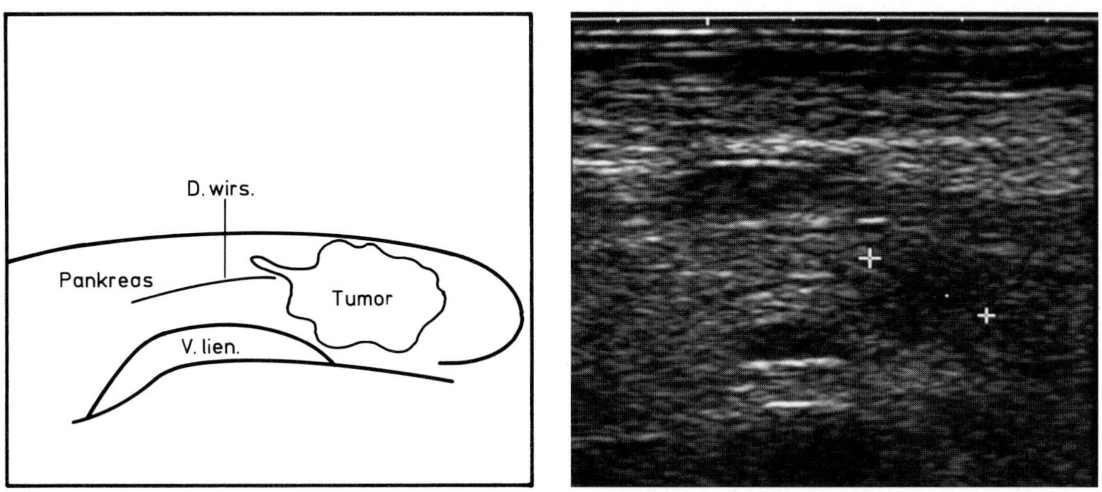
D. wirs.
Pankreas
Tumor
V. lien.

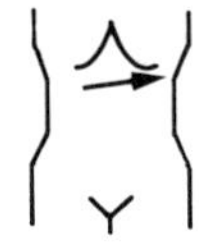

66

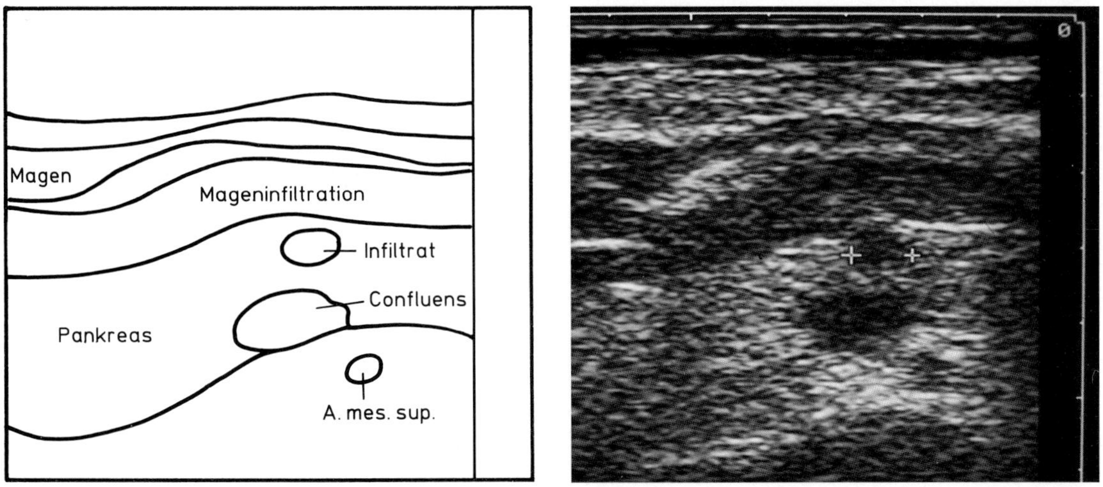
Magen
Mageninfiltration
Infiltrat
Confluens
Pankreas
A. mes. sup.

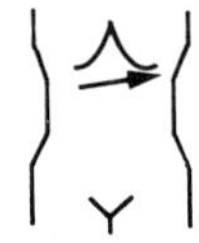

67 **Kleiner Pankreaskopftumor** (Oberbauchquerschnitt)
Korpus und mediale Schwanzanteile des Pankreas erscheinen unauffällig, eher reflexkräftig lipomatös. Im Kopfbereich ist schwer abgrenzbar eine reflexarme Region, die unscharf aus dem reflexkräftigeren Anteil des Pankreas hervorgeht, erkennbar. Der D. Wirsungianus ist gestaut. Es lag ein kleines Karzinom des Pankreaskopfs vor. Der Patient konnte kurativ operiert werden.

68 **Pankreaskopfkarzinom mit Infiltration der Umgebung** (Oberbauchquerschnitt)
Dieser Tumor war inoperabel. Man ahnt dies aufgrund der sonographischen Kriterien: unregelmäßige Begrenzung mit Infiltration der Umgebung, Kompression des Ductus Wirsungianus mit Aufstau, Kompression der V. lienalis. Eine Erweiterung des D. choledochus lag ebenfalls vor, ist in diesem Bild jedoch nicht zu erkennen.

69 **Pankreaskopftumor mit Dilatation des Ductus Wirsungianus** (Oberbauchquerschnitt)
Obwohl der Tumor lediglich zu einer Anschwellung des Pankreaskopfs auf 4 cm führt, ist es zu einer Kompression und Obstruktion des Ductus Wirsungianus gekommen, der im Korpus-Schwanz-Bereich deutlich erweitert dargestellt ist. Wenngleich der Pankreaskopf gut abgrenzbar ist, war er mit der Umgebung verbacken. Bei der Inspiration und Einfingerpalpation konnte eine Adhäsion an die angrenzenden Leberabschnitte festgestellt werden.

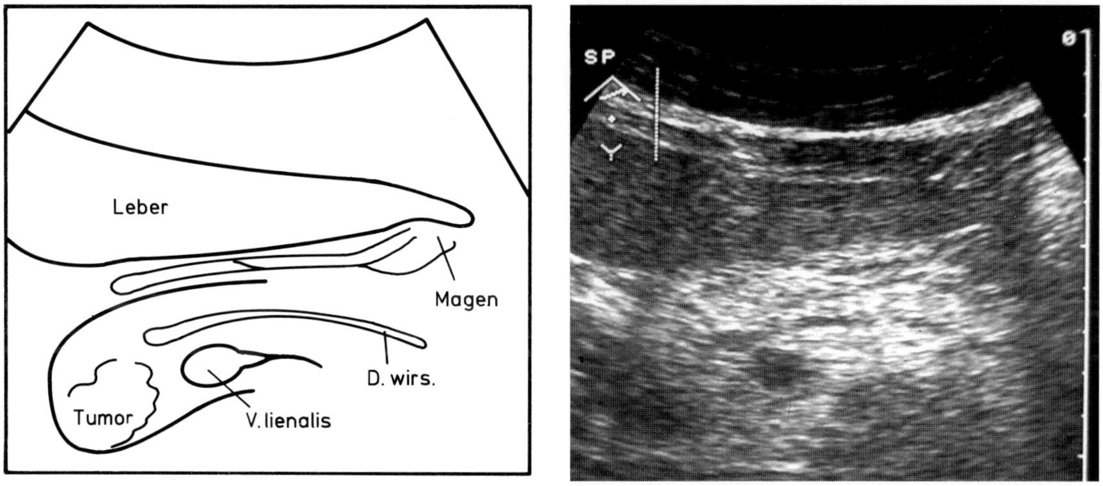
Leber
Magen
D. wirs.
Tumor
V. lienalis
SP

67

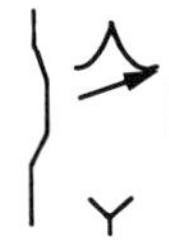

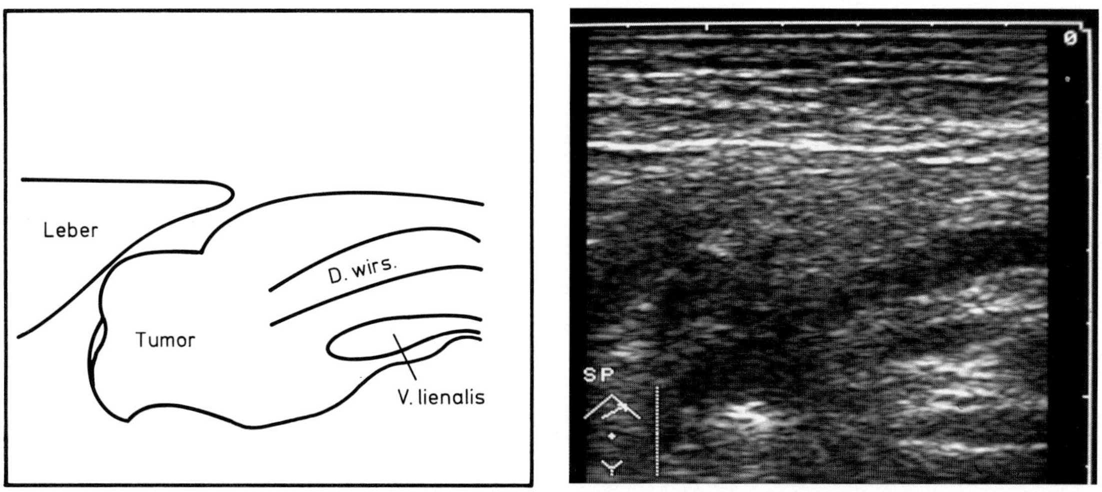
Leber
D. wirs.
Tumor
V. lienalis
SP

68

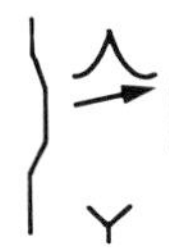

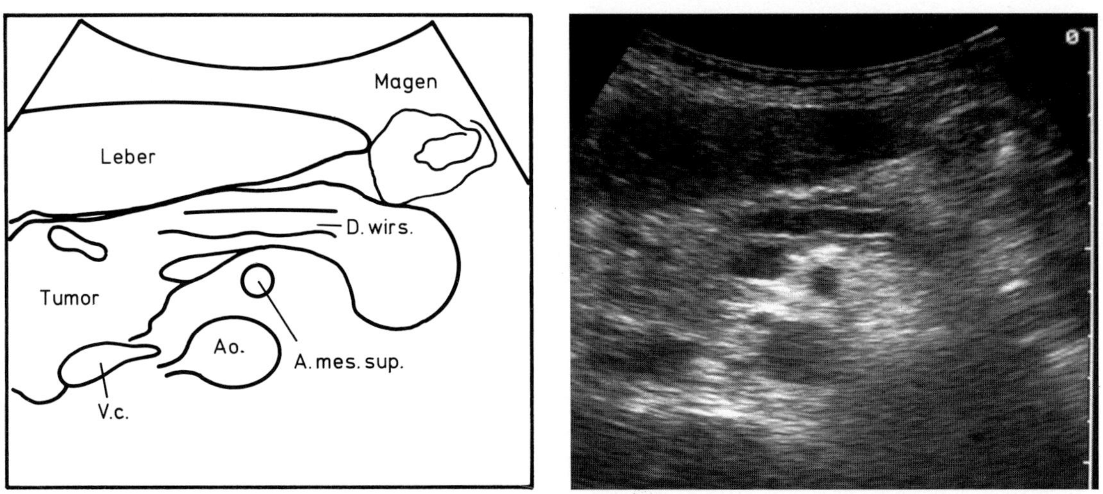
Magen
Leber
D. wirs.
Tumor
Ao.
A. mes. sup.
V.c.

69

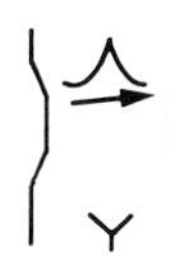

Pankreas

70 **Hydrops der Gallenblase bei Pankreaskopfkarzinom** (Oberbauchlängsschnitt)
Der Tumor ist bis in den Bereich der Zystikusmündung vorgewachsen. Der Ductus choledochus bricht stumpfwinkelig ab, der Zystikus mündet kurz davor, kranial der Tumorstenose. Die Gallenblase ist hydropisch gestaut, am Boden der Gallenblase setzt sich Sludge ab.

71 **Pankreaskopftumor mit Lymphknotenmetastasen** (Oberbauchlängsschnitt)
Der Tumor selbst ist kugelig, gut abgrenzbar und nur 45 mm groß. Die Metastasen in der Umgebung, insbesondere das Lymphknotenpaket ventral der V. cava, verraten jedoch bereits die Inoperabilität.

72 **Pankreaskorpus-Schwanz-Karzinom mit Metastasen in die angrenzenden Lymphknoten und die Leber** (Oberbauchquerschnitt)
Das Pankreas ist in seiner äußeren Kontur gut abgrenzbar. Diese wird durch den Tumor durchbrochen, der sich an die Unterseite der Leber anzuheften scheint, dabei jedoch den Magen nach ventral anhebt. Der Tumor ist mit den angrenzenden Lymphknoten verbacken. In der Leber ist eine Metastase zu erkennen.

70

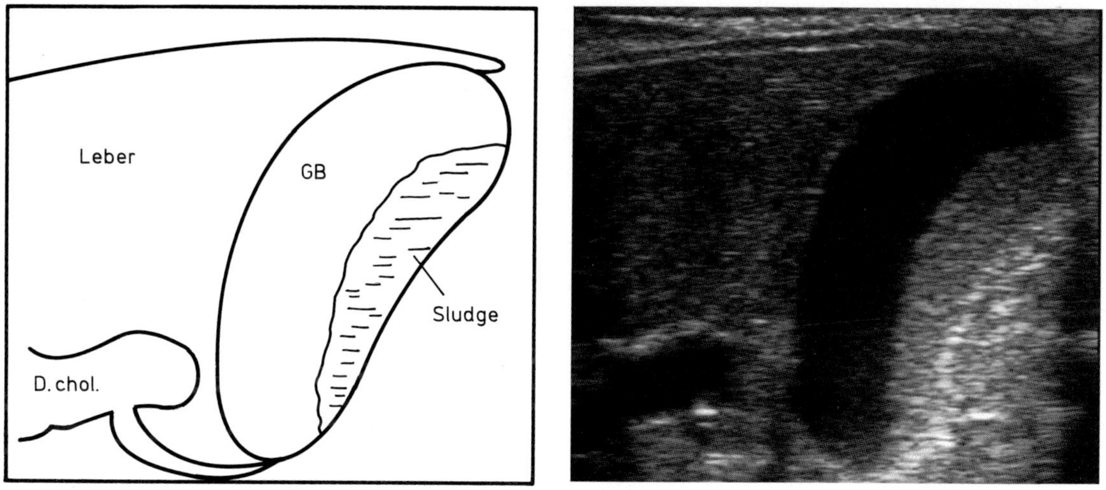
Leber
GB
Sludge
D. chol.

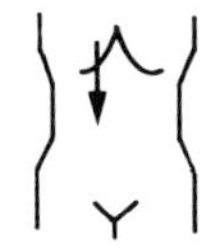

71

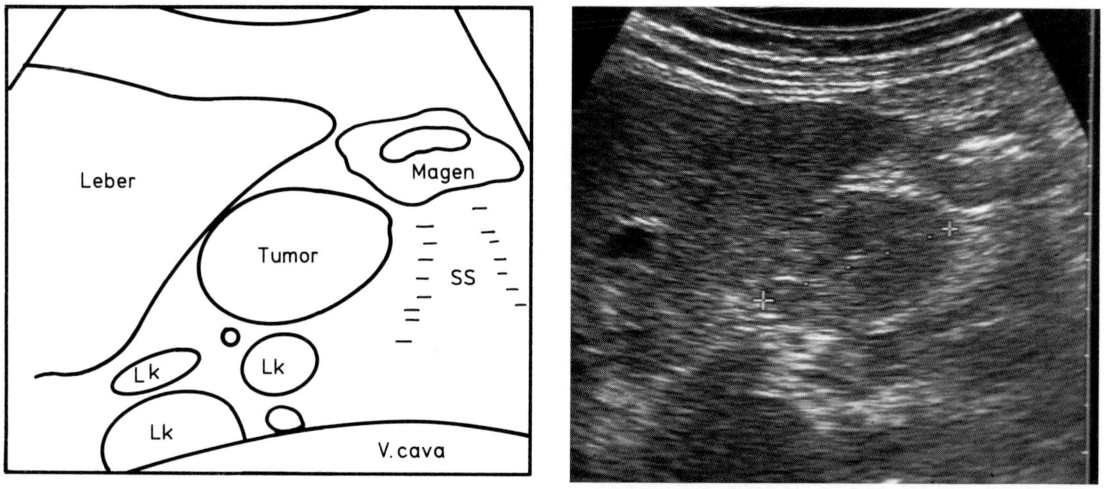
Leber
Magen
Tumor
SS
Lk
Lk
Lk
V. cava

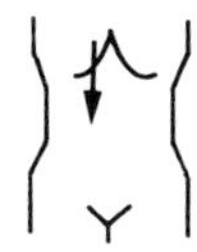

72

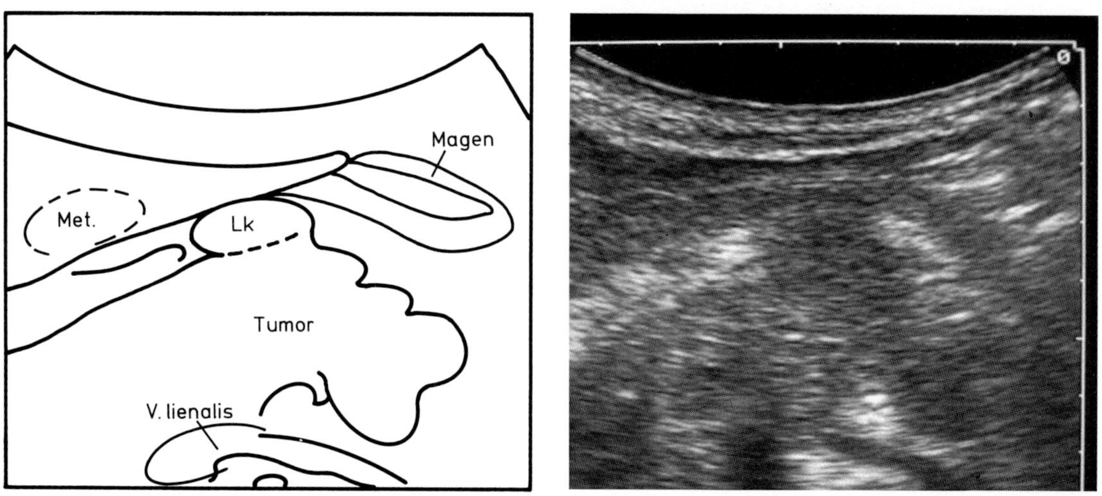
Magen
Met.
Lk
Tumor
V. lienalis

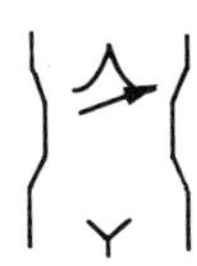

73 **Pankreaskopftumor mit Drainage** (Oberbauchlängsschnitt rechts)
Dieser große, plumpe, fortgeschrittene Pankreaskopftumor hatte zum Verschlußikterus geführt. Dieser wurde palliativ durch die endoskopische Einlage einer Endoprothese entlastet. Kranial der Endoprothese ist das Gangsystem luftgefüllt und nicht gestaut. Die korrekte Lage der Endoprothese und ihre Kompetenz sind sonographisch überprüfbar. Die Prothese muß den Tumor überbrücken. Ihre Kompetenz wird durch die obligatorische Aerobilie bestätigt.

74 **Großer Pankreaskopftumor mit langstreckiger Drainage** (Oberbauchlängsschnitt rechts)
Dieser Tumor hat die gesamte Pforte infiltriert und greift auf die Bulbushinterwand über. Die Drainage ist langstreckig verfolgbar, in der Leber sind einzelne kräftige Luftreflexe zu erkennen.

75 **Prothese im Ductus Wirsungianus bei Pankreaskopftumor** (Oberbauchquerschnitt)
Bei tumoröser Okklusion des Ductus Wirsungianus war versuchsweise eine Prothese in diesen eingelegt worden, um eine Begleitpankreatitis präoperativ zum Abklingen zu bringen. Dies gelang auch. Der tumoröse Prozeß war jedoch so weit fortgeschritten, daß eine Operation auch nach Abklingen der Pankreatitis nicht möglich war.

73

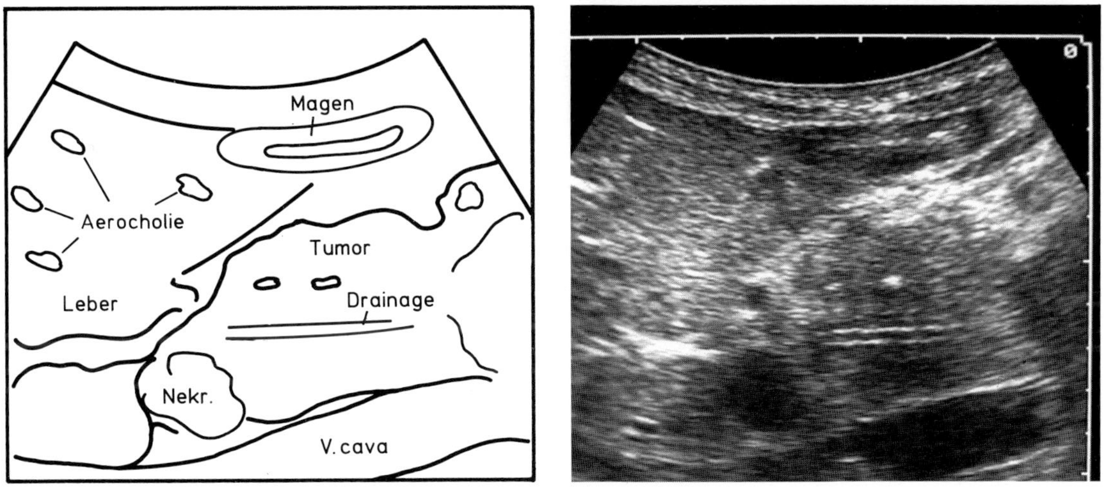
Magen
Aerocholie
Tumor
Leber
Drainage
Nekr.
V. cava

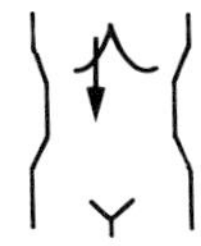

74

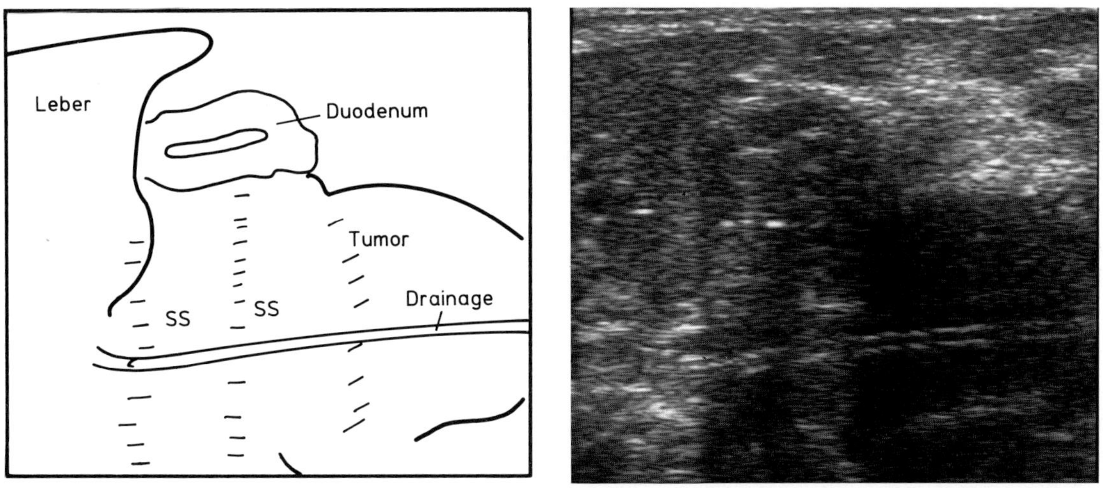
Leber
Duodenum
Tumor
SS
SS
Drainage

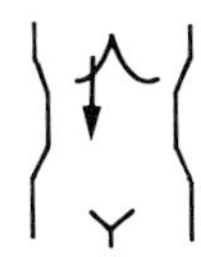

75

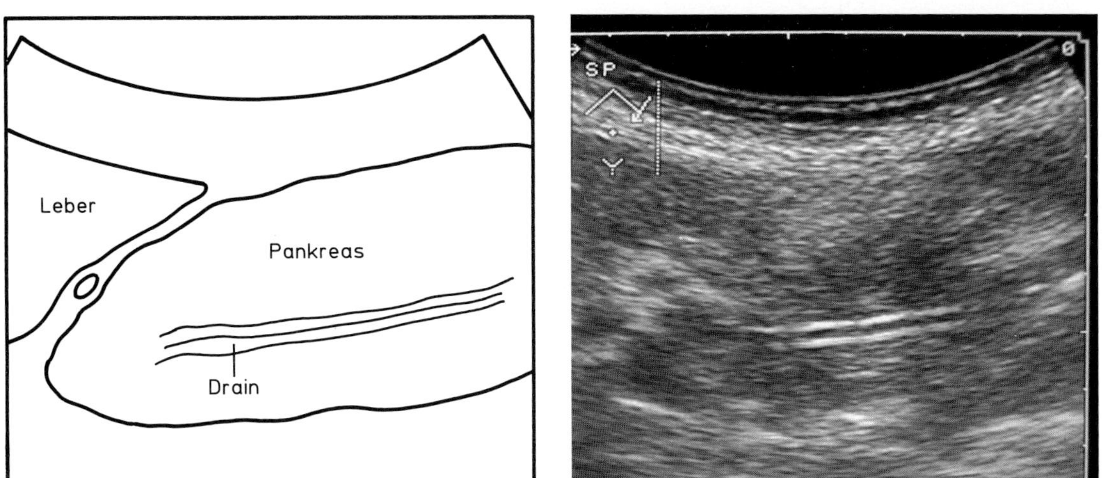
Leber
Pankreas
Drain
SP

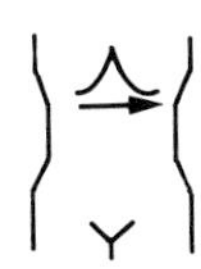

76 **Zystadenokarzinom des Pankreasschwanzes** (Oberbauchlängsschnitt in Höhe der linken Niere)
Der teilweise zystisch, teilweise solide wirkende Tumor im Pankreasschwanzbereich ist ventral und kranial der linken Niere dargestellt. Typisch für das Zystadenokarzinom ist das Nebeneinander von zystischen und soliden Anteilen des Tumors, wobei die soliden karzinomatösen Anteile überwiegen.

77 **Apudom des Pankreaskopfs** (Oberbauchquerschnitt)
Reflexkräftiger Tumor im Pankreaskopfbereich mit leichter Erweiterung des Ductus Wirsungianus. In diesem Stadium war bereits eine Lebermetastase nachweisbar, die durch Leberteilresektion beseitigt werden konnte. Dabei konnte die histologische Diagnose dieses seltenen Tumors gestellt werden.

78 **Apudom des Pankreaskopfs** (Oberbauchquerschnitt)
Nur 4 Monate nach dem ersten Bild entstanden, zeigt diese 2. Aufnahme, daß der Tumor inzwischen reflexarm geworden ist, der Aufstau im Ductus Wirsungianus zugenommen hat und sich in der verbliebenen Leber weitere große Metastasen entwickelt haben. Dieser Befund wurde schließlich durch die Sektion bestätigt.

76

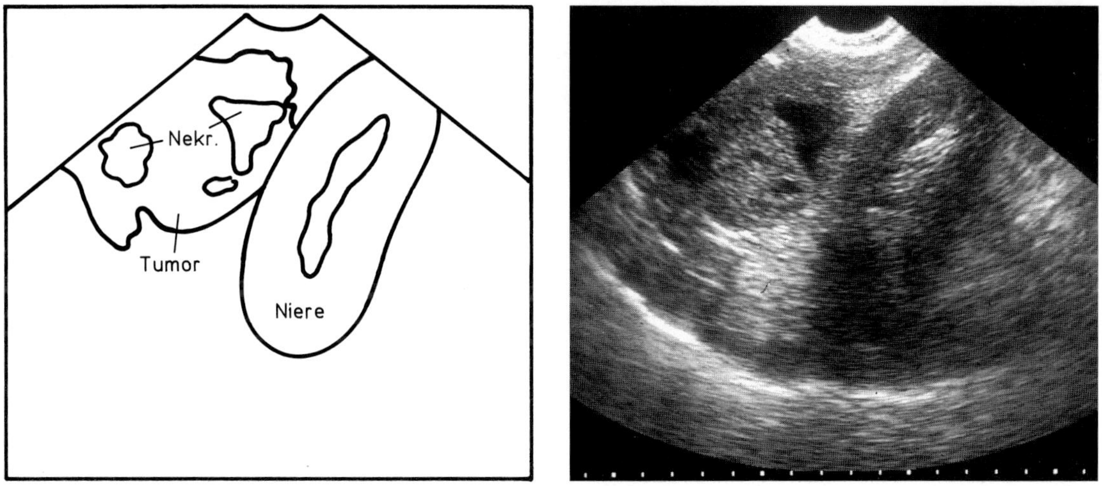
Nekr.
Tumor
Niere

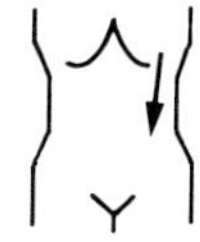

77

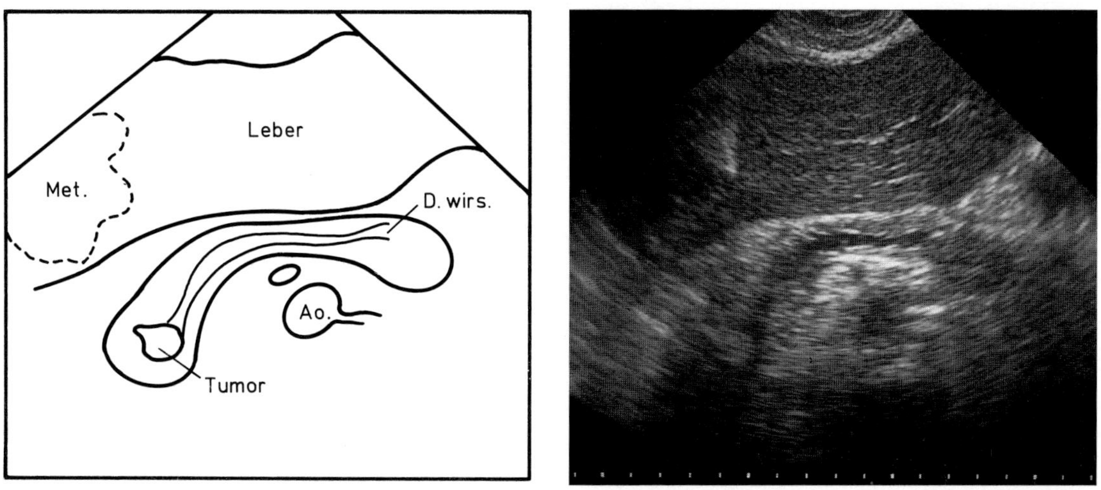
Leber
Met.
D. wirs.
Ao.
Tumor

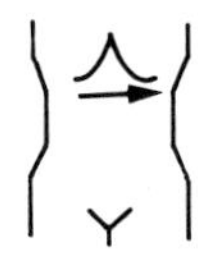

78

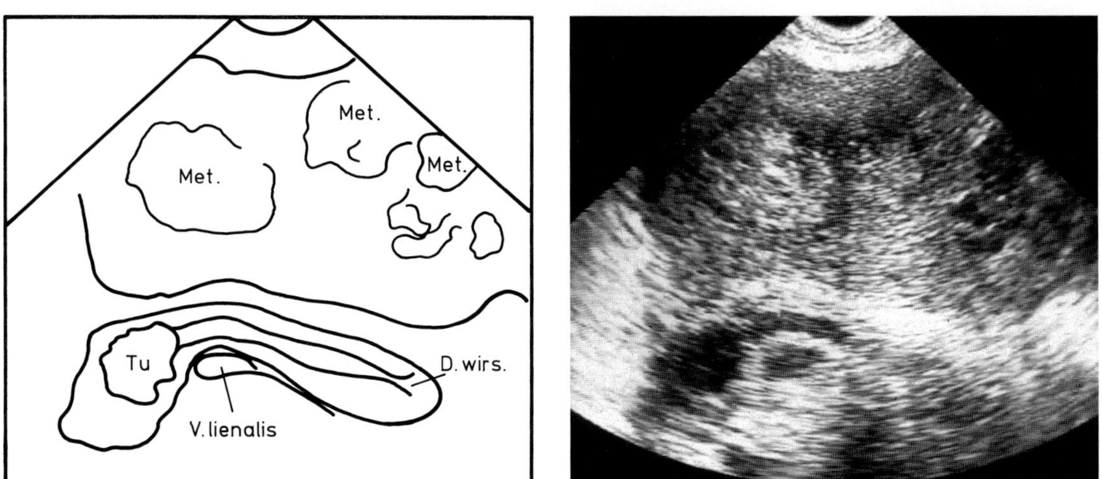
Met.
Met.
Met.
Tu
D. wirs.
V. lienalis

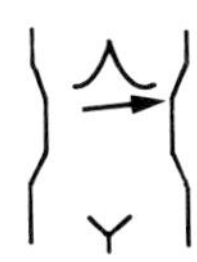

Pankreas

Literatur

Altstädt F, Hoffmeister A, Manegold BC, Weiss H (1978) Ultrasonically guided percutaneous fine-needle biopsy ERCP and pancreatic secretion cytology in diagnosing carcinoma of the pancreas. 3rd European congress on ultrasonics in medicine, 1–5 October 1978, Bologna

Anacker H, Weiss B, Kramann B et al. (1981) Die Treffsicherheit der endoskopischen retrograden Pankreatiko-Cholangiographie in der Diagnostik der Pankreaskrankheiten. Eine Analyse von 3000 Untersuchungen. Dtsch Med Wochenschr 106:230–233

Aufschnaiter, M (1983) Sonographische Kriterien zur Therapiewahl bei malignen Pankreastumoren. Zentralbl Chir 108:979–983

Barkin J, Vining D, Miale A Jr (1977) Computerized tomography, diagnostic ultrasound, and radionuclide scanning. Comparison of efficiacy in diagnosis of pancreatic carcinoma. JAMA 238:2040–2042

Bastid C, Filho M, Sahel J, Gerolami A, Sarles H (1988) Measure of the diameter of the main pancreatic duct by ultrasonography. Comparison with endoscopic pancreatography. Gastroenterology 94/5:A-27

Berger LA, Agnew JE, Chudleigh PM, Rhodes JM, Horrocks RA, Elias E, Summerfield JA (1979) Screening for pancreatic disease: a comparison of grey-scale ultrasonography and isotope scanning. Lancet I:633–635

Bernades P, Callet B, Dupuy R (1975) Étude clinique et évolutive de 102 cas de pancréatite chronique. Nouv Presse Med 4:149–152

Bindewald H, Meyer G, Brecht-Krauss D (1980) Zur Treffsicherheit der Pankreassonographie. Med Welt 31:1169–1170

Blangy S, Cornud F, Sibert A, Bencerraf R (1984) Etude du canal de Wirsung normal en ècographie temps rèel. Confrontation avec le cathètèrism rètrograde. J Radiol 65:35–39

Bolondi L, Priori P, Gullo L, Santi V, Bassi SL, Barbara L, Labò G (1987) Relationship between morphological changes detected by ultrasonography and pancreatic exocrine function in chronic pancreatitis. Pancreas 2:222–229

Bookstein JJ, Reuter SR, Martel W (1969) Angiographic evaluation of pancreatic carcinoma. Radiology 93:757–764

Bradley EL III, Clements LJ (1975) Spontaneous resolution of pancreatic pseudocysts. Am J Surg 129:23–28

Bradley EL III, Clements LJ Jr, Gonzales AG (1979) The natural history of pancreatic pseudocyst: a unified concept of management. Am J Surg 137:135–139

Bradley WG, Brown TW, Jacobs RP (1980) Mobile mesenteric adenopathy: sonographic distinction from pancreatic mass. AJR 135:849–850

Braganza JM, Hunt LP, Warwick F (1982) Relationship between pancreatic exocrine function and ductal morphology in chronic pancreatitis. Gastroenterology 82:1341–1347

Bryan PJ (1982) Appearance of normal pancreatic duct: a study using realtime ultrasound. JCU 10:63–66

Burger J, Blauenstein UW (1974) Current aspects on ultrasonic scanning of the pancreas. AJR 122:406–412

Caletti GC, Brocchi E, Agostini D, Balduzzi A, Bolondi L, Labò G (1982) Sensitivity of endoscopic retrograde pancreatography in chronic pancreatitis. Br J Surg 69:507–509

Classen M, Hellwig H, Rösch W (1973) Anatomy of the pancreatic duct, a duodenoscopic-radiological study. Endoscopy 5:14

Clouse ME, Gregg JA, McDonald DG, Legg MA (1977) Percutaneous fine needle aspiration biopsy of pancreatic carcinoma. Gastrointest Radiol 2:67–69

Conrad MR, Landay MJ, Khoury M (1978) Pancreatic pseudocysts: unusual ultrasound features. AJR 130:265–268

Cotton PB, Lees WR, Vallon AG, Cottone M, Croker JR, Champman M (1980) Gray-scale ultrasonography and endoscopic pancreatography in pancreatic diagnosis. Radiology 134:453–459

Dale G, Baumann R, Dale M, Weill JP, Kempf F, Gros C (1979) Über die Pankreasdiagnostik von 52 Patienten mit Ultraschall und ERCP. Elektromedica 1:20–26

Dardenne AN, Marchal G (1976) Notre experience de l'échotomography pancréatique. Acta Gastroeneterol Belg 34:465–489

De Graaff DS, Taylor KJW, Simonds BD, Rosenfield AJ (1978) Gray-scale echography of the pancreas. Re-evaluation of normal size. Radiology 129:157–161

Dobrilla G, Fratton A, Valentini M et al. (1976) Endoscopic retrograde pancreatography and secretin-pancreozymin test in diagnosis of chronic pancreatitis: a comparative evaluation. Endoscopy 8:118–123

Doust BD, Pearce JD (1976) Gray-scale ultrasonic properties of the normal and inflamed pancreas. Radiology 120:653–657

Duncan JG, Imrie CW, Blumgart LH (1976) Ultrasound in the management of acute pancreatitis. Br J Radiol 49:858–862

Eisenscher A, Weill F (1979) Ultrasonic visualisation of Wirsung's duct dream or reality. JCU 7:41–44

Elliott DW (1975) Pancreatic pseudocysts. Surg Clin North Am 55:339–360

Engelhart G, Blauenstein W (1970) Ultrasound in the diagnosis of malignant pancreatic tumors. Gut 11:443–449

Feinberg SB, Schreiber DR, Goodale R (1977) Comparison of ultrasound pancreatic scanning and endo-
scopic retrograde cholangiopancreatograms: a retrospective study. JCU 5:96–100

Filly RA, London SS (1979) The normal pancreas: acoustic characteristic and frequency of imaging. JCU 7:121–124

Freise J (1985) Ist eine rechtzeitige Diagnostik beim Pankreaskarzinom möglich? Ultraschall 6:120–126

Freise J, Gebel M, Wellmann W, Huchzermeyer H (1981) Sonographie und endoskopische retrograde Pankreatikographie – Alternative oder komplementäre Untersuchungsverfahren in der Diagnostik der chronischen Pankreatitis und des Pankreaskarzinoms? Ultraschall 2:65–69

Galambos JT, Goldman ML (1978) Guided-needle aspiration biopsy in pancreatic cancer. Pract Gastroenterol 11:19–22

Garra BS, Shawker TH, Doppmann JL, Sindelar W (1987) Comparison of angiography and ultrasound in the evaluation of the portal venous system in pancreatic carcinoma. JCU 15:83–93

Gebhardt J, Mundschenk K, Klinggräff G von, Sloty M (1978) Sonographische Langzeitkontrolle von Pankreaspseudozysten. Dtsch Med Wochenschr 49:1941–1942

Gmelin E, Weiss H-D, Fuchs H-D, Reiser M (1981) Vergleich der diagnostischen Treffsicherheit von Ultraschall, Computertomographie und ERCP bei der chronischen Pankreatitis und beim Pankreaskarzinom. ROEFO 134/2:136–141

Goid RP, Seaman WB (1981) Computed tomography and the dilated pancreatic duct: an ominous sign. Gastrointest Radiol 6:35–38

Gooding GAW (1977) Pseudocyst of the pancreas with mediastinal extension: an ultrasonographic demonstration. JCU 5:121–123

Gosink BB, Leopold GR (1978) The dilated pancreatic duct: ultrasonic evaluation. Radiology 126:475–478

Gould L, Khademi M, Guarnaccia M, Patel NK (1980) Pancreatic pseudocyst simulating an intrahepatic mass. Am J Gastroenterol 72:75–78

Gowland M, Warnick F, Kalantzis N, Braganza JM (1981) Relative efficiency and predictive value of ultrasonography and endosopic retrograde pancreatography in diagnosis of pancreatic disease. Lancet II:190–193

Grabbe E, Hageman J, Klapdor R, Pfeiffer M (1980) Sonographie und Computertomographie in der Verlaufskontrolle des Pankreaskarzinoms. ROEFO 133/2:149–154

Haber K, Freimanis AK, Asher WM (1976) Demonstration and dimensional analysis of the normal pancreas with gray-scale echography. AJR 126:624–628

Habscheid W (1987) Sonomorphologie der akuten Pankreatitis unter Berücksichtigung des Schweregrades. Ultraschall 8:134–137

Hadidi A (1983) Pancreatic duct diameter: Sonographic measurement in normal subjects. JCU 11:17–22

Hall TJ, Cooper M, Hughes RG (1977) Pancreatic cancer screening. Analysis of the problem and the role of radionuclide imaging. Am J Surg 134:544–548

Herrera L, Glassman CI, Komins JI (1980) Mucinous cystic neoplasm of the pancreas demonstrated by ultrasound and endoscopic retrograde pancreatography. Am J Gastroenterol 73:512–515

Hessel SJ, Siegemann SS, McNeil BJ, Sanders R, Adams DF, Alderson PO, Finberg HJ, Abrams HL (1982) A prospective evaluation of computed tomography and ultrasound of the pancreas. Radiology 143:129–133

Hildell J, Aspelin P, Wehlin L (1979) Gray-scale ultrasound and endoscopic ductography in the diagnosis of pancreatic disease. Acta Chir Scand 145:239–245

Huck L, Knop P, Hausamen TU (1981) Sonographische Pankreasdiagnose bei unklaren Oberbauchbeschwerden. Dtsch Med Wochenschr 106:71–76

Husband JE, Meire HB, Kreel L (1977) Comparison of ultrasound and computer-assisted tomography in pancreatic diagnosis. Br J Radiol 50:855–862

Ilshi H, Yamamura H, Tatsuta M, Okuda S, Kitamura T (1986) Value of ultrasonographic examination combined with measurement of serum tumor markers in the diagnosis of pancreatic cancer of less than 3 cm in diameter. Cancer 57:1947–1951

Isikoff MB, Hill MC (1980) Ultrasonic demonstration of intraductal pancreatic calculi: a report of two cases. JCU 8:449–458

Jacobson P, Crade M, Taylor KJW (1978) The upright position giving water for the evaluation of the pancreas. JCU 6:353–354

Janus C, Hertz I, Horner N, Waye J (1982) Diagnostic retrospective in pancreaticobiliary imaging: ultrasound and ERCP. Gastrointest Radiol 7:363–365

Jeffrey RB, Laing FC, Wing VW (1986) Ultrasound

in acute pancreatic trauma. Gastrointest Radiol 11:44–46

Johnson ML, Mack LA (1978) Ultrasonic evaluation of the pancreas. Gastrointest Radiol 3:257–266

Kamin PD, Berardino ME, Wallace S, Jing BS (1980) Comparison of ultrasound and computed tomography in the detection of pancreatic malignancy. Cancer 46:2410–2412

Kaplan RP, Kaplan L, Panish J, Treiman R (1980) Hemobilia: endoscopic diagnosis and association with pancreatitis. Dig Dis Sci 25:140–144

Kaude JV, Wood MB, Cerda JJ, Nelson EW (1979) Ultrasonographic demonstration of the pancreatic duct. Gastrointest Radiol 4:239–244

Kesava RC, Kumar A, Berry M (1987) Pseudoaneurysm of anomalous right hepatic artery as a cause for hemosuccus pancreatitis. Gastrointest Radiol 12:313–314

Kline TS, Goldstein F, Neal HS (1974) Pancreatic carcinoma, pancreatitis, and needle aspiration biopsy. Arch Surg 109:578–579

Klotter H-J, Kuhn FP, Rückert K, Neher M, Hinkel E, Kümmerle F (1983) Intraoperative Ultraschalluntersuchungen bei Pankreaseingriffen. Dtsch Med Wochenschr 108:1463–1468

Kreel L, Sandin B, Slavin G (1973) Pancreatic morphology. A combined radiological and pathological study. Clin Radiol 24:154

Kremer H, Gebauer A, Scherer U, Rothe R, Schierl W, Heimhuber B, Lissner S, Zöllner N (1979) Sonographische und computertomographische Pankreasdiagnostik im Vergleich. Verh Dtsch Ges Inn Med 84:1028–1031

Kressel H, Margulis AR, Gooding GW, Filly RA, Moss AA, Korobkin MK (1978) CT scanning and ultrasound in the evaluation of pancreatic pseudocysts: a preliminary comparison. Radiology 126:153–157

Lackner K, Frommhold H, Grauthoff H, Mödder U, Heuser L, Braun G, Buurman R, Scherer K (1980) Wertigkeit der Computertomographie und der Sonographie innerhalb der Pankreasdiagnostik. ROEFO 132:509

Laing FC, Gooding GAW, Brown T, Leopold GR (1979) Atypical pseudocysts of the pancreas: an ultrasonographic evaluation. JCU 7:27–33

Lawson TL (1978) Sensitivity of pancreatic ultrasonography in the detection of pancreatic disease. Radiology 128:733–736

Lawson TL, Berland LL, Foley WD, Stewart ET, Geenan JE, Hogan W-J (1982) Ultrasonic visualization of the pancreatic duct. Radiology 144:865–871

Lees WR (1986) Endoscopic ultrasonography of chronic pancreatitis and pancreatic pseudocysts. Scand J Gastroenterol [Suppl 123] 21:123–129

Lees WR, Vallon AG, Denyer ME, Vahl SP, Cotton PB (1979) Prospective study of ultrasonography in chronic pancreatic. Br Med J I:162–164

Lorenz-Meyer H, Scherk WB, Lehmann F (1979) Eine retrospektive Pilot-Studie zur Wertigkeit der ERCP im Vergleich zur Sonographie in der Diagnostik des Verschlußikterus. Verh Dtsch Ges Inn Med 84:1031–1033

Lukes PJ, Wihed A, Almersjö O (1981) Ultrasound and hypotonic duodenography in biliary obstruction. Acta Radiol [Diagn] (Stockh) 22:267–270

Lutz H (1975) Sonographische Pankreasdiagnostik. Elektromedica 2/3:2–5

Lutz H, Petzold R, Hofmann KP, Rösch W (1975) Leistungsfähigkeit der Ultraschalldiagnostik bei Pankreaserkrankungen im Vergleich zur endoskopisch retrograden Pankreasgangdarstellung. Klin Wochenschr 53:419–424

Lutz H, Petzold R, Fuchs HF (1976) Ultrasonic diagnosis of chronic pancreatitis. Acta Gastroenterol Belg 31:458–463

Lutz H, Ehler R, Heyder N, Reidel L (1980) Differentialdiagnostik der Pankreaserkrankungen mit Ultraschall. Ultraschall 1:12–25

Magno EP Di, Malagelada J-R, Taylor WF, Go VLW (1977) A prospective comparison of current diagnostic tests for pancreatic cancer. N Engl J Med 297:737–742

Matter D, Spinelli G, Warter P (1982) Technique de ponction percutanée gudiée par échographe temps réel sectoriel. J Radiol 63:367–368

McCain AH, Berkman WA, Bernardino ME (1984) Pancreatic sonographic: Past and present. JCU 12:325–332

Miller CE, Cooperberg PL, Cohen MM (1978) Pitfalls in the ultrasonographic diagnosis of the pancreatic pseudocyst. J Can Assoc Radiol 29:239–242

Mitchell DG, Friedmann AC, Hill MC, Oertel YC, Rosen SE, Radecki PD (1987) Incidentally discovered carcinoma of pancreas: a potentially indolent lesion. Am J Gastroenterol 82/9

Muhrer KH, Filler D, Schwemmle K (1977) Chirurgie der Bauchspeicheldrüse. Allg Med 53:783–791

Niederau C, Sonnenberg A, Müller JE, Erckenbrecht JF, Scholten T, Fritsch WP (1983) Sonographic measurements of the normal liver, spleen, pancreas, and portal vein. Radiology 149:537–540

Niederau C, Sonnenberg A, Mueller J (1984) Comparison of the extrahepatic bile duct size measured by ultrasound and by different radiographic methods. Gastroenterology 87:615–621

Ohto M, Saotome N, Saisho H, Tsuchiya Y, Ono T, Okuda K, Karasawa E (1980a) Real-time sonography of the pancreatic duct: Application to percutaneous pancreatic ductography. AJR 134:647–652

Ohto M, Karasawa E, Tsuchiya Y et al. (1980b) Ultrasonically guided percutaneous contrast medium injection and aspiration biopsy using a real-time puncture transducer. Radiology 136:171–176

Parulekar SG (1980) Ultrasound evaluation of the pancreatic duct. JCU 8:457–463

Patel S, Bellon EM, Haaga J, Park CH (1980) Fat replacement of the exocrine pancreas. AJR 135:843–845

Piétri H, Rosello R, Aimino R, Serafino X (1977) Tumeurs du pancréas: exploration par échographie avec représentation tridimensionnelle. Nouv Presse Med 6:3933–3942

Pochhammer KF, Szekessy T (1982) Sonographie und Pankreaslänge. Ultraschall 3:2–3

Raghavendra BN, Glickstein ML (1981) Sonography of islet cell tumor of the pancreas. Report of two cases. JCU 9:331–333

Rettenmaier G (1978) Pancreas. In: De Vlieger M (ed) Handbook of clinical ultrasound. John Wiley & Sons, New York, pp 335–343

Rice NT, Woodring JH, Mostowycz L, Purcell M (1981) Pancreatic plasmacytoma: sonographic and computerized tomographic findings. JCU 9:46–48

Röder E (1939) Über das Schicksal der in den Jahren 1920–1938 in der Chirurgischen Universitätsklinik Breslau beobachteten Pankreaszysten. Inaugural-Dissertation, Universität Breslau

Rödl W (1987) „Neue Morphologie" in der Pankreasdiagnostik – Ultraschall, Computertomographie, Kernspintomographie. Verh Dtsch Ges Pathol 71:222–230

Sarti DA (1977) Rapid development and spontaneous regression of pancreatic pseudocysts documented by ultrasound. Radiology 125:789–793

Schönborn H, Kümmerle F, Neher M, Schuster HP (1976) Akute Pankreatitis, Entwicklung eines kombinierten konservativ operativen Therapiekonzepts. Med Welt 27:1293–1296

Segal I, Epstein B, Lawson HH, Solomon A, Patel V, Oettlé JG (1984) The syndromes of pancreatic pseudocysts and fluid collections. Gastrointest Radiol 9:115–122

Seitz K, Rettenmaier G, Stolte M (1985) Rinnen-Pankreatitis. Pathologische Anatomie und sonographische Befunde. Ultraschall 6:131–133

Shawker TH, Linzer M, van Hubbard S (1984) Chronic pancreatitis: the diagnostic significance of pancreatic size and echo amplitude. J Ultrasound Med 3:267–272

Simeone JF, Wittenberg J, Ferrucci JT (1980) Modern concepts of imaging of the pancreas. Invest Radiol 15:6–18

Spehl-Robberecht M, Baran D, Dab I, Perlmutter-Cremer N (1981) Ultrasonic study of pancreas in cystic fibrosis. Ann Radiol (Paris) 24:49–52

Stolte M, Weiß W, Volkholz H, Rösch W (1982) A special form of segmental pancreatitis: „Groove pancreatitis". Hepatogastroenterology 29:198–208

Struve C (1980) Pankreaspseudozysten. Verlauf und therapeutische Konsequenzen. Med Welt 31:1171–1173

Struve C (1981) Sonographische Pankreasdiagnostik. Möglichkeiten und Grenzen. Dtsch Med Wochenschr 106:67–70

Sugawa C, Walt AJ, Sankaran S, Bouwman D, Weaver D (1977) Pancreatic pseudocysts communicating with the stomach. Arch Surg 112:1050–1053

Suramo I, Lehtola J, Leinonen A, Kairaluoma M (1979) The diagnostic accuracy of gray-scale ultrasonography compared with ERP and arteriography in the detection of pancreatic carcinoma. Scand J Gastroenterol 14:993–996

Swobodnik W, Wolf A, Wechsler JG, Kleihauer E, Ditschuneit H (1985) Ultrasound characteristics of the pancreas in children with cystic fibrosis. JCU 13:469–474

Taylor KJW, Buchin PJ, Viscomi GN, Rosenfield AT (1981) Ultrasonographic scanning of the pancreas. Radiology 138:211–213

Toledo-Pereyra LH, Zeskind HJ, Mittal VK (1982) Ultrasound imaging of clinical pancreatic organ transplants. JCU 10:121–124

Vicary FR, Shirley I (1978) Ultrasound and carcinoma of the pancreas recent advances in ultrasound diagnosis. Excerpta Med Ind Congr Ser 436:315–319

Vick CW, Simeone JF, Ferrucci JT, Wittenberg J, Mueller PR (1981) Pancreatitis-associated fluid collections involving the spleen; sonographic and computed tomographic appearance. Gastrointest Radiol 6:247–250

Weill F, Bourgoin A, Eisenscher A, Gillet M (1976) Aspects ultrasonores des pancréatites aigues. Etude de 49 patients examinés en temps réel et avec échelle des gris. Arch Fr Mal Appar Dig 65:443–454

Weill F, Marmier A, Perroneau P, Zeltner F, Bourgoin A (1979) Fiabilitè de l'exploration ultrasonore du pancreas. J Radiol 60:9–11

Weiner SN, Das K, Gold M, Stollman Y, Bernstein RG (1984) Demonstration of an internal pancreatic fistula by computed tomography. Gastrointest Radiol 9:123–125

Weinstein DP, Weinstein BJ (1979) Ultrasonic demonstration of the pancreatic duct: an analysis of 41 cases. Radiology 130:729–734

Weinstein DP, Wolfman NT, Weinstein BJ (1979) Ultrasonic characteristics of pancreatic tumors. Gastrointest Radiol 4:245–251

Weinstein BJ, Weinstein DP, Brodmerkel GJ (1980) Ultrasonography of pancreatic lithiasis. Radiology 134:185–189

Weiss A, Sommer W, Rethel R (1982) Der Wert der

ultraschallgezielten Feinnadel-Biopsie für die Beurteilung umschriebener Pankreas-Prozesse. 88. Tagung der Deutschen Gesellschaft für Innere Medizin, 18–22 April 1982, Wiesbaden

Weiss H, Weiss A (1980) Pankreasblindpunktion. MMW 122:363–364

Weiss H, Weiss A, Hoffmeister AW (1978) Sicherheit zytologischer Untersuchungen bei ultraschallgezielter Feinnadel-Biopsie von Pankreas-Tumoren. In: Kratochwil A, Reinold E (Hrsg) Ultraschalldiagnostik. Thieme, Stuttgart, S 129–131

Weiss H, Weiss A, Keller W, Rethel R, Ranft K (1980) Der Stellenwert der Sonographie in der Diagnostik und Therapie der akuten Pankreatitis. Intensivmedizin 17:80–84

Weiss H, Sommer W, Weiss A, Büsing CM, Rethel R (1982a) Die ultraschallgezielte Feinnadel-Biopsie umschriebener Pankreas-Prozesse – Ein Resümee nach 150 eigenen Punktionen. In: Kratochwil A, Reinold E (Hrsg) Ultraschalldiagnostik 1981. Thieme, Stuttgart, S 339–341

Weiss H, Sommer W, Weiss A, Rethel R, Keller W (1982b) Der Wert der ultraschallgezielten Feinnadelbiopsie für die Beurteilung umschriebener Pankreasprozesse. Verh Dtsch Ges Inn Med 88:582–586

Wittich G, Czembirek H, Fürst K, Schneider F (1981) Qualitätskriterien der Pankreassonographie. ROEFO 135:68–72

Wolson AH, Walis WJ (1976) Ultrasonic characteristic of cystadenoma of the pancreas. Radiology 119:203–205

Wright CH, Maklad F, Rosenthal SJ (1979) Grey-scale ultrasonic characteristics of carcinoma of the pancreas. Br J Radiol 52:281–288

Yasuda K, Tanaka Y, Fujimoto S, Nakajima M, Kawai K (1984) Use of endoscopic ultrasonography in small pancreatic cancer. Scand J Gastroenterol [Suppl 102] 19:9–17

Milz

Indikationen: Die Sonographie ist die Methode der Wahl zur Bestimmung der Milzgröße sowie zur Erkennung von Größen- und Formveränderungen der Milz und zur Endeckung von Nebenmilzen.
Verlaufsbeurteilung der Milz bei Systemerkrankungen oder Infektionskrankheiten.
Differentialdiagnostische Beurteilung der Grundkrankheiten bei Splenomegalie. Rückschluß von der Milzgröße auf den Schweregrad der Grundkrankheit.
Bestimmung und Qualifizierung umschriebener Milzveränderungen (Tumoren, Infiltrationen bei malignen Lymphomen, Zysten, Infarkte, Hämatome, Abszesse).
Nachweis oder Ausschluß traumatischer Milzveränderungen.

Geräte: 3,5-MHz-Sektorscanner.

Aussagekraft: Die Sonographie ist die einfachste und exakteste Methode zur Bestimmung der Milzdurchmesser als Grundlage der Volumenberechnung.

Umschriebene Milzveränderungen können ab 0,5–1 cm Durchmesser erkannt werden, sofern sich ihr Reflexmuster von dem des Milzgewebes unterscheidet.

Grenzen: Die Darstellung sehr kleiner, unter das Zwerchfell geschmiegter Milzen ist mit Parallelscannern schwierig. Auch im Normalfall ist mit diesen der kraniale Milzpol nicht vollständig abbildbar, dies gelingt jedoch gut mit Sektor- und Curved-array-Scannern.
Magere Patienten bieten Ankopplungsprobleme.
Reflexarme, umschriebene Milzveränderungen sind oft schwer zu erkennen. Formvariationen können zur Verwechslung mit paralienalen Tumoren Anlaß geben.

Normalgröße: $11 \times 7 \times 4$ cm ($11 \times 6–8 \times 3–4$ cm) gelten als normale, maximale Durchmesser in den 3 Achsen. Zur Orientierung während der täglichen Routine hat sich die Bestimmung des längsten Durchmessers bewährt; ist dieser nicht über 11 cm, kann eine Splenomegalie ausgeschlossen werden, ist er größer als 11 cm, müssen die übrigen beiden Achsen bestimmt werden (s. Bildteil).

Untersuchungstechnik: In Rückenlage oder leichter Rechtsseitenlage des Patienten wird interkostal im 7.–10. ICR die Milz während der Atembewegung beurteilt. Die exakte Messung erfolgt im Längsschnitt entlang der längsten Milzausdehnung und danach senkrecht dazu. Bei kleineren Milzen kann es hilfreich sein, den Patienten von dorsal zu untersuchen.

Hinweise und Tips: Die Darstellung des oberen Milzpols gelingt heute unter Verwendung von Sektor- oder Curved-array-Schallköpfen nahezu immer. Steht nur ein Parallelscanner zur Verfügung, ist eine Darstellung der kranialen Milzabschnitte von subkostal links unter maximaler Inspiration möglich.

Milz

1 **Normale Milz** (interkostaler Längsschnitt, 10. ICR links)
Die Milz ist knapp 10 cm groß und hat gewölbte Konturen; das Organ ist bumerangförmig geknickt. Die Ausmessung der Milz erfolgt während der Routinediagnostik in der längsten Ausdehnung, d.h. von der Milzspitze bis zum medialen Kontaktpunkt des oberen Milzpols mit dem Zwerchfell. Wenn dieser Durchmesser nicht über 11 cm beträgt und die Milz keine atypische Form hat (plump, verdickt, deformiert), kann man sich mit dieser Ausmessung begnügen. Sollte der Durchmesser größer als 11 cm sein oder die Milz eine atypische Form haben, müssen die beiden übrigen Durchmesser (Tiefe, Breite) ebenfalls ausgemessen werden.

2 **Normal große plumpe Milz** (Interkostalschnitt, 9. ICR li.)
Diese Milz ist 5 cm dick, dafür aber nur 9,1 cm lang, so daß sie noch im Normbereich liegt (11 × 4 cm). Ergänzend wird der 3. Durchmesser bestimmt, der dann nicht über 7 cm groß sein soll.

3 **Atypische Milz mit Protuberanz** (Längsschnitt)
Die Normvariationen der Milz sind groß. Ob es sich bei dieser Milz um eine primäre Anomalie oder den Zustand nach einer narbigen Einziehung handelt, blieb ungeklärt, wie überhaupt die meisten Formvarianten der Milz, aber auch Narben, Verkalkungen und ähnliches in ihrer Genese ungeklärt bleiben, da sie keinerlei Krankheitswert haben.

1

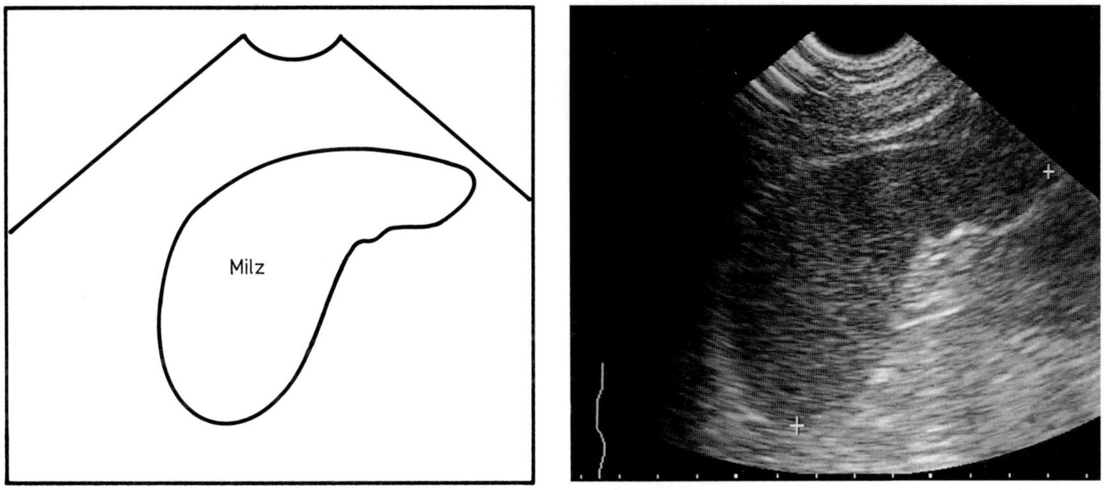

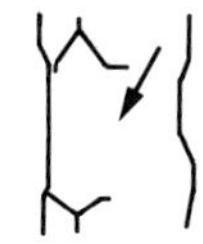

2

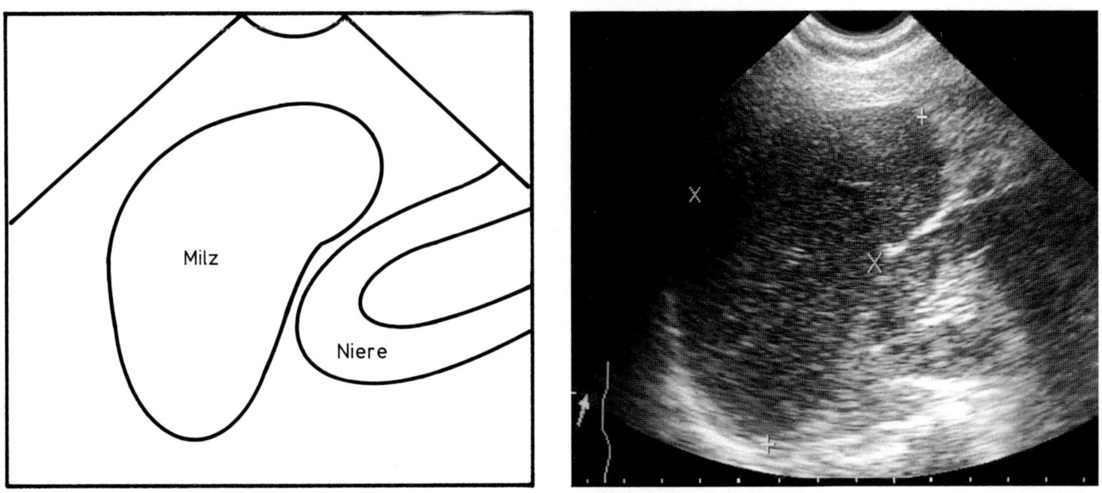

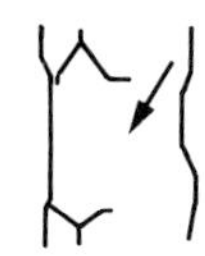

3

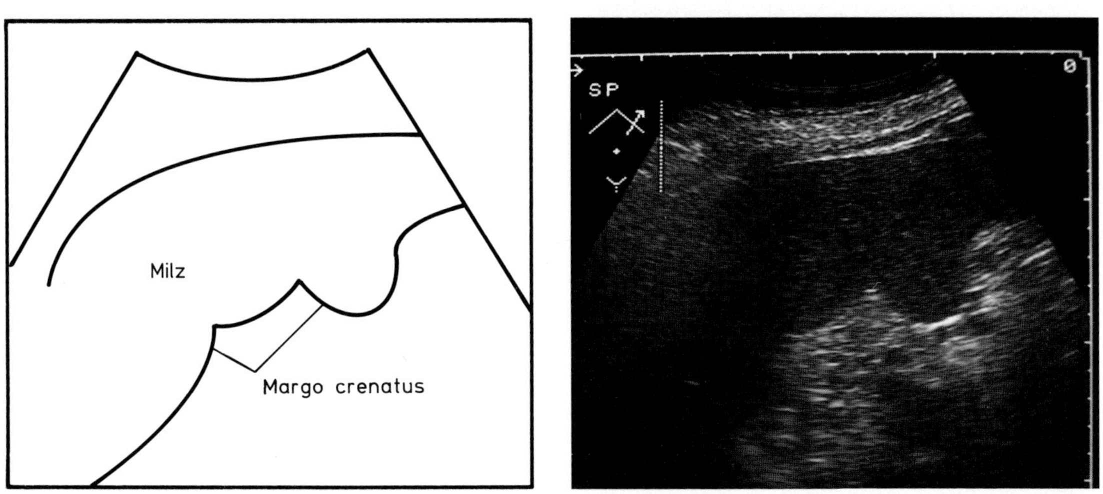

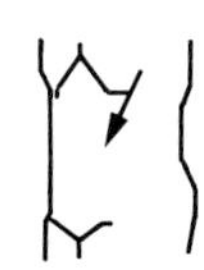

4 **Atypische Milz mit Kerbenbildung und Protuberanz** (Oberbauchquerschnitt li.)
Man sieht jetzt die Milz, die auf der Voraufnahme mit einer Protuberanz versehen war, im Querschnitt. Die Protuberanz ist scheinbar durch einen tief einschneidenden Milzhilus entstanden. Es handelt sich somit um eine Normvariante.

5 **Plumpe Milz** (Interkostalschnitt, 8. ICR)
Die Gesamtlänge der Milz überschreitet 11 cm nicht. Die Dicke in diesem interkostalen Schrägschnitt links beträgt eben 4 cm. Es handelt sich somit um Grenzwerte des Normalen. Wird für die Diagnostik der Milz ein Sektoroder wie hier Curved-array-Schallkopf eingesetzt, gelingt es immer, die längste Ausdehnung der Milz als orientierendes Maß für die Gesamtgröße zu bestimmen. Der obere Pol wird vom Schallschatten des Sinus phrenicocostalis abgeschnitten. Die Konturen sind hier leicht gewölbt, das Reflexmuster ist gleichmäßig.

6 **Gekerbte Milz** (Interkostalschnitt, 8. ICR)
Die Gestalt der Milz ist großen Formvariationen unterworfen. Diese hier abgebildete sogenannte gekerbte Milz ist relativ häufig. Die Gesamtlänge beträgt 11,5 cm, jedoch ist der kaudale Anteil der Milz nicht dicker als 2 cm, so daß das Gesamtvolumen wiederum im Normbereich liegt. Die Ventralkontur ist gestreckt, das Reflexmuster gleichmäßig, ohne umschriebene Veränderungen. Die Luft im Sinus phrenicocostalis führt zu Wiederholungsechos.

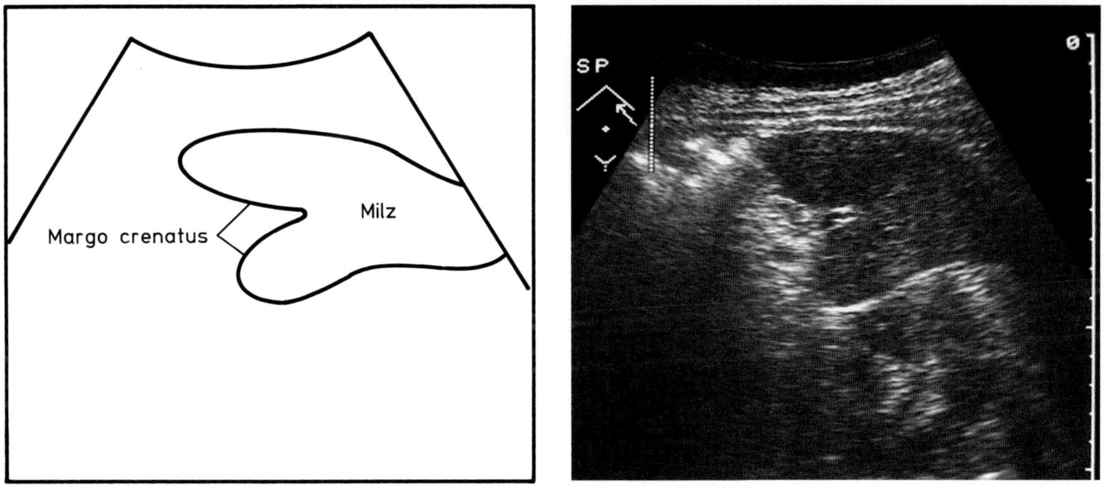
Margo crenatus
Milz
SP
0

4

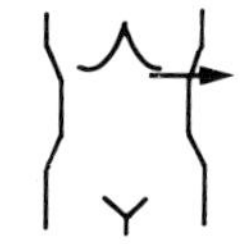

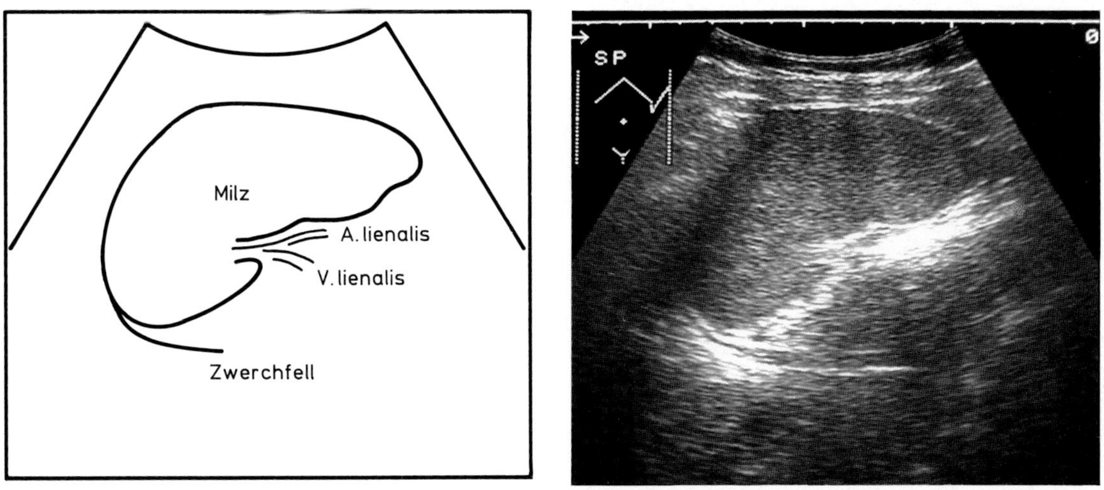
Milz
A. lienalis
V. lienalis
Zwerchfell
SP
0

5

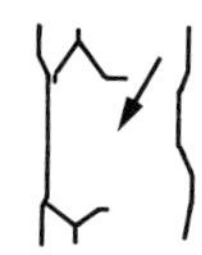

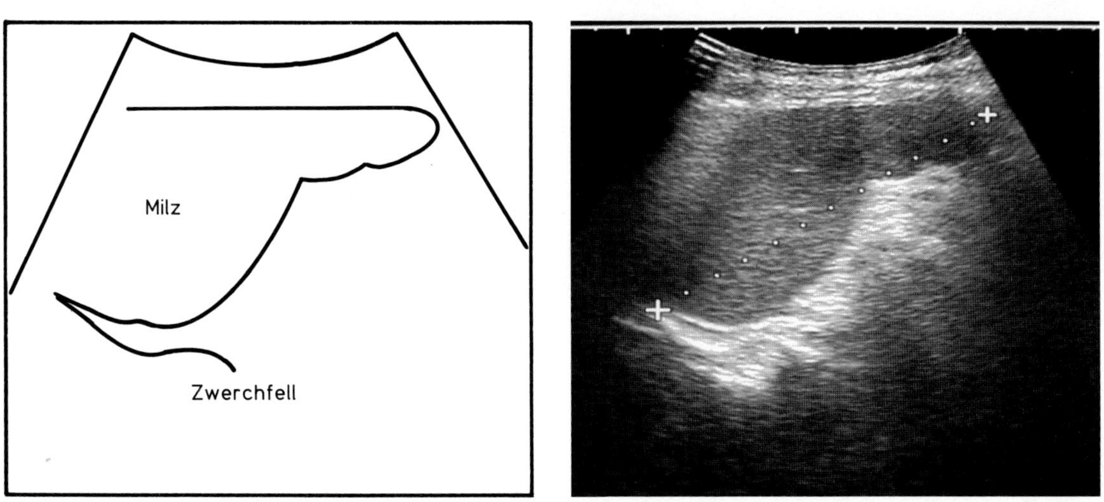
Milz
Zwerchfell

6

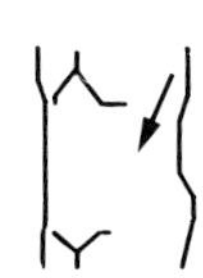

7 **Nebenmilz bei Splenomegalie** (Interkostalschnitt im 9. ICR li.)
Das gesamte Organ ist vergrößert (längste Ausdehnung 15 cm) und verplumpt. Zentral sind Anteile der Hilusgefäße zu erkennen. Das Reflexmuster ist jedoch gleichmäßig ohne umschriebene Veränderungen. Kaudal des unteren Milzpols, von der Milz deutlich abgesetzt, erscheint eine im Reflexmuster identische kugelige Veränderung, die sich in keiner Schnittebene in das Milzparenchym überführen ließ. Es handelt sich um eine in Form, Lage und Reflexmuster typische Nebenmilz, hier bei chronisch-myeloischer Leukose.

8 **Nebenmilz** (Längsschnitt)
Bei normaler Milzgröße erkennt man am unteren Milzpol, deutlich abgesetzt von der Milz, aber im Reflexmuster identisch, eine 12 mm große kugelige Formation einer Nebenmilz entsprechend.

9 **Splenomegalie bei Leberzirrhose** (Interkostalschnitt, 9. ICR links)
In der typischen Schnittebene interkostal links stellt sich die Milz mit 12 cm vergrößert dar, die Milzform ist jedoch noch erhalten, das Organ nicht verplumpt. Rückschlüsse von der Form und Größe der Milz auf die Ursache der Splenomegalie sind nur bedingt möglich.

7

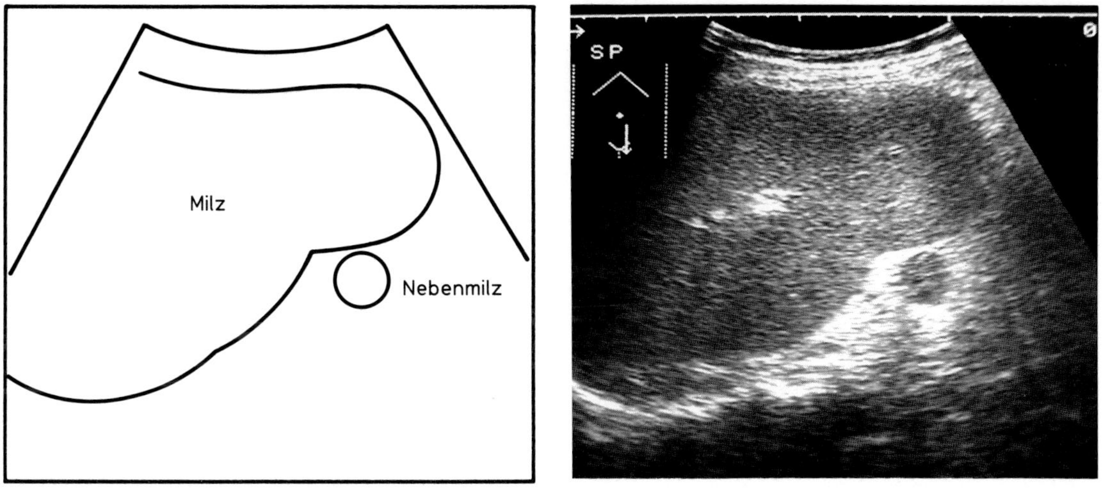

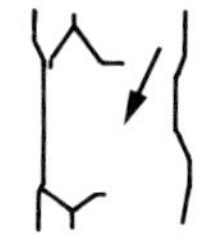

8

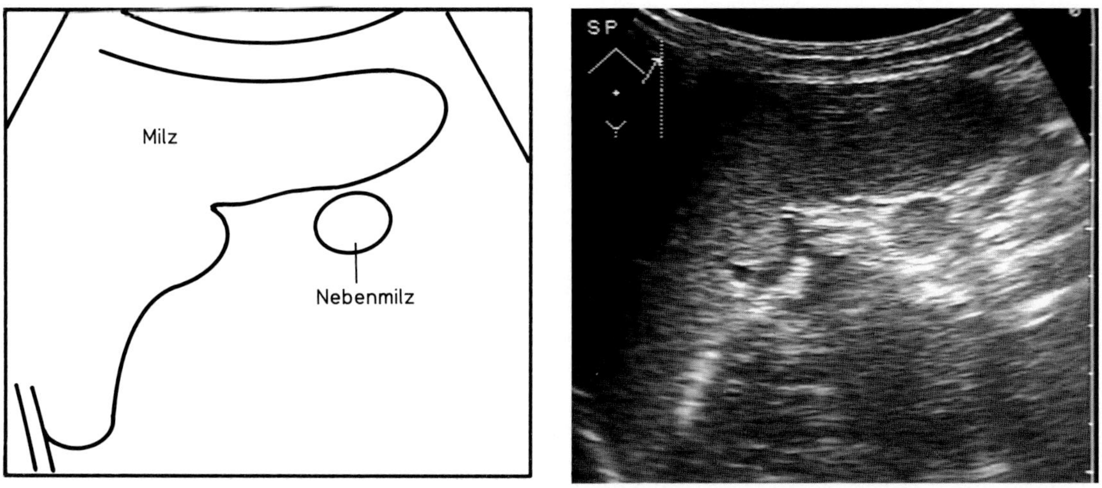

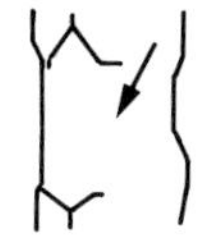

9

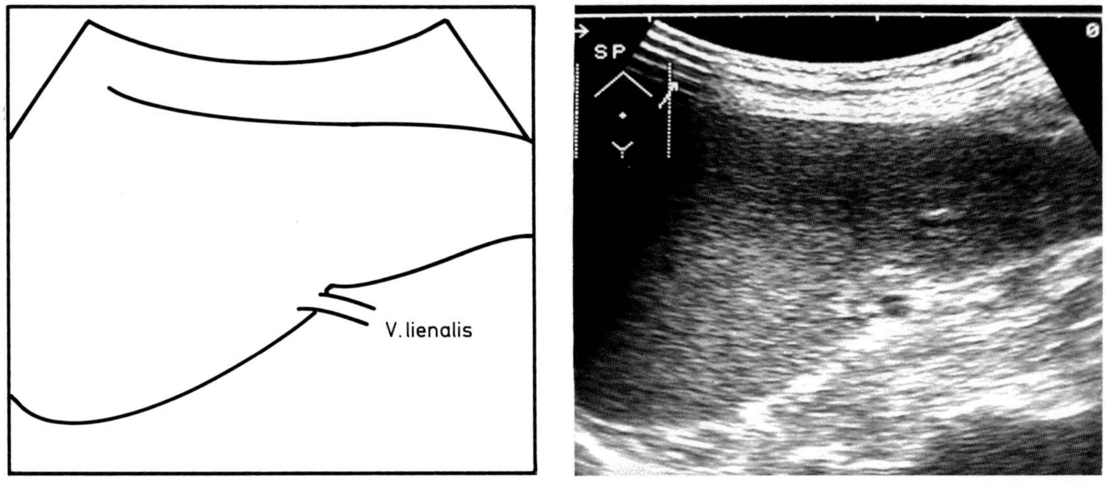

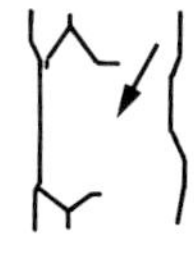

10 **Splenomegalie mit erheblicher Vergrößerung der Milz und Hepatomegalie bei Mononukleose** (Oberbauchquerschnitt)
Man erkennt ein sogenanntes Kissing-Phänomen, d. h. eine Berührung von Milz und Leber. Die Milz ist kugelig, plump, die Leber ebenfalls leicht vergrößert. Bei Viruserkrankungen, speziell bei der Mononukleose, kommt es zu einer zum Teil erheblichen Anschwellung der Milz in kurzer Zeit. Die Normalisierung der Milzgröße erfolgt Tage bis Wochen nach der klinischen Besserung.

11 **Milz bei Sepsis** (Interkostalschnitt, 10. ICR li.)
Die Milz ist auf knapp 18 cm angschwollen, plump, reflexvermehrt. Die in den Milzhilus eintretenden Gefäße wirken, durch die rasche Schwellung verursacht, komprimiert. Einschmelzungen im Sinne von Milzabszessen sind nicht nachweisbar. Im Rahmen septischer Ereignisse kann die Milz sehr rasch zu erheblicher Größe anschwellen. Die Rückkehr zur Normalgröße erfolgt dann im Vergleich zur klinischen Besserung verzögert.

12 **Splenomegalie bei Morbus Pfeiffer** (Längsschnitt linker Oberbauch)
Die Milz ist plump vergrößert, jedoch gleichmäßig gemustert. Trotzdem sind auch hier einzelne fleckige Veränderungen zu erkennen. Man kann daraus sehen, daß die zarten Strukturveränderungen, die sogar an nodale Infiltrationen erinnern, auch entzündlich hervorgerufen sein können. Feinfleckige Veränderungen der Milz sind somit vieldeutig.

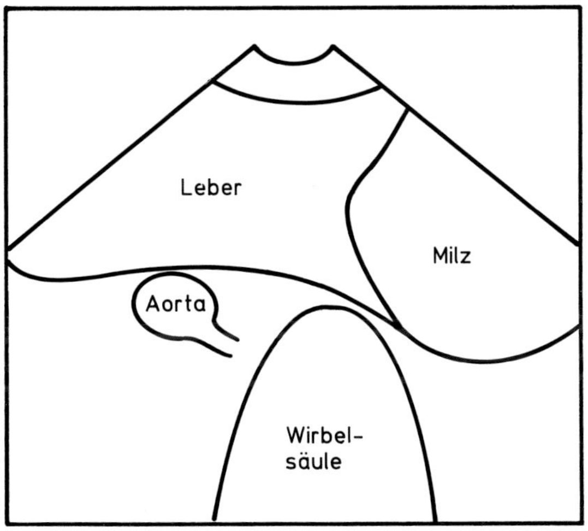

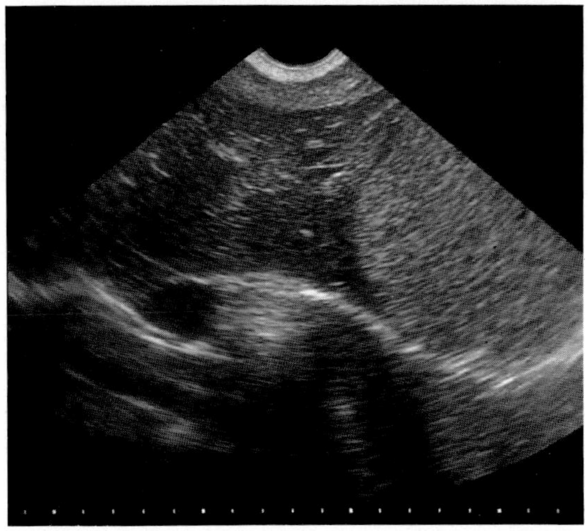

10

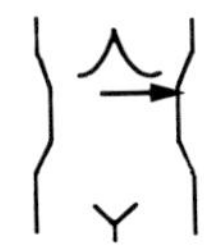

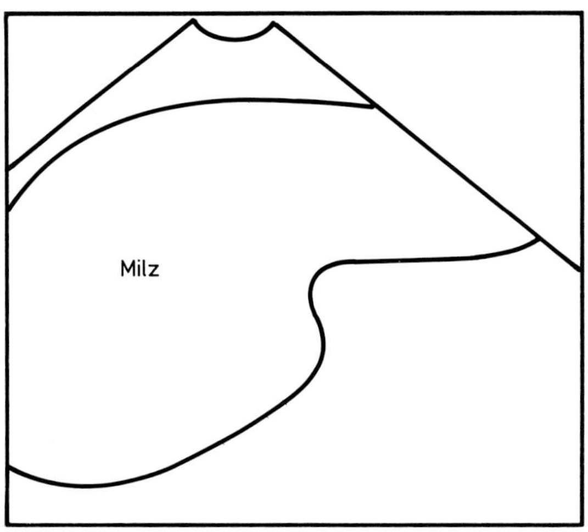

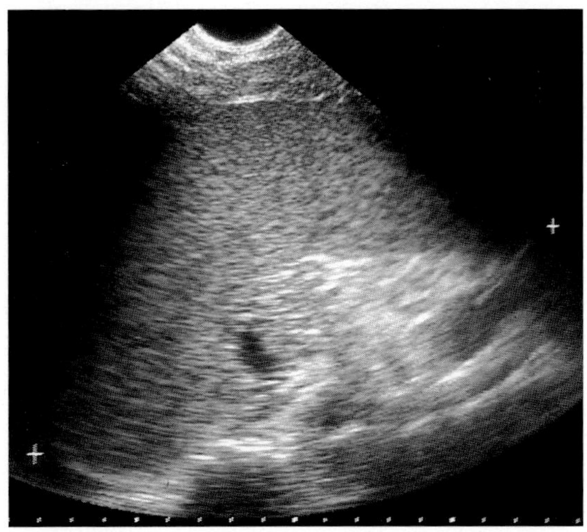

11

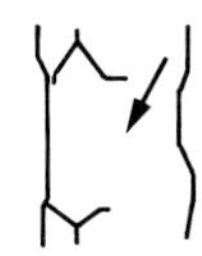

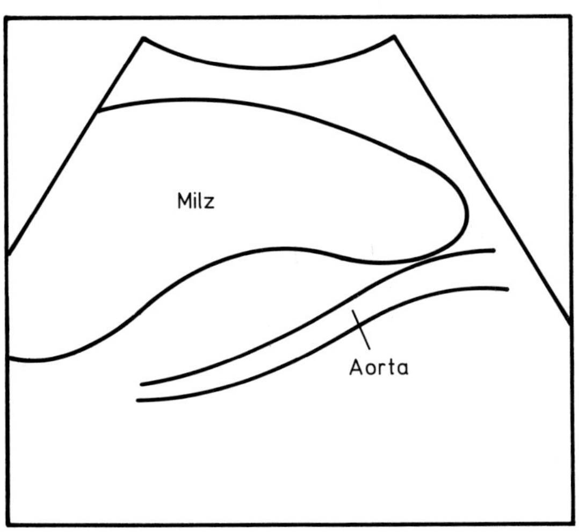

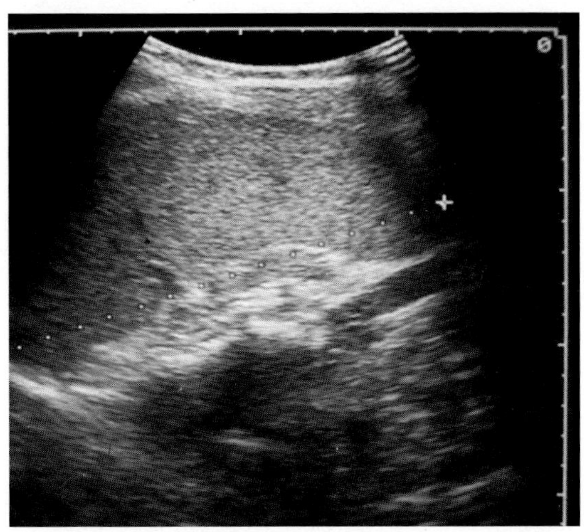

12

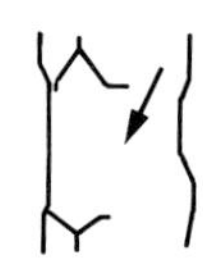

13 **Splenomegalie bei Leberzirrhose** (Querschnitt)
Je größer das Ausmaß der portalen Hypertension und je länger diese besteht, desto größer ist die Milz, sofern die Milzkapsel eine Größenzunahme des Organs noch zuläßt. In diesem Querschnitt erkennt man nicht nur die erheblich vergrößerte Milz, sondern auch eine kräftige, dilatiert wirkende, geschlängelte Milzvene. Obwohl eine exakte Korrelation zwischen Ausmaß der portalen Hypertension und Weite der Milzvene nicht besteht, sind derart weite Milzvenen über 2 cm doch als Ausdruck einer portalen Hypertension zu werten.

14 **Erweiterte Milzvene bei Polycythaemia vera** (Oberbauchquerschnitt)
Auch diese Milzvene ist mit 15 mm schon sehr kräftig und damit ein Hinweis auf eine vergrößerte Milz. Das Pankreas ist altersentsprechend. Es ist durch die kräftige Milzvene nach ventral angehoben.

15 **Sog. Kissing-Phänomen bei Osteomyelosklerose** (Oberbauchquerschnitt)
Im Oberbauchquerschnitt erkennt man, daß die plumpe vergrößerte Leber sich in der Mittellinie mit der ebenfalls vergrößerten und verplumpten Milz trifft. Der Magen wird gegen dorsal verschoben und ist komprimiert. Wenn die parenchymatösen Organe derart riesige Ausmaße entwickeln, ist die Magenfüllung rein mechanisch behindert, die Nahrungsaufnahme eingeschränkt.

13

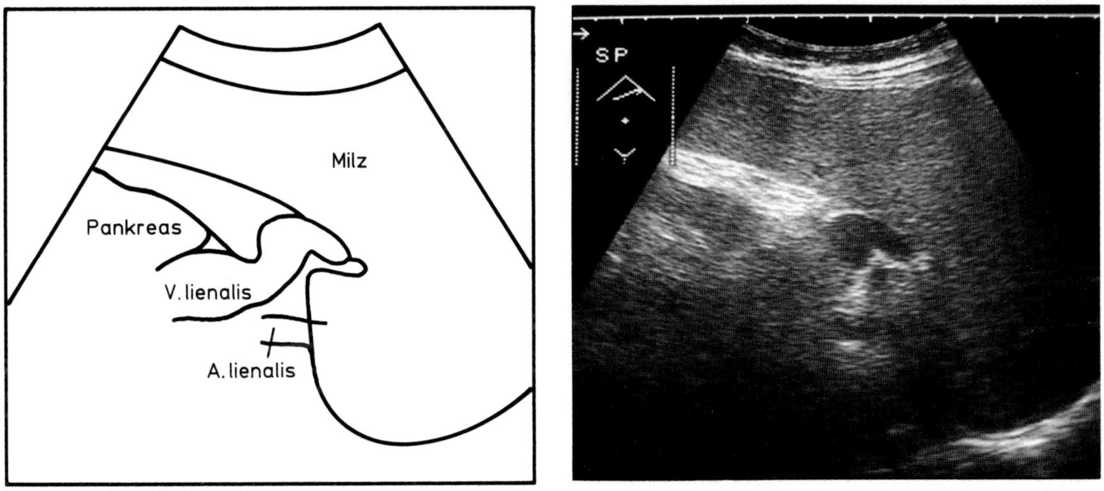
Milz
Pankreas
V. lienalis
A. lienalis
SP

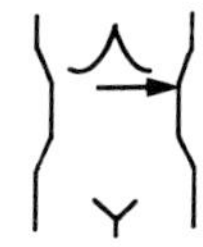

14

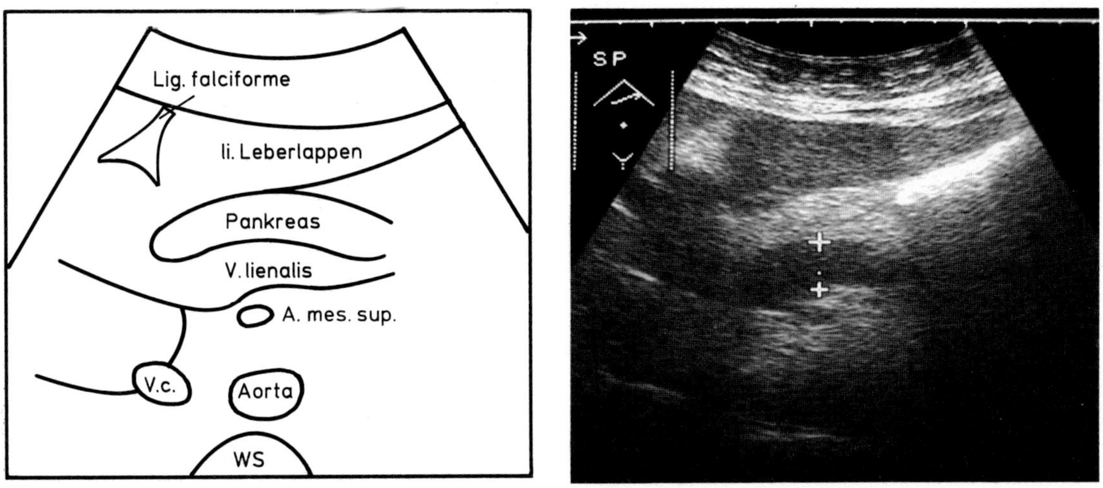
Lig. falciforme
li. Leberlappen
Pankreas
V. lienalis
A. mes. sup.
V.c.
Aorta
WS
SP

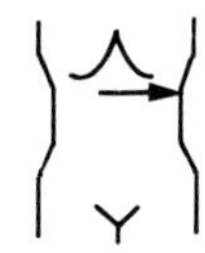

15

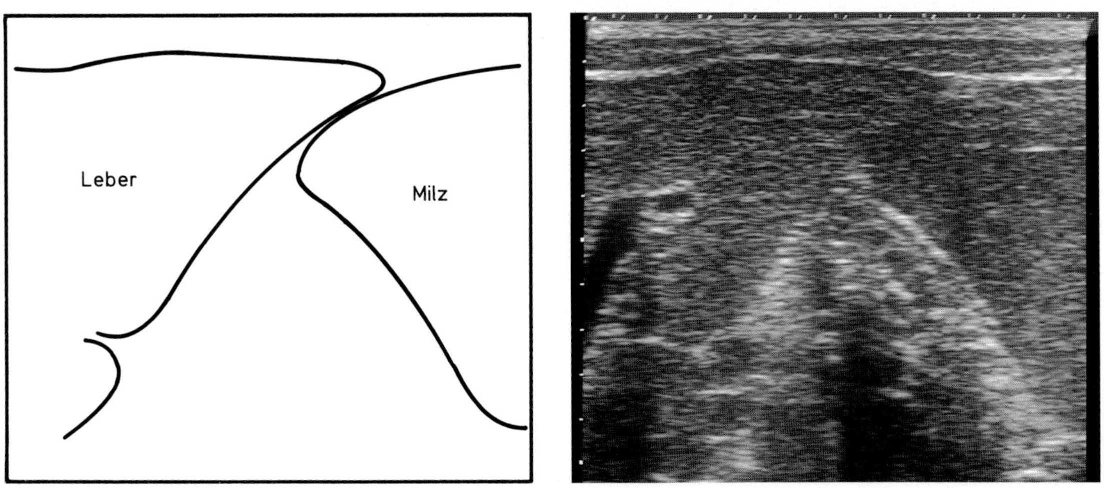
Leber
Milz

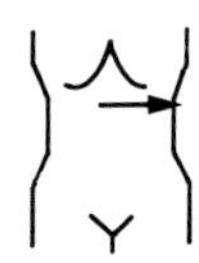

16 **Splenomegalie bei Non-Hodgkin-Lymphom** (Interkostalschnitt, 8. JCR li.)
In der typischen Schnittebene erkennt man eine große (16 cm in der längsten Ausdehnung) plumpe Milz mit einem tief einschneidenden Portalgefäß. Das Reflexmuster ist körnig, die Schalltransparenz gut. Umschriebene, eindeutig differenzierbare Veränderungen liegen nicht vor. Die diffuse Infiltration der Milz im Rahmen eines Non-Hodgkin-Lymphoms ist nur aufgrund der Form- und Größenveränderung des Organs zu erkennen. Die gute Schallleitung ist ein weiterer Hinweis.

17 **Splenomegalie bei CLL** (interkostaler Längsschnitt, etwas nach lateral gedreht)
Die riesige Milz ist plump vergrößert. Man erkennt eine girlandenartige Zeichnung der Binnenstruktur der Milz im Sinne einer nodalen Infiltration einzelner Milzanteile, während die kaudalen Abschnitte der Milz homogen strukturiert sind. Die Milz ist gleichmäßig vergrößert. Diffuse Infiltrationen der Milz sind sonographisch nicht faßbar, da sie sich im mikroskopischen Bereich abspielen. Veränderungen parenchymatöser Organe, die die makroskopische Anatomie unterschreiten, sind allenfalls durch eine gleichmäßige Reflexänderung des parenchymatösen Gewebes oder durch Größenänderungen des Organs zu erkennen.

18 **Splenomegalie bei chronisch-lymphatischer Leukose mit kleinen Infiltraten** (Oberbauchquerschnitt)
Wiederum ist ein Kissing-Phänomen festzustellen. Milz und Leber grenzen unmittelbar aneinander, die Milz ist verplumpt, das Reflexmuster bei guter Schalleitung vergröbert. Winzige reflexarme Veränderungen sind verstreut über die ganze Milz nachweisbar. Sie sind gerade eben erkennbar.

16

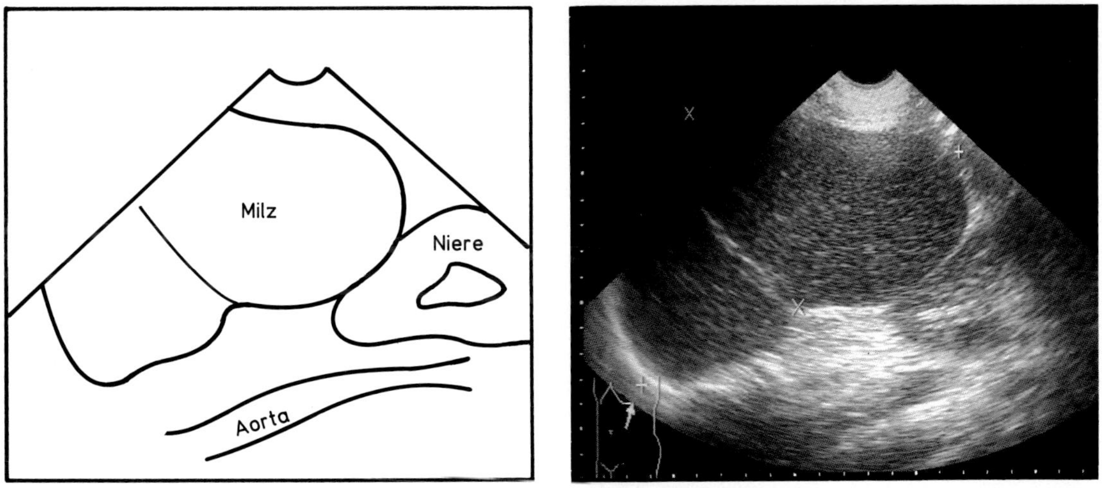

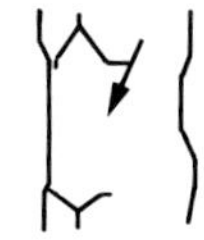

17

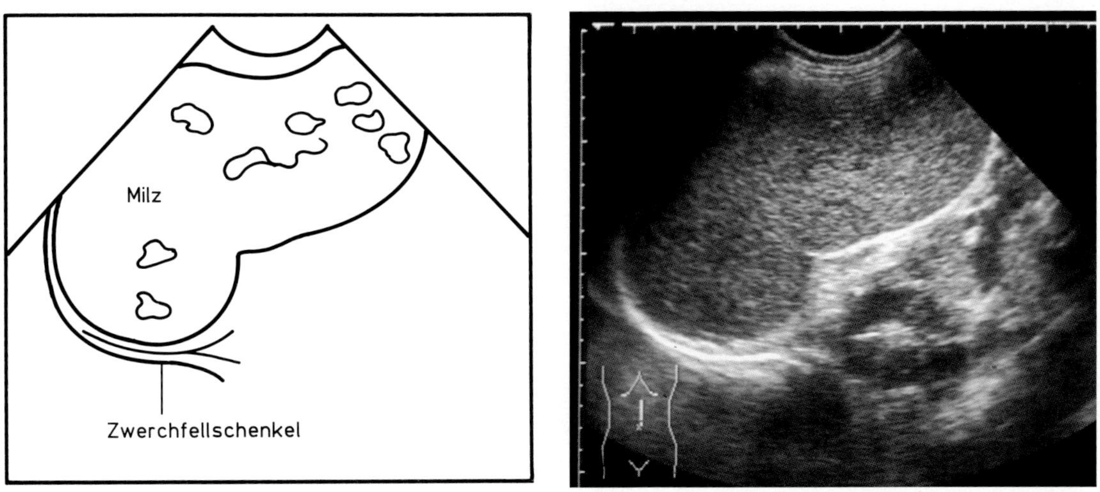

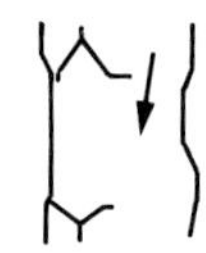

18

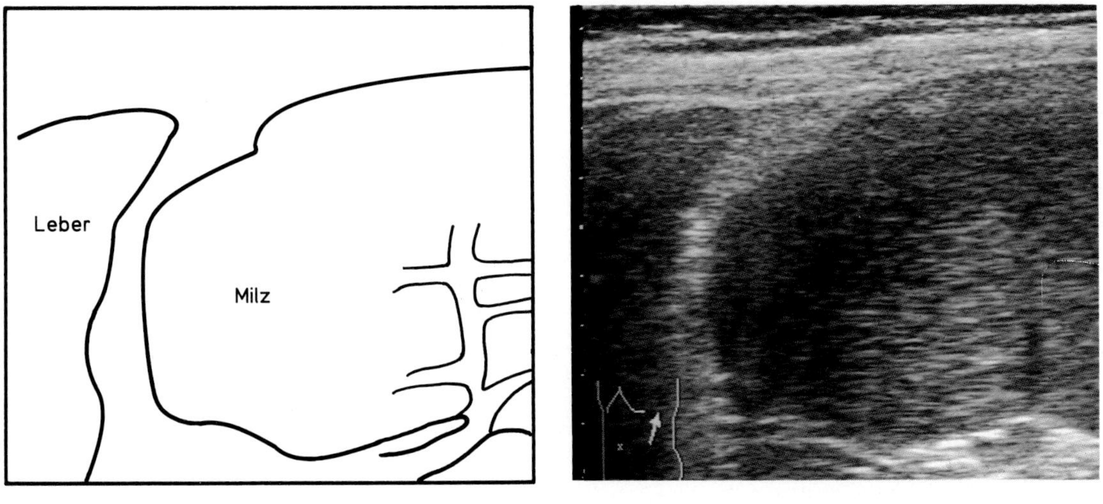

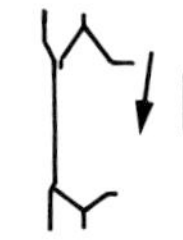

19 **Splenomegalie bei CLL mit demarkierten Infiltraten** (Interkostalschnitt, 8. ICR li.)
Jetzt sind innerhalb der leicht vergrößerten Milz umschriebene reflexarme Veränderungen abgrenzbar und auch auf diesem Übersichtsbild auf Anhieb zu erkennen. Im Milzhilus liegen 2 vergrößerte Lymphknoten.

20 **Milzinfarkt bei Leukose** (Interkostalschnitt, 8. ICR li.)
In der typischen Schnittebene ist die Milz deutlich vergrößert, das Reflexmuster insgesamt gleichmäßig bis etwas körnig strukturiert. Der Infarkt ist als reflexarme, keilförmige Veränderung zu erkennen. Da er die Milzkapsel erreichte, war er klinisch durch Schmerzhaftigkeit und Reiben erkennbar.

21 **Milzinfarkt bei Osteomyelosklerose** (Interkostalschnitt, 8. ICR li.)
Innerhalb der plump vergrößerten Milz erkennt man einen dreiecksförmig demarkierten reflexarmen Abschnitt, der einem spontan aufgetretenen Infarkt innerhalb dieser sehr großen Milz entsprach. Klinisch war lediglich eine kurzfristige Schmerzhaftigkeit bemerkt worden.

19

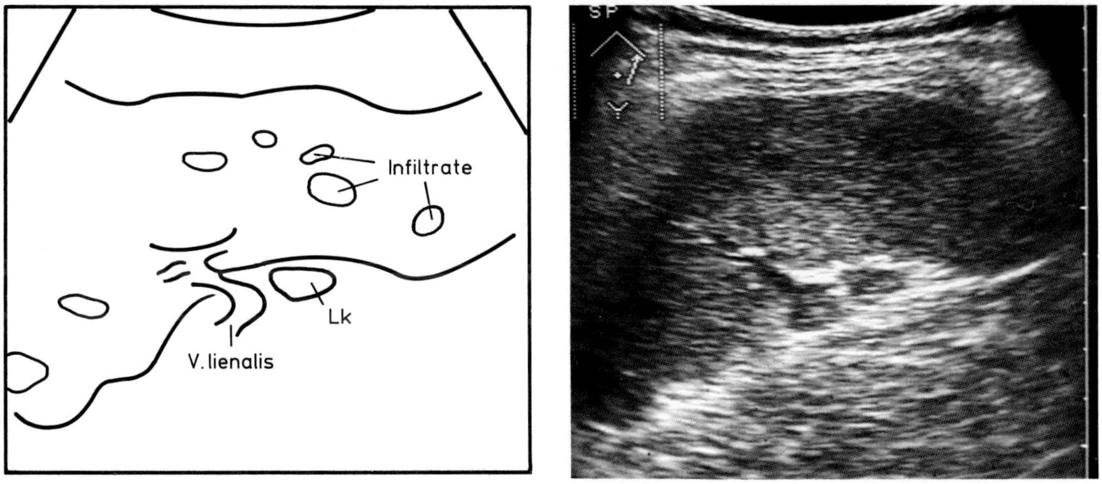

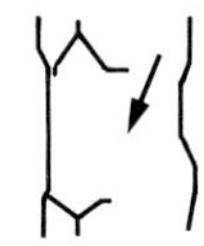

20

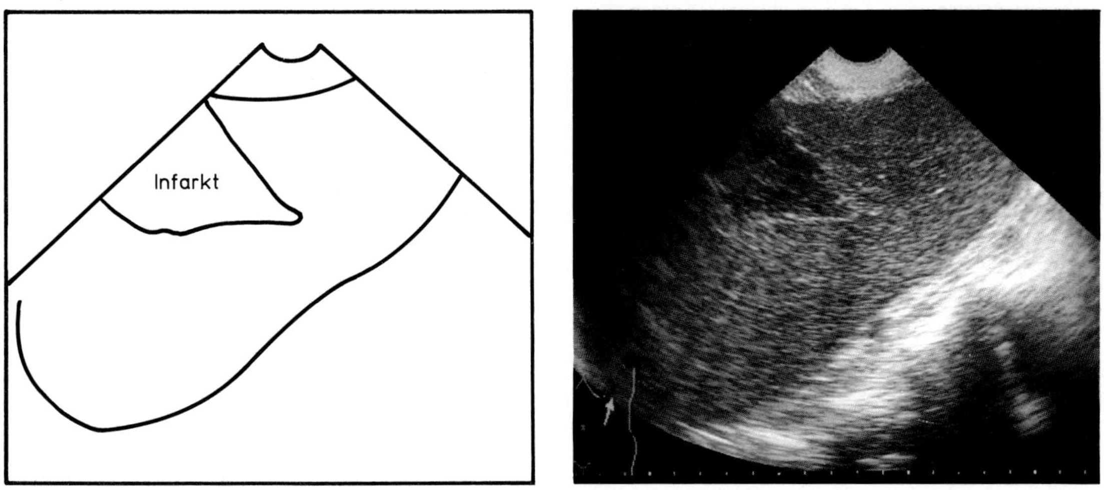

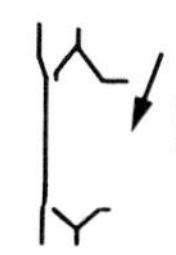

21

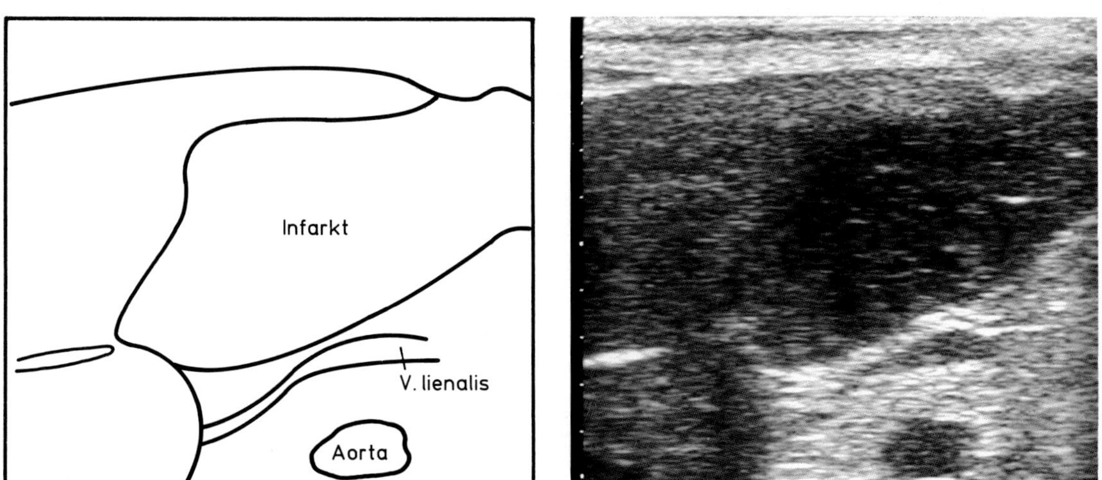

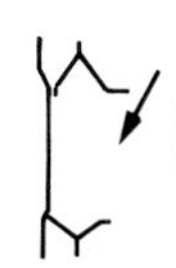

22 **Milzinfarkt bei akuter myeloischer Leukämie** (Interkostalschnitt, 9. ICR li.)
Häufige Verlaufsbeobachtungen sind zur Erkennung von Komplikationen hämatologischer Erkrankungen notwendig. Dieser Milzinfarkt war klinisch zunächst nicht bemerkt worden. Die reflexarmen Veränderungen traten plötzlich innerhalb des ohnehin vergrößerten Organs auf.

23 **Ältere Milzinfarkte** (interkostaler Längsschnitt links)
Innerhalb der normal großen Milz, die etwas verplumpt wirkt, sind reflexkräftige, unscharf begrenzte keilförmige Veränderungen zu erkennen. Die Genese dieser Infarkte war unklar. Es bestand keine Systemerkrankung und keine Rhythmusstörung.

24 **Narbe am oberen Milzpol nach Infarkt** (Interkostalschnitt, 8. ICR li.)
Milzinfarkte können über Wochen und Monate verfolgt werden. Sie werden, ohne ihre Gestalt zu ändern, reflexreicher, je länger sie bestehen. Schließlich resultieren reflexkräftige keilförmige Restzustände wie in diesem Bild. In der Folge kann es zu Verkalkungen oder aber zu Schrumpfungen der betroffenen Milzregion mit narbiger Einziehung der Milzoberfläche kommen.

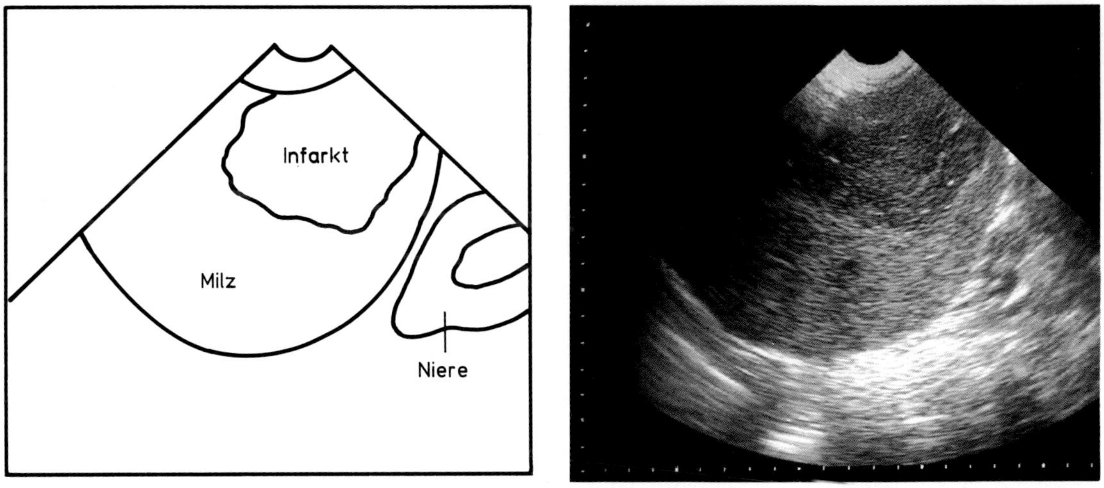
Infarkt
Milz
Niere

22

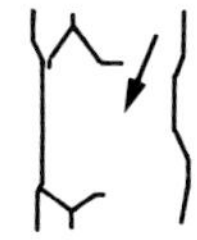

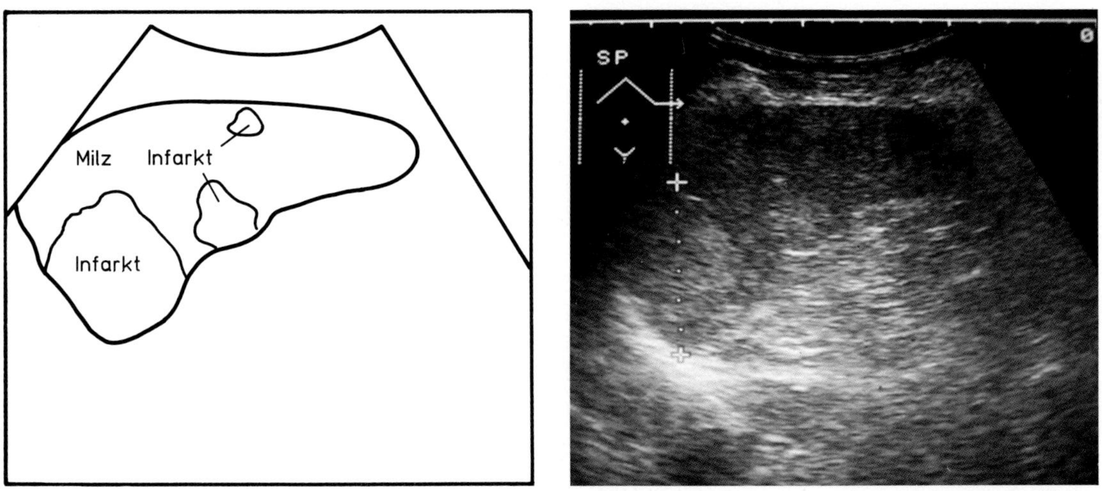
Milz
Infarkt
Infarkt
SP

23

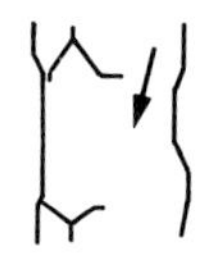

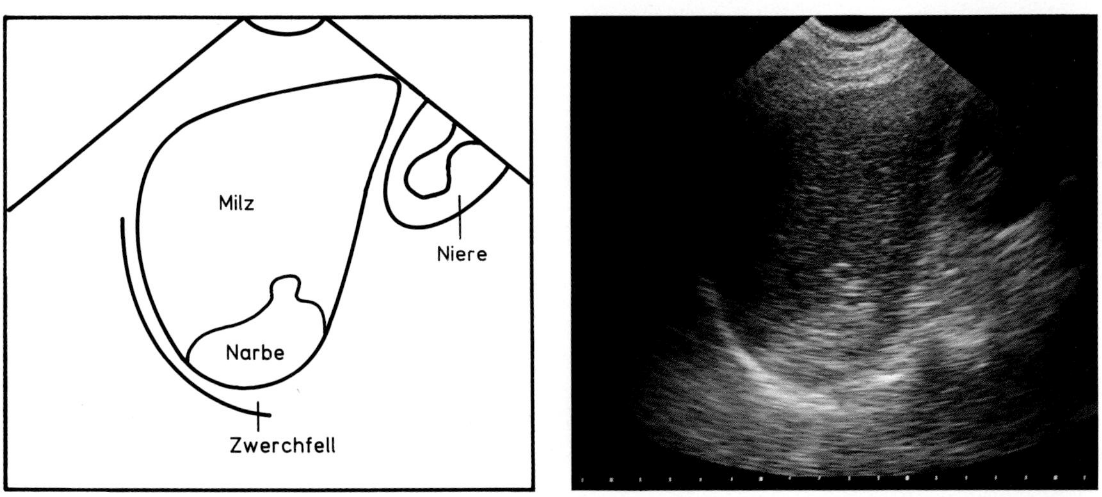
Milz
Niere
Narbe
Zwerchfell

24

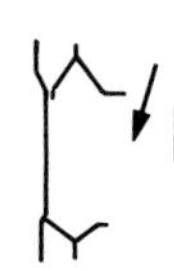

25 **Milzzyste** (Interkostalschnitt, 8. ICR li.) Sonographisch kann zwischen dysontogenetischen Zysten und solchen, die posttraumatisch oder in der Folge von Entzündungen entstanden sind, nicht unterschieden werden, sofern letztere als Endzustand völlig gereinigt reflexfrei zur Darstellung kommen. Dysontogenetische Zysten kommen häufig multipel oder gekammert vor und sind eher in den Randbezirken der Milz nachzuweisen.

26 **Milzzyste mit Einblutung** (Interkostalschnitt, 8. ICR li.)
Nach einem Oberbauchtrauma war bei einem 4jährigen Kind ein zystischer Prozeß mit Kapsel und flüssigen, jedoch nicht wasserklaren Anteilen innerhalb des zystischen Prozesses nachweisbar. Nach längerer Ruhelage kommt es zur Sedimentierung des flüssigen Zysteninhalts, der sich bei Bewegung wieder aufschütteln läßt. Die Veränderung wird von uns seit einigen Jahren beobachtet. Es ist nicht zu differenzieren, ob es sich um eine Zyste mit Einblutung oder ein Hämatom mit zystischer Umwandlung und Kapselbildung handelt. Da der Prozeß sehr rasch nach dem Trauma erstmals in dieser Form nachweisbar war, spricht das sonographische Bild eher für die erste Diagnose.

27 **Riesige Milzzyste mit Detritus** (Interkostalschnitt durch den 9. ICR)
Die Milz ist schalenartig um ein reflexfreies Gebilde gelegt, das von der Milz durch eine reflexkräftige, zart schattengebende Kapsel getrennt ist. Das Gebilde ist reflexfrei, trägt jedoch in dieser Position am Boden einen Satz reflexkräftigen Materials.

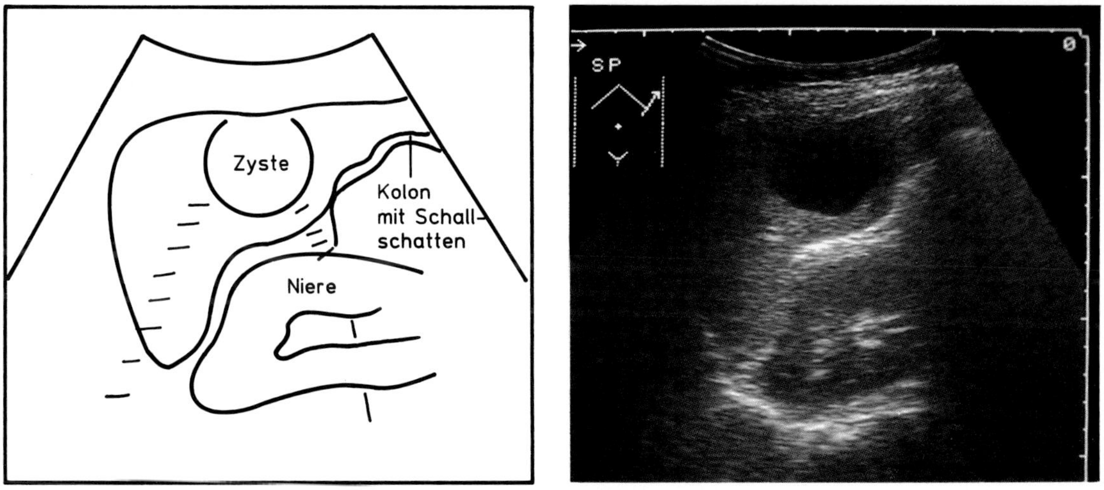
Zyste
Kolon
mit Schall-
schatten
Niere

25

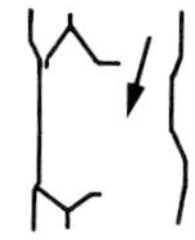

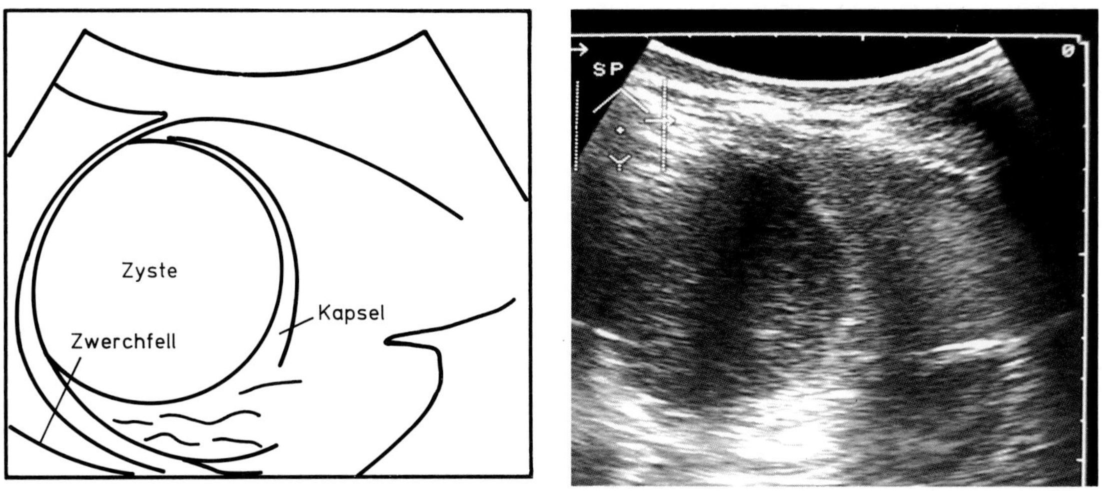
Zyste
Kapsel
Zwerchfell

26

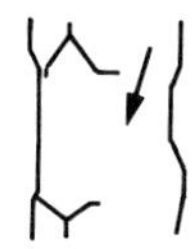

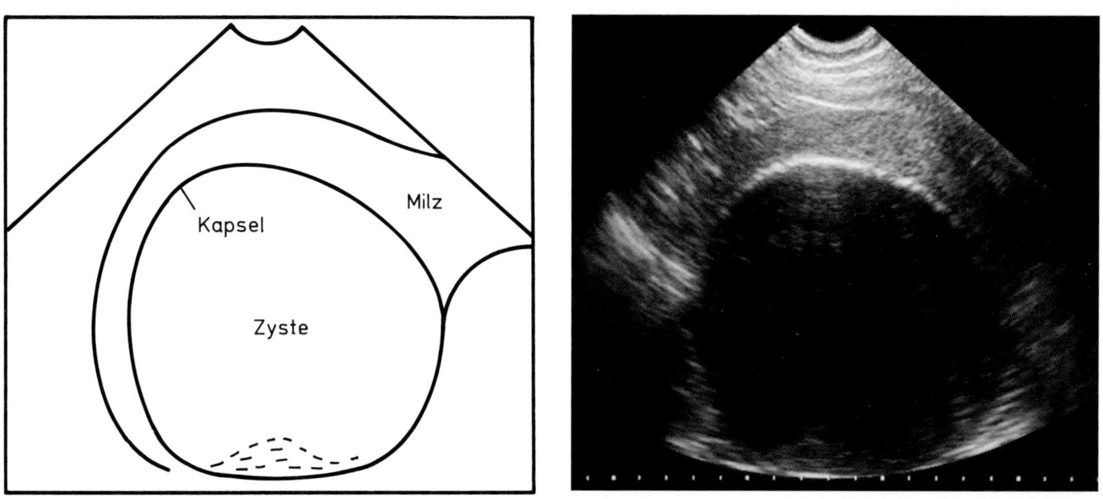
Kapsel
Milz
Zyste

27

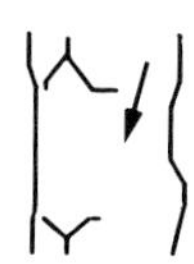

28 **Aufgewirbelter Bodensatz bei riesiger Milzzyste** (Längsschnitt linker Oberbauch)
Die vorbeschriebene Zyste mit der kräftigen Kapsel enthielt reflexkräftiges Material, das sich am Boden der Zyste abgesetzt hatte und das durch Lageänderung aufzuschütteln war. Das Bild zeigt die Zyste nach Umlagerung des Patienten; sie wirkt jetzt reflexkräftig, d.h. solide. Da eine Echinokokkuszyste nicht auszuschließen war, wurde der Patient operiert. Es handelte sich um eine posttraumatische Zystenbildung mit dicker, z.T. verkalkter Kapsel, jedoch bestand kein Anhalt für das Vorliegen einer Echinokokkose.

29 **Echinokokkuszyste der Milz**
(Interkostalschnitt, 9. ICR li.)
Der zystische Prozeß ist von einer kugeligen Kapsel umgeben. Derartige Veränderungen sind in der Milz selten und kommen äußerst selten isoliert dort vor. In diesem Falle bestand daneben eine Echinokokkuszyste der Leber.

30 **Milzhämatom** (Oberbauchquerschnitt links)
Die Milz ist vergrößert, verplumpt, die Oberfläche klobig deformiert, die Milzpulpa zweigeteilt in eine reflexfreie lamellär angeordnete und eine reflexkräftigere Region. Der Befund war posttraumatisch nachweisbar. Die Kapsel der Milz war zu diesem Zeitpunkt nicht eingerissen.

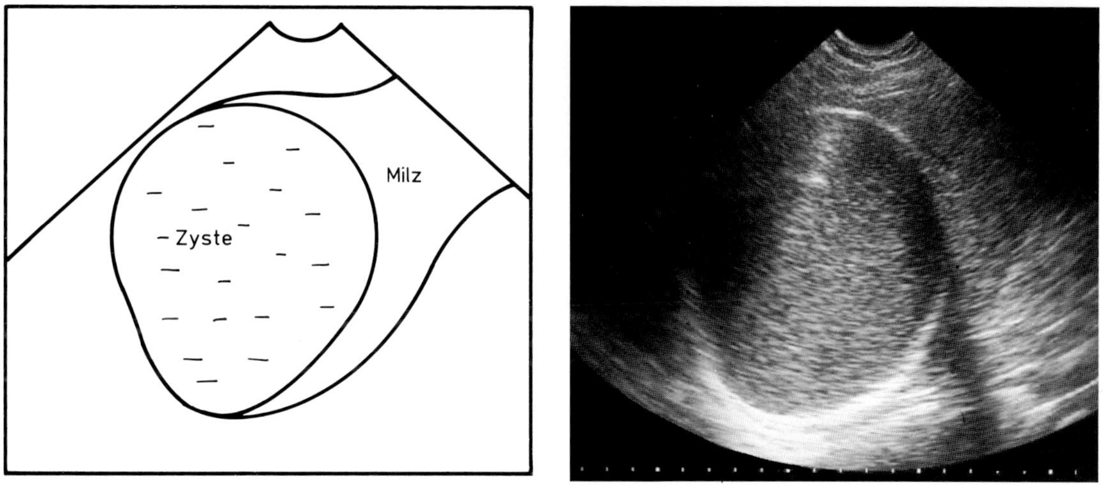

28

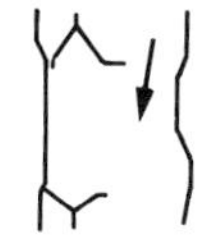

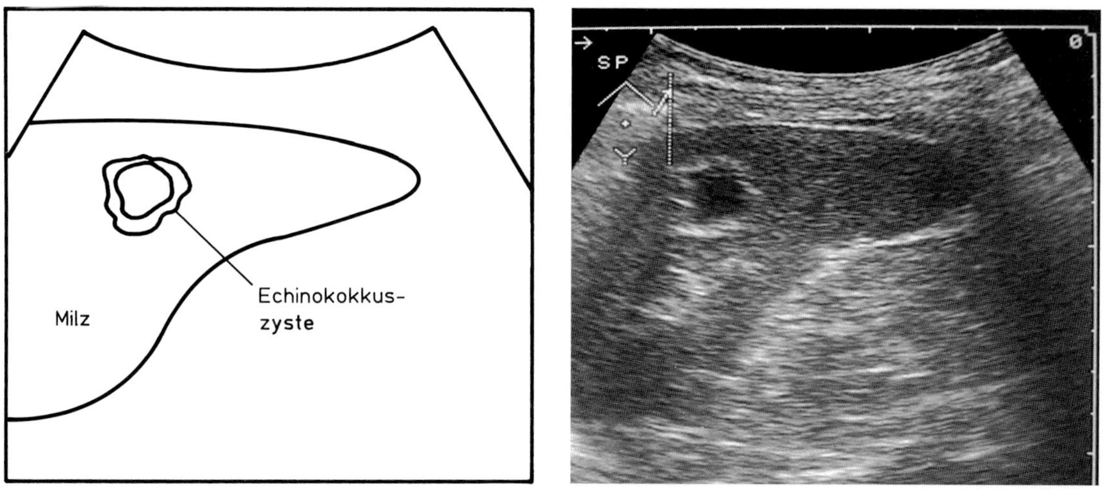

29

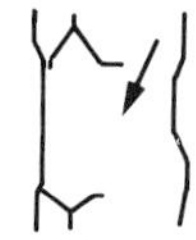

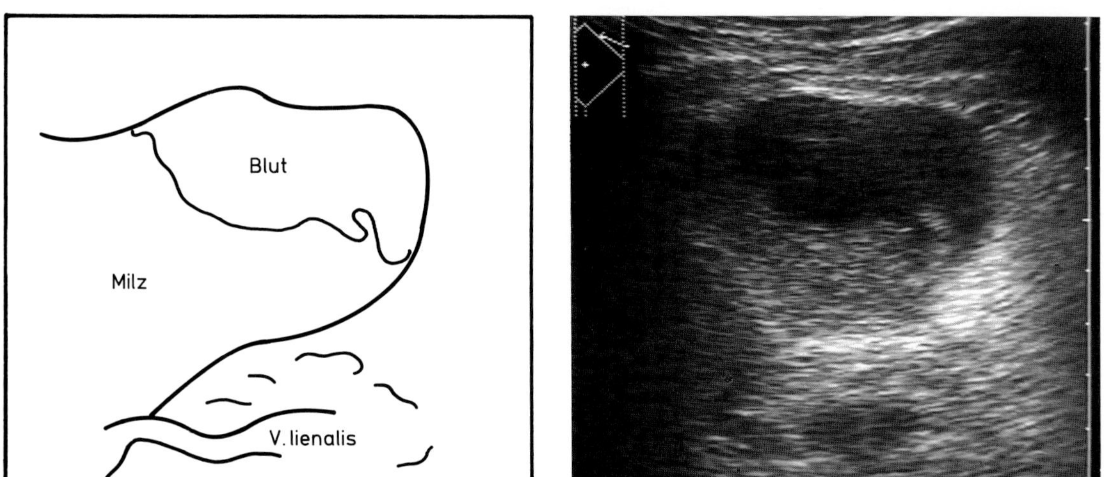

30

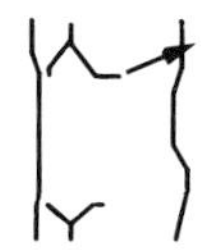

31a **Einblutung bei akuter Pankreatitis** (Interkostalschnitt, 10. ICR)
Die Milz ist vergrößert, $^3/_4$ des Milzvolumens werden jedoch von einer massiven Einblutung eingenommen, in der noch einzelne Pulpainseln zu erkennen sind. Die Milzkapsel ist noch erhalten. Eine Blutung in die freie Bauchhöhle war bisher nicht aufgetreten. Die Erkrankung war im Rahmen einer akuten Pankreatitits entstanden. Tägliche Kontrollen ließen erkennen, daß die Einblutung zum Stillstand gekommen war, so daß eine Akutintervention nicht nötig war.

31b **Massive Milzblutung** (Oberbauchquerschnitt)
Derselbe Patient wie in der vorigen Abbildung. Der Querschnitt macht die Ausdehnung der subkapsulären Einblutung deutlich.

32 **Subkapsuläre Milzruptur** (Interkostalschnitt, 9. ICR li.)
Die Milz ist vergrößert und etwas verplumpt. Zwischen Milz und Milzkapsel ist ein großes flüssiges Areal zu erkennen. Weitere Flüssigkeitsansammlungen finden sich nicht. Der Befund war durch ein Bagatelltrauma während einer Mononukleose entstanden, er wurde operativ bestätigt.

33 **Milzruptur** (Interkostalschnitt, 10. ICR links)
Die Milz ist auf 15 cm vergrößert, die lateralen Anteile der Milz werden durch eine Flüssigkeitslamelle eingenommen. Im restlichen Bauchraum waren liquide Massen nachweisbar. Durch Feinnadelbiopsie konnte Blut gewonnen werden. Die Diagnose war damit gesichert, die sich anbahnende Schocksituation geklärt, eine umgehende Splenektomie wurde eingeleitet.

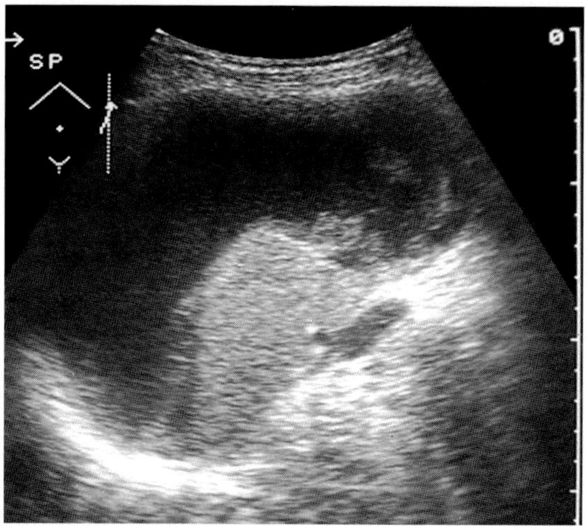
SP
0

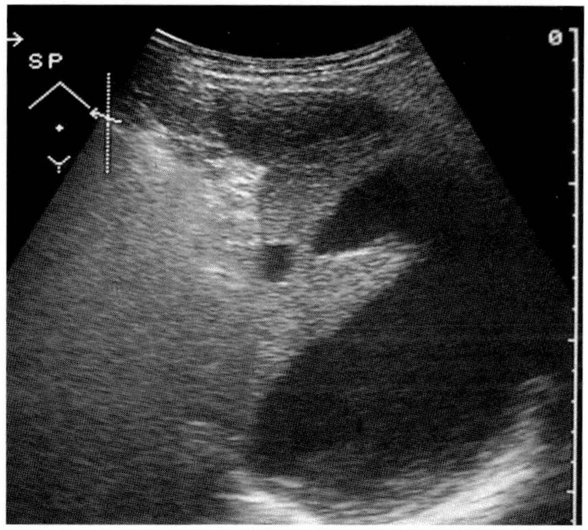
SP
0

31a

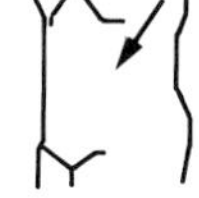

31 b

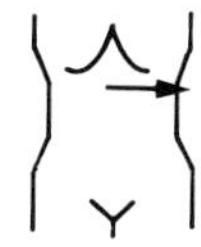

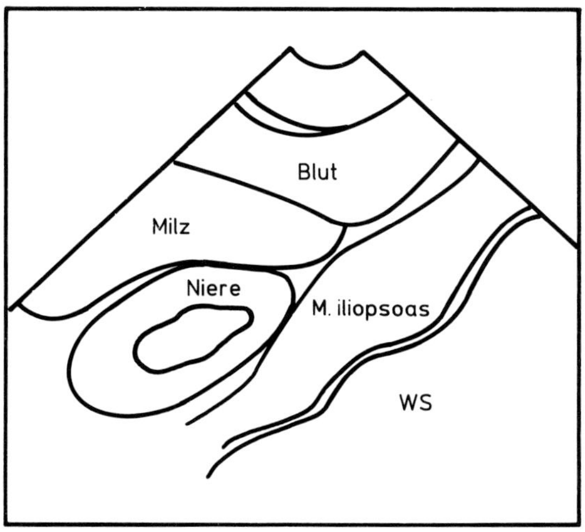
Blut
Milz
Niere
M. iliopsoas
WS

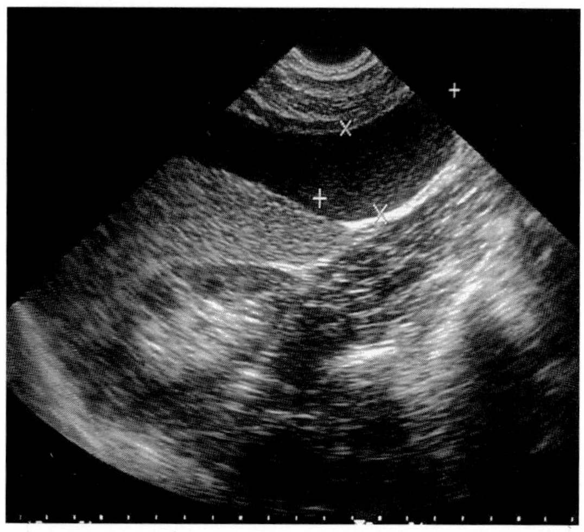

32

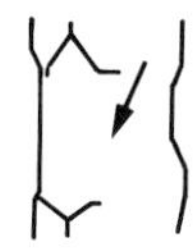

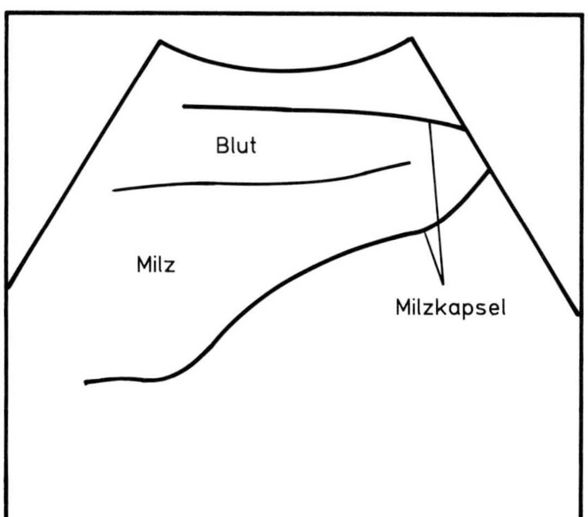
Blut
Milz
Milzkapsel

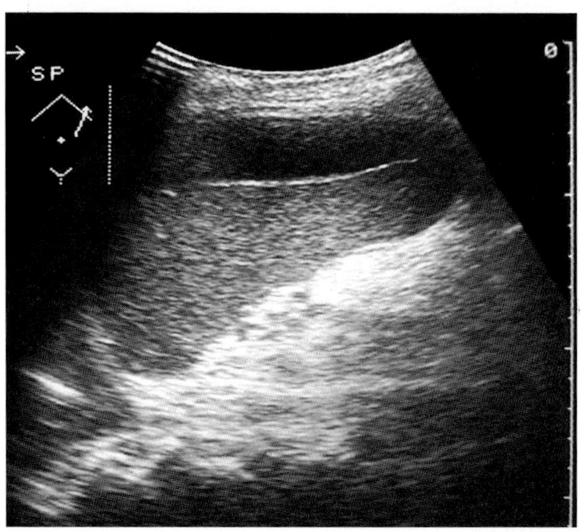
SP
0

33

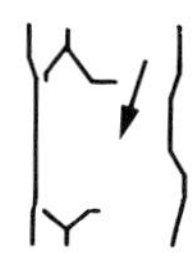

34 **Milzruptur** (Längsschnitt, Vergrößerung)
Es handelt sich um denselben Patienten wie auf der Voraufnahme. Man erkennt die kranialen Abschnitte der Milz, nun besser dargestellt. Liquide Anteile füllen den vorderen Anteil der Milz bis zur Milzkapsel aus. Kranial sind solide wirkende, jedoch nicht milztypische Anteile erkennbar. Diese Veränderungen entsprachen Koageln.

35 **Milzabszeß** (Längsschnitt linker Oberbauch)
Man erkennt innerhalb der Milz eine reflexarme, einzelne sehr kräftige Reflexe enthaltende, ovale Veränderung, die die Milzkapsel ausbeult. Der Prozeß war postoperativ nach einer Gastrektomie entstanden. Durch mehrere Punktionen konnte der Abszeß entlastet und eine gezielte antibakterielle Therapie nach bakteriologischer Austestung durchgeführt werden.

36 **Milzabszeß mit Pleuraerguß** (Typischer Interkostalschnitt links)
Der Abszeß ist nahezu reflexfrei, hat aber bereits eine Kapsel ausgebildet. Trotzdem ist es im Rahmen dieses metastatisch entstandenen Milzabszesses zu einer Durchwanderung des Zwerchfells mit Pleuraergußbildung gekommen. Wiederum konnte durch mehrfache Punktion und gleichzeitige antibiotische Therapie der Abszeß konservativ zum Verschwinden gebracht werden. Die Luft im Sinus phrenicocostalis nimmt von kaudal nach kranial an Dicke zu, entsprechend auch der Schallschatten an Stärke.

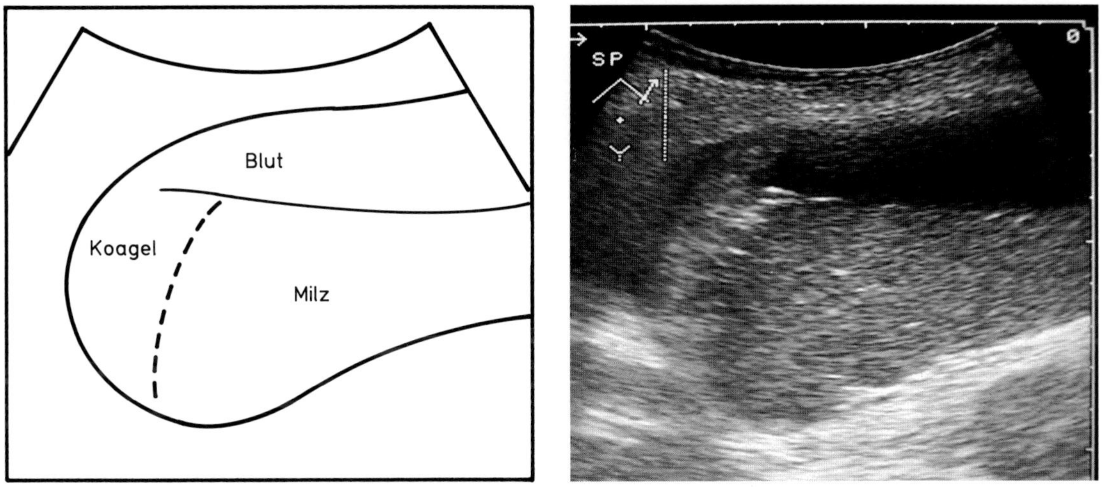
Blut
Koagel
Milz
SP

34

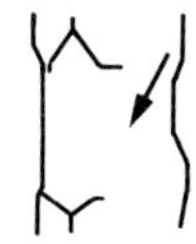

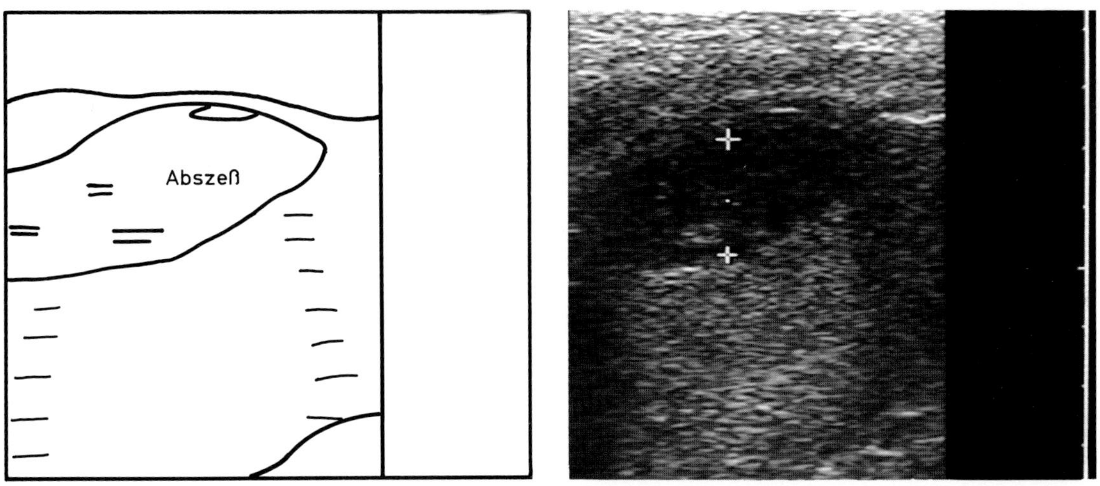
Abszeß

35

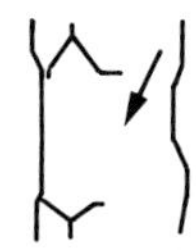

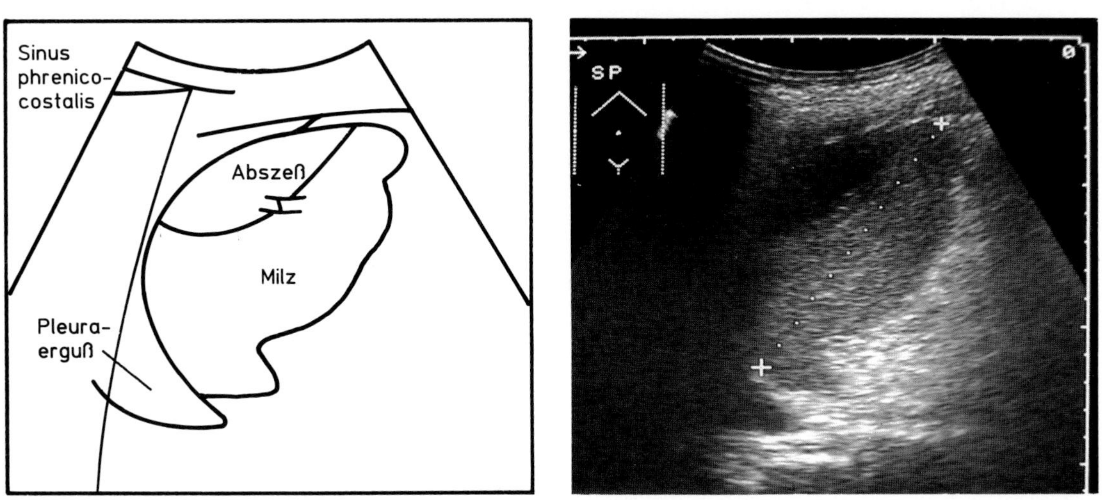
Sinus phrenico-costalis
Abszeß
Milz
Pleura-erguß
SP

36

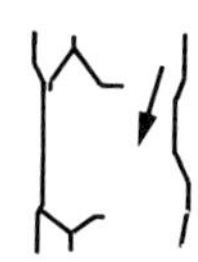

37 **Subphrenischer Milzabszeß mit Pleuraergußbildung** (Interkostalschnitt. 8. ICR li.)
Es handelt sich um eine Verlaufsuntersuchung bei demselben Patienten wie auf der Voraufnahme. Der Pleuraerguß hat zugenommen, die oberen Milzabschnitte sind dadurch vollständig dargestellt, der Abszeß hat nach der ersten Punktion eher leicht abgenommen. Weitere Punktionen von Abszeß und Pleuraerguß waren nötig, bis es zu einem deutlichen Rückgang beider Prozesse kam.

38 **Milzabszeß** (Interkostalschnitt, 10. ICR li.)
Die Milz ist vergrößert, zur Hälfte jedoch von einer nahezu reflexfreien Flüssigkeit ausgefüllt. An den einzelnen verbliebenen Reflexen erkennt man, daß es sich nicht um eine rein zystische Veränderung handeln kann. Durch Punktion ließ sich Eiter gewinnen. Die Abszedierung entstand im Rahmen eines septischen Bildes bei einer akuten Leukose.

39 **Milzverkalkung** (Oberbauchquerschnitt li.)
Diese Veränderungen sind nicht selten, meistens bleibt ihre Genese unklar. Besteht gleichzeitig ein Mitralvitium oder ist ein Trauma bekannt, können Vermutungen angestellt werden, daß diese Veränderungen im Anschluß an Infarkte, Hämatome oder Abszesse entstanden sind.

37

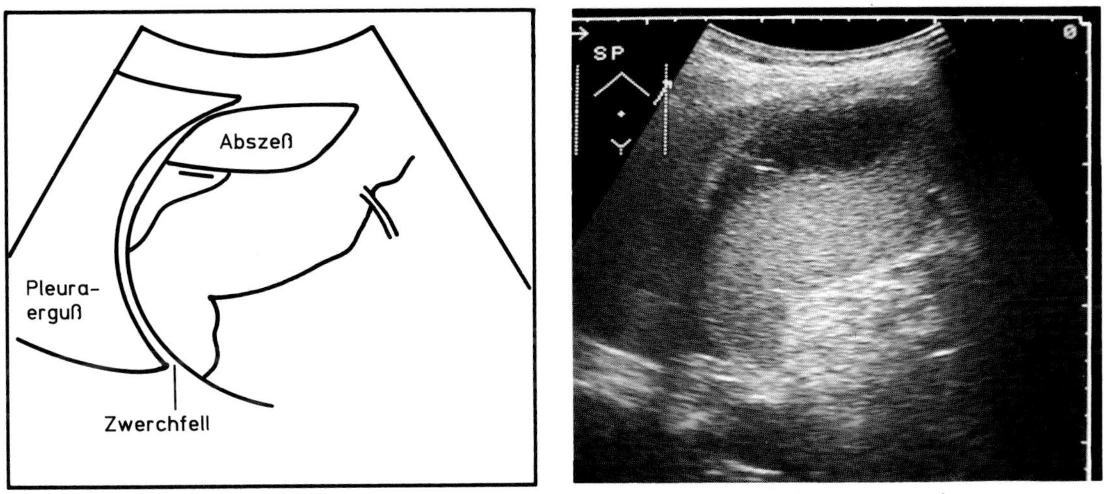

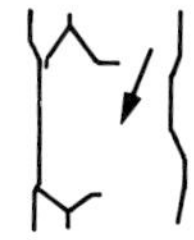

38

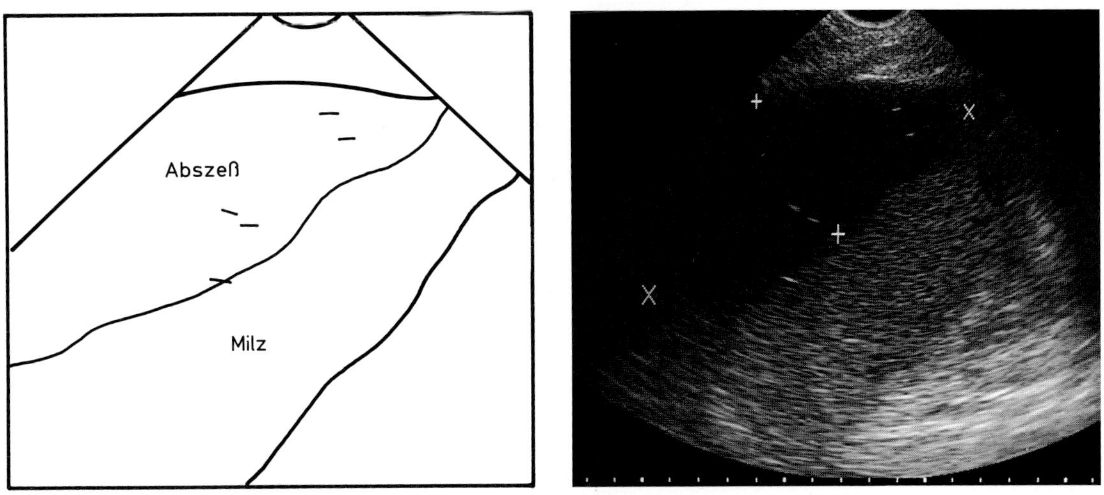

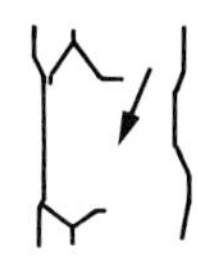

39

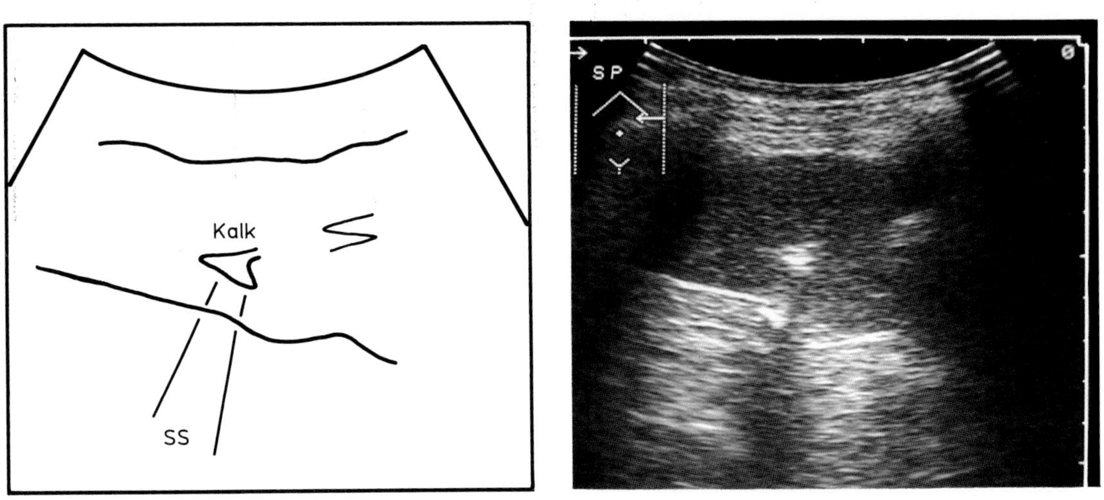

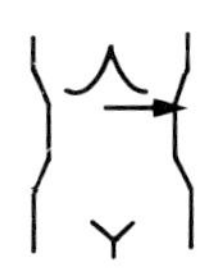

40 **Multiple kleine Verkalkungen** (Interkostalschnitt, 8. ICR li.)
Auch diese Veränderungen findet man relativ häufig, ohne daß ihre Genese im einzelnen bekannt ist. Bei diesem Patienten bestand eine Silikose. Ob die Verkalkungen im Zusammenhang damit stehen, ist unbekannt.

41 **Milzverkalkungen** (Interkostalschnitt, 9. ICR links)
Milzverkalkungen werden immer wieder angetroffen, ohne daß man ihre Genese im einzelnen klären kann. Bei diesem Patienten bestand eine Rechtsherzinsuffizienz bei Zustand nach Silikotuberkulose. Die kleinen reflexkräftigen Veränderungen könnten Ausdruck wandverstärkter kleiner arterieller Gefäße sein, oder aber Narben nach Milztuberkulose.

42 **Stauungsmilz** (Interkostalschnitt linke Flanke)
Die Milz ist 12 cm groß, etwas unregelmäßig begrenzt und zeigt multiple, nicht zusammenhängende kräftige Reflexe. Bei dem Patienten bestand eine chronische Rechtsherzinsuffizienz mit Stauung der parenchymatösen Organe und konsekutiver portaler Hypertension, die sich auf die Milz übertrug, die dadurch in dieser Weise verändert war. Derartige tüpfelige Verkalkungen sind bei chronischer Stauungsmilz öfters anzutreffen.

40

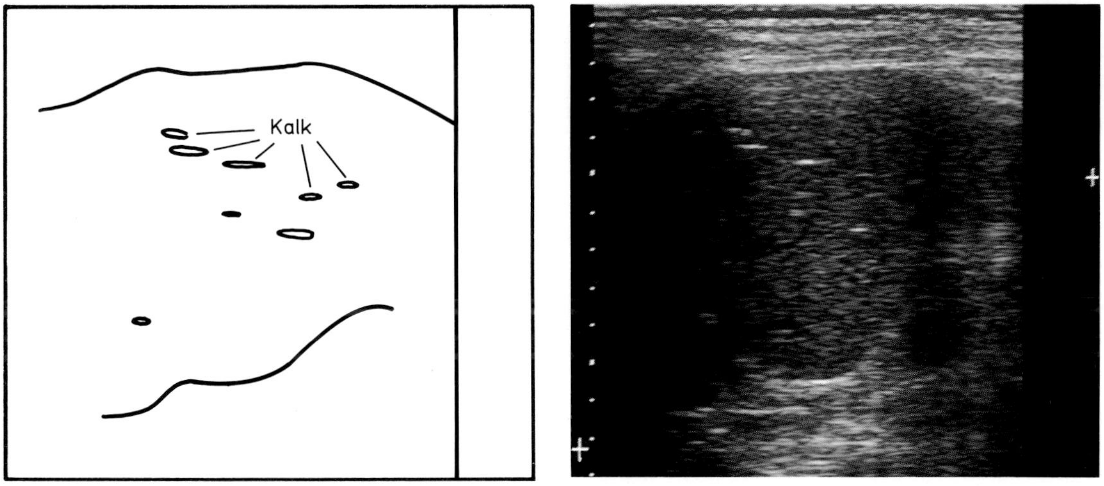

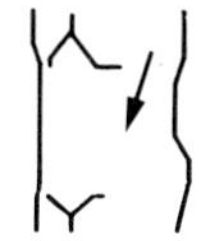

41

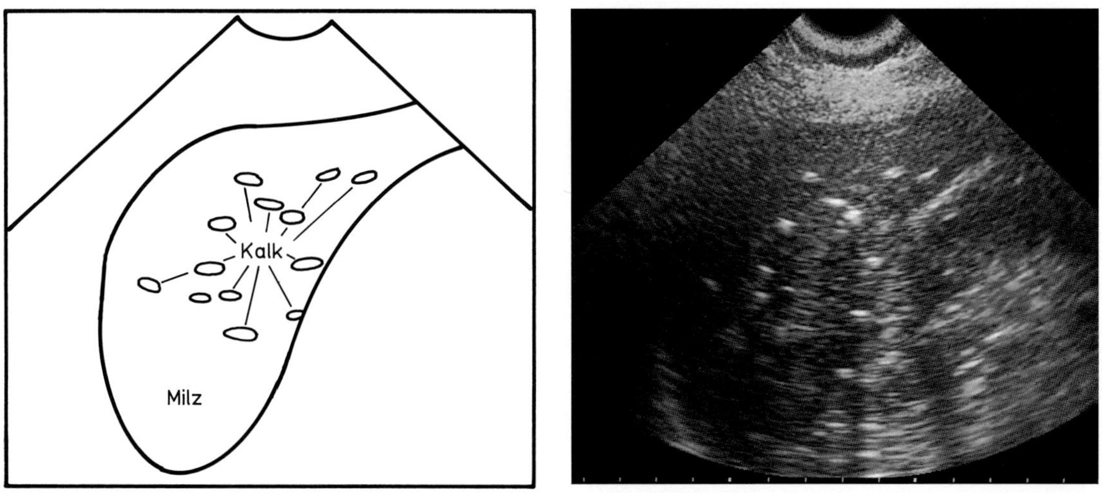

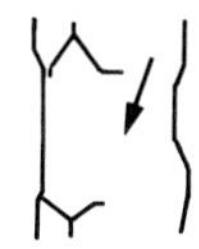

42

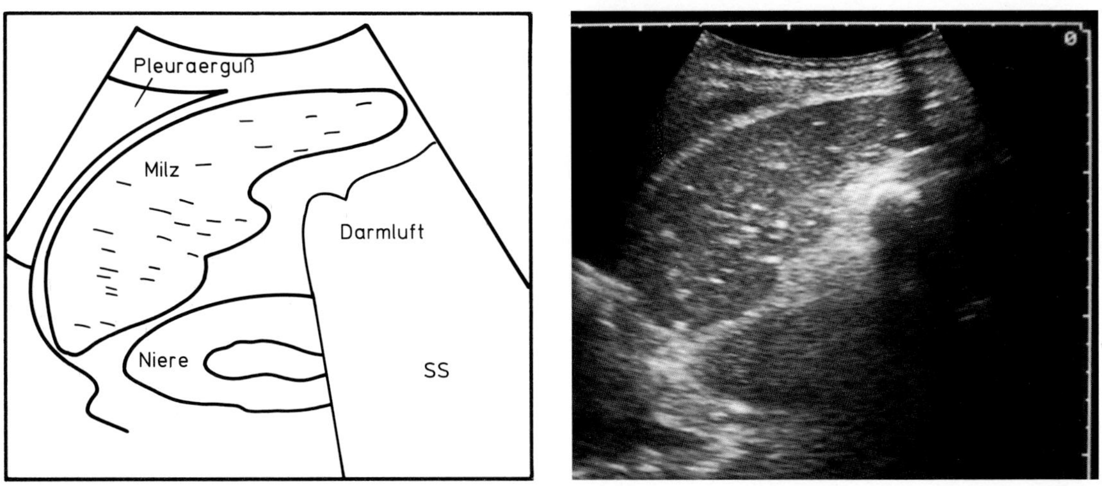

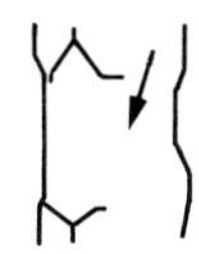

43 **Verkalkte intralienale Gefäße** (Interkostalschnitt links)
Die Milz ist vergrößert und verplumpt. Man erkennt in ihren kranialen Anteilen mehr als kaudal reflexkräftige Straßen, die intralienalen Gefäßen entsprechen. Bei allgemeiner Gefäßsklerose, aber auch bei chronischer Stauung der Milzvenen können derartige Veränderungen festgestellt werden.

44 **Milzverkalkung bei Tbc und Morbus Hodgkin** (Längsschnitt linker Oberbauch)
Nur noch schüttere Reflexvermehrung in der Umgebung des Hilus und einzelne Kalkherdchen deuten auf einen früher hier vorhandenen umschriebenen Prozeß hin. Diese Formation wird von uns seit etwa 5 Jahren kontrolliert, ohne daß sich eine wesentliche Veränderung eingestellt hätte. Der Patient hat vor über 10 Jahren einen Morbus Hodgkin und danach unter der Therapie eine Lymphknotentuberkulose durchgemacht. Beide Erkrankungen sind ausgeheilt.

45 **Gefäßwandverkalkung innerhalb der Milz und Narbenbildung** (Interkostalschnitt, 8. ICR li.)
Bei dieser Patientin besteht eine langjährige Herzinsuffizienz. Der Milzbefund wurde zufällig erhoben und besteht seit Jahren konstant. Wie es zu dieser breiten Narbenzone im Verlauf der Milzarterie gekommen ist, ist ungeklärt.

43

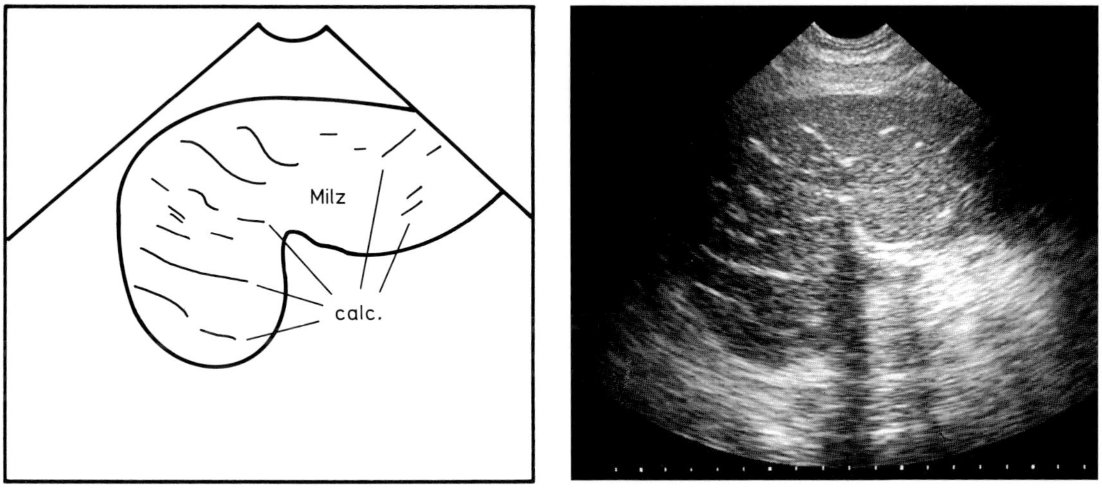

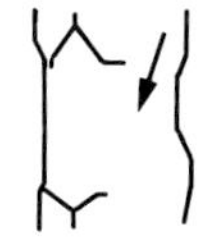

44

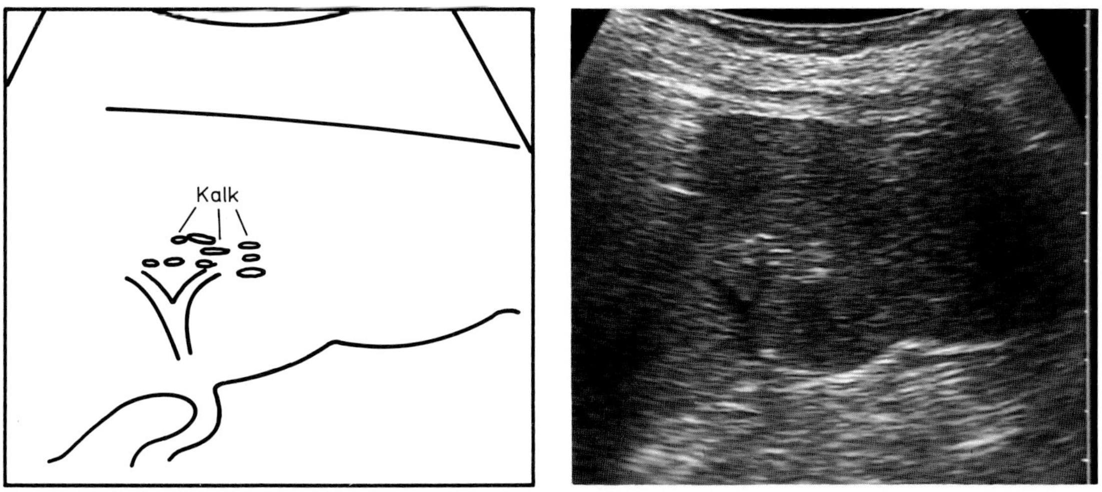

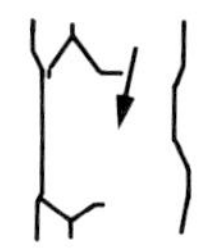

45

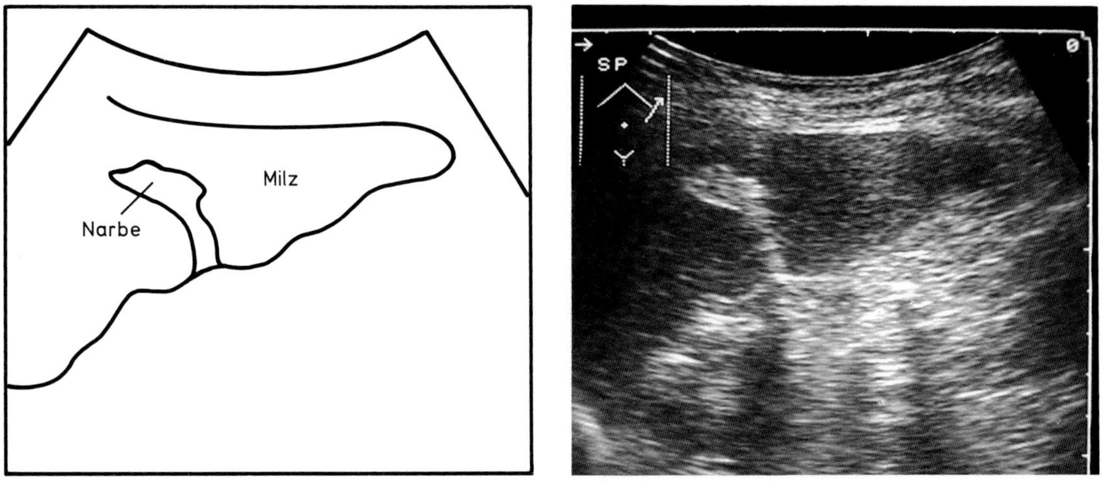

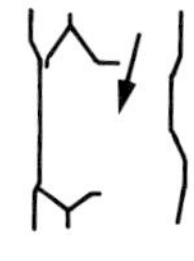

46 **Zustand nach Milzblutung bei akuter Leukose** (Längsschnitt li. Oberbauch)
Die kranialen Abschnitte der Milz sind liquid umgewandelt, die kaudalen, soliden Abschnitte eigentümlich gelappt. Die von der Milzkapsel ausgehende Einfaltung führte zu dieser henkelartigen Abschnürung des kaudalen Anteils des Milzparenchyms.

47 **Reflexreiche Milzveränderungen nach Milzinfarkten** (Interkostalschnitt, 8. ICR links)
An 2 Stellen war die Milz in der beschriebenen Weise reflexkräftig verändert. Bei einem Mitralvitium waren klinisch Milzinfarkte selbst nicht bekannt. Die narbigen Veränderungen könnten jedoch Reste solcher Infarkte sein.

48 **Karzinommetastase der Milz** (Längsschnitt li. Oberbauch)
Bei dieser Patientin bestand eine Splenomegalie wegen einer CLL. Ein gleichzeitiges Hypernephrom hatte zu einer Metastasierung in die Milz geführt. Milz und Niere waren gut voneinander zu trennen. Eine direkte Infiltration, von der Niere ausgehend, bestand nicht.

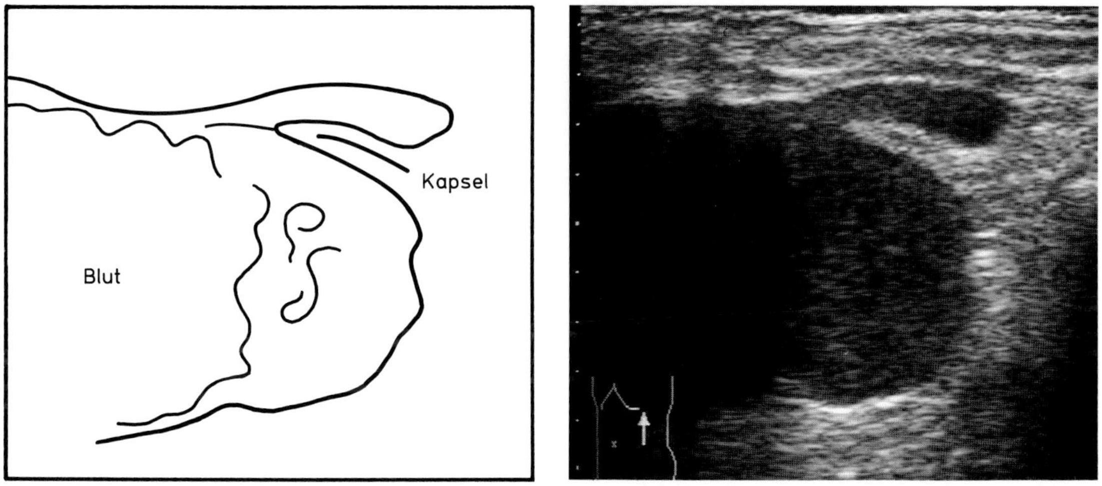

46

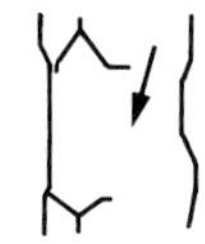

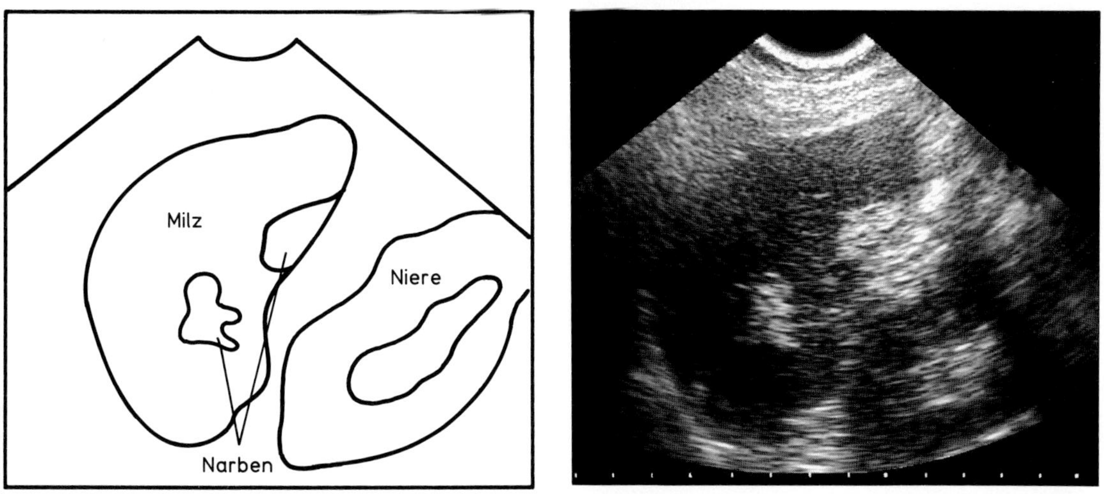

47

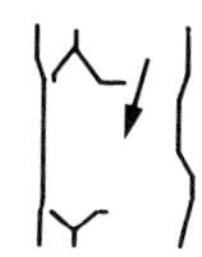

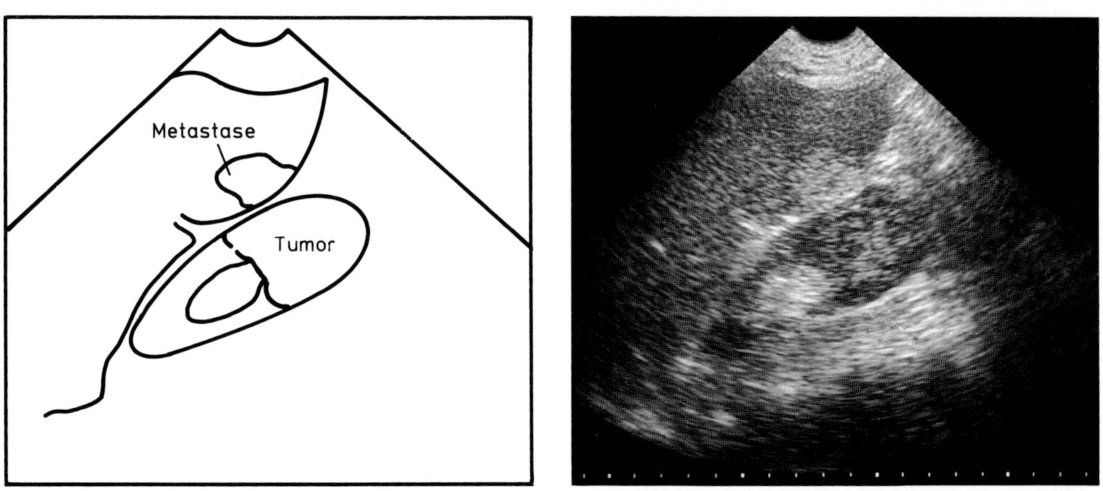

48

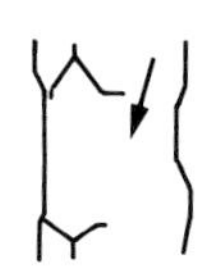

49 **Milzmetastase** (Längsschnitt)
Die reflexkräftige Veränderung mit zentraler Reflexarmut im kranialen Anteil der Milz war im Rahmen einer Metastasierung eines Hodenkarzinoms entstanden. Karzinommetastasen sind überwiegend reflexkräftig.

50 **Große Milzmetastase bei retroperitonealem Liposarkom** (Interkostalschnitt, 8. ICR li.)
Man erkennt einen reflexarmen, die Milz infiltrierenden Tumor. Karzinommetastasen sind in der Regel reflexreicher als Sarkommetastasen und Infiltrate bei hämatologischen Systemerkrankungen. Der Tumor wurde mit der Milz entfernt.

51 **Große reflexarme Milzmetastase bei Prostatakarzinom** (Interkostalschnitt, 9. ICR links)
Häufig liegen Milzmetastasen Tumoren des Urogenitalsystems zugrunde. In diesem Falle lag ein Prostatakarzinom vor. Obwohl man eher eine reflexkräftige Metastase erwartet hätte, sind auch reflexarme Metastasen bei karzinomatösen Veränderungen möglich.

49

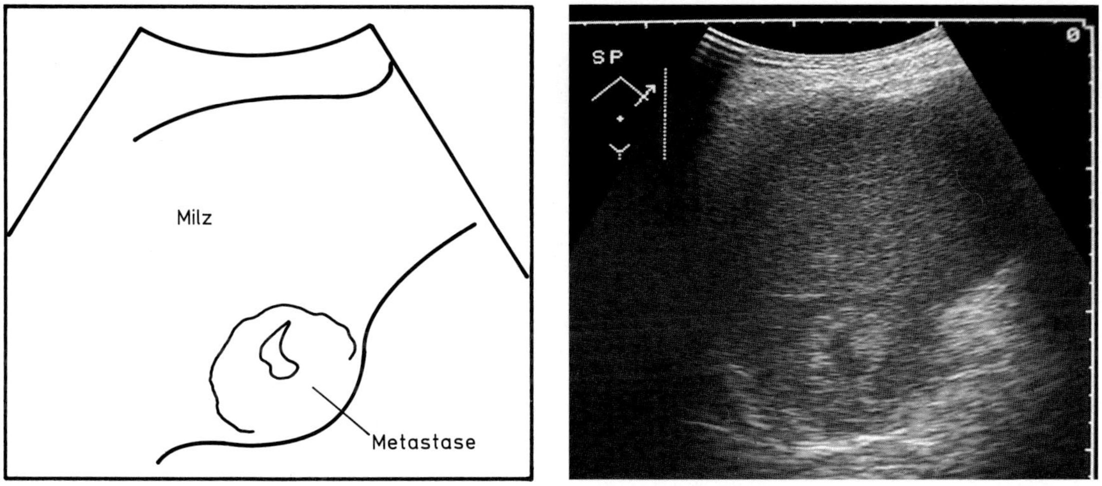

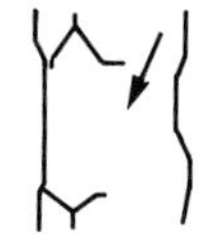

50

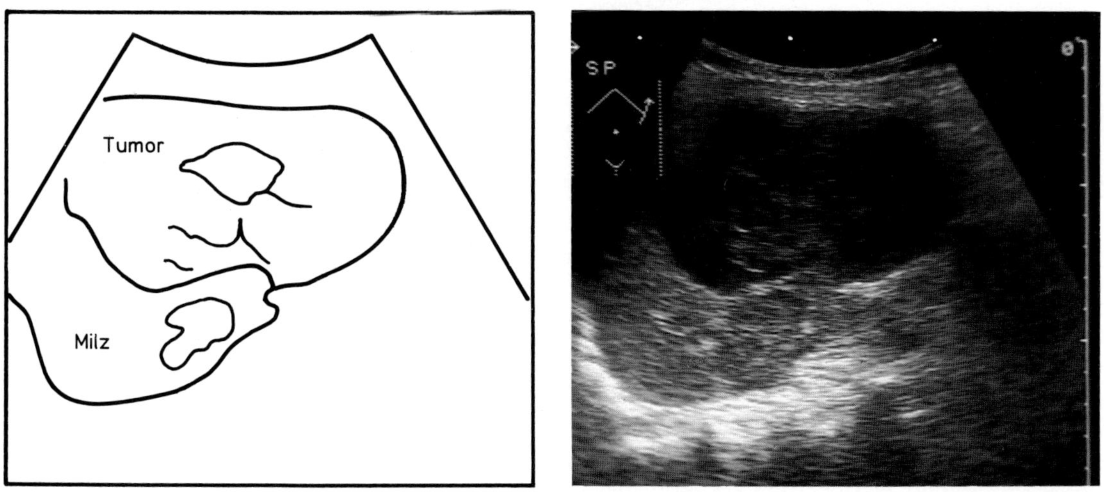

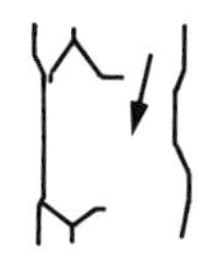

51

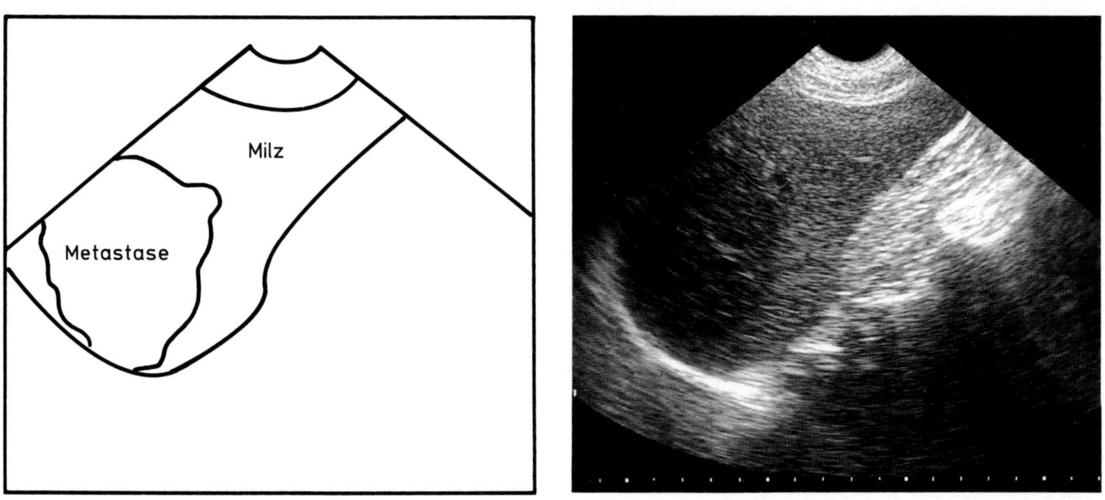

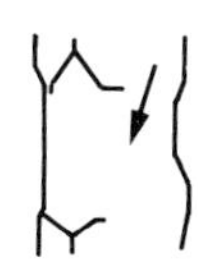

52 **Reflexarme Milzinfiltrationen bei Immunoblastom** (Längsschnitt linker Oberbauch)
Die Veränderungen sind typisch. Die Milz ist vergrößert, die überwiegend reflexarmen, zum Teil halonierten, gemischt reflektierenden Veränderungen durchsetzen die Milz; das scheckige Reflexmuster läßt auf eine rasche Größenzunahme der Prozesse schließen.

53 **Milzinfiltrate bei zentroblastischem Non-Hodgkin-Lymphom** (Längsschnitt linker Oberbauch)
Auch hier ist die Milz erheblich vergrößert, die Infiltrate haben die Milz diffus durchsetzt. Große konglomerierende Infiltrate wechseln mit kleinen ab. Das originale Reflexmuster der Milz ist kaum noch erhalten. Eine sorgfältige Beschreibung, Ausmessung der Milz und Dokumentation der Veränderungen ist beim Staging und Re-Staging eines jeden Patienten mit einer hämatologischen Erkrankung Grundlage jeder sinnvollen Verlaufsbeobachtung.

54 **Milzinfiltration bei CLL** (Interkostalschnitt, 9. ICR links)
Auch hier ist die Milz vergrößert, wie man sie bei einer diffusen Infiltration der Milz bei CLL erwartet. Daneben besteht jedoch eine singuläre, knapp 2 cm große reflexarme Infiltration im Sinne einer nodulären Milzinfiltration. Diese Veränderungen sind, wie auf diesem Bild dargestellt, leicht zu erkennen.

52

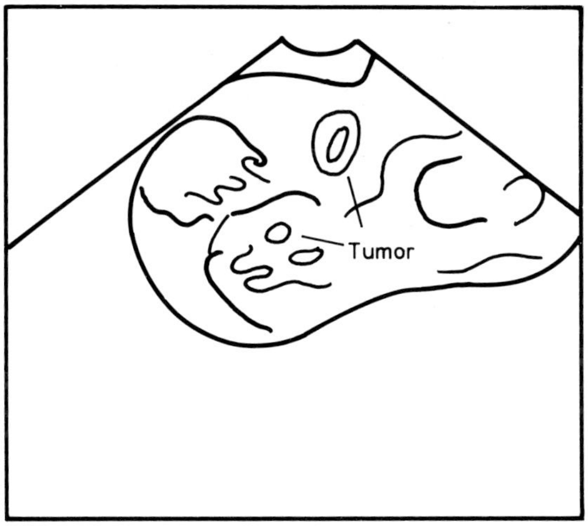
Tumor

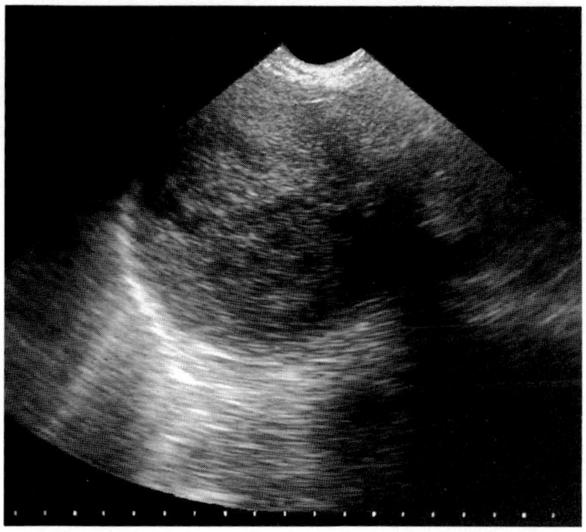

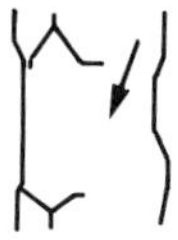

53

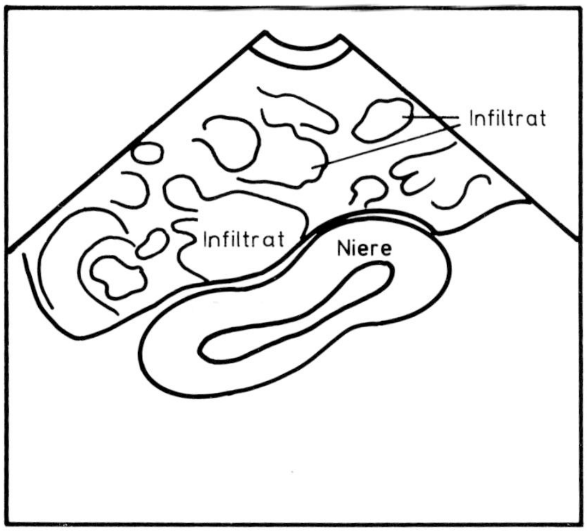
Infiltrat
Infiltrat
Niere

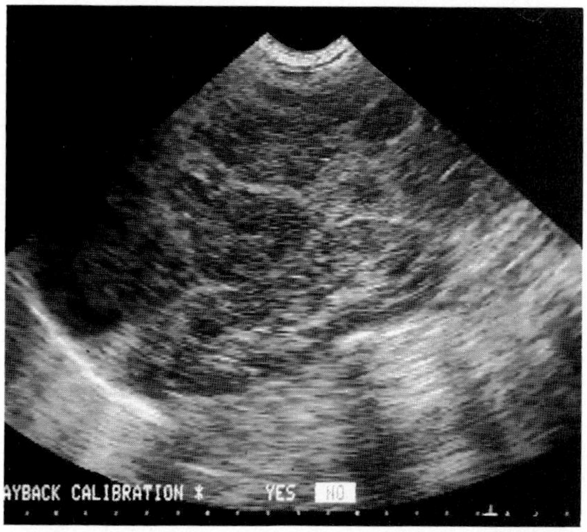
YBACK CALIBRATION * YES NO

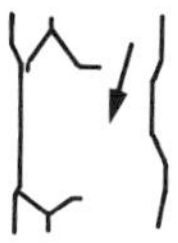

54

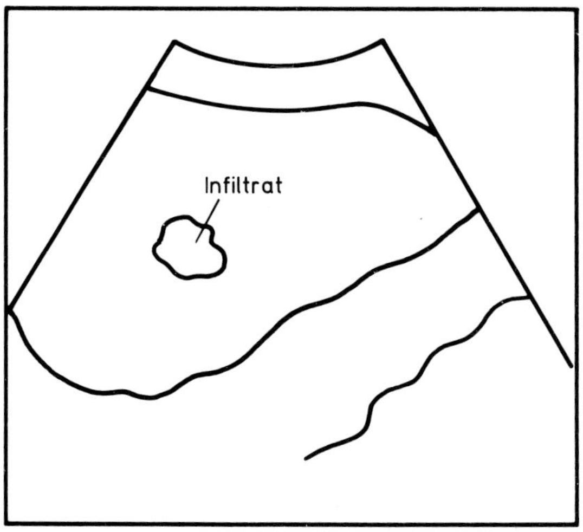
Infiltrat

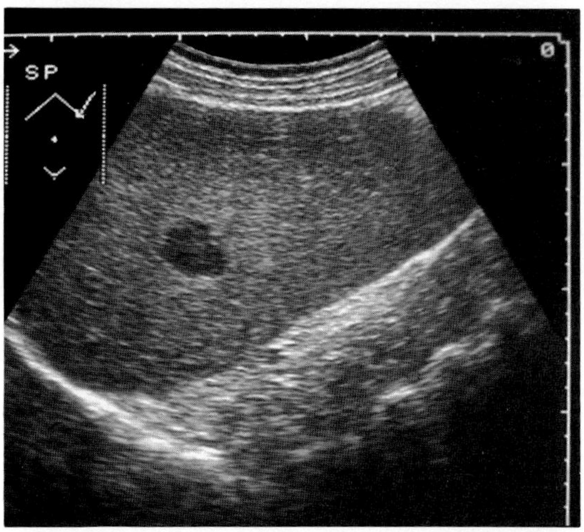
SP

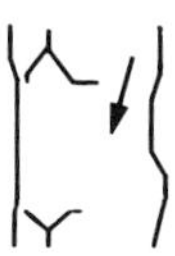

55 **Splenomegalie mit nodaler Infiltration bei CLL** (Längsschnitt)
Eindeutig abgrenzbare nodale Veränderungen sind ab einer Größe von 5 mm erkennbar. In diesem Bild sind sie bis 2 cm groß. Man erkennt, daß eine sehr große Milz zu einer Verdrängung der Nachbarorgane, in diesem Fall der Niere, führen kann. Die Niere ist zwar noch normal groß, jedoch bereits parenchymverschmälert.

56 **Multiple noduläre Milzinfiltrate bei CLL** (lateraler Längsschnitt links)
Bei diesem schlanken Patienten ist nur ein Teil der vergrößerten Milz abbildbar. Man erkennt jedoch sowohl die Vergrößerung der Milz als auch die multiplen, teils reflexarmen, teils nahezu reflexfreien Infiltrate und die hilär anschließenden Lymphknotenvergrößerungen vor der Bauchaorta. Die Untersuchung wurde von lateral durchgeführt.

57 **Multiple Milzinfiltrate bei Morbus Hodgkin** (Interkostalschnitt, 8. ICR links)
Auch hier ist neben der Milzvergrößerung die gleichmäßige Infiltration der Milz durch multiple bis 2 cm große, meistens jedoch kleinere rundliche reflexarme Veränderungen erkennbar. Ein sonographisch eindeutiger Nachweis eincr Milzinfiltration bei Morbus Hodgkin macht eine diagnostische Splenektomie überflüssig.

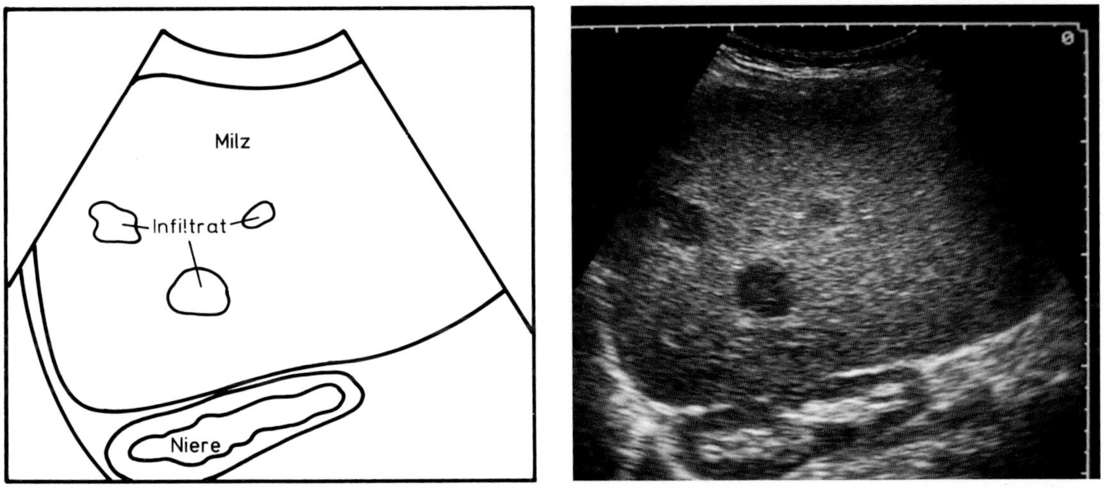
Milz
Infiltrat
Niere

55

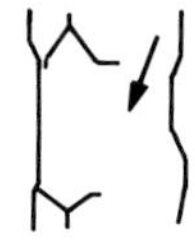

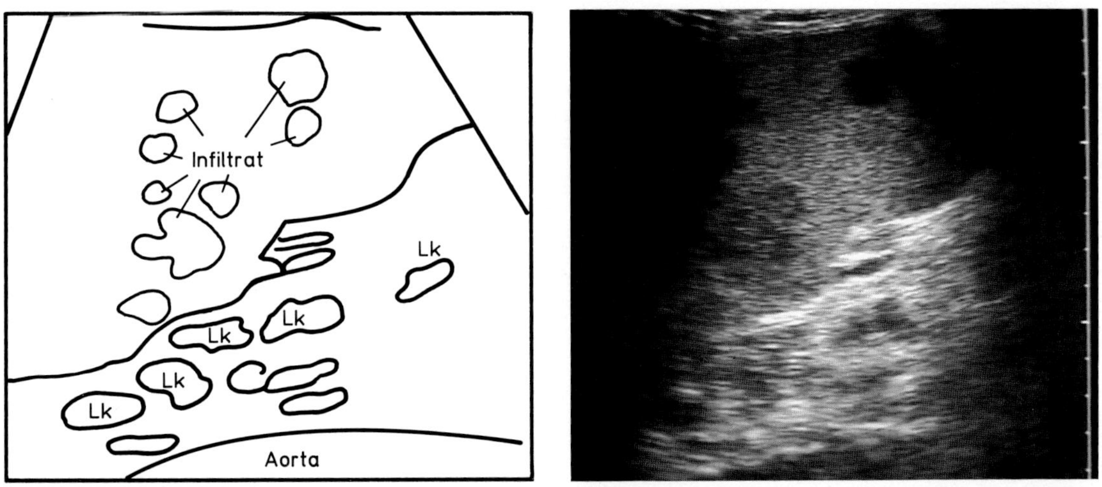
Infiltrat
Lk
Lk
Lk
Lk
Lk
Aorta

56

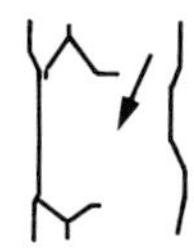

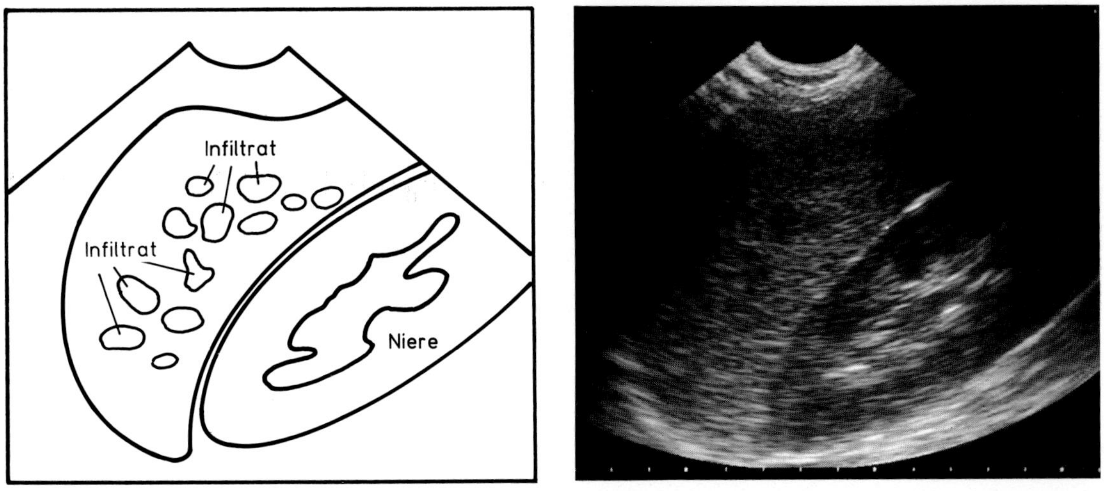
Infiltrat
Infiltrat
Niere

57

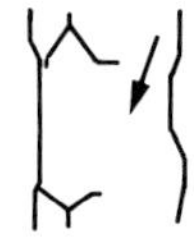

58a **Reflexarme Milzinfiltrate bei NHL (cc-cb)** (Interkostalschnitt, 9. ICR links)
Bei diesem zentrozytisch-zentroblastischen Non-Hodgkin-Lymphom war innerhalb der massiv vergrößerten Milz an mehreren Stellen eine bis zu 8 cm große Infiltration zu erkennen, die zentral reflexfrei erschien, so daß der Eindruck einer zentral zerfallenden Veränderung entstand. Unter zytostatischer Therapie waren die Infiltrate samt der reflexfreien Veränderung rückläufig, so daß nicht ganz klar ist, ob es sich nicht doch um äußerst reflexarme Infiltrate gehandelt hat.

58b **Milzinfiltration bei zentrozytisch-zentroblastischem Lymphom** (Darstellung der Milz im Querschnitt)
Derselbe Patient wie in der vorigen Abbildung.

59 **Schwannom der linken Thoraxseite mit Infiltration der Milz** (Längsschnitt in der vorderen Axillarlinie)
Man erkennt links im Bild die Milz, daneben einen riesigen, unregelmäßig konturierten, scheckig gemusterten Tumor, der in die Milz hineingewachsen ist. Bei mehrfachen Untersuchungen konnte der Prozeß von der Milz nicht getrennt werden. Dies gelang auch durch andere nicht invasive Verfahren nicht. Selbst angiographisch war eine Zuordnung nicht klar zu erkennen. Operativ war ein riesiges Schwannom, ausgehend von der Interkostalregion links, festzustellen, das die dorsalen Rippen links sowie die Milz infiltriert hatte. Bei sehr großen Tumoren, insbesondere bei Infiltrationen in die Nachbarorgane, ist die Herkunft des Tomors selten festzustellen.

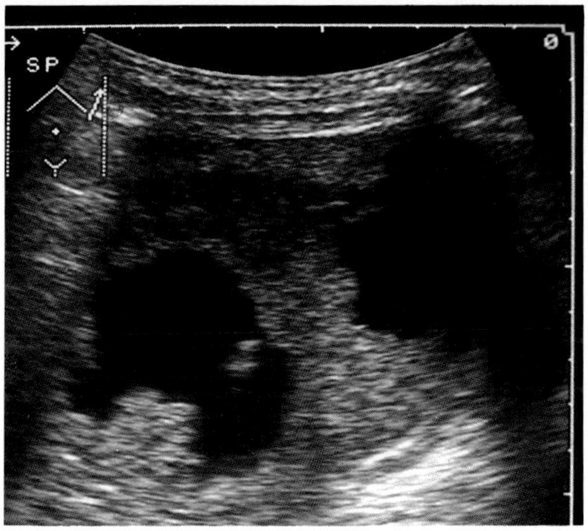

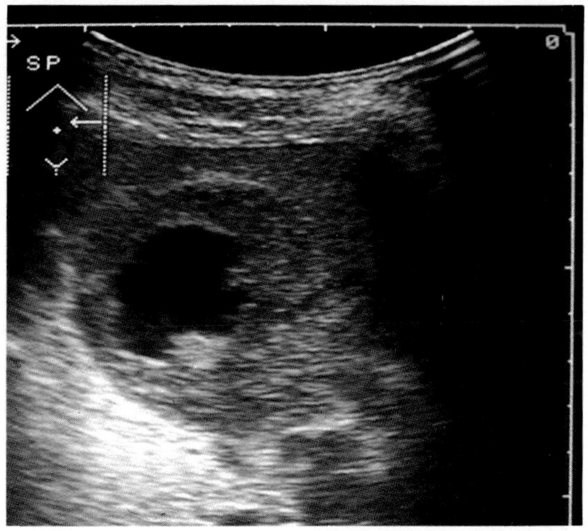

58a

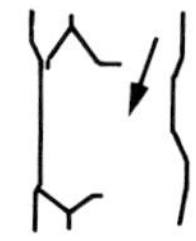

58b

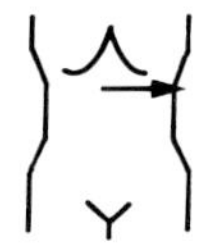

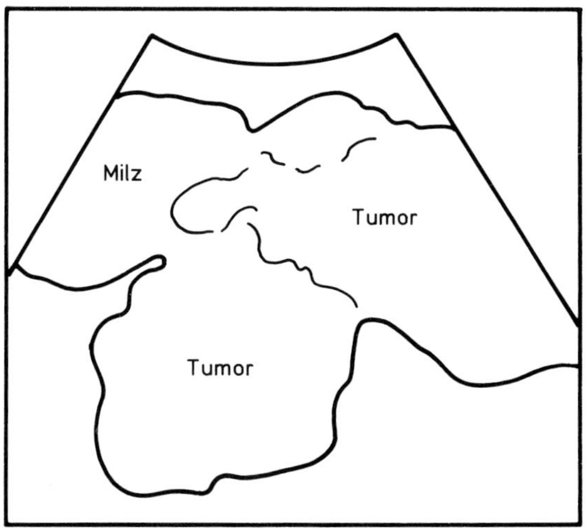

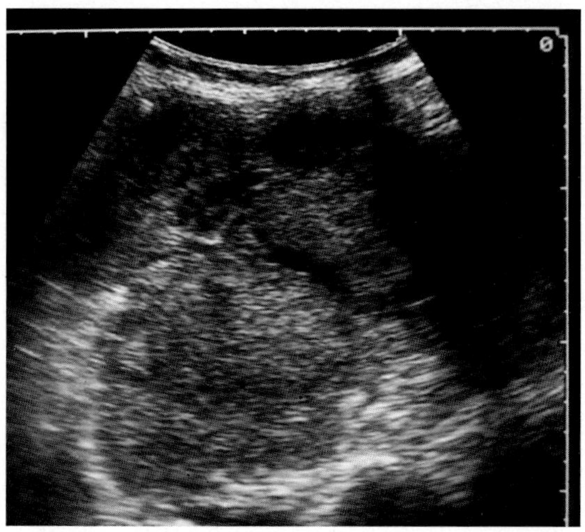

59

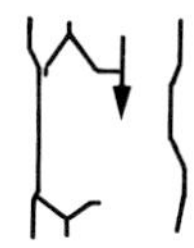

Milz

Literatur

Asher WM, Parvin S, Virgilio RW, Haber K (1976) Echographic evaluation of splenic injury after blunt trauma. Radiology 118:411–415

Bhimji SD, Cooperberg PL, Naiman S, Morrison RT, Shergill P (1977) Ultrasound diagnosis of splenic cysts. Radiology 122:787–789

Börner N, Bönhof J, Blank H, Frank K, Fröhlich E, Gerkel G, Herzog P, Weiss H (1987) Echoreiche Milztumoren – Ergebnisse einer Umfrage. Springer, Berlin (Ultraschall in Klinik und Praxis, Suppl 1, Bd 42)

Brinkley AA, Lee JKT (1981) Cystic hamartoma of the spleen: CT and sonographic findings. JCU 9:136 138

Chevrel JP, Amouroux J, Busonne M (1976) Abcès chronique de la rate à forme pseudonéoplastique. Med Chir Dig 5:43–46

Costello P, Kane RA, Oster J, Clouse ME (1985) Focal splenic disease demonstrated by ultrasound and computed tomography. J Can Assoc Radiol 36:22–28

Cunningham JJ (1978) Ultrasonic findings in isolated lymphoma of the spleen simulating splenic abscess. JCU 6:377–456

Czembirek H, Neumann E, Haydl J, Howanietz L, Jantsch C, Pantucek F, Pokieser H (1975) Angiographie, Szintigraphie und Ultraschall zum Nachweis von Milz- oder Leberbefall bei Morbus Hodgkin. Fortschr Geb Roentgenstr 123(5):403–408

Dembner AG, Taylor KJW (1978) Gray scale sonographic diagnosis: Multiple congenital splenic cysts. JCU 6:143–214

Douville EL, Bèlanger R (1972) Delayed rupture of the spleen. Int Surg 57:880–882

Freemann MH, Tonkin AK (1976) Focal splenic defects. Radiology 121:689–692

Glees JP, Taylor KJW, Gazet JC, Peckham MJ, McCready VR (1977) Accuracy of grey-scale ultrasonography of liver and spleen in Hodgkin's disease and the other lymphomas compared with isotope scan. Clin Radiol 28:233–238

Ishibashi H, Okumura Y, Higuchi N, Morioka E, Kimura H, Shirahama M, Kurokawa S, Miyanaga O (1987) Differentiation of mononucleosis from hepatitis by sonographic measurement of spleen size. JCU 15:313–316

Koga T (1978) Spleen. In: De Vlieger M (ed) Handbook of clinical ultrasound. Wiley, New York, pp 327–333

Koga T, Morikawa Y (1975) Ultrasonographic determination of the splenic size and its clinical usefulness in various liver diseases. Radiology 115:157–161

Kristensen JK, Buemann B, Kühl E (1971) Ultrasonic scanning in the diagnosis of splenic haematomas. Acta Chir Scand 137:653–657

Lorenz R, Beyer D, Mödder U (1983) Sonographische und computertomographische Diagnostik fokaler Milzläsionen. Indikation und diagnostische Wertigkeit im Vergleich. In: Otto RC, Jann FX (Hrsg) Ultraschalldiagnostik. Thieme, Stuttgart, S 65–66

Lorenz R, Beyer D, Buschsieweke U (1985) Rationelle Milzdiagnostik durch Einsatz von Sonographie und Computertomographie. Roentgenpraxis 38:56–64

Miller KB, Kuligowska E, Rich DH (1981) Ultrasonic demonstration of splenic rupture in infectious mononucleosis. JCU 9:519–520

Murphy JF, Bernadino ME (1979) The sonographic findings of splenic metastases. JCU 7:195–197

Paling MR, Shawker TH, Dwyer A (1981) Ultrasonic evaluation of therapeutic response in tumors: its value and implications. JCU 9:281–288

Petzoldt R, Lutz H, Ehler R, Neidhardt B (1976) Beurteilung der Milzgröße mit der Ultraschnittbildmethode. Med Klin 71:2113–2116

Propper RA, Weinstein BJ, Skolnick L, Kisloff B (1979) Ultrasonography of hemorrhagic splenic cysts. JCU 7:18–20

Rasmussen N, Christensen BE, Holm HH, Kardel T, Stigsby B, Larsen M (1973) Spleen volume determination by ultrasonic scanning. Scand J Haematol 10:298–304

Selroos O (1976) Sarcoidosis of the spleen. Acta Med Scand 200:337–340

Sommer FG, Hoppe RT, Fellingham L, Carroll BA, Solomon H, Yousem S (1984) Spleen structure in Hodgkin disease: Ultrasonic characterization. Radiology 153:219–222

Stevens PG, Kumari-Subaiya SS, Kahn LB (1987) Splenic involvement in Gaucher's disease: Sonographic findings. JCU 15:397–400

Weiss A, Weiss H (1985) The increasing significance of sonography in the recognition of the manifestation of malignant lymphomas in the organs. Blut 3:145

Weiss A, Weiss H (1986) Erspart die Sonographie die Staging Laparotomie zur Erfassung von Leber- und Milzbefall bei malignen Lymphomen? In: Otto RC, Schnaars P (Hrsg) Ultraschalldiagnostik 1985. Thieme, Stuttgart, S 420–421

Weiss A, Weiss H, Ranft K (1981) Kontinuierliche Verlaufsbeobachtung maligner Lymphome mit dem schnellen B-Bild. In: Rettenmaier G, Loch E-G, Hausmann U, Trier HG (Hrsg) Ultraschalldiagnostik in der Medizin. Thieme, Stuttgart

Weiss A, Weiss H, Ranft K (1982) Seltene Manifestationen maligner Lymphome – sonographisch erfaßt. In: Kratochwil A, Reinold E (Hrsg) Ultraschalldiagnostik. Thieme, Stuttgart

Weiss A, Weiss H, Grühn K (1989) Organmanifestation maligner Lymphome. Ergebnisse einer 10jährigen Verlaufsbeobachtung von 550 Patienten. Ultraschall 10 (im Druck)

Weiss H, Keller W, Menges HW, Stempfle B (1981) Kavernöses Lymphangiohämangiom des linken Oberbauchs. Ultraschall 2:97–98

Wernecke K, Peters PE, Krüger KG (1987) Ultrasonographic patterns of focal hepatic and splenic lesions in Hodgkin's and non-Hodgkin's lymphoma. Br J Radiol 60:655–660

Lymphknoten

Indikationen: Nachweis und Größenbestimmung der Lymphknoten im gesamten Bauchraum und in den einsehbaren Abschnitten von Thorax, Hals und Extremitäten.
Staging und Restaging bei Systemerkrankungen.
Im Rahmen des Primärstagings Nachweis von Lymphknoten auch in den Regionen, die der Lymphographie nicht zugänglich sind (mesenterial, parapankreatisch, Milzhilus, Nierenhilus, postoperativ ausgeschlossene Regionen).

Aussagekraft: Lymphknoten sind im gesamten Bauchraum ab einer Größe von 5–10 mm nachweisbar, sofern keine Luftüberlagerung stört.

Aufgrund der Reflexibilität von Lymphknotenmetastasen können differentialdiagnostische Hinweise bezüglich des Primärgeschehens gewonnen werden.

Grenzen der Methode: Eine Aussage über die Histologie eines vergrößerten Lymphknotens ist sonographisch nicht möglich.

Intraabdominelle und retroperitoneal gelegene Lymphknoten können bei Luftüberlagerung übersehen werden.

Bei leerer Harnblase ist eine Beurteilung der Lymphknoten im kleinen Becken nicht möglich.

Normalgröße: 0,5–1 cm; normale Lymphknoten im Bauchraum stellen sich sonographisch gewöhnlich nicht dar. Dies ändert sich bei entzündlicher oder tumoröser Infiltration, auch dann, wenn noch keine Größenzunahme erfolgt. Normale periphere Lymphknoten können mit 5–7,5-MHz-Schallköpfen dargestellt werden.

Untersuchungstechnik: Zunächst im Längsschnitt entlang der großen Gefäße, von kranial nach kaudal fortschreitend bis zur Leiste. Dann in subkostalen Schrägschnitten (Darstellung der Pfortenregion) und in Querschnitten von kranial nach kaudal fortschreitend. Ergänzend wird die portokavale Region in linkslateralen Längsschnitten dargestellt. Der Patient liegt auf dem Rücken. Wenn sich die großen Gefäße und der Ileopsoas gut abbilden lassen, kann man sicher sein, daß auch die Lymphknotenregionen ausreichend gut beurteilbar sind. Die peripheren Lymphknotenregionen werden in Längs- u. Querschnitten mit 5–7,5-MHz-Applikatoren abgesucht.

Wichtige Hinweise und Tips: Zur Verlaufsbeurteilung ist eine exakte Dokumentation der erhobenen Befunde in reproduzierbaren Längs- und Querschnitten unter Einbeziehung unverrückbarer Landmarken (Wirbelsäule, Aorta) notwendig. Diese Foto- oder Videodokumentation wird bei Verlaufsuntersuchungen zum Vergleich der Größe und des Reflexmusters herangezogen. Sind die abdominellen Lymphknotenregionen von ventral luftüberlagert, gelingt oft doch noch eine Darstellung von rechts- oder linkslateral, transrenal, durch die Flanke oder medial der Beckenschaufel.

Im Rahmen des Stagings peripherer Lymphknoten muß besonderer Wert auf die Untersuchung der axillären und thoraxwandnahen Lymphknotenregionen gelegt werden.

Lymphknoten

1 **Kleiner Lymphknoten neben der Aorta** (Oberbauchquerschnitt)
Man erkennt zwischen Aorta und V. cava einen 6 mm großen Lymphknoten. Der Prozeß hat an Größe seit 3 Jahren nicht zugenommen. Er wurde im Rahmen einer Nachuntersuchung nach Pankreatitis entdeckt; seither ist er unverändert geblieben. Während man bisher der Meinung war, daß Lymphknoten im Bauchraum erst dann sonographisch sichtbar werden, wenn sie auch vergrößert sind, ist diese Regel heute nicht mehr eindeutig gültig. Lymphknoten um 5 mm Durchmesser sind noch normal groß, können aber, sofern sie chronisch entzündet sind oder als Restzustände entzündlicher Veränderungen bestehen bleiben, sonographisch durchaus erfaßt werden. Normale Lymphknoten sind dagegen nach wie vor sonographisch nicht regelhaft darstellbar, wahrscheinlich aber nicht wegen ihrer geringen Größe, sondern wegen ihres geringen Impedanzunterschiedes im Vergleich zum umgebenden Fettgewebe.

2 **Lymphknoten an der Pforte bei M. Waldenström (lymphoplasmocytoides Immunozytom)** (Längsschnitt durch die Leberpforte)
Neben einer leichten Splenomegalie ist der hier abgebildete Lymphknoten der einzige Nachweis einer Infiltration des lymphoretikulären Systems bei der Patientin. Die Größe des Lymphknotens ändert sich unter der zytostatischen Therapie und der Aktivität der Erkrankung.
Mit den heutigen Geräten ist es durchaus möglich, Lymphknoten zwischen 5 und 10 mm Größe abzubilden.

3 **Pfortenlymphom bei M. Waldenström (lymphoplasmocytoides Immunozytom)** (Querschnitt)
Es handelt sich um dieselbe Patientin wie in der Voraufnahme. Bei zunehmender Aktivität der Erkrankung ist der Lymphknoten im Pfortenbereich auf 1,5 cm herangewachsen. Daneben besteht eine Cholezystolithiasis. Die sonographische Größenmessung der Lymphknoten ist Teil der Überwachungsuntersuchung bei malignen Lymphomen.

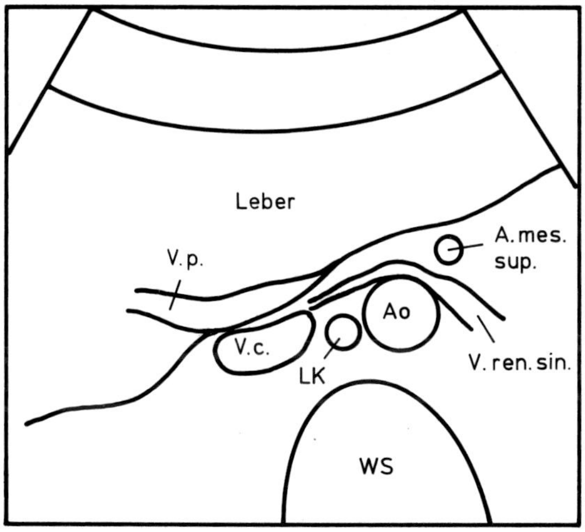
Leber
V.p.
A.mes.
sup.
Ao
V.c.
LK
V.ren.sin.
WS

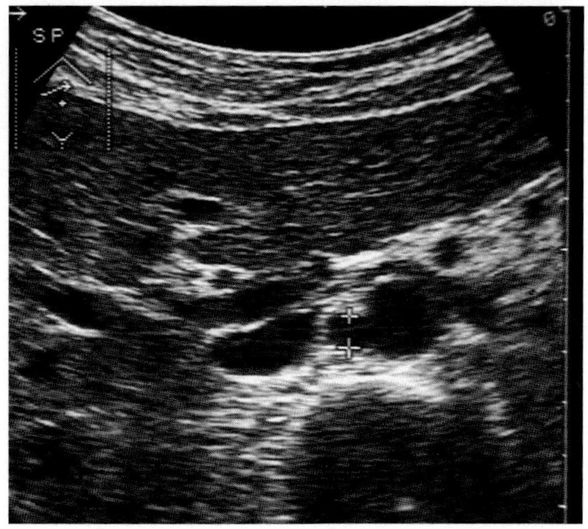
SP

1

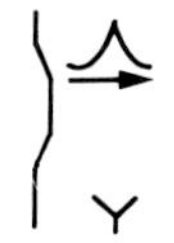

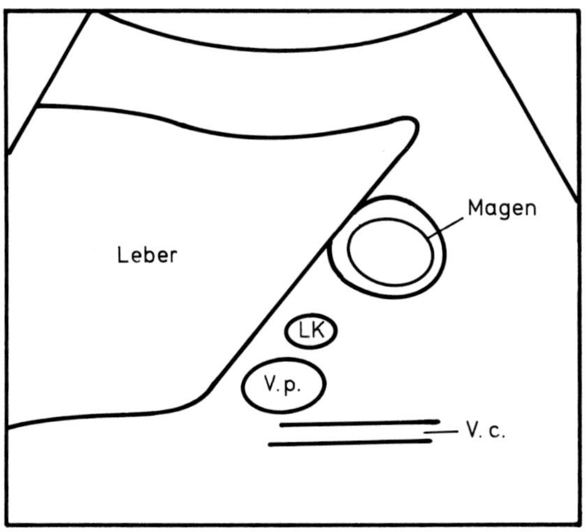
Leber
Magen
LK
V.p.
V.c.

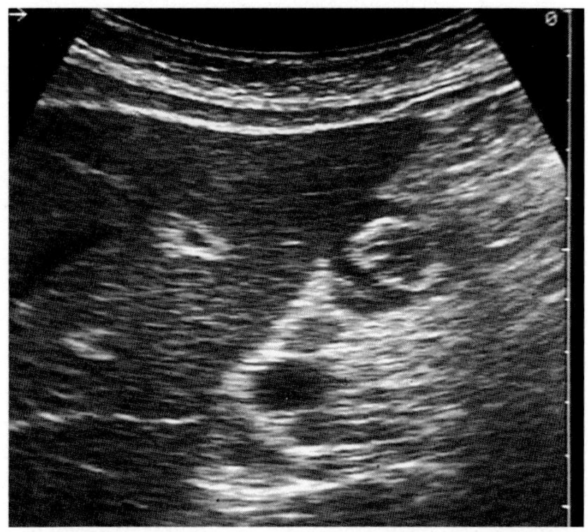

2

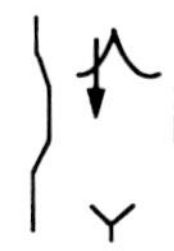

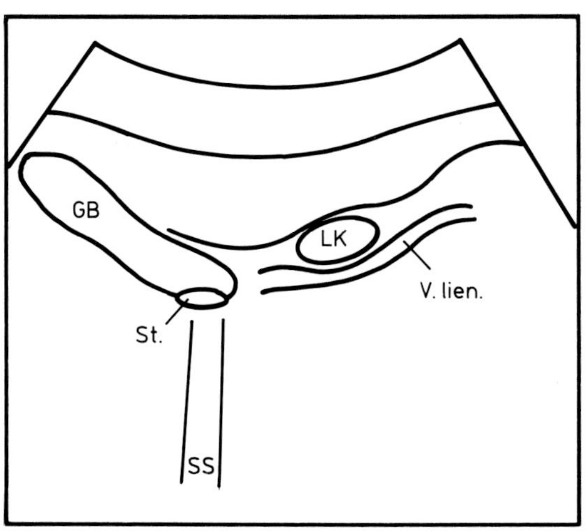
GB
LK
V.lien.
St.
SS

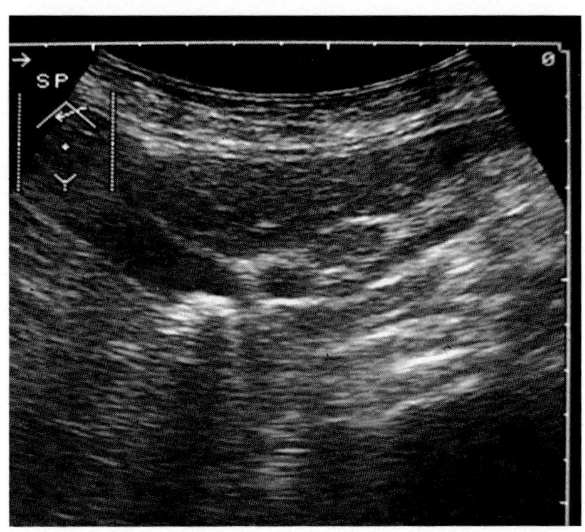
SP

3

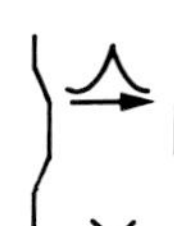

4 **Parapankreatische Lymphknoten bei Non-Hodgkin-Lymphom** (Längsschnitt durch die Aorta)
Man erkennt ein Konglomerat von mehreren Lymphknoten, die insgesamt 6,7 × 2,9 cm groß sind und das Pankreas nach ventral verdrängen. Typisch für die Lymphknoteninfiltration bei malignen Lymphomen ist die außerordentliche Reflexarmut bei vermehrter Schalltransparenz. Distal der Lymphknoten ist eine leichte Schallverstärkung zu erkennen. Es ist zweckmäßig, die Größenmessung an typischen reproduzierbaren Orten durchzuführen, z. B. – wie in diesem Bild – ventral der Kreuzungsstelle zwischen V. lienalis und Aorta. Auf diese Weise sind Größenvergleiche bei Verlaufsuntersuchungen exakt durchzuführen.

5 **Multiple mesenteriale Lymphknoten bei Non-Hodgkin-Lymphom** (leicht gedrehter Längsschnitt im Verlauf der V. cava)
Bei größeren Lymphknotenpaketen kommt es zur Verdrängung der angrenzenden Organe und der Gefäße. So sind die V. portae bzw. die V. mesenterica superior durch dieses Lymphknotenpaket etwas nach dorsal verlagert. Zwischen ihnen und der Kava liegt ein weiterer Lymphknoten. Die Lymphknoten selbst bedrängen sich gegenseitig und verlieren dadurch ihre kugelige Gestalt.

6 **Lymphknotenpaket an der Pforte bei Non-Hodgkin-Lymphom (zentrozytisch-zentroblastisch)** (Längsschnitt)
Auch hier bedrängen und imprimieren sich die Lymphknoten gegenseitig und führen dadurch zu einer Abflachung der Grenzflächen. Charakteristisch für alle Lymphknoteninfiltrationen bei Non-Hodgkin-Lymphomen ist die Reflexarmut der Prozesse.

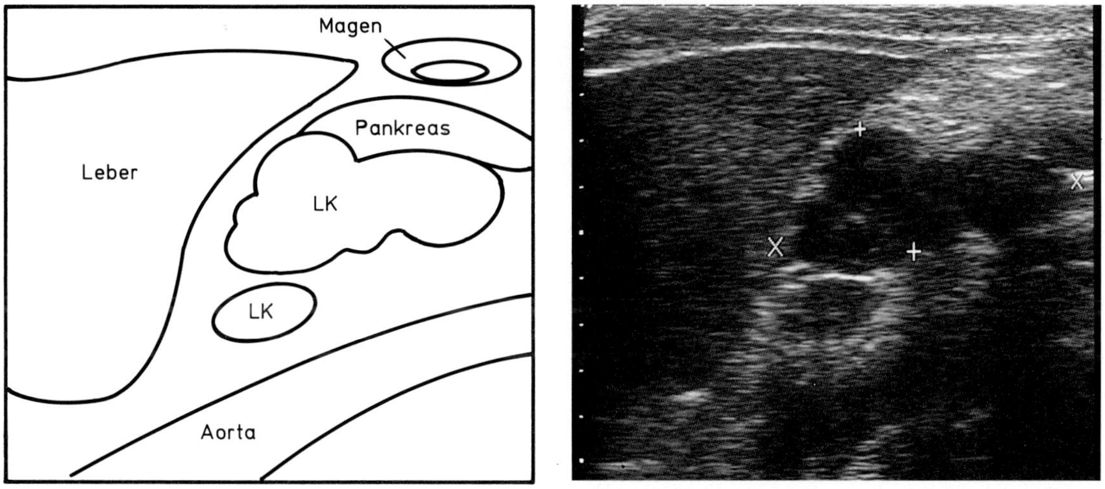
Magen
Pankreas
Leber
LK
LK
Aorta

4

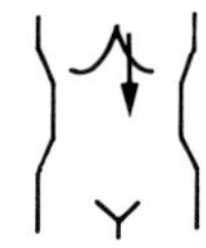

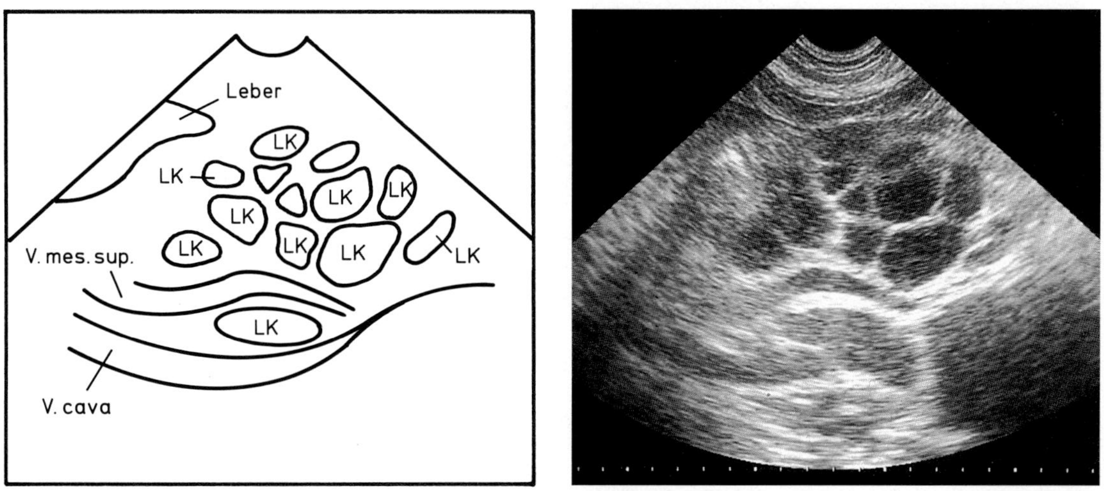
Leber
LK
LK
LK
LK
LK
LK
LK
LK
LK
LK
V. mes. sup.
V. cava

5

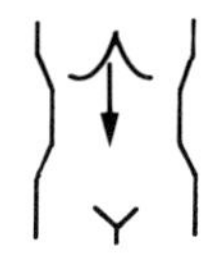

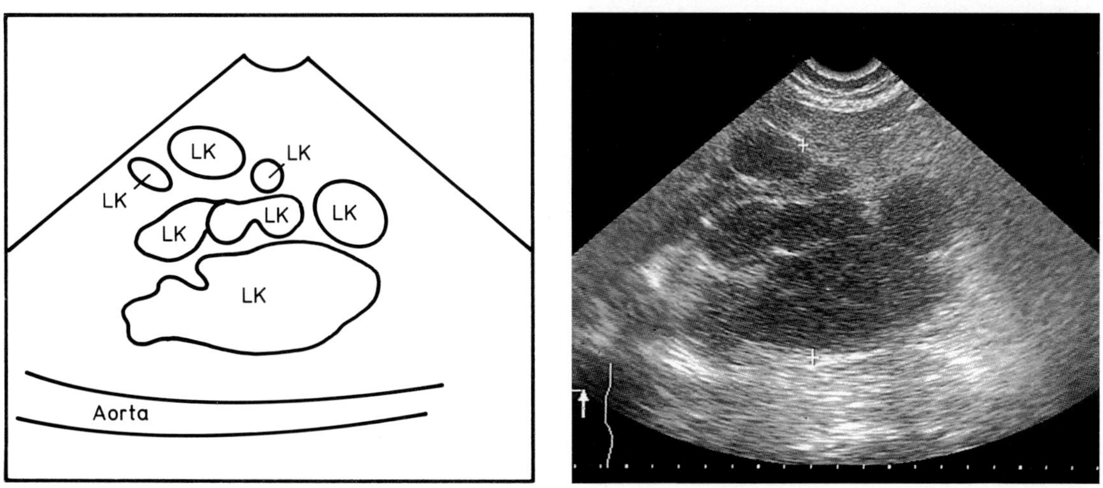
LK
LK
LK
LK
LK
LK
LK
Aorta

6

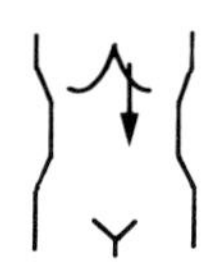

7 **Non-Hodgkin-Lymphome an der Pforte** (Längsschnitt durch die Pforte)
Die Reflexarmut der Lymphknoten kann so ausgeprägt sein, daß sie nahezu zystisch wirken und sogar eine leichte distale Schallverstärkung hervorrufen. Dies ist allerdings nie so ausgeprägt zu sehen wie bei zystischen Prozessen. Man hat den Eindruck, daß die Reflexarmut um so größer ist, je rascher der Prozeß herangewachsen ist.

8 **Lymphknotenpakete der Pforte bei nodaler Form einer CLL** (Längsschnitt)
Die rasch aufgeschossenen Lymphome bedrängen sich gegenseitig und komprimieren die durch sie hindurchlaufenden Gefäße, in diesem Falle die V. cava, wobei flach ausgezogene Lymphome auch dorsal der V. cava anzutreffen sind. Wiederum fällt die außerordentliche Reflexarmut auf.

9 **Riesiges Pfortenlymphom bei hochmalignem Non-Hodgkin-Lymphom (Ki_1-Lymphom)** (Längsschnitt in Höhe der Kava)
Unterhalb der Leber ist ein riesiges kugeliges, reflexarmes tumoröses Gebilde zu erkennen, das die umgebenden Strukturen jedoch auffällig gering verändert. Die Leber ist eingedellt, die Kava nach lateral leicht verdrängt, die Pfortader ist gut zu erkennen, die Gallenwege sind nicht gestaut. Auch hier erkennt man, daß die oft riesigen Lymphknotenpakete kaum eine Funktionsstörung der angrenzenden Organe verursachen. Die Gallenwege sind durch den Tumor, der den ganzen Oberbauch ausfüllt, nicht gestaut.

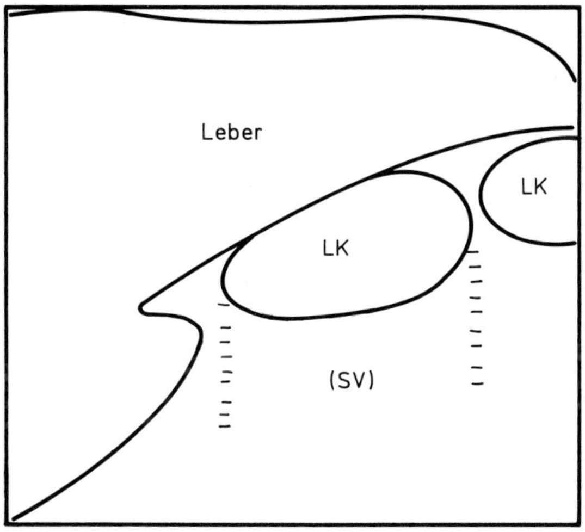
Leber
LK
LK
(SV)

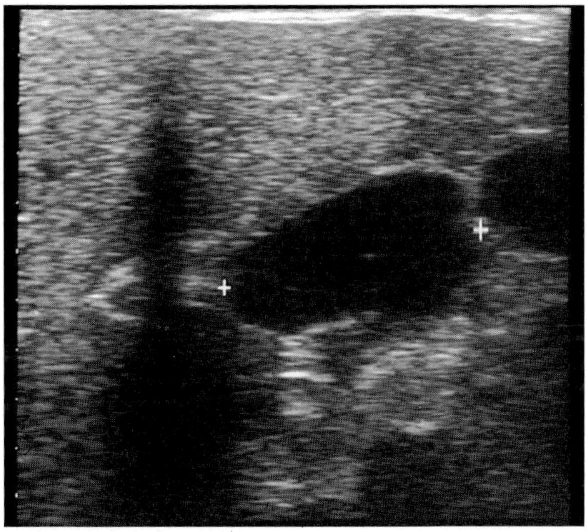

7

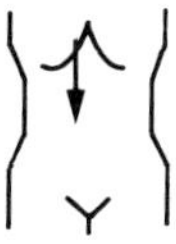

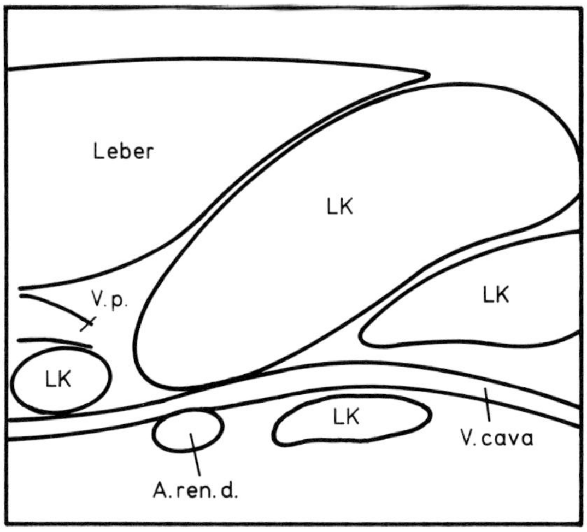
Leber
LK
LK
V.p.
LK
LK
V.cava
A.ren.d.

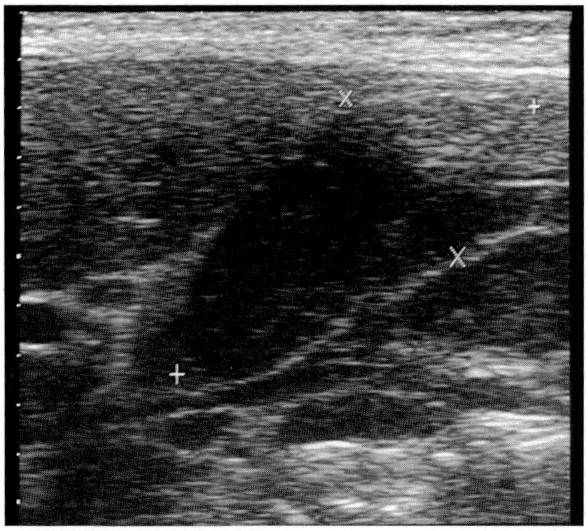

8

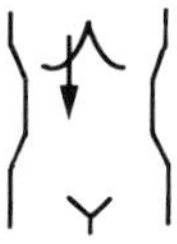

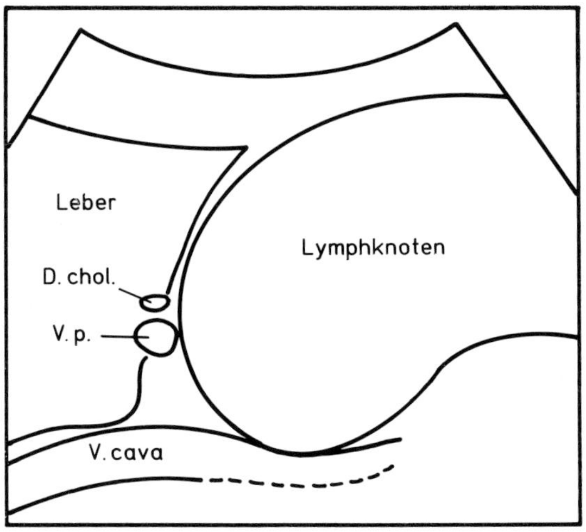
Leber
Lymphknoten
D.chol.
V.p.
V.cava

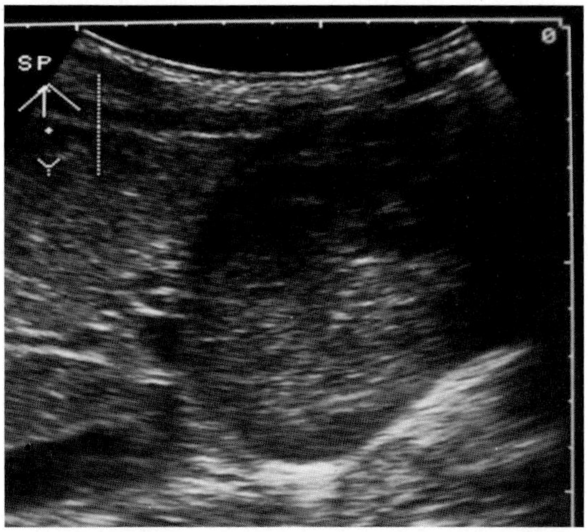
SP
0

9

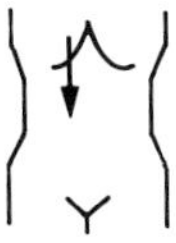

10 **Non-Hodgkin-Lymphom hoher Malignität (Ki_1-Lymphom), Zustand nach Therapie** (Längsschnitt durch den rechten Oberbauch) Die V. cava ist nun besser zu sehen. Sie wird durch den Tumor noch imprimiert, ist dadurch plattgedrückt, jedoch nicht vor dem Tumor gestaut. Auch die Gallenwege sind unverändert nicht betroffen. Der Tumor ist mittlerweile auf 5×4,2 cm zurückgegangen. Der Verlauf der Lymphome unter zytostatischer Therapie ist sonographisch gut verfolgbar, allerdings sagt der sonographische Nachweis eines Lymphoms nichts über seine Histologie aus. In diesem Fall war der Lymphknoten der einzig verbliebene von vielen Lymphknoten im Bauchraum. Bei der histologischen Untersuchung des die zytostatische Therapie überdauernden Lymphoms war zu erkennen, daß es sich um nekrotische Reste des vorher beschriebenen Lymphoms handelte.

11 **Non-Hodgkin-Lymphome und Leberinfiltration** (Längsschnitt durch den linken Leberlappen) Dorsokaudal des Leberlappens sind multiple, in einem Konglomerat zusammenliegende Lymphknoten erkennbar, zwischen diesen der gequetschte Querschnitt der V. lienalis. Die Leber selbst ist auf den ersten Blick unauffällig, bei sorgfältiger Durchmusterung erkennt man, daß das Reflexmuster zwar zart und homogen ist, jedoch an einzelnen Stellen reflexärmere Areale liegen. Gleichzeitig fällt die vermehrte Schalltransparenz des Organs auf: Dorsal der Leber ist eine Schallverstärkung zu erkennen als Hinweis auf eine diffuse Leberinfiltration.

12 **Non-Hodgkin-Lymphom mit parapankreatischen Lymphknoten** (Querschnitt) Bei sehr großen Lymphomen kommt es zur Verdrängung und Verlagerung der angrenzenden Organe, in diesem Fall des Pankreas, das hier nicht mehr sicher abgegrenzt werden kann. Insbesondere bei schnell wachsenden Lymphomen oder bei wechselhaftem Größenverlauf unter zytostatischer Therapie kommt es zu den hier abgebildeten Veränderungen der Lymphknoten mit schalenartiger Anordnung des reflexarmen Gewebes.

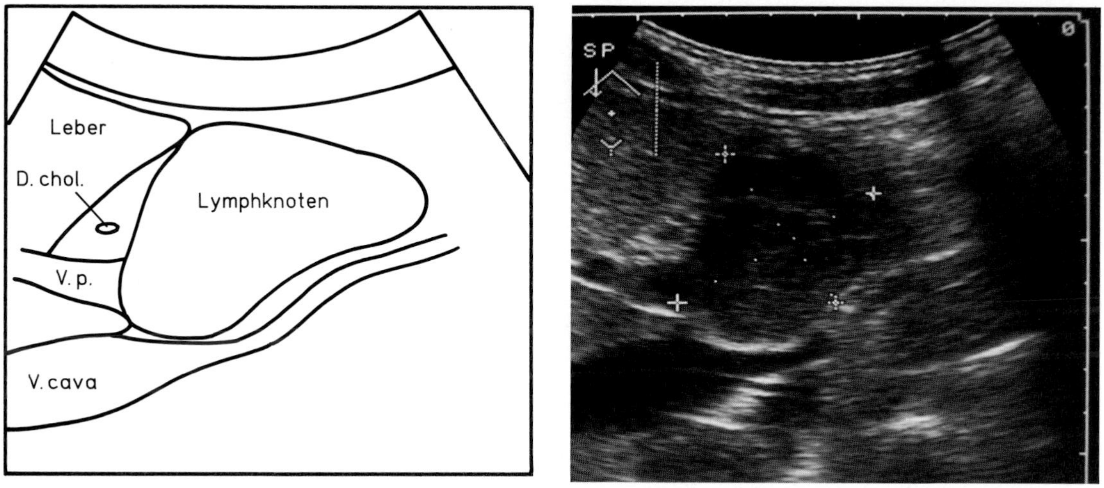
Leber
D. chol.
Lymphknoten
V. p.
V. cava
SP

10

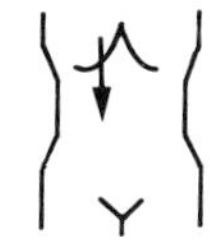

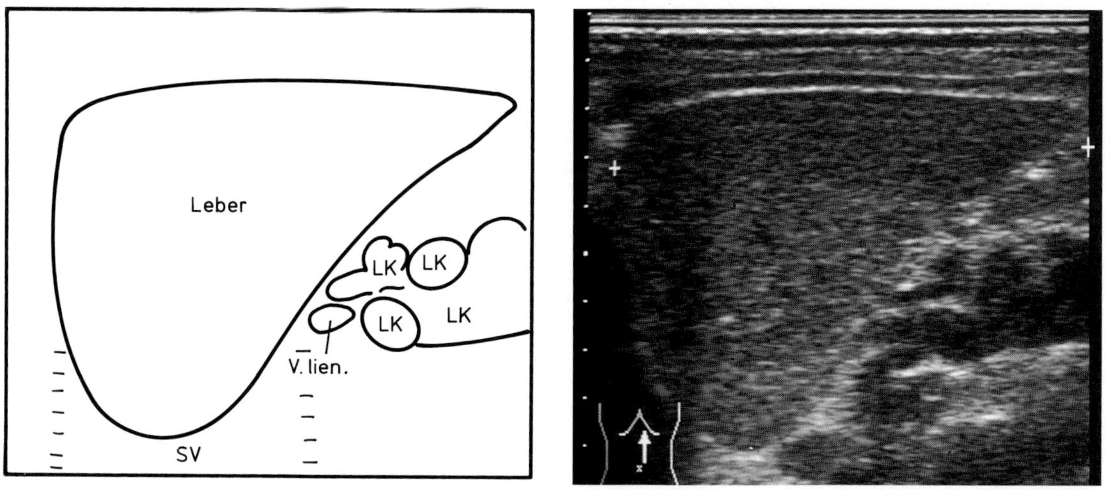
Leber
LK
LK
LK
LK
V. lien.
SV

11

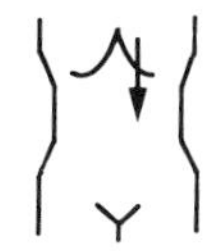

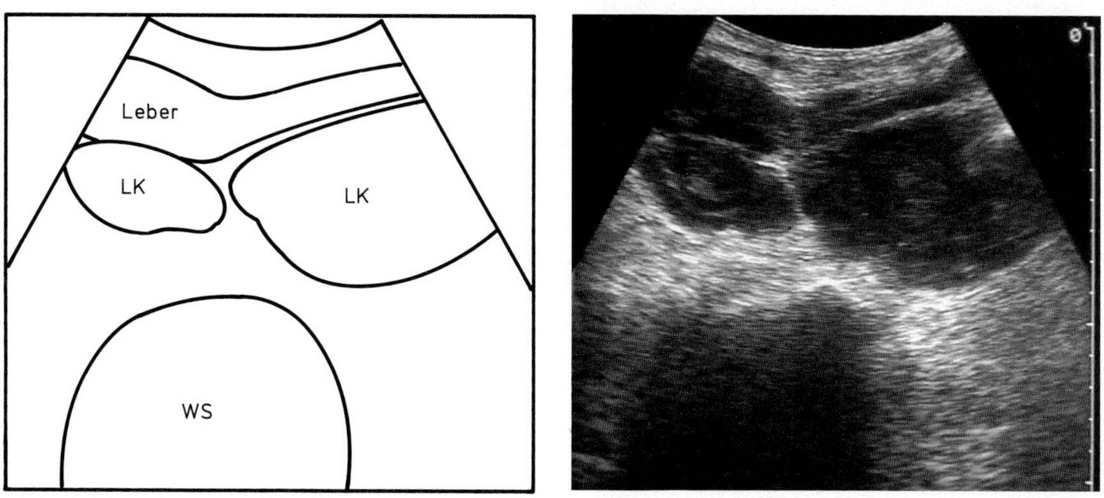
Leber
LK
LK
WS

12

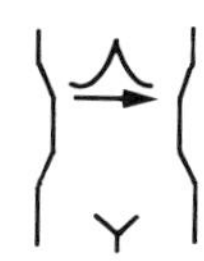

Lymphknoten

13 **Lympknoten bei nodulärer Form einer CLL (chron. lymphatische Leukose)** (Längsschnitt) Bei gleichmäßig starkem Wachstum der abdominellen Lymphknoten sind diese aneinandergereiht, wobei die einzelnen Lymphknoten, dicht an dicht liegend, sich gegenseitig komprimieren und dadurch diesen fischzugartigen Aspekt hervorrufen. Die V. cava ist in Lymphknoten eingepackt, es entsteht das sog. Sandwichphänomen.

14 **Lymphknotenpakete bei CLL** (Längsschnitt) Die fischzugartige Anordnung der Lymphknotenpakete ist in diesem Fall auch weiter kaudal verfolgbar. Sie reicht bis ins kleine Becken und in die Leisten hinein. Innerhalb der sehr reflexarmen Lymphknotenpakete sind die großen Gefäße oft nicht auf Anhieb und erst durch Verfolgung ihres Verlaufs oder aufgrund ihrer typischen Pulsation zu erkennen.

15 **Splenomegalie, Nebenmilz und Lymphknotenvergrößerung bei Non-Hodgkin-Lymphom** (Interkostalschnitt im 9. ICR links) Nebenmilzen sind in diesen Fällen schwer von Lymphomen abgrenzbar und oft nur durch ihre Größenkonstanz unter zytostatischer Therapie als solche sicher zu beweisen. Solange die Milz normal in Größe und Reflexmuster ist, ist die Nebenmilz aufgrund der Gleichartigkeit des Reflexmusters leichter zu definieren. In diesem Fall sind die Lymphknoten reflexärmer als die Nebenmilz.

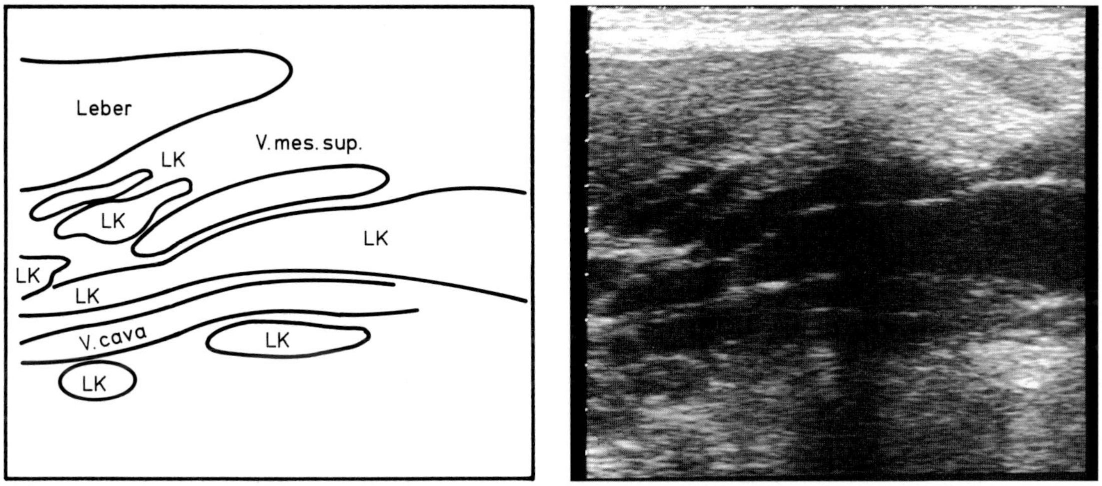
Leber
V. mes. sup.
LK
LK
LK
LK
LK
V. cava
LK
LK

13

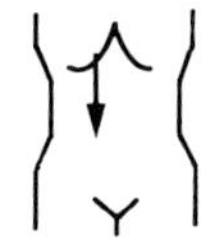

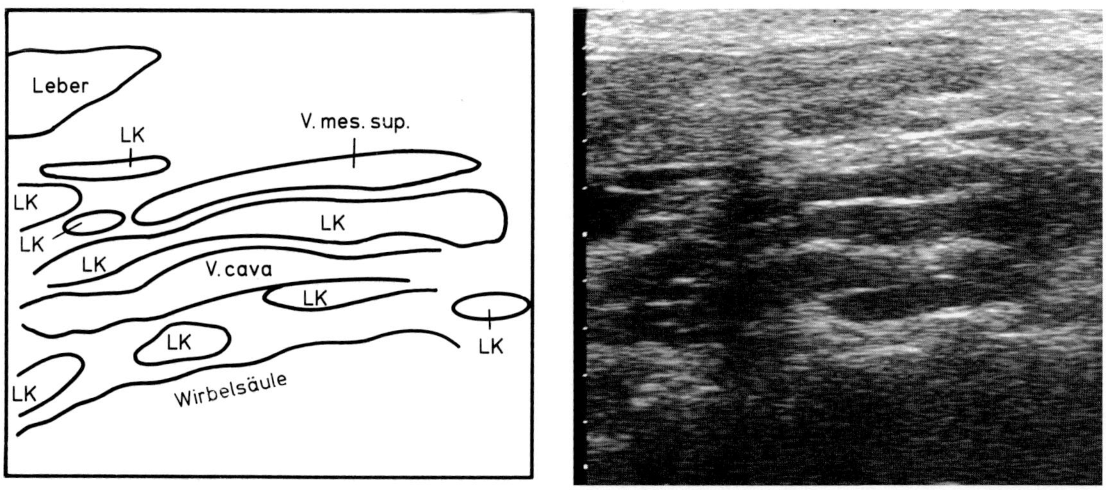
Leber
LK
V. mes. sup.
LK
LK
LK
LK
V. cava
LK
LK
LK
LK
Wirbelsäule

14

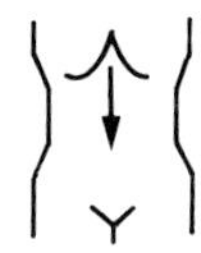

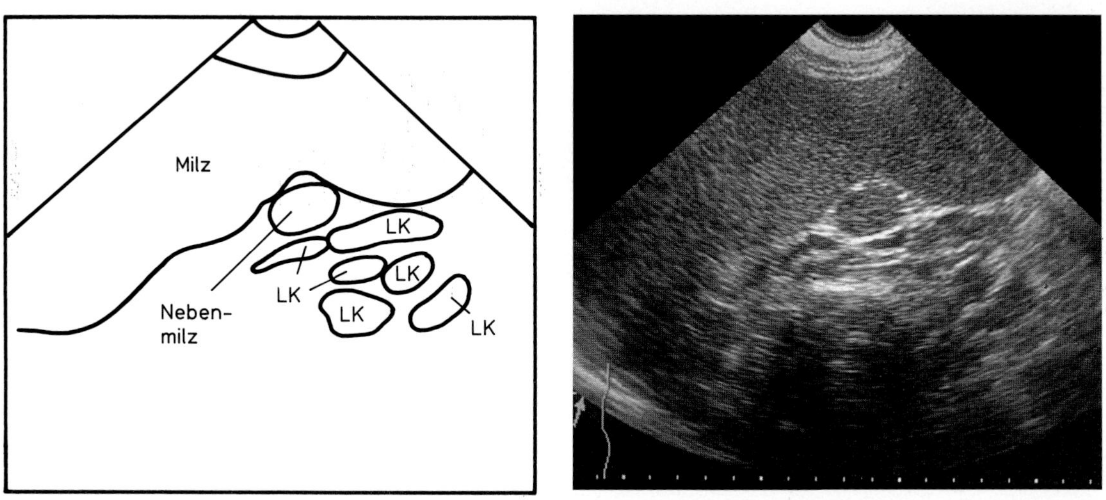
Milz
LK
LK
LK
LK
LK
Neben-
milz
LK

15

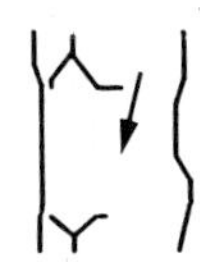

Lymphknoten

16 **Lymphknoten bei Gallenblasenkarzinom** (Längsschnitt durch die Pforte)
Dieser Lymphknoten bei bekanntem Gallenblasenkarzinom liegt ebenfalls in der Pforte. Er ist etwas reflexkräftiger als die vorbeschriebenen Lymphknoteninfiltrationen bei malignen Lymphomen, komprimiert den Ductus choledochus und führt zu einem leichten Aufstau des Gangs. Obwohl Lymphknotenvergrößerungen immer zur Verlagerung und Verdrängung angrenzender Organe führen können, sind es die Lymphknoteninfiltrationen von Karzinomen, die viel eher als die weichen Lymphome bei malignen Lymphomen zu Obstruktionen von Gängen und Gefäßen führen. Eine Invasion angrenzender anatomischer Strukturen ist fast ausschließlich von karzinomatös infiltrierten Lymphknoten zu erwarten.

17 **Lymphknotenmetastase mit Kompression des Ductus cysticus** (Längsschnitt durch die Leberpforte)
In diesem Fall liegt die Lymphknotenmetastase direkt auf dem Gallengang, wodurch eine Kompression von Ductus hepaticus und Ductus cysticus entsteht. Der Ductus cysticus ist deutlich erweitert, die Gallenblase gestaut.

18 **Pfortenlymphknoten bei Non-Hodgkin-Lymphom hoher Malignität** (Längsschnitt durch den rechten Oberbauch in Höhe der Pforte)
Die Leber ist nicht vergrößert, jedoch feintüpfelig verändert, mit guter Schalleitung im Sinne einer diffusen Infiltration bei malignem Lymphom. Die Gallenblase ist nicht erweitert, obwohl in der Pforte ein kugeliges Lymphom liegt, das scheinbar den Ductus cysticus komprimiert. Eine echte Kompression liegt nicht vor, auch die Gallenwege sind durch die oft mächtigen Lymphknoten selten ernsthaft verlegt. Erst sehr große, sich gegenseitig bedrängende Lymphknoten führen zu einer Obstruktion der Gallenwege mit einem Aufstau.

16

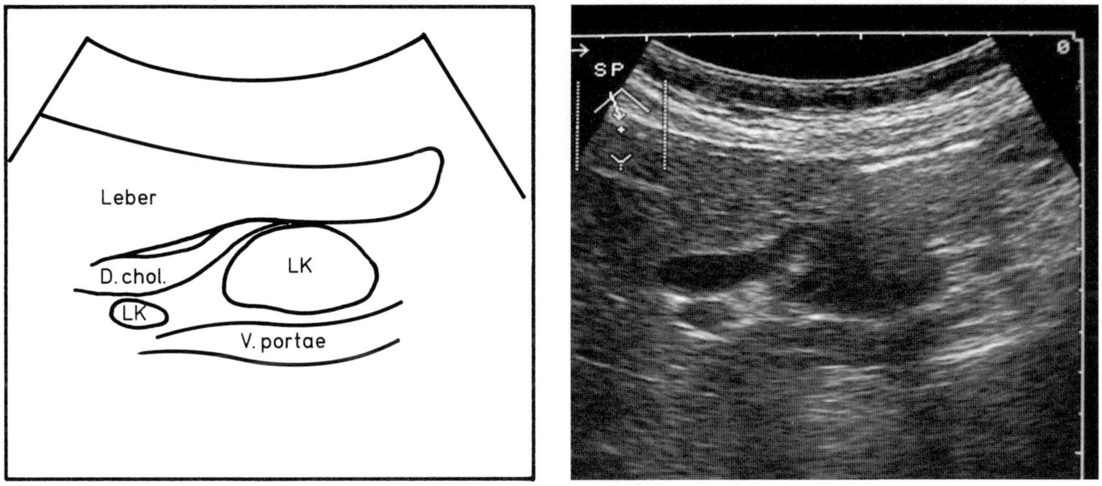
Leber
D. chol.
LK
LK
V. portae
SP

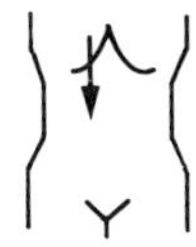

17

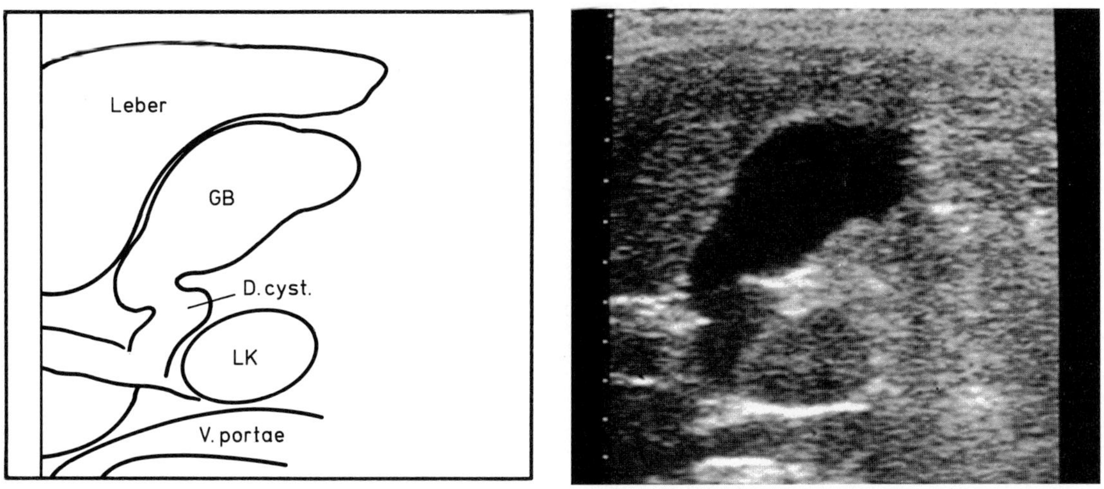
Leber
GB
D. cyst.
LK
V. portae

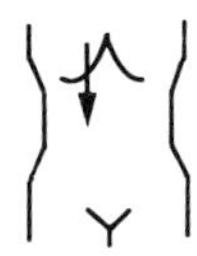

18

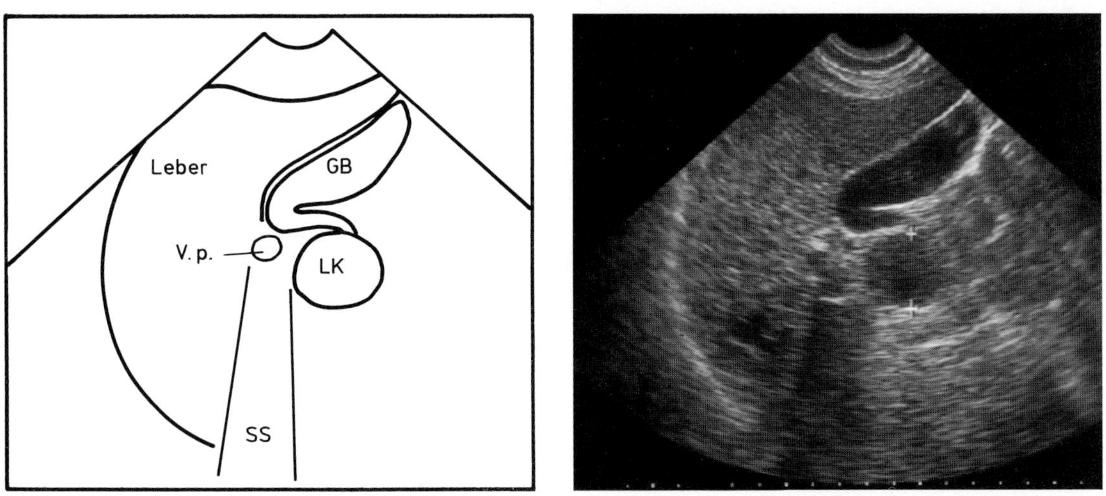
Leber
GB
V. p.
LK
SS

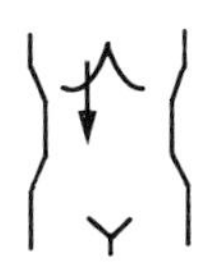

Lymphknoten

19 **Lymphknotenmetastasen eines Hypernephroms bei gleichzeitiger CLL** (chronisch-lymphatische Leukose) (Querschnitt)
Auf diesem Bild erkennt man eine massive Infiltration der Lymphknoten vor und hinter der A. renalis im Querschnitt am Nierenhilus links. Die A. renalis ist etwas ventral verlagert und bogig ausgezogen. Bei dem Patienten bestand eine CLL, zusätzlich war ein Nierentumor entstanden. Die differentialdiagnostischen Fragen waren: Besteht eine Niereninfiltration bei CLL oder ein Zweittumor der Niere, sind die Lymphome in der Umgebung der A. renalis Hypernephrommetastasen oder Lymphome bei CLL? Durch Feinnadelbiopsie mit zytologischer und immunzytologischer Untersuchung konnte geklärt werden, daß es sich um Metastasen eines hypernephroiden Karzinoms, also eines Zweittumors, handelte.

20 **Paraaortale Lymphome bei Bronchialkarzinom** (Querschnitt)
Im Querschnitt sind die Karzinommetastasen vor und hinter der A. renalis und der Aorta zu erkennen. Sie sind reflexkräftiger als Infiltrationen bei malignen Lymphomen. Typisch für die Karzinommetastasen ist die Gefäßkompression, die bei malignen Lymphomen weniger ausgeprägt zu erkennen ist. Der Patient entwickelte final einen schwer beeinflußbaren Hypertonus i. S. eines Goldblatt-Phänomens.

21 **Lymphknoten retroaortal bei malignem Lymphom**
Die Aorta ist durch die Lymphome nach ventral verlagert, die Tumormassen infiltrieren den Wirbelkanal. Insbesondere bei langjährigen Verläufen unter zytostatischer Therapie kommt es häufig zu einer Zunahme der Reflexibilität der Tumoren. Bei erneutem Tumorwachstum können die Tumoren dann wieder reflexärmer werden, wobei nicht selten ein schalenartiger Aufbau des Gewebes imponiert.

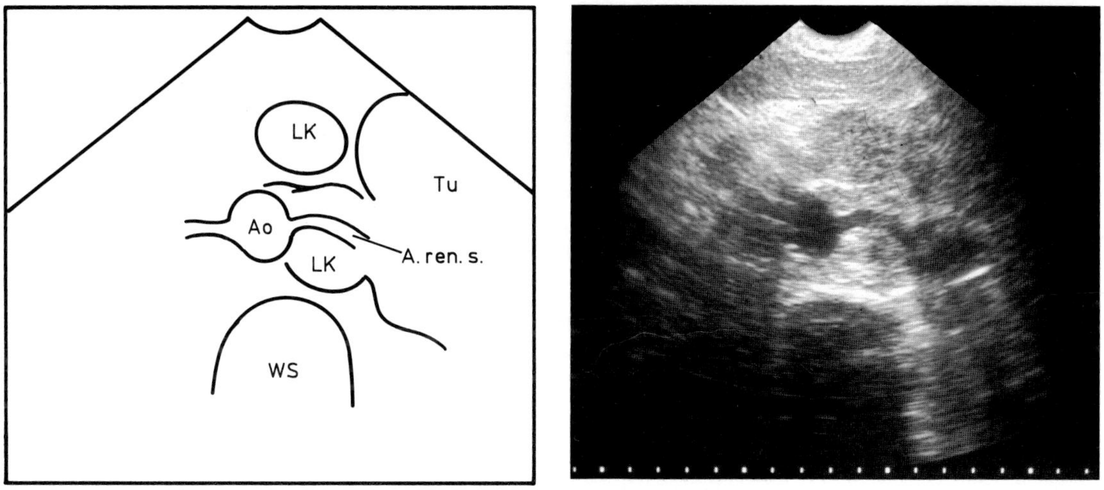
LK
Tu
Ao
A. ren. s.
LK
WS

19

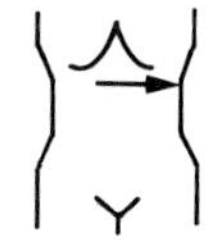

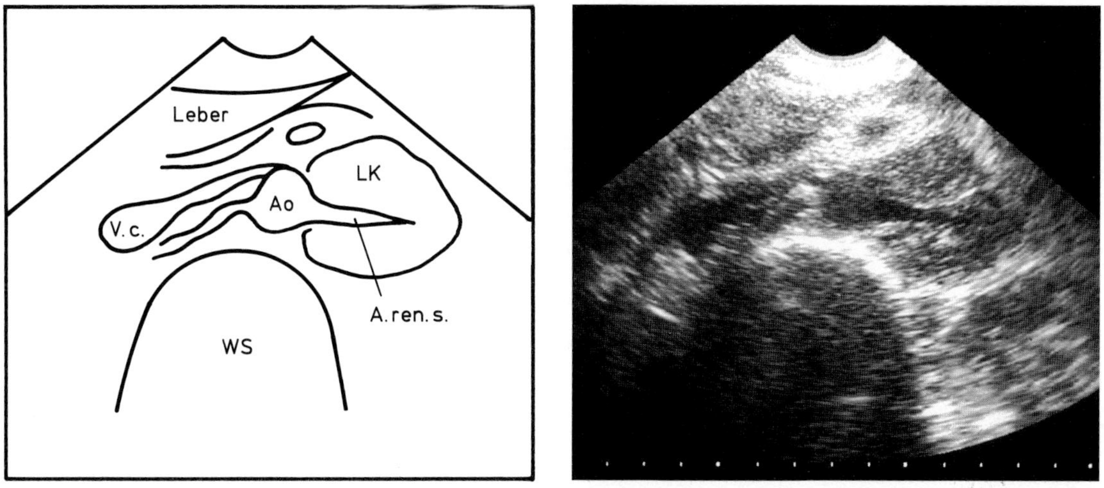
Leber
LK
Ao
V. c.
A. ren. s.
WS

20

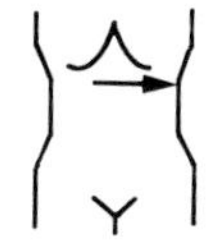

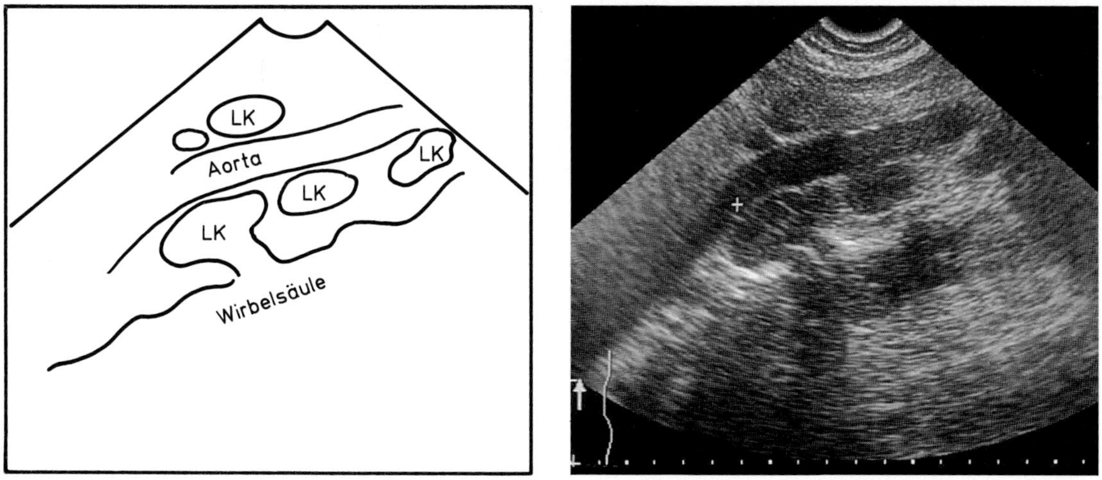
LK
Aorta
LK
LK
LK
Wirbelsäule

21

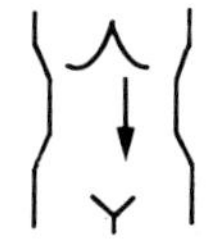

22 **Karzinommetastase retrokaval bei hypernephroidem Karzinom**
Immer sind die Karzinommetastasen reflexreicher als Infiltrationen maligner Lymphome. In diesem Fall erkennt man ein 16 mm großes, kugeliges reflexkräftiges Gebilde dorsal der V. cava an der Stelle, wo die Nierenarterie kreuzt, also etwa an der Einmündungsstelle der Nierenvene, einer typischen Lokalisation für Lymphknotenmetastasen bei hypernephroiden Karzinomen.

23 **Non-Hodgkin-Lymphom. Lymphknoten im Oberbauch. Noduläre Leberinfiltration**
(Längsschnitt vor der Aorta)
Die z.T. monströse Formen annehmenden Lymphknotenkonglomerate haben in diesem Fall die angrenzenden Organe Leber und Pankreas nach kranial verdrängt, die A. mesenterica superior ist nach ventral bogig verlagert. In solchen Fällen fällt es natürlich auch schwer, eine exakte Größenmessung im Verlauf durchzuführen, da die Landmarken durch die Veränderungen selbst verlagert sind. Die Leber ist nodulär infiltriert.

24 **Rezidivtumor bei Non-Hodgkin-Lymphom des Magens** (Oberbauchlängsschnitt links)
Nach Gastrektomie und 1jähriger zytostatischer Therapie war es bei diesem Patienten zu einer kompletten Remission gekommen, die durch das fulminante Wachstum dieses Tumors in der Milzloge beendet wurde. Der Tumor ist z.T. reflexarm, z.T. reflexkräftig, je nach Wachstumsaktivität und Progression.

22

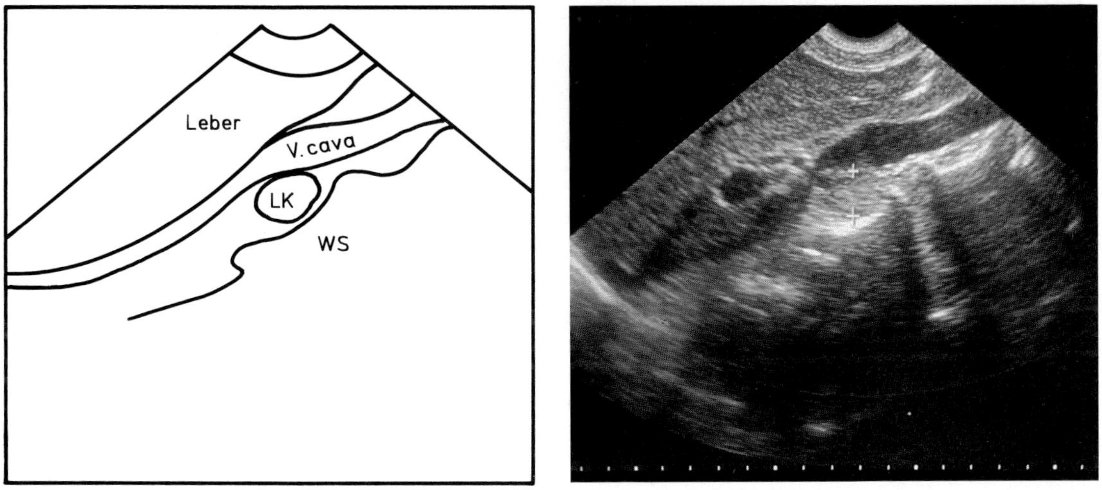
Leber
V. cava
LK
WS

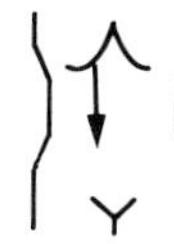

23

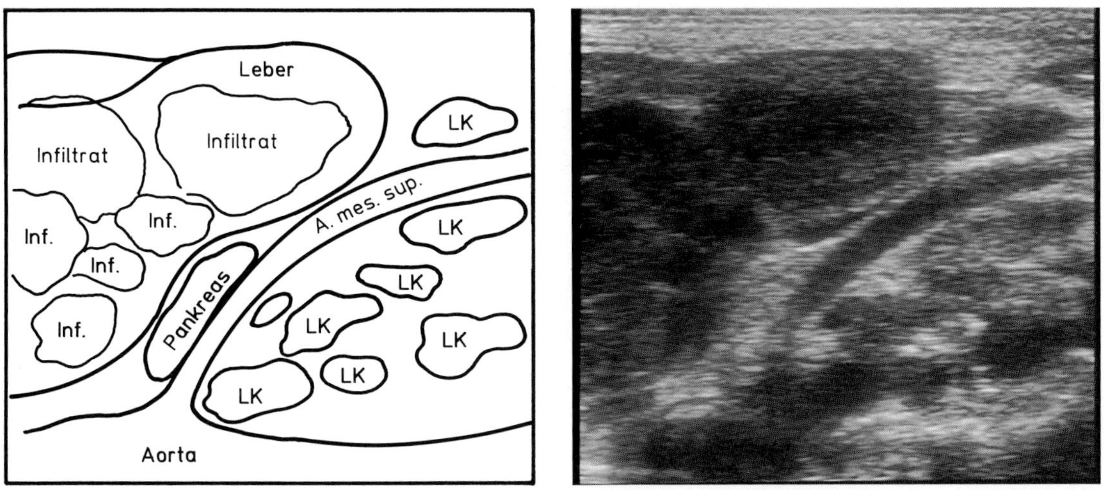
Leber
Infiltrat
Infiltrat
LK
A. mes. sup.
Inf.
Inf.
Inf.
Inf.
LK
Pankreas
LK
LK
LK
LK
LK
Aorta

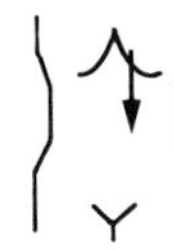

24

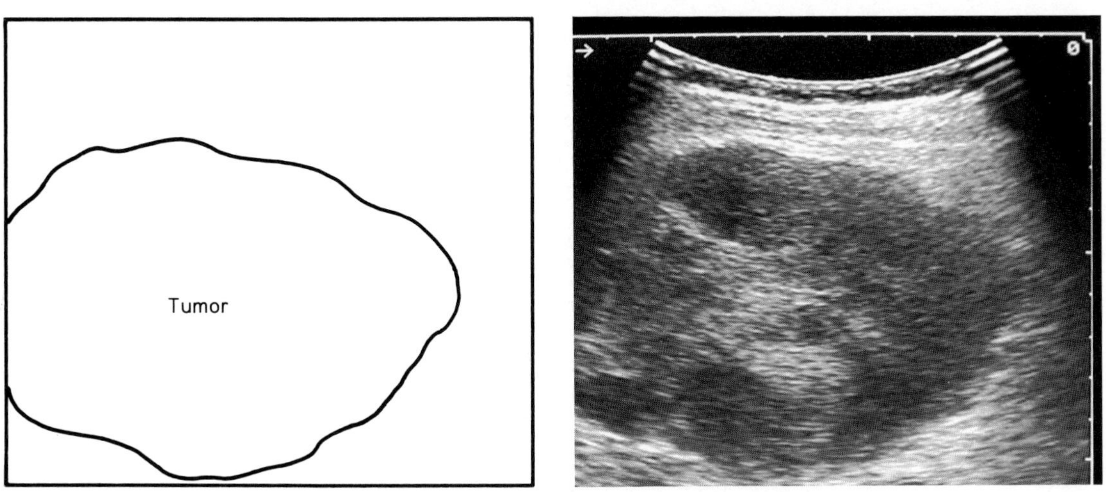
Tumor

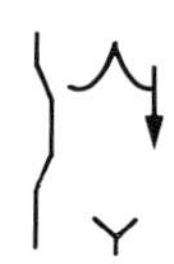

Lymphknoten

25 **Tumoröser Verlauf einer chronisch lymphatischen Leukose mit Infiltration des Kolons** (Längsschnitt durch den rechten Unterbauch) Der riesige tumoröse Prozeß ist vom Kolon nicht mehr zu trennen. Er reicht von der Beckenschaufel bis zum Mittelbauch. In seinem Verlauf ist ein kräftiges Gefäß zu erkennen, das aufgrund seiner Lage nicht den großen Bauch- bzw. Beckengefäßen entsprechen kann. Es durchquert den Tumor nahezu unbehelligt. Man muß annehmen, daß das Gefäß sich aus den Arkaden der A. mesenterica superior entwickelt hat und den großen tumorösen Prozeß versorgt.

26 **Lymphknoten bei M. Boeck** (Oberbauchquerschnitt links) Als Restbefund eines langjährigen M. Boeck mit ausgedehnter Lymphknotenbeteiligung im Brust- und Bauchraum ist bei dem Patienten dieser Lymphknoten zurückgeblieben. Differentialdiagnostisch muß an eine Nebenmilz gedacht werden, jedoch ist der Prozeß reflexärmer als die darüber liegende Milz und auch etwas unregelmäßiger strukturiert.

27 **Lymphozele linker Unterbauch** (Längsschnitt) Nach Lymphknotenausräumung bei einem Hodenkarzinom entstand eine Schwellung in der linken Leiste, die sich sonographisch als Lymphozele definieren ließ. Der Prozeß ist liquide, enthält jedoch einzelne Reflexe. Typisch für den liquiden Inhalt ist die distale Schallverstärkung.

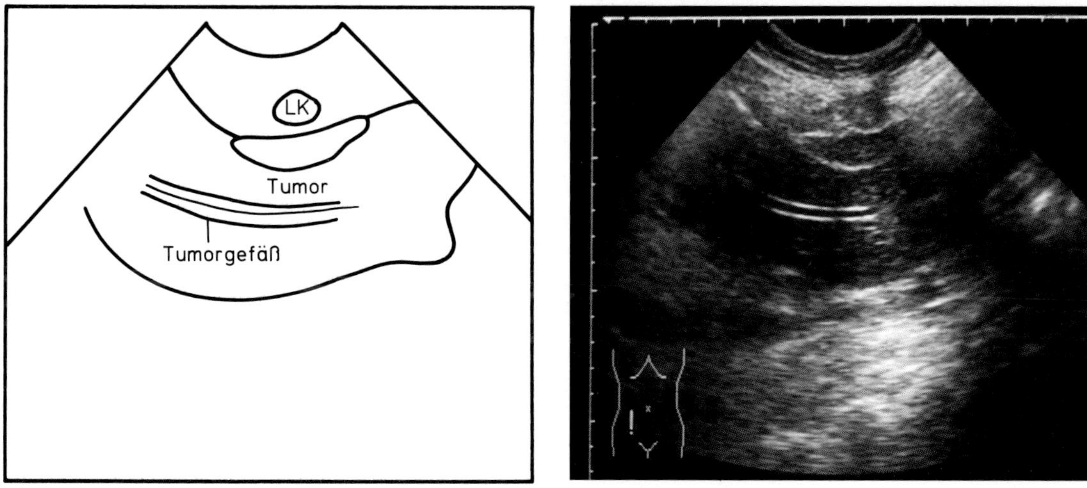

25

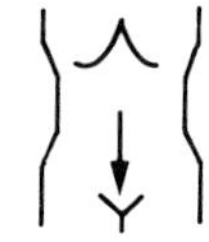

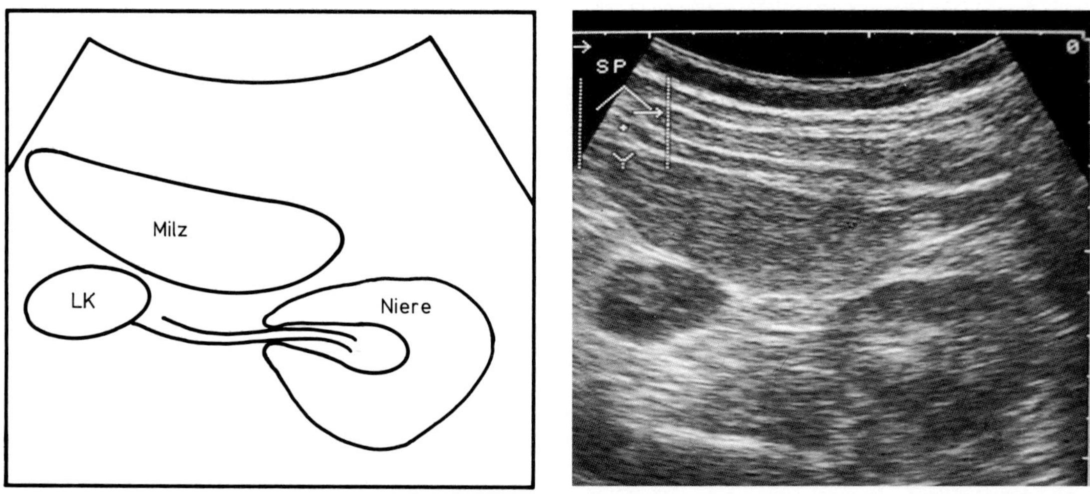

26

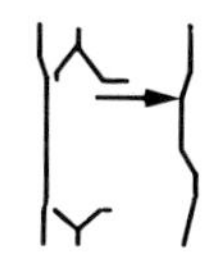

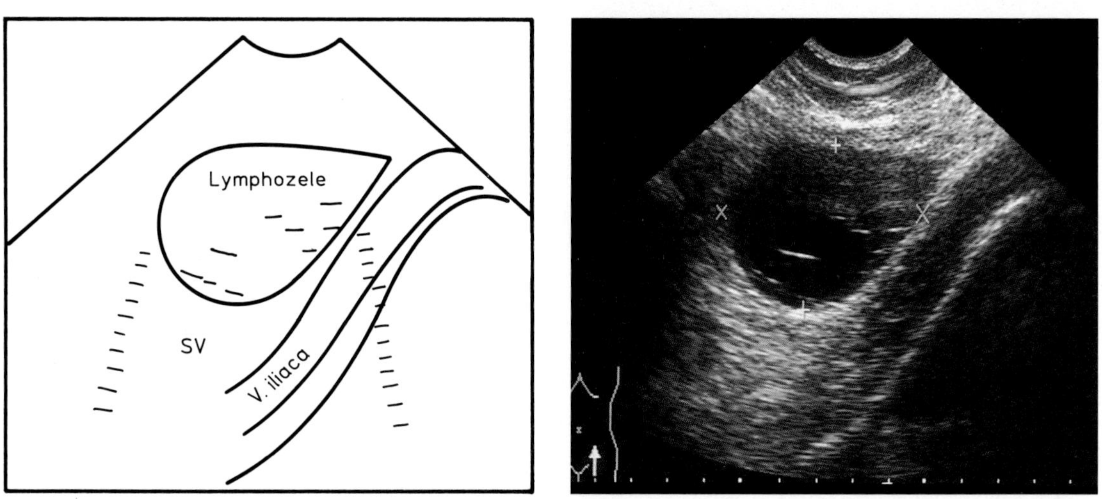

27

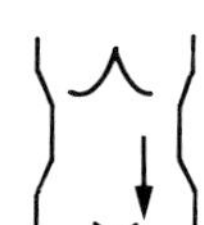

Lymphknoten

28 **Lymphozele linker Unterbauch** (Längsschnitt) Auch hier ist postoperativ nach gynäkologischer Totaloperation mit Lymphknotenausräumung eine große Lymphozele entstanden, die sich polyzyklisch begrenzt den lokalen Gegebenheiten anpaßt. Durch Punktion konnte die Diagnose bestätigt und zugleich die Lymphzyste vollständig entleert werden.

29 **Halslymphome rechts bei Tbc** (Längsschnitt rechte Halsseite)
Lymphknoten bei Tuberkulose können sehr unterschiedlich aussehen: bei frischer entzündlicher Infiltration sehr reflexarm, bei Verkäsung eher reflexkräftig, bei verflüssigter Nekrose dann wiederum reflexarm. In diesem Fall handelte es sich um eine verkäsende Lymphknotentuberkulose mit eher reflexkräftigen Lymphknoten vor der A. carotis. Der Vorteil der Sonographie im Vergleich zur Palpation besteht in der Möglichkeit der exakten Größenbestimmung und – wie hier – der Möglichkeit, eine Umgebungsinfiltration auszuschließen.

30 **Kleine Lymphknoten vor der Karotis** (Längsschnitt von lateral durch V. jugularis und Karotis)
Hinter der Halsmuskulatur und vor der V. jugularis, diese etwas verdrängend, erkennt man ein Konglomerat von kleinen Lymphknoten, die alle unter 1 cm groß sind, zusammen aber ein Areal von $5 \times 1{,}5$ cm ausmachen. Der Schnitt ist etwas schräg angelegt, so daß die Karotis rechts, also kaudal aus dem Bild verschwindet, dafür der linke Schilddrüsenlappen in das Bild eintritt. Die Lymphknoten waren im Rahmen eines hochmalignen Non-Hodgkin-Lymphoms entstanden.

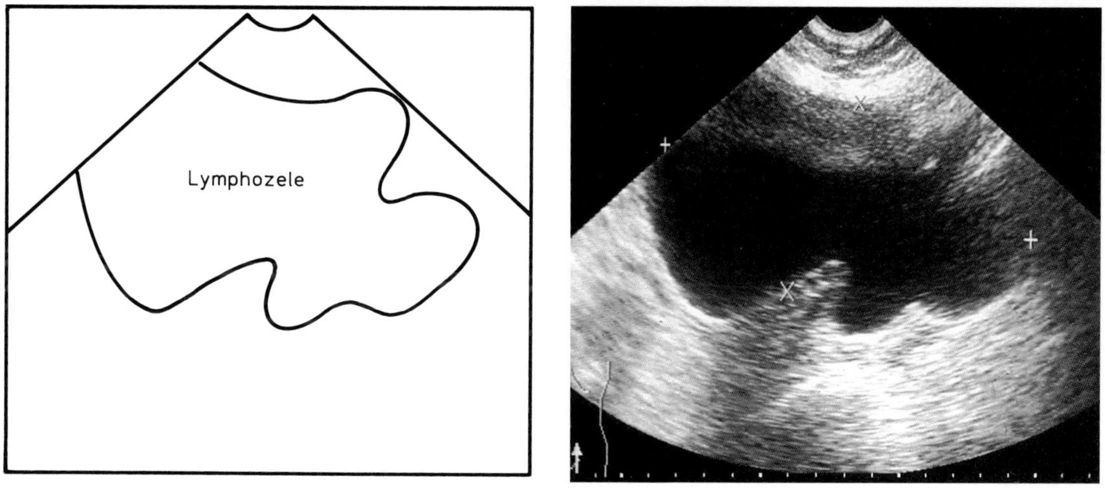
Lymphozele

28

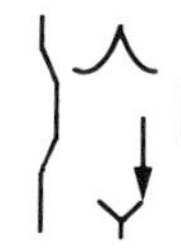

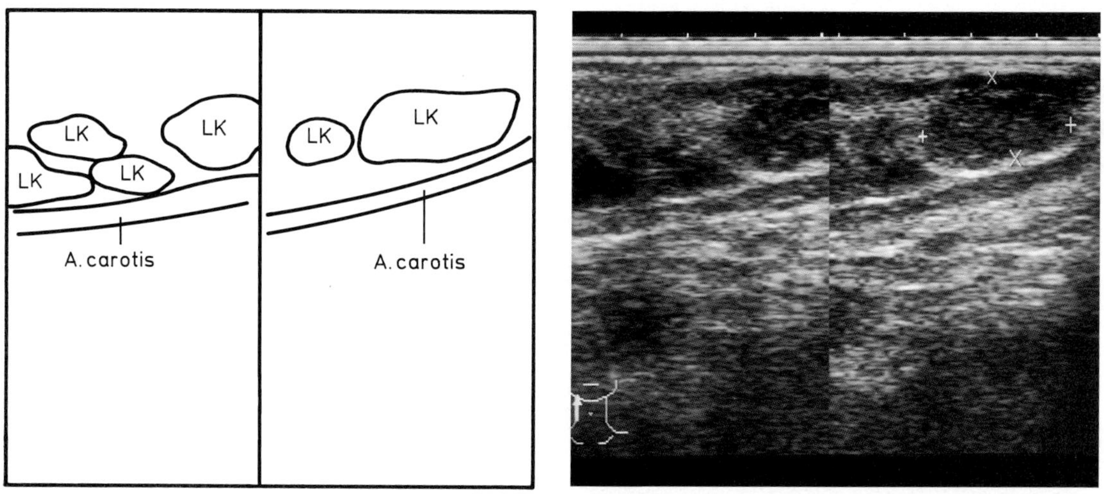
LK
LK
LK
LK
A. carotis
LK
LK
A. carotis

29

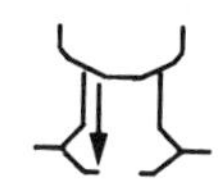

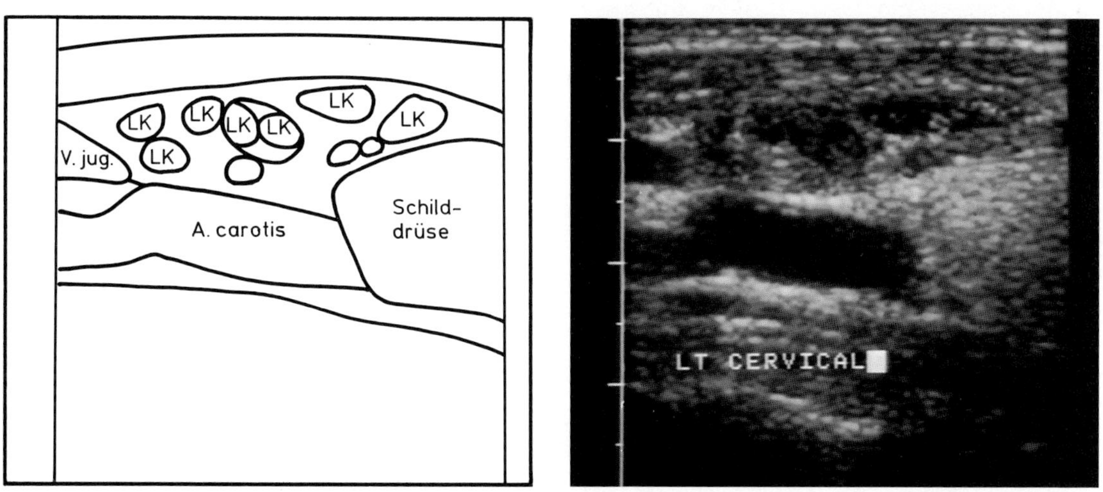
LK
LK
LK
LK
LK
LK
LK
V. jug.
LK
A. carotis
Schild-
drüse
LT CERVICAL

30

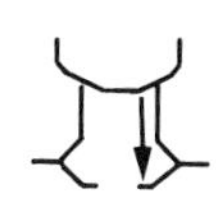

Lymphknoten

31 **Halslymphom bei Non-Hodgkin-Lymphom** (Querschnitt)
Lateral von Schilddrüse und A. carotis sowie deutlich von der Schilddrüse abgesetzt, erkennt man hier ein reflexarmes tumoröses Gebilde, das somit eindeutig einer Lymphknoteninfiltration bei bekanntem Non-Hodgkin-Lymphom entspricht, und nicht einem Schilddrüsentumor.

32 **Lymphknoten supraklavikulär bei Bronchialkarzinom** (Querschnitt)
Der Unterschied ist deutlich zu dem zuvor gezeigten Lymphknoten bei Non-Hodgkin-Lymphom. Der Lymphknoten ist kugeliger, bei Palpation auch derber, das Reflexmuster kräftiger, heller und unregelmäßiger als bei dem zuvor gezeigten Lymphknoten. Der Tumor war mit der V. jugularis verbacken.

33 **Hodgkin-Lymphom, Lymphknoten linke Halsseite** (Längsschnitt)
Dorsal der V. jugularis erkennt man ein Paket von Lymphknoten, die homogen in der Struktur sowie kugelig bis oval in der Form sind und sich gegenseitig etwas bedrängen. Diese Veränderungen sind rasch entstanden und können unter zytostatischer Therapie ebenso rasch wieder verschwinden, ohne daß sonographisch Reste nachweisbar sind.

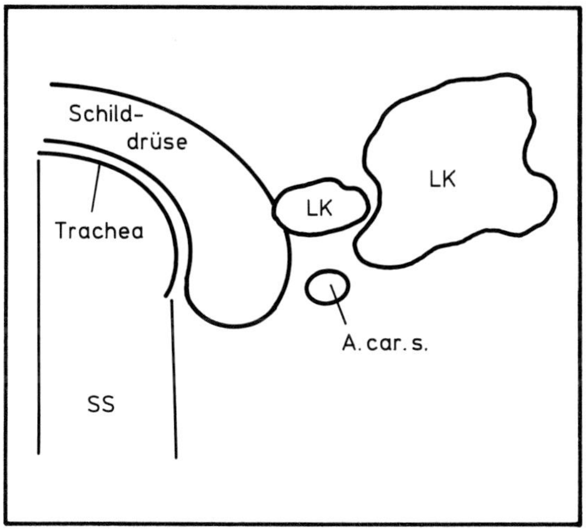
Schild-
drüse
Trachea
LK
LK
A. car. s.
SS

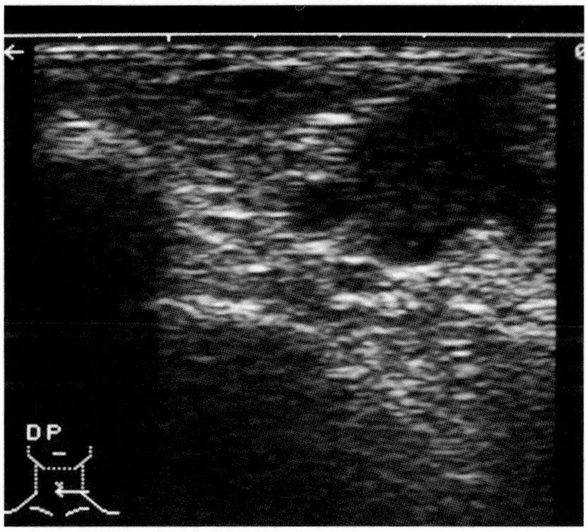
DP

31

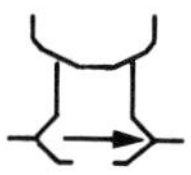

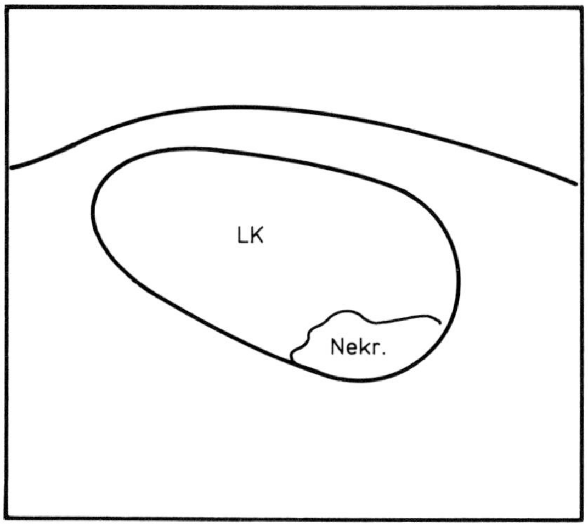
LK
Nekr.

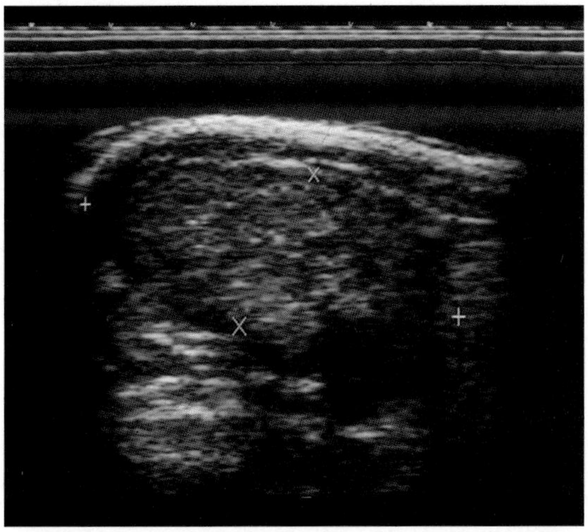

32

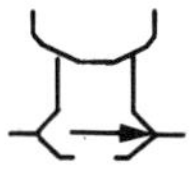

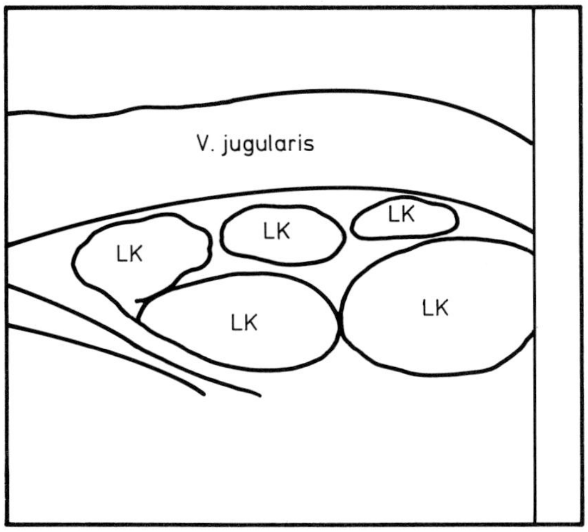
V. jugularis
LK
LK
LK
LK
LK
LK

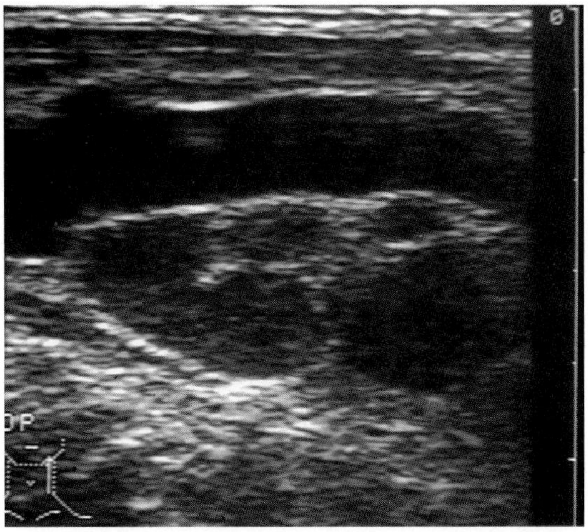
DP

33

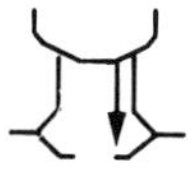

34 **Schilddrüseninfiltration bei Non-Hodgkin-Lymphom** (Querschnitt)
In der Gegenüberstellung zur Vergleichsaufnahme (Abb. 31) ist bei diesem Patienten die Schilddrüse durch das Non-Hodgkin-Lymphom infiltriert, im Schilddrüsengewebe demarkiert sich eine reflexarme Region medial der großen Halsgefäße, V. jugularis und A. carotis.

35 **Lymphknotenmetastasen der Axilla und der Thoraxwand nach Mammakarzinom** (Längsschnitt medioklavikular)
In palpatorisch unzureichend zugänglichen Gebieten, wie z. B. der Axilla nach Axillaausräumung mit Narbenbildung und der Brustwand bei adipösen Patienten, erlaubt die Sonographie Lymphknoteninfiltrationen aufzuspüren und in ihrer Größe exakt zu bestimmen. Die Erkennung gelingt um so besser, je höher die Frequenz des verwendeten Schallkopfs ist. Auch eine Feinnadelbiopsie wird bessere Ergebnisse bringen, wenn sie ultraschallgezielt durchgeführt wird.

36 **Lymphknoten der linken Axilla bei Morbus Hodgkin** (Längsschnitt durch die linke Axilla)
Der reflexarme kugelige Knoten mit distaler Schallverstärkung ist sonographisch gut auszumachen, besser als man ihn in der Tiefe der Achsel innerhalb des Fettgewebes tasten kann. Die reflexarme Formation kranial davon entspricht einem Lymphknoten, der eben tangential angeschnitten wurde. Im Gegensatz zum Palpationsbefund ist der sonographische Befund eines Lymphknotens exakt zu dokumentieren. Seine Größenzu- oder -abnahme innerhalb der Therapie ist präzise zu bestimmen.

34

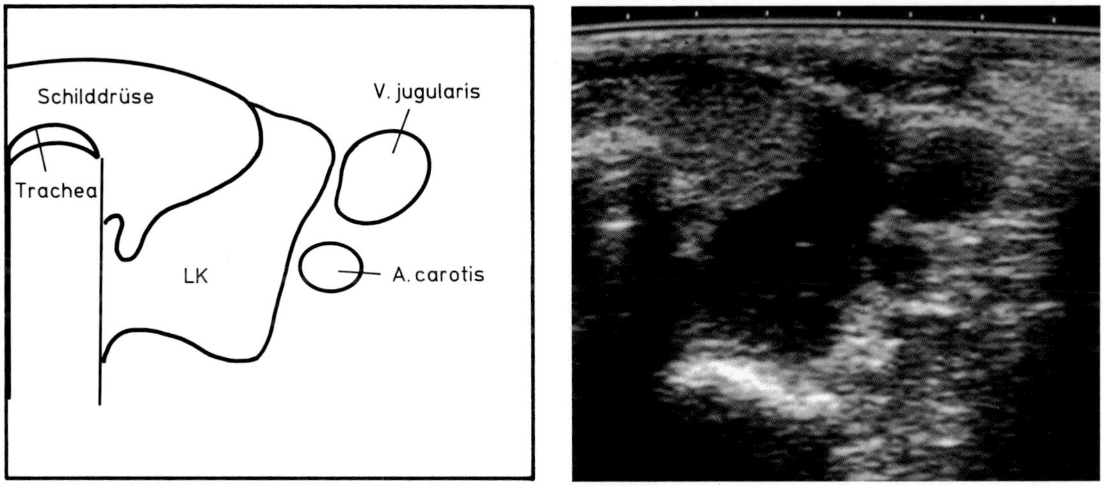
Schilddrüse
V. jugularis
Trachea
LK
A. carotis

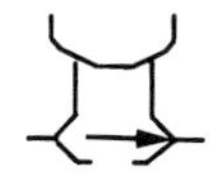

35

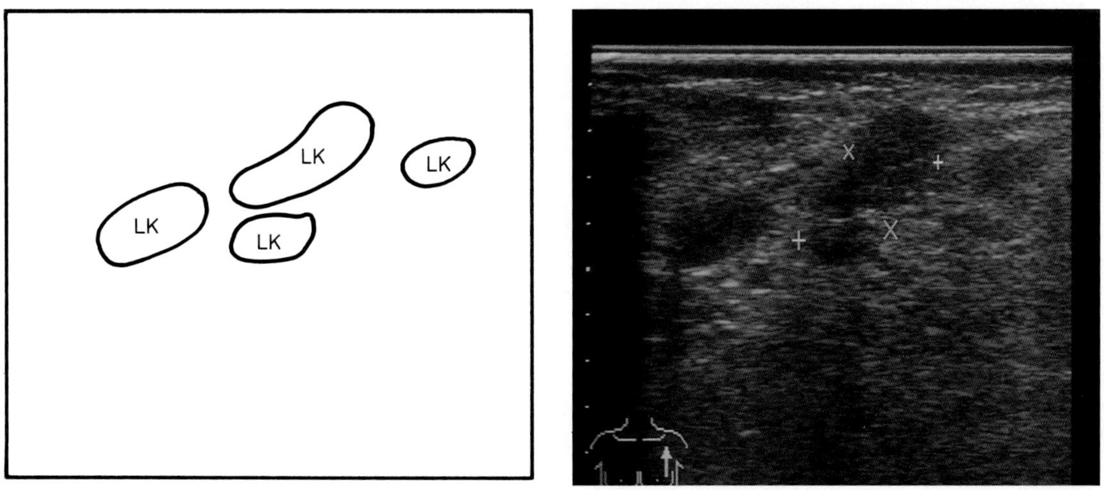
LK
LK
LK
LK
LK

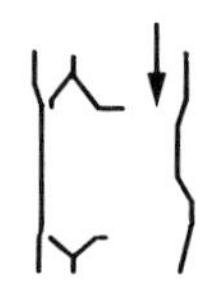

36

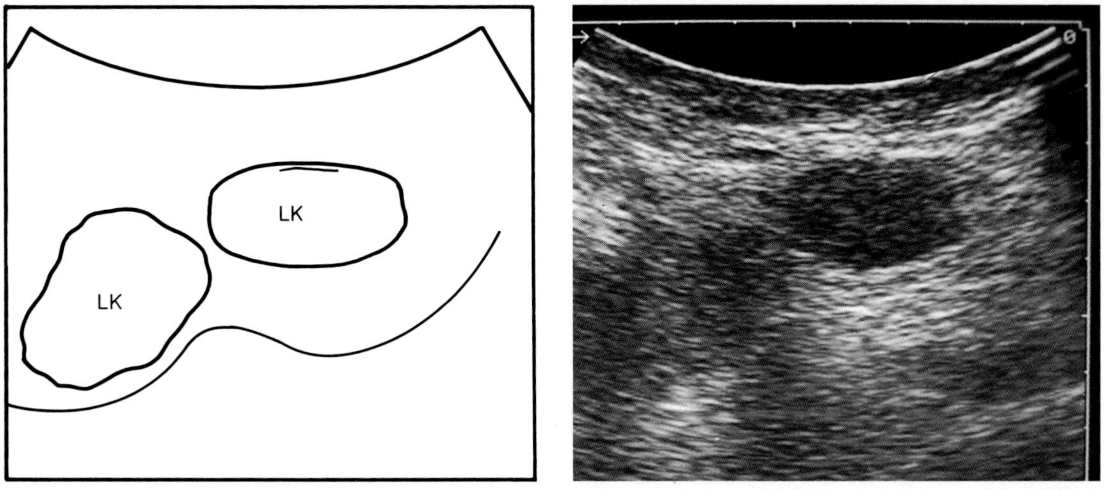
LK
LK

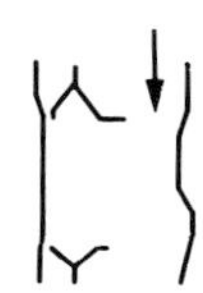

37 **Lymphknoteninfiltration der Axilla bei Non-Hodgkin-Lymphom**
Auch hier bietet die Sonographie gegenüber der Palpation den Vorteil der exakten Größenbestimmung der Lymphknoten. Tieferliegende Lymphome können gezielt punktiert werden. Die Infiltration, z. B. in die Thoraxwand, oder die Beteiligung der Rippen können sonographisch erfaßt werden.

38 **M. Hodgkin, Lymphknoten der Thoraxwand** (Interkostalschnitt, 3. ICR rechts)
Unter Verwendung höherfrequenter Schallköpfe lassen sich die Thoraxwandschichten exakt abbilden. Obwohl es schwierig ist, postoperative Beurteilungen vorzunehmen, können umschriebene Veränderungen wie Lymphknoteninfiltrationen oder Tumoren der Thoraxwand exakt lokalisiert, vermessen und punktiert werden.

39 **M. Hodgkin Stadium IV mit Thoraxwandinfiltration** (Längsschnitt in der Medioklavikularlinie links)
Diese Veränderungen waren natürlich palpabel, die Ausdehnung der Infiltration in den Brustraum hinein unter Umwachsung und teilweiser Zerstörung der Rippen war sonographisch exakt zu bestimmen. Der Tumor ist z. T. reflexarm, z. T. reflexkräftig, die infiltrierten dekalzifizierten Rippen sind eben noch zu erkennen.

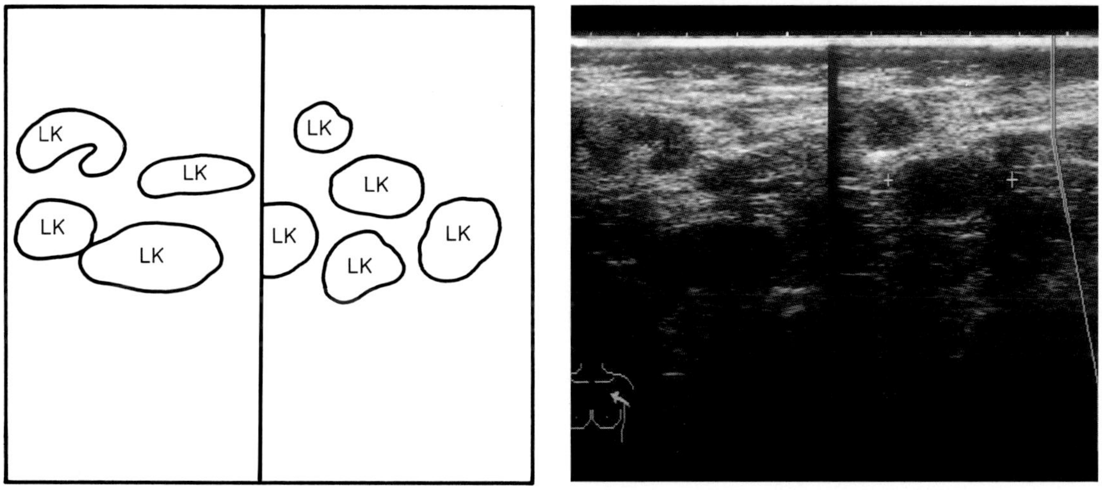
LK
LK
LK
LK
LK
LK
LK
LK
LK

37

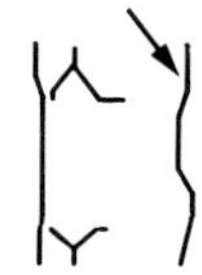

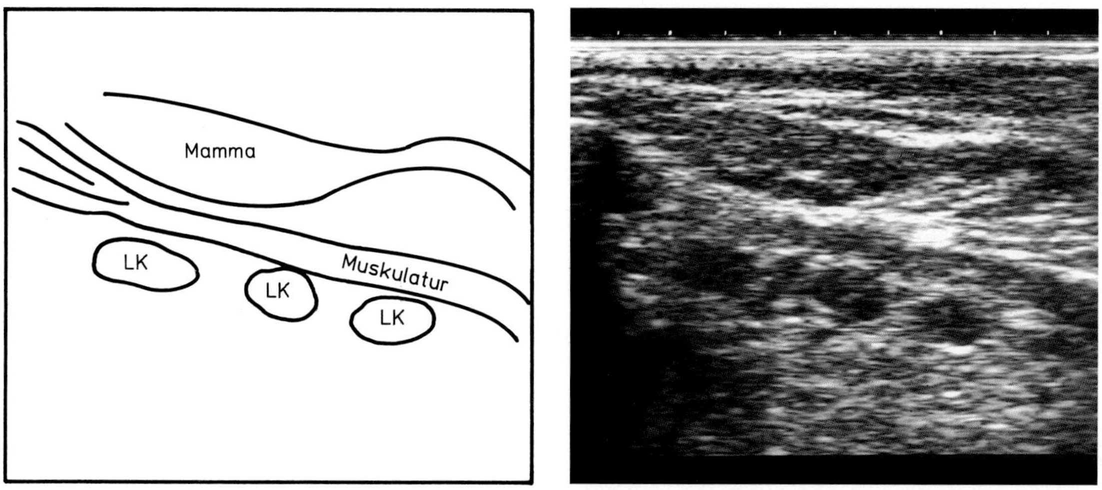
Mamma
LK
Muskulatur
LK
LK

38

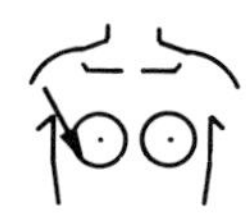

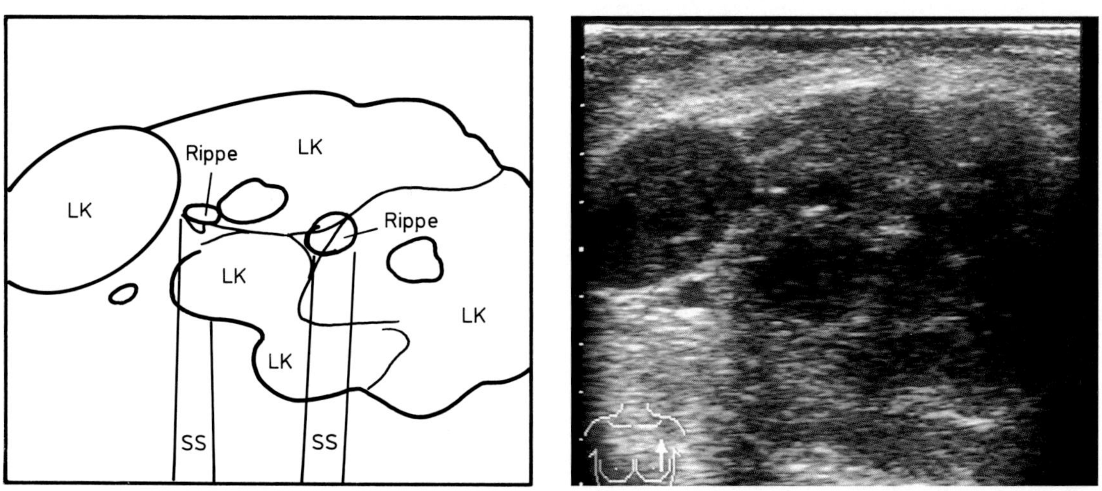
Rippe
LK
LK
Rippe
LK
LK
LK
LK
SS
SS

39

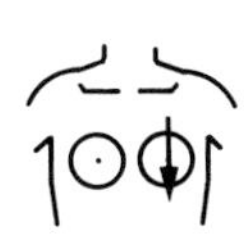

40 **Lymphknotenpaket der kranialen Thorax wand. Non-Hodgkin-Lymphom bei Aids** (Querschnitt durch den linken Thorax kaudal der Klavikula im 1. Interkostalraum)
Man erkennt einen reflexarmen kugeligen Prozeß, der von einem Gefäß durchquert wird. Bei diesem Gefäß handelt es sich um die A. subclavia, die pulsierend innerhalb des Tumors erkennbar war. Dies ist ein typischer Befund: Die Gefäße werden durch die Lymphknotenpakete bei Non-Hodgkin-Lymphomen allenfalls leicht verdrängt, aber nicht komprimiert. Sie durchqueren unbehelligt die Lymphknoten.

41 **Malignes Thymom** (parasternaler Längsschnitt)
Veränderungen des Thoraxraums sind dann sonographisch sichtbar, wenn sie unter Verdrängung der lufthaltigen Lungen die Thoraxwand erreichen. Hier erkennt man einen riesigen reflexarmen Tumor, der durch die Thoraxwand von innen nach außen wächst. Es handelt sich in diesem Fall um ein malignes Thymom.

42 **Ausgedehnter Lymphknotenbefall des Mediastinums bei Morbus Hodgkin** (Längsschnitt lateral des Sternums)
Nur durch die Schatten der Rippen unterbrochen, erkennt man eine langgestreckte, reflexarme Formation von 2 cm Durchmesser, die in einzelne Knoten auflösbar ist; dorsal der reflexarmen Massen, durch die gute Schalleitung sehr gut dargestellt, ist die Aorta ascendens bis zum Aortenbogen zu erkennen. Kranial des Aortenbogens liegen ebenfalls Lymphknoten.

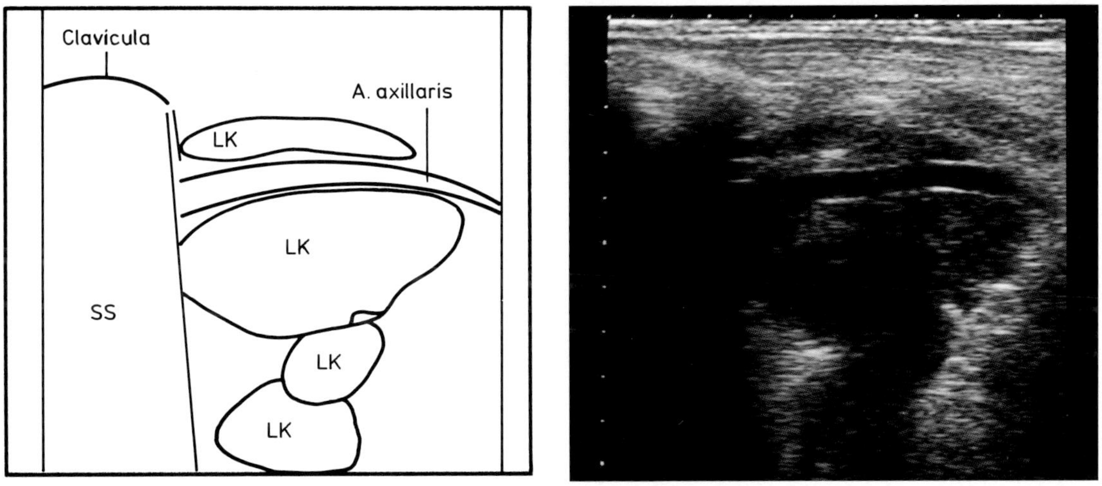
Clavicula
A. axillaris
LK
LK
SS
LK
LK

40

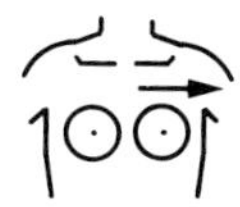

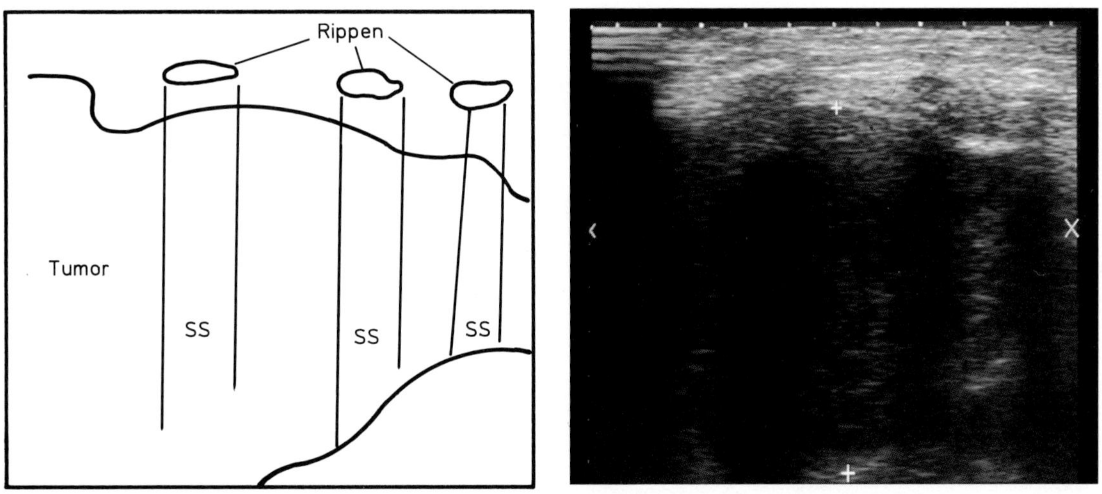
Rippen
Tumor
SS
SS
SS

41

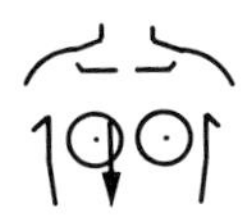

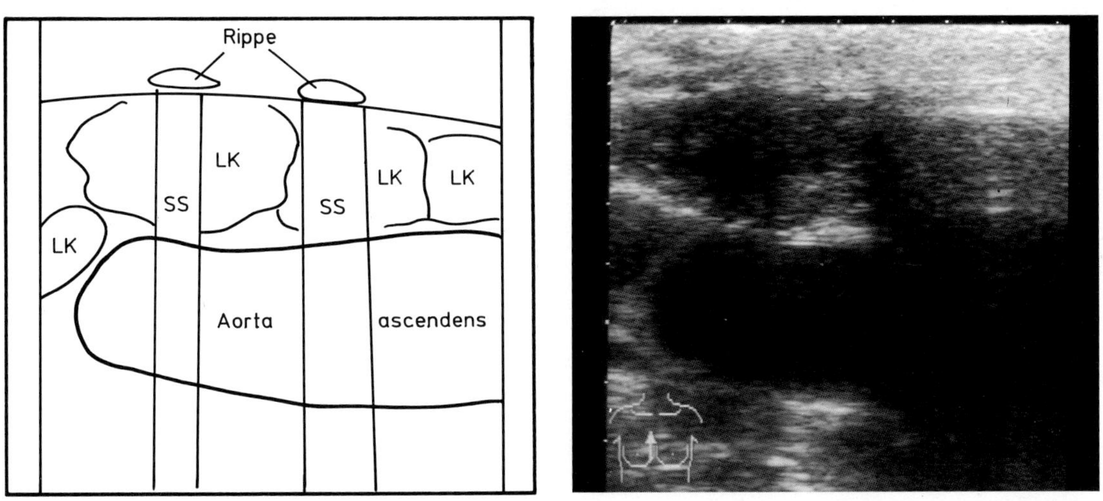
Rippe
LK
SS
SS
LK
LK
LK
Aorta
ascendens

42

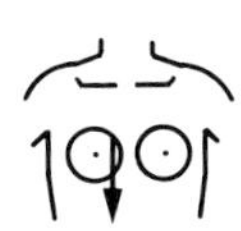

43 **Lymphknoteninfiltration der Leiste bei CLL** (Längsschnitt)
Die typischen Lymphknoteninfiltrationen mit Reflexarmut und kugeliger bis ovaler Gestalt sind in diesem Fall am Beispiel einer Lymphknoteninfiltration der linken Leiste bei CLL dokumentiert. Zwischen den Lymphknoten verläuft ein kleines Blutgefäß, das neben den reflexarmen Gebilden besonders kräftig reflektierend zur Darstellung kommt.

44 **Hochmalignes Non-Hodgkin-Lymphom der linken Leiste** (Querschnitt)
Bei der sehr schlanken Patientin ist vor dem Hüftkopf der reflexarme Prozeß unterhalb der Leiste zu erkennen, der aus vielen kleinen Lymphomen besteht, die zu einem Konglomerat zusammengewachsen sind. Der Tumor ist wie gewöhnlich äußerst reflexarm, eine Infiltration in die Nachbarorgane, wie dies zu erwarten ist, ist nicht erfolgt.

45 **Lymphknoten der linken Leiste bei Lues** (Querschnitt unterhalb des Leistenbandes)
Auch entzündliche Veränderungen führen zu einer Anschwellung der Lymphknoten, die dann eine kugelige Gestalt und eine verminderte Reflexibilität bieten. Hierzu gehören auch banale Infektionen der unteren Extremitäten mit Lymphknotenschwellungen der Leiste. In diesem Fall konnte eine maligne Erkrankung durch Punktion ausgeschlossen werden. Es wurde eine Lymphadenitis gefunden. Serologisch wurde eine Lues diagnostiziert.

43

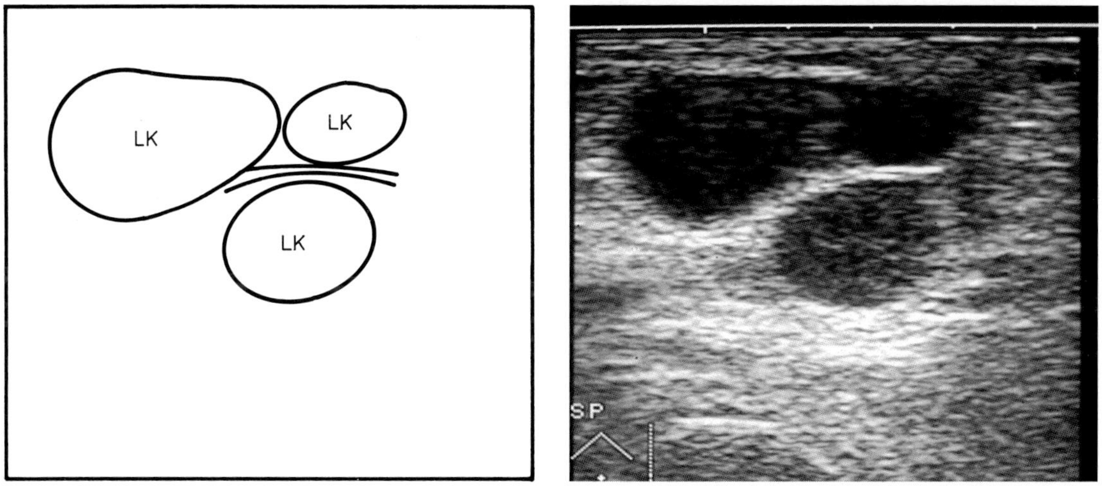
LK
LK
LK

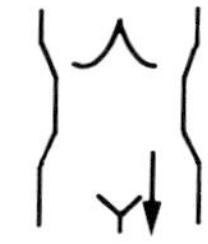

44

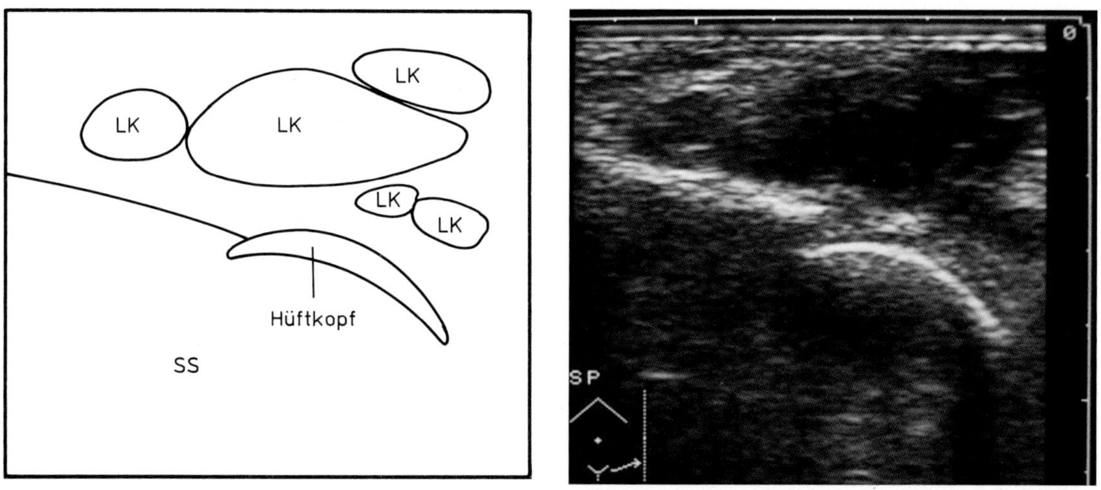
LK
LK
LK
LK
LK
Hüftkopf
SS

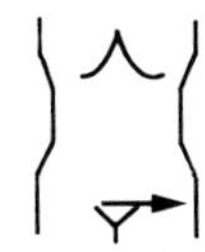

45

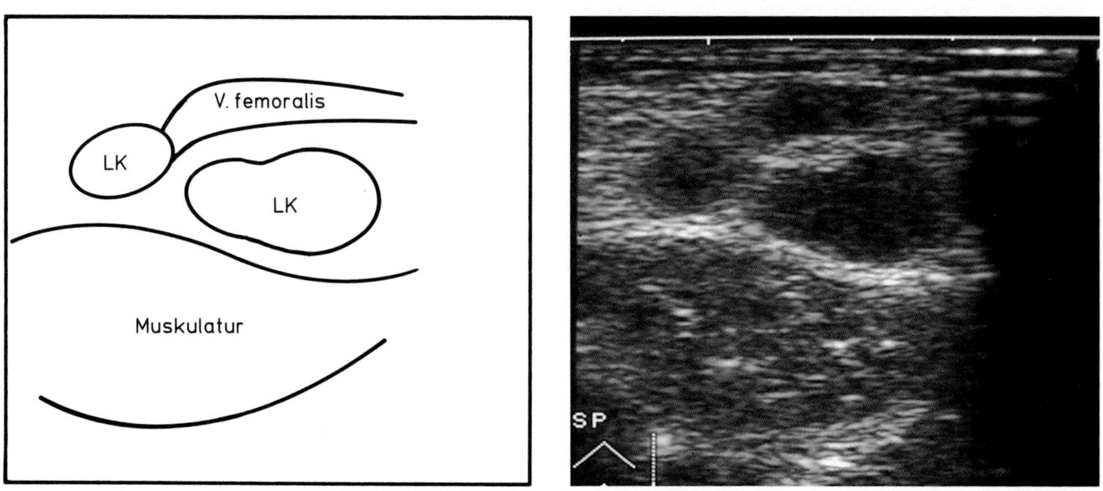
V. femoralis
LK
LK
Muskulatur

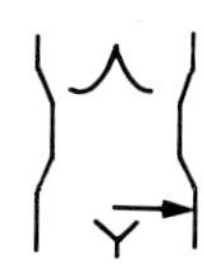

Lymphknoten

Literatur

Asher MW, Freimanis AK (1969) Echographic diagnosis of retroperitoneal lymph node enlargement. Ultrasound scanning technique and diagnostic findings. AJR 105:438–445

Beyer D, Peters PE (1980) Real-time ultrasonography – An efficient screening method for abdominal and pelvic lymphadenopathy. Lymphology 13:142–149

Beyer D, Peters PE, Friedmann G (1982) Leistungsbreite der Real-time-Sonographie bei Lymphknotenerkrankungen. Roentgenpraxis 35:393–402

Bradley WG Jr, Brown TW, Jacobs RP (1980) Mobile mesenteric adenopathy: sonographic distinction from pancreatic mass. AJR 135:849–850

Brascho DJ, Durant JR, Green LE (1977) The accuracy of retroperitoneal ultrasonography in Hodgkin's disease and non-Hodgkin's lymphoma. Radiology 125:485–487

Brockmann W-P, Maas R, Voigt H, Thoma G, Schweer S (1985) Veränderungen peripherer Lymphknoten im Ultraschall. Ultraschall 6:164–169

Bruneton JN, Caramella E, Hery M, Aubanel D, Manzino JJ, Picard JL (1986) Axillary lymph node metastases in breast cancer: Preoperative detection with US. Radiology 158:325–326

Caroll BA, Ta HN (1980) The ultrasonic appearance of extranodal abdominal lymphoma. Radiology 136:419–425

Freemann C, Berg JW, Cutler SJ (1987) Occurrence and prognosis of extranodal lymphomas. Lancet 29:252–260

Graham PM, Kelly CR, Booth JA (1983) Ultrasonic appearance of abdominal lymph nodes in a case of Whipple's disease. JCU 11:388–390

Gregory A, Behan M (1981) Lymphoma of the kidneys: unusual ultrasound appearance due to infiltration of the renal sinus. JCU 9:343–345

Heckemann R, Schiftzel M (1978) Strukturarme Tumoren im echographischen Bild. In: Kratochwil A, Reinold E (Hrsg) Ultraschalldiagnostik. Thieme, Stuttgart, S 290–292

Heckemann R, Teske HJ (1978) Sonographische und lymphographische Befunde bei retroperitonealen Lymphknotentumoren. In: Kratochwil A, Reinold E (Hrsg) Ultraschalldiagnostik. Thieme, Stuttgart, S 293–295

Jackson FI, Lalani Z (1989) Ultrasound in the diagnosis of lymphoma: A review. JCU 17:145–171

Kobayashi T, Takatani O, Kimura K (1976) Echographic patterns of malignant lymphoma. JCU 4:181–186

Koss J, Colemann VG, Mulhern CB Jr, Arger PH, Tuchman DN (1981) Mucocutaneous lymph node syndrome with hydrops of the gallbladder diagnosed by ultrasound. JCU 9:477–479

Kratochwil A (1978) Diseases of lymphoreticular system. In: De Vlieger M (ed) Handbook of clinical ultrasound. John Wiley & Sons, New York Chichester, pp 399–408

Kutzner J, Ernst H, Klose K, Kreienberg R (1980) Wertigkeit der Diagnostik postoperativer Lymphzysten im Becken. Fortschr Geb Roentgenstr 133(1):68–71

Lackner K, Brecht G, Janson R, Scherholz K, Lützeler A, Thurn P (1980) Wertigkeit der Computertomographie bei der Stadieneinteilung primärer Lymphknotenneoplasien. Fortschr Geb Roentgenstr 132:21–30

Lorenz R, Zankovich R, Mödder U, Beyer D (1987) Primäres malignes Lymphom des Magens. Fortschr Geb Roentgenstr 147:156–160

Majewski A, Meyer HJ, Emminger A (1984) Radiologische Befunde bei malignen Lymphomen des Magens. Fortschr Geb Roentgenstr 141:160–166

Orlando R III, Pastuszak W, Preissler PL, Welch JP (1982) Gastric lymphoma: A clinicopathologic reappraisal. Am J Surg 143:450–455

Paul F (1977) Die malignen Lymphome des Magens. Klinikarzt 6:12–17

Pfannmüller E (1984) Maligne Lymphome. Übersicht, Klassifizierung und Stadieneinteilung. Roentgenblaetter 37:46–50

Redman HC, Glatstein E, Castellino RA, Aubrey W (1977) Computed tomography as an adjunct in the staging of Hodgkin's disease and non-Hodgkin's lymphomas. Radiology 124:381–385

Rösch W, Fuchs H (1972) Diffuse lymphatische Hyperplasie. Lymphom und Pseudolymphom des Magen-Darm-Traktes. Dtsch Med Wochenschr 97:878–881

Schaadt N, Plaumann L, Diehl V (1984) Diagnostik der Non-Hodgkin-Lymphome. Dtsch Med Wochenschr 102:221–225

Tohnosu N, Onoda S, Isono K (1989) Ultrasonographic evaluation of cervical lymph node metastases in esophageal cancer with special reference to the relationship between the short to long axis ratio (S/L) and the cancer content. JCU 17:101–106

Weiss A, Weiss H, Ranft K (1981) Kontinuierliche Verlaufsbeobachtung maligner Lymphome mit dem schnellen B-Bild. In: Rettenmaier G, Loch EG, Hansmann M (Hrsg) Ultraschalldiagnostik in der Medizin. Thieme, Stuttgart, S 79–81

Weiss A, Weiss H, Ranft K (1982a) Seltene Manifestationen maligner Lymphome – sonographisch erfaßt. In: Kratochwil A, Reinold E (Hrsg) Ultraschalldiagnostik 81. Thieme, Stuttgart, S 304–305
Weiss A, Weiss H, Jäckel W, Leist A, Ranft K (1982b) Pericarderguß oder Pericardtamponade? In: Kratochwil A, Reinold E (Hrsg) Ultraschalldiagnostik 1982. Thieme, Stuttgart, S 96–97
Weiss A, Weiss H, Ranft K (1984) Die sonographische Diagnostik thorakaler Lymphome. In: Lutz H, Reichel L (Hrsg) Ultraschalldiagnostik 1983. Thieme, Stuttgart, S 438–440
Weiss A, Weiss H, Ranft K (1987) Der Wert der Sonographie für die Verlaufsbeobachtung maligner Lymphome. Therapiewoche 37:9–13
Weiss A, Weiss H, Grühn K (1989) Organmanifestation maligner Lymphome. Ergebnisse einer 10jährigen Verlaufsbeobachtung von 550 Patienten. Ultraschall 10 (im Druck)
Weiss H (1983) Ultraschalldiagnostik innerer Organe einschließlich der gezielten Feinnadelbiopsie. Fortschr Med 101:326–331
Weiss H (1986) Sonographie und Computertomographie zum präoperativen Nachweis oder Ausschluß von Lebermetastasen. Therapiewoche 36:1252–1257
Weiss H, Düntsch U, Weiss A (1988) Risiken der Feinnadelpunktion – Ergebnisse einer Umfrage in der BRD (DEGUM-Umfrage). Ultraschall 9:121–127
Weiss W, Rüdiger E, Bibus B, Gulz W, Hanak H, Woschnagg H, Neumayr A (1980) Endoskopisch-diagnostische Probleme bei malignen Lymphomen des oberen Verdauungstraktes. Schweiz Med Wochenschr 110:1048–1050
Wernicke J, Gaisberg U (1984) Endoskopische Aspekte maligner Non-Hodgkin-Lymphome des Magens. Z Gastroenterol 22:563–572
Wolff P, Thelen M (1985) Diagnostischer Stellenwert von Sonographie, Computertomographie und Lymphographie bei malignen Lymphomen. Fortschr Med 103:643–648
Wolff P, Kuetz A, Kuhn FP (1984) Wertigkeit von Lymphographie, Computertomographie und Ultraschall zur Erkennung des retroperitonealen Lymphknotenbefalls bei malignen Systemerkrankungen. Zentralbl Radiol 128:151–153

Gefäße

Indikationen: Erkennung von Größe, Lage, Form und Verlauf der großen Gefäße des Abdomens, des Halses und der Extremitäten als anatomischer Status. Erkennung von Gefäßanomalien und degenerativen Gefäßveränderungen im Rahmen der Arteriosklerose mit Ektasien und Aneurysmen.
Erkennung von Stauung und Thrombosierung venöser Gefäße.
Erkennung und Beschreibung der Ausbildung von Umgehungskreisläufen bei portaler Hypertension und bei Tumoren.
Überprüfung der Kompetenz von Shunts.
Auffinden von Gefäßen als reproduzierbare Landmarken in der Umgebung parenchymatöser Organe (z. B. der V. lienalis an der Dorsalseite des Pankreas).
Indirekte Tumordiagnostik durch Nachweis der tumorbedingten Gefäßverlagerung und ihrer Veränderung unter zytostatischer Therapie.

Aussagekraft: Die großen Gefäße des Oberbauchs sind heute fast immer darstellbar. Aneurysmatische Erweiterungen sind in 95–100% der Fälle nachweisbar und zuzuordnen. Der Nachweis abnormaler Gefäßverläufe ist bei subtiler Untersuchungstechnik möglich. Er ist als Operationsvorbereitung wesentlich. Die Erkennung des Verlaufs der großen Abdominalgefäße erleichtert die Abgrenzung von Pankreas und Lymphknoten.

Grenzen: Kleine Gefäße, insbesondere bei gewundenem Verlauf, sind nicht immer nachweisbar oder exakt zuzuordnen (z. B. die A. gastroduodenalis). Die Erkennung von Gefäßverlaufsanomalien kann Schwierigkeiten bereiten. Häufig besteht im Fall einer arteriellen Embolie oder einer Venenthrombose der Mesenterial- und der Nierengefäße gleichzeitig ein heftiger Meteorismus, der die Beurteilung erschwert.

Normalmaße (s. auch jeweiliger Bildteil): Aorta im Durchmesser in Höhe des Xiphoids 20–25 mm, der Bifurkation 15 ± 2 mm, Dilatation über 30 mm; V. cava bis 30 mm (wichtiger als die absolute Weite ist die atem- und pulsabhängige Änderung der Gefäßweite); V. portae 6–15 mm in Höhe der Gallengangkreuzung; V. lienalis 3–10 mm, V. mesenterica superior 4–13 mm, A. mesenterica superior 4–7 mm, A. femoralis 11,0 ± 3 mm, A. poplitea 9 ± 2 mm.

Untersuchungstechnik: Die Untersuchung der großen Gefäße Aorta und V. cava erfolgt im Längs- und Querschnitt in Rückenlage des Patienten, Aufsuchen ihrer Äste bzw. Zuflüsse, der A. mesenterica superior, des Truncus coeliacus mit seinen Aufzweigungen, der Nierenarterien, der Aa. iliacae und der entsprechenden Venen, einschließlich der intrahepatischen Venen und des Portalgefäßnetzes. Darstellung der Halsgefäße in Längs- und Querschnitt sowie Darstellung der Becken- und Femoralarterien und evtl. auch der peripheren Beinarterien in den dem Gefäßverlauf folgenden Längsschnitten und dazu senkrechten Querschnitten.

Besondere Hinweise und Tips: Ein ruhiger Untersuchungsablauf ist notwendig zur Erkennung von Pulsationen und somit zur Differenzierung zwischen Arterien und Venen. Funktionsuntersuchungen der Venen sind durch Valsalva-Preßversuch oder Stehversuch möglich (die V. cava und ihre Äste füllen sich im Stehen deutlich besser auf). Bessere Darstellbarkeit der kranialen Aortenabschnitte im Stehen und durch das Tiefertreten der Leber in der Inspiration.

Weitere Informationen sind durch die Verwendung von Doppler- und Duplexsonden zu gewinnen. Bezüglich der Darstellung dieses umfangreichen Spezialgebiets der Ultraschalldiagnostik wird auf Lehrbücher zu diesem Thema verwiesen.

Gefäße

1 **Aorta im Längsschnitt**
Hinter der schlanken Leber und dem unauffälligen Pankreas ist die Aorta als dickes Rohr zu erkennen, das kranial einen Durchmesser von 2 cm und distal vor der Bifurkation von $1{,}5 \pm 0{,}2$ cm aufweist. Die Wand der Aorta ist sowohl ventral als auch dorsal glatt, distal sieht man eine leichte Schallverstärkung. Die Aorta tritt etwas lateral der Wirbelsäule durch das Zwerchfell, wendet sich dann nach medial und verläuft entlang der Wirbelsäule, die auch auf dieser Abbildung dorsal der Aorta zu erkennen ist. Im Real-time-Bild hilft zusätzlich die typische arterielle Pulsation, die Aorta zu erkennen und von der V. cava zu unterscheiden. Die normale Aorta ist unterhalb des Zwerchfells 2–2,5 cm weit.

2 **Normale arterielle Gefäße des Oberbauchs**
(leicht gedrehter Längsschnitt)
Zur Verdeutlichung des Gefäßabgangs ist die Schnittebene hier leicht nach kaudal lateral gedreht, so daß man die Aorta nur ein Stück weit im Bild hat. In Höhe des Gefäßabgangs verläßt die Aorta nach medial die Schnittebene. Die beiden großen arteriellen Gefäße, der Truncus coeliacus kranial und die A. mesenterica superior kaudal, verlassen kurz hintereinander die Aorta; zwischen den beiden arteriellen Gefäßen erkennt man die V. lienalis, dorsal der A. mesenterica superior die beiden Nierengefäße, ventral die Vene, dorsal die A. renalis sinistra im Querschnitt.

3 **Normale Oberbauchgefäße** (Längsschnitt)
Der Längsschnitt verläuft streng entlang der lateralen Wirbelsäulenkontur, weshalb die nach medial abweichende Aorta nur am Anfang zur Darstellung kommt. Sie gibt die großen arteriellen Gefäße ab. Die V. renalis sinistra kreuzt die Aorta und wird zwischen Aorta und A. mesenterica superior etwas gequetscht, weshalb der Durchmesser oval erscheint. Der Winkel zwischen Aorta und A. mesenterica superior beträgt zwischen 20 und 40°, die Weite der A. mesenterica superior 4–7 mm.

1

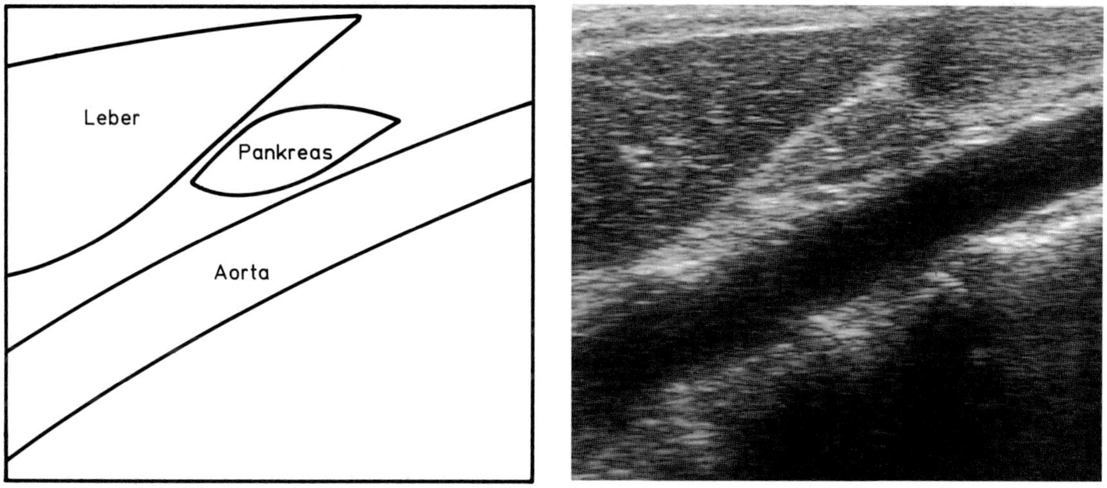
Leber
Pankreas
Aorta

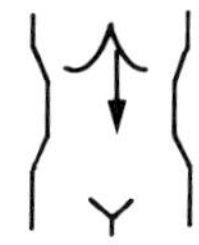

2

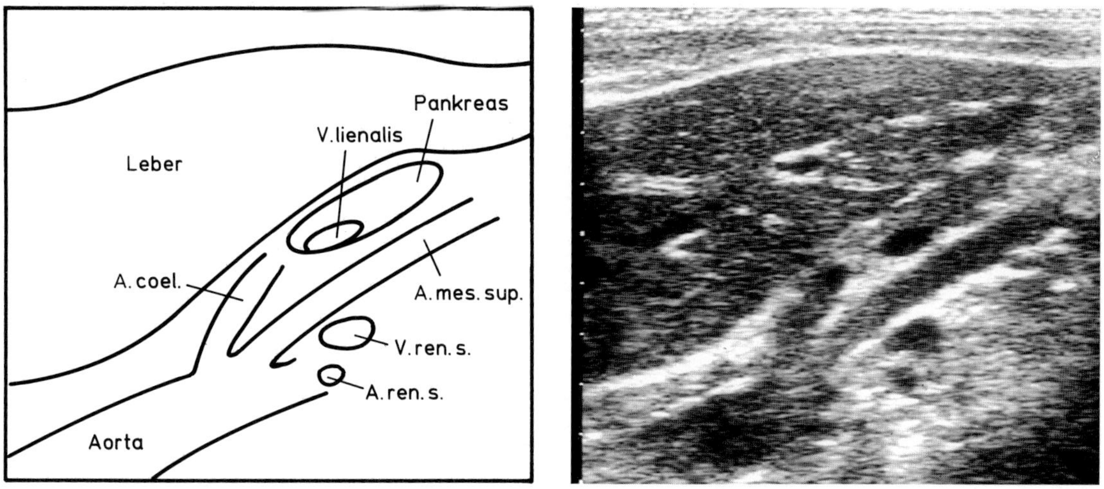
Pankreas
V. lienalis
Leber
A. coel.
A. mes. sup.
V. ren. s.
A. ren. s.
Aorta

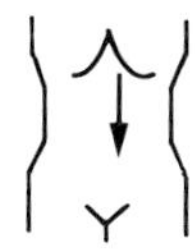

3

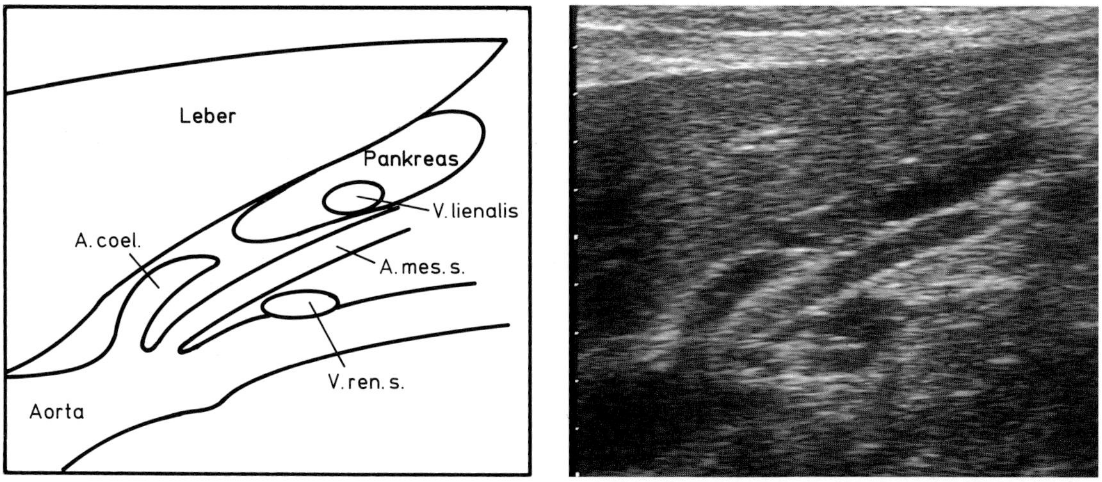
Leber
Pankreas
V. lienalis
A. coel.
A. mes. s.
V. ren. s.
Aorta

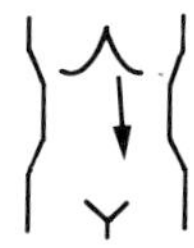

4 **Gefäßkreuzung vor dem Promontorium** (leicht schräger Längsschnitt)
Oberhalb des Promontoriums teilt sich die Aorta in die Aa. iliacae communes auf, die Beckenvenen vereinigen sich zur Kava. Da im Becken die Venen dorsal der Arterien verlaufen, im Bauchraum die Kava rechts neben der Aorta, muß eine Kreuzung der Gefäße stattfinden. Diese erfolgt oberhalb des Promontoriums, wobei die linke V. iliaca hinter der Aorta bzw. der Bifurkation kreuzt. Das dorsale Gefäß ist also das venöse, das ventrale das arterielle.

5 **Bifurkation bei Kinking von Aorta und Aa. iliacae** (Querschnitt oberhalb des Promontoriums)
Die rechte A. iliaca überquert die etwas gestaute V. cava ventral der Wirbelsäule. Die Aorta ist normal weit. Die rechte A. iliaca geht aufgrund eines baumwurzelartigen Kinkings nahezu senkrecht aus der Aorta hervor; dadurch kann man die Kreuzungsstelle mit der V. cava besonders gut sehen.

6 **Große Gefäße und Zwerchfellschenkel** (Oberbauchlängsschnitt)
Das Übersichtsbild läßt den gesamten Aortenverlauf vom Zwerchfell bis kurz vor das Promontorium erkennen. Die großen Gefäße gehen im mittleren Drittel ab, die kranial anschließenden gefäßähnlichen Gebilde, die vom Zwerchfell zur Aorta hinabreichen, geben oft Anlaß zu Mißverständnissen. Es handelt sich um die symmetrisch angelegten, beidseits der Aorta nachweisbaren Zwerchfellschenkel. Die Wirbelsäule ist im knöchernen Bercich vollständig reflektierend, die Disci intervertebrales sind schalldurchlässig; dadurch entstehen die Unterbrechungen in der Wirbelsäule.

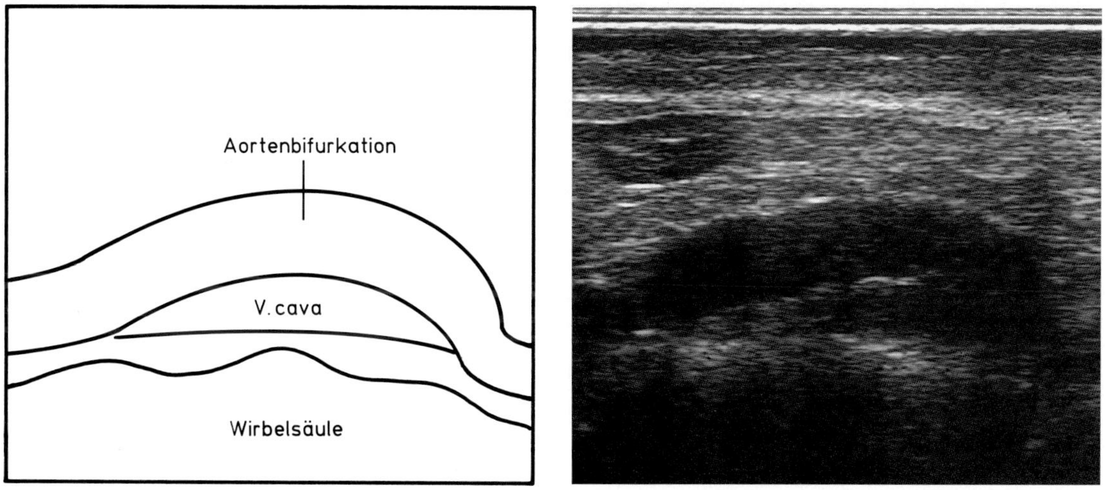
Aortenbifurkation
V. cava
Wirbelsäule

4

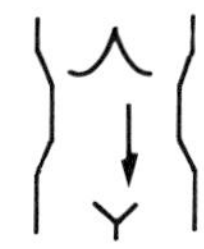

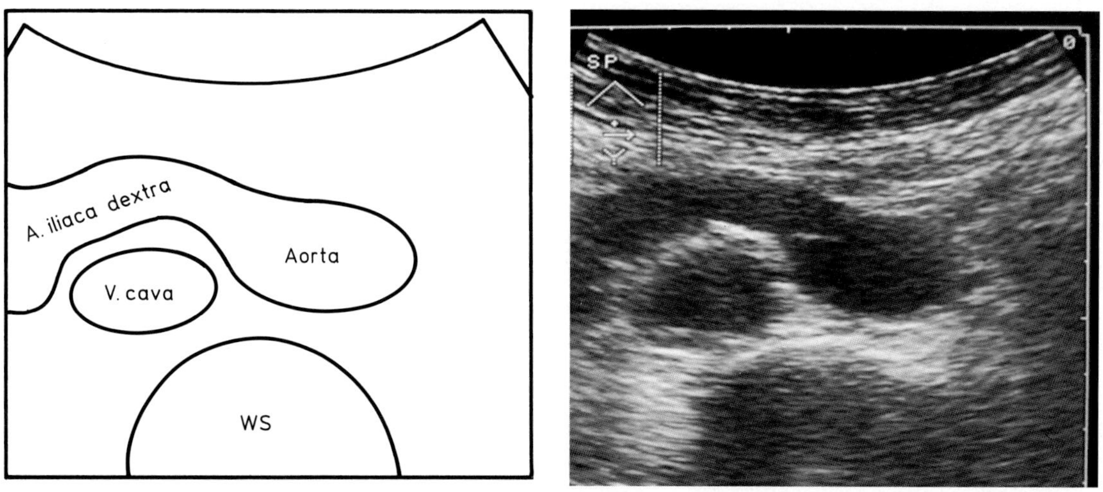
A. iliaca dextra
Aorta
V. cava
WS

5

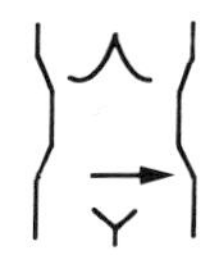

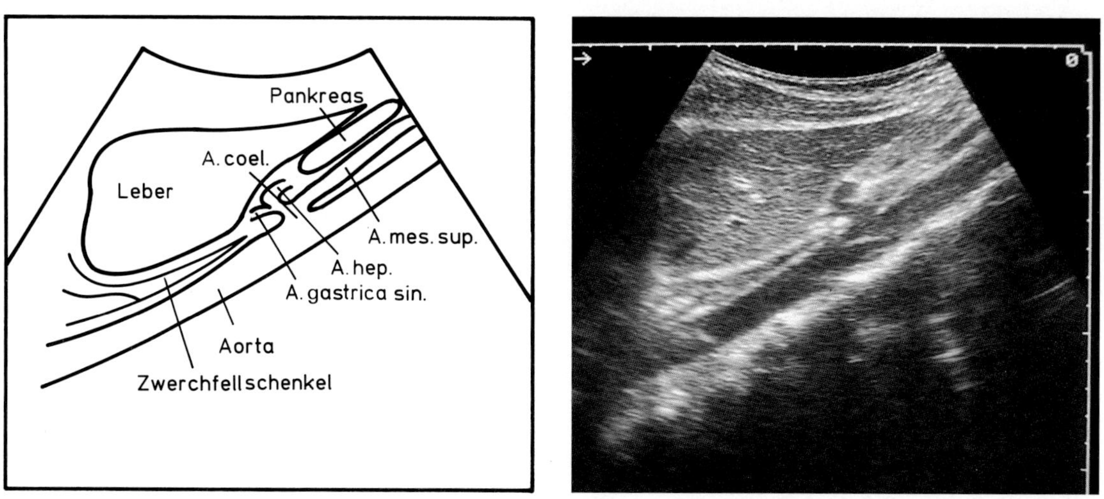
Pankreas
A. coel.
Leber
A. mes. sup.
A. hep.
A. gastrica sin.
Aorta
Zwerchfellschenkel

6

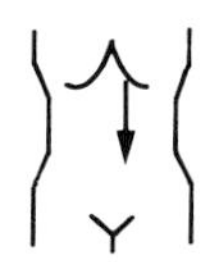

7 **V. cava** (Längsschnitt)
Die V. cava verläuft rechts neben der Wirbelsäule. Sie ist selten so prall gefüllt wie auf diesem Bild. Die Prallfüllung läßt sich jedoch jederzeit durch den Valsalva-Preßversuch erzeugen. Während der Inspiration wird das Gefäß schmaler. In der Real-time-Beobachtung erkennt man den typischen Venendoppelpuls. In Höhe der Pforte kreuzt die V. cava die quergeschnittene V. portae, in Höhe des Nierenhilus die A. renalis dextra, die dorsal der V. cava verläuft und diese von dorsal anhebt.

8 **V. cava und Pfortader** (gedrehter Längsschnitt)
Die Schnittebene ist etwas nach medial gedreht, so daß die V. cava nur kurzstreckig zur Darstellung kommt. Dafür ist die V. portae etwas längerstreckig zu erkennen. Die beiden Gefäße bilden etwa einen Winkel von 15–20° zueinander. Dorsal der V. cava ist wiederum die jetzt auch nicht mehr ganz im Querschnitt getroffene A. renalis dextra mit ovalem Anschnitt zu sehen. Ventral der Pfortader ist der Ductus hepatocholedochus filiform zu erkennen.

9a **V. cava in Inspiration** (Längsschnitt)
In Inspiration kommt es durch den raschen Rückfluß des Blutes zum Kollaps der V. cava. Die Überprüfung der atemabhängigen Beweglichkeit des Gefäßes gehört zur Routineuntersuchung, insbesondere bei älteren Patienten; eine Rechtsherzbelastung oder eine Kreislaufüberfüllung lassen sich dadurch rasch erkennen. Ventral der V. cava wiederum die quer- bis leicht schräg angeschnittene Pfortader.

9b **V. cava in Exspiration** (Längsschnitt)
Während der Exspiration kommt es zum Stopp des rückfließenden Blutes, die V. cava erweitert sich entsprechend, bis die nächste Inspiration wieder zu ihrer Entleerung führt. Auf diese unterschiedlichen atemabhängigen Füllungszustände setzen sich die Venenpulswellen auf, die im Real-time-Bild zur Erkennung der V. cava beitragen. Die Weite der V. cava im Längsschnitt schwankt atemabhängig zwischen 1,5 und 2,5 cm. Weiten über 3 cm sind pathologisch.

7

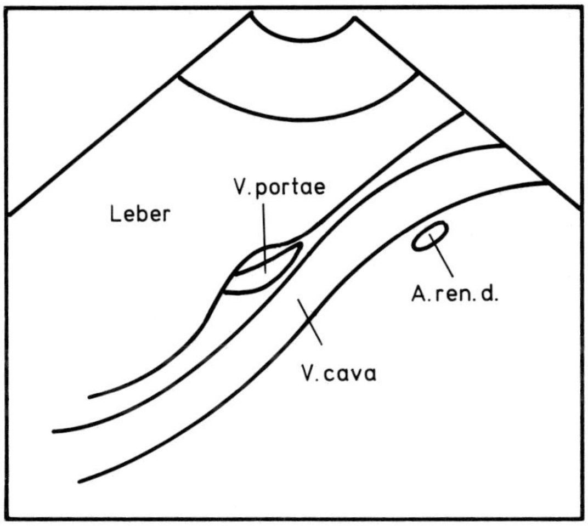
V. portae
Leber
A. ren. d.
V. cava

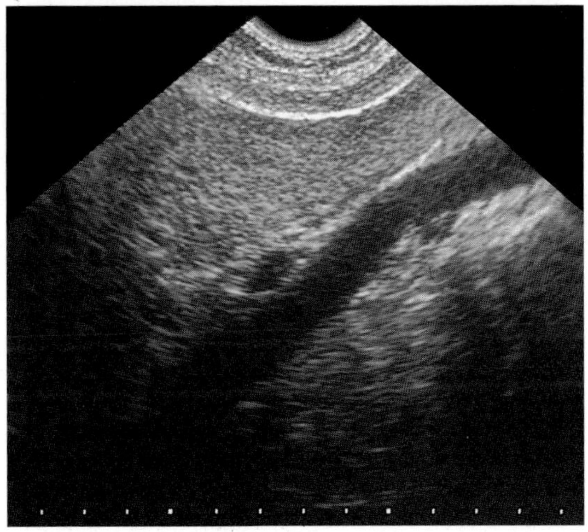

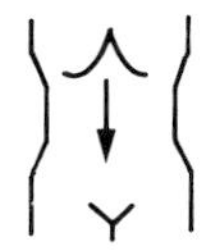

8

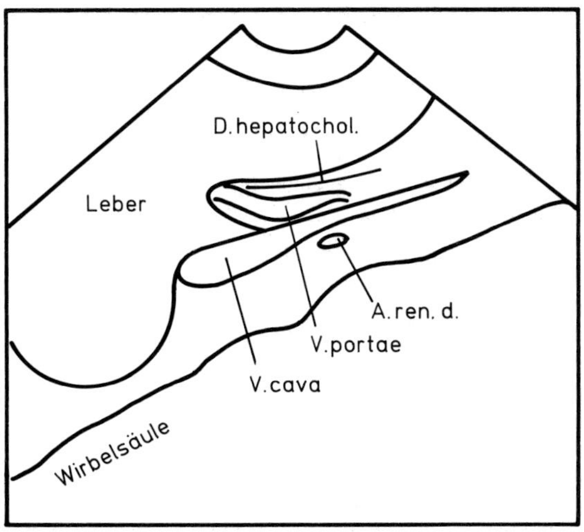
D. hepatochol.
Leber
A. ren. d.
V. portae
V. cava
Wirbelsäule

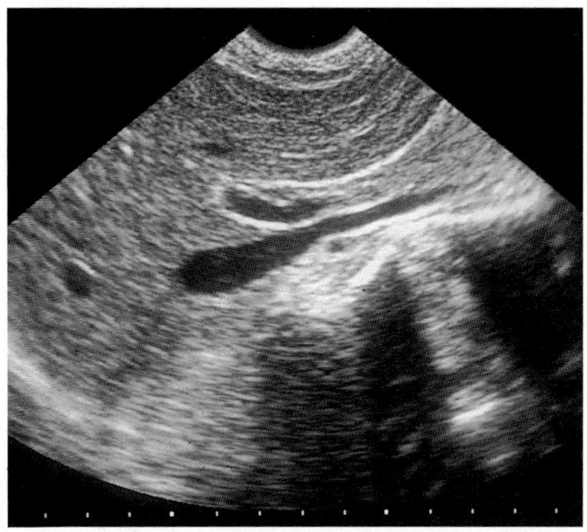

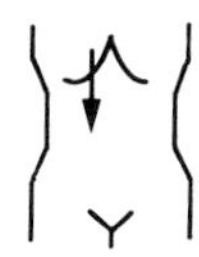

9 a

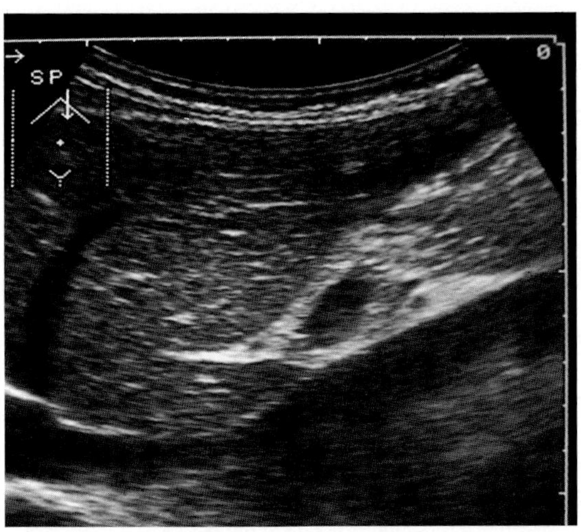
SP

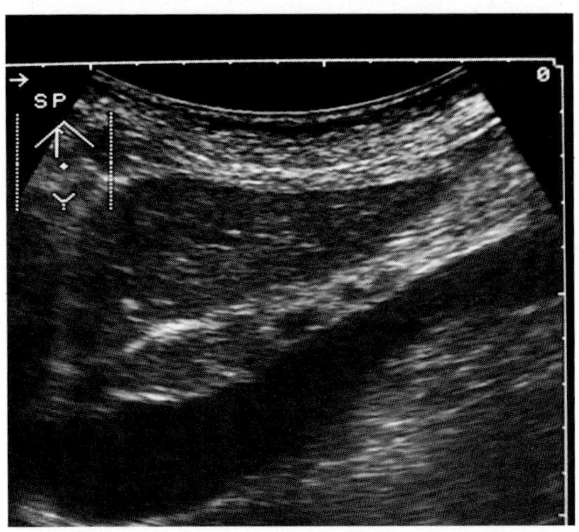
SP

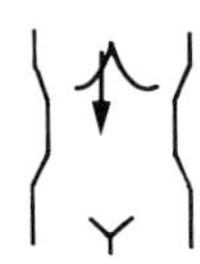

9 b

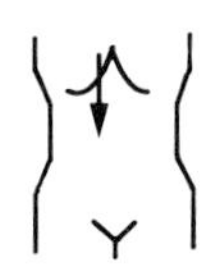

10 **Oberbauchquerschnitt in Höhe des Truncus coeliacus**
Hinter dem linken Leberlappen erkennt man die großen Bauchgefäße, wobei der Truncus coeliacus geschwungen aus der Aorta hervorgeht und sich alsbald in die A. hepatica communis und die A. lienalis teilt, die am Pankreas entlang zur Milz verläuft. Die A. hepatica ist weiter bis in den Leberhilus zu verfolgen, die abgehende A. gastroduodenalis ist selten darstellbar. Ebenso gelingt es meist nicht, die A. gastrica sinistra darzustellen. Auf beiden Seiten der Aorta erkennt man wiederum die Zwerchfellschenkel, die häufig zu differntialdiagnostischen Erwägungen Anlaß geben, jedoch bei sorgfältiger Beobachtung nahezu immer nachweisbar sind. Durch die nach kaudal gekippte Schnittführung sind außerdem die Nierenarterien, die V. cava und die V. lienalis im Bild.

11 **Oberbauchquerschnitt mit V. lienalis**
In diesem leicht nach kranial gedrehten Oberbauchquerschnitt erkennt man hinter der Leber das Pankreas nahezu in gesamter Länge, vor der Wirbelsäule die Aorta und V. cava. Das Pankreas wird von der V. lienalis begleitet, die man im Verlauf des Pankreasschwanzes und des Korpus erkennt; diese verläßt dann die Schnittebene und kehrt in Form des Confluens venarum im Bereich des Pankreaskopfes in die Schnittebene zurück. Dabei handelt es sich um den Zusammenfluß von V. mesenterica superior und V. lienalis. Zwischen der V. lienalis und der Aorta erscheint in Form eines Ovals die A. mesenterica superior in typischer Weise mit einem weißen Hof umgeben. Die normale Weite der V. lienalis wird sehr unterschiedlich angegeben, mit Schwankungen von 3–10 mm. Auch hier sind respiratorisch Kaliberschwankungen feststellbar.

12 **Oberbauchquerschnitt mit V. lienalis**
Zur besseren Darstellung der V. lienalis ist die Schnittebene nun durch deren Verlauf gelegt. Dadurch ist das Pankreas nur im Schwanz- und Korpusbereich vollständig im Bild. Dorsal der V. lienalis die A. mesenterica superior sowie die großen Gefäße Aorta und V. cava, hinter der die A. renalis dextra kreuzt. Die Dicke der V. lienalis ist kein Maßstab für eine eventuelle portale Hypertension, jedenfalls nicht, solange sie eine konstante Dicke von 1 cm nicht überschreitet. Eine sehr kräftige V. lienalis kann Ausdruck einer portalen Hypertension sein, ist aber für eine solche nicht beweisend. Zuverlässiger ist die fehlende atemabhängige Änderung des Kalibers des Gefäßes bei portaler Hypertension. Die A. mesenterica superior hat eine Weite zwischen 4 und 7 mm.

10

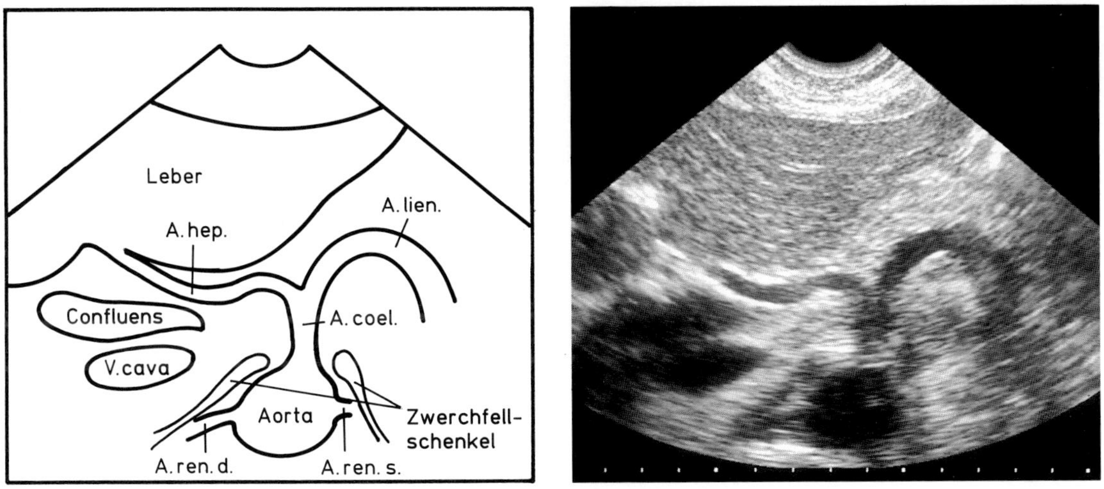
Leber
A. lien.
A. hep.
Confluens
A. coel.
V. cava
Aorta
Zwerchfell-
schenkel
A. ren. d.
A. ren. s.

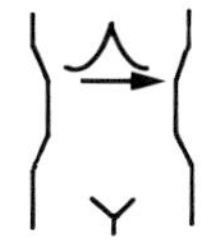

11

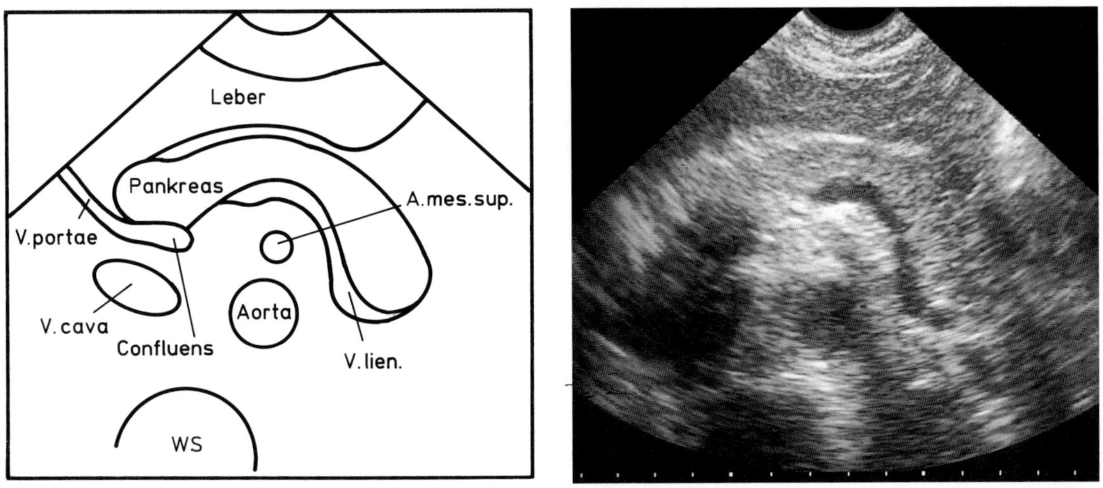
Leber
Pankreas
A. mes. sup.
V. portae
V. cava
Aorta
Confluens
V. lien.
WS

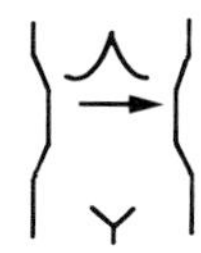

12

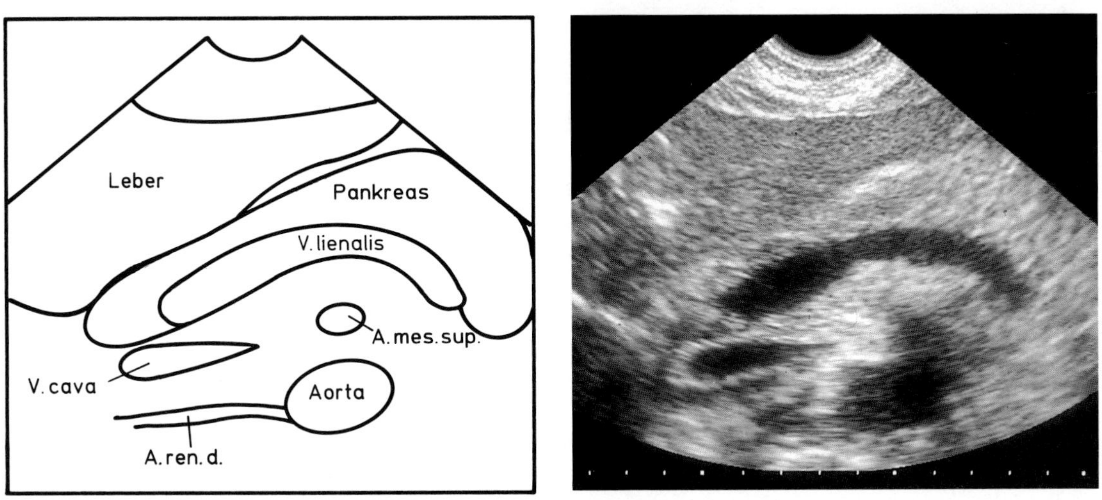
Leber
Pankreas
V. lienalis
A. mes. sup.
V. cava
Aorta
A. ren. d.

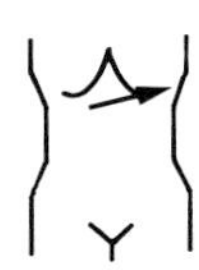

13 **V. mesenterica superior** (Schrägschnitt entlang d. V. mesenterica superior)
Zur Darstellung der V. mesenterica superior und der V. portae wurde die Schnittebene entlang des Verlaufs dieser Gefäße gewählt. Die V. mesenterica superior verläuft gewöhnlich leicht geschwungen dorsal des Pankreas, selten durch das Pankreas hindurch, am kaudalen Rand des Pankreas nimmt sie die V. lienalis auf. Die normale Weite beträgt 8–10 mm. Die A. hepatica communis erscheint am Oberrand des Pankreas.

14 **V. lienalis und V. portae** (Oberbauchquerschnitt)
Hier wurde die V. lienalis so eingestellt, daß sie kontinuierlich in die V. portae übergeht. Das Gefäß schwillt nach Aufnahme der V. mesenterica superior an, ist deshalb im Pfortenbereich deutlich dicker als im Pankreaskorpusbereich. Ventral des Gefäßes, kurz vor der Pforte, erkennt man die dorsal des rechten Leberlappens verlaufende A. hepatica propria. Die Leberlappen sind durch die Falx hepatis getrennt. Die normale Weite der V. portae ist altersabhängig unterschiedlich (0–10 Jahre: 5–12 mm; 11–20 Jahre: 7–13 mm; 21–40 Jahre: 6–15 mm). Pfortaderweiten über 15 mm sind pathologisch, aber nicht alle Patienten mit portaler Hypertension haben erweiterte Portalvenen.

15 **Oberbauchanatomie** (Querschnitt)
Auf diesem leicht nach links kranial gedrehten Querschnitt erkennt man von ventral nach dorsal den linken Leberlappen, das Pankreas, die V. lienalis, die A. mesenterica superior mit dem typischen weißen Hof, die V. cava mit der V. renalis sinistra sowie die Aorta mit den beiden Nierenarterien. Der weiße Hof um die A. mesenterica superior entsteht durch ein Bindegewebe- und Fettpolster und nicht durch Ein- oder Austrittsechos der Gefäßwand. Dorsal sieht man die Wirbelsäule.

13

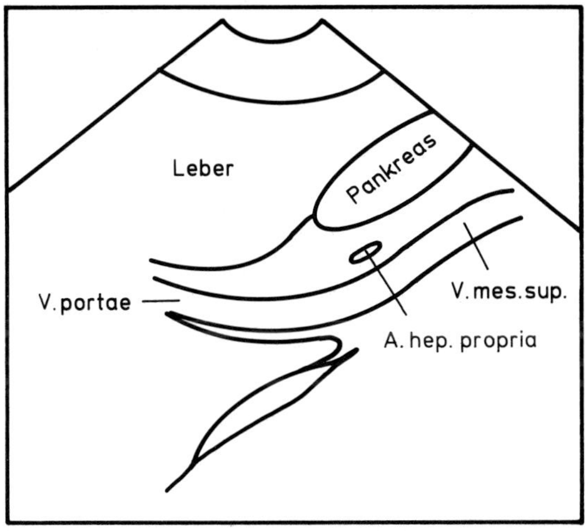
Leber
Pankreas
V. portae
V. mes. sup.
A. hep. propria

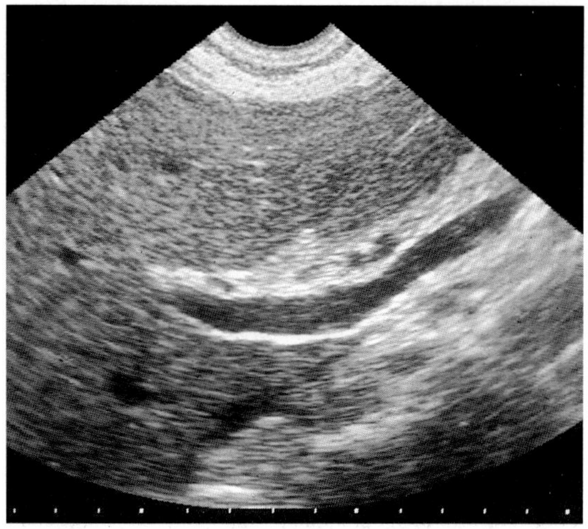

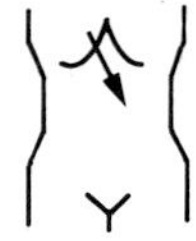

14

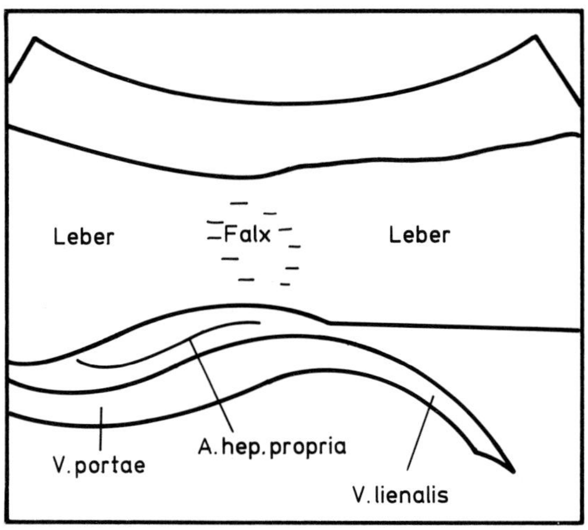
Leber
Falx
Leber
V. portae
A. hep. propria
V. lienalis

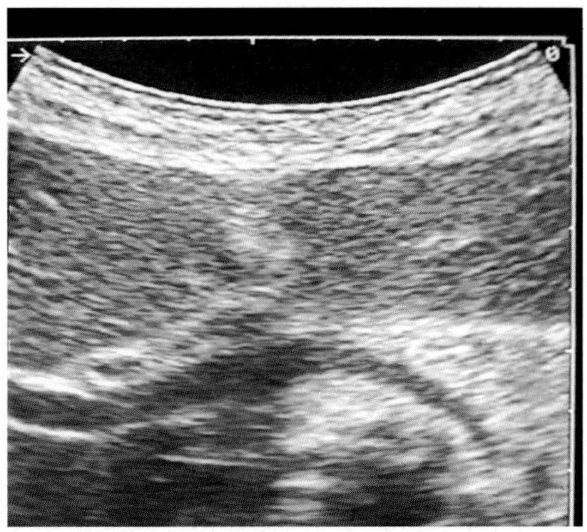

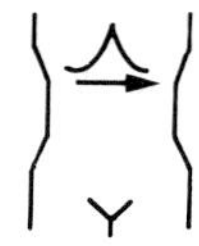

15

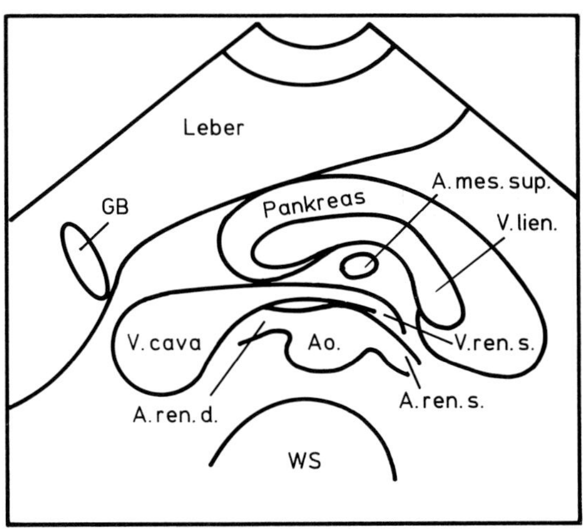
Leber
GB
Pankreas
A. mes. sup.
V. lien.
V. cava
Ao.
V. ren. s.
A. ren. d.
A. ren. s.
WS

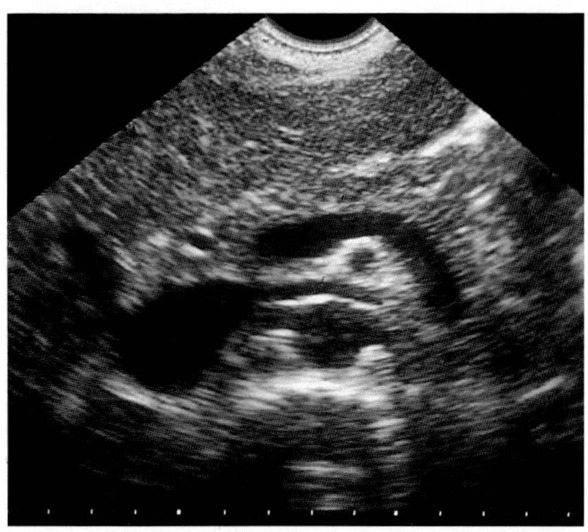

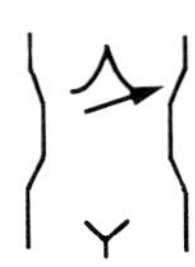

16 **V. renalis dextra** (Querschnitt durch den rechten Oberbauch in Höhe des Nierenhilus)
Hinter der Leber und der Gallenblase erkennt man die V. cava, die eine kräftige V. renalis dextra aufnimmt; angedeutet erkennbar die A. renalis dextra. Die Niere ist etwas um ihre Längsachse gedreht. Eine Weite von 8 mm wie auf diesem Bild erreicht die V. renalis dextra nur durch den Preßversuch oder bei Venenstauung.

17 **Normaler Truncus coeliacus** (Querschnitt)
Hinter dem etwas kurzen, aber schlanken linken Leberlappen erkennt man den weit ausschwingenden Truncus coeliacus mit den beiden Hauptgefäßen A. lienalis und A. hepatica communis, rechts davon die V. portae und die V. cava. Die A. gastrica sinistra ist selten zu erkennen, hier ist sie lateral des Truncus angeschnitten. Die A. hepatica trägt eine wandständige Verkalkung mit zartem Schallschatten.

18 **Aorta mit Plaques** (Längsschnitt)
Die Aorta verläuft ohne Schlängelung geradlinig durch das Abdomen. Sie ist normal weit, trägt aber 3 plattenartige Verkalkungen mit Schallschatten im mittleren und unteren Drittel.

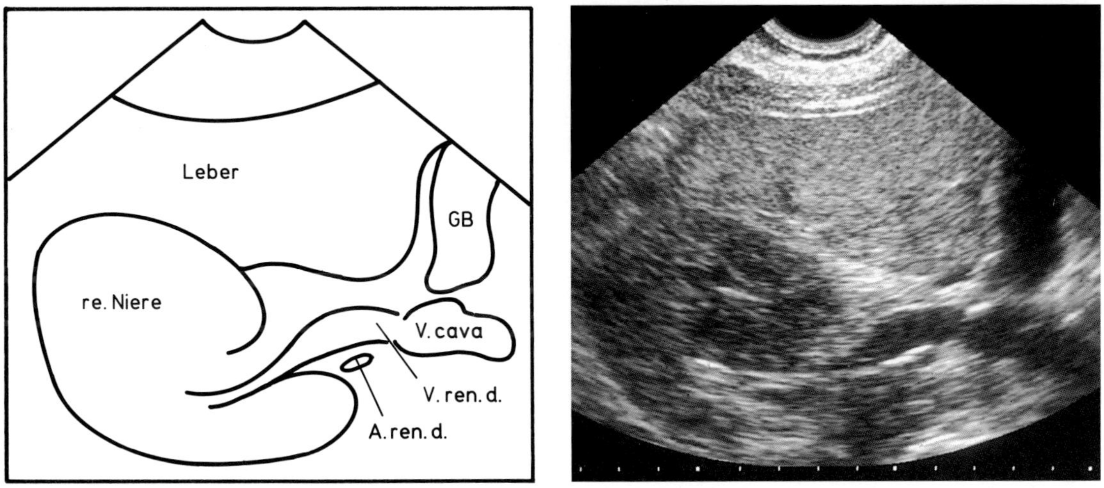
Leber
GB
re. Niere
V. cava
V. ren. d.
A. ren. d.

16

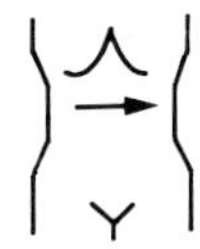

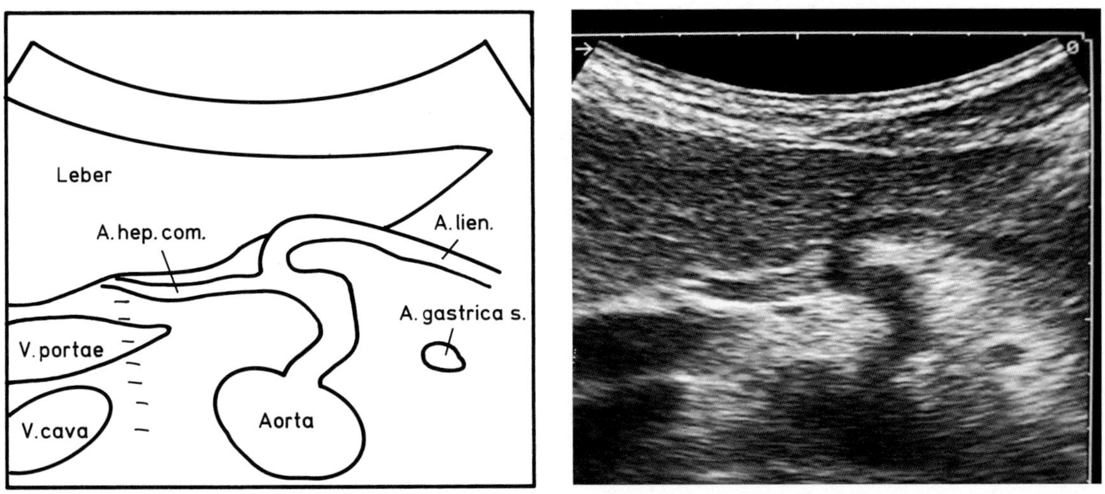
Leber
A. hep. com.
A. lien.
A. gastrica s.
V. portae
V. cava
Aorta

17

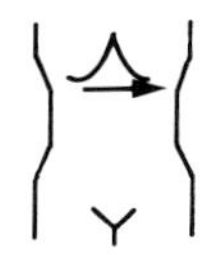

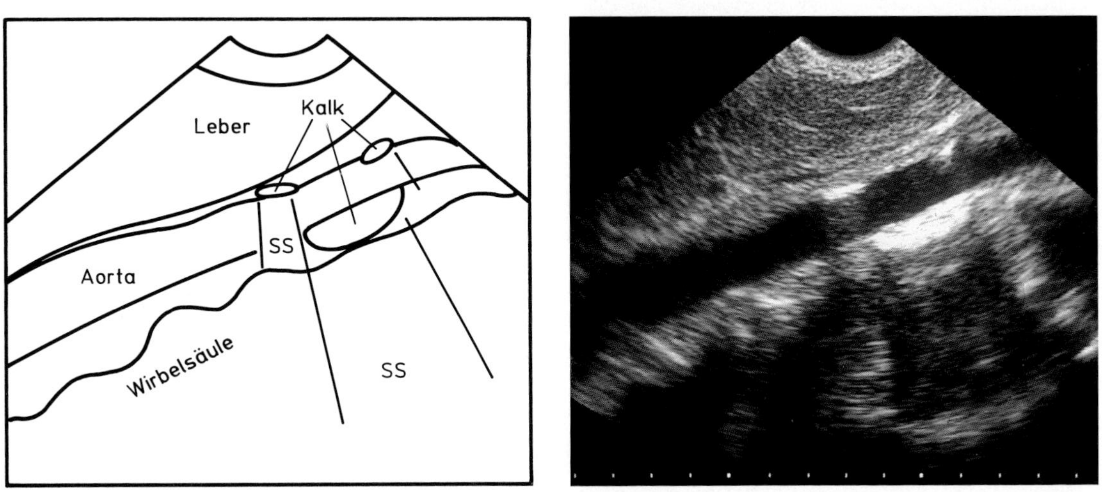
Leber
Kalk
SS
Aorta
Wirbelsäule
SS

18

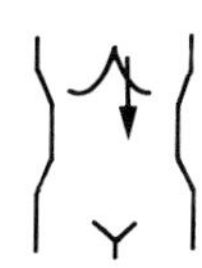

19 **Aortenaneurysma** (Längsschnitt)
Unmittelbar vor der Bifurkation ist hier die Aorta auf einer Strecke von 8 cm auf einen äußeren Durchmesser von 6 cm sowie einen inneren von 3 cm angeschwollen. Das Aneurysma hat sich sowohl nach ventral als auch nach dorsal entwickelt, die aneurysmatisch erweiterte Aorta ist durch thrombotische Massen ausgekleidet, wodurch ein zentraler Kanal entsteht, der nur wenig erweitert ist.

20 **Aortenaneurysma** (Querschnitt)
Es handelt sich um denselben Patienten wie auf der Voraufnahme. In Höhe der größten Ausdehnung ist hier das Aortenaneurysma quergeschnitten. Man erkennt, daß die Erweiterung konzentrisch erfolgt ist, mit einem zentralen, ebenfalls konzentrischen Lumen von maximal 3 cm Durchmesser. Das Aortenaneurysma war dem Patienten bis dahin nicht bekannt, Schmerzen bestanden nie. Aortenaneurysmen über 4 cm maximaler Weite werden heute als Operationsindikation angesehen. Jede Größenzunahme ist ein Argument für eine rasche Intervention.

21 a **Kleines Aortenaneurysma** (Längsschnitt)
Etwas oberhalb der Bifurkation ist die Aorta auf einer Strecke von 5 cm auf bis zu 4 cm erweitert (unter Einschluß der Gefäßwanddicke). Das Aneurysma hatte unter dem Einfluß eines unbefriedigend eingestellten Hypertonus innerhalb eines Jahres an Größe zugenommen. Der Patient konnte sich nicht zu einer Operation entschließen. Unter sorgfältiger Blutdruckeinstellung und Überwachung ist das Aneurysma seit einem halben Jahr nicht mehr größer geworden.

21 b **Aortenaneurysma** (Querschnitt)
Es handelt sich um denselben Patienten wie in der Voraufnahme. Man erkennt nicht nur, daß die Aortenwand nahezu 8 mm dick ist, sondern auch, daß das Lumen eine zarte Septierung aufweist, die einem dissezierten Intimaabschnitt entspricht. Diese Septierung war nur in dieser Schnittebene darstellbar. Eine Dissektion ist ein weiteres Argument für eine möglichst baldige chirurgische Intervention. Gleichmäßige Erweiterungen der gesamten Aorta über die Normgrenze von 3 cm sind als Ektasien definiert, umschriebene als Aneurysmen.

19

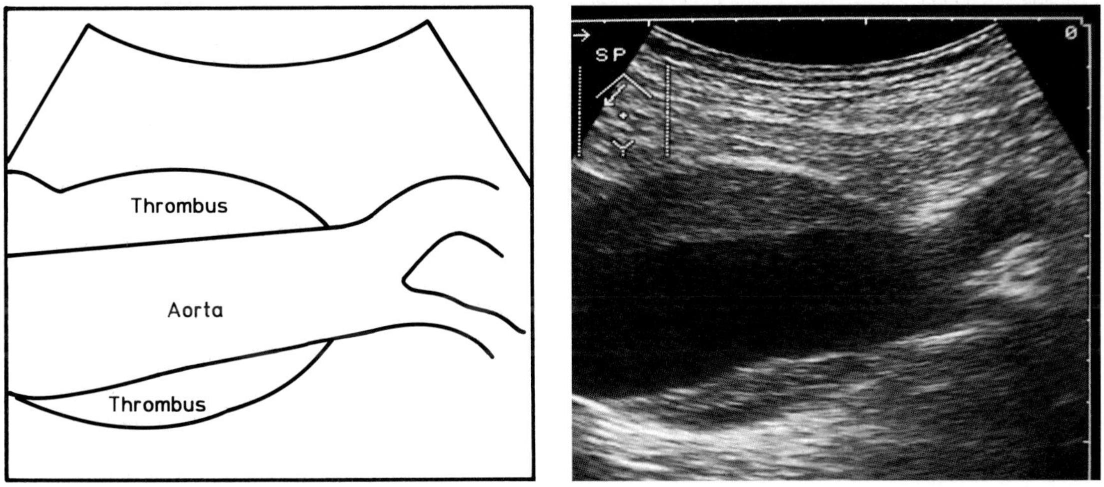

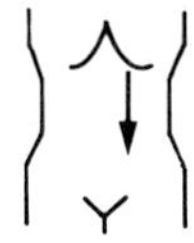

20

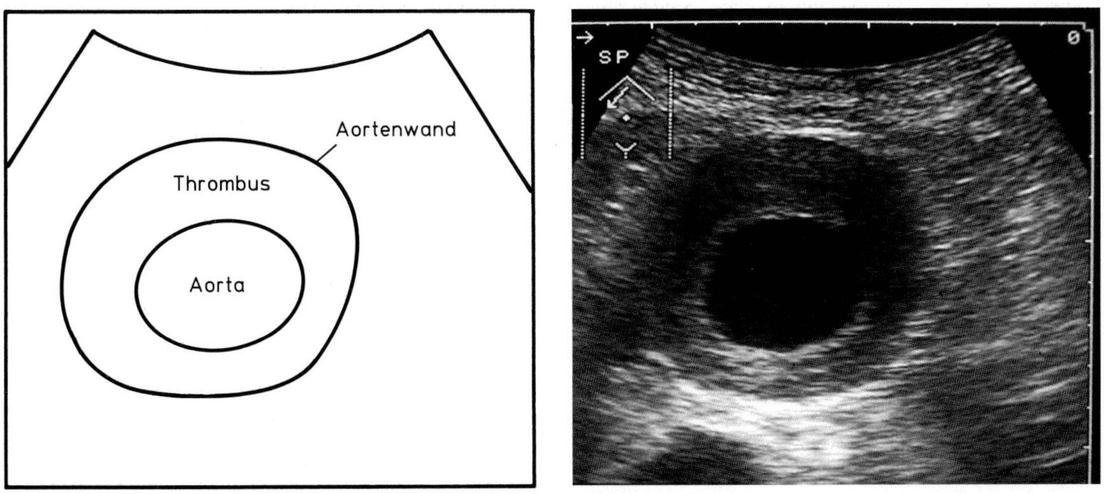

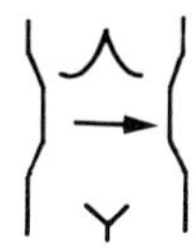

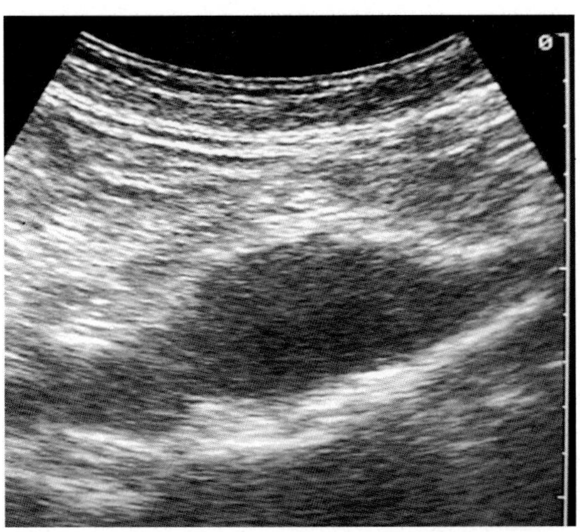

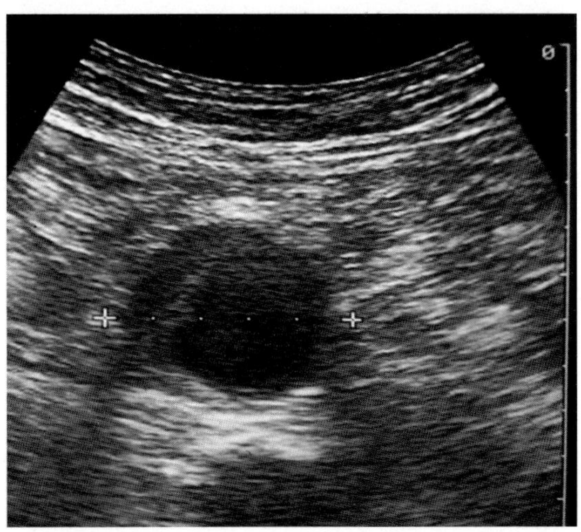

21 a

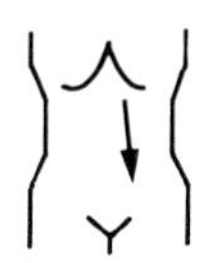

21 b

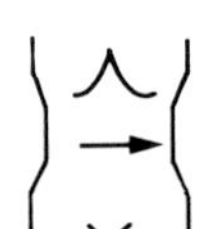

22 **Aortenektasie mit mobiler Plaquebildung** (Längsschnitt)
Kurz oberhalb der Bifurkation ist die Aorta auf 3 cm ektatisch erweitert, die Wand ist dabei dünn, die dorsale Wand weist eine raupenartige Vorwölbung auf, die sich im Real-time-Bild rhythmisch mit der Pulswelle auf- und abbewegt. Es handelt sich um eine Intimaplaque, die z. T. losgelöst war. Derartige Veränderungen können, wenn sie abreißen, zu embolischen Verschlüssen der großen Beinarterien führen.

23 **Aortenplaque bei Aortenektasie** (Querschnitt)
Derselbe Patient wie in der Voraufnahme. Die Ektasie ist allseitig zu erkennen, die Plaque schwingt im Lumen auf und ab.

24 **Aortendissektion** (Längsschnitt)
Im Mittelbauch ist das Aortenrohr auf den ersten Blick normal weit, dann erkennt man eine Lamelle von reflexarmer Beschaffenheit, die sich ventral des Aortenrohrs, langsam an Größe zunehmend, entwickelt. Zwischen den beiden Wandschichten liegt ein reflexkräftiger Wandanteil. Die Dissektion ist am oberen Rand dieses verkalkten Wandabschnitts erfolgt, am Ende des Abschnitts findet der Blutstrom wieder Anschluß an den Hauptstrom. Die restliche Aortenwand erscheint eher dünn, eine operative Korrektur ist erforderlich, auch wenn die geforderten 4 cm maximale Dicke nicht erreicht werden.

22

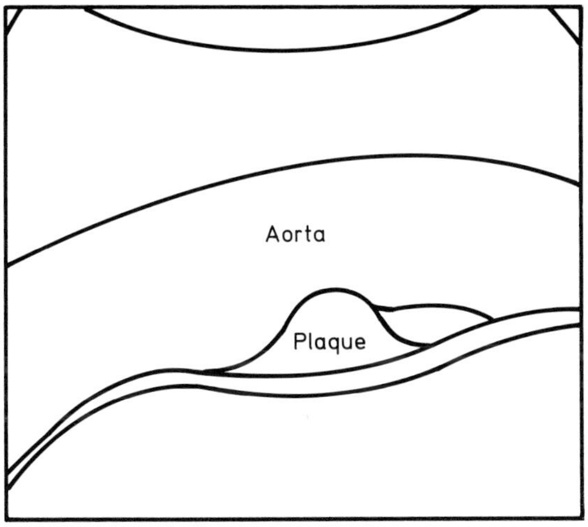
Aorta
Plaque

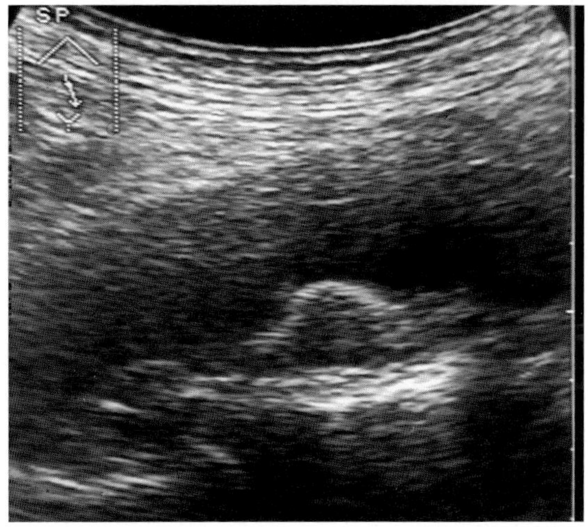

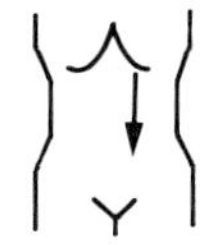

23

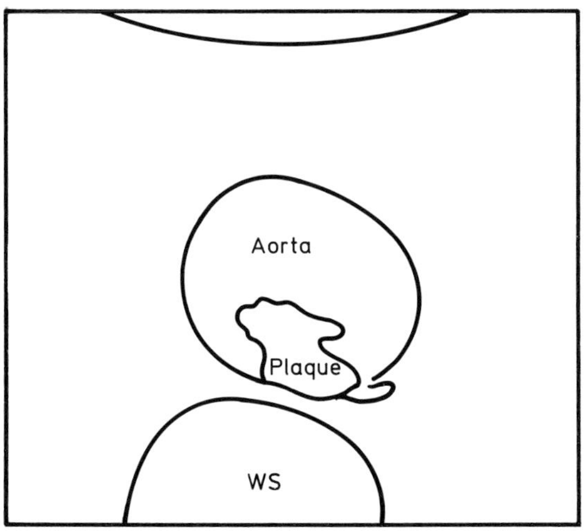
Aorta
Plaque
WS

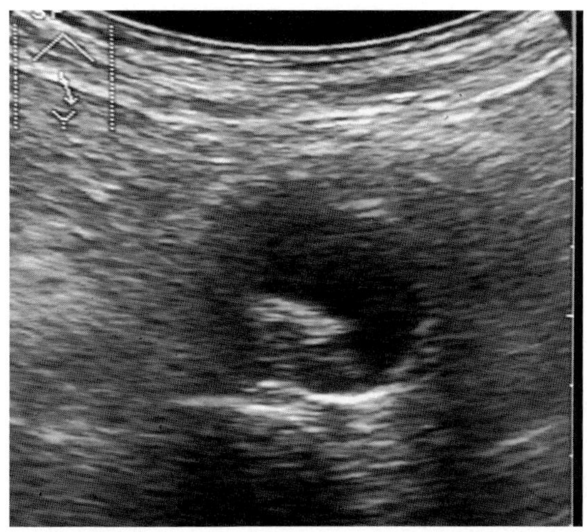

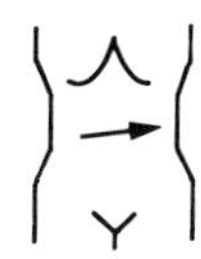

24

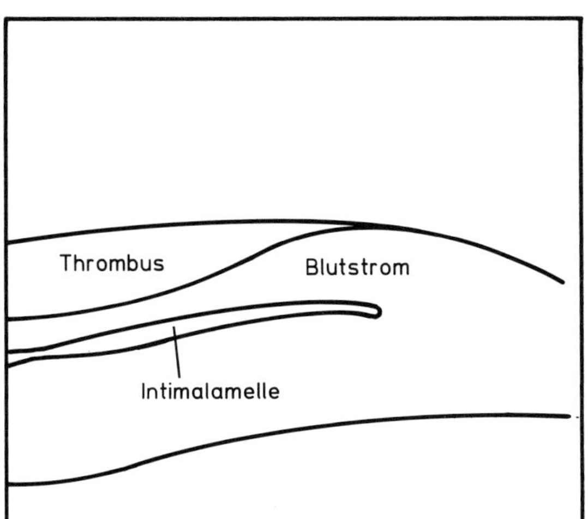
Thrombus
Blutstrom
Intimalamelle

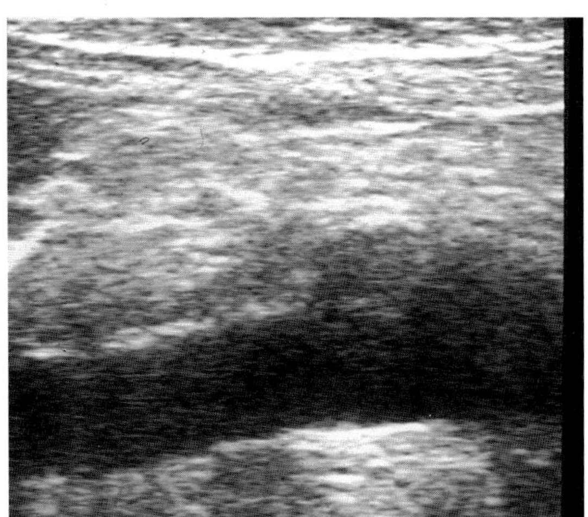

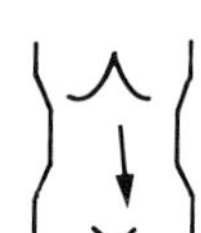

25 **Aortendissektion** (Längsschnitt)
Dieses Übersichtsbild zeigt noch einmal eine ähnliche Situation wie auf der Voraufnahme. Die Aorta ist durch eine reflexkräftige Wandschicht auf einer Strecke von 6 cm zweigeteilt; danach findet der Blutstrom wieder Anschluß an das Lumen der Aorta. Die Dissektion entstand auf Klappenebene und wühlte sich rasch bis zur Bifurkation vor. Der Patient wurde notfallmäßig erfolgreich operiert.

26 **Rupturierendes Aortenaneurysma**
(Mittelbauchlängsschnitt)
Eine eigentliche Aortenstruktur ist nicht zu erkennen. Man sieht dorsal der Wirbelsäule unmittelbar aufliegende Anteile der Aorta mit Koagel und Kalk, die das gesamte Retroperitoneum ausgefüllt haben und die Baucheingeweide nach ventral verdrängen. In diesem erweiterten Aortenlumen schwimmen Gewebepartikel. Der Patient kam zur Aufnahme, nachdem er heftige abdominelle Schmerzen gehabt hatte.

27 **Rupturierendes Aortenaneurysma**
(Querschnitt)
Hier sind Reste des einreißenden Aortenaneurysmas zu sehen. Die Wand hat nach medial nachgegeben. Anteile der aufgerissenen Aortenwand treiben im Lumen des Blutsees umher. Die Pulsation war schwach, man sah treibende Bewegungen der Wandreste unter dem nachströmenden Blut.

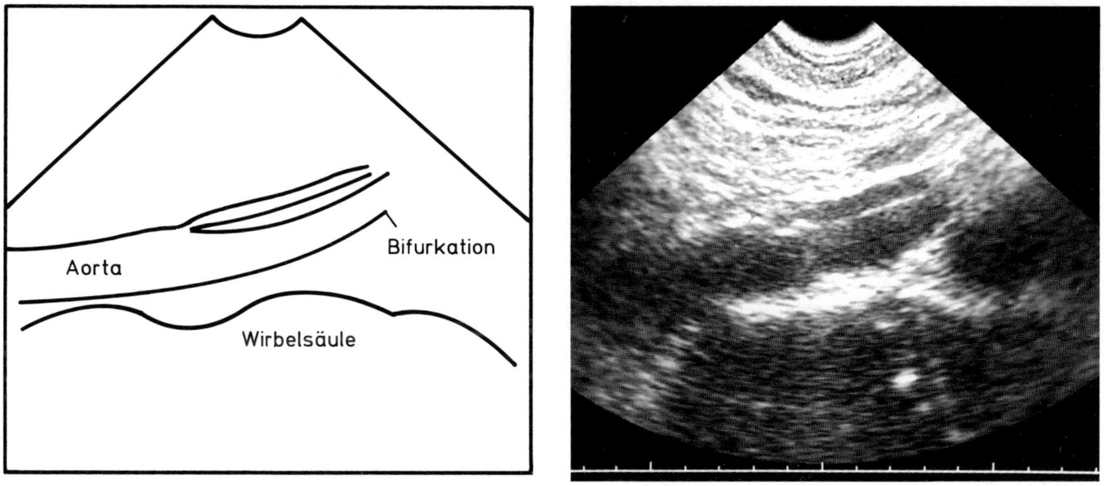
Bifurkation
Aorta
Wirbelsäule

25

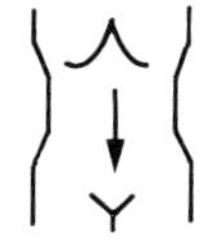

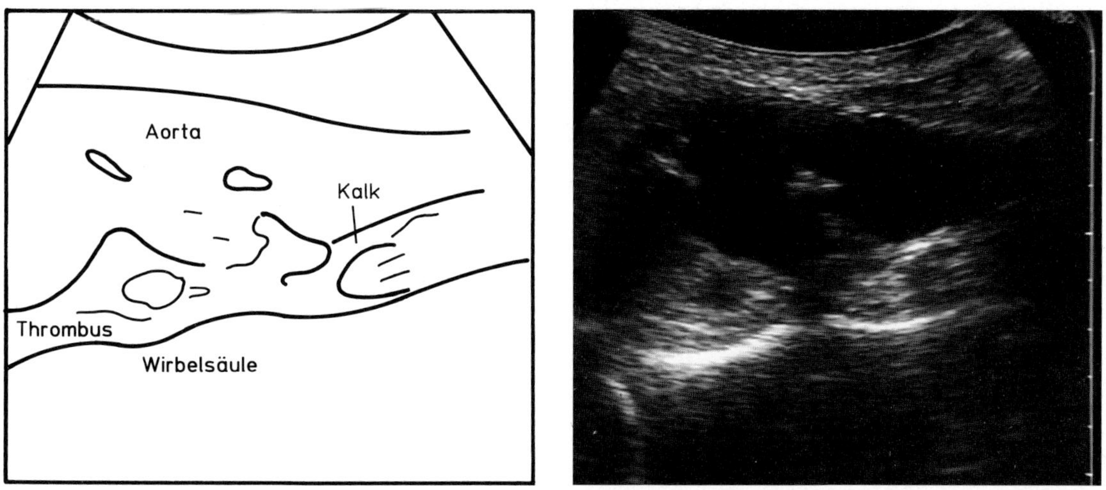
Aorta
Kalk
Thrombus
Wirbelsäule

26

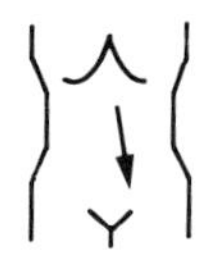

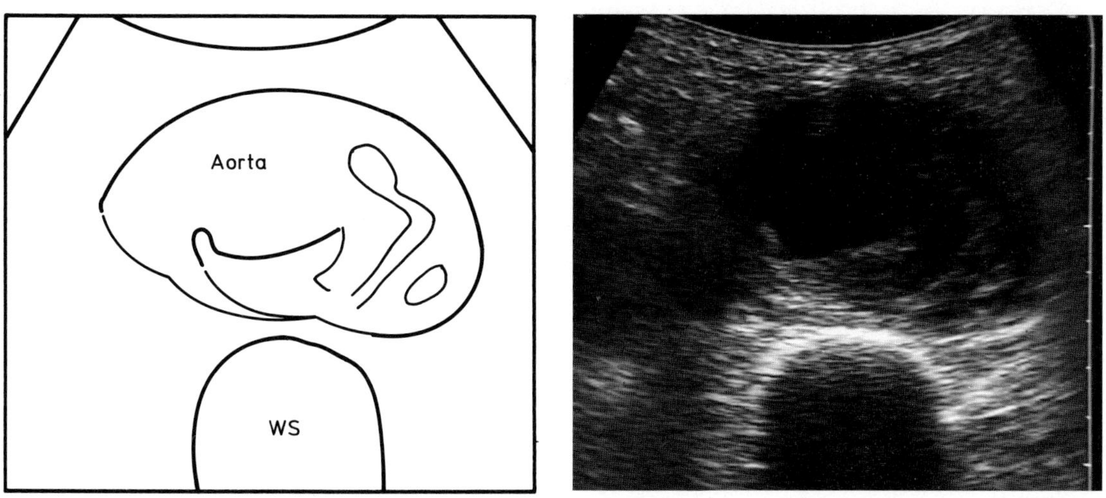
Aorta
WS

27

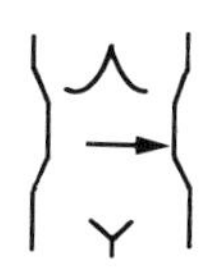

28 **Zustand nach Einlage einer Aortenprothese** (Längsschnitt)
Die Prothese hat etwa die Weite des Lumens der Aorta. Sie ist durch eine 3 mm dicke reflexkräftige Wand zu erkennen, die in einem Abstand von 5 mm jeweils durchbrochen erscheint. Die Differenzierung gelingt dorsal besser als ventral. Der Übergang in das kraniale Aortenrohr ist sonographisch nicht exakt definiert.

29 **Zustand nach Einlage einer Aortenprothese mit Ektasie der kranial anschließenden Aorta** (Längsschnitt)
Wiederum ist das reflexkräftige Gewebe der Prothese zu erkennen; oberhalb des Prothesenendes ist es zu einer Ektasie der Aorta gekommen mit einer dorsalen Aussackung und Wandverdickung. Bei Fortbestehen der das Aneurysma verursachenden Faktoren, also überwiegend einer Hypertonie, steht nun das ungeschützte weiter kranial liegende Aortenrohr unter dem vollen Einfluß der ankommenden Druckwelle, der es schließlich nachgibt.

30 **Lériche-Syndrom** (Längsschnitt)
Die kranialen Anteile der Aorta zeigen nur wenige Plaques, eine davon kurz vor der Bifurkation. Die Bifurkation selbst ist verschlossen durch einen Thrombus, der das gesamte Aortenlumen ausfüllt. Die Lériche-Symptomatik veranlaßte die Sonographie, der Befund wurde angiographisch bestätigt.

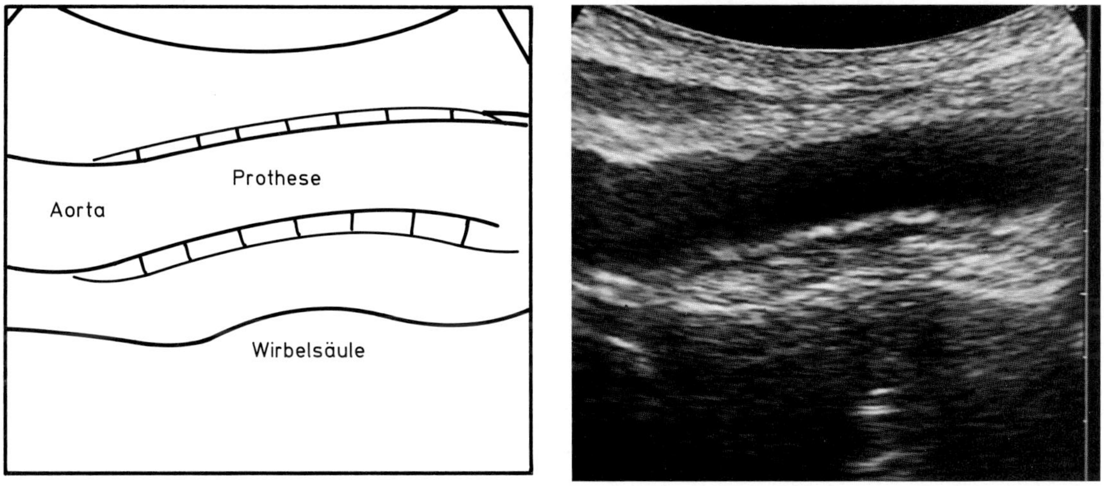
Prothese
Aorta
Wirbelsäule

28

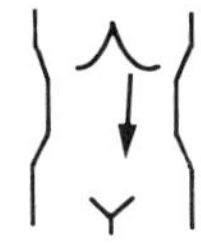

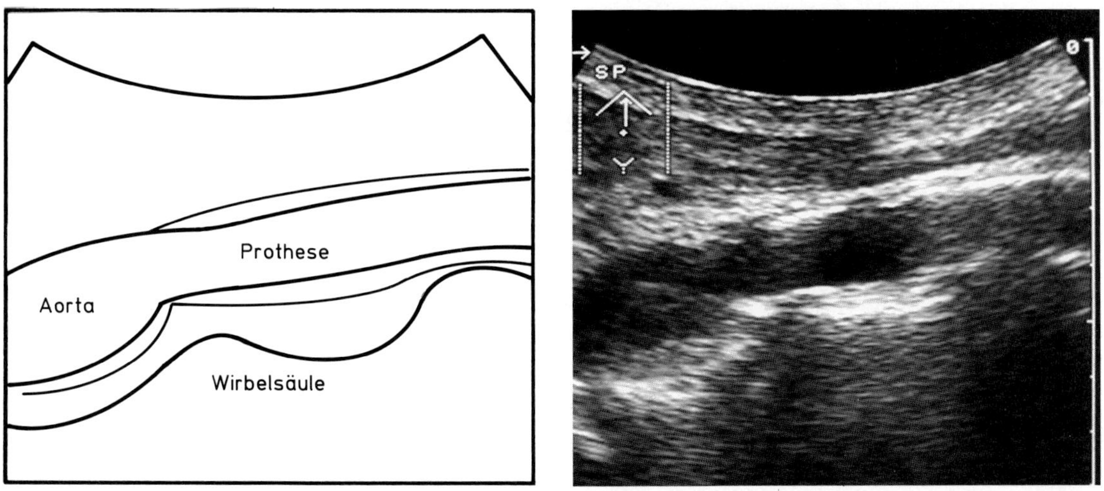
Prothese
Aorta
Wirbelsäule
SP

29

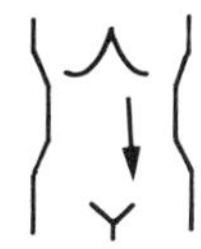

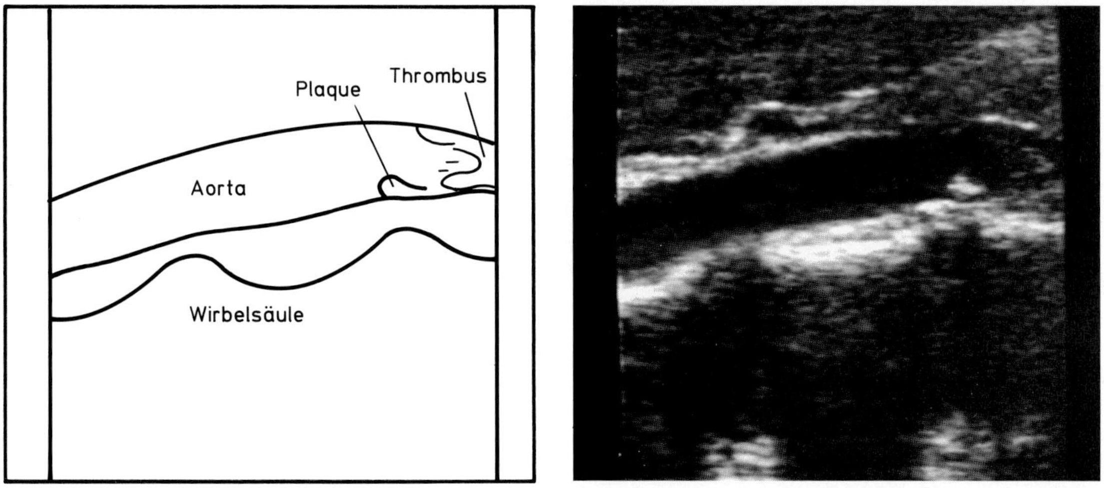
Thrombus
Plaque
Aorta
Wirbelsäule

30

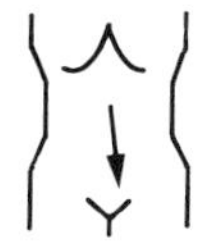

31 **Kavastauung** (Längsschnitt)
Steigt der Druck im rechten Herzen an, kommt es inspiratorisch nicht mehr zu einer Entlastung der Kava. Die atemabhängige Beweglichkeit der Kava entfällt, das Gefäß imponiert als starres Rohr, die Weite des Rohrs nimmt mit Dauer und Stärke der Stauung zu.

32 **Kavastauung bei Cor pulmonale**
(Längsschnitt)
Die Kava ist auf 3 cm dilatiert, das Herz erweitert. Auch die Lebervene, die in die Kava mündet, ist gestaut, wenn auch noch nicht dilatiert. Die Weite der gestauten Kava ändert sich während der Atmung nicht mehr.

33 **Rechtsherzinsuffizienz mit Rückstau in die Lebervenen** (subkostaler Schrägschnitt durch den rechten Oberbauch unterhalb des Zwerchfells)
Man erkennt die gestaute V. cava und die 3 Hauptäste der Lebervene, wobei der rechte Lebervenenast nur teilweise im Bild ist. Derartige Veränderungen findet man bei akuter Rechtsherzinsuffizienz.

31

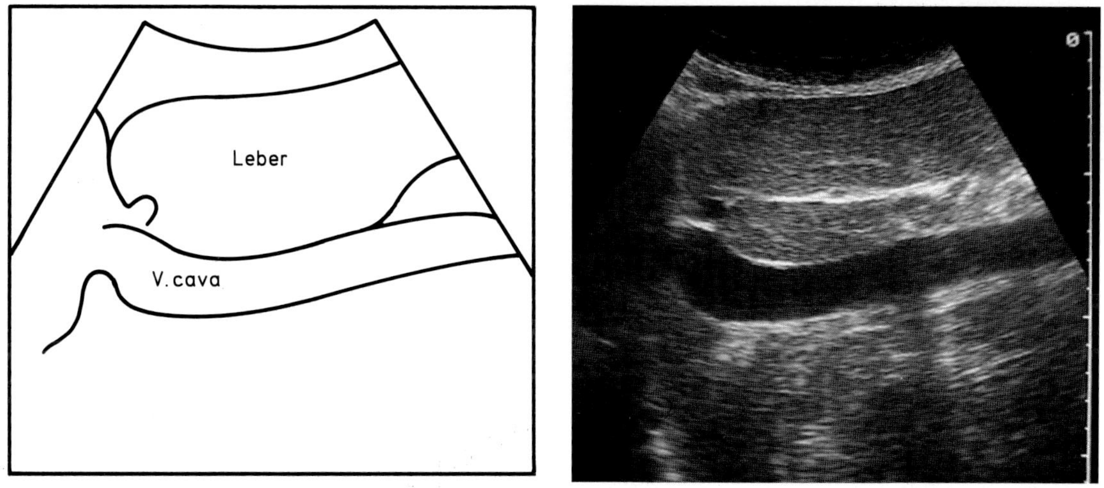
Leber
V. cava

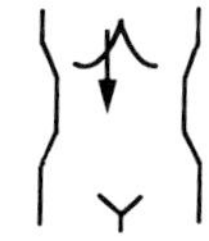

32

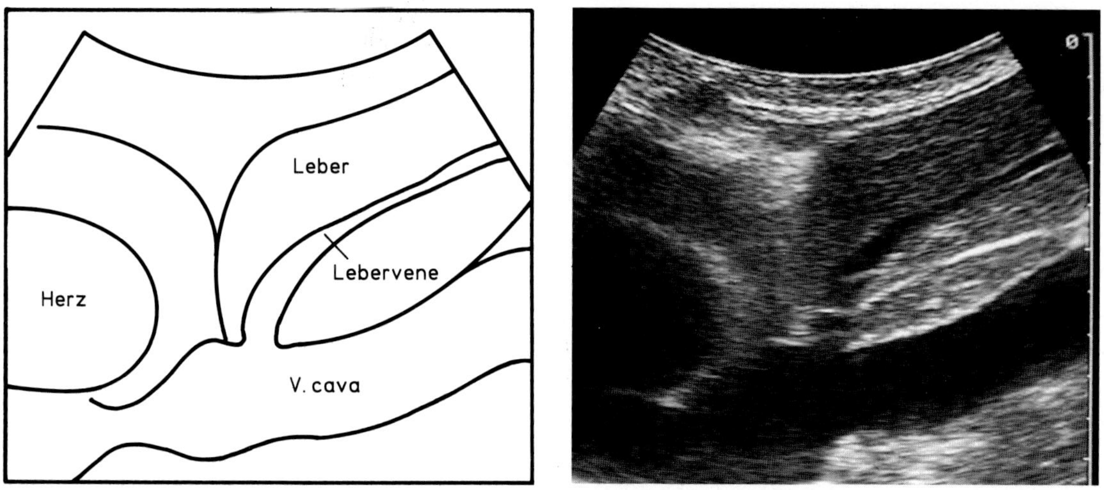
Leber
Lebervene
Herz
V. cava

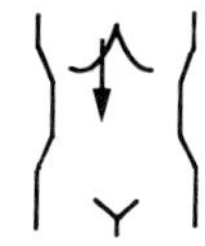

33

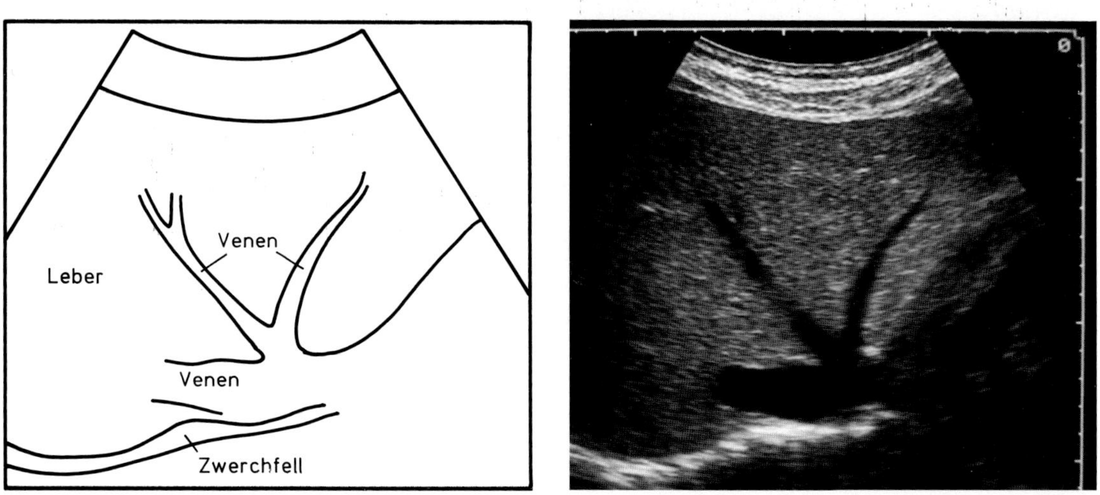
Venen
Leber
Venen
Zwerchfell

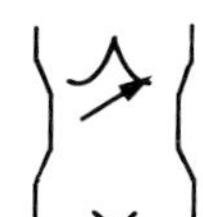

Gefäße

34 **Massive Rechtsherzinsuffizienz** (subkostaler Schrägschnitt durch den rechten Oberbauch)
Der rechte Vorhof ist deutlich dilatiert. Die Stauung setzt sich in die Kava und die Lebervenen fort, die z. T. grotesk verplumpt und erweitert sind. Die Lebervenen konfluieren bevor sie die Kava erreichen. Oberhalb des Zwerchfells liegt ein Pleuraerguß. Die taillenartige Einschnürung der Lebervenen vor ihrer Mündung durch die Leberkapsel ist bei akuter Stauung erhalten. Bei chronischer Stauung gibt die Kapsel dem Druck nach, die Einschnürung verschwindet.

35 **Kavastauung bei Cor pulmonale** (subkostaler Schrägschnitt durch die Kavamündung)
Auf diesem Bild erkennt man eine Stauung und Erweiterung nicht nur der Kava auf über 3 cm, sondern auch der einmündenden Lebervenen. Bei akut aufgetretener Stauung hält die Kapsel der Leber dem Druck stand, und es kommt zu einer Einschnürung der Gefäßlichtung an der Lebervenenmündung. Bei der chronischen Lebervenenstauung fehlt diese Einschnürung.

36 **Rechtsherzinsuffizienz mit Rückstau in die Abdominalgefäße** (Querschnitt durch den rechten Oberbauch)
Man erkennt von ventral nach dorsal die gestaute Pfortader, eine deutlich erweiterte V. cava mit Einmündung der Vv. renales. Die rechte Nierenvene ist ungewöhnlich weit, also deutlich gestaut. Dorsal der Vene die Nierenarterie mit ihrem Abgang aus der Aorta. Neben der Aorta, dorsal der rechten Nierenarterie, der truncus intestinalis.

34

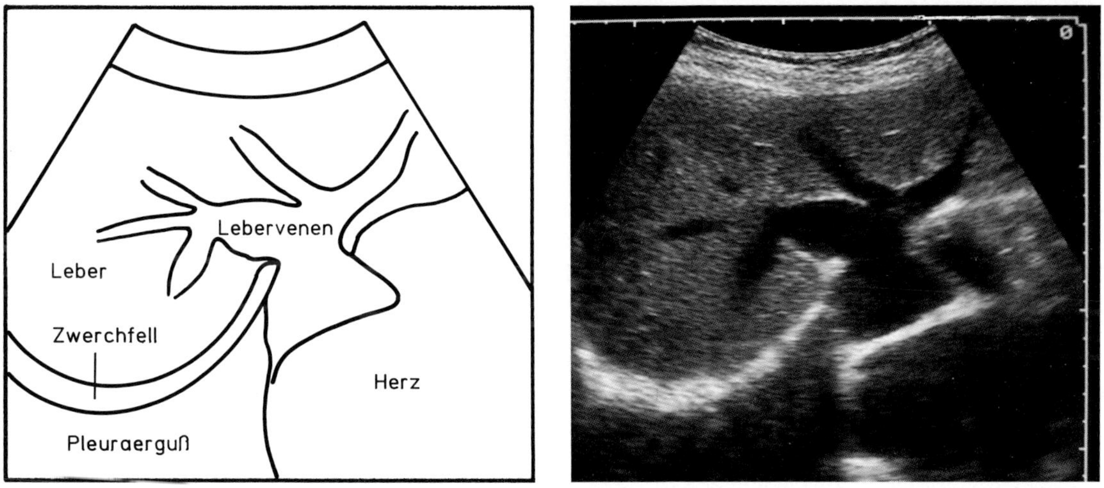
Lebervenen
Leber
Zwerchfell
Herz
Pleuraerguß

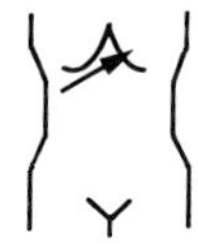

35

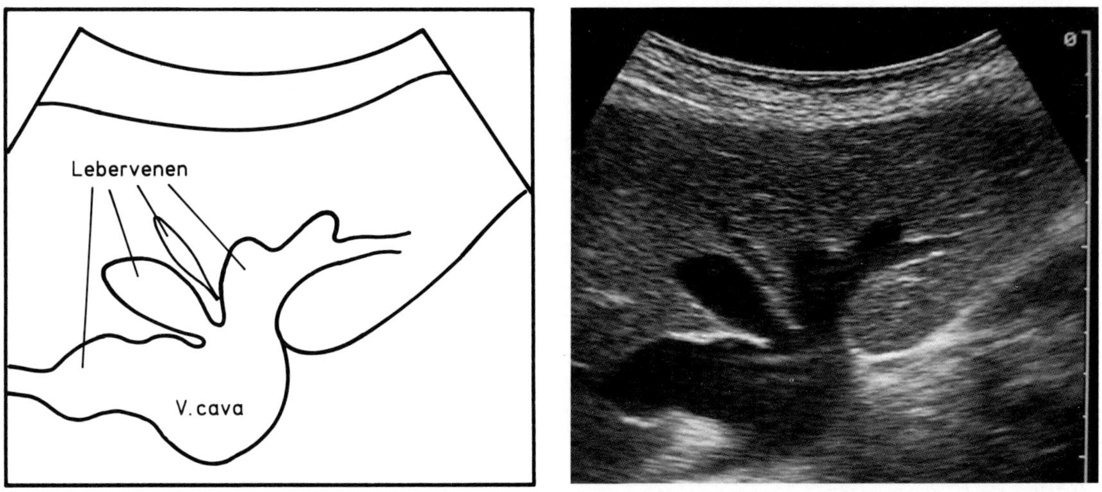
Lebervenen
V. cava

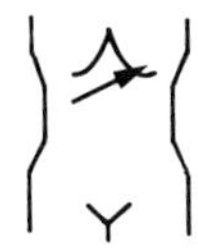

36

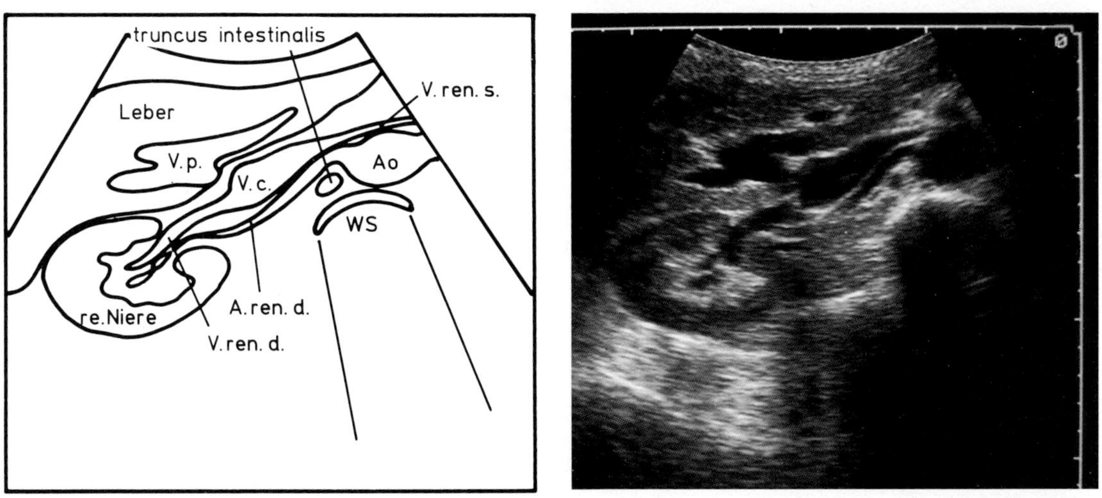
truncus intestinalis
V. ren. s.
Leber
V.p.
V.c.
Ao
WS
re.Niere
A.ren.d.
V.ren.d.

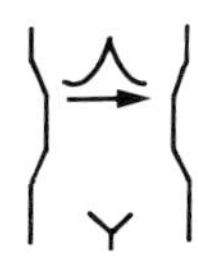

37 **Nierenvenenstauung** (Querschnitt durch den rechtslateralen Leberlappen)
Als Ausdruck der Gefäßstauung erkennt man einen erweiterten Ast der Lebervenen und eine gestaute Kava mit einer ebenso prall gefüllten und gestauten V. renalis dextra.

38 **Kavathrombose bei Morbus Hodgkin Stadium III** (Längsschnitt durch die Kava)
Man erkennt reflexkräftige Aussparungen des eher schlanken Kavarohrs. Bei dem Patienten bestand ein Morbus Hodgkin Stadium III, daneben eine Hepatitis B. Nach abdomineller Strahlentherapie war es zur Ausbildung von Thromben gekommen. Die Untersuchung wurde durchgeführt, nachdem bei dem Patienten eine Lungenembolie abgelaufen war. Unter Heparintherapie ist es zur partiellen Wiederauflösung der Thromben gekommen.

39 **Pfortaderthrombose bei ausgedehnter Lebermetastasierung** (leicht gedrehter Längsschnitt durch die Pforte)
Die Leber ist durchsetzt von reflexkräftigen Metastasen, die z.T. nekrotisch eingeschmolzen sind. Gallenwege und Gefäße sind disloziert oder gestaut, die Pfortader weist einen plötzlichen Kalibersprung auf, sie trägt einen Tumorthrombus. Die verbliebene V. portae verläuft geschlängelt zwischen den Tumormassen hindurch und verläßt dabei die Bildebene.

37

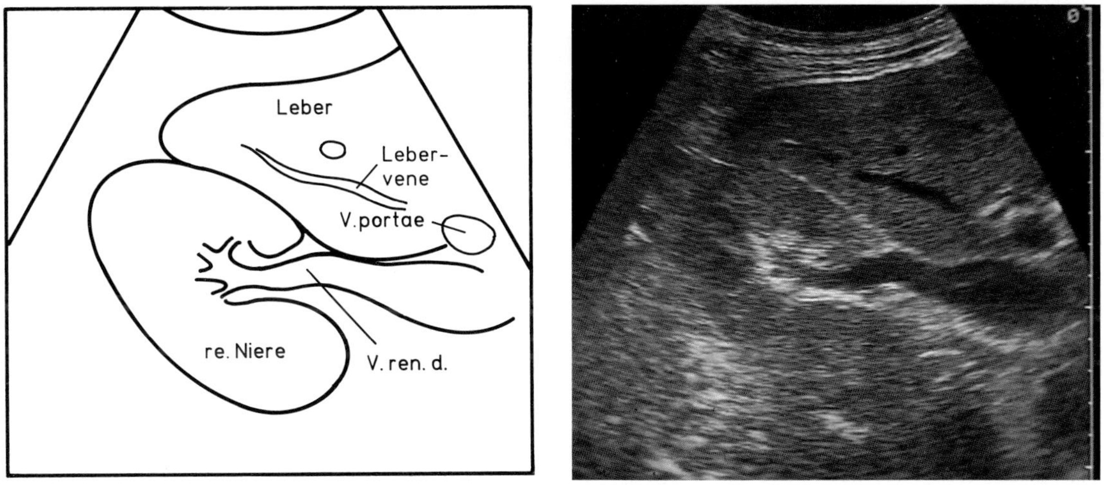
Leber
Leber-
vene
V. portae
re. Niere
V. ren. d.

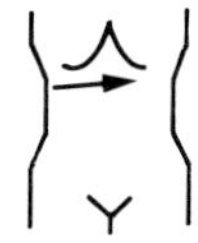

38

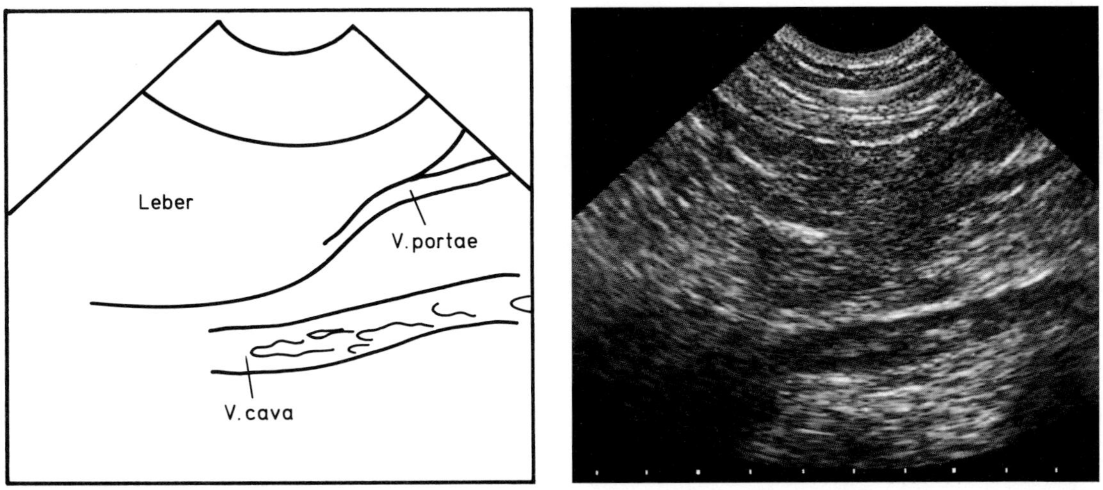
Leber
V. portae
V. cava

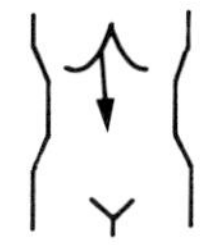

39

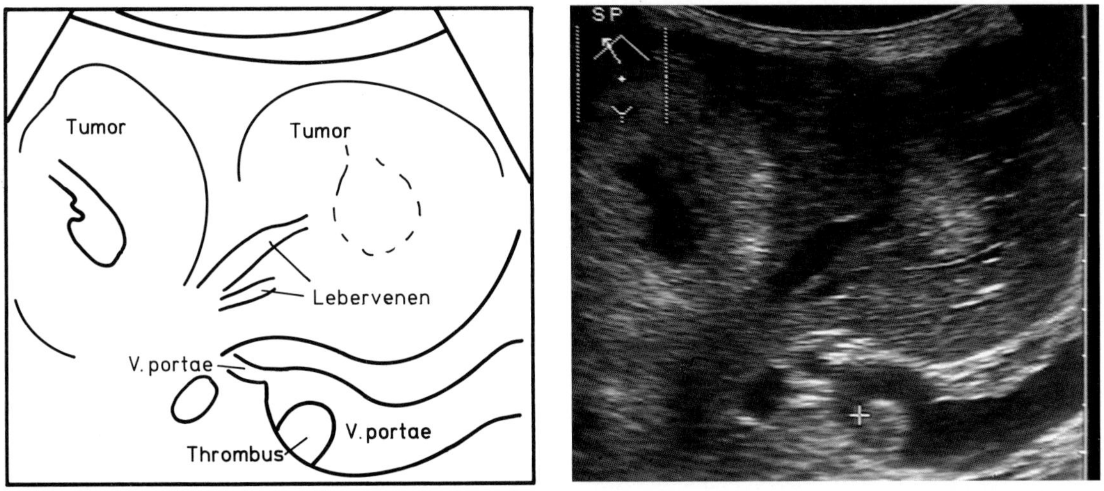
Tumor
Tumor
Lebervenen
V. portae
V. portae
Thrombus
SP

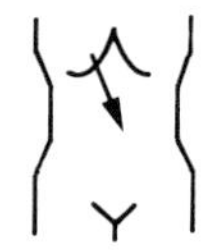

Gefäße

40 **Pfortaderthrombose** (Schrägschnitt durch den rechten Leberlappen in Höhe der Pforte)
Die Pfortader ist durch einen Thrombus verschlossen. Es kommt zu einem Aufstau der Pfortader vor der Thrombose und zu einem Umgehungskreislauf über die V. umbilicalis. Ventral der thrombosierten Pfortader sind erweiterte Magenvenen zu erkennen.

41 **Pfortaderthrombose** (Schrägschnitt durch die V. portae)
Die Pfortader endet scheinbar plötzlich ohne weitere Aufteilung in ihre Äste an der Pforte. Dort ist eine große Metastase bei ausgedehnter Lebermetastasierung zu erkennen. Außerhalb der Pforte liegt ein Lymphom, von dem aus ein Tumorzapfen in die V. portae eingewachsen ist. Der Lymphknotentumor hat die V. cava infiltriert, deren Lumen nicht mehr nachweisbar ist. Die rechtsseitige Nierenvene mündet scheinbar blind.

42 **Tumorthrombus in einem Pfortaderast bei Lebermetastasen eines Pankreaskarzinoms** (subkostaler Schrägschnitt durch die Leber)
Die Leber ist tumorös umgewandelt. Aus einer Metastase heraus wächst ein Tumorzapfen in einen lakunär erweiterten Pfortaderast.

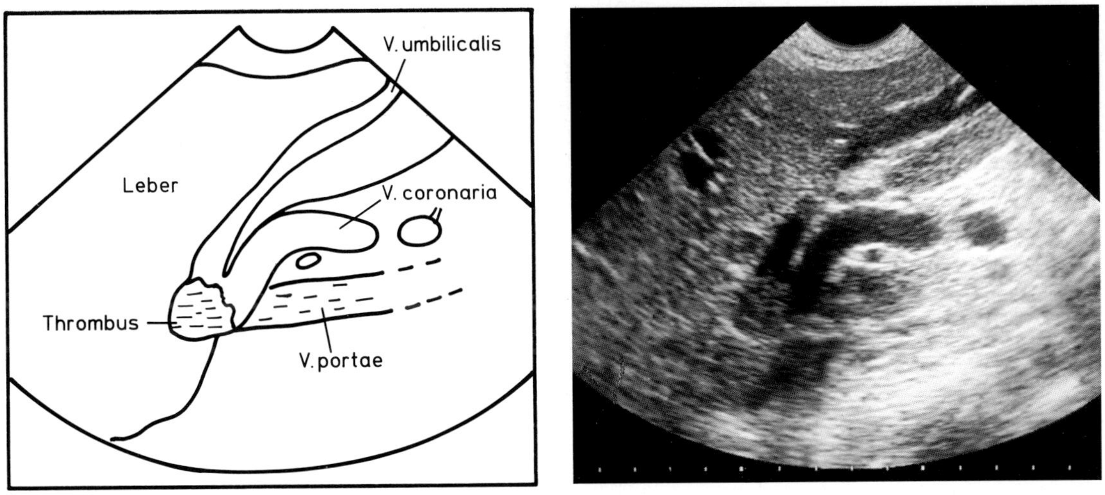
V. umbilicalis
Leber
V. coronaria
Thrombus
V. portae

40

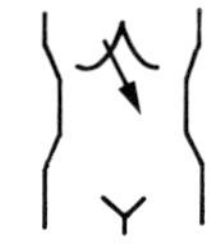

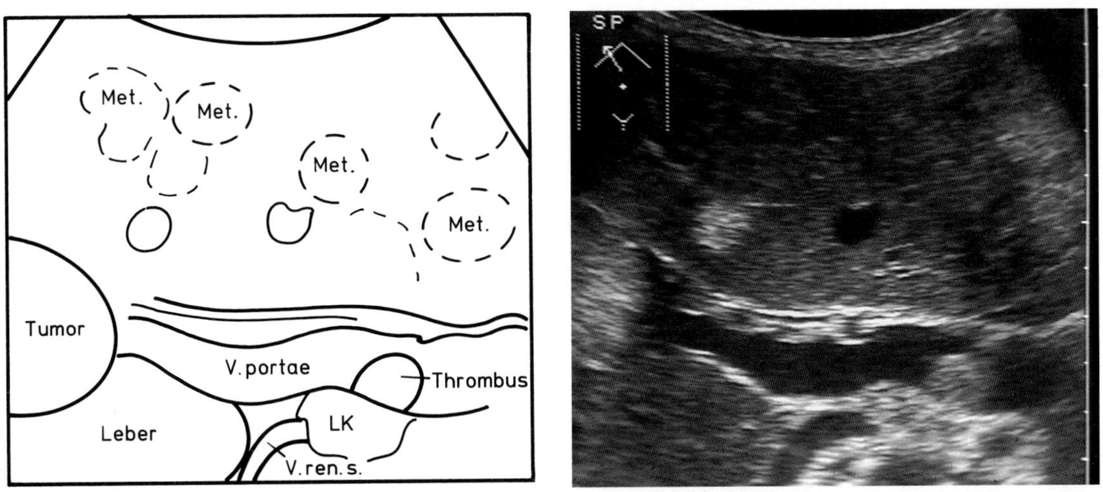
Met.
Met.
Met.
Met.
Tumor
V. portae
Thrombus
Leber
LK
V. ren. s.

41

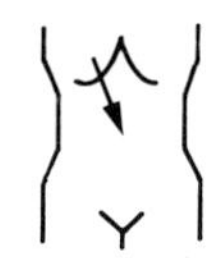

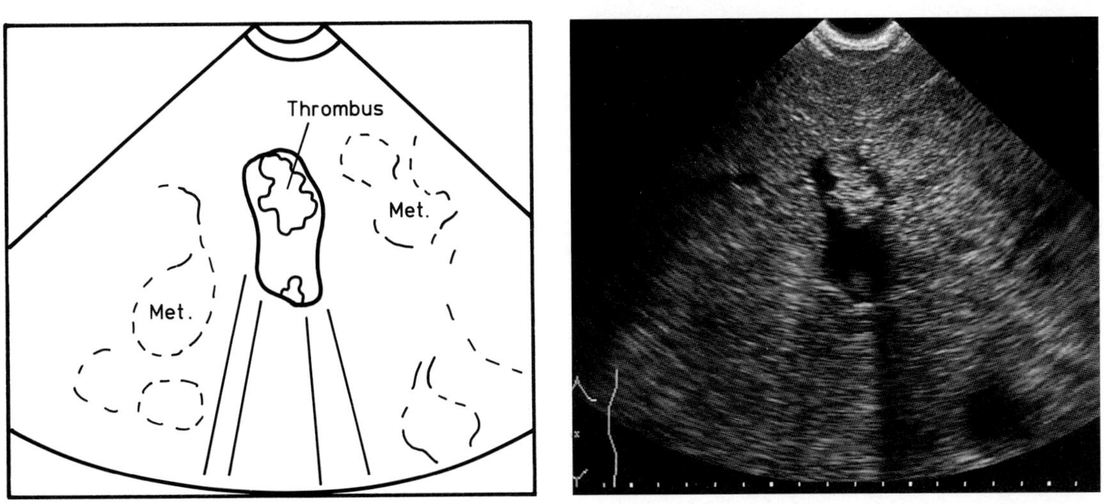
Thrombus
Met.
Met.

42

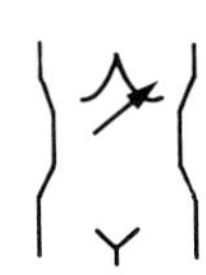

43 **Thrombose der Pfortader und des Confluens bei AT-III-Mangel** (subkostaler Schrägschnitt rechts)
Der Ductus hepatocholedochus ist nach Cholezystektomie leicht erweitert. Die intrahepatischen Pfortaderäste sind gut zu erkennen, die Pfortader selbst ist thrombosiert, der Thrombus reicht bis in den Confluens hinein. Durch die portale Hypertonie entstand eine Splenomegalie; es entwickelten sich Ösophagusvarizen.

44 **Kavernöse Transformation der Pfortengefäße** (subkostaler Schrägschnitt)
Nach der Entstehung einer Pfortaderthrombose auf dem Boden einer posthepatitischen Leberzirrhose bei einer 80jährigen Patientin hatte sich diese seenartige Erweiterung der Portalgefäße und Magenvenen entwickelt. Erwartungsgemäß bestanden Ösophagusvarizen.

45 **Kavernöse Transformation bei Pfortaderthrombose** (Oberbauchquerschnitt)
Etwas kaudal der Pforte erkennt man erheblich dilatierte Magenvenen, die an der lateralen Magenwand entlang nach kranial ziehen.

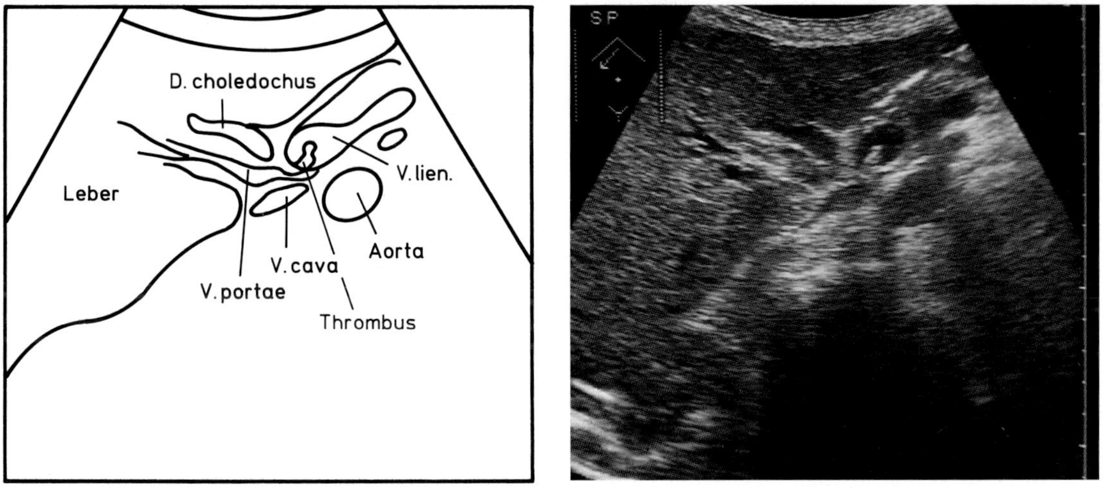
D. choledochus
V. lien.
Leber
Aorta
V. cava
V. portae
Thrombus
SP

43

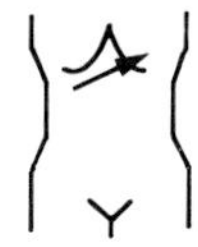

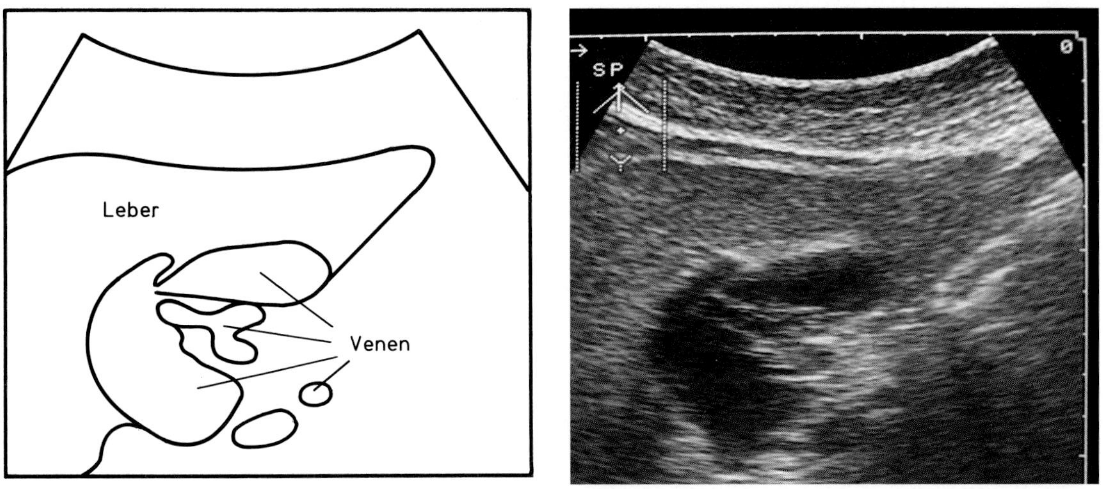
Leber
Venen
SP

44

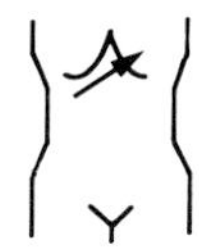

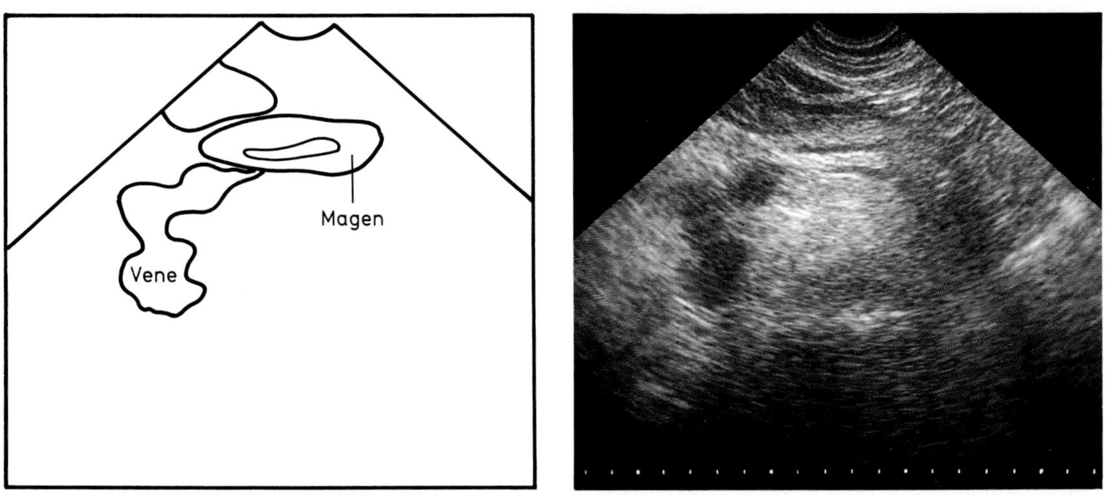
Magen
Vene

45

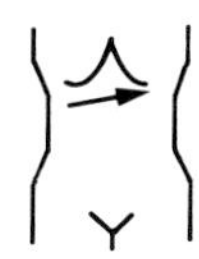

46 **Portale Hypertension mit geschlängelt verlaufender Milzvene** (Interkostalschnitt linkslateral)
Kranial ist das Zwerchfell zu erkennen, die Milz ist zum größten Teil dargestellt und vergrößert. Die Milzvene verläuft korkenzieherartig geschlängelt und erweitert, bis sie hinter der Magenluft verschwindet.

47 **Beginnendes Cruveilhier-von-Baumgarten-Syndrom** (Leberlängsschnitt entlang des Ligamentum teres)
Bei bekannter kleinknotiger Leberzirrhose hat sich die Umbilikalvene teilweise desobliteriert. Man erkennt einen zierlichen Gefäßverlauf innerhalb des reflexkräftigen Bandes. Nicht vollständig obliterierte dünnkalibrige Nabelvenen können auch bei Normalpersonen angetroffen werden. Der Nachweis einer Nabelvene darf also nicht mit einer portalen Hypertension gleichgesetzt werden.

48 **Cruveilhier-von-Baumgarten-Syndrom** (Längsschnitt durch den linken Leberlappen)
Durch den linken Leberlappen hindurch ist nun eine deutliche Desobliteration des Umbilikalgefäßes über die Leber hinaus zu erkennen. Das Gefäß verläuft wie das Lig. teres ventral des Magens zur Bauchwand und zum Nabel.

46

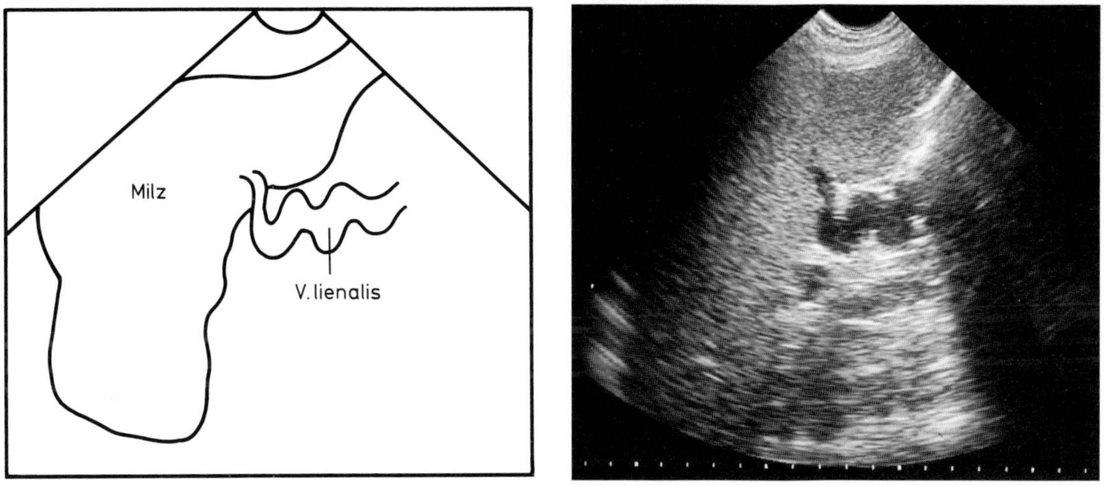
Milz
V. lienalis

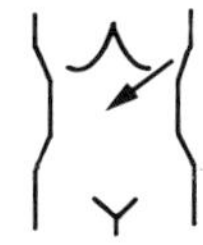

47

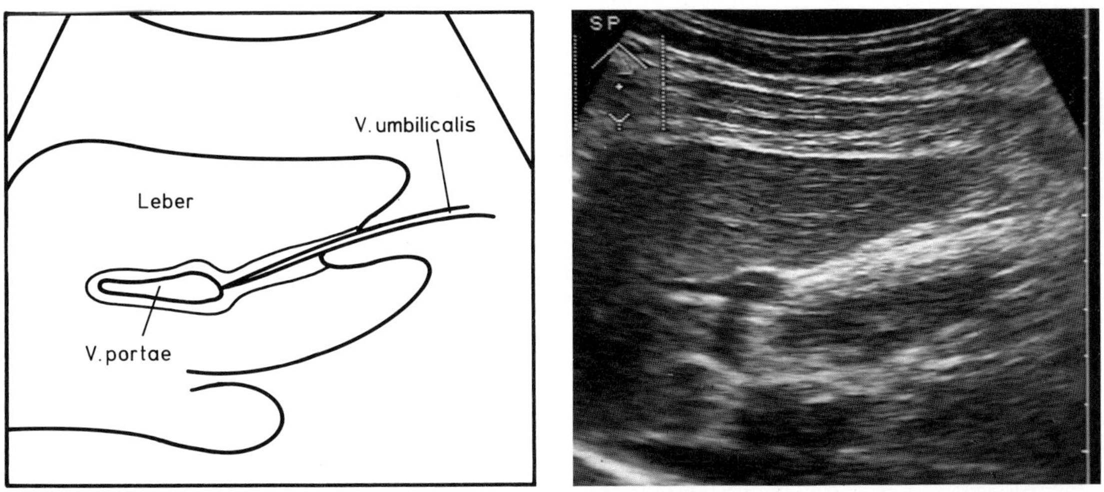
V. umbilicalis
Leber
V. portae

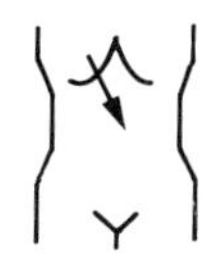

48

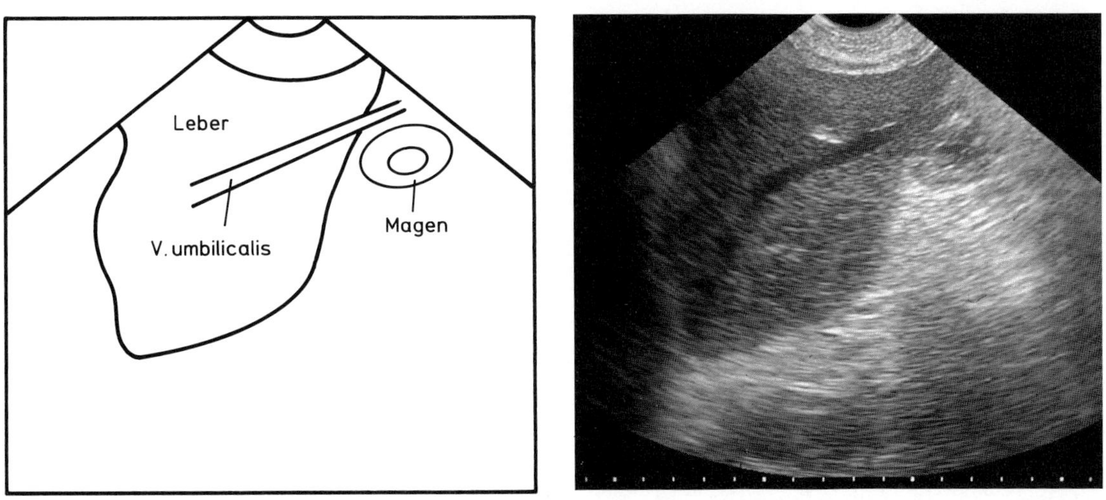
Leber
V. umbilicalis
Magen

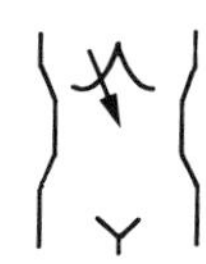

49 **Cruveilhier-von-Baumgarten-Syndrom** (leicht gedrehter Längsschnitt in Richtung des Verlaufs der V. umbilicalis)
Die normal weite Pfortader ist bis zur Pforte zu verfolgen, dort schlägt sie bogenförmig in die V. umbilicalis um, die deutlich dilatiert die deformierte Leber durchquert und die Leberoberfläche erreicht. Ab dort verläuft sie geschlängelt entlang der Bauchdecke zum Nabel. Aufgrund des geschlängelten Verlaufs erscheint sie stellenweise lakunär im Bild.

50 a **Cruveilhier-von-Baumgarten-Syndrom** (Fortsetzung des vorigen Bildes in kaudaler Richtung)
Je nach Applikatorhaltung kommt die geschlängelte Vene in ganzer Ausdehnung ins Bild. Kranial ist eben noch die Leber zu erkennen, kaudal noch nicht die Nabelregion. Die geschlängelte Vene verläuft dorsal des epiperitonealen Fettpolsters.

50 b **Cruveilhier-von-Baumgarten-Syndrom** (Längsschnitt im Mittelbauch)
Die erweiterte Umbilikalvene erreicht die Bauchdecke und verläuft dort ebenfalls leicht geschlängelt innerhalb des Nabels, bis sie die Bauchhaut erreicht.

51 **Beckengefäße** (Schrägschnitt vom Nabel zur Leiste)
Nach der Bifurkation verlaufen arterielle und venöse Gefäße parallel, wobei die arteriellen Gefäße ventral, die venösen Gefäße dorsal durch das Becken ziehen. Kurz vor dem Leistenband weichen die Arterien nach lateral aus und verlaufen parallel zu den Venen durch das Leistenband.

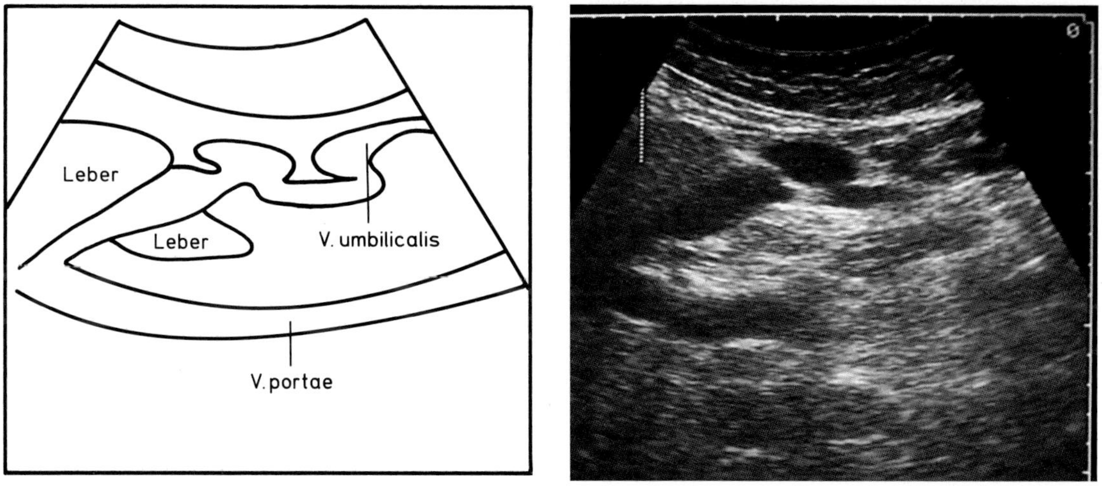

49

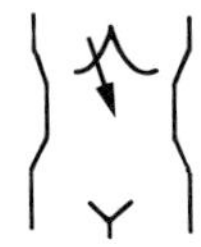

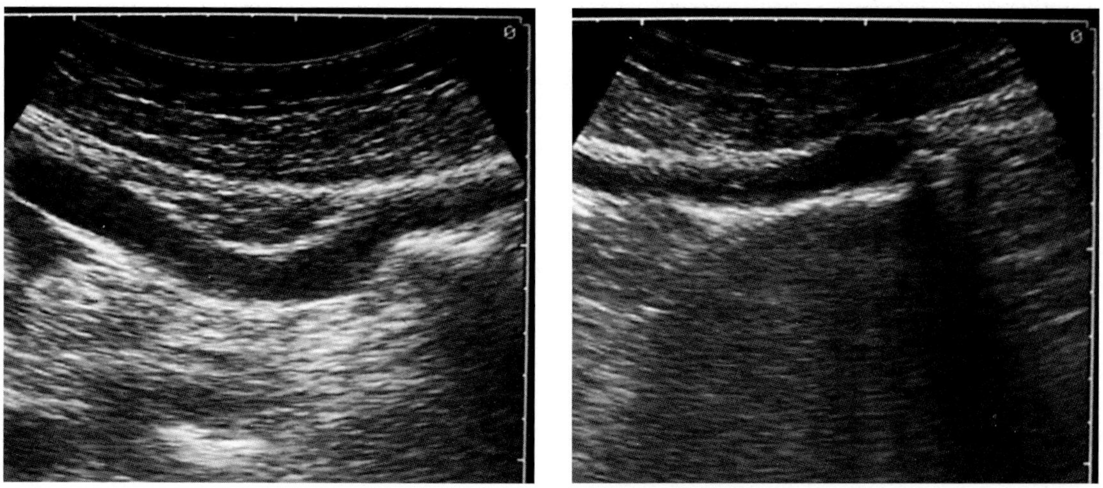

50 a

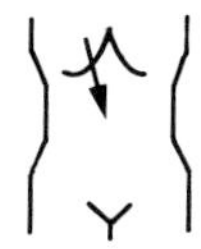

50 b

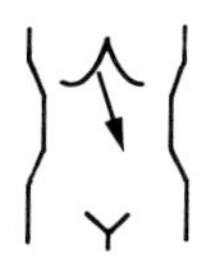

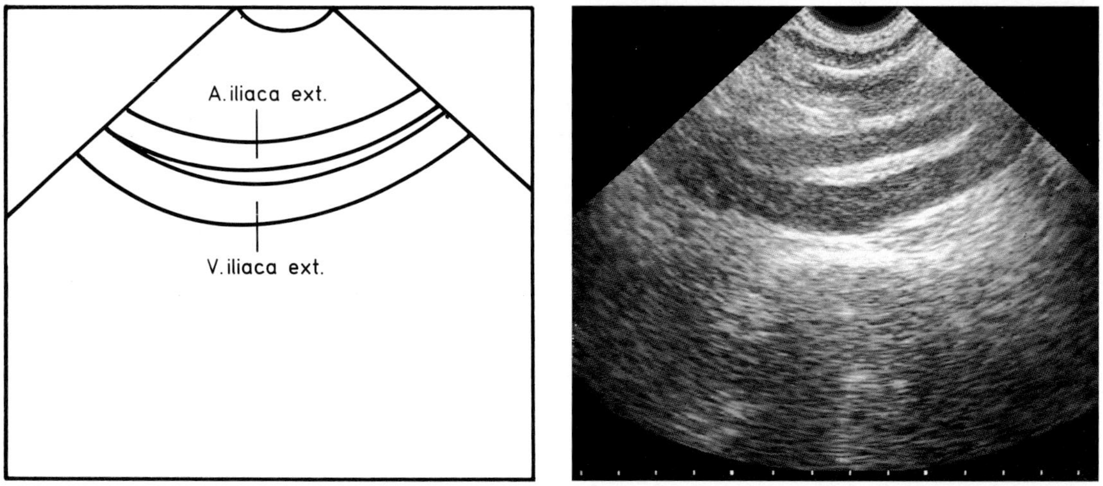

51

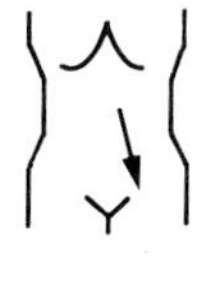

52 **Beckenvenenthrombose rechts** (Schrägschnitt vom Nabel zur Leiste)
Die rechte V. iliaca ist kurz oberhalb des Leistenbandes thrombosiert, das thrombotische Material ist reflexkräftig und füllt das Lumen weitgehend aus. Die Atembewegung und der Valsalva-Preßversuch führen nicht zu einer Erweiterung des Gefäßes. Eine Kompression des Gefäßes, die bei schlanken Personen gewöhnlich auch im Beckenbereich gelingt, ist hier nicht möglich.

53 **Beckenvenenthrombose** (Querschnitt oberhalb des Leistenbands)
Die Beckenvene ist erweitert und mit reflexkräftigem, zentral reflexarmem Material gefüllt. Durch Druck mit dem Applikator oder dem palpierenden Finger ließ sich das Gefäß nicht komprimieren. Die Vene ist mit 2,5 cm Durchmesser für diese Region maximal weit.

54 **Femoralarterien** (Längsschnitt etwas unterhalb der Leiste)
Der Abgang der A. profunda femoris aus der A. femoralis ist üblicherweise gut dokumentierbar. Pathologische Veränderungen in diesem Bereich sind ohne Probleme nachzuweisen.

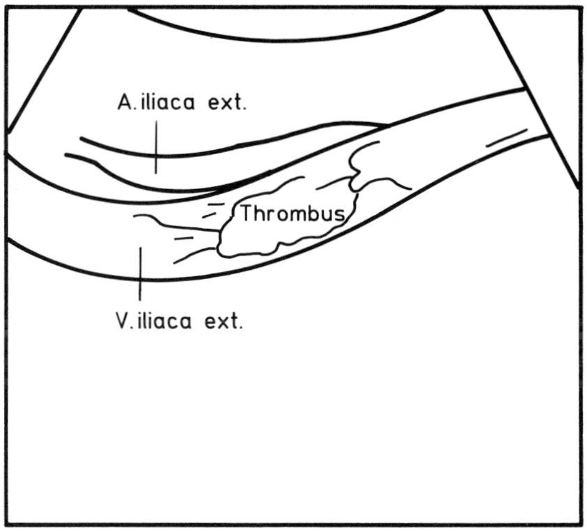
A. iliaca ext.
Thrombus
V. iliaca ext.

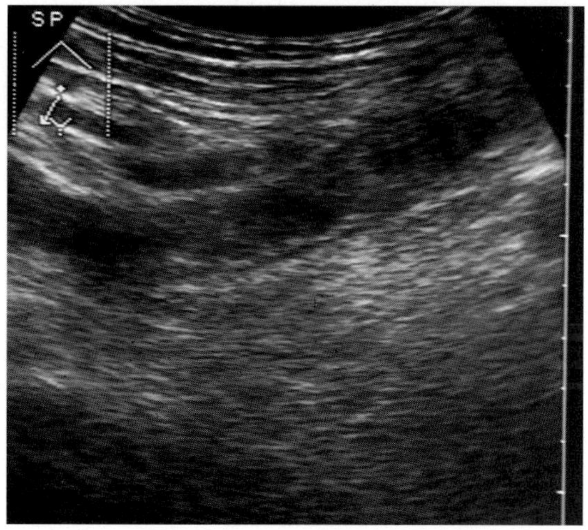
SP

52

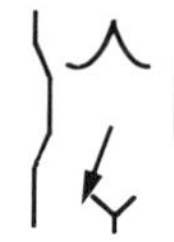

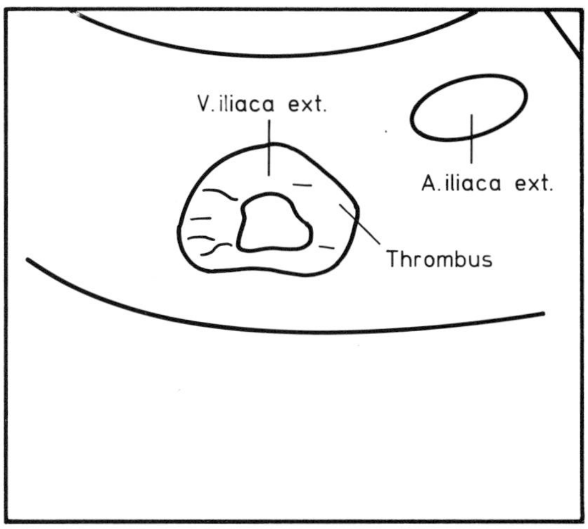
V. iliaca ext.
A. iliaca ext.
Thrombus

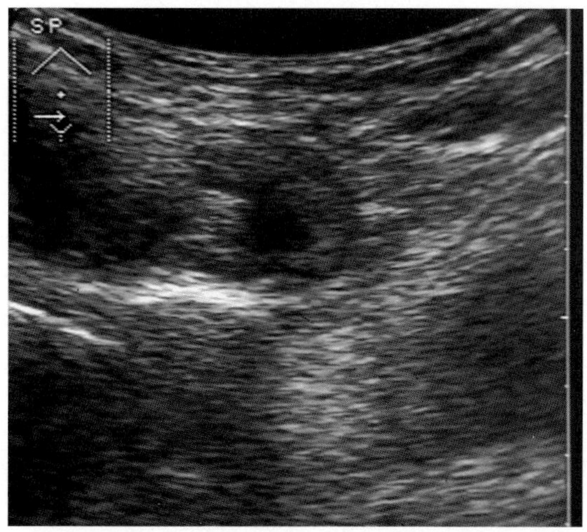
SP

53

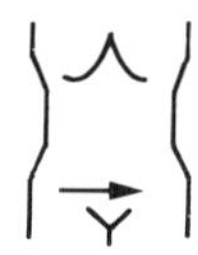

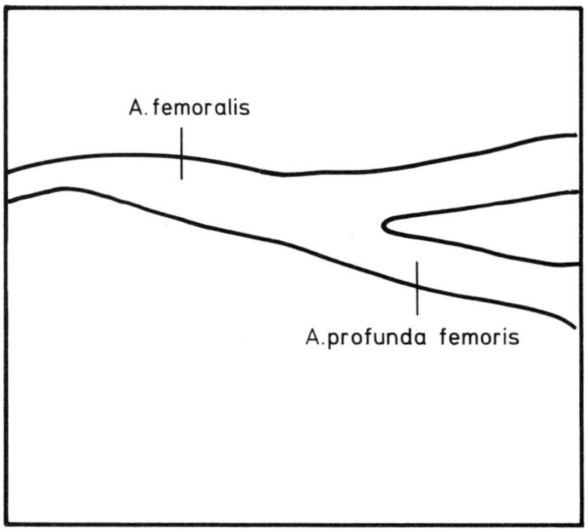
A. femoralis
A. profunda femoris

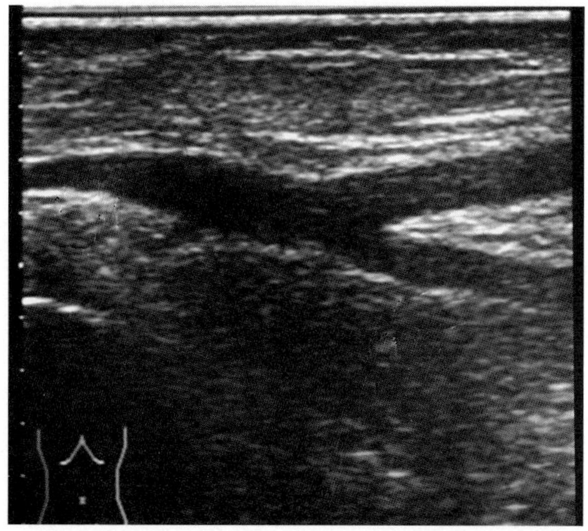

54

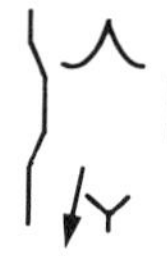

Gefäße

55 **Femoralgefäße mit Plaque in der A. femoralis** (Längsschnitt)
In diesem leicht nach außen gekippten Längsschnitt durch die Femoralregion erkennt man oben, d.h. medial, die V. femoralis, unten und lateral die Femoralarterie mit einer Plaque in der A. femoralis. Die Bifurkation ist in dieser Einstellung zu erkennen.

56 **Arteriosklerose der A. femoralis** (Längsschnitt entlang der A. femoralis)
Das Gefäß verläuft geschlängelt, ist 1 cm weit und weist multiple Verkalkungen der Wand auf. Die Beingefäße sind bis tief in den Adduktorenkanal hinein und mit einiger Mühe auch im Popliteabereich zu verfolgen.

57 **V. subclavia mit Einmündung der V. jugularis** (Querschnitt oberhalb der Clavicula)
Die Subklavia ist etwas dilatiert, durch Preßversuch tritt die Jugularis hervor; kurz vor ihrer Mündung sind Venenklappen in der V. jugularis nachweisbar. Die Aufnahme ist supraklavikulär entstanden. Die V. subclavia ist natürlich auch infraklavikulär einstellbar, bei schwierigen anatomischen Verhältnissen kann man vor einer Subklavia- oder Jugularispunktion das Gefäß sonographisch darstellen, in Zweifelsfällen sogar die Punktion sonographisch gezielt durchführen.

55

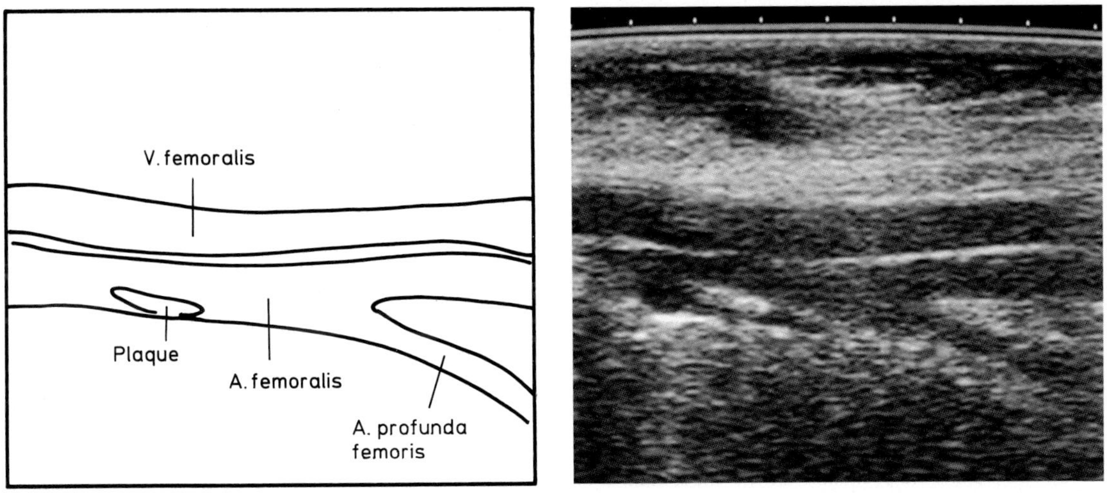
V. femoralis
Plaque
A. femoralis
A. profunda femoris

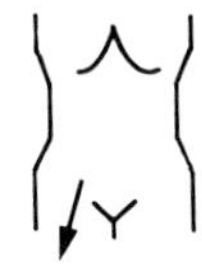

56

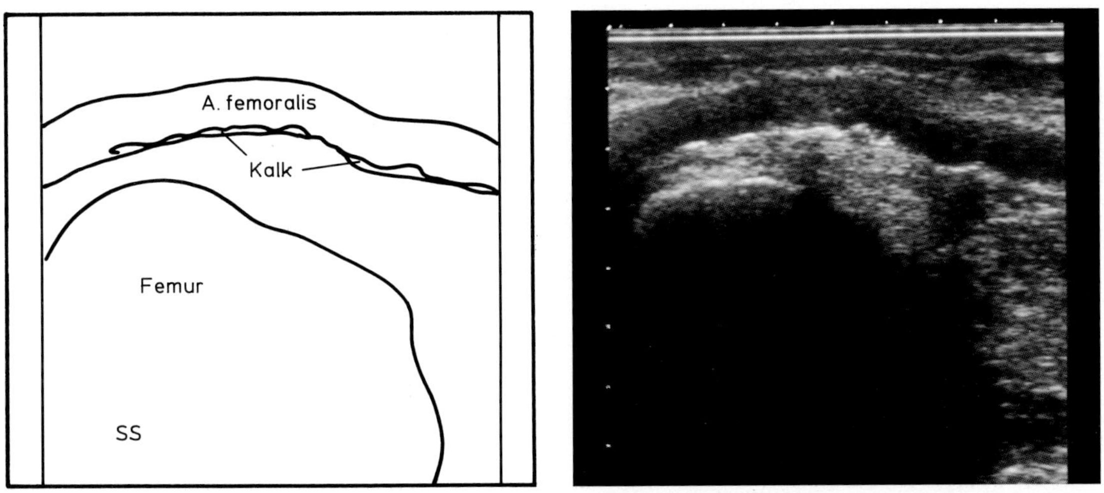
A. femoralis
Kalk
Femur
SS

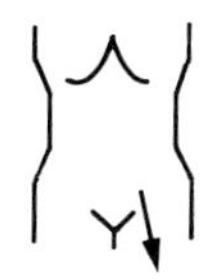

57

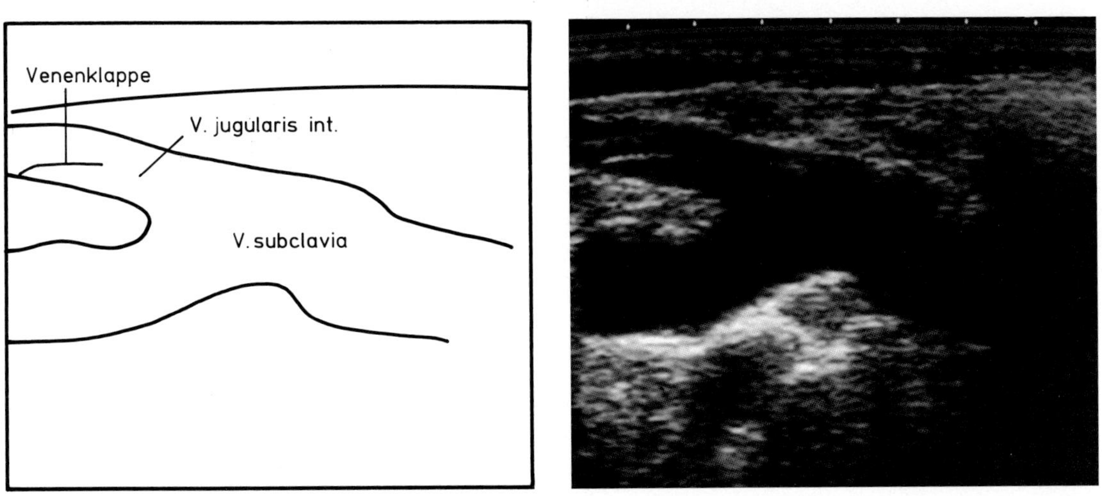
Venenklappe
V. jugularis int.
V. subclavia

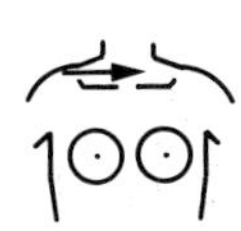

58 **Halsgefäße** (Längsschnitt durch die linke Halsseite)
Linksseitig erkennt man lateral die V. jugularis, medial, d.h. unten im Bild, die A. carotis communis mit der Aufzweigung in externa und interna. Die Darstellung aller 3 Gefäße bringt es mit sich, daß keines der Gefäße oberhalb der Karotisgabel langstreckig eingestellt ist.

59 **A. carotis mit Plaque an der Gabelung** (Längsschnitt vor der Halswirbelsäule)
Bei sonst unauffälligem Gefäßverlauf erkennt man kurz vor der Aufzweigung in A. carotis interna und A. carotis externa eine Plaque mit Schallschatten. Zunehmend wird die zweidimensionale Sonographie in die Beurteilung der Halsgefäße mit einbezogen. Neben der Erkennung und Lokalisation von Stenosen ist es der Nachweis von Wandveränderungen, der mit dem 2-D-Bild gelingt. Auf eine zusätzliche dopplersonographische Diagnostik kann zur Bestimmung des Ausmaßes einer im 2-D-Bild nachgewiesenen Stenose jedoch nicht verzichtet werden.

60 **Jugularis-interna-Thrombose rechts** (Längsschnitt durch die rechte Halsseite)
Die Schrittmachersonde war bei diesem Patienten supraklavikulär über die Jugularismündung eingeführt worden. Ein halbes Jahr nach der Schrittmacherimplantation klagte der Patient über Schmerzen im Hals. Man sieht eine reflexkräftige Veränderung zentral in der V. jugularis interna, einer Thrombose entsprechend.

58

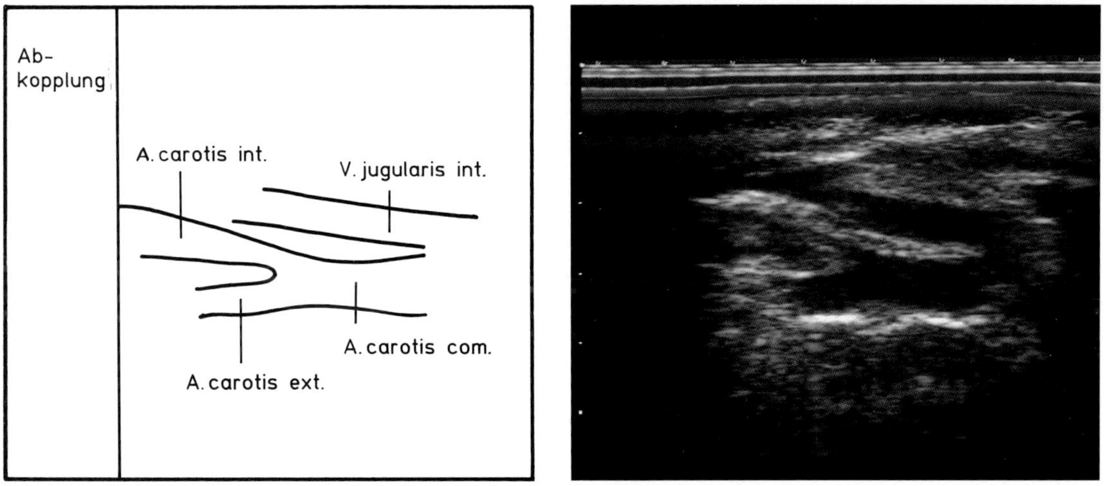
Ab-
kopplung
A. carotis int.
V. jugularis int.
A. carotis com.
A. carotis ext.

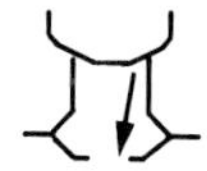

59

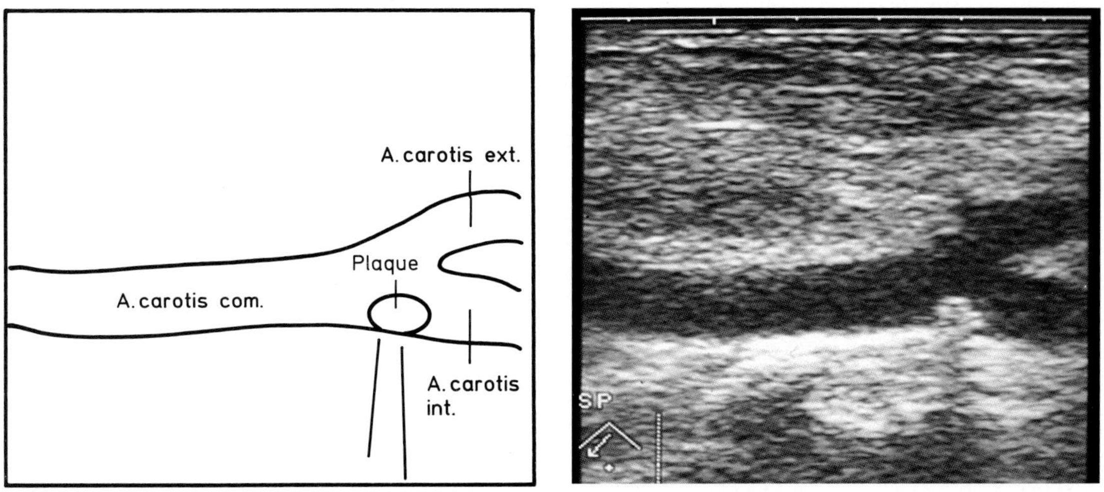
A. carotis ext.
Plaque
A. carotis com.
A. carotis
int.

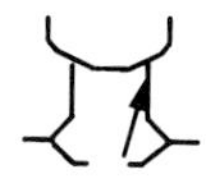

60

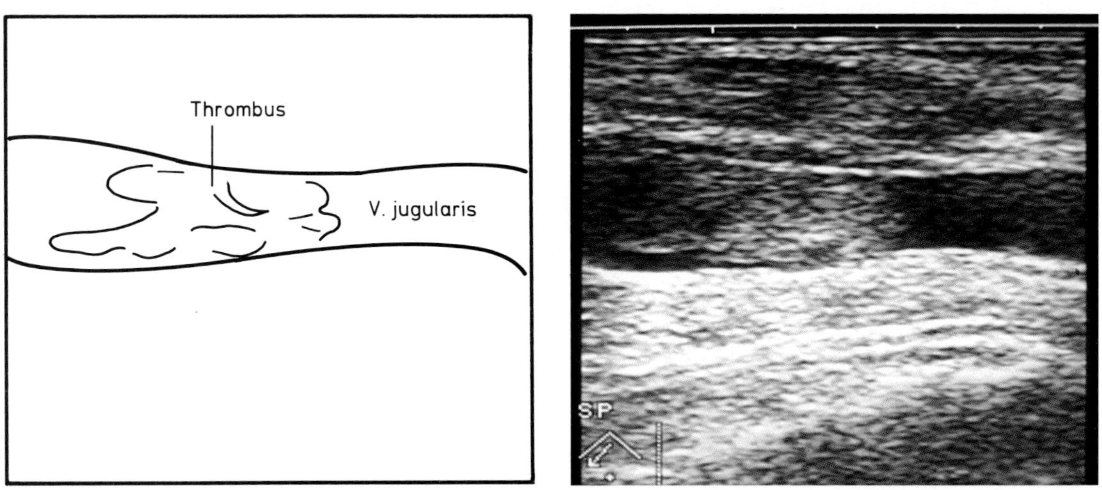
Thrombus
V. jugularis

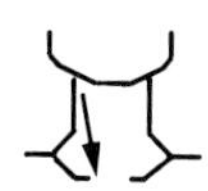

61 **Thrombose der V. jugularis rechts** (Querschnitt durch die rechte Halsseite)
Derselbe Patient wie auf der Voraufnahme. Das dilatierte Gefäß weist reflexkräftige Veränderungen auf, der bereits im Längsschnitt dargestellten Thrombose entsprechend. Unter Kumarintherapie war die Thrombose rückläufig; sie ist mittlerweile verschwunden.

62 **Leichte Wandveränderung der Karotis, dargestellt mit einem 7,5-MHz-Schallkopf** (Längsschnitt durch die linke Halsseite)
Je höher die Schallfrequenz, desto besser die Auflösung im Nahfeld. Mit diesem 7,5-MHz-Schallkopf kann man nicht nur exakt die Wanddicke der Karotis darstellen, sondern auch zarte Einlagerungen und Verkalkungen der Karotiswand. Diese Veränderungen sind natürlich unbedeutend. Ihre Nachweisbarkeit zeigt die Qualität dieser Gerätegeneration.

61

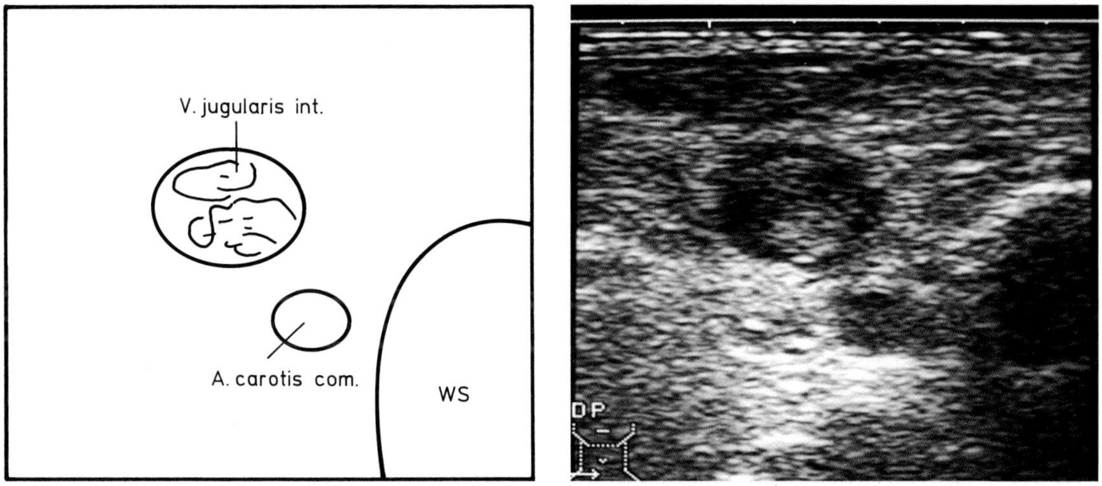

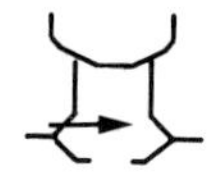

62

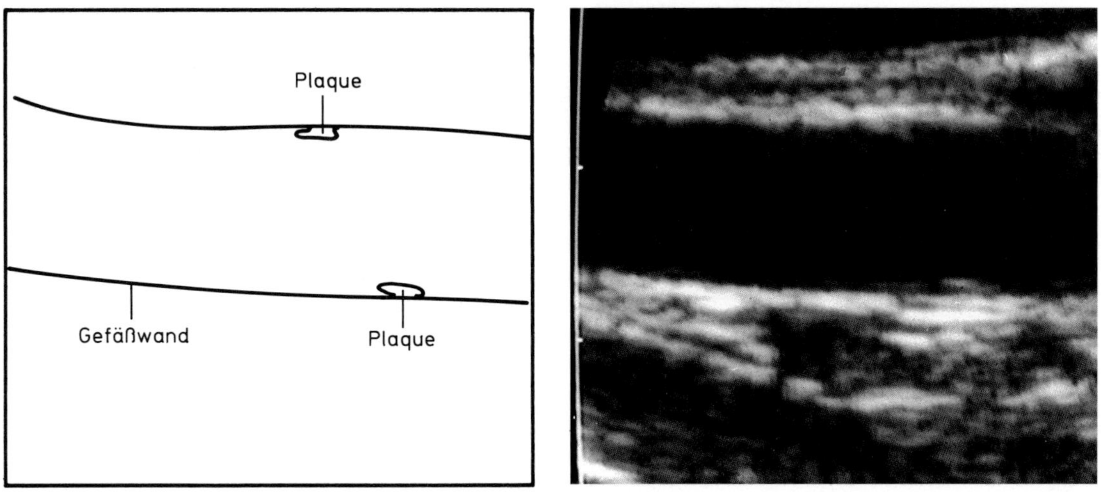

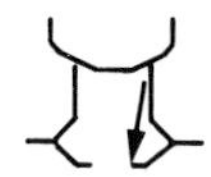

Gefäße

Literatur

Bernardino ME, Libshitz HJ, Green B, Goldstein HM (1978) Ultrasonic demonstration of inferior v. cavae involvement with right adrenal gland masses. JCU 6:167–168

Braun B, Kujat C, Bierbach H (1979) Aneurysma einer Jejunalarterie. Med Welt 30:30–32

Brockmann WP, Bücheler E (1983a) Arterielles Gefäßsystem. In: Bücheler E, Friedmann G, Thelen M (Hrsg) Real-time-Sonographie des Körpers. Thieme, Stuttgart, S 411–421

Brockmann WP, Bücheler E (1983b) Venöses Gefäßsystem. In: Bücheler E, Friedmann G, Thelen M (Hrsg) Real-time-Sonographie des Körpers. Thieme, Stuttgart, S 422–431

Bundy AL, Ritchie WGM (1984) Inflammatory aneurysm of the abdominal aorta. JCU 12:102–104

Carlsen EN, Filly RA (1976) Newer ultrasonographic anatomy in the upper abdomen: I. The portal and hepatic venous anatomy. JCU 4:85–90

Durante E, Belcastro S, Pampolini M (1978) L'ecografia nella diagnosi degli aneurismi dell'aorta abdominale. Minerva Med 69:547–552

Filly RA, Laing FC (1978) Anatomic variation of portal venous anatomy in the porta hepatis ultrasonographic evaluation. JCU 6:83–89

Goes E, Tussenbroeck F van, Cottenie F, Hulstaert J, Osteaux M (1987) Osler's disease diagnosed by ultrasound. J Clin Ultrasound 15:129–131

Gompels BM (1979) High definition imaging of carotid arteries using a standard commercial ultrasound „B" scanner. Br J Radiol 52:608–619

Gooding GAW (1980) Ultrasonography of the iliac arteries. Radiology 135:161–163

Gooding GAW (1981) Ultrasound of a superior mesenteric artery aneurysm secondary to pancreatitis: a plea for real-time ultrasound of sonolucent masses in pancreatitis. JCU 9

Grant E, Rendano R, Sevinc E, Gammelgaard J, Holm HH, Grønvall S (1980) Normal inferior vena cava: Caliber changes observed by dynamic ultrasound. AJR 135:335–338

Heckemann R, Sadony V (1982) Die Bedeutung des Ultraschallschnittbildverfahrens für die Diagnose und Therapie des Bauchaortenaneurysma. Radiologe 22:122–132

Herzler GM, Silver TM, Graham LM, Stanley JC (1981) Celiac artery aneurysm: ultrasonic diagnosis. JCU 9:141–143

Hirsch JH, Thiele BL, Carter SS, Colacurcio C (1981) Aortic and lower extremity arterial aneurysms. JCU 9:29–31

Hofmann R, Schütz W, Leyh H, Braun J (1985) Sonographischer Nachweis von Nierenvenen- und Vena cava-Thrombosen beim Adenokarzinom der Niere. Ultraschall 6:312–315

Jaschke WR, Kaick G van (1979) Echotomographische und computertomographische Diagnostik abdominaler Aortenaneurysmen. Röntgenpraxis 32:11–17

Koischwitz D, Paquet K-J, Köster O, Krönung G (1982) Sonographische Beurteilung des portalen Gefäßsystems bei der portalen Hypertension. ROEFO 137/5:509–517

Kurtz AB, Dubbins PA, Zegel HG, Cole-Beuglet C, Goldberg BB (1981) Normal left renal vein mimicking left renal artery aneurysm. JCU 9:105–108

Lee KR, Walls WJ, Martin NL, Templeton AW (1975) A practical approach to the diagnosis of abdominal aortic aneurysms. Surgery 78:195–201

Marchal G, Kint E, Nijssens M, Baert AL (1981) Variability of the hepatic arterial anatomy: a sonographic demonstration. JCU 9:377–381

Mets T, Afschrift M, Verdonk G (1980) Strong, intravascular reflections revealed by real-time sonography in some large vessels. Ultrasound Med Biol 6:292–293

Mildenberger P, Lotz R, Kreitner K-F (1987) Duplexsonographie der normalen Pfortader. Dtsch Med Wochenschr 112:1936–1939

Miller EI, Thomas RH (1979) Portal vein invasion demonstrated by ultrasound. JCU 7:57–59

Neiman HL, Yao JST, Silver TM (1979) Gray-scale ultrasound diagnosis of peripheral artery aneurysms. Radiology 130:413–416

Neufang KFR, Beyer D (1983) Sonographie der A. mesenterica superior. ROEFO 139:672–676

Neumaier CE, Cicio GR, Derchi LE, Bigi E (1983) The patent ductus venosus: An additional ultrasonic finding in portal hypertension. JCU 11:231–233

Pauls CH (1981) Ultrasound and computed tomographic demonstration of portal vein thrombosis in hepatocellular carcinoma. Gastrointest Radiol 6:281–283

Perlmutter GS, Goldberg BB (1978) Identification of the abdominal vessels. In: De Vlieger M (ed) Handbook of clinical ultrasound. John Wiley & Sons, New York, pp 271–289

Poli A, Tremoli E, Colombo A, Sirtori M, Pignoli P, Paeletti R (1988) Ultrasonographic measurement of the common carotid artery wall thickness in hypercholesterolemic patients. Atherosclerosis 70:253–261

Preim D, Bundschu HD, Bardos P, Hust W, Persigehl M (1980) Aneurysmen der Bauchaorta im sonographischen Bild. In: Hinselmann M, Anliker M, Meudt R (Hrsg) Ultraschalldiagnostik in der Medizin. Thieme, Stuttgart, S 122–125

Prendes JL, McKinney WM, Buonanno FS, Jones AM (1980) Anatomic variations of the carotid bifurcation affecting Doppler scan interpretation. JCU 8:147–150

Ralls PW, Quinn MF, Rogers W, Halls J (1981) Sonographic anatomy of the hepatic artery. AJR 136:1059–1063.

Richardson ML, Kinard RE, Levesque PH (1983) Inferior vena cava duplication: Demonstration by sonography. JCU 11:225–228

Seemann WR, Wimmer B, Urbanyi B, Spillner G, Reinbold WD (1985) Das Bauchaortenaneurysma: Möglichkeiten und Grenzen der Sonographie. Ultraschall 6:303–307

Spech HJ, Pape W (1987) Kavernöse Pfortadertransformation. Dtsch Med Wochenschr 112:1137–1139

Stevens RK, Fried AM, Hood TR (1982) Ultrasonic diagnosis of jugular venous aneurysm. JCU 10:85–87

Tafreshi M, Steinbaum S, Scarlett K, Alexander LL (1984) Ultrasonic demonstration of arteriovenous fistulas. JCU 12:299–300

Teng SS, Laing FC (1978) Ultrasonographic demonstration of inferior vena cava invasion. JCU 6:424–426

Van Kaick G, Naser V (1979) Echographische Echtzeitdarstellung der Arteria carotis und der peripheren Arterien (Echoarteriographie). ROEFO 130:391–394

Verbanck JJ, Rutgeerts LJ, Haerens MH, Tytgat JH, Segaert MF, Tytgat HJ, Afschrift MB (1984) Partial splenoportal and superior mesenteric venous thrombosis. Gastroenterology 86:949–952

Volk BA, Schölmerich J, Billmann P, Gerok W (1984) Vaskuläre Erkrankungen der Leber: kavernöse Pfortadertransformation, M. Osler und Budd-Chiari-Syndrom. Ultraschall 5:117–121

Walls WJ, Templeton W (1977) The ultrasonic demonstration of inferior vena cava compression: a guide to pancreatic head enlargement with emphasis on neoplasm. Radiology 123:165–167

Webb LJ, Berger LA (1977) Grey scale ultrasonography of portal vein. Lancet 1:675–677

Yiengpruksawan A, Ganepola GAP, Freeman HP (1987) Tendinous intersection as an unusual site for portasystemic anastomosis: an ultrasonographic observation. JCU 15:265–268

Zeitler E, Greiling HW, Roth FJ, Friedmann G (1980) Computertomographie, B-Scan-Sonographie und zerebrale Angiographie bei Carotis-Obliterationen. Dtsch Med Wochenschr 105:715–719

Zwicker C, Langer M, Langer R (1988) Sonographische Beurteilung von Gefäßinterponaten „in vitro“. Ultraschall 9:72–75

Magen

Indikationen: Darstellung des normalen Magens und seiner normalen Wandschichten.
Überprüfung der Motilität der Magenwand sowie der Magenentleerungszeit. Nachweis einer Magenausgangsstenose.
Erfassung und Größenmessung umschriebener Magenwandveränderungen entzündlicher und tumoröser Genese (Ulzera, szirrhöse und polypöse Karzinome).
Magenwandinfiltrationen bei Systemerkrankungen (maligne Lymphome) und extragastralen Tumoren (Leiomyome, Leiomyosarkome, Neurinome etc.).
Erkennung von Magenwandbeteiligungen bei tumorösen Veränderungen der Umgebung (z. B. Pankreas).
Transgastrale Darstellung der Pankreasregion durch Füllung des Magens mit luftarmer Flüssigkeit.

Geräte: Zur Darstellung von Korpus, Antrum und Pylorusregion sind Parallelscanner zweckmäßig, möglichst mit Frequenzbereichen ab 5 MHz; Magenfundus und Kardiaregion lassen sich besser transhepatisch mit Sektorscannern darstellen.

Aussagekraft: Mit 5-MHz-Schallköpfen ist im Bereich von Korpus, Antrum und Pylorusregion eine Erkennung der Magenwandschichtung möglich.
Magenwandveränderungen sind ab 3–5 mm Dicke nachweisbar. In 90% der Fälle liegt sonographisch erfaßbaren Veränderungen ein pathologisch-anatomisches Substrat zugrunde.

Grenzen der Methode: Eine histologische Zuordnung sonographisch erkannter Magenwandveränderungen ist nicht möglich. Nach wie vor sind endoskopische und röntgenologische Untersuchungen durch die Methode nicht zu ersetzen, allenfalls einzusparen. Die dorsalen Anteile von Kardia, Fundus und Korpus sind durch Luftüberlagerung häufig nur eingeschränkt beurteilbar. Frühkarzinome sind nicht erfaßbar.

Normalmaße: Die normale Magenwand mißt unter Einbeziehung aller 5 Magenwandschichten zwischen 2 und 8 mm. Der obere Grenzwert wird während peristaltischer Kontraktionen oder im Bereich des Pylorus erreicht. Konstante ausgedehnte oder umschriebene Magenwandveränderungen über 6 mm Dicke sollten endoskopisch geklärt werden. Der Magen ist durch Einfingerpalpation verformbar und verschieblich.

Untersuchungstechnik: Der Magen wird in Rückenlage des Patienten in Längs- und Querschnitten untersucht, der gefüllte Magen am sitzenden Patienten zur Darstellung der dorsalen Wandanteile und der retrogastralen Organe.

Dabei wird besonderer Wert auf die Beobachtung der peristaltischen Formänderungen des Magens und der Dickeänderung seiner Wand gelegt.

Wichtige Hinweise und Tips: Ein ruhiger Untersuchungsablauf zur Beurteilung der peristaltischen Bewegungen ist notwendig, scheinbare Magenwandveränderungen können dadurch ausgeschlossen werden. Umlagerungen in Linksseitenlage, Rechtsseitenlage sowie die Untersuchung vor und nach Ingestion von Flüssigkeit ergeben weitere Aufschlüsse, ebenso die Einfingerpalpation unter Ultraschallkontrolle. Da die dorsale Magenwand dem Pankreas meist unmittelbar aufliegt, ist sie als ventrale Landmarke besonders beim atrophischen und schlecht darstellbaren Alterspankreas zu benutzen. Kleine Protuberanzen der Pankreaskontur können durch eine Magenwandimpression erfaßt werden.

Magen

1 **Normaler Magen** (Längsschnitt)
Die Schnittebene ist etwas lateral der Aorta angelegt. Man erkennt den Magen, quer zu seiner Verlaufsrichtung geschnitten, am Unterrand der Leber. Die Magenwand hat einen Durchmesser von maximal 8 mm, sie ist in allen Abschnitten gleich dick. Die mit hochfrequenten Geräten oder gar mit endoskopisch geführten Sonden erkennbare Fünfschichtung ist während der konventionellen Darstellung mit 3,5-MHz-Scanner häufig nicht darstellbar. Dorsal des Magens liegen das Pankreas und die großen Bauchgefäße. Im Real-time-Bild ist die kontinuierliche Bewegung des Magens während der Peristaltik zu erkennen, die alle Wandabschnitte gleichmäßig erfaßt. Umschriebene Motilitätsstörungen, konstante Wandverdickungen, aber auch Verschmälerungen der Magenwand können auf diese Weise besser beurteilt werden.

2 **Normaler Magen** (Querschnitt)
Der leicht schräg gedrehte Querschnitt erlaubt eine Beurteilung eines längerstreckigen Magenabschnitts. Man erkennt, daß die Magenwand gleichförmig aufgebaut ist, 3 Schichten lassen sich erkennen. Wenn der Magen kollabiert ist, fehlt das zentrale Eintrittsecho; es dominiert ein der Submukosa entsprechendes kräftiges Echo und eine innere reflexarme Lamelle, die der Mukosa und der Muscularis mucosae entspricht; die äußere reflexarme Schicht entspricht der Lamina muscularis propria. Die Peristaltik läßt sich am besten in dieser Einstellung beurteilen.

3 **Normaler Magen** (Oberbauchquerschnitt)
Die Schnittführung erfolgt in der längsten Ausdehnung des Magenkorpus und des Magenantrums zur Darstellung der Magenwandschichten. Man erkennt 5, wenn auch z. T. sehr zierliche Schichten: zentral liegt das Eintrittsecho, danach eine reflexarme Schicht, die unter 1 mm dick ist und der Mukosa des Magens entspricht, gefolgt von einer reflexkräftigen Schicht, der Submukosa entsprechend, die etwas dickere darauffolgende Schicht entspricht der Lamina muscularis propria, gefolgt von dem reflexkräftigen Austrittsecho. Im Normalfall sind diese Schichten im distalen Korpus und im Antrumbereich nachweisbar, wobei die dorsale Magenwand je nach Luftfüllung des Magens immer wieder hinter Schallschatten verschwinden kann.

1

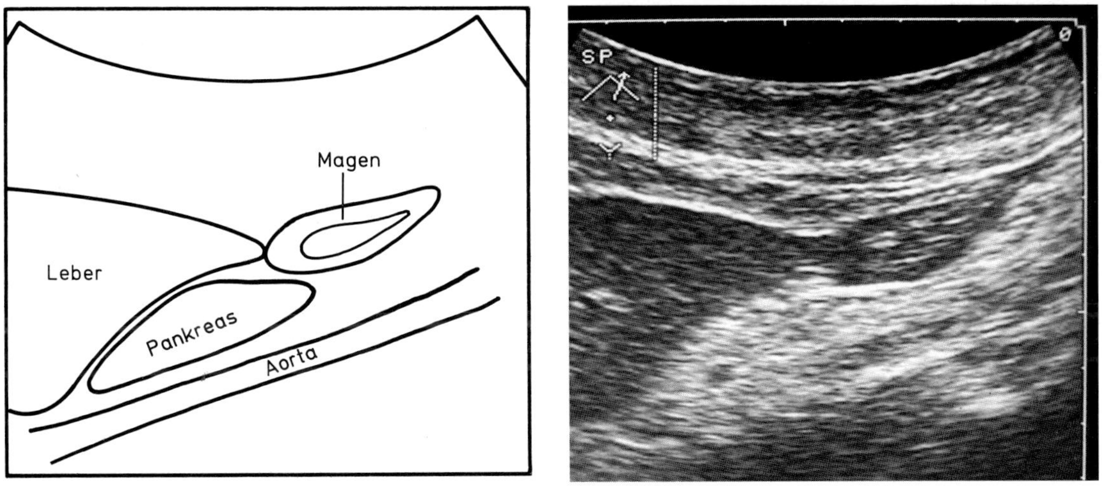
Magen
Leber
Pankreas
Aorta
SP

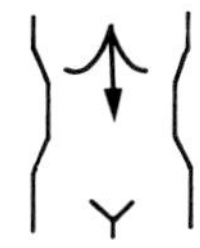

2

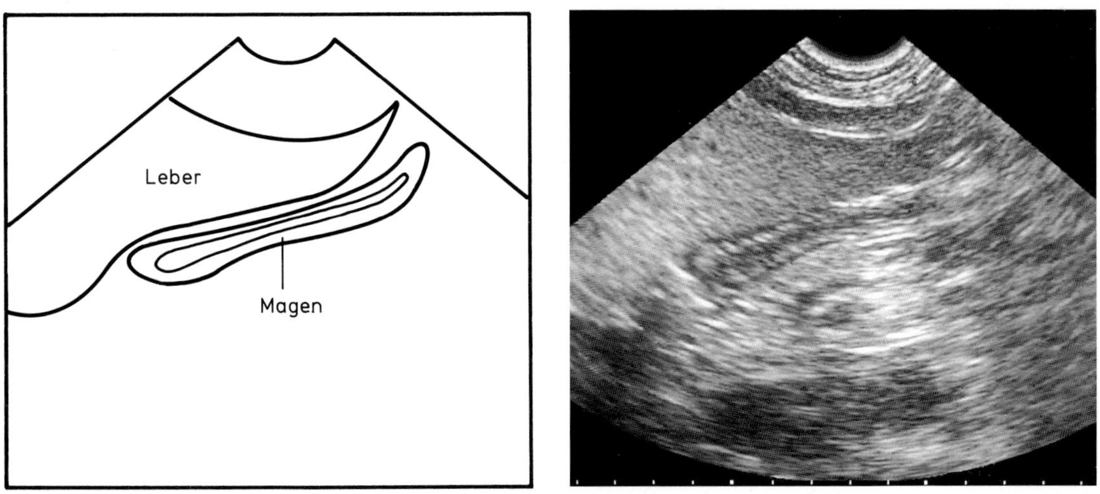
Leber
Magen

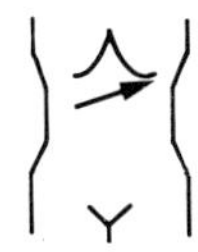

3

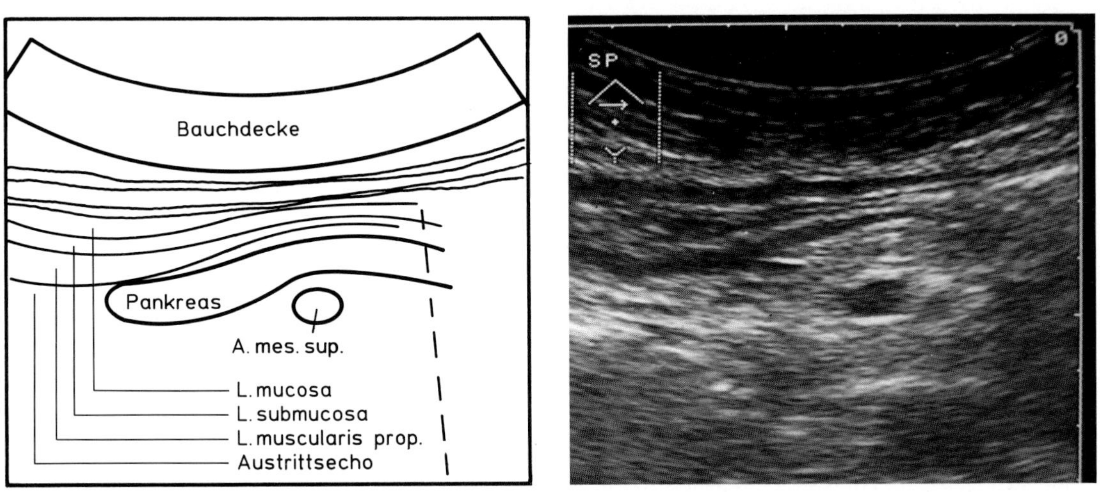
Bauchdecke
Pankreas
A. mes. sup.
L. mucosa
L. submucosa
L. muscularis prop.
Austrittsecho
SP

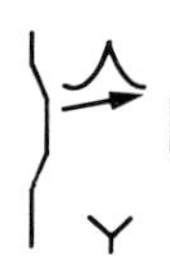

4 **Normaler Magen** (Längsschnitt in Höhe des Antrums)
Kaudal der Leber, ventral der Vena mesenterica superior sieht man den ovalen Magenquerschnitt. Man sieht, daß der Magen aus mehreren Schichten aufgebaut ist, von denen die Lamina muscularis propria die dickste ist. Das Eintrittsecho, die Laminae mucosa und submucosa und das Austrittsecho sind nicht in der gesamten Zirkumferenz erkennbar. Am besten kommen die Schichten dort zur Darstellung, wo der Schall senkrecht auf die Magenwand auftrifft. Für den Untersuchungsablauf ist es wesentlich, den Applikator während der Untersuchung des Magens ruhig zu halten, um die Bewegungen der Magenwand während des peristaltischen Ablaufs beobachten zu können.

5 **Normaler Magen, leicht gefüllt** (Längsschnitt)
Darstellung mit einem 3,5-MHz-Schallkopf. Bei der Untersuchung mit hochfrequenten Schallköpfen oder endoskopischen Sonden lassen sich insgesamt 5 Magenwandschichten abgrenzen. Dies gelingt mit den konventionellen Geräten nicht. Eine Schichtung der Wand ist jedoch auch mit diesen Geräten erkennbar, wobei 2–3 Schichten abzugrenzen sind. Je nach Art der Magenfüllung fehlt das Eintrittsecho, das durch den kräftigen Impedanzsprung vom Magenlumen zur Mukosa entsteht. Die Mukosa und die Muscularis mucosae sind bei gefülltem Magen nicht erkennbar, der Magen beginnt scheinbar mit einer reflexkräftigen Schicht, die anatomisch der Lamina submucosa entspricht. Um diese herum die reflexarme Lamina muscularis propria, das reflexkräftige Austrittsecho umschließt die Wandschichten als zarte Linie. Der Magen war in diesem Fall mit etwas Flüssigkeit gefüllt.

6 **Magenausgangsstenose** (Schrägschnitt)
Die Situation war durch postoperative Verwachsungen entstanden. Der Magen ist massiv dilatiert, die Magenwandschichtung ist eben noch zu erkennen, das Lumen des Magens mit scheinbar soliden und überwiegend flüssigen Massen gefüllt. Der Magen füllt auf diese Weise den gesamten linken Oberbauch aus. Er reicht bis zu den großen Gefäßen. Auf den ersten Blick können solche Mägen als riesige Raumforderungen im linken Oberbauch imponieren, insbesondere wenn die Peristaltik erschöpft ist. Die Anamnese einerseits und die therapeutische Einlage eines Magenschlauchs erlauben jedoch rasch die differentialdiagnostische Klärung.

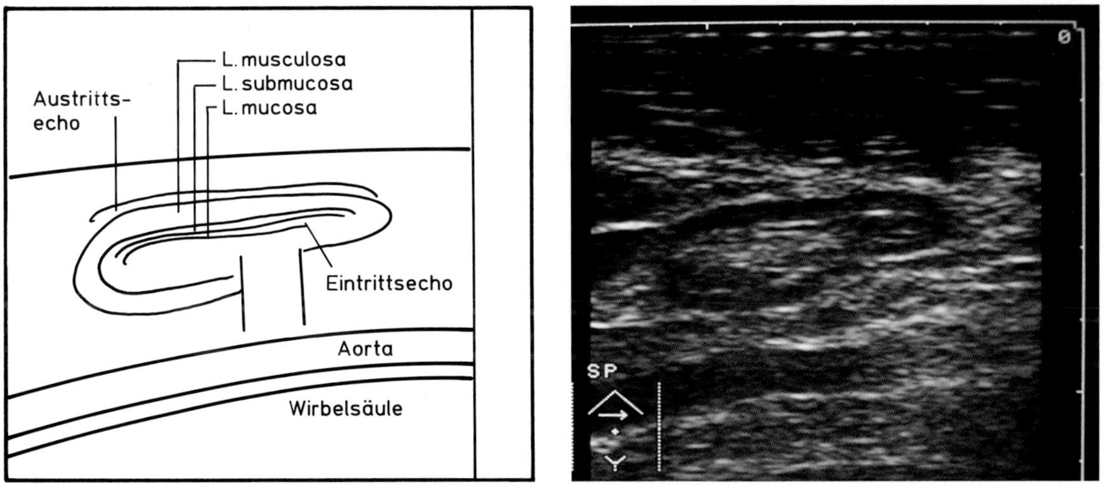
L. musculosa
L. submucosa
L. mucosa
Austritts-
echo
Eintrittsecho
Aorta
Wirbelsäule
SP

4

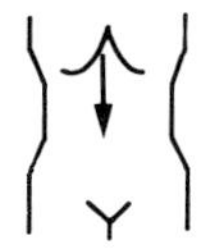

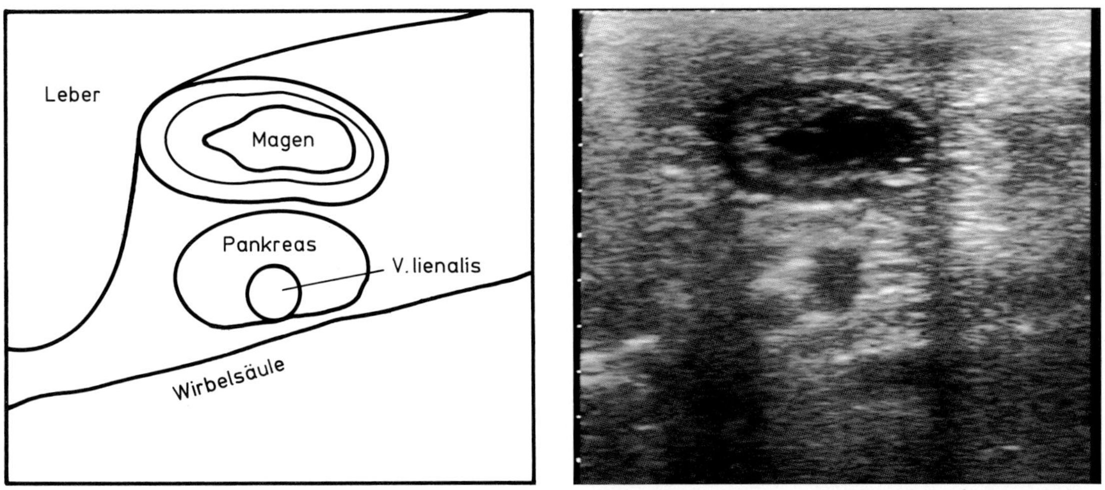
Leber
Magen
Pankreas
V. lienalis
Wirbelsäule

5

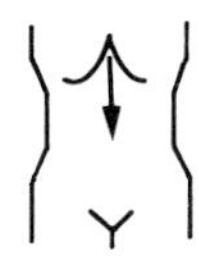

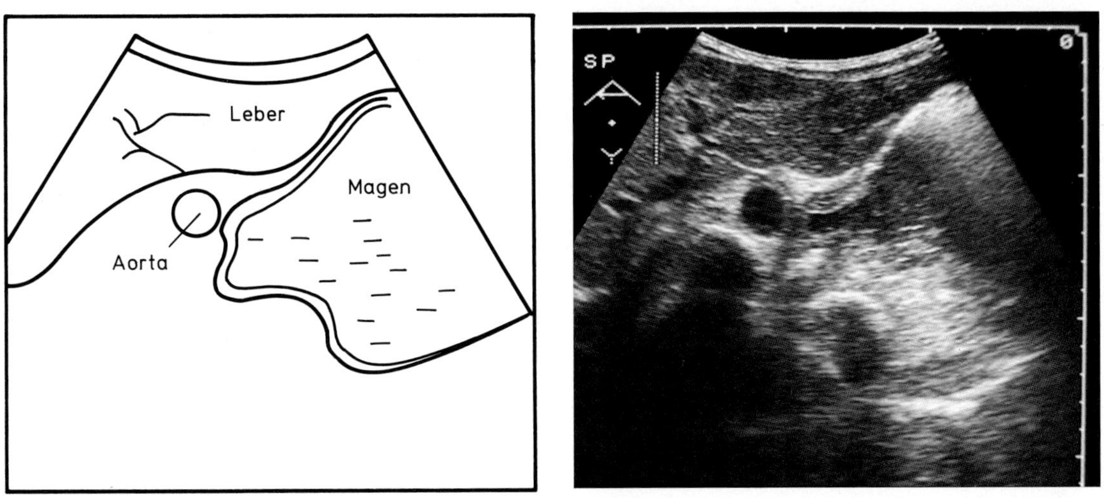
Leber
Magen
Aorta
SP

6

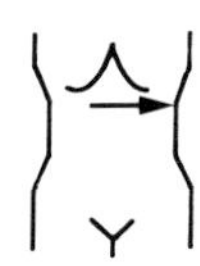

7 **Gefüllter Magen bei Magenausgangsstenose**
(Längsschnitt)
Bei dieser Aufnahme ist der Magen formatfüllend im Bild. Die dilatierte ausgespannte Magenwand ist in ihrer Schichtung gerade noch zu erkennen, der Mageninhalt besteht überwiegend aus flüssigen Anteilen, also Magensaft mit Schleim und Essensresten.

8 **Magenkokarde bei Rechtsherzinsuffizienz**
(Oberbauchlängsschnitt)
Der Magen ist kokardenartig quergeschnitten, die Wand reflexarm verdickt; dabei sind beide dargestellte Wandabschnitte, also sowohl die Submukosa als auch die Muskularis wandverdickt, nur ein zartes Lumen ist zentral zu erkennen. Bei chronischer Rechtsherzinsuffizienz und Rückstau in die Venen der parenchymatösen Organe kommt es auch zu einer ödematösen Anschwellung der Magen- und Darmwand und auch der Gallenblasenwand.

9 **Verdickte Magenwand bei Ulcus ventriculi**
(Querschnitt)
Hier erkennt man vor den großen Gefäßen eine in den normalen Abschnitten 3–7 mm dicke Magenwand, die im Magenkorpus auf über 1 cm anschwillt. An dieser Stelle ist eine Nische zu erkennen, die luftgefüllt ist, daneben der entzündliche Randwall. Hier lag endoskopisch ein Ulcus ventriculi vor, das, sonographisch darstellbar, zu einer entzündlichen Schwellung der Magenwand mit Randwallbildung geführt hat. Die normale Magenwand ist bis 4 mm dick, wenn man nur die reflexarmen Wandanteile mißt. Unter Miteinbeziehung der reflexkräftigen Ein- und Austrittsechos mißt sie bis 5 mm. Dicken über 8 mm sind pathologisch.

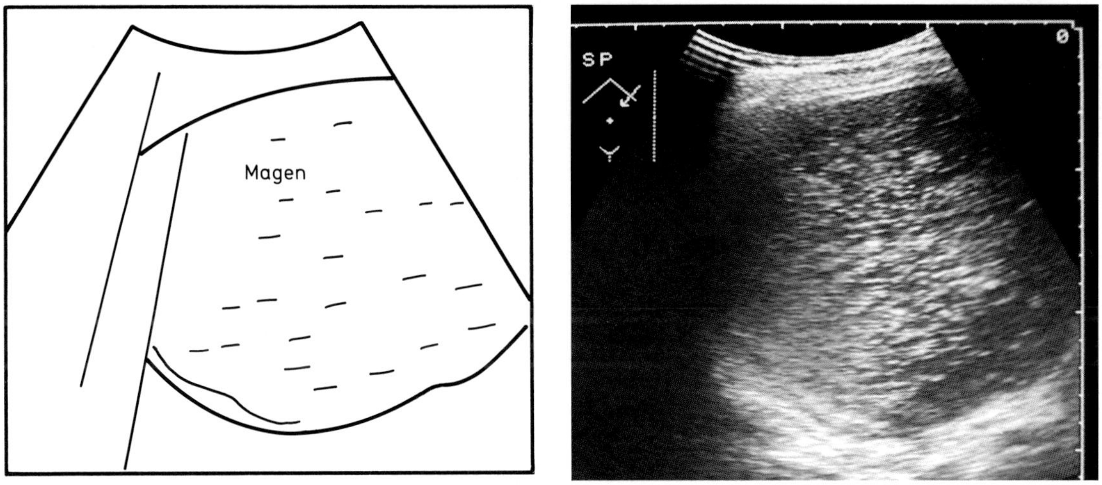
Magen

7

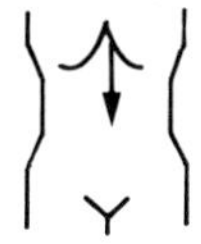

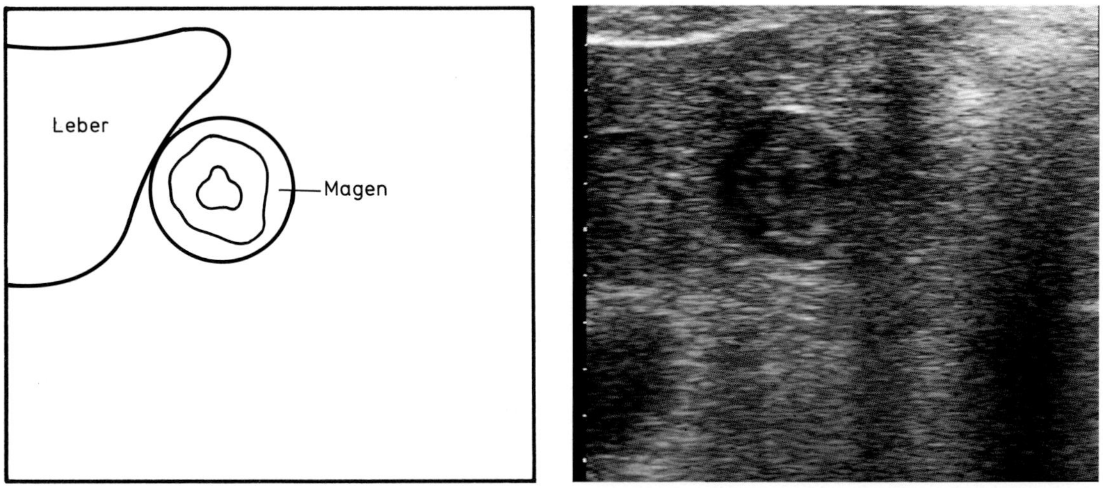
Leber
Magen

8

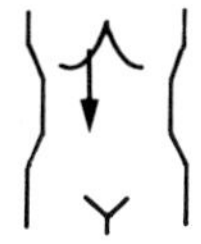

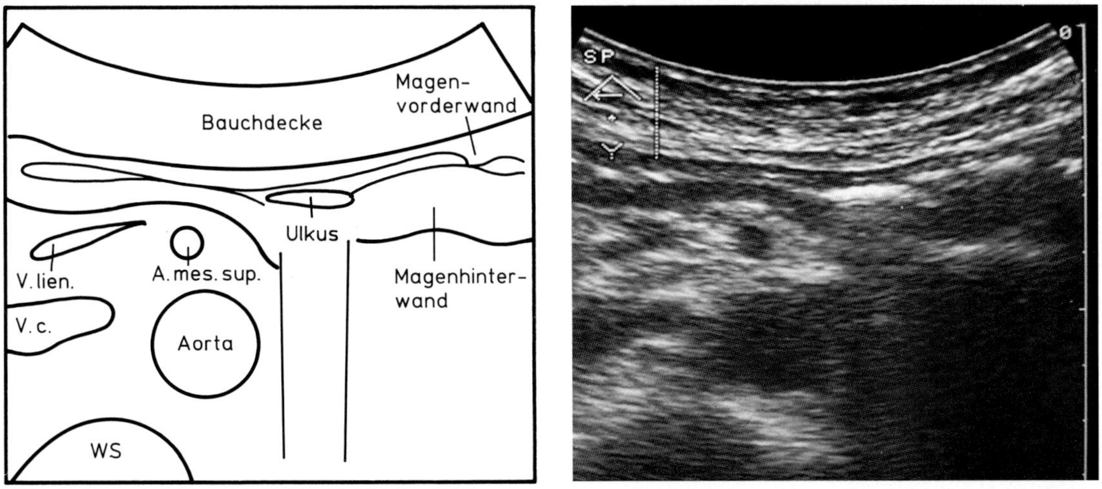
Bauchdecke
Magen-
vorderwand
Ulkus
V. lien.
A. mes. sup.
Magenhinter-
wand
V. c.
Aorta
WS

9

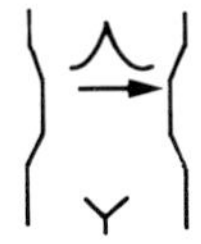

10 **Ulcus duodeni mit Penetration** (Längsschnitt in Höhe des Bulbus duodeni)
Kaudal der Leber und ventral des Pankreas erkennt man eine wandverdickte deformierte Kokarde, die zentral luftgefüllt ist. Diese Exkavation entsprach endoskopisch der Ulkushöhle, der kaudale anschließende reflexarme Anteil einer entzündlichen Wandschwellung des Bulbus.

11 **In das Pankreas penetrierendes Ulcus ventriculi** (Längsschnitt durch die Antrumregion)
Die Magenwand ist im Bereich der kleinen Kurvatur bis 1 cm dick, großkurvaturseitig (kaudal) bis 3 cm. Das dorsal anschließende Pankreas war ebenfalls angeschwollen. Bei einer Penetration des Ulkus im Bereich des Magens ist eine Exkavation seltener zu erkennen. Meist sieht man eine homogen wandverdickte Region mit asymmetrischer Kokarde und fehlender Motilität, wie dies auch bei malignen Veränderungen des Magens zu finden ist. Eine differentialdiagnostische Unterscheidung zwischen maligne und entzündlich ist in diesen Fällen sonographisch nicht möglich. Der Wert der Sonographie liegt in der Beurteilung der Wanddicke des Magens, der Motilitätsstörung und der gleichzeitigen Mitbeurteilbarkeit der Nachbarorgane.

12 **Perforiertes Ulcus duodeni** (Querschnitt durch den Oberbauch)
Lateral des oberen Duodenalknies erkennt man eine reflexfreie Zone, umgeben von reflexarmem Gewebe. Bei der Patientin war ein Ulcus duodeni bekannt, als plötzlich heftige Oberbauchschmerzen auftraten. Man sah diese Flüssigkeitsansammlung als Ausdruck einer gedeckten Perforation. Der Befund wurde operativ bestätigt.

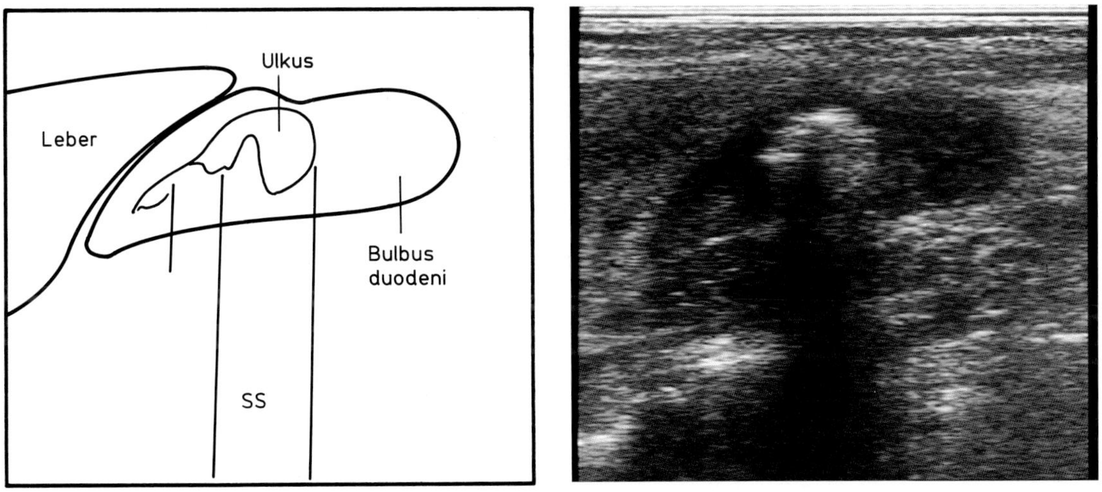
Ulkus
Leber
Bulbus duodeni
SS

10

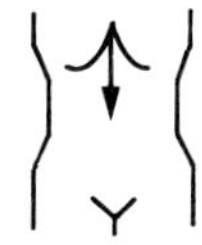

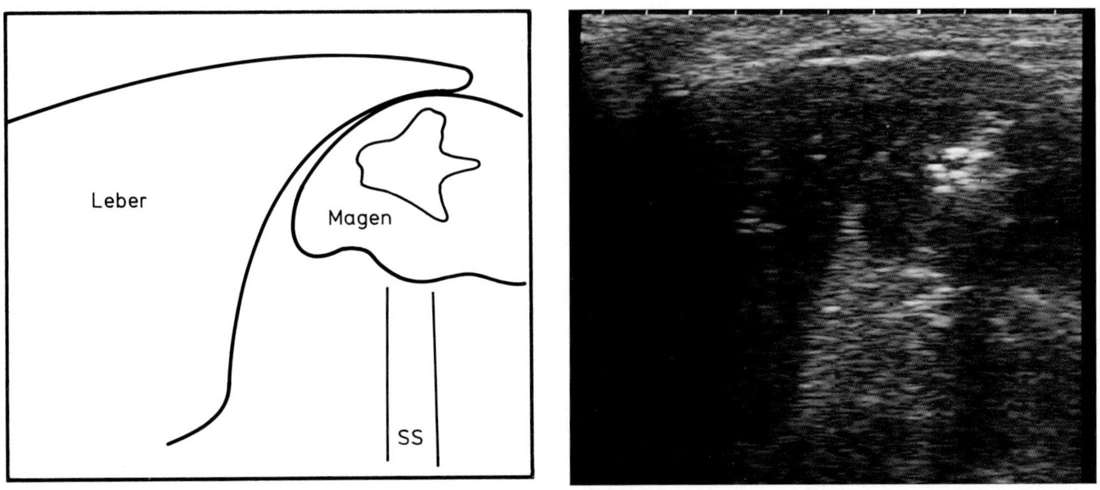
Leber
Magen
SS

11

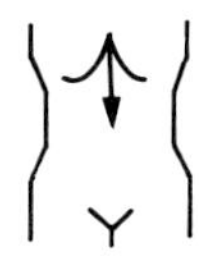

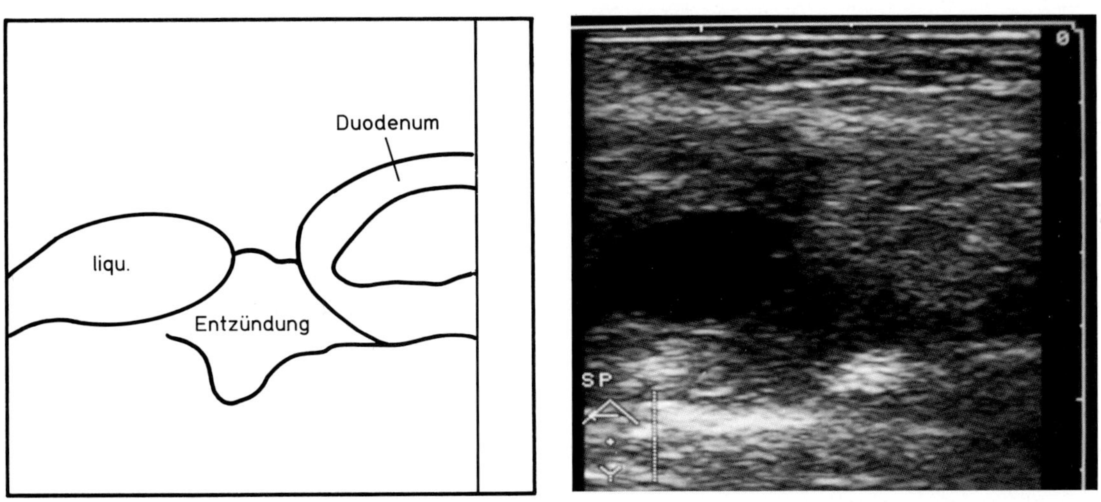
Duodenum
liqu.
Entzündung
SP

12

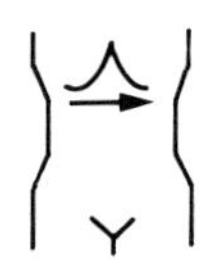

13 **Morbus Ménétrier** (Oberbauchquerschnitt)
Vor dem Pankreas stellt sich eine pseudotumorös veränderte Magenwand dar, deren Dicke durch die Schleimhautfaltenhyperplasie bei Morbus Ménétrier verursacht war. Der Befund imponierte zunächst als Magentumor, wobei die Ausdehnung der Magenwandverdickung über den gesamten Magen für einen solchen ungewöhnlich war. Die Diagnose wurde endoskopisch geklärt.

14 **Kardiakarzinom** (Längsschnitt durch den linken Leberlappen in Höhe der Wirbelsäule)
Links im Bild, d.h. kranial, ist das Herz zu erkennen. Unmittelbar unterhalb des auf über 1 cm knollig verbreiterten Zwerchfells ist die Magenwand verdickt, z.T. polypös aufgeworfen, während weiter kaudal in üblicher Weise die Schichtung des Magens zu erkennen ist. Ventral sind dort 5 Schichten zu trennen. Bei dem Patienten lag ein Kardiakarzinom vor, das die Wandzerstörung und die Verdickung des proximalen Magens verursacht hatte; es war in die Umgebung durchgebrochen und infiltrierte das Diaphragma.

15 **Leiomyom des Magens** (Oberbauchquerschnitt)
Umgeben von Anteilen des Magens und des Duodenums, ist hier ein solider Tumor zu erkennen, der bereits tastbar war. Die Zuordnung machte zunächst Probleme, da sich der Tumor unmittelbar an die Leber anschloß. Durch Untersuchung in In- und Exspiration sowie in verschiedenen Körperhaltungen des Patienten war dann zu klären, daß der Tumor von der Leber zu trennen, aber mit dem Magen fest verbunden war. Von den äußeren Magenwandschichten ausgehende Tumoren führen allenfalls zu einer Impression der Magenwand; sie sind bioptisch schwer zu erreichen, es sei denn durch eine Knopflochbiopsie. Bei sehr ausgedehnten Befunden, wie in diesem Fall, kann durch eine ultraschallgezielte Punktion die Diagnose gestellt werden. Die Zuordnung zu Magen oder Darm gelingt durch eine subtile Untersuchungstechnik, die Palpation und die Veränderungen des Tumors während der Atembewegung und der Lage des Patienten mit einbeziehen muß.

13

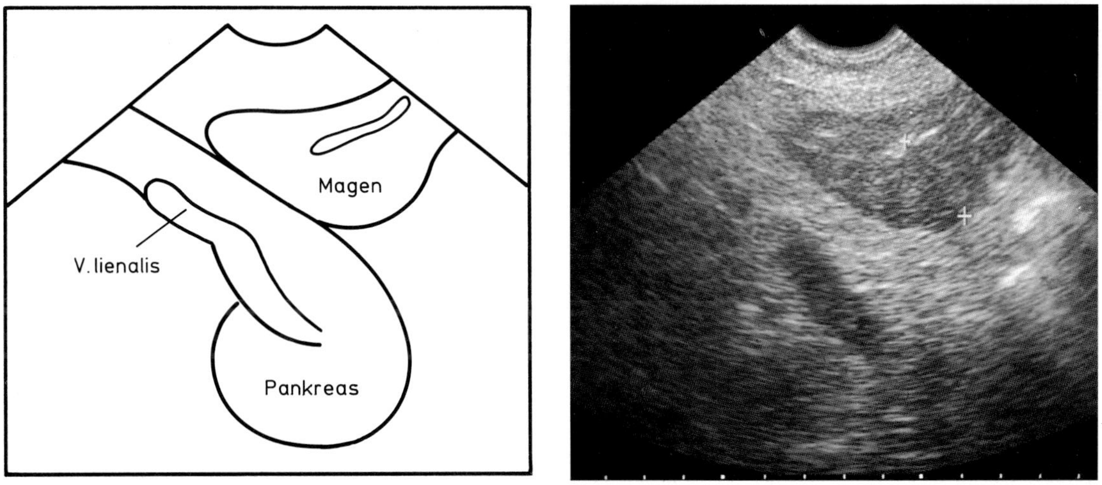
Magen
V. lienalis
Pankreas

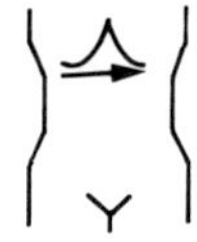

14

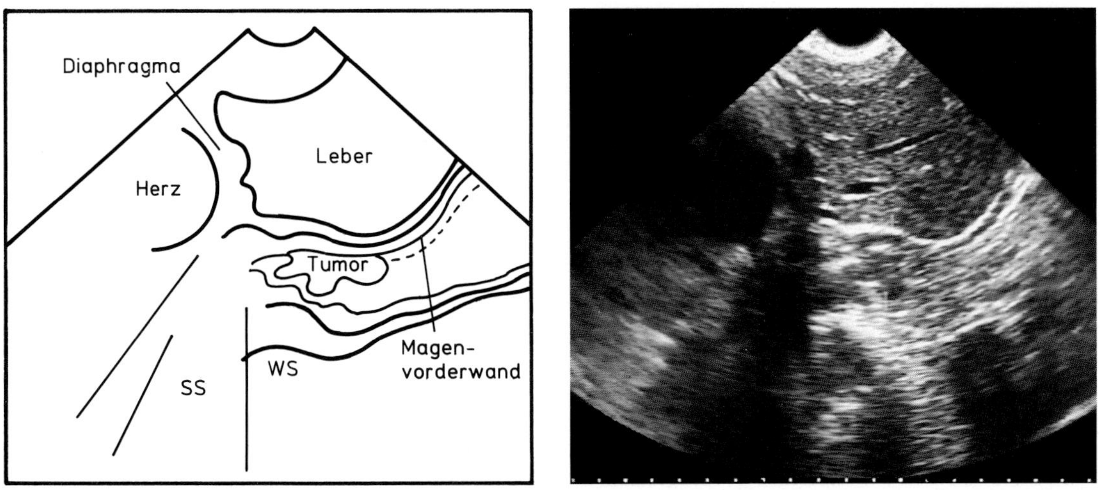
Diaphragma
Leber
Herz
Tumor
Magen-
vorderwand
WS
SS

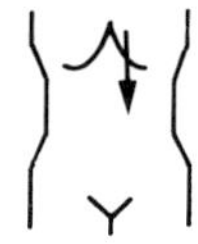

15

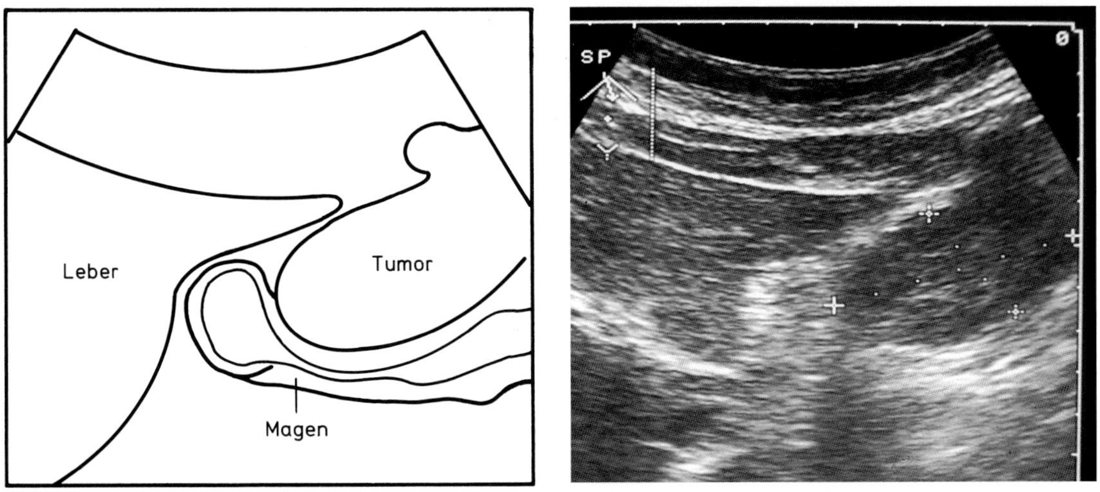
Leber
Tumor
Magen
SP

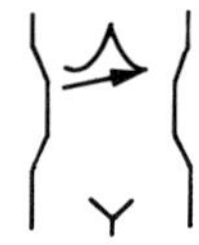

16 **Magenvorderwand nach Schlingenbiopsie – Leiomyom des Magens** (Querschnitt entlang der Vorderwand des Magens)
Dorsal der kaudalen Anteile des linken Leberlappens ist hier die Magenvorderwand zu erkennen. Sie ist auf bis zu 1 cm verdickt. Im mittleren Abschnitt der Verdickung liegt eine Exkavation, die luftgefüllt ist. Bei der Patientin war endoskopisch ein Magentumor entdeckt worden, der durch mehrfache Biopsien nicht erreicht werden konnte, da er submukös lag. Sonographisch war dieser Tumor als reflexarme Prominenz in Erscheinung getreten, die die Magenwand nicht überragte. Nach Rugektomie und Knopflochbiopsie konnte ein Leiomyom des Magens gesichert werden. Den Zustand nach diesem Eingriff zeigt das Bild: die Schleimhaut ist z. T. abgetragen, das Loch in der Mukosa und Muskularis ist deutlich zu erkennen.

17 **Neurinom des Magens** (Längsschnitt durch den mittleren Oberbauch)
Man sieht einen der Magenhinterwand anhängenden großen Tumor. Gutartige Tumoren der gastrointestinalen Organe werden meist zufällig entdeckt, von dem Patienten selbst oder dem untersuchenden Arzt, weil sie uncharakteristische Beschwerden verursachen. In diesem Fall bestanden Inappetenz und ein Druckgefühl im Oberbauch. Der große Tumor hatte also nicht zu höhergradigen Verdauungsstörungen geführt. Endoskopisch war lediglich eine Impression des Magens zu erkennen; die Diagnose konnte durch Feinnadelpunktion gestellt werden, sie wurde durch die Operation bestätigt. Neurinome des Magens sind selten; sie werden operativ entfernt, wenn sie beginnen, Beschwerden zu verursachen.

18 **Zystadenom des Pankreas mit Impression des Magens** (Längsschnitt)
In diesem Fall lag eine ähnliche Situation vor wie in der Voraufnahme. Der große reflexkräftige Tumor konnte von der Leber getrennt werden, obwohl er diese anhob und imprimierte; der Prozeß war vom Magen jedoch nicht vollständig zu trennen, so daß ein benigner Magentumor vermutet wurde. Der Tumor war jedoch so groß, daß eine eindeutige Organzugehörigkeit nicht mehr geklärt werden konnte (maximale Ausdehnung 12 cm). Operativ wurde dann ein Zystadenom des Pankreas gefunden, dessen zystische Anteile mit Detritus gefüllt waren.

Je größer ein raumfordernder Prozeß ist und je mehr er die angrenzenden Organe verdrängt und verlagert, um so schwerer ist es, die Zugehörigkeit zu einem bestimmten Organ zu klären.

16

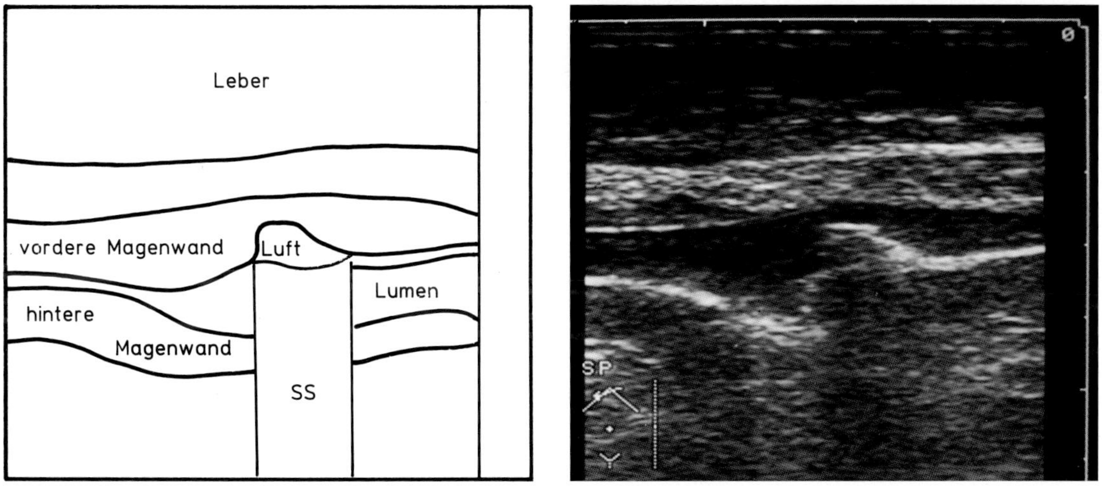
Leber
vordere Magenwand
Luft
Lumen
hintere
Magenwand
SS

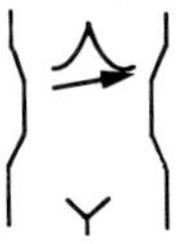

17

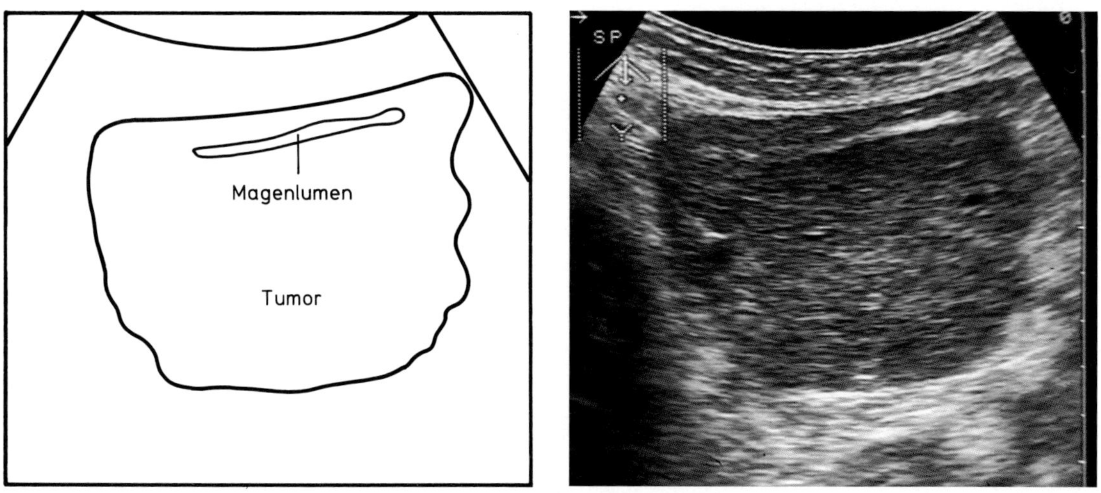
Magenlumen
Tumor

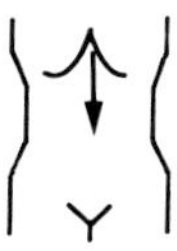

18

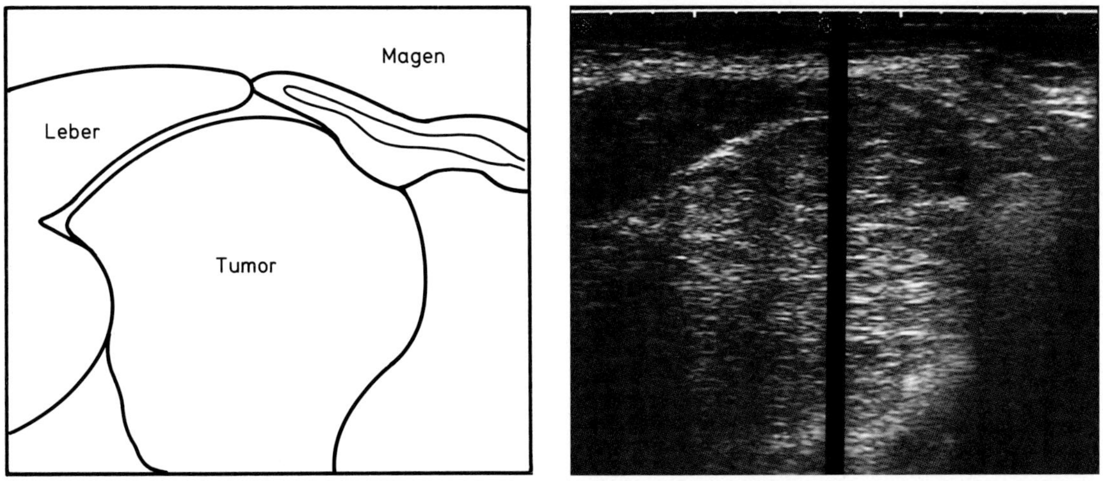
Magen
Leber
Tumor

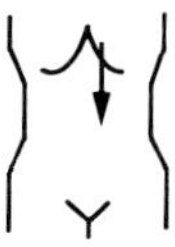

19 **Magenkarzinom mit lokoregionalen Lymphknoten** (Oberbauchlängsschnitt)
Die Magenkokarde im Antrumbereich ist quer zur Verlaufsrichtung geschnitten, die Magenwand bis 2 cm dick, asymmetrisch, mit einem zarten zentralen Luftecho. Die Asymmetrie der Kokarde, das völlige Fehlen der physiologischen Schichten des Magens und einer Fältelung der Mukosa sprechen für die Existenz eines malignen Prozesses. Die in der Nähe liegenden vergrößerten Lymphknoten unterstützen diese sonographische Verdachtsdiagnose, obwohl auch bei entzündlichen Veränderungen kleine Lymphknoten nachweisbar sein können.

20 **Linitis plastica** (Oberbauchquerschnitt)
Während die kaudalen Anteile des Magens noch eine Schichtung aufweisen, ist diese in den kranialen, rechts im Bild sichtbaren Abschnitten aufgehoben durch eine gleichmäßige Wandverdickung. Bei Einfingerpalpation und Kompression mit dem Applikator war die Magenwand starr. Endoskopisch war eine Nichtentfaltbarkeit des Magens auffällig, wobei die Schleimhaut noch den ganzen Magen auskleidete und nur einzelne, verstreut liegende Ulzera auffielen. Durch Zangenbiopsie wurde ein schleimbildendes Adenokarzinom des Magens diagnostiziert. Die Operation enthüllte eine vollständige Infiltration der Magenwand durch den Tumor.

21 **Magenkarzinom – Zustand nach Gastrojejunostomie** (Oberbauchquerschnitt)
Die Magenwand ist langstreckig verdickt. Da gleichzeitig eine Peritonealkarzinose vorlag, sind auch verdickte Darmschlingen in der Umgebung des Magens erkennbar. Bei einer malignen Ausgangsstenose war palliativ eine Gastrojejunostomie angelegt worden. Magen- oder Darmwanddicken um oder über 1 cm sind immer suspekt. Motilitätsstörungen und Asymmetrien der Darmwand unter der peristaltischen Bewegung sollten endoskopisch oder radiologisch verfolgt werden.

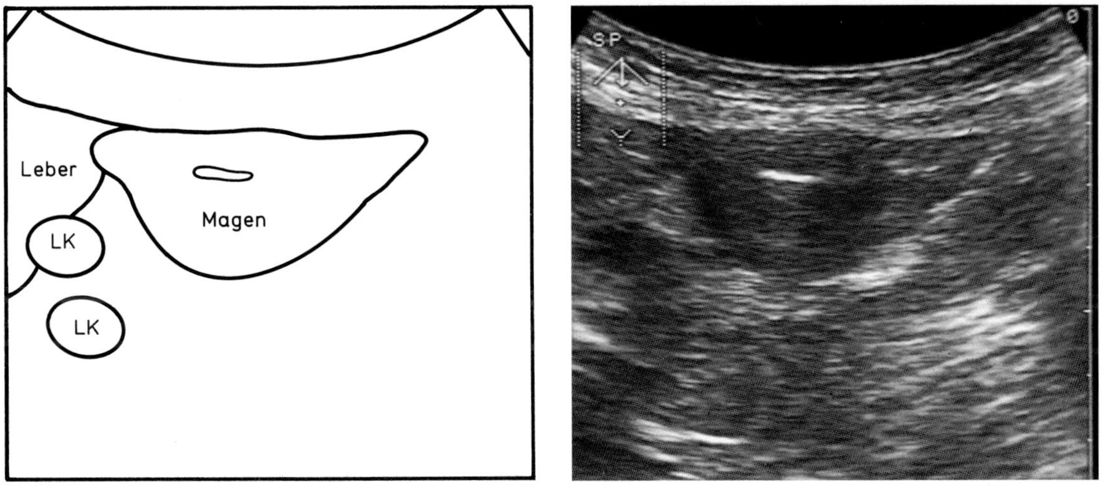
Leber
Magen
LK
LK

19

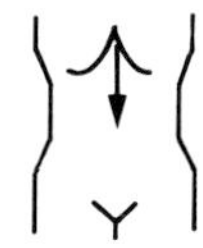

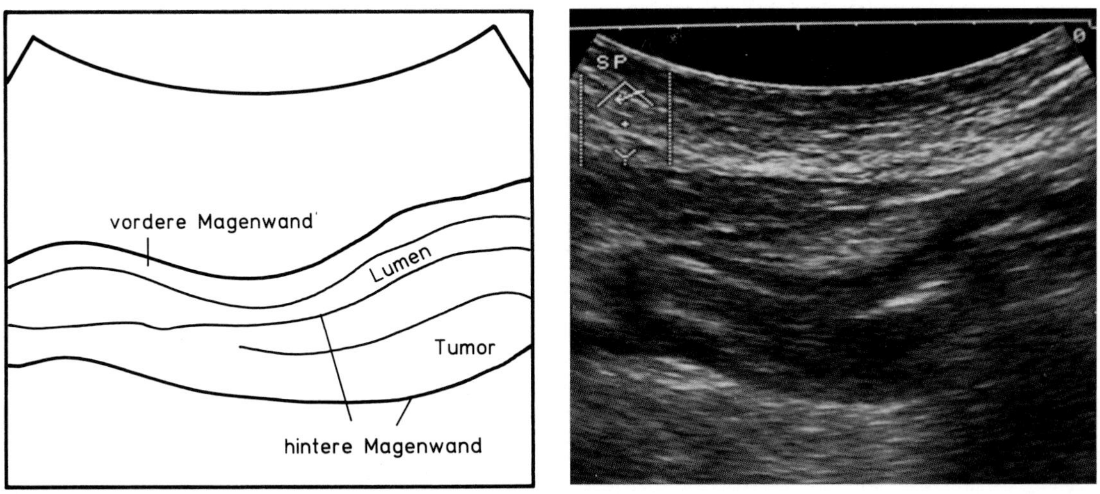
vordere Magenwand
Lumen
Tumor
hintere Magenwand

20

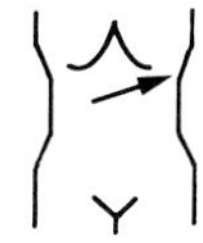

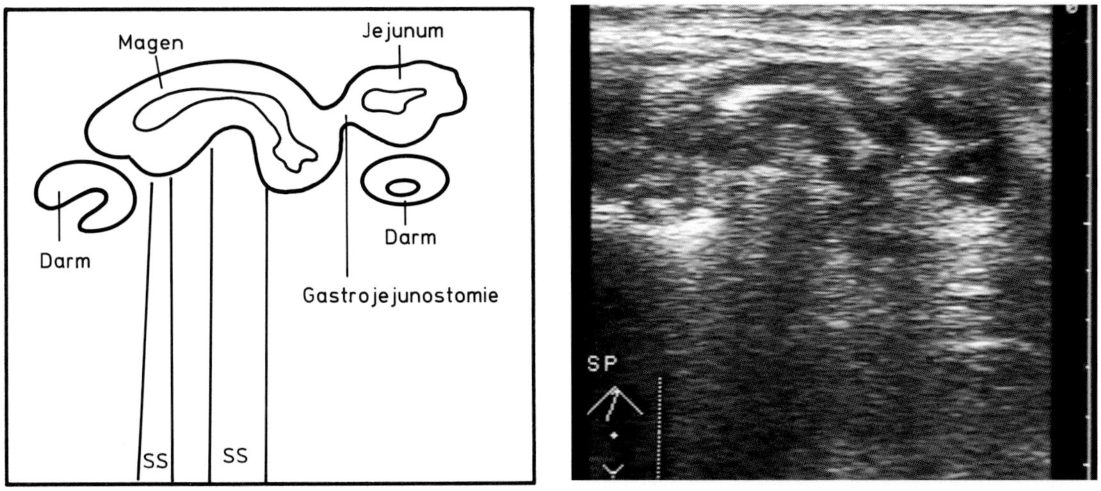
Magen
Jejunum
Darm
Darm
Gastrojejunostomie
SS
SS

21

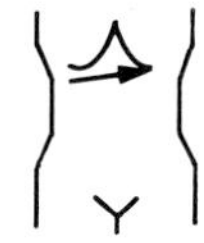

Magen

22 **Magenkarzinom mit Lymphknotenmetastase** (Oberbauchquerschnitt)
Auch hier ist die Magenwandverdickung das führende Symptom. In Höhe der Markierung beträgt sie 1,4 cm, weiter lateral ist die Magenwand dann noch etwas dicker, wobei ein unmittelbar neben dem Magen liegender Lymphknoten den Eindruck der Wandverdickung verstärkt. Das Lumen ist eben noch filiform zu erkennen. Solche ausgeprägten Veränderungen sind leicht zu diagnostizieren.

23 **Magenkarzinom mit Lymphknoten und Leberinfiltration** (Oberbauchlängsschnitt)
Der Magen ist auf 3 cm asymmetrisch verdickt und mit der Leber verklebt. Der Tumor wächst in die Leber ein. Dorsal der Infiltrationsregion sind Lymphknoten vor den Bauchgefäßen zu erkennen. Die Infiltration in die Umgebung und die Adhäsion des Magens an die umgebenden Organe, in diesem Fall die Leber, lassen sich durch Palpation und Untersuchung während der In- und Exspiration überprüfen.

24 **Magenkarzinom mit Infiltration in die Leber und Lymphknotenmetastasen** (Längsschnitt in Höhe des Antrums)
Ventral der Magenkokarde ist die vorbeschriebene tumoröse Verdickung des Magens zu erkennen. Der Tumor infiltriert die Leber. Kranial davon und dorsal der Leber sind 2 Lymphknoten zu erkennen, die V. mesenterica superior ist nach dorsal verlagert.

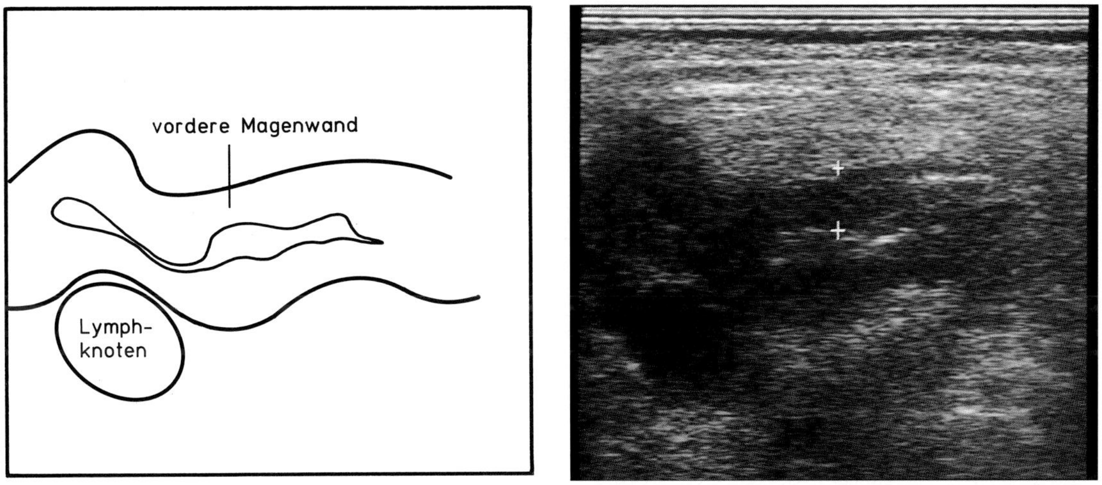
vordere Magenwand
Lymph-
knoten

22

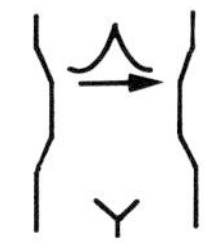

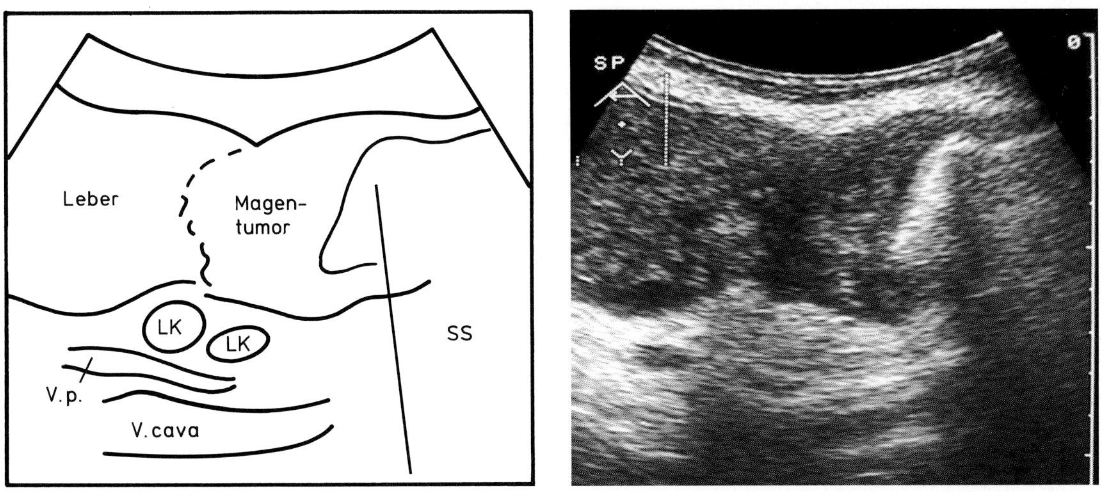
Leber
Magen-
tumor
LK
LK
SS
V.p.
V.cava

23

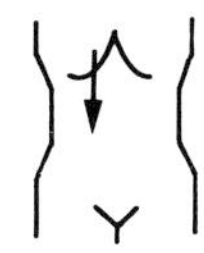

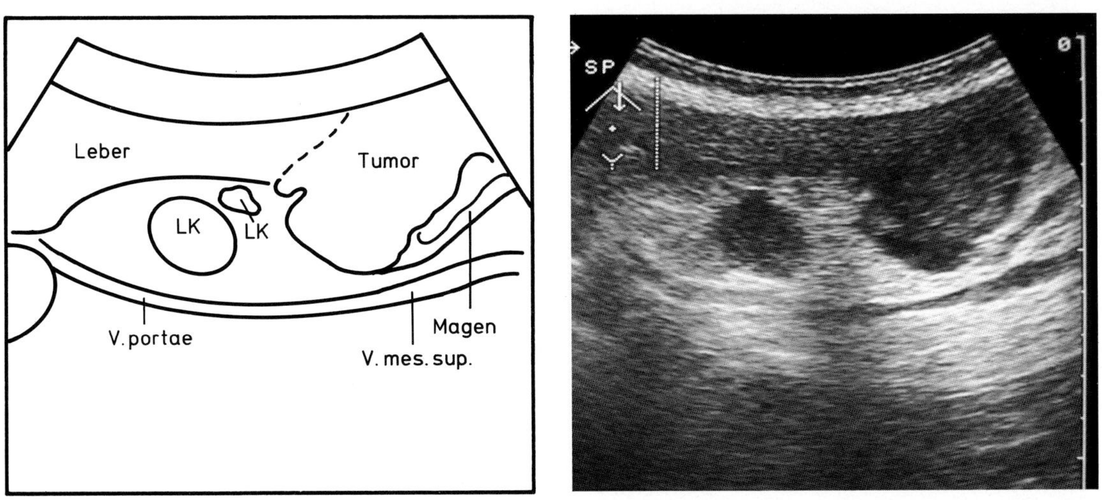
Leber
Tumor
LK
LK
V.portae
Magen
V.mes.sup.

24

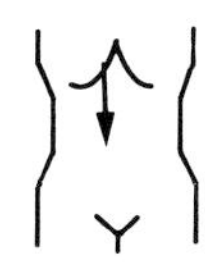

25 **Polypöses Magenkarzinom** (Oberbauchquerschnitt)
Der polypöse, tumoröse Prozeß wächst von der Vorderwand des Magens auf die Hinterwand zu und verlagert diese nach dorsal. Dadurch entsteht eine exzentrische Kokarde mit Verlegung des Magenlumens.

26 **Mageninfiltration bei Non-Hodgkin-Lymphom niedriger Malignität** (Oberbauchlängsschnitt)
Auch hier ist die Schichtung der Magenwand aufgehoben, die Magenwand ist ungleichmäßig verdickt, in den ventralen Anteilen 5,9 mm, in den dorsalen nur 2,0 mm. Bei gleichzeitiger Starre der Wand und unregelmäßiger Verteilung der verdickten Areale auf die Magenwand liegt es nahe, bei einem bekannten Non-Hodgkin-Lymphom auf eine Infiltration zu schließen. Der Verdacht wurde endoskopisch und histologisch bestätigt. Die Sonographie eignet sich zur Verlaufskontrolle unter Therapie.

27 **Gewichtsreduktionsballon im Magen** (Oberbauchquerschnitt)
Der Magen ist ausgefüllt von einem mit 450 ml Flüssigkeit gefüllten Ballon. Die reflexkräftige Wand entspricht dem Ein- bzw. Austrittsecho, das durch den Impedanzsprung zwischen der Flüssigkeit des Ballons und der dünnen Latexwand entsteht. Die Lage und der Füllungsgrad des Ballons sind sonographisch überprüfbar, ebenso ist die Frage zu beantworten, ob das Magenlumen ausreichend durch den oder die Ballons gefüllt ist. Der therapeutische Wert der Maßnahme ist umstritten, die technischen Probleme der endoskopischen Einlage und der Entfernung sowie der sonographischen Überwachung der Ballons sind gelöst.

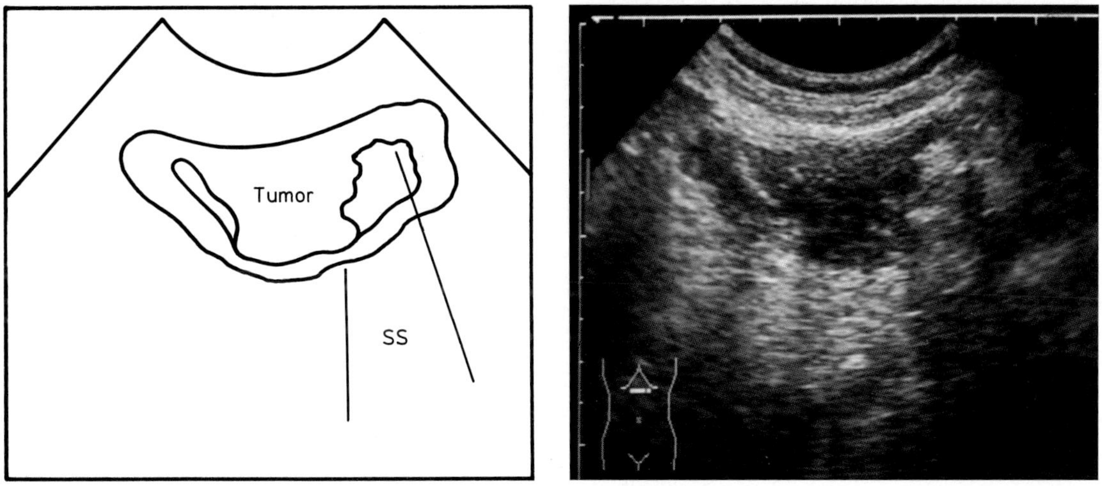
Tumor
SS

25

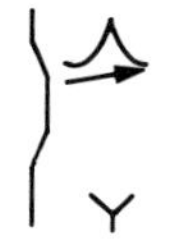

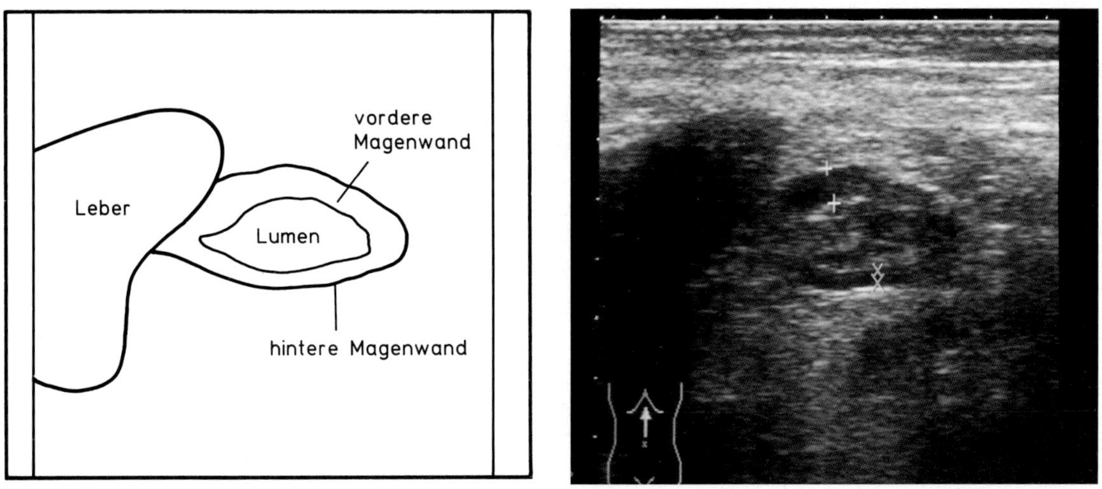
vordere Magenwand
Leber
Lumen
hintere Magenwand

26

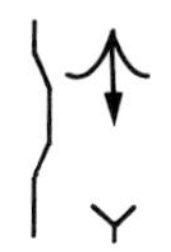

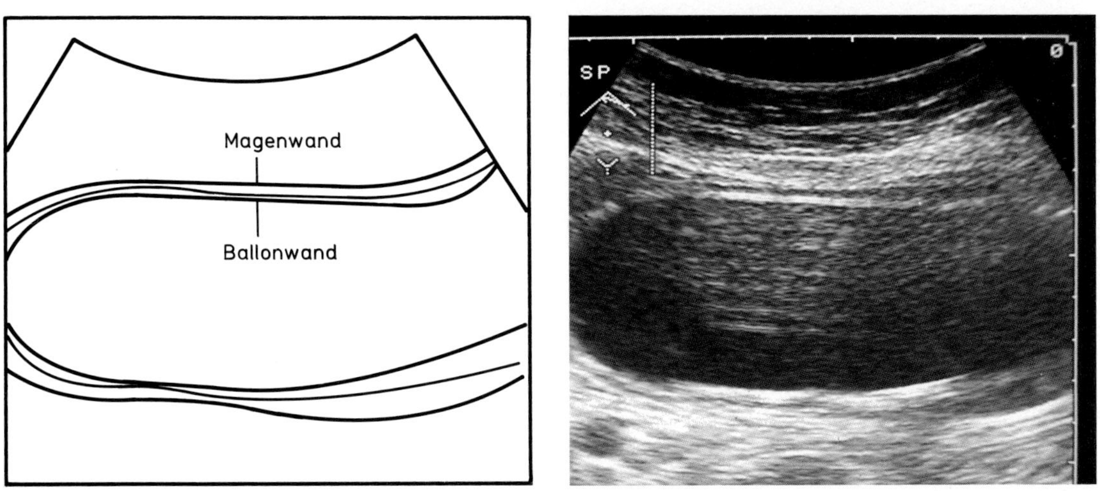
Magenwand
Ballonwand
SP
0

27

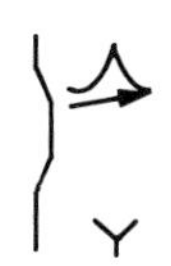

28 **Dislozierter Magenballon** (Unterbauchschrägschnitt rechts)
Nach einem Schmerzereignis war dieser Ballon nicht mehr im Magen der Patientin nachzuweisen. Er fand sich im rechten Unterbauch innerhalb einer Dünndarmschlinge vor der Ileozökalklappe. Das Doppelecho entsteht durch die 2fache Reflexion an der Ballonmembran, die außen von Darmflüssigkeit, innen von Ballonflüssigkeit umgeben ist.

29 **Dislozierter Magenballon nach Punktion** (Unterbauchschrägschnitt rechts)
Der im rechten Unterbauch entdeckte Ballon wurde transkutan punktiert und entleert. Man sieht hinter den adipösen Bauchdecken den Darm mit der kollabierten Ballonhülle, die nun gefaltet im Darmlumen liegt und dieses nicht mehr verschließt. Der Ballon ging $^1/_2$ h nach der Punktion durch die Ileozökalklappe in das Kolon ab und wurde am nächsten Tag auf natürlichem Wege abgesetzt. Es handelt sich bei diesem Abgang eines Magenballons um die einzige Komplikation in einer Serie von 12 Balloneinlagen.

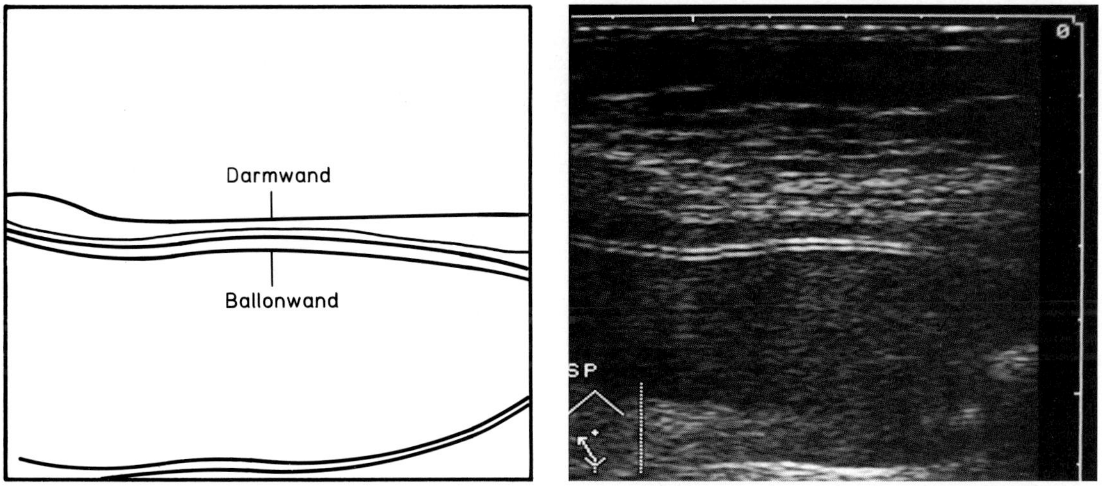

28

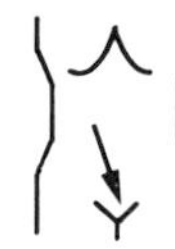

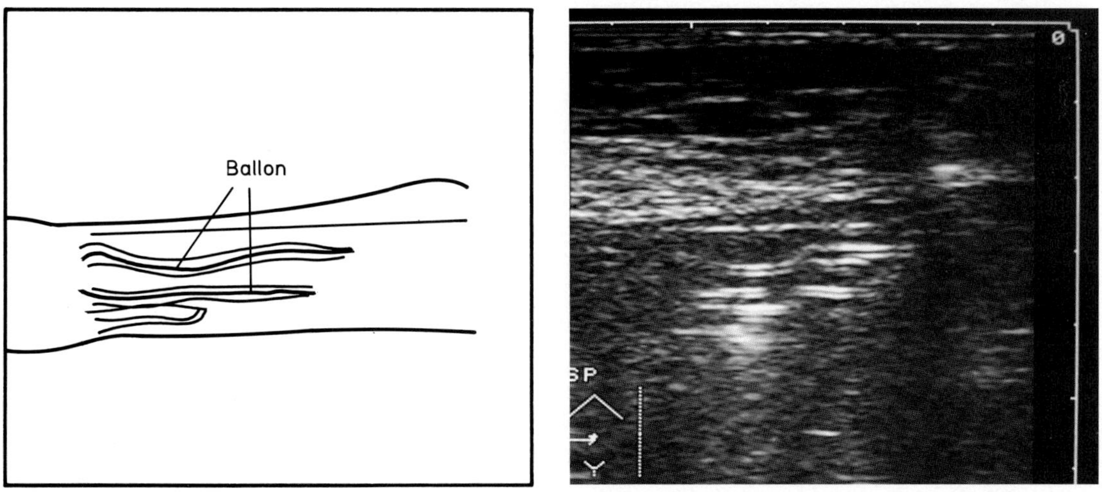

29

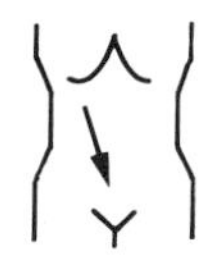

Dünndarm und Dickdarm

Indikationen: Darstellung des normalen Dünn- und Dickdarms, Erfassung und Zuordnung umschriebener oder langstreckiger Darmwandverdickungen.
Erkennung und differentialdiagnostische Unterscheidung der verschiedenen Ileusformen.
Annähernde Lokalisation des Verschlusses im Fall des mechanischen Ileus.
Verlaufsbeurteilung entzündlicher oder tumoröser Darmwandveränderungen.
Erfassung der akuten Appendizitis.

Geräte: Zur Übersichtsdiagnostik 3,5-MHz-Scanner, zur Beurteilung der Darmwand und der Appendix 5–7,5-MHz-Parallelscanner.

Aussagekraft: Die Sonographie ist nicht die Methode der Wahl zur Erfassung entzündlicher oder tumoröser Darmveränderungen. Allerdings gelingt der primäre Nachweis von Veränderungen in 35–50%, in über 70% entsprechen Kokardenphänomene im Bereich des Dünn- und Dickdarms einem pathologisch-anatomischen Substrat.

Der Wert der Methode liegt in der Erkennung intraabdomineller Prozesse, die auf den Darm übergreifen oder von der Darmwand ausgehen, sowie in der Verlaufsbeurteilung entzündlicher oder tumoröser Veränderungen.

Die akute, insbesondere die phlegmonöse *Appendizitis* ist mit heutiger Untersuchungstaktik nachweisbar. Dabei liegt der Wert der Methode vor allem in ihrer relativ hohen Spezifität, wodurch die Rate der negativen Appendektomien gesenkt wird.

Grenzen: Eine primäre Erfassung von entzündlichen oder tumorösen Veränderungen des Darms gelingt nicht sicher. Bei Meteorismus ist die Beurteilung erheblich beeinträchtigt. Die Lokalisation einer Darmwandkokarde gelingt nur ungefähr (Zuordnung zu Jejunum, Ileum oder Dickdarm). Dasselbe gilt für die Lokalisation der Obstruktion beim mechanischen Ileus.

Die unauffällige Appendix ist nicht darstellbar. Chronisch rezidivierende Appendikopathien führen ebenfalls nicht zu einer sonographisch nachweisbaren Veränderung der Appendix.

Normalmaße: Der normale Dünndarm hat eine Wandstärke von 2–3 mm und ein Lumen, das 3–4 cm weit ist, der Dickdarm kann eine Wandstärke bis 5 mm haben, eine Lumenweite von 4–6 cm. Der Abstand der Valvulae conniventes beträgt 3–5 mm, der der Haustren 30–50 mm.

Untersuchungstechnik: In Rückenlage des Patienten wird das Abdomen in Längs- und Querschnitten abgesucht. Auffälligkeiten müssen durch Kontrolluntersuchungen auf ihre Konstanz hin überprüft werden. Messungen der Darmwanddicke sind nur korrekt bei senkrecht auf die Oberfläche des Darmabschnitts auftreffendem Schallbündel. Darmwandverdikkungen werden durch Einfingerpalpation auf Druckschmerzhaftigkeit, Impressibilität und Verschieblichkeit hin untersucht.

Wichtige Hinweise und Tips: Kokarden im Bereich des Colon descendens sind bis zu einer Wandstärke von 4 mm physiologisch. Häufig findet man diese Veränderungen bei sog. spastischem Kolon oder bei Abführmittelabusus. Derartige Veränderungen müssen also kontrolliert werden. Umschriebene Flüssigkeitsfüllungen des Darms sind häufig, nicht immer liegen ihnen Motilitätsstörungen zugrunde. Die Beurteilungskriterien müssen kritisch und nach mehrfacher Kontrolle angewendet werden.

Dünndarm und Dickdarm

1 **Normaler Darm kaudal der Gallenblase** (Längsschnitt entlang der V. cava)
Auch der Darm weist die Wandschichtung auf, die vom Magen bekannt ist, wenn auch entsprechend der geringeren Dicke die Schichten noch dünner und mit den üblichen Geräten allenfalls 3 Schichten abbildbar sind. Dies ist auf diesem Bild der Fall, wo sich Austrittsecho der Gallenblase und Eintrittsecho des Darms addieren. Dem reflexreichen Wandeintrittsecho folgt eine reflexarme Schicht, die der Muskularis entspricht, und eine reflexreiche, die der Submukosa entspricht, bevor eine sehr zarte reflexarme Schicht die Mukosa anzeigt. Ein Eintrittsecho ist bei Kotfüllung des Darms nicht erkennbar. Die maximale Wandstärke von Dick- und Dünndarm beträgt 3 mm. Pathologisch sind Wandstärken über 5 mm.

2 **Üblicher Aspekt des Darms bei Meteorismus** (Mittelbauchlängsschnitt rechts)
Meteorismus behindert nicht nur die Darstellung der retroperitonealen Organe, er ist auch sehr hinderlich bei der Beurteilung des Darms selbst. Auf Anhieb bietet der zu untersuchende Darm oft den hier gezeigten Anblick bogig angeordneter Luftreflexe mit ausgeprägter Schallschattenbildung; allenfalls die ventralen Anteile der Darmwand sind eben zu erkennen. Die Bogensäulen entsprechen im Kolon den Haustren mit einem Abstand von 3–5 cm, im Dünndarm den Valvulae conniventes mit einem Abstand von 3–5 mm. Durch Kompression des Abdomens, Umlagerung und Geduld gelingt in den meisten Fällen eine Beurteilung der Darmwand in sämtlichen Abschnitten.

3 **Chilaiditi-Syndrom** (lateraler Längsschnitt durch den rechten Oberbauch)
Die Interposition des Kolons zwischen Leber und Bauchwand ist sonographisch auf Anhieb durch die Interposition von Luft in diesem Bereich zu erkennen. Die Beurteilung der Leber von lateral ist dadurch nicht mehr möglich.

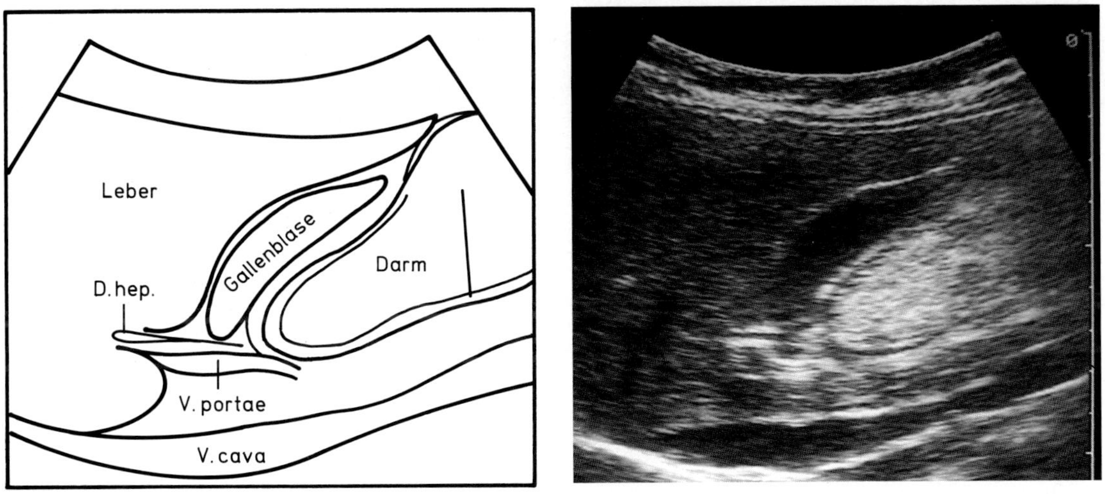
Leber
Gallenblase
Darm
D. hep.
V. portae
V. cava

1

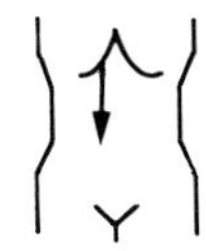

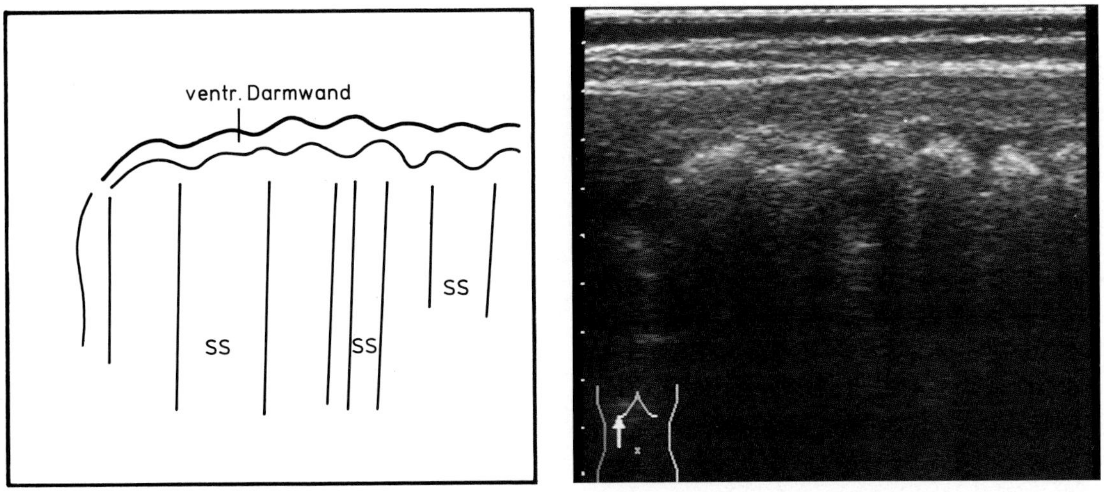
ventr. Darmwand
SS
SS
SS

2

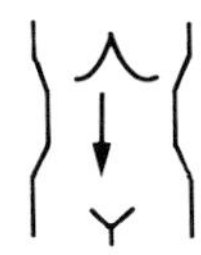

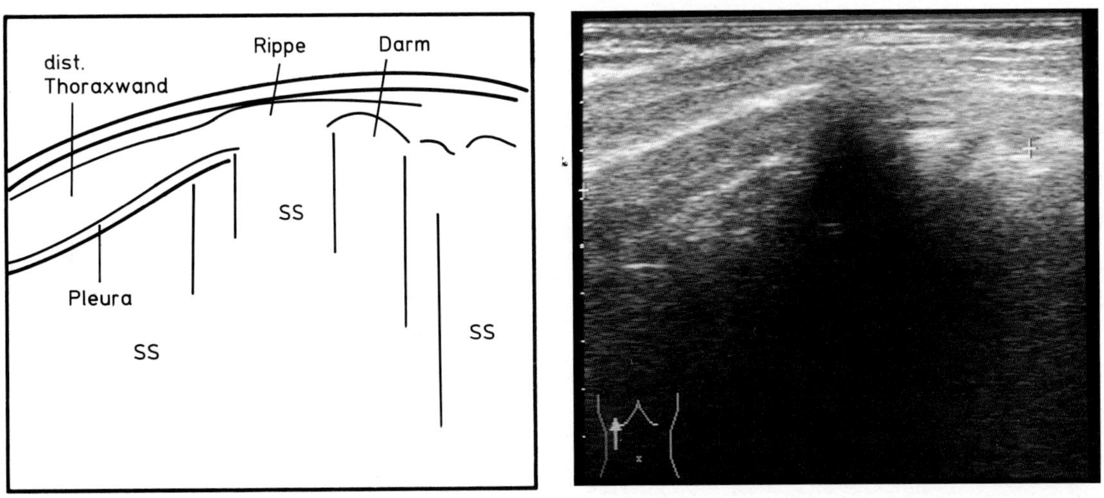
dist.
Thoraxwand
Rippe
Darm
SS
Pleura
SS
SS

3

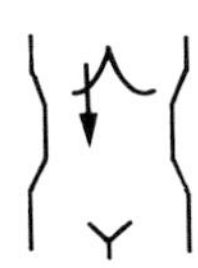

Dünndarm und Dickdarm

4 **Chilaiditi-Syndrom** (Oberbauchquerschnitt)
Bei Einstellung der Leber im medial-kranial angehobenen Querschnitt erhält man einen Einblick in einen vom Darm nicht verdeckten Leberabschnitt. Der Darm hat sich zwischen Leber und Zwerchfell bis weit kranial eingeschoben. In Rückenlage und nach längerer Untersuchungszeit ist der Darmabschnitt luftfrei geworden; er stellt sich entleert zwischen lateraler Bauchwand bzw. Zwerchfell und Leber dar.

5 **Normale Ileozökalklappe** (Unterbauchquerschnitt rechts)
Bevor man pathologische Veränderungen am Darm beurteilen kann, muß man die normalen Verhältnisse kennen. Die Ileozökalklappe stellt sich im Ultraschallbild als prominente Einstülpung des Dünndarms in den Dickdarm dar. Die Schichtung des Dickdarms ist auf diesem Bild gut zu erkennen (Aufnahme mit 5-MHz-Schallkopf).

6 **Spastisches Kolon** (Oberbauchlängsschnitt links)
Bei Motilitätsstörungen im Sinne des sog. spastischen Kolons sieht man häufig den Dickdarm unregelmäßig kontrahiert und flüssigkeitsgefüllt, das Erscheinungsbild kann zu differentialdiagnostischen Zweifeln Anlaß geben; es ist häufig nachweisbar. Der Darm ist unterschiedlich stark kontrahiert, die Haustren springen unregelmäßig tief in das Lumen vor, die Kontraktionen laufen träge ab. Es besteht gelegentlich eine leichte Druckdolenz. Eine dauerhafte Wandverdickung besteht jedoch nicht. Durch Massage und Kontrolluntersuchungen lassen sich die Veränderungen als inkonstant beweisen.

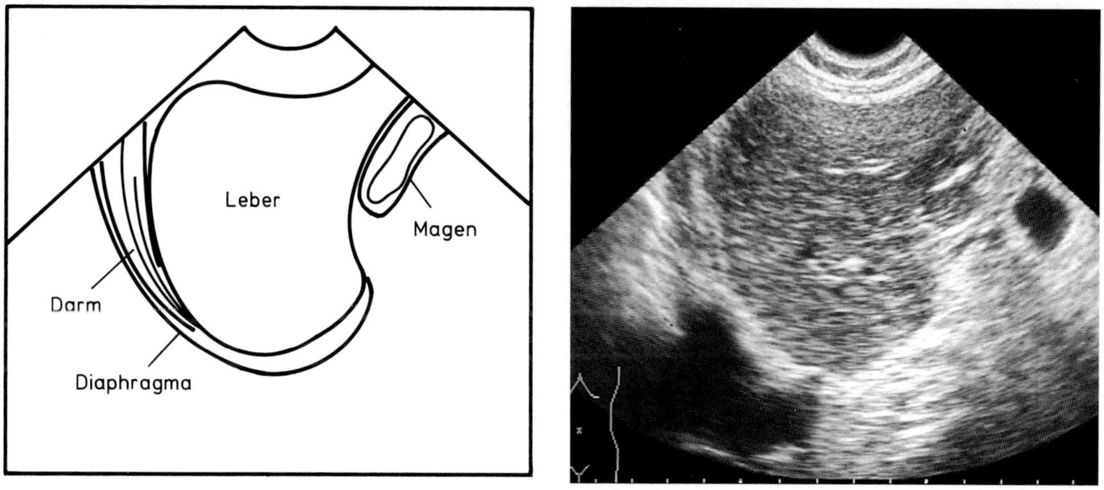
Leber
Magen
Darm
Diaphragma

4

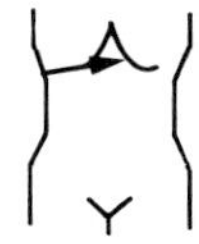

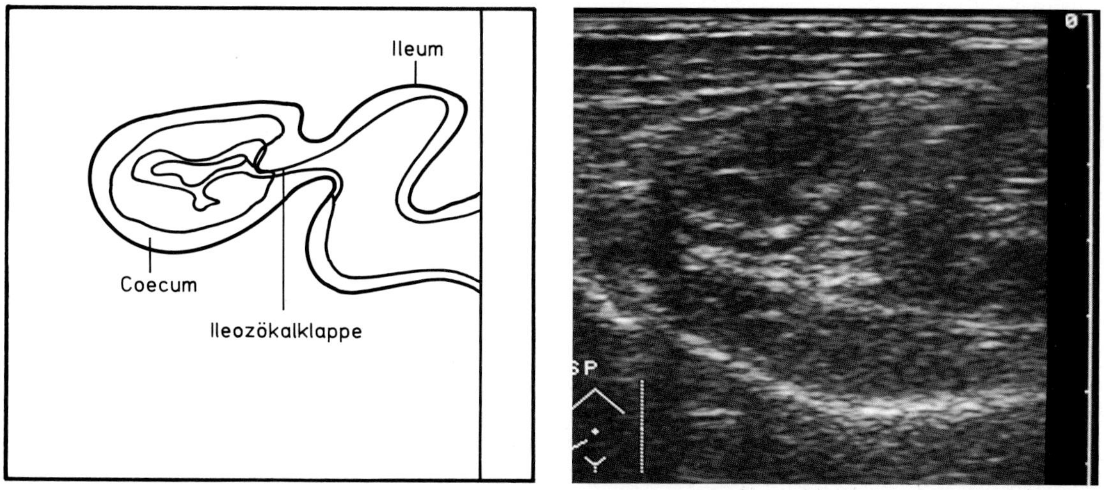
Ileum
Coecum
Ileozökalklappe

5

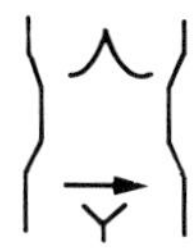

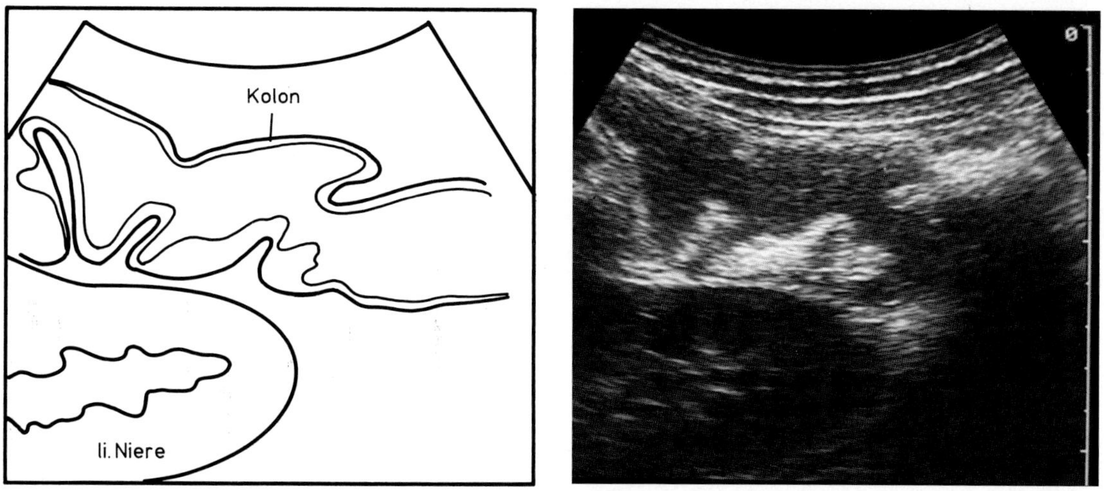
Kolon
li. Niere

6

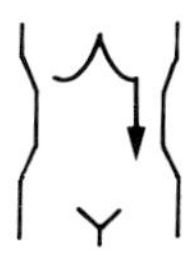

Dünndarm und Dickdarm

7 **Invagination** (Unterbauchlängsschnitt)
Das typische Bild der Invagination entsteht durch die Einstülpung von Dünndarmabschnitten in Dünndarm- oder Dickdarmabschnitte. Dadurch bietet sich das Phänomen des Darms im Darm (wie auf diesem Bild): mehrere Ringfiguren, die ineinandergesteckt sind, wobei es meist zusätzlich zu Schwellungen der Darmwand durch trophische Störungen kommt. Die Darmschlingen können reflexreich oder reflexarm sein, je nach dem Stand des entzündlichen Ödems und der Schnittebene, in der die invaginierten Anteile getroffen wurden.

8 **Invagination** (im Längsschnitt)
Man erkennt wiederum 4 Darmwandschichten, wo eigentlich 2 sein sollten. Der Dünndarm ist in den Dickdarm auf einer Strecke von über 10 cm eingestülpt. Trophische Störungen sind offenbar bisher nicht aufgetreten, die Dünndarmwand ist wenig verdickt, die Wand des Kolons allenfalls geringfügig. Die unterschiedlichen Dicken hängen ab von der Schnittebene, in der die gewundenen Darmschlingen getroffen sind.

9 **Invagination** (Schrägschnitt, rechter Unterbauch)
Diese war im rechten Unterbauch entstanden, wo sich eine Ileumschlinge in eine andere hineingeschoben hatte. Wiederum erkennt man das Phänomen der diesmal nicht ganz kreisrunden, weil schräg angeschnittenen, übereinandergestülpten Dünndarmringe. Der eingestülpte Dünndarmabschnitt ist entleert und gefaltet.

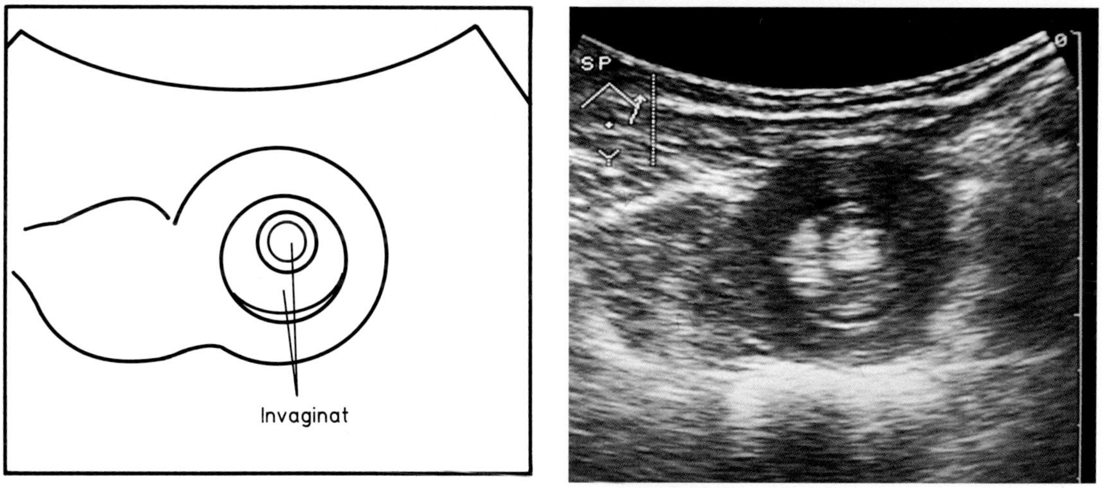

7

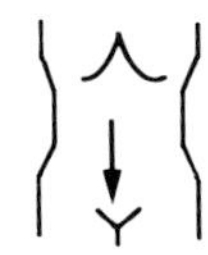

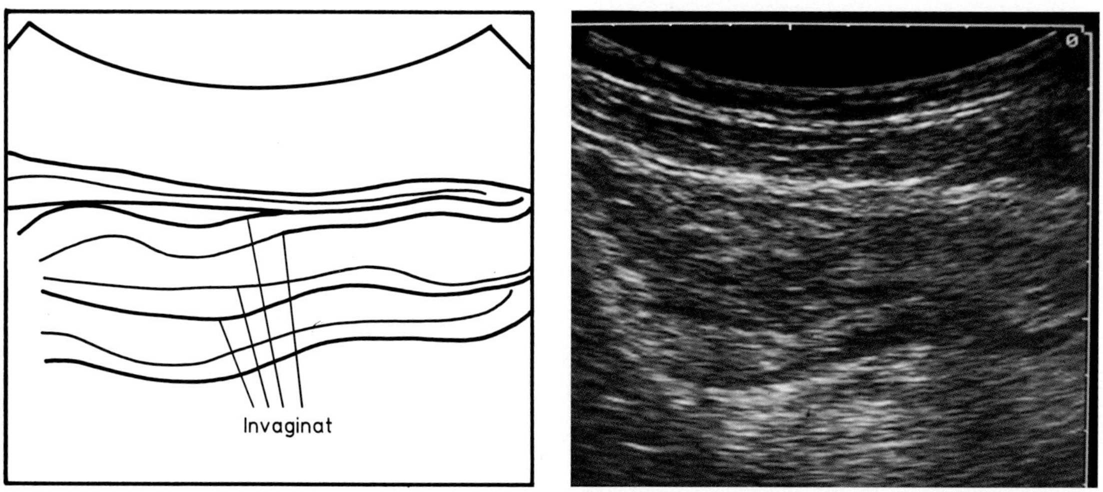

8

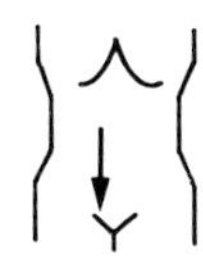

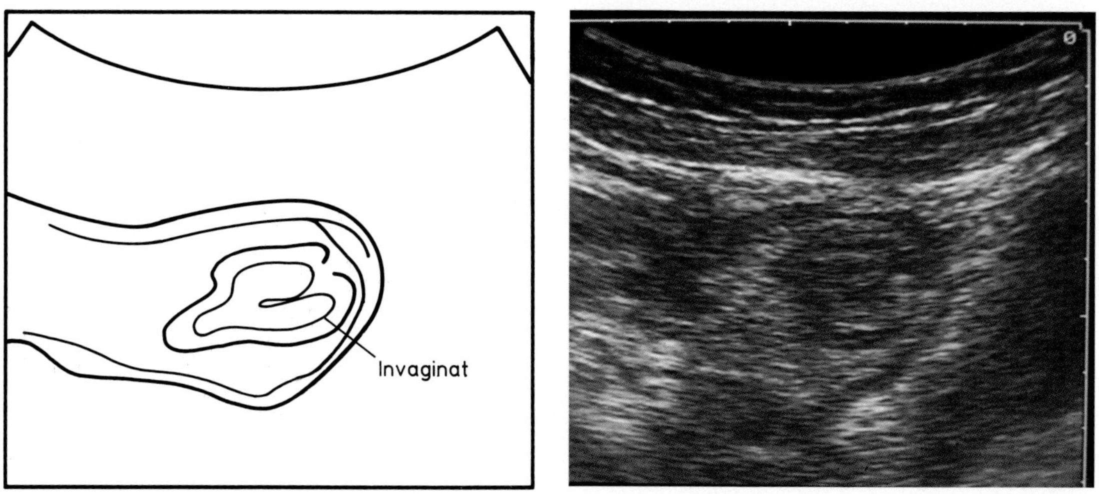

9

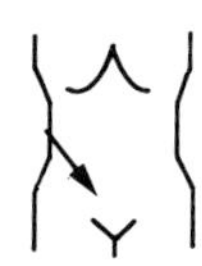

Dünndarm und Dickdarm

10 **Inkarzerierte Leistenhernie** (Inguinalschnitt links)
Von kranial treten die Bauchdecken bis an die Hernie heran, kaudal erkennt man das Os pubis, dazwischen eine Lücke, durch die Darmanteile ausgetreten sind; um den Darm liegt eine Flüssigkeitslamelle als Hinweis auf eine trophische Störung des hernierten Darmanteils.

11 **Inkarzerierte Leistenhernie** (Inguinalschnitt links)
Die Bauchdecke ist im Bereich der Bruchlücke unterbrochen. Es liegt ein Anteil einer Darmschlinge außerhalb des Leistenbandes, der flüssigkeitsgefüllt ist und nur noch Reste einer Fiederung zeigt. Auch die sich kranial und kaudal anschließenden intraabdominellen Darmschlingen sind dilatiert und hypomotil im Sinne einer Paralyse. Veränderungen dieser Art sind typisch, die Schmerzhaftigkeit erschwert die Untersuchung des Patienten.

12 **Mesenterialvenenthrombose** (Mittelbauchschrägschnitt rechts)
Im Mittelbauch ist eine isolierte Darmschlinge auf einer Strecke von ca. 15 cm gleichmäßig ödematös angeschwollen, der Leib ansonsten meteoristisch, die großen Gefäße sind eben zu erkennen. Plötzliche heftige Schmerzhaftigkeit im Abdomen, verbunden mit Blut im Stuhl und Motilitätsstörungen des Darms bis zum Ileus einerseits, der sonographische Nachweis einer wandverdickten Darmschlinge andererseits lassen den Verdacht auf das Vorliegen einer mesenterialen Venenthrombose entstehen. Die Mesenterialgefäße selbst sind in den betroffenen peripheren Abschnitten nicht darstellbar.

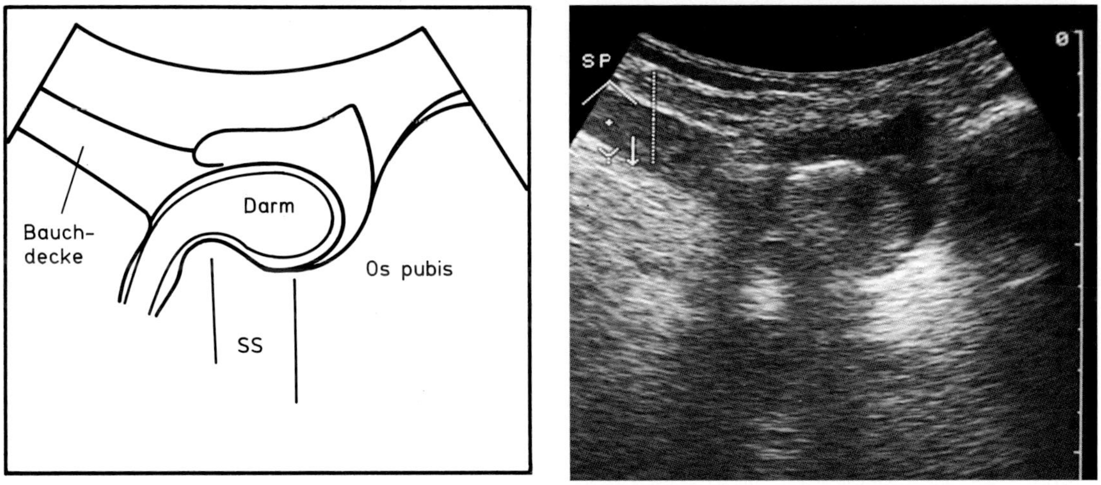
Bauch-
decke
Darm
Os pubis
SS
SP

10

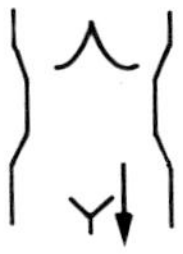

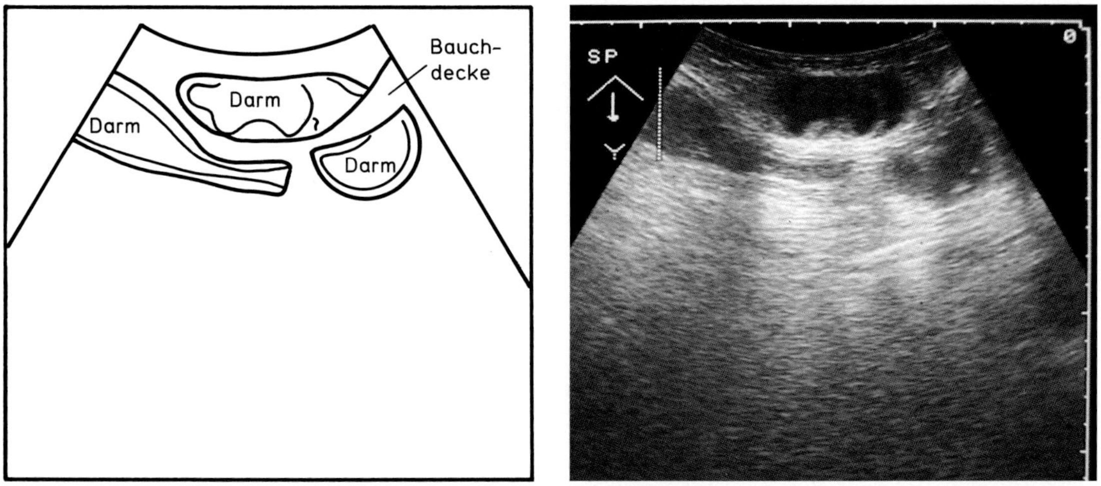
Bauch-
decke
Darm
Darm
Darm
SP

11

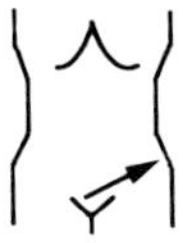

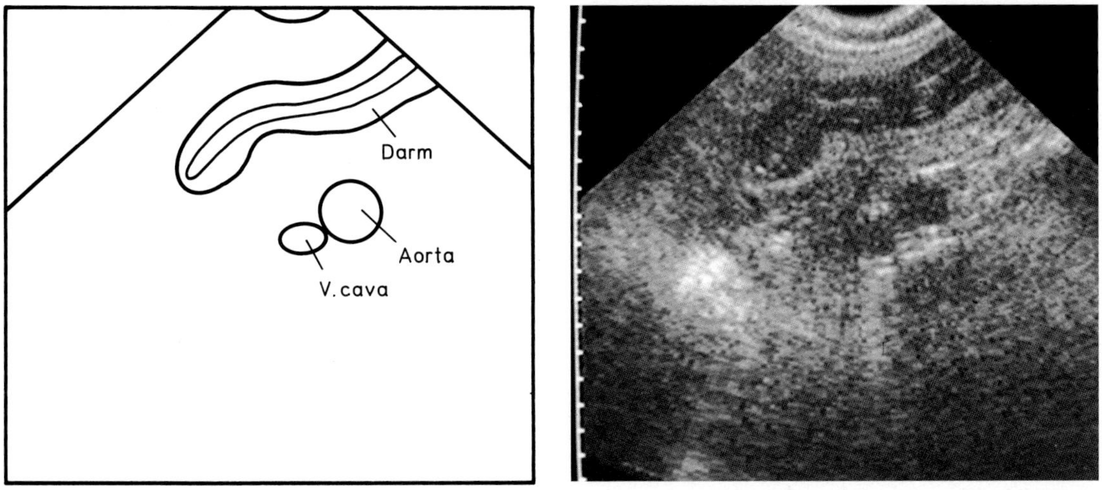
Darm
Aorta
V. cava

12

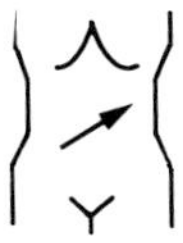

Dünndarm und Dickdarm

13 **Mesenterialarterienembolie** (Mittelbauchquerschnitt)
Die Bilder ähneln sich. Wiederum ist ein kurzstreckiger Darmabschnitt ödematös angeschwollen, die Wand verquollen, das Lumen kaum noch zu erkennen. Die Klinik war in diesem Fall wegweisend. Bei dem alten Patienten mit arterieller Verschlußkrankheit waren heftige Bauchkoliken entstanden. Bei der daraufhin durchgeführten Sonographie wurde dieser Befund erhoben. Die Operation bestätigte den sonographischen Verdacht eines kurzstreckig infarzierten Darmabschnittes.

14 **Verklebte Darmschlingen bei Peritonealkarzinose** (Unterbauchquerschnitt)
Die Dünndarmschlingen sind gut zu erkennen, sie sind kotgefüllt, wenig wandverdickt, liegen jedoch wie aufgereiht nebeneinander; die Wände sind miteinander verbunden, verklebt und durch Palpation mit der Hand oder dem Applikator nicht voneinander zu trennen. Zwischen den Wandschichten finden sich stellenweise zarte Flüssigkeitsansammlungen.

15 **Bridenileus mit beginnender Paralyse** (Mittelbauchlängsschnitt links)
Die Dickdarmschlingen sind erweitert, die Haustrierung ist eben noch nachweisbar, die Motilität hochgradig eingeschränkt. Es kommt zu einer trägen Peristaltik, die schließlich völlig erlischt. Als Ursache der Motilitätsstörung wurde operativ eine Bride festgestellt.

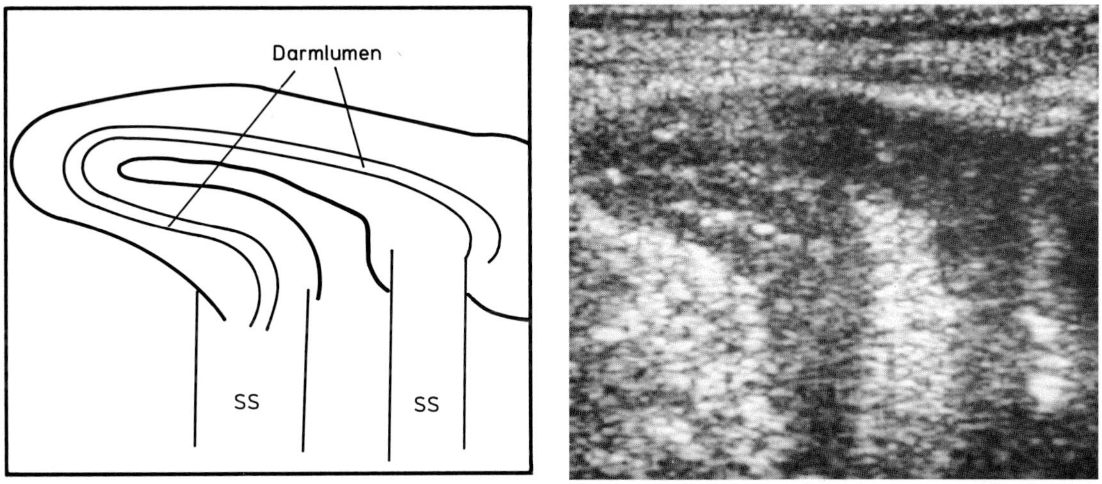

13

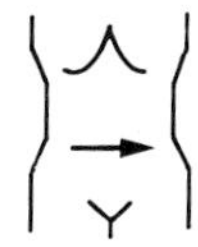

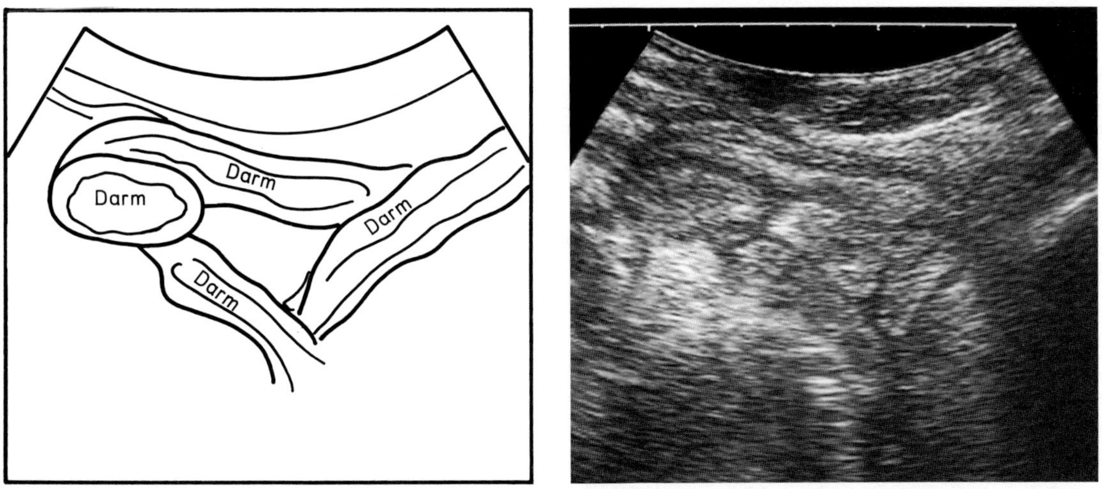

14

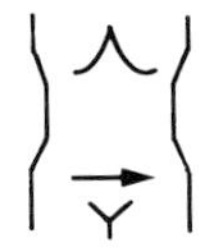

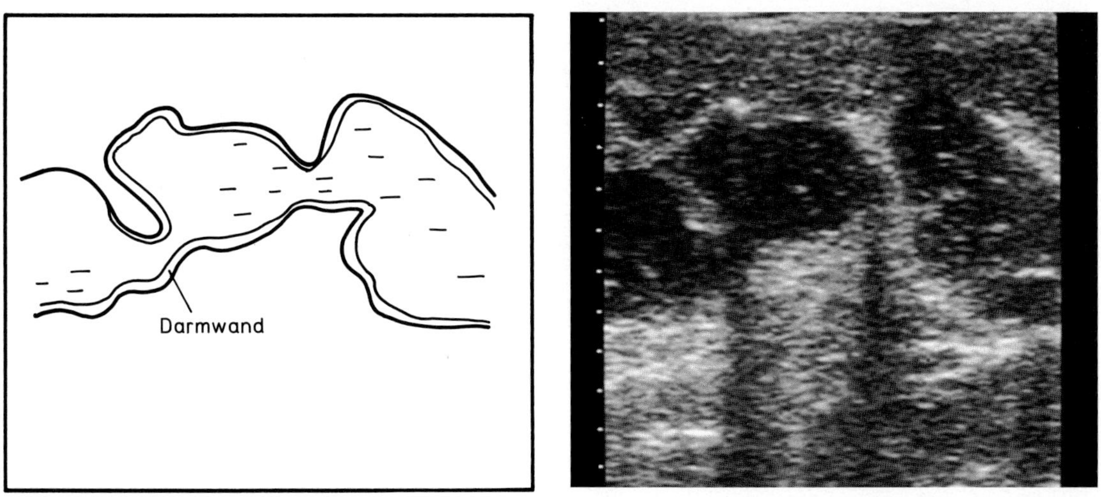

15

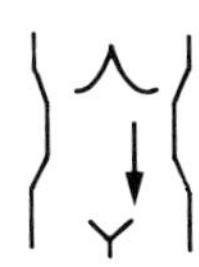

Dünndarm und Dickdarm

16 **Ileus mit Durchwanderung bei Gallensteinverschluß der Ileozökalklappe** (Mittelbauchquerschnitt)
Man erkennt wandverdickte Darmschlingen, die sich heftig um einen flüssigen Inhalt bewegen. Um die Darmschlingen liegt bereits Aszites, der sich durch Punktion als entzündlich herausstellte. Bei der Patientin war ein bis dahin nicht bekannter Gallenstein in eine Dünndarmschlinge perforiert, er hatte sich vor der Ileozökalklappe festgesetzt.
Obwohl diese Diagnose klinisch vermutet wurde, konnte der Stein sonographisch nicht sicher verifiziert werden. Nachdem die Darmschlingen entzündlich anschwollen und ein Aszites sich entwickelte, wurde eine Laparotomie durchgeführt und der Stein entfernt.

17 **Paralytischer Ileus** (Mittelbauchquerschnitt rechts)
Man sieht mächtig dilatierte, z. T. noch kotgefüllte Darmschlingen neben weniger stark dilatierten flüssigkeitsgefüllten Schlingen. Die Motilität ist eingeschränkt, die Peristaltik nahezu erloschen, die Wand der Darmschlingen unterschiedlich dick.
Bei einem Patienten mit einer akuten lymphatischen Leukose war es während einer granulozytopenischen Phase zu einer Pseudomonassepsis mit Darmparalyse gekommen.
Die Sonographie ist nicht nur ein sensibles Mittel zur Erfassung des Ileus überhaupt, sie eignet sich sehr gut zur Unterscheidung zwischen paralytischem und mechanischem Ileus, da sie auch geringste Restmotilitäten sehr gut erfassen kann.

18 **Subileus bei Non-Hodgkin-Lymphom des Darms** (Mittelbauchlängsschnitt links)
Durch Darmkompression war es zu einem mechanischen Subileus bei diesem Patienten gekommen. Die Darmschlingen sind flüssigkeitsgefüllt, man erkennt anhand der vielen kleinen, im Darmlumen umhertreibenden Partikel die peristaltischen Bemühungen des Darms, das Hindernis zu überwinden. In diesen Fällen ist sonographisch nicht nur die heftige Peristaltik, die schließlich in Pendelperistaltik übergeht, festzustellen, sondern auch in etwa das Hindernis zu lokalisieren: kranial des Hindernisses findet man eine heftige Peristaltik, distal davon völlige Ruhe oder sogar einen sog. Hungerdarm, d. h. einen nicht gefüllten Darmabschnitt.

16

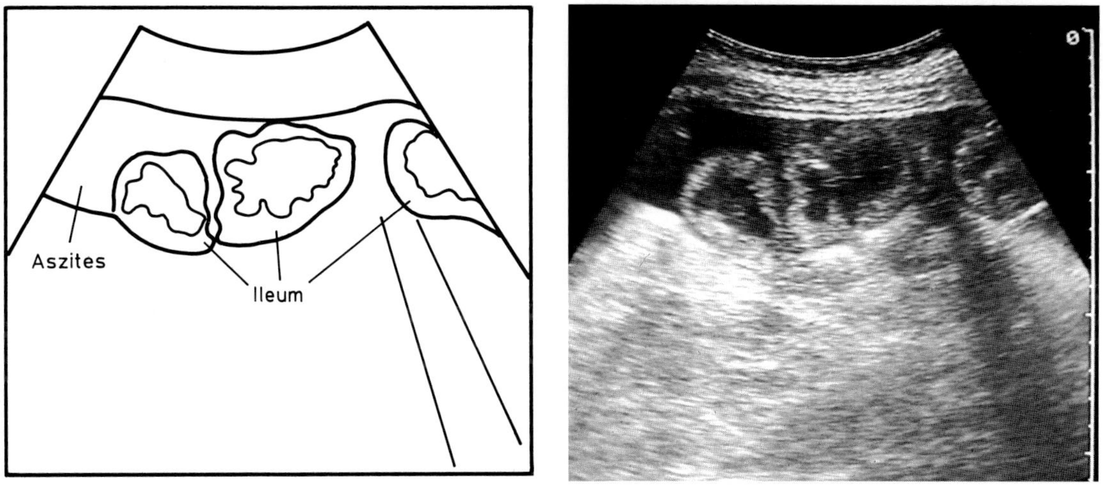

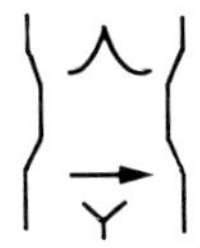

17

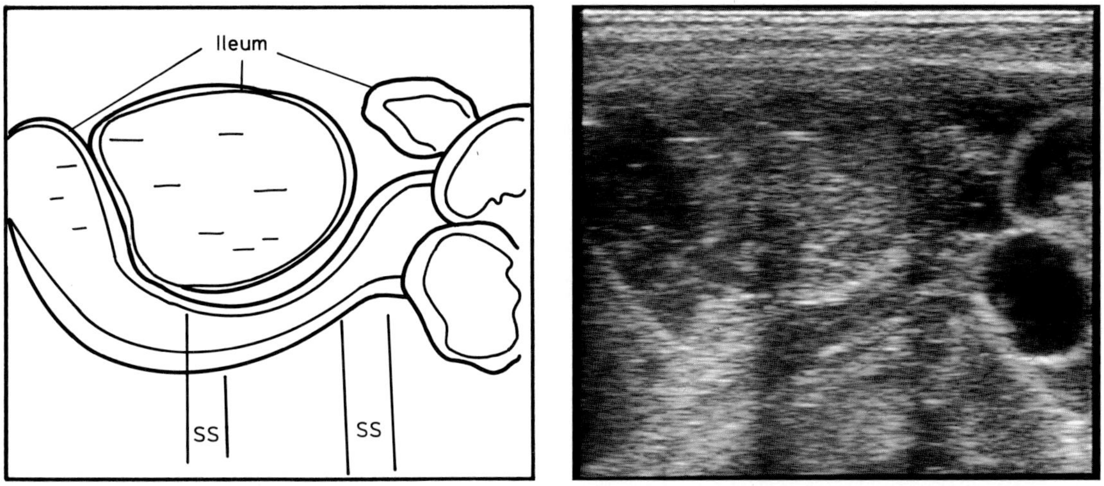

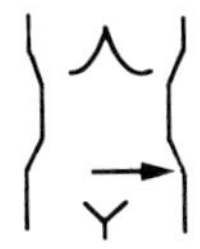

18

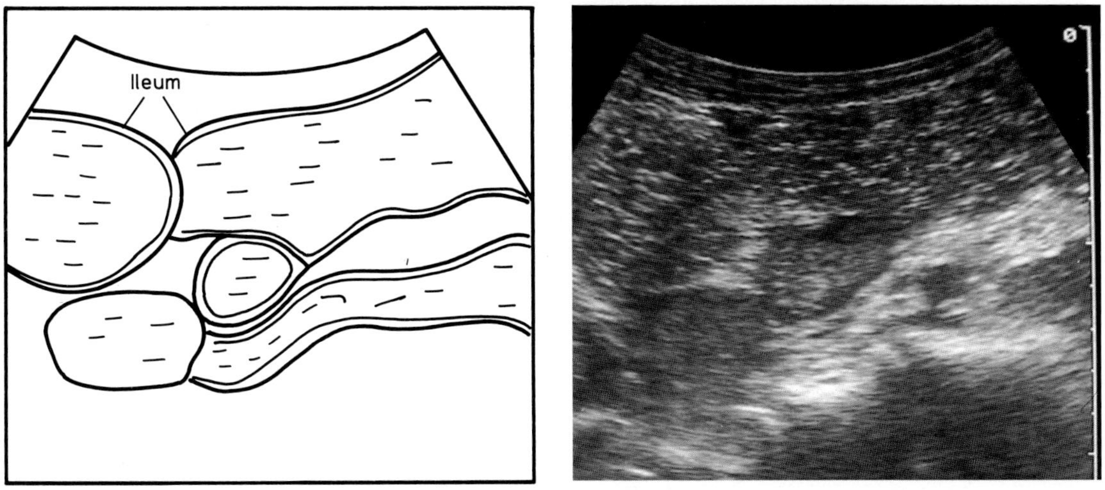

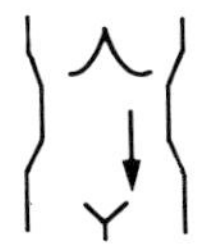

Dünndarm und Dickdarm

19 **Subileus bei Non-Hodgkin-Lymphom des Darms mit Lymphknotenkompression** (Unterbauchlängsschnitt links)
Der hier dargestellte Lymphknoten und andere hatten zur Kompression des Darmlumens geführt und damit zu einer vermehrten Peristaltik Anlaß gegeben, die schließlich an der Stenose erlahmte. Während der im Bild dorsale Darmabschnitt noch peristaltische Bemühungen zeigt, ist der ventrale dilatiert und läßt nur noch einzelne peristaltische Einschnürungen erkennen.

20 **Dünndarmileus bei Tumor im linken Unterbauch** (lateraler Längsschnitt durch den linken Mittelbauch)
Im Rahmen eines Kolonkarzinoms war postoperativ ein großer Lymphknotentumor entstanden, der auch die Ileumschlingen komprimierte und schließlich verschloß. Man sieht die Bemühungen des Dünndarms, das Hindernis zu überwinden; der Dünndarm ist bereits dilatiert, die Fiederung jedoch noch erhalten, die peristaltischen Wellen laufen noch heftig gegen das Hindernis an.

21 **Mechanischer Ileus des Dünndarms** (lateraler Längsschnitt)
Aufnahme mit einem 5-MHz-Schallkopf bei einem mechanischen Ileus, der durch Briden entstanden war. Der Dünndarm ist bereits dilatiert, die Fiederung noch erhalten, ebenso ist die Wandschichtung normal. Im Lumen umhertreibende Partikel zeigen an, daß noch eine Restperistaltik vorhanden ist. Je länger die Obstruktion besteht, um so weiter wird schließlich der Dünndarm und um so schwächer werden die peristaltischen Wellen, die jedoch sonographisch auch dann noch zu erkennen sind, wenn man keine Darmgeräusche mehr hört.

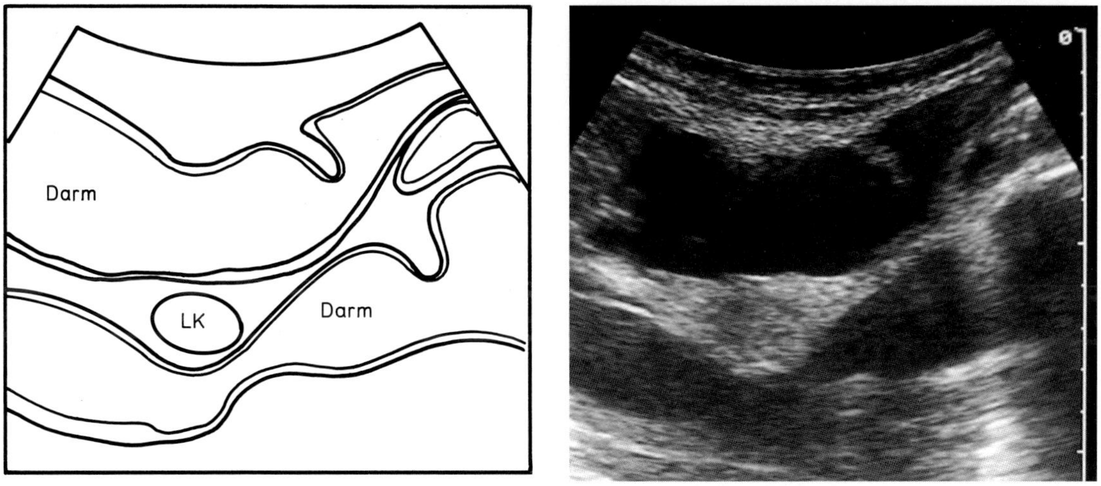

19

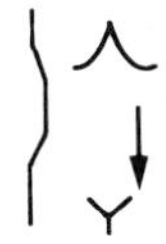

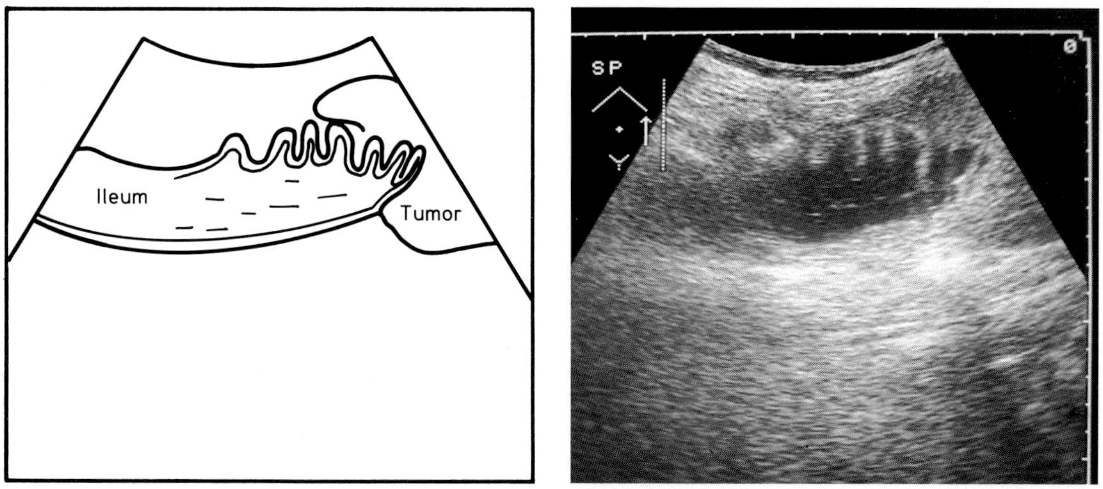

20

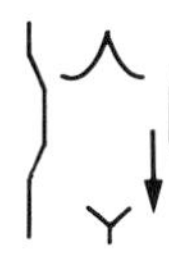

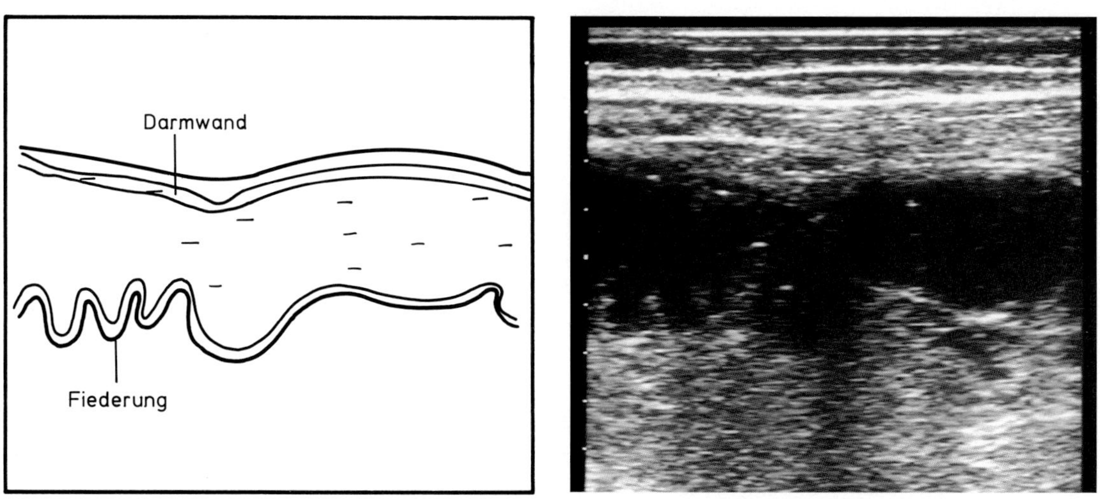

21

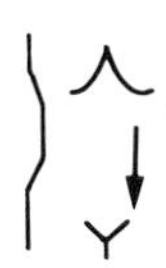

22 **Pseudomembranöse Kolitis** (Unterbauchlängsschnitt links im Bereich des Colon descendens)
Das Kolon ist unter dem Eindruck der Entzündung wandverdickt, wobei sich die einzelnen Wandabschnitte lamellär abzuheben scheinen. Es entsteht dabei das Bild eines aufgewickelten Feuerwehrschlauchs. Trotz seiner Unübersichtlichkeit ist der Befund sehr eindrucksvoll und typisch für eine pseudomembranöse Kolitis.

23 **Pseudomembranöse Kolitis** (Längsschnitt durch den rechten Unterbauch kranial der Ileozökalklappe)
Der Kolonrahmen war aufgrund einer langstreckigen, gleichmäßigen Wandverdickung, die zirkulär angeordnet war, auf einer längeren Strecke zu verfolgen. Alle übrigen Dickdarmabschnitte sahen ähnlich aus. Von einer Colitis ulcerosa ist die Veränderung aufgrund des sonographischen Bildes nicht zu unterscheiden. Die Diagnose wurde endoskopisch gestellt.

24 **Ischämische Kolitis** (Unterbauchschrägschnitt links)
Man erkennt einen Dickdarmabschnitt, der auf einer Strecke von etwa 30 cm wandverdickt ist. Eine Schichtung der Wand ist nicht zu erkennen. Eine Unterscheidung z.B. der ischämischen Kolitis von der Colitis ulcerosa ist sonographisch nicht möglich.

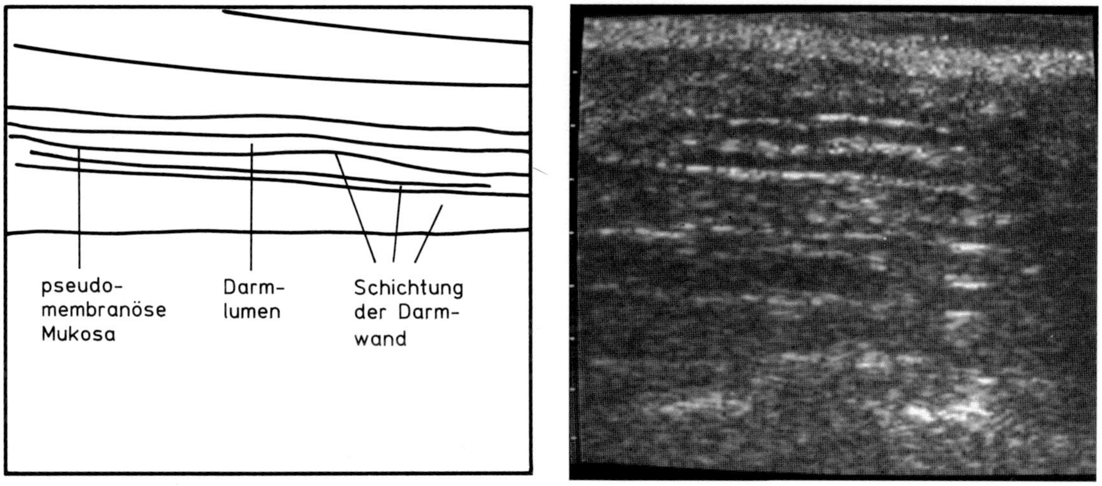
pseudo-
membranöse
Mukosa
Darm-
lumen
Schichtung
der Darm-
wand

22

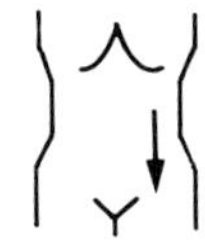

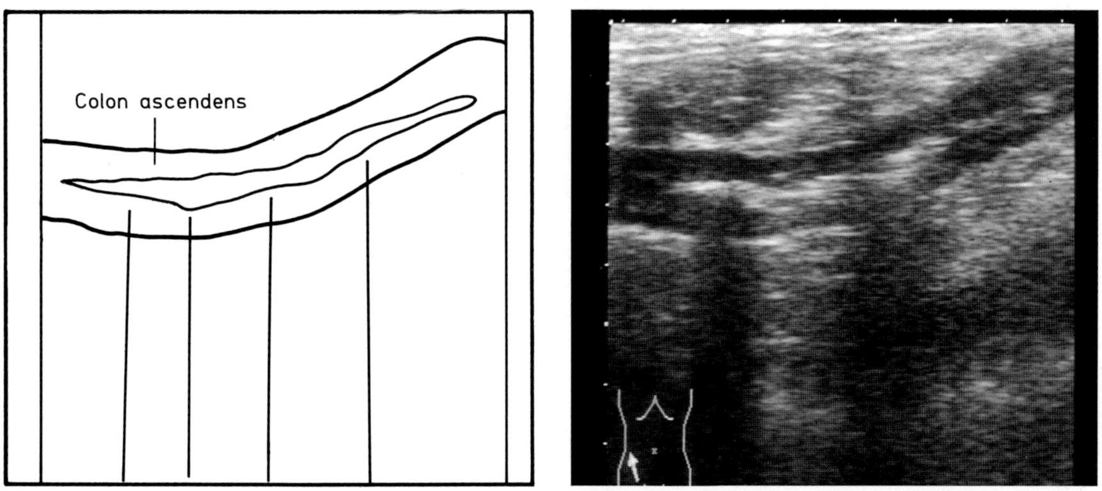
Colon ascendens

23

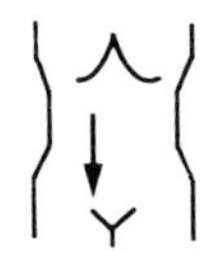

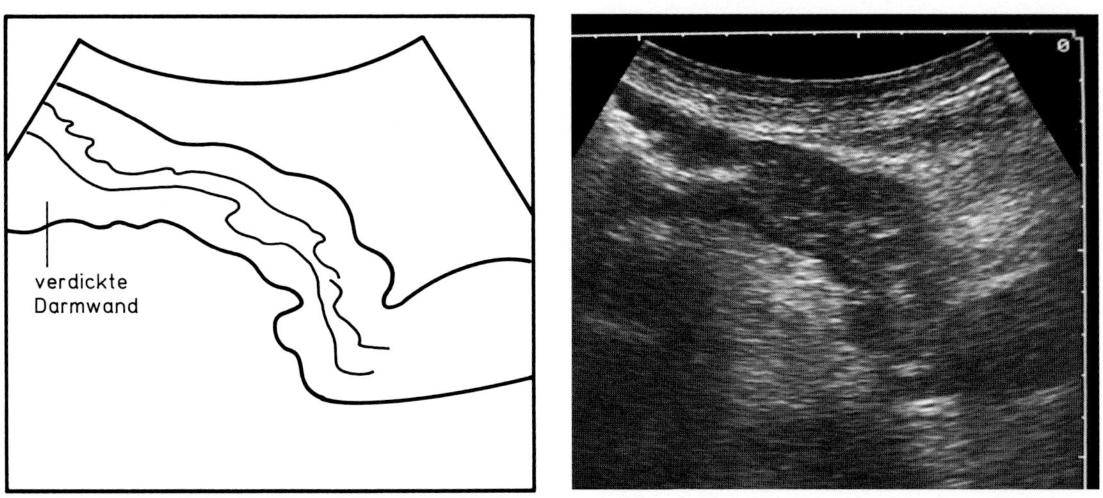
verdickte
Darmwand

24

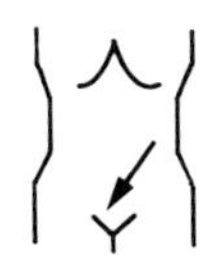

Dünndarm und Dickdarm

25 **Ileitis bei Morbus Crohn** (Unterbauchlängsschnitt links)
Entzündliche Darmwandveränderungen bieten ein uniformes Bild. Unterschiedlich große Abschnitte des Dick- und Dünndarms sind wandverdickt. Dabei ist die Entzündung bei der Colitis ulcerosa streng auf die Darmwand beschränkt, die Wandverdickung zwar langstreckig, aber nicht so ausgeprägt, während sie sich beim Morbus Crohn häufig über die Darmwand hinaus infiltrierend in die Umgebung ausdehnt.

26 **Morbus Crohn des Dünndarms** (Unterbauchlängsschnitt rechts)
In Höhe der Ileozökalklappe ist hier der Dünndarm nur unregelmäßig wandverdickt. Die letzten Dünndarmschlingen sind aneinander geheftet und miteinander verklebt, die Motorik ist gestört. Die Schichtung der Darmwand ist annähernd erhalten, wobei die reflexreiche Submukosa die stärkste Schwellung aufweist.

27 **Morbus Crohn, höhergradige Entzündung** (Unterbauchschrägschnitt rechts)
Der dargestellte Dünndarmabschnitt ist wandverdickt, unregelmäßig konturiert, dickere und dünnere Abschnitte wechseln ab. Lokalisation und Schichtung der verdickten Darmwand lassen eine Unterscheidung zwischen Kolitis und Morbus Crohn zu. Die Sonographie ist nicht die Methode der Wahl zur Primärdiagnostik der Erkrankungen, wohl aber lassen sich durch sonographische Verlaufsbeobachtungen eines präzise dokumentierten Falles radiologische und endoskopische Maßnahmen einsparen.

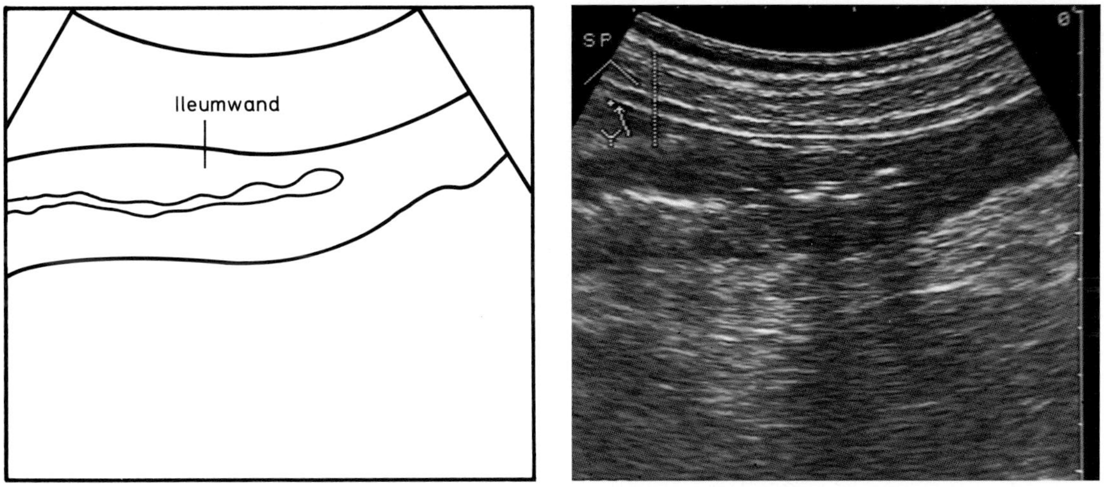
Ileumwand
SP

25

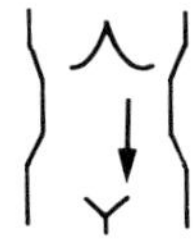

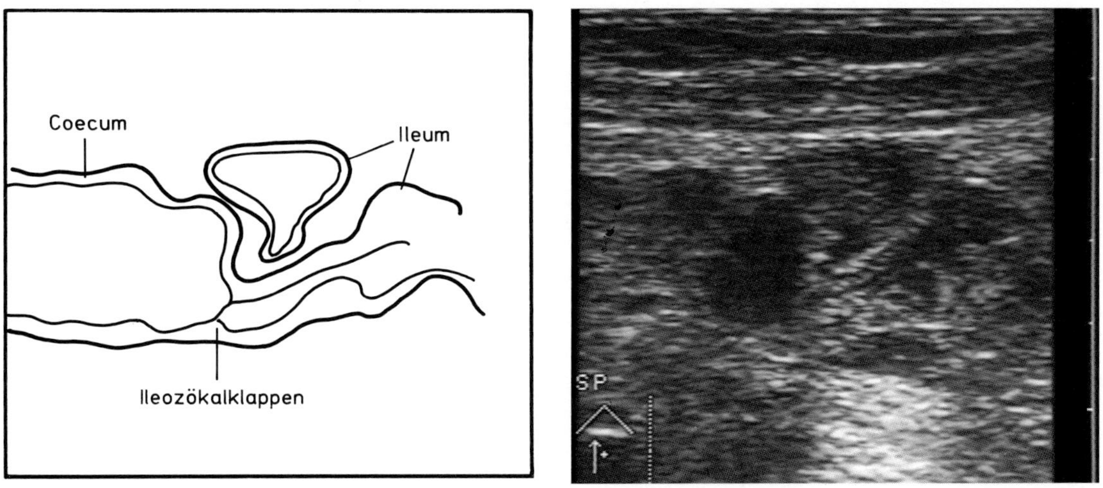
Coecum
Ileum
Ileozökalklappen
SP

26

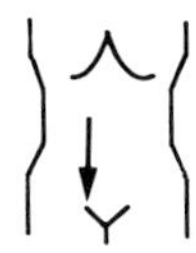

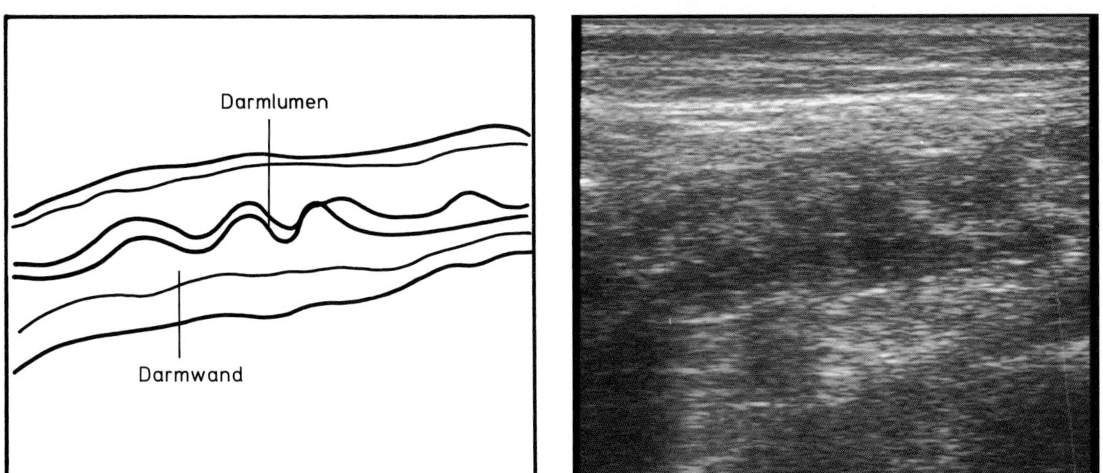
Darmlumen
Darmwand

27

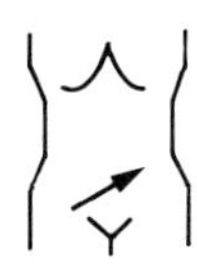

Dünndarm und Dickdarm

28 **Ileitis regionalis im rechten Unterbauch** (annähernder Querschnitt im rechten Unterbauch)
Man erkennt rechts im Bild normale Darmanteile mit einer beginnenden Wandverdickung und Schichtung, die in einen etwa 13 cm langen Bezirk übergehen, der durch eine reflexarme Wandverdickung ausgezeichnet ist. Das Lumen ist innerhalb der beiden Wandabschnitte eben noch schwach wahrnehmbar; der Darm ist druckdolent und starr. Es liegen somit die typischen Charakteristika einer Darmwandinfiltration bei Morbus Crohn vor: umschriebene Wandverdickung, Stenosierung, Druckdolenz und Starre der Wand.

29 **Konglomerattumor im rechten Unterbauch bei Morbus Crohn** (Unterbauchlängsschnitt rechts)
Entzündliche Veränderungen und Verklebungen der Darmschlingen einerseits sowie Fistelbildungen andererseits haben zu einem Konglomerattumor geführt. Die Darmschlingen sind verdickt, kleine Aszitespfützen liegen zwischen den Schlingen. Ein solcher Befund ist sonographisch nicht von einer Peritonealkarzinose mit Konglomerattumorbildung zu unterscheiden.

30 **Divertikulose des Dickdarms** (Längsschnitt im Bereich des Sigmas)
Die Kolonwand ist normal dick, das Lumen flüssigkeitsgefüllt. Die dorsale Kolonwand ist ausgestülpt und in diesem Bereich dünn. Entzündungszeichen sind in dieser Aufnahme nicht nachweisbar. Im flüssigkeitsgefüllten Kolon sind Divertikel gut darstellbar.

28

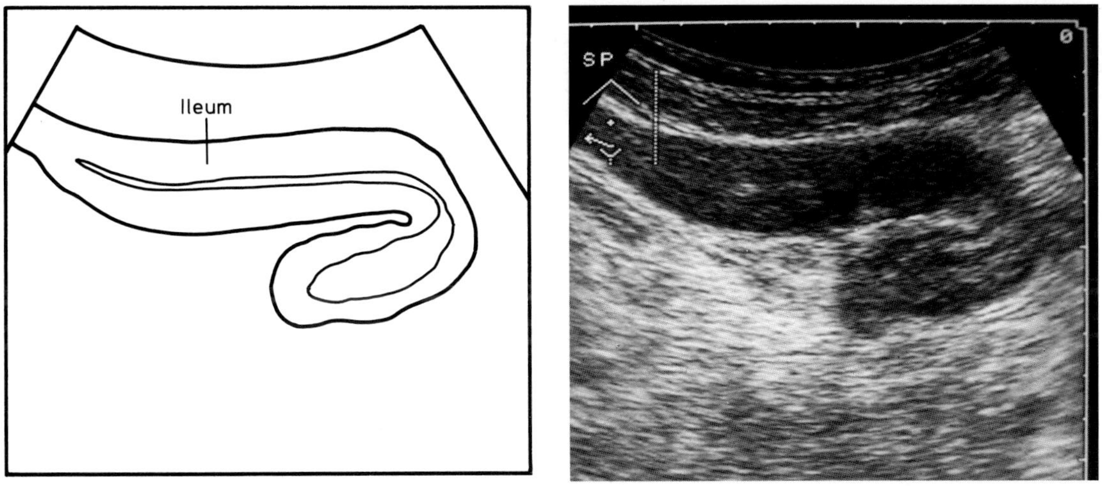

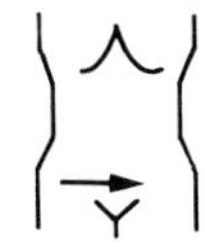

29

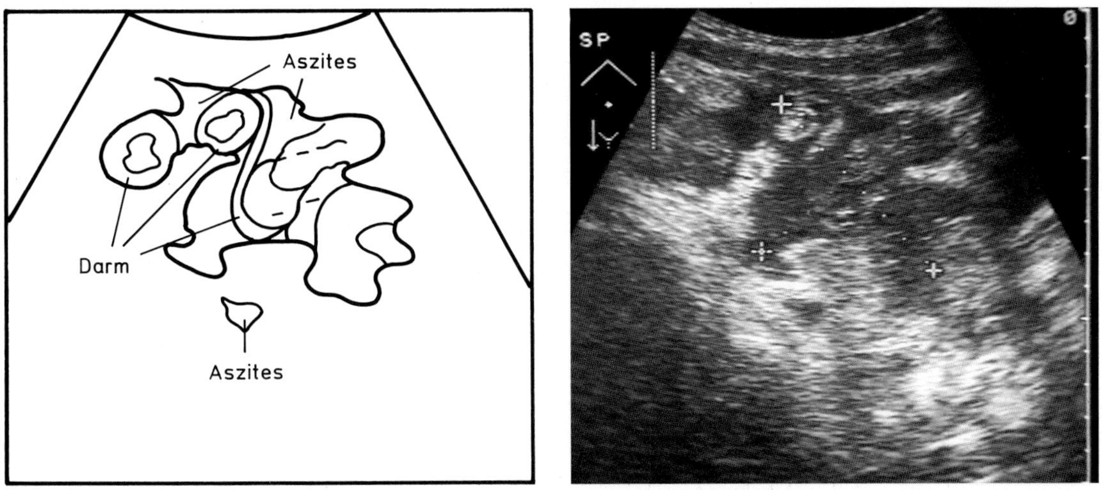

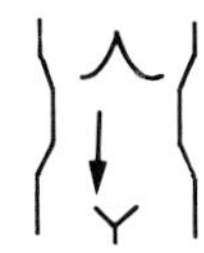

30

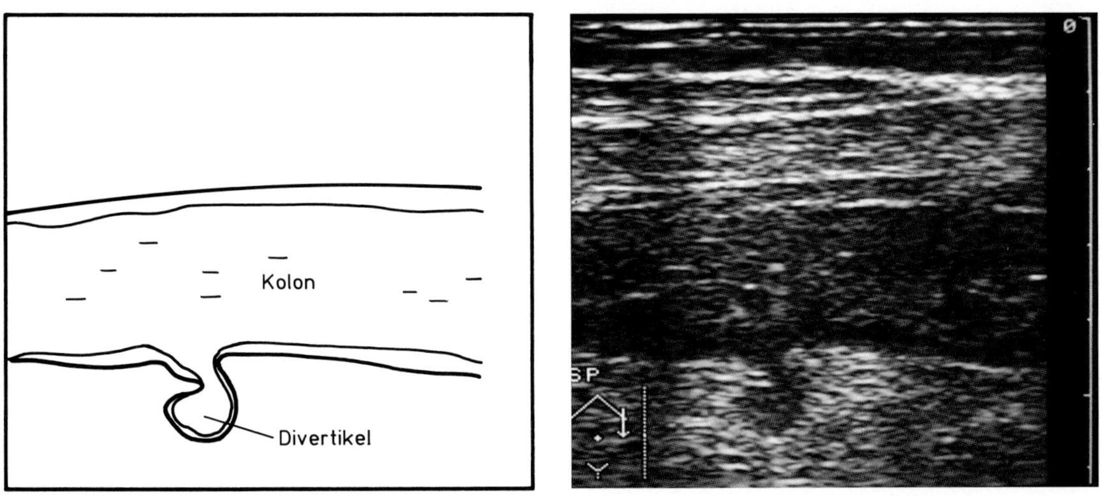

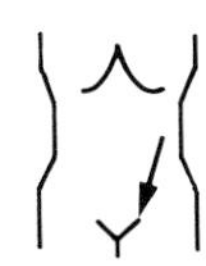

Dünndarm und Dickdarm

31 **Divertikulose des Dickdarms** (Querschnitt)
Wiederum im Sigma erkennt man jetzt 2 Ausstülpungen der dorsalen Kolonwand. Im Bereich des lateralen Divertikels ist dabei die Wand leicht verdickt im Sinne einer Divertikulitis. Durch eine Flüssigkeitsfüllung des Kolons lassen sich Divertikel sehr leicht dokumentieren. Zum Nachweis dieser Veränderungen allein wäre die Flüssigkeitsfüllung des Darms allerdings zu aufwendig; wird der Patient aber ohnehin durch die Aufnahme von Elektrolytlösung für eine Koloskopie vorbereitet, kann man während der Vorbereitungen den flüssigkeitsgefüllten Darm leicht in der beschriebenen Weise untersuchen und Veränderungen dieser Art nachweisen.

32 **Divertikulitis im Sigma** (Längsschnitt im Bereich des Sigmas)
Auf dieser Aufnahme ist die Darmwand etwas verdickt, die Ausstülpungen sind flach aber wandverstärkt und unregelmäßig, das Lumen des Darms selbst ist unterschiedlich weit, so daß eine Divertikulitis zu vermuten ist. Die Sonographie ersetzt auch in diesem Fall natürlich nicht die endoskopische Untersuchung.

33 **Pneumatosis coli** (Unterbauchlängsschnitt rechts)
Das Kolon ist kotgefüllt, seine ventrale Wand ist abschnittsweise lufthaltig; diese reflektiert total und bildet einen Schallschatten aus. Auch in der Darmrückwand ist ein Lufteinschluß zu erkennen. Der Patient stand nach einer Herztransplantation unter immunsuppressiver Therapie. Der Befund wurde im CT bestätigt.

31

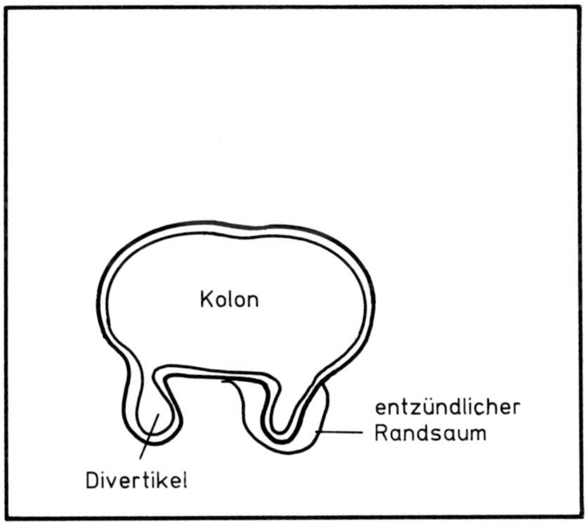
Kolon
entzündlicher
Randsaum
Divertikel

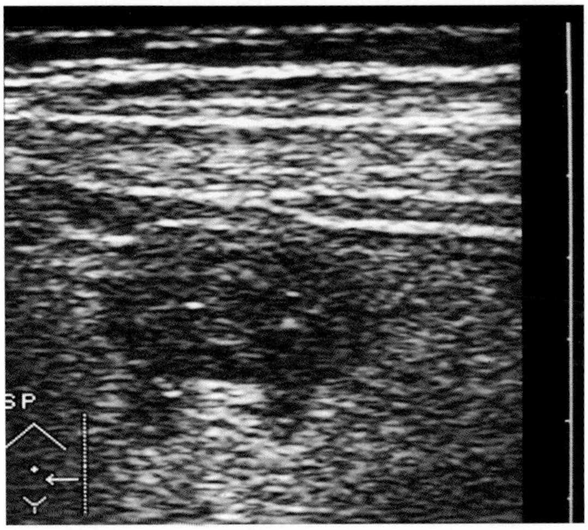

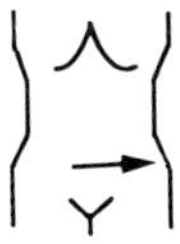

32

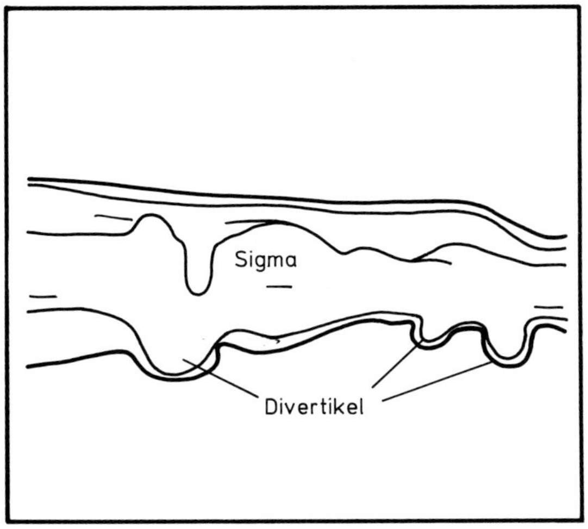
Sigma
Divertikel

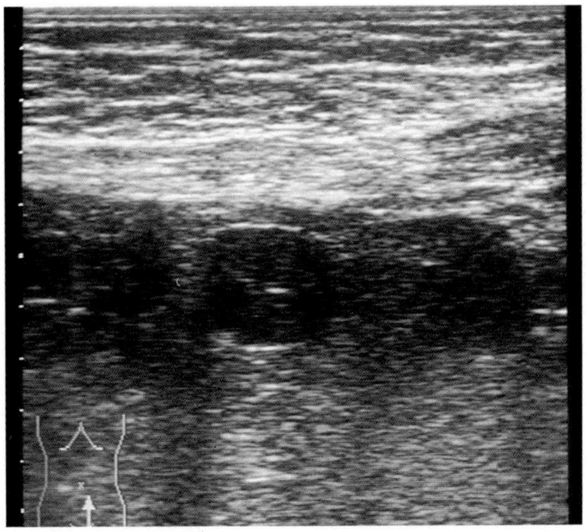

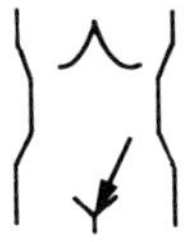

33

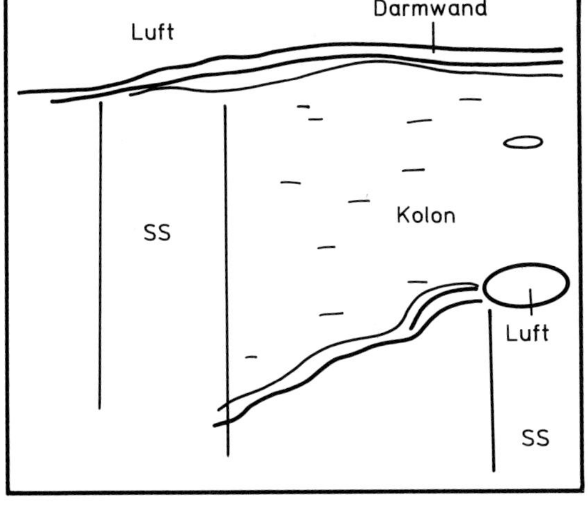
Darmwand
Luft
SS
Kolon
Luft
SS

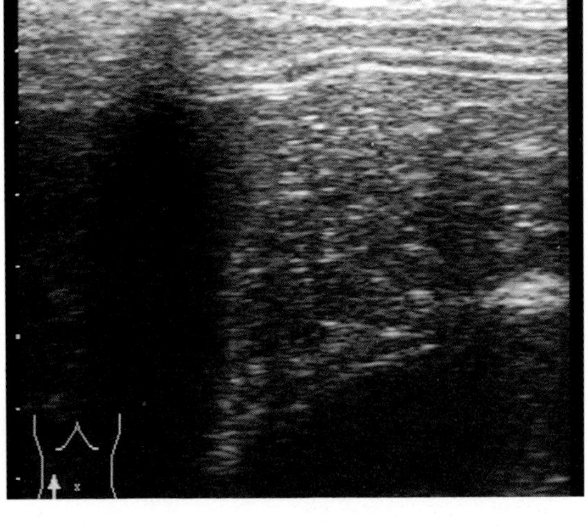

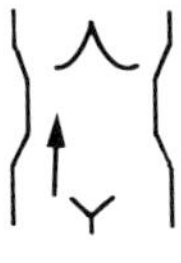

Dünndarm und Dickdarm

34 **Appendix im Aszites** (Unterbauchschrägschnitt rechts)
Die normale Appendix ist sonographisch nicht darstellbar. Dies liegt nicht an der geringen Größe des Organs, sondern an der Tatsache, daß ihre Strukturen in dem Gewirr von Darmschlingen im rechten Unterbauch nicht identifizierbar sind, solange die Appendixwand nicht verdickt ist. Wenn, wie in diesem Fall, bei einem Patienten mit einer Leberzirrhose die Appendix im Aszites treibt, ist sie dagegen leicht zu identifizieren. Sie imponiert hier als dünner Darmabschnitt ohne wesentliche Gliederung der Wand.

35 **Appendizitis, retrozökale Lage** (Längsschnitt durch das Zökum)
Dorsal des Zökums und ventral des M. iliopsoas ist eine 19 mm dicke Appendix zu erkennen mit einer leicht verdickten Wand. Im Quer- und Längsschnitt läßt sich die Appendix, sofern sie wandverdickt ist, mit der von Puylaert beschriebenen Untersuchungstechnik mit einiger Erfahrung auffinden. Dabei wird, soweit es die Schmerzhaftigkeit der Region zuläßt, der Applikator mit leichtem Druck über die Appendixregion geführt, so daß nach Möglichkeit alle beweglichen Darmabschnitte von der Appendix weggedrückt werden und das Organ selbst zurückbleibt. Bei retrozökaler Lage der Appendix ist diese nur durch Ausquetschen der Luft aus dem Zökum darstellbar.

36 **Akute Appendizitis** (Längsschnitt)
Ventral der sehr kräftigen Iliopsoasmuskulatur erkennt man hier eine 13 mm dicke wandverdickte klobige Appendix. Das Lumen ist nur zu ahnen. Die Sensitivität der Sonographie für die Diagnostik der akuten Appendizitis beträgt nur 80%, die Spezifität über 95%. Die relativ schlechte Sensitivität ist durch atypische Lagen der Appendix (retrozökal, subhepatisch und im kleinen Becken) bedingt.

34

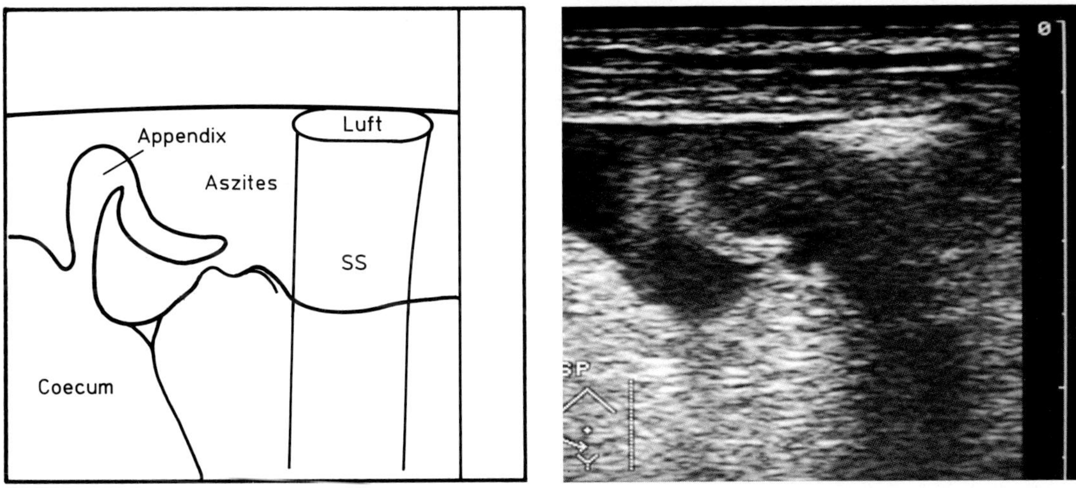
Appendix
Luft
Aszites
SS
Coecum
SP

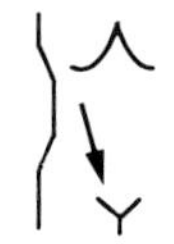

35

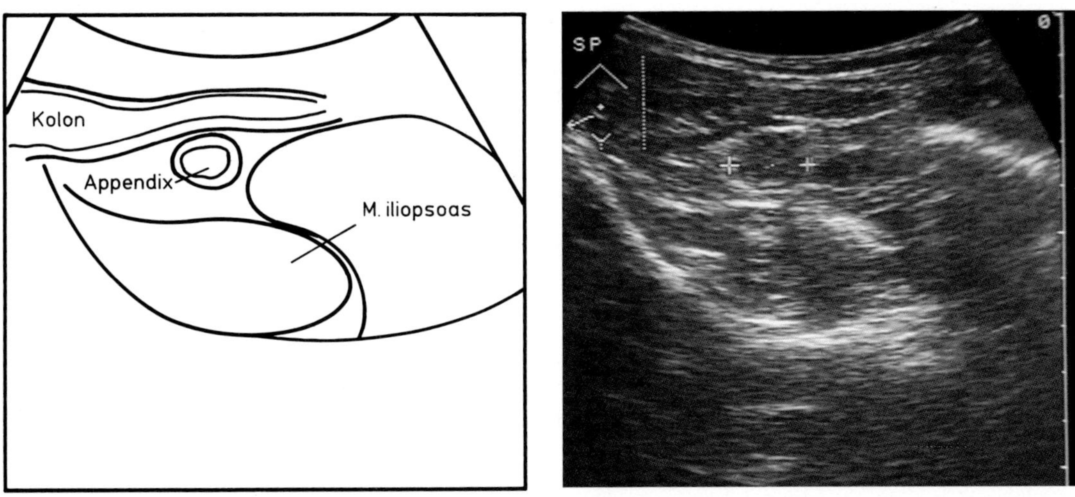
Kolon
Appendix
M. iliopsoas
SP

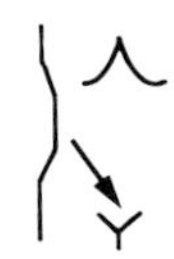

36

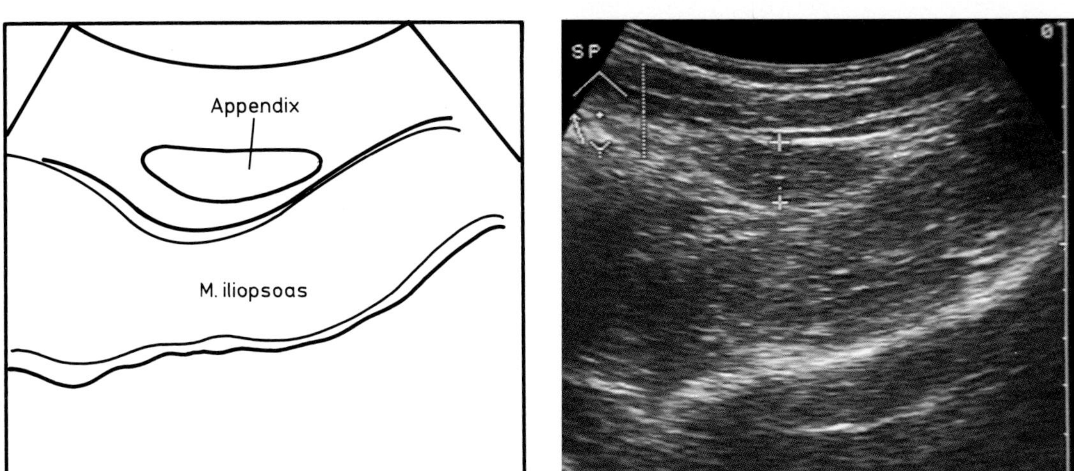
Appendix
M. iliopsoas
SP

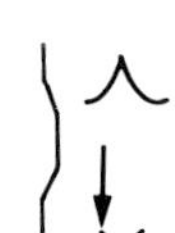

Dünndarm und Dickdarm

37 **Appendizitis** (Längsschnitt im Appendixverlauf)
Man erkennt eine etwa 4 cm lange Appendix, die etwa 1 cm dick ist und eine Dreischichtung der Wand erkennen läßt, eine äußere reflexarme Schicht, eine reflexreiche mittlere Schicht und eine reflexarme innere, die ohne sichtbare Grenzen in das Lumen übergeht. Die auch normalerweise vorhandene, wenn auch sehr zierliche Schichtung der Appendix wird im Falle der Entzündung deutlicher sichtbar. Dabei entspricht die reflexreiche mittlere Schicht der Submukosa. Die Dicke dieser Schicht korreliert mit ihrem Fettanteil.

38 **Akute Appendizitis** (Querschnitt)
Die entzündete Appendix ist in Form einer kleinen Kokarde mit einem Durchmesser wenig über 12 mm zu erkennen. In diesem Fall ist die fettreiche Submukosa offenbar sehr zart, so daß ein insgesamt reflexarmes Aussehen der gesamten Appendixwand resultiert.

39 **Perforierte Appendix** (Unterbauchschrägschnitt rechts)
Gewebeanteile hängen in der freien Flüssigkeit, die den rechten Unterbauch füllt. Eine perforierte Appendix unterscheidet sich sonographisch durch nichts von einer Abszedierung anderer Ursache im rechten Unterbauch, jedoch wird durch die Lage des Abszesses am unteren Zökalpol die Diagnose wahrscheinlich. Abszedierende und perforierte Appendizitiden sind auf Anhieb zu erkennen.

37

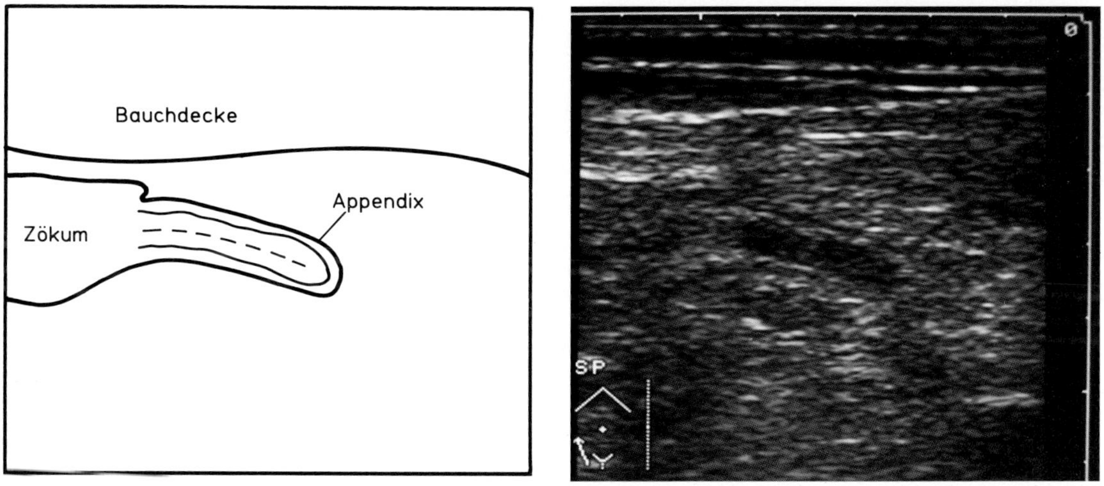
Bauchdecke
Appendix
Zökum
SP

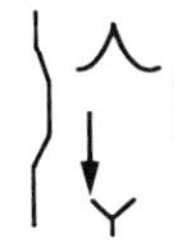

38

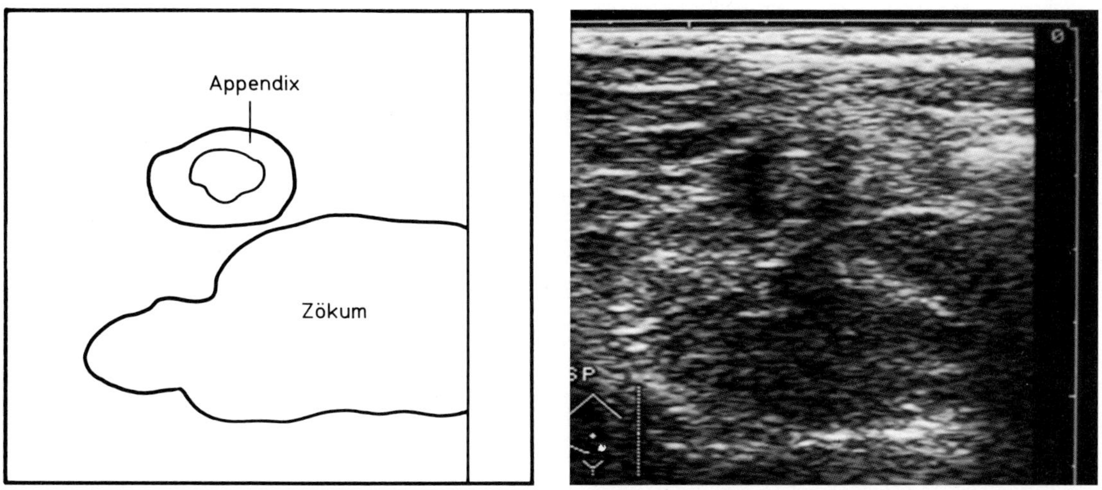
Appendix
Zökum
SP

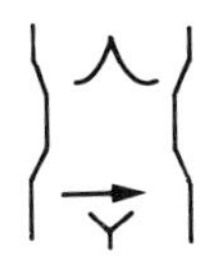

39

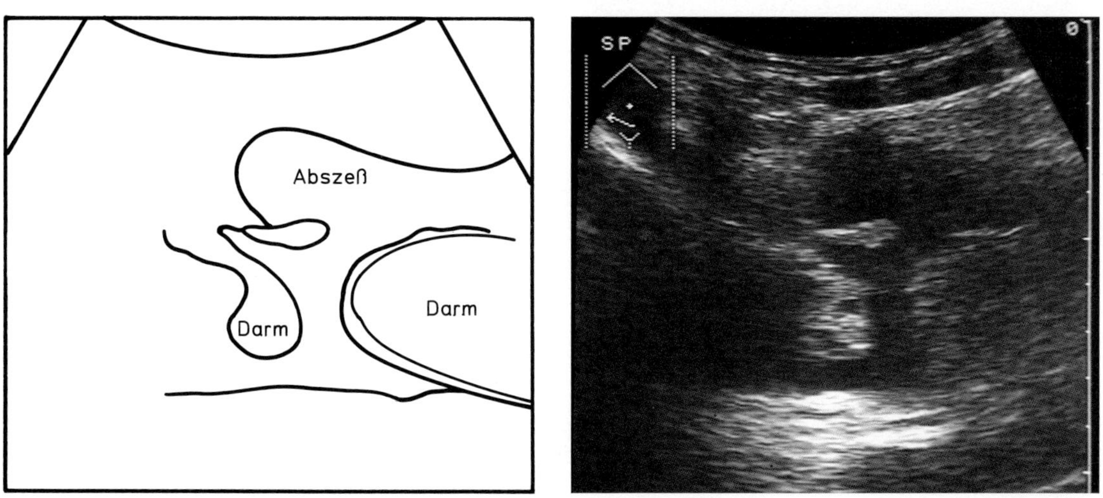
Abszeß
Darm
Darm
SP

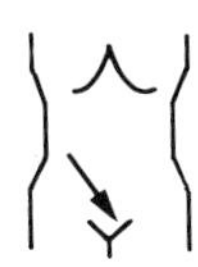

Dünndarm und Dickdarm

40 **Rezidiv eines Magenkarzinoms im Duodenalstumpf** (Oberbauchlängsschnitt vor der V. portae)
Man erkennt eine tumoröse Formation, die schalig aufgebaut ist und etwa in Höhe des Duodenalstumpfs liegt. Dieser bestand bei einer 20 Jahre zurückliegenden Operation nach Billroth II nicht nur aus Duodenal-, sondern auch aus Magenschleimhautanteilen, aus denen sich das Karzinom entwickelt hatte. Sonographisch beschränkt sich die Diagnostik auf die Feststellung einer soliden Raumforderung im mutmaßlichen Duodenalstumpfbereich.

41 **Duodenalkarzinom** (Längsschnitt vor der Pforte)
Man erkennt eine unregelmäßig geformte, gleichmäßig wandverdickte Kokarde, die für den Magen zu weit rechts lateral liegt. Wandverdickungen im Bereich des Duodenums sind nahezu ausschließlich entzündlicher Natur. Duodenalkarzinome sind bekanntermaßen selten. Sonographisch wird der Befund einer Duodenalwandverdickung festgestellt. Es wird dann eine weitere Diagnostik, in diesem Fall die Endoskopie, eingeleitet, die die Diagnose sichert.

42 **Duodenalkarzinom** (Querschnitt)
Es handelt sich um denselben Patienten wie in der Voraufnahme. Die unregelmäßig zerklüftete tumoröse Umwandlung der Duodenalwand ist jetzt noch besser zu erkennen. Differentialdiagnostisch ist an an eine Ulkuspenetration zu denken.

40

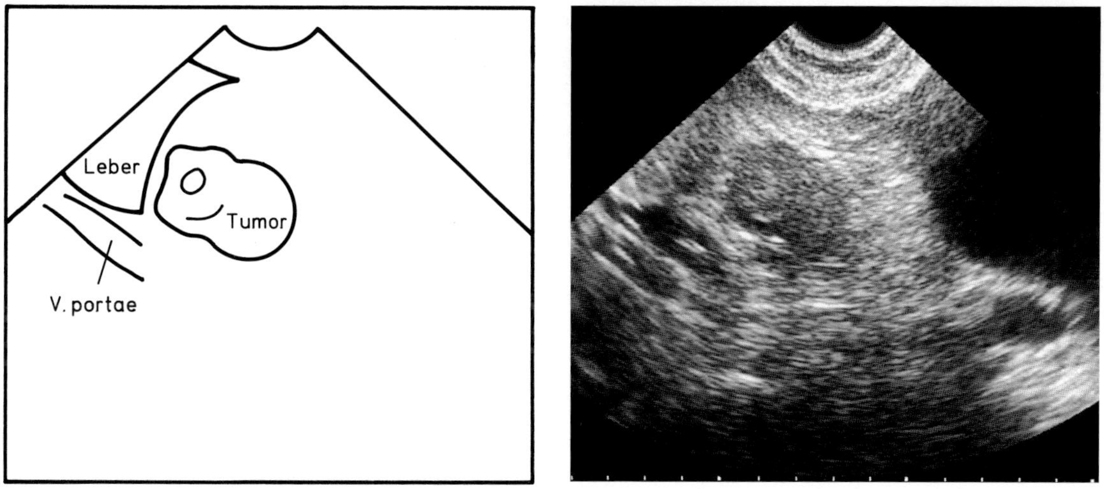
Leber
Tumor
V. portae

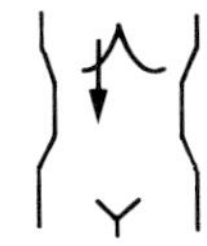

41

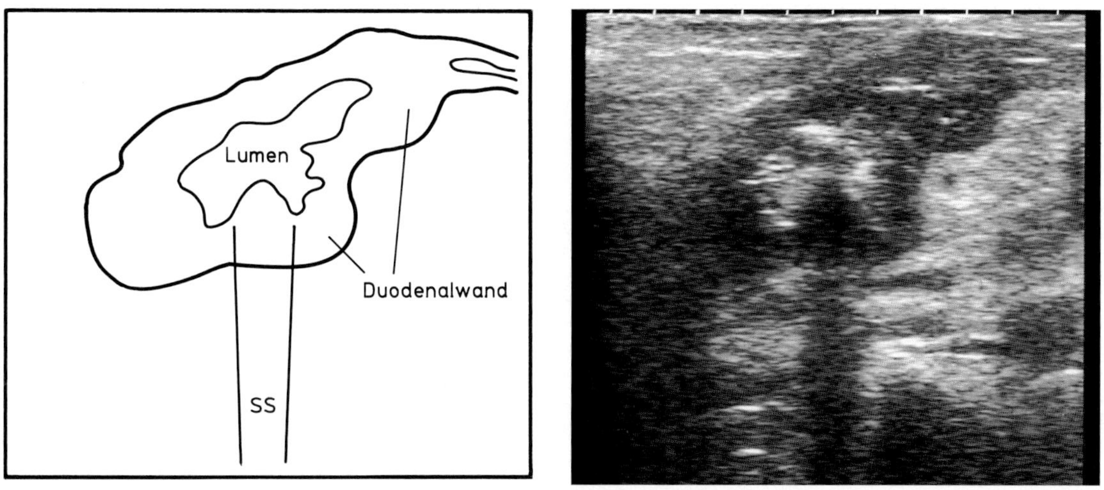
Lumen
Duodenalwand
SS

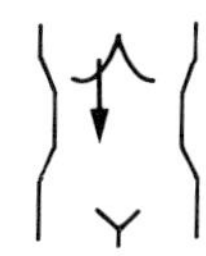

42

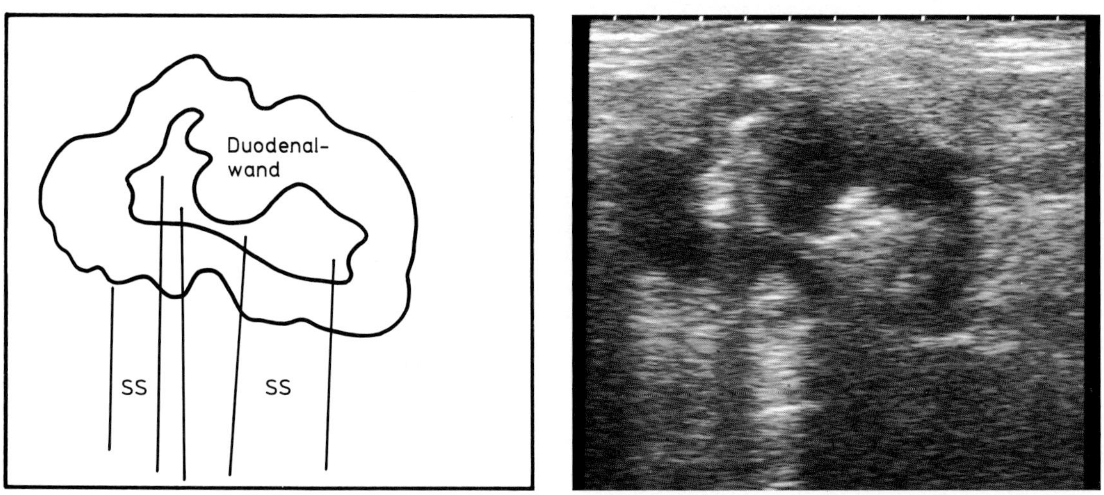
Duodenal-
wand
SS
SS

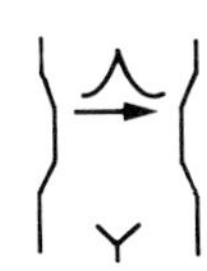

Dünndarm und Dickdarm

43 **Kokarde im linken Unterbauch bei Sigmakarzinom** (Unterbauchquerschnitt links)
Das schräg-/quergetroffene Kolon ist wandverdickt, der Tumor wächst zirkulär, aber überwiegend gegen medial. Eine Schichtung der Wand ist nicht zu erkennen. Lateral im Bild liegen weitere lufthaltige Darmschlingen.

44 **Infiltration des Zökums und der Ileozökalklappe bei malignem Lymphom mit Dünndarmileus** (Längsschnitt bei nach medial umgeknicktem Zökum)
Das Punktum maximum der Infiltration befindet sich an der Klappe, die Wand sowohl des terminalen Ileums als auch des Zökums sind ebenfalls infiltriert. Die Anschwellung der Ileozökalklappe führte nicht zu einer vollständigen Blockierung der Passage und Ausbildung eines mechanischen Ileus. Die Wandschichten des Kolons sind erhalten.

45 **Lymphogranulomatose mit Befall des Colon descendens** (Querschnitt durch den linken Oberbauch)
Man erkennt eine unregelmäßige Kolonkokarde mit Verdickung insbesondere der medialen Anteile. Das Lumen ist deutlich eingeengt. Im Rahmen eines Morbus Hodgkin Stadium IV war es zu einem Rezidiv in der Milzloge bei Zustand nach Milzexstirpation gekommen. Unter zytostatischer Therapie war der wechselnde Verlauf der Kolonkokarde verfolgbar.

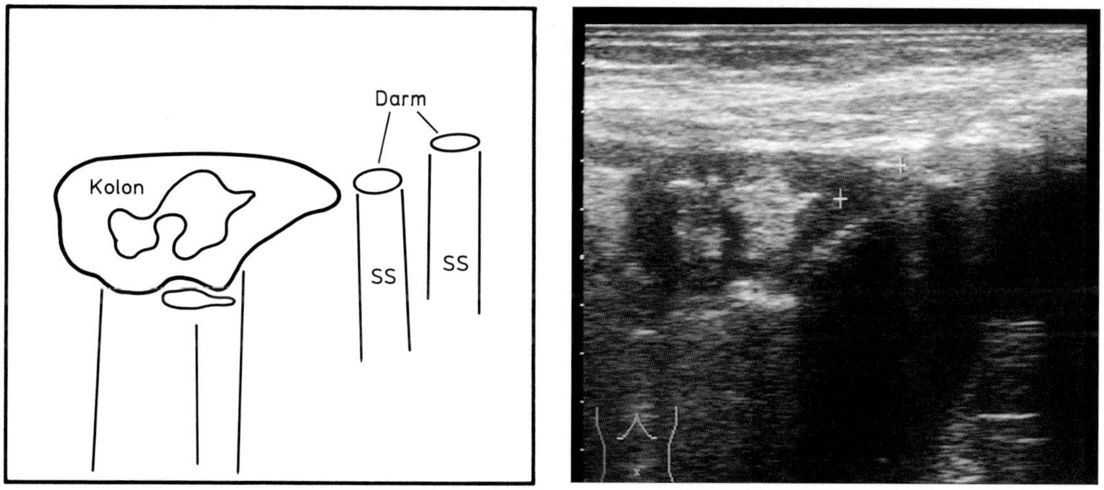
Darm
Kolon
SS
SS

43

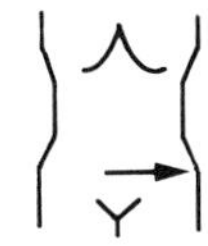

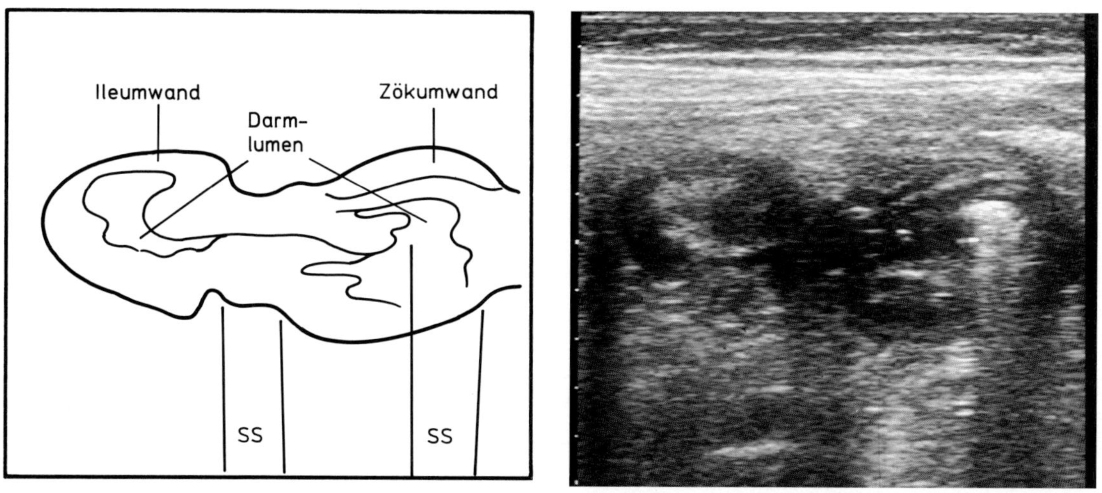
Ileumwand
Zökumwand
Darm-
lumen
SS
SS

44

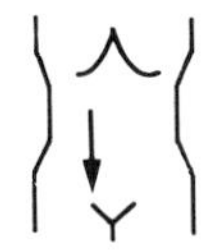

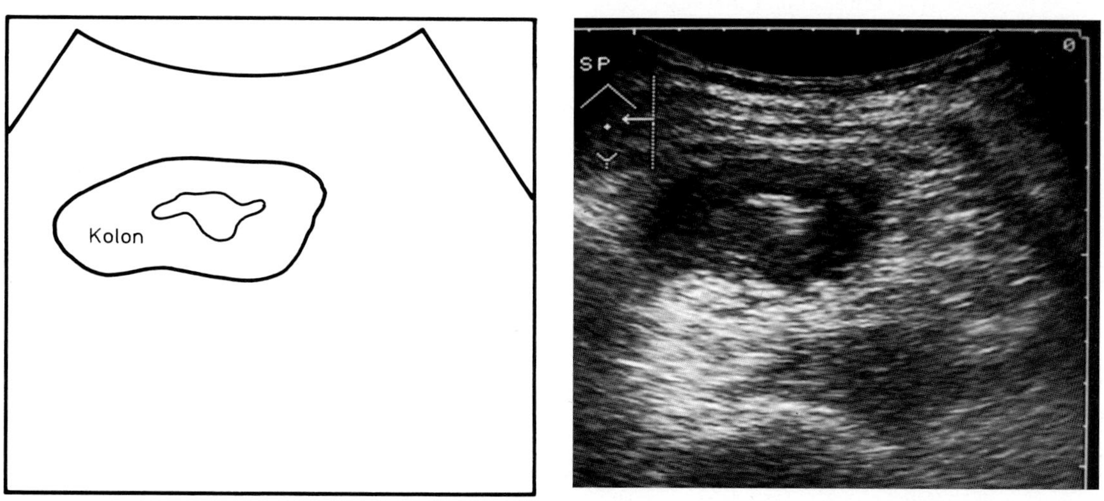
Kolon
SP

45

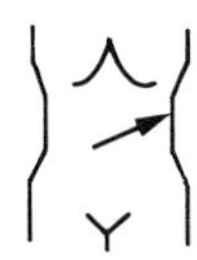

Dünndarm und Dickdarm

46 **Lymphogranulomatose mit Befall des Colon descendens** (Längsschnitt)
Die z.T. erhebliche Verdickung der Kolonwand ist in diesem Längsschnitt noch deutlicher sichtbar; das Lumen ist stellenweise filiform. Unter zytostatischer Therapie war ein wechselnder Verlauf der Wanddicke zu erkennen.

47 **Langstreckige karzinomatöse Infiltration des Colon transversum** (Oberbauchquerschnitt)
Das Kolon ist langstreckig wandverdickt, der Tumor unterschiedlich dick, es ist nur ein schmales Darmlumen erhalten, das lufthaltig ist und einen kräftigen Zentralreflex gibt.
Langstreckige karzinomatöse Veränderungen dieser Art sind selten. Wird eine solche Veränderung sonographisch entdeckt, ist zunächst an eine Infiltration durch ein malignes Lymphom zu denken.

48 **Kolonkarzinom mit Kompression des Ureters und Ausbildung einer Hydronephrose** (Längsschnitt rechter Mittelbauch)
Die ausgeprägte Wandverdickung des Kolons ist offensichtlich, die tumorösen Anteile ragen z.T. polypös in das Lumen hinein, das nur noch eine 5–8 mm breite Lichtung aufweist. Kaudal des Karzinoms liegt ein Lymphknoten, der die Kompression des Ureters verursacht hat, die schon längere Zeit besteht. Die Niere ist in eine hydronephrotische Sackniere umgewandelt.

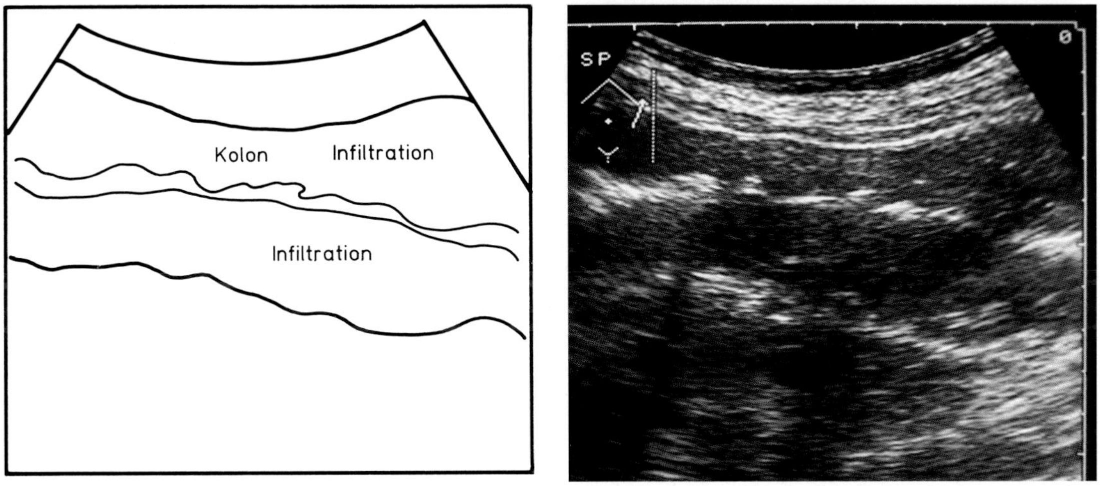
Kolon
Infiltration
Infiltration
SP

46

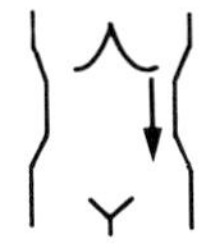

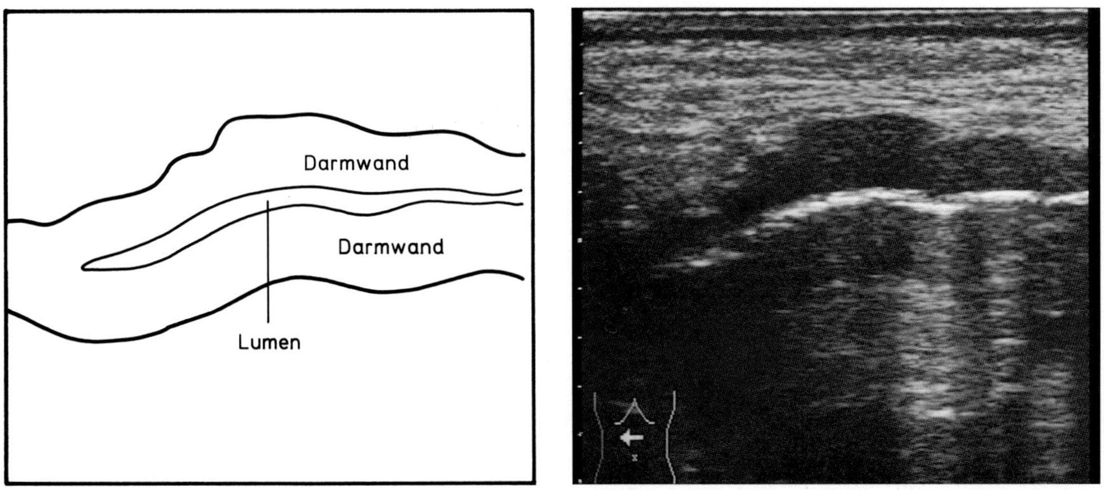
Darmwand
Darmwand
Lumen

47

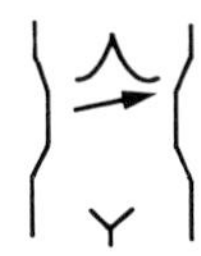

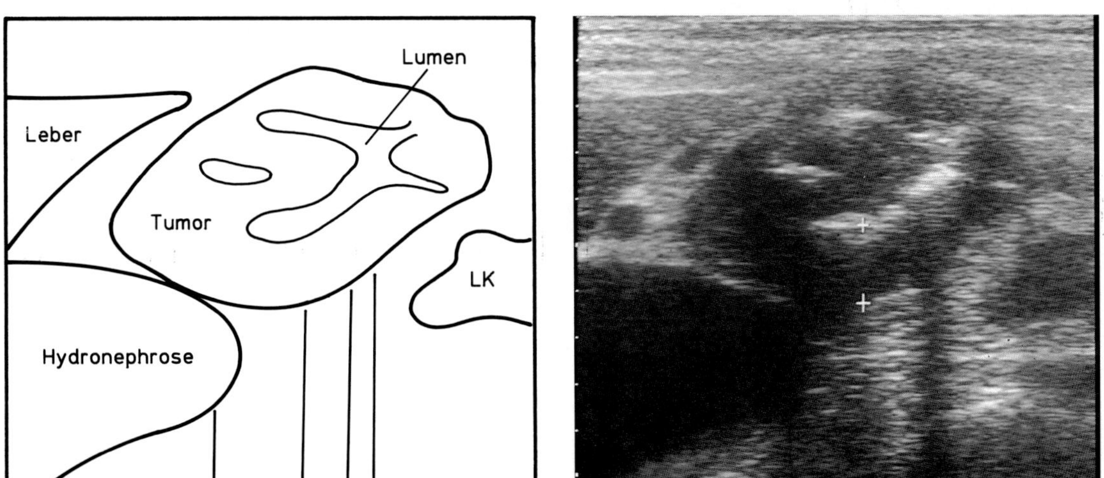
Lumen
Leber
Tumor
LK
Hydronephrose

48

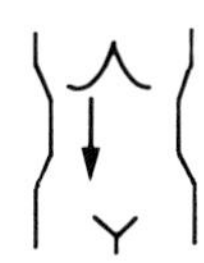

Dünndarm und Dickdarm

49 **Zirkulär wachsendes Zökumkarzinom** (Unterbauchquerschnitt rechts vor der lumbosakralen Muskulatur)
Die Darmwand ist deutlich verdickt. Polypös ragen die Karzinomzapfen in das Lumen hinein, das flüssigen Darminhalt enthält. Wandschichten sind nicht mehr zu erkennen.

50 **Stenosierendes Kolonkarzinom** (Längsschnitt vor der Wirbelsäule)
Das Querkolon ist unförmig deformiert, das Lumen schlitzförmig reduziert auf eine Lichtung, in der noch etwas Luft zu erkennen ist. Der Tumor wächst bereits infiltrierend in die Umgebung.

51 **Exzentrisch wachsendes Rektumkarzinom** (Unterbauchquerschnitt)
Hinter der weitgehend entleerten Harnblase sieht man eine tumoröse Infiltration der Rektumwand, die exzentrisch nach rechts wächst, mit einem ventral gelegenen liquiden Anteil im Sinne einer nekrotischen Einschmelzung.

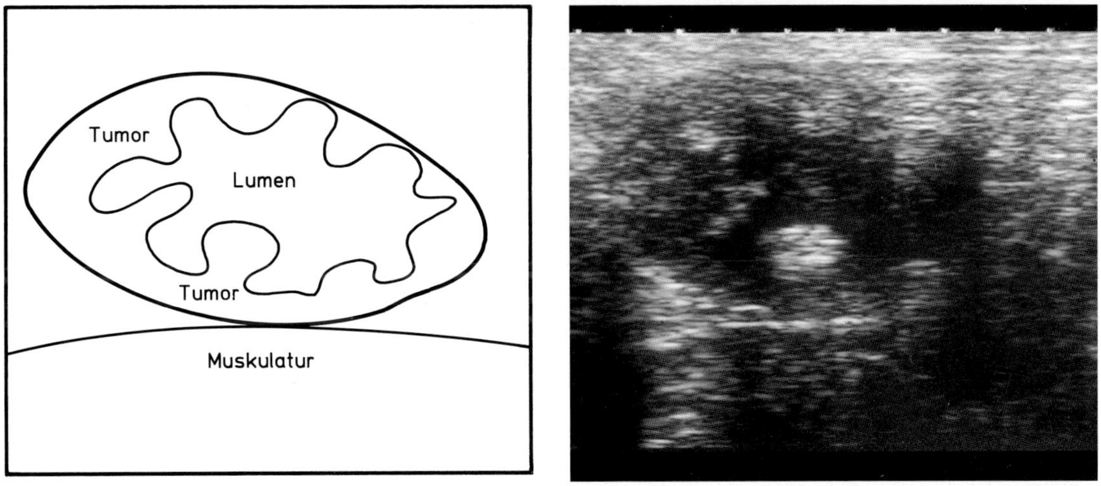
Tumor
Lumen
Tumor
Muskulatur

49

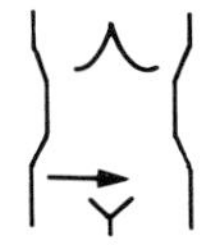

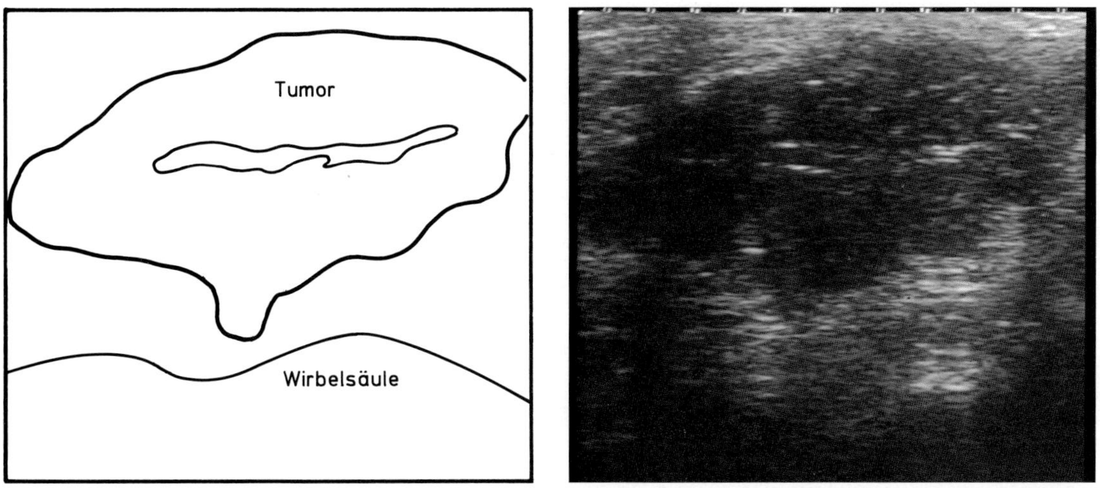
Tumor
Wirbelsäule

50

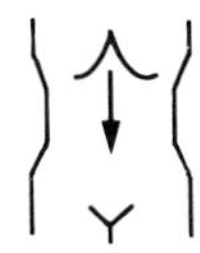

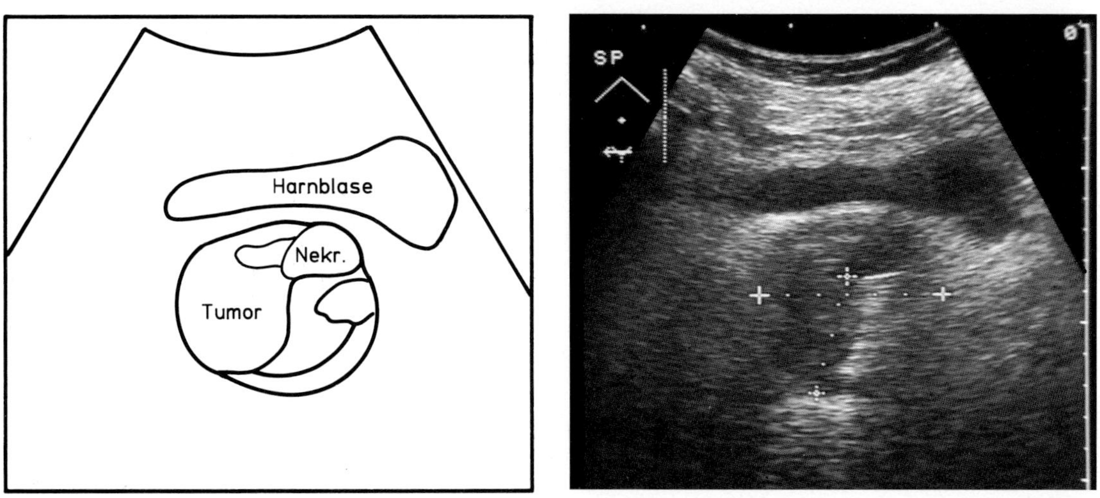
Harnblase
Nekr.
Tumor
SP

51

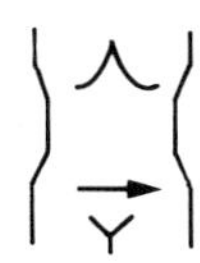

Dünndarm und Dickdarm

52 **Sigmakarzinom** (Längsschnitt durch den Mittelbauch oberhalb der Harnblase)
Man erkennt wiederum eine exzentrische Kokarde, das Darmlumen ist eingeengt, die Wandstärke reicht bis zu 1 cm. Eine Infiltration der Umgebung ist nicht zu erkennen.

53 **Sigmakarzinom** (Längsschnitt linker Mittelbauch)
Die Wandverdickung durch das Sigmakarzinom ist nur kurzstreckig, die Stenose jedoch hochgradig. Entsprechend bestand eine Subileussituation. Die Wandverdickung ist unterschiedlich stark ausgeprägt, bis zu 1,5 cm stark. Endoskopisch war die Stenose mit dem Koloskop eben noch passierbar.

54 **Invasiv wachsender Tumor im Sigma-descendens-Übergang** (Längsschnitt durch den Unterbauch)
Der Tumor ist quergeschnitten, die Kokarde exzentrisch, nach kranial überschreitet sie die Kontur des Darms. Der Tumor wächst hier in die Umgebung ein. Das Lumen ist mit Stuhl gefüllt und noch ausreichend durchgängig.

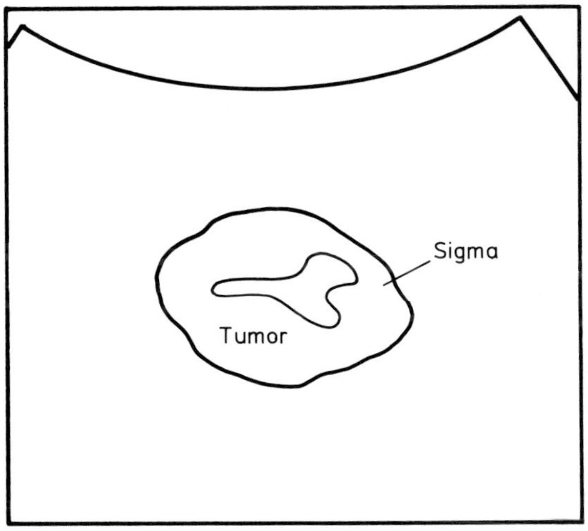

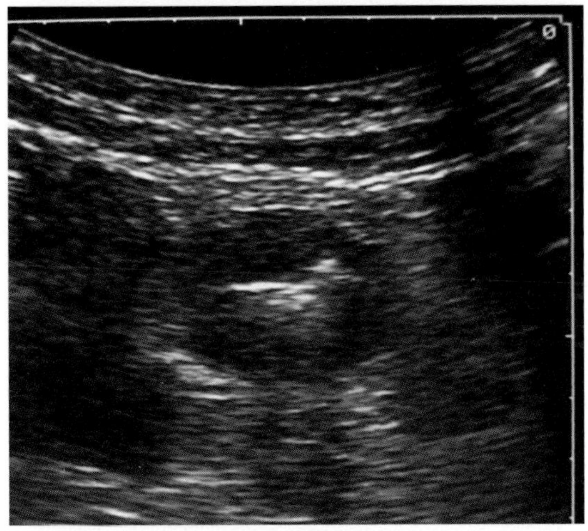

52

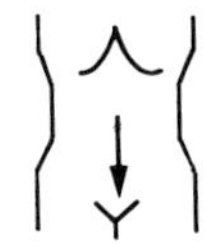

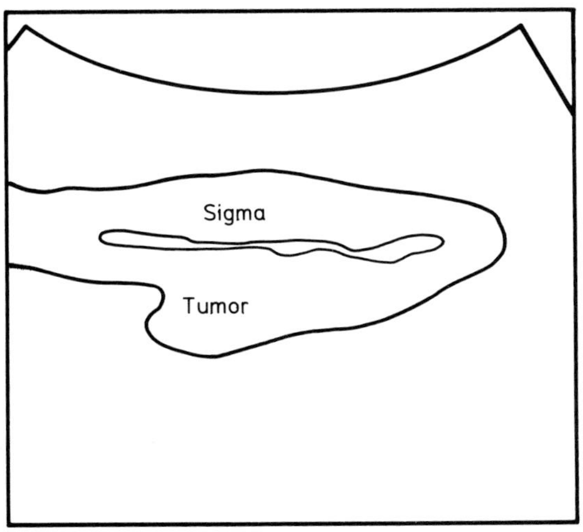

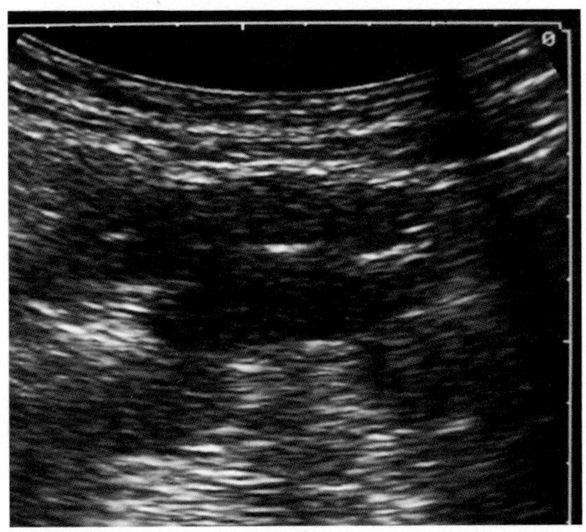

53

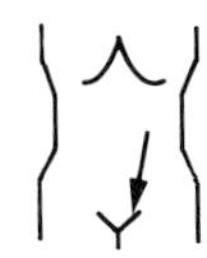

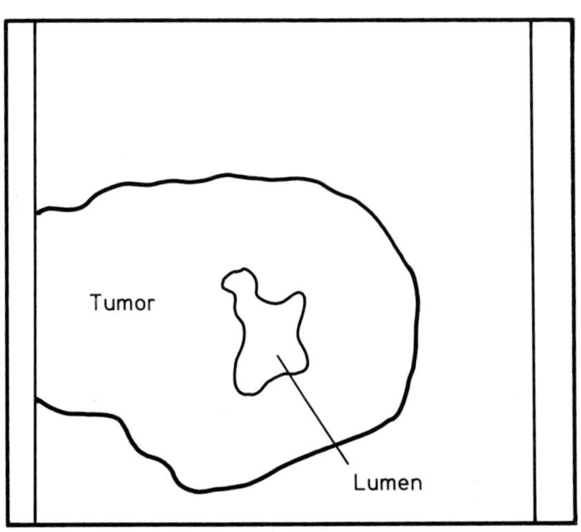

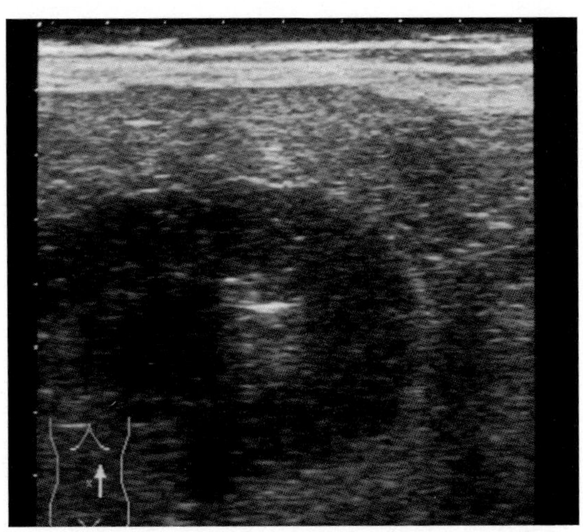

54

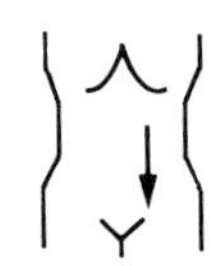

Dünndarm und Dickdarm

55 **Rektumkarzinom** (Längsschnitt im Unterbauch)
Die Ausdehnung des Tumors nach kranial ist gut zu erkennen. Die Harnblase ist plattgedrückt und nach ventral angehoben, der Tumor füllt das gesamte Becken aus.

56 **Rektumkarzinom – Rezidiv** (Unterbauchquerschnitt)
Hinter der Harnblase erkennt man einen riesigen Tumor, der das gesamte Becken ausfüllt. Nach Rektumamputation war es zu einem lokalen Rezidiv mit Invasion in die Nachbarorgane gekommen.

57 **Rektuminfiltration** (Unterbauchlängsschnitt)
Hinter der Harnblase erkennt man ein wandverdicktes Rektum, das bis zum Anus zu verfolgen ist, ventral davon die Vagina. Der Uterus war wegen eines Portiokarzinoms entfernt worden. Es bestanden eine ausgedehnte Peritonealkarzinose und eine langstreckige Infiltration des Darms.

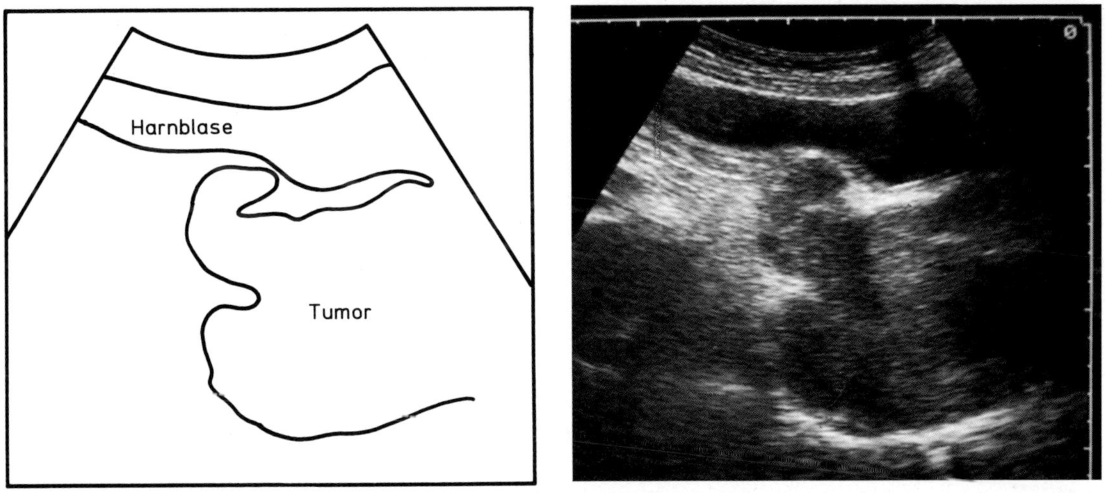
Harnblase
Tumor

55

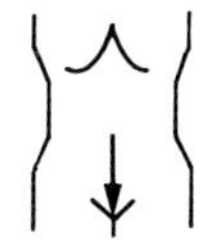

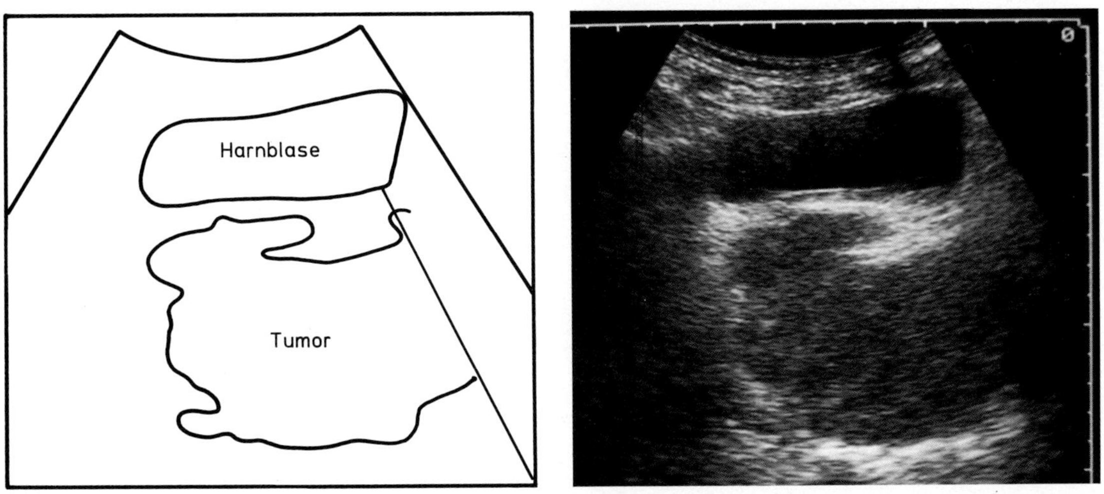
Harnblase
Tumor

56

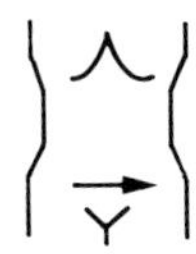

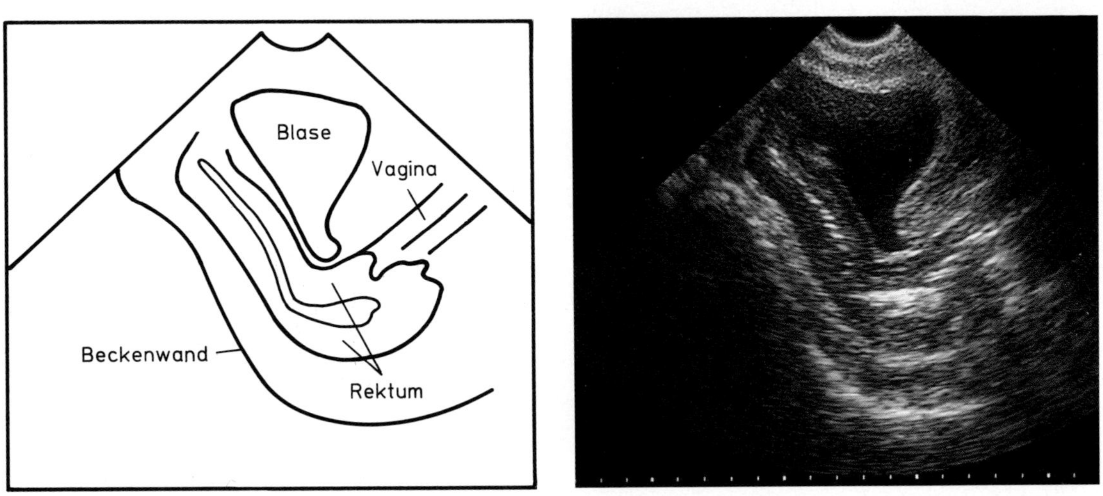
Blase
Vagina
Beckenwand
Rektum

57

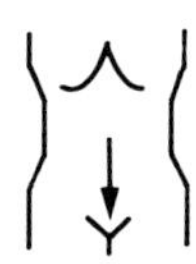

Magen – Dünndarm und Dickdarm

Literatur

Appel W, Grabenwöger F, Dock W, Pinterits F (1988) Phlegmonöse Entzündung des Dickdarms: eine sonographische Diagnose? Ultraschall 9:189–190

Aufschnaiter M (1981) Das sonographische Bild des diffus infiltrierenden Magentumors. ROEFO 134:677–680

Bateman DN, Whittingham TA (1982) Measurement of gastric emptying by real-time ultrasound. GUT 23:524–527

Bellina PV, Lang EK (1980) Ultrasonic demonstration of an adynamic ileus. J Louis Med Soc 132/8:121–122

Beyer D, Schulze P-J (1983) Magen-Darm-Trakt. In: Bücheler E, Friedmann G, Thelen M (Hrsg) Realtime-Sonographie des Körpers. Thieme, Stuttgart, S 243–255

Birns MT, Katon RM, Keller F (1979) Intramural hematoma of the small intestine presenting with major upper gastrointestinal hemorrhage. Gastroenterology 77:1094–1100

Blumhagen JD, Coombs JB (1981) Ultrasound in the diagnosis of hypertrophic pyloric stenosis. JCU 9:289–292

Bluth EI (1983) Ultrasound evaluation of small bowel abnormalities. Am J Gastroenterol 78:788–793

Bolondi L, Bortolotti M, Santi V, Calletti T, Gaiani S, Labo G (1985) Measurement of gastric emptying time by real-time ultrasonography. Gastroenterology 89:752–759

Busse H-J, Nilius R, Männchen E (1980) Beitrag der Sonographie in der Diagnostik von Kolontumoren. Ber Ges Inn Med 12:221–224

Dubbins P, Nunnerley HB (1980) Intratumour gas – an ultrasound sign of tumour necrosis. Clin Radiol 31:711–715

Ennis MG, MacErlean DP (1981) Biopsy of bowel wall pathology under ultrasound control. Gastrointest Radiol 6:17–20

Farrant P (1980) The antenatal diagnosis of oesophageal atresia by ultrasound. Br J Radiol 53: 1202–1203

Fleischer AC, Muhletaler CA, James AE (1981) Sonographic assessment of the bowel wall. AJR 136:887–891

Frank P, Menges V, Klein M (1978) Die Ultraschalldiagnostik bei wandinfiltrativen Prozessen des Intestinaltraktes. ROEFO 129:90–98

Gerhardt KH, Longin F, Jenett M (1981) Magenwandverdickung im sonographischen Schnittbild. MMW 123:1607–1611

Gladisch R, Achenbach V, Tenbieg W (1980) Korrelation von sonographisch gemessener Antrumwand-Dicke und gastroskopischem Befund. In: Hinselmann M, Anliker M, Meudt R (Hrsg) Ultraschalldiagnostik in der Medizin: Dreiländertreffen Davos. Thieme, Stuttgart, S. 87–89

Gooding GAW (1981) Ultrasonography of the cecum. Gastrointest Radiol 6:243–246

Holt S, Samuel E (1978) Multiple concentric ring sign in the ultrasonographic diagnosis of intussusception. Gastrointest Radiol 3:307–309

Holt S, McDicken WN, Anderson T, Stewart IC, Heading RC (1980) Dynamic imaging of the stomach by real-time ultrasound – a method for the study of gastric motility. Gut 21:597–601

Jasinski R, Rubin JM, Beezhold C, Aisen A (1981) Ultrasound examination of the colon. JCU 9:206–208

Jenss H, Klott KJ, Malchow H (1980) Sonographie: Darstellung von Fistel und Abszessen beim Morbus Crohn. Leber Magen Darm 10:317–320

Kremer H, Gröbner W (1981) Sonography of polypoid gastric lesions by the fluid-filled stomach method. JCU 9:51–54

Kremer H, Lohmoeller G, Zöllner N (1977) Primary ultrasonic detection of a double carcinoma of the colon. Radiology 124:481–482

Kremer H, Stocker K, Walther B (1979) Der flüssigkeitsgefüllte Magen – ein „akustisches Fenster" zur verbesserten sonographischen Pankreasdiagnostik. Dtsch Med Wochenschr 104:1090–1091

Limberg B (1986) Diagnostik entzündlicher und tumoröser Dickdarmveränderungen durch Kolonsonographie. Dtsch Med Wochenschr 111:1273–1276

Limberg B (1987) Differentialdiagnose akut entzündlicher Dickdarmerkrankungen durch Kolonsonographie. Dtsch Med Wochenschr 112:382–385

Limberg B (1989) Diagnoses of acute ulceratice colitis and colonic Crohn's disease by colonic sonography. JCU 17:25–31

Löhr K-L, Spangenberg C (1982) Kolonsonographie – Ein neues Verfahren zur Kolondarstellung. Med Welt 33:1109–1111

Lutz H, Bauer U, Stolte M (1986) Ultraschalldiagnostik der Magenwand – experimentelle Untersuchungen. Ultraschall 7:255–259

Meiser G, Meissner K (1985) Sonographische Differentialdiagnose des Darmverschlusses – Ergebnisse einer prospektiven Untersuchung an 48 Patienten. Ultraschall 6:39–45

Meiser G, Meissner K (1986) Sonographische Diagnostik beim komplizierten peptischen Ulkus. Ultraschall 7:268–274

Meiser G, Meissner K, Sattlegger P (1987) Ultraschalluntersuchung bei „Akuter Appendizitis". Kür und Pflicht in der Allgemeinchirurgie. Ultraschall 8:197–202

Meiser G, Meissner K, Sattleger P (1988) Perkutane Schichtdifferenzierung der Kolonwand durch Ultraschall. Ultraschall 9:41–44

Miyamoto Y, Fukuda Y, Urushibara K, Hohjoh H, Ayugase M, Nagase M (1989) Ultrasonographic findings in duodenum caused by Schoenlein-Henoch purpura. JCU 17:299–303

Miyamoto Y, Nakatani M, Ida M et al. (1989) Ultrasonographic findlings in gastric cancer: In vitro and in vivo studies. JCU 17:309–318

Morgan CL, Trought WS, Oddson TA, Clark WM, Rice RP (1980) Ultrasound patterns of disorders affecting the gastrointestinal tract. Radiology 135:129–135

Morin ME, Blumenthal DH, Tan A, Li YP (1981) The ultrasonic appearance of ileocolic intussusception. JCU 9:516–518

Murata Y, Suzuki S, Hashimoto H (1988) Endoscopic ultrasonography of the upper gastrointestinal tract. Surg Endosc 2:180–183

Olivia L, Biggi E, Derchi LE, Cicio GR (1981) Ultrasonic anatomy of the fluid-filled duodenum. JCU 9:245–248

Otto RC, Jann FX (1983) Ultraschalldiagnostik 82. Interventionelle Sonographie, 1983. Thieme, Stuttgart, S 501–506

Parienty RA, Lepreux J, Gruson B (1981) Sonographic and CT features of ileocolic intussusception. AJR 136:608–610

Pera A, Cammarota T, Comino E et al. (1988) Ultrasonography in the detection of Crohn's disease and in the differential diagnosis of inflammatory bowel disease. Digestion 41:180–184

Pernice H, Braun B (1981) Ultraschalluntersuchung in der Tumordiagnostik. Sonographische Darstellung eines Leiomyoms des Magens. Med Welt 32:1081–1083

Pertyǹski T, Juszyǹski A (1986) Sonographische Beurteilung der Tumorausdehnung bei Rektumkarzinomen. Ultraschall 7:284–286

Polensky A, Ziegler K, Sanft C, Gregor M, Friedrich M, Stein H, Riecken EO (1988) Endosonographische Befunde benigner und maligner Läsionen der Magenwand. Dtsch Med Wochenschr 113:1263–1270

Price J, Metreweli C (1988) Ultrasonographic diagnosis of clinically non-palpable primary colonic neoplasms. Br J Radiol 61:190–195

Rabin MS, Funston MR (1981) Ultrasound demonstration of valvulae conniventes in small-bowel obstruction. S Afr Med J 59:142–143

Räth U, Bartscher HK, Erchinger G, Leitner A, Talatzko H (1980) Die Kriterien der Darstellbarkeit wandinfiltrativer und stenosierender Prozesse des Colons. In: Hinselmann M, Anliker M, Meudt R (Hrsg) Ultraschalldiagnostik in der Medizin. Thieme, Stuttgart, S 92–95

Rettenmaier G (1980) Die sonographische Erfassung und Interpretation von neoplastischen und anderen Wandverdickungen am Magen. In: Hinselmann M, Anliker M, Meudt R (Hrsg) Ultraschalldiagnostik in der Medizin. Thieme, Stuttgart, S 85–86

Rosenberg ER, Morgan CL, Trought WS, Oddson TA (1980) The ultrasonic recognition of a gastric ulcer. Br J Radiol 53:1014–1016

Salem S, Hiltz CW (1978) Ultrasonography appearance of gastric lymphosarcoma. JCU 6:429–430

Schabel SI, Rittenberg GM, Johnson EG (1978) Carcinoma of the colon demonstrated by ultrasound. JCU 6:436–437

Schabel SI, Rittenberg GM, Bubanj R, Warren E (1979) Pedunculated gastric leiomyoma: a wandering abdominal mass demonstrated by ultrasound. JCU 7:211–212

Scheible W, Goldberger LE (1979) Diagnosis of small bowel obstruction: the contribution of diagnostic ultrasound. AJR 133:685–688

Schwerck WB, Wichtrup B, Maroske D, Rüchoff J (1988) Sonographie bei akuter Appendizitis. Dtsch Med Wochenschr 113:493–499

Seitz K, Reuß J (1986) Sonographische Fisteldarstellung bei Morbus Crohn. Ultraschall 7:281–283

Skaane P (1987) Ultrasonic demonstration of a peduncvulated colonic polyp. JCU 15:204–206

Striegel K, Fröhlich E, Vierling P, Frühmorgen P, Junghanns K (1988) Endosonographisches Tumorstating gastrointestinaler Tumoren. Ultraschall 9:260–265

Strohm WD (1986) Endoskopische Ultrasonographie des oberen Gastrointestinaltraktes. Dtsch Med Wochenschr 111:788–790

Strohm WD, Jessen K, Phillip J, Classen M (1981) Endoskopische Ultraschalltomographie des oberen Verdauungstraktes. Dtsch Med Wochenschr 106:714–717

Tympner F, Feldmeier J, Rösch W (1986) Korrelationsstudie der sonographischen mit den szintigraphischen Meßergebnissen der Magenentleerung. Ultraschall 7:264–267

Walls W (1976) The evaluation of malignant gastric neoplasms by ultrasonic B-scanning. Radiology 118:159–163

Weiss H, Weiss A, Meissner J, Keller W, Deck G, Menges AW (1982) Die Möglichkeiten der Sonographie für die differentialdiagnostische Klärung und Verlaufsbeurteilung des paralytischen und des mechanischen Ileus. Intensivmedizin 19:280–284

Weiss H, Weiss A, Werminghausen I, Angelsberger C, Weissbach S, Schulz B, Teumer F (1983) Sonographische Charakteristika des paralytischen Ileus, des mechanischen Ileus und der postoperativen Darmatonie und ihre differential-diagnostische Bedeutung. In: Otto RC, Jann FX (Hrsg) Ultraschalldiagnostik 1982. Thieme, Stuttgart, S 502–505

Weissberg DL, Scheible W, Leopold GR (1977) Ultrasonographic appearance of adult intussusception. Radiology 124:791–792

Worlicek H, Lutz H, Heyder N, Matek W (1987) Ultrasound findlings in Crohn's disease and ulcerative colitis: a prospective study. JCU 15:153–163

Worlicek H, Dunz D, Engelhardt K (1989) Ultrasonic examination of the wall of the fluid-filled stomach. JCU 17:5–14

Yoshino MT (1987) Duodenal hematoma: CT demonstration of the ring sign. Gastrointestinal Radiol 12:330–332

Freies Abdomen

Indikationen: Überprüfung des normalen Aufbaus von Zwerchfell und Bauchwand sowie der regelrechten Lage der abdominellen Organe.
Nachweis und Differenzierung solider und zystischer Veränderungen des Bauchraums und der Bauchwand (Tumoren, Hämatome, Abszesse, Aszites, Zysten).
Zuordnung unklarer Palpationsbefunde, Nachweis oder Ausschluß posttraumatischer Veränderungen und postoperativer Komplikationen.
Ultraschallgezielte Feinnadelbiopsie umschriebener Veränderungen im Abdomen.

Aussagekraft: Umschriebene Veränderung des Bauchraums können, sofern sie nicht von Darmluft überlagert sind, ab 2 cm Größe in 100% der Fälle nachgewiesen werden.

Minimale Mengen von Aszites können in Rückenlage des Patienten in den Recessus nachgewiesen werden. In Knie-Ellenbogen-Lage gelingt der Nachweis von Aszites ab 100 ml, ab 200 ml in Rechtsseitenlage.

Grenzen: Durch Luftüberlagerung und postoperativ durch Verbände und Narben ist die Beurteilung des Abdomens oft nur eingeschränkt möglich. Eine Differenzierung auch großer Flüssigkeitsmengen im Abdomen (Stauungsaszites, entzündlicher Aszites, maligner Aszites, Hämaskos) ist ohne Punktion nicht möglich.

Untersuchungstechnik: Das Abdomen wird in Rückenlage des Patienten oder bei Meteorismus in Links- oder Rechtsseitenlage in Längs- und Querschnitten untersucht. Wichtig ist die Überprüfung der Lagestabilität bzw. Beweglichkeit umschriebener Veränderungen. Die Kenntnis der Anatomie des Bauchraums, des Zwerchfells, der Bauchdecken und insbesondere der im Abdomen zu erwartenden Recessus ist Voraussetzung für eine sinnvolle abdominelle Diagnostik.

Wichtige Hinweise und Tips: Bei starker meteoristischer Blähung und zum Nachweis von minimalen Mengen von Aszites kann der Patient in Knie-Ellenbogen-Lage untersucht werden. Nicht gefangene Flüssigkeit sammelt sich am tiefsten Punkt des durchhängenden Bauchs. Die Untersuchung frisch operierter Patienten kann durch luftdichtes Abdecken der Wunde mit einer Operationsfolie ermöglicht werden sowie unter Benutzung eines Oberflächendesinfizienz als Kopplungsmittel. Die Zuordnung unklarer umschriebener Befunde wird durch die Beobachtung während der Atemtätigkeit und unter Kompression mit dem Applikator oder dem Finger erleichtert.

Freies Abdomen

1 **Rektusdiastase** (Oberbauchquerschnitt)
Normalerweise sind die Rektusblätter im Querschnitt im Oberbauch gut darstellbar, sie berühren sich in der Mittellinie in der Linea alba. Bei einem Auseinanderweichen der Rektusblätter sieht man sowohl das Auseinanderweichen als auch die dadurch entstehende Lücke, die oft gegen dorsal durch eine Fettlamelle unterstützt wird (Abstandhalter nach Rettenmaier). In diesem Fall ist ventral ebenfalls eine fettreiche Lamelle innerhalb der ohnehin adipösen Bauchdecken dorsal der Linea alba zu erkennen.

2 **Sogenannter Abstandhalter** (Oberbauchquerschnitt)
Dieses Phänomen, das sich hier dorsal der Bauchdecke und ventral der Leber darstellt, verursacht häufig Verwirrung. Durch Atembewegung kann man es leicht als der Bauchdecke zugehörig erkennen. Bei adipösen Personen ist diese Fettlamelle kein seltener Befund, besonders dann, wenn eine Rektusdiastase oder zumindest eine Bauchwandschwäche im Bereich der Linea alba vorliegt. Sie liegt an der dem Abdomen zugekehrten Seite der Bauchdecke streng medial.
Die adipöse Bauchdecke füllt auch die Nische ventral des M. rectus aus.

3 **Abstandhalter** (Querschnitt)
Vor der Leber sowie hinter der Bauchdecke ist hier ein reflexarmes Gebilde zu erkennen, das zunächst tumorös wirkt. Bei Impression der Bauchdecke und Atembewegung erkennt man, daß das Gebilde der Bauchdecke selbst anhaftet. Gelegentlich werden solche Veränderungen bei dazu passender Klinik (z. B. nach Oberbauchtraumen) als Hämatome verkannt. Das Fettgewebe, das sich in diesem Bereich sehr reflexarm darstellt, ist dorsal der Bauchdeckenmuskulatur epiperitoneal nachweisbar. Von Hämatomen kann es durch den gleichmäßigen Gewebeaufbau unterschieden werden. Wenn aus anderen Gründen eine Laparoskopie erfolgt, kann das Gebilde als von der Bauchdecke herabhängende Fettschicht erkannt werden.

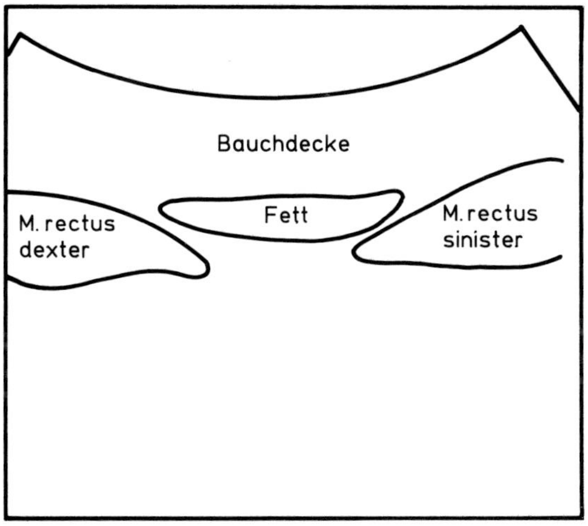
Bauchdecke
M. rectus dexter
Fett
M. rectus sinister

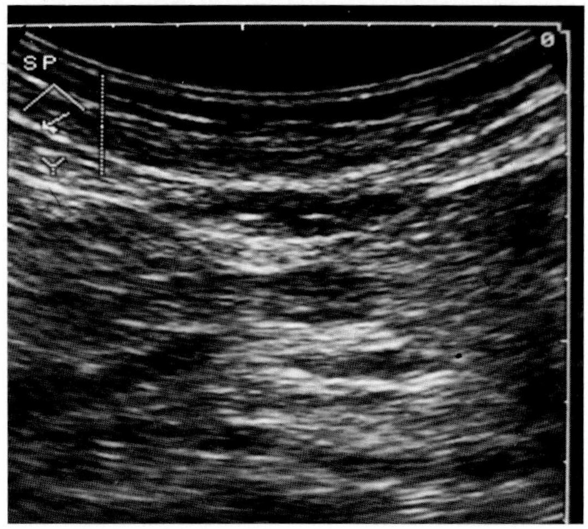

1

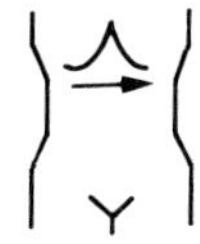

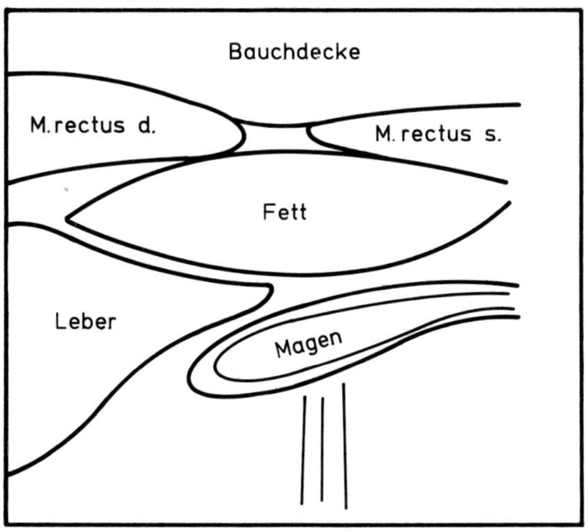
Bauchdecke
M. rectus d.
M. rectus s.
Fett
Leber
Magen

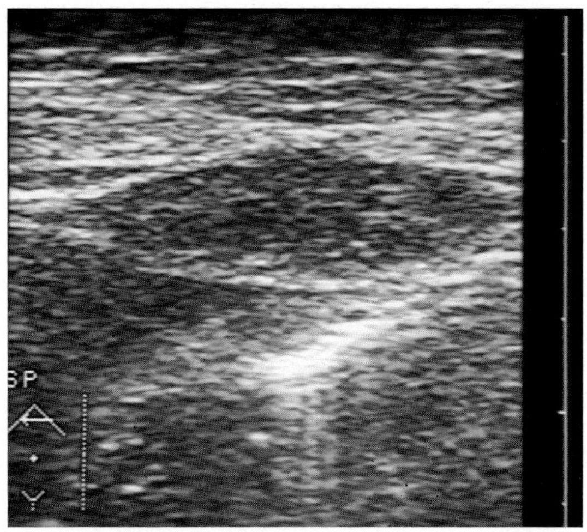

2

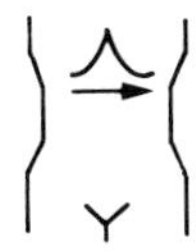

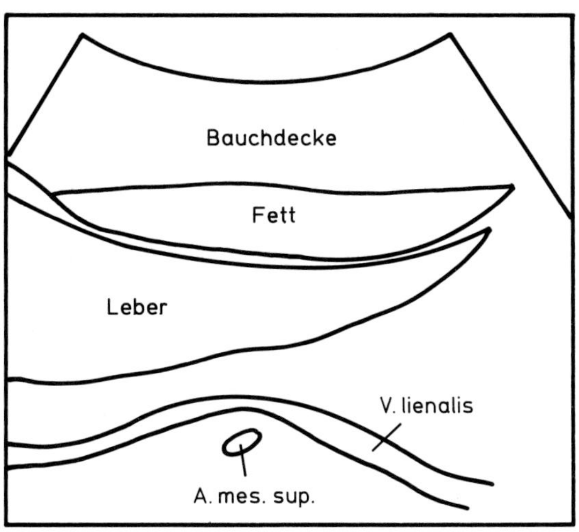
Bauchdecke
Fett
Leber
V. lienalis
A. mes. sup.

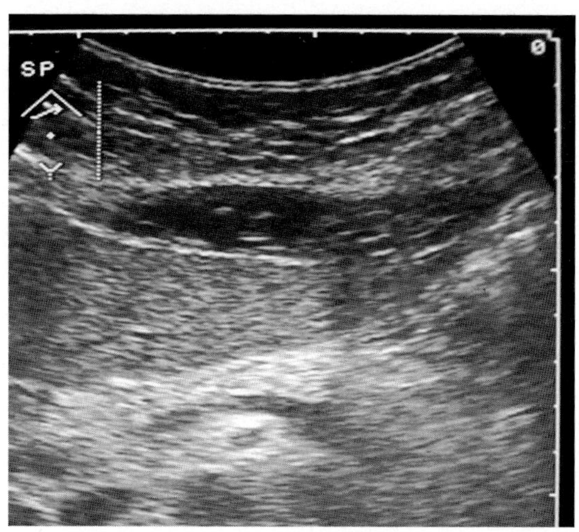

3

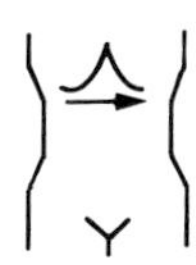

4 **Freie Luft im Bauchraum bei Inspiration** (Längsschnitt durch den mittleren Oberbauch) Luft im Bauchraum ist immer an einer kräftigen Reflexion mit einem schleierartigen Schallschatten zu erkennen. Will man freie Luft im Bauchraum nachweisen, muß man sie an eine Stelle bringen, wo man sie nicht mit Darmluft verwechseln kann. Dazu eignet sich besonders die Ventralkontur der Leber im Bereich des linken Leberlappens. Der Patient wird dazu in Rückenlage mit leicht erhobenem Oberkörper gebracht, die Luft steigt entsprechend an den am weitesten kranial liegenden Punkt zwischen Leber und Bauchdecke. Weit kranial und subphrenisch wird jetzt diese Luftansammlung in In- und Exspiration beobachtet. Stellt man fest, daß sie an Ort und Stelle bleibt, während die Leber nach unten tritt, ist bewiesen, daß die Luft frei im Abdomen ist. Die Aufnahme zeigt die Position während der Inspiration, die Leber überragt die Luftansammlung um etwa 5 cm.

5 **Freie Luft im Bauchraum bei Exspiration** (Längsschnitt durch den Oberbauch) Wird der Patient nun in derselben Position aufgefordert auszuatmen, bleibt die Luft wiederum an Ort und Stelle, die Leber folgt dem Zwerchfell nach kranial, sie gleitet an der Luft vorbei. Dadurch kann man freie Luft im Bauchraum dokumentieren.

6 **Bauchdeckenhämatom** (Längsschnitt) Das Hämatom war traumatisch entstanden. Die Bauchdecke ist im Längsschnitt kugelig aufgeworfen und zeigt eine schalenartige Anordnung des Gewebes, das überwiegend aus Koageln besteht, die sich zwischen die Muskelschichten der Bauchdecken eingewühlt haben. Können die Koagel nicht ausgeräumt werden, resorbiert sich das Hämatom sehr langsam; es ist über Wochen und Monate langsam kleiner, aber reflexkräftiger werdend nachweisbar.

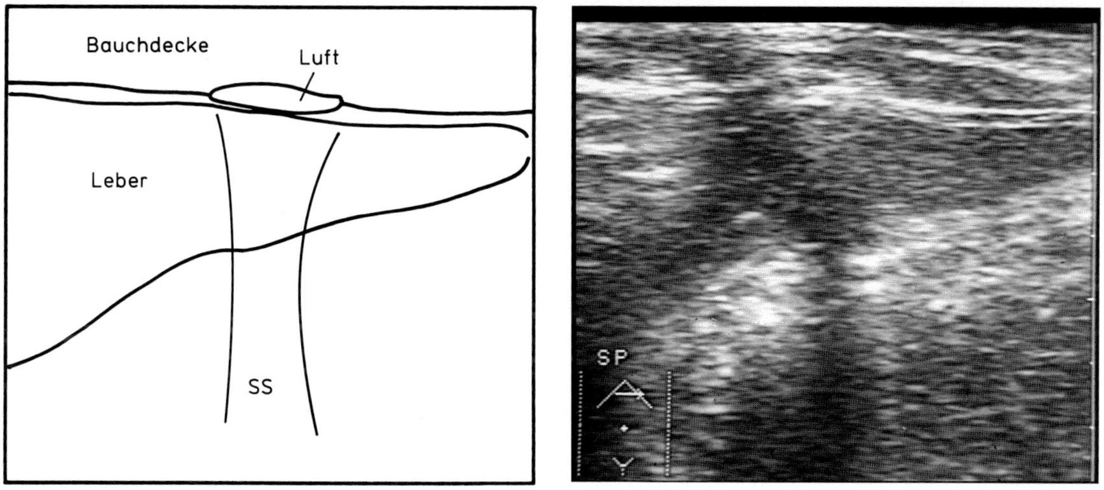
Bauchdecke
Luft
Leber
SS
SP

4

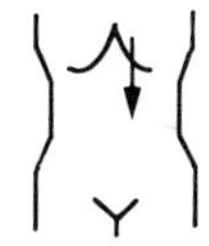

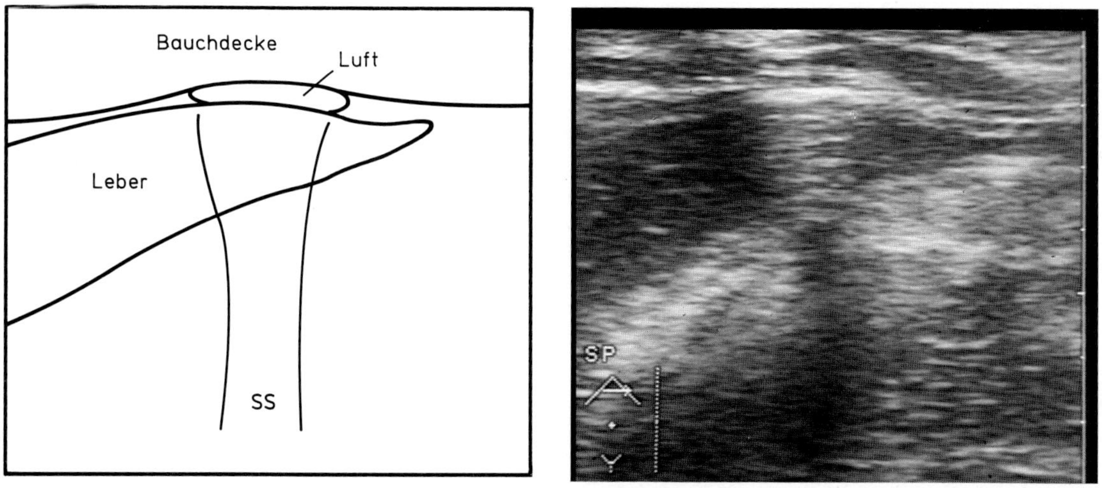
Bauchdecke
Luft
Leber
SS
SP

5

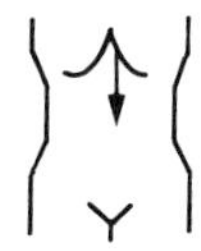

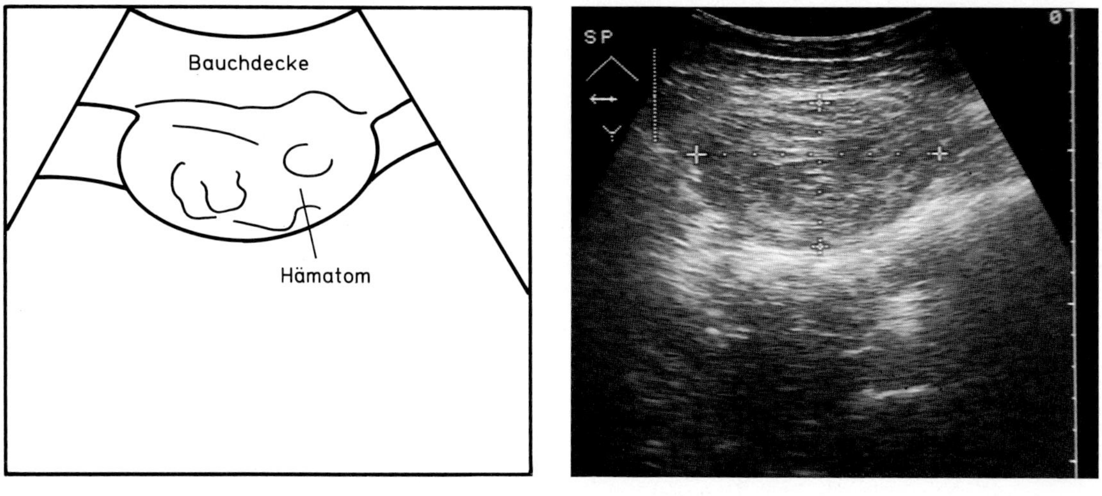
Bauchdecke
Hämatom
SP
0

6

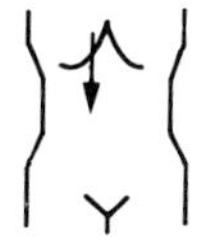

7 **Bauchdeckentumor – Rhabdomyom** (Längsschnitt rechts der Linea alba)
Die Muskelschicht des Abdomens ist hier im Verlauf des M. rectus rechts unterbrochen durch eine Auftreibung, die aber Muskelstruktur aufweist. Es handelt sich um ein Rhabdomyom der Bauchdecke.

8 **Bauchdeckenmetastase bei Kolonkarzinom** (Längsschnitt in der vorderen Axillarlinie, ventral der Leber)
Die Leber ist von Aszites umspült, das Reflexmuster wirkt vergröbert und verdichtet, unregelmäßig. Zwischen der Leber und der Bauchdecke liegt eine kugelige, ebenfalls reflexkräftige Veränderung. Während der Atembewegung war zu beobachten, daß der Tumor der Bauchdecke aufsaß, die Leber glitt an Bauchdecke und Tumor vorbei. Bei einer Peritonealkarzinose war diese sehr große Bauchdeckenmetastase zwischen Leber und Bauchwand herangewachsen.

9 **Peritonealkarzinose mit Bauchdeckenmetastasen** (Übersichtsaufnahme)
Derselbe Befund wie in der vorangegangenen Aufnahme im Übersichtsbild. Neben der schon bekannten Bauchdeckenmetastase sind noch weitere zu erkennen, die von der Bauchdecke in das Abdomen hineinhängen. Die Leber ist von Aszites umspült, Darmschlingen treiben im Aszites.

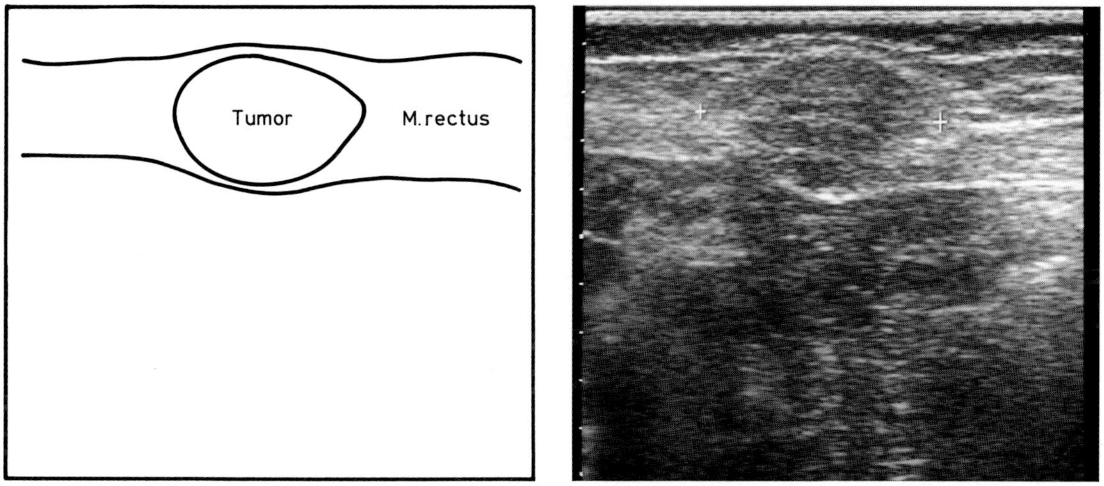
Tumor
M. rectus

7

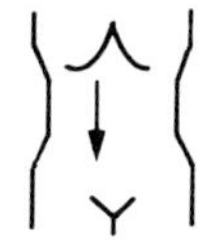

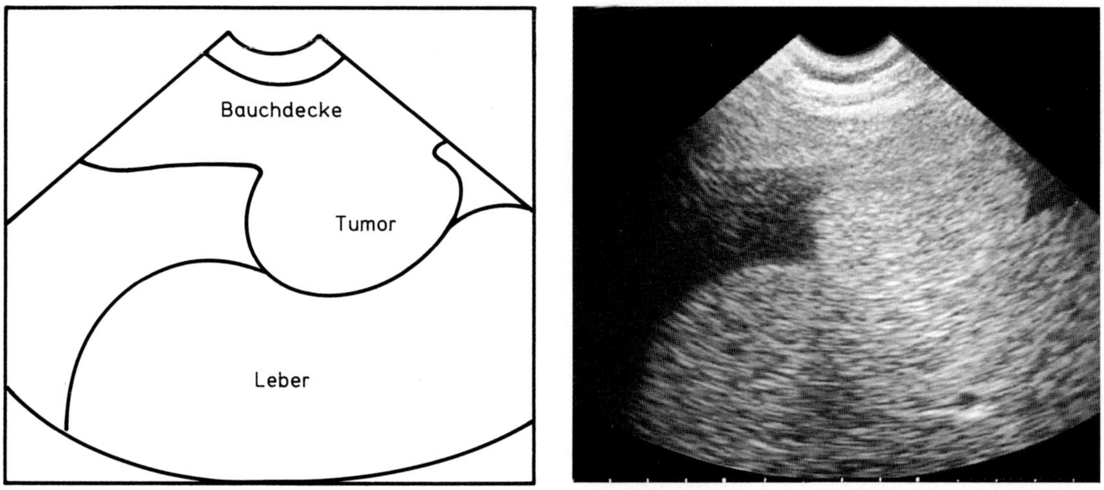
Bauchdecke
Tumor
Leber

8

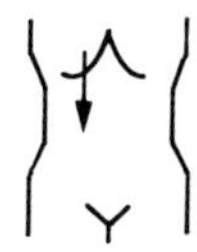

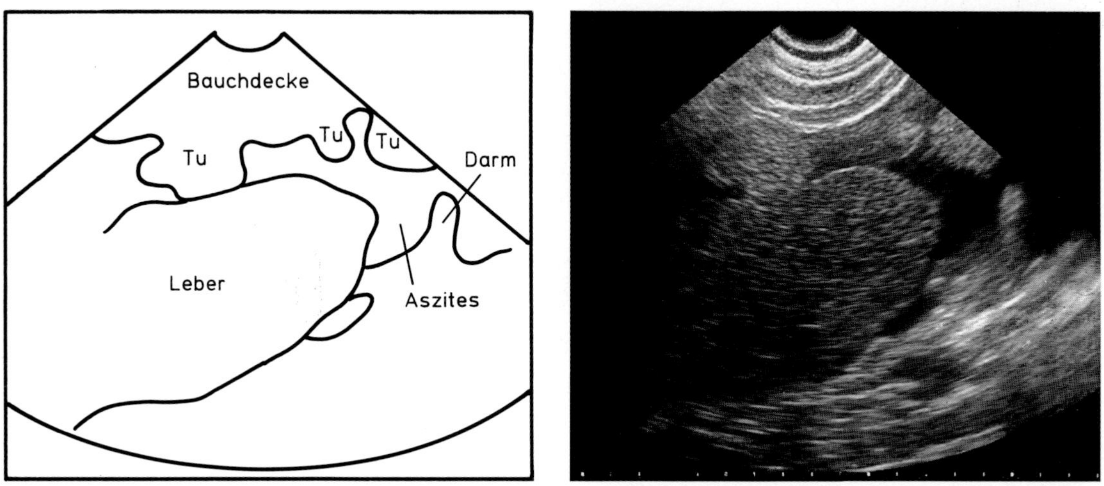
Bauchdecke
Tu
Tu
Tu
Darm
Leber
Aszites

9

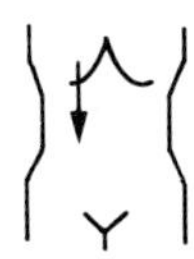

10 **Bauchdeckenmetastasen bei Kolonkarzinom mit gleichzeitigen Lebermetastasen** (Längsschnitt in Höhe der Medioklavikularlinie)
Man erkennt, aus der Bauchdecke gegen dorsal heraustretend, eine reflexkräftige und eine weniger stark reflektierende Veränderung, die die Leber eindellen. Während der Atembewegung konnte man beobachten, daß die Beweglichkeit der Leber plötzlich stoppte, wenn die Leber sich über den Prozeß hinausschieben wollte, so daß damit eine beginnende Adhäsion nachweisbar war. Die Leber selbst ist durchsetzt von Metastasen des bekannten Kolonkarzinoms.

11 **Bauchdeckenmetastase bei schleimbildendem Adenokarzinom des Kolons** (Oberbauchlängsschnitt)
Ventral der Leber hatte sich dieses reflexarme Gebilde an der Bauchdecke entwickelt. Bei Punktion war myxomatöses Material zu gewinnen. Auch hier hat die Metastase die Leber nach dorsal verdrängt, sie ist jedoch mit der Leber nicht verwachsen. Allerdings war bei der zwerchfellnahen Lage des Gebildes eine Beweglichkeit der Leber gegen den recht großen Prozeß in- und exspiratorisch nicht mehr gut zu überprüfen.

12 **Schenkelhernie rechts** (Längsschnitt)
Bei dieser Patientin war unterhalb des Leistenbandes diese Flüssigkeitsansammlung zu erkennen. Intraoperativ fand man einen leeren, mit Flüssigkeit gefüllten torquierten Bruchsack innerhalb der Schenkelhernie. Darmabschnitte enthielt der Sack nicht.

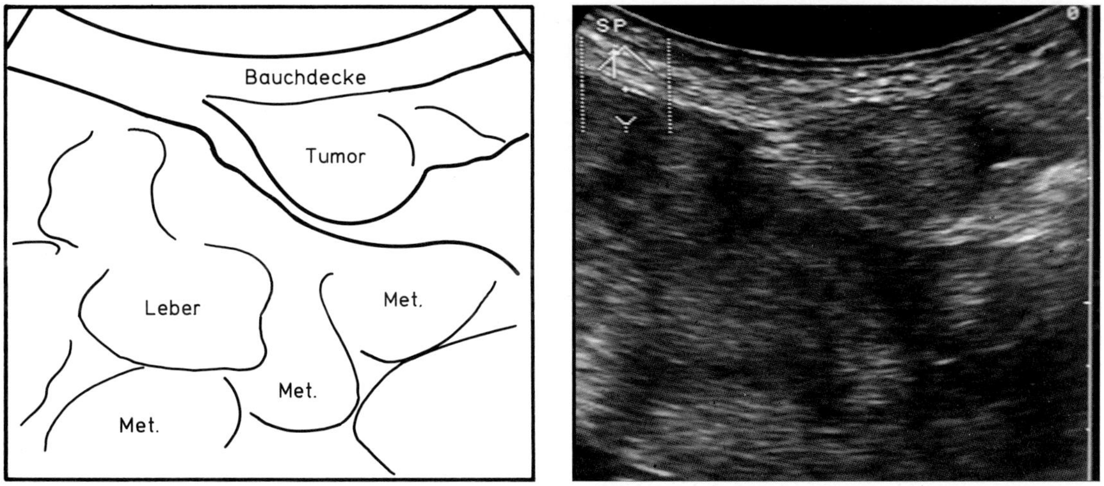
Bauchdecke
Tumor
Leber
Met.
Met.
Met.

10

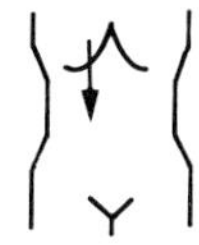

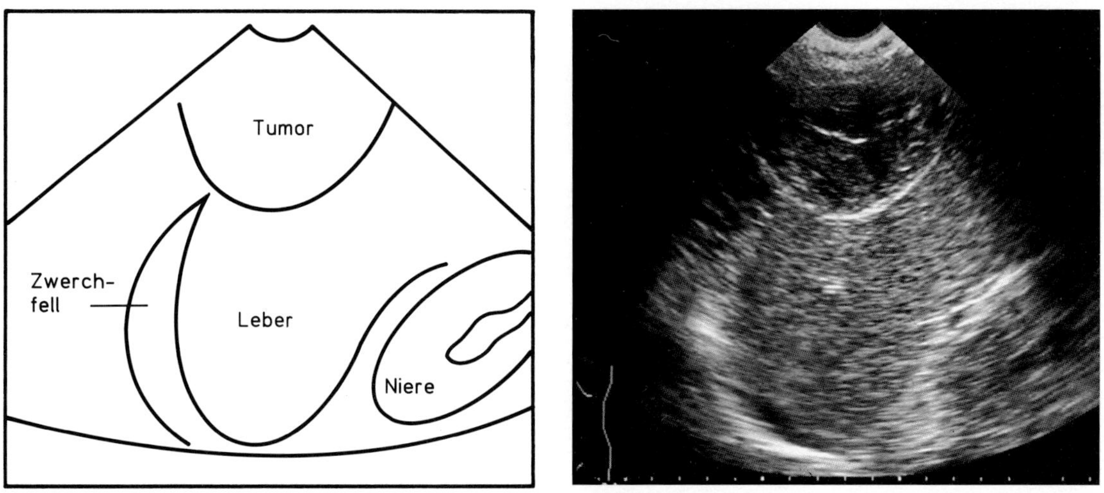
Tumor
Zwerch-
fell
Leber
Niere

11

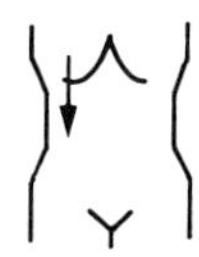

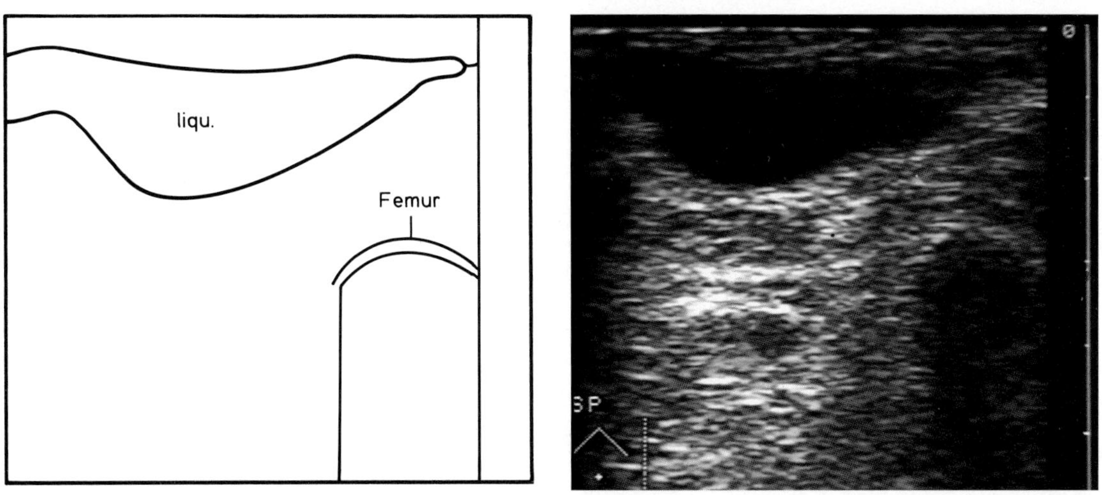
liqu.
Femur

12

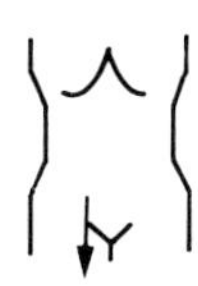

Freies Abdomen

13 **Bauchdeckenabszeß** (Mittelbauchquerschnitt rechts)
Die Bauchdecke ist massiv angeschwollen. Unter der Muskelschicht liegt eine reflexarme, nicht ganz reflexfreie Veränderung. Durch Punktion konnte Eiter entleert werden. Der Eiter hatte sich außerhalb des Peritoneums zwischen Peritoneum und Bauchmuskulatur angesammelt. Der Patient hatte eine Leberzirrhose, er kam in kachektischem Zustand zur Aufnahme. Der Abszeß wurde mühsam durch Punktion und Drainage entleert.

14a **Großes Hämatom der Bauchdecke** (Längsschnitt)
Hier erkennt man sowohl eine kugelige Flüssigkeitsansammlung, die die Bauchdecken auseinanderdrängt, als auch eine Flüssigkeitslamelle im kleinen Becken, die die Blase nach dorsal verdrängt. Das große Bauchdeckenhämatom war nach einer Unterleibsoperation im Narbengebiet entstanden; es mußte chirurgisch ausgeräumt werden.

14b **Zustand nach Entfernung eines großen Bauchdeckenhämatoms** (Längsschnitt)
Es handelt sich um dieselbe Patientin wie in der Voraufnahme. Das Hämatom im kleinen Becken ist ausgeräumt. In der Bauchdecke befindet sich noch ein kleines Resthämatom, die Bauchdecken sind noch ödematös angeschwollen.

15 **„Mikroaszites“** (Oberbauchquerschnitt rechts)
Kleine Aszitesmengen sind in abhängigen Regionen am besten anzutreffen, also im Liegen zwischen Niere und Leber, im Stehen im kleinen Becken. Aber auch zwischen Darmschlingen und an der lateralen Bauchwand gelingt es häufiger, kleine Aszitespfützen aufzuspüren, wie in diesem Fall, wo der Aszites zwischen Bauchwand und Kolon gefangen ist.

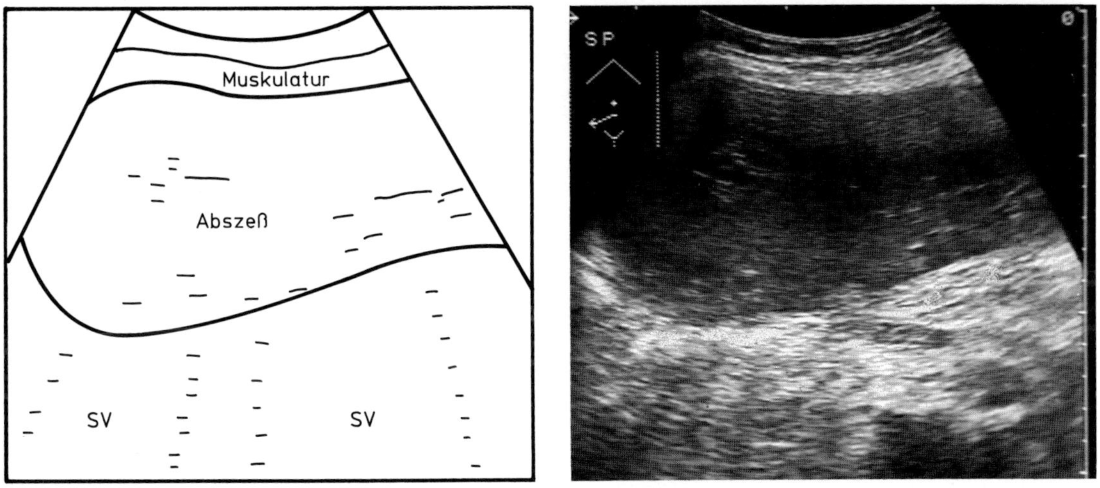
Muskulatur
Abszeß
SV
SV
SP

13

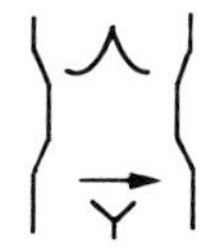

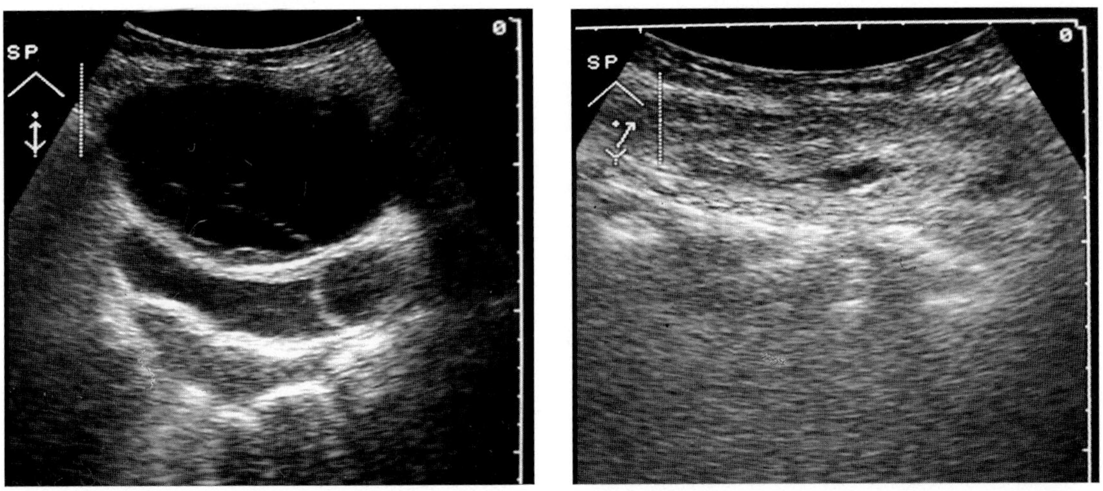
SP
SP

14a

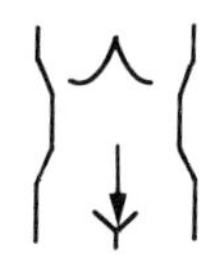

14b

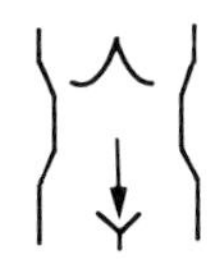

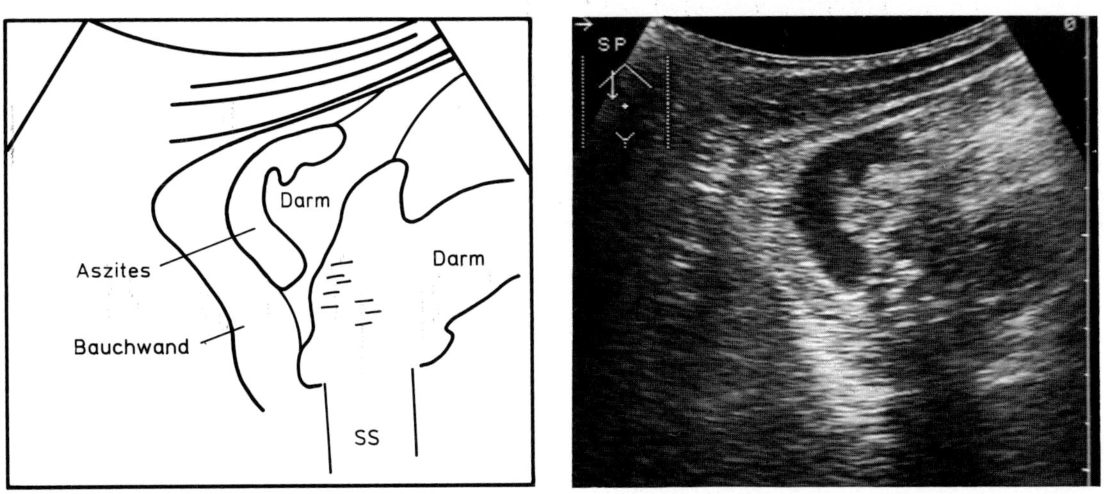
Darm
Aszites
Darm
Bauchwand
SS
SP

15

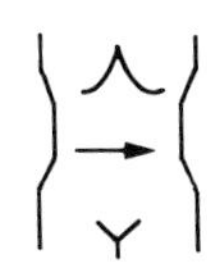

Freies Abdomen

16 **Flüssigkeit im Douglas-Raum** (Längsschnitt im kleinen Becken)
Die Harnblase ist mittelgradig gefüllt und glattwandig, der Uterus normal groß. Hinter dem Uterus liegt eine dreieckige Flüssigkeitsansammlung. Zum Nachweis von freier Flüssigkeit im Bauchraum ist die Untersuchung derjenigen Regionen zweckmäßig, die bei normaler Körperhaltung den tiefsten Punkt der freien Bauchhöhle darstellen, also bei bettlägerigen Patienten die dorsalen Abschnitte, bei Patienten, die zur Untersuchung sitzen oder stehen können, der Douglas-Raum. Bereits minimale Flüssigkeitsansammlungen sind dort nachweisbar. In diesem Fall war keine Erkrankung bekannt. Die Flüssigkeitsansammlung wurde zufällig gefunden. Der Befund tritt häufig bei fertilen Frauen zum Zeitpunkt des Eisprungs auf.

17 **Entzündlicher Aszites** (Oberbauchlängsschnitt links)
Die Bauchdecken sind unauffällig. Große Mengen von Flüssigkeit füllen den Bauchraum, die Darmschlingen sind reflexkräftig, wirken etwas starr und stellenweise aneinander fixiert; einem Darmschlingenkonvolut im kranialen Bildabschnitt haften Fibrinfäden an. Während die Darmschlingen beim nichtentzündlichen Aszites frei im Abdomen zu bewegen sind, sind sie beim entzündlichen Aszites aneinander fixiert. Beim malignen Aszites nimmt diese Fixierung zu, die Darmschlingen sind dort miteinander verklebt.

18 **Peritonealkarzinose bei Ovarialkarzinom** (Längsschnitt von medial gegen die laterale Bauchwand im Bereich des Übergangs zum kleinen Becken)
Die Bauchwand ist besetzt von kleinen reflexkräftigen Knötchen, die in den reichlichen Aszites hineinragen. Es handelt sich um Metastasen des bekannten Karzinoms.

16

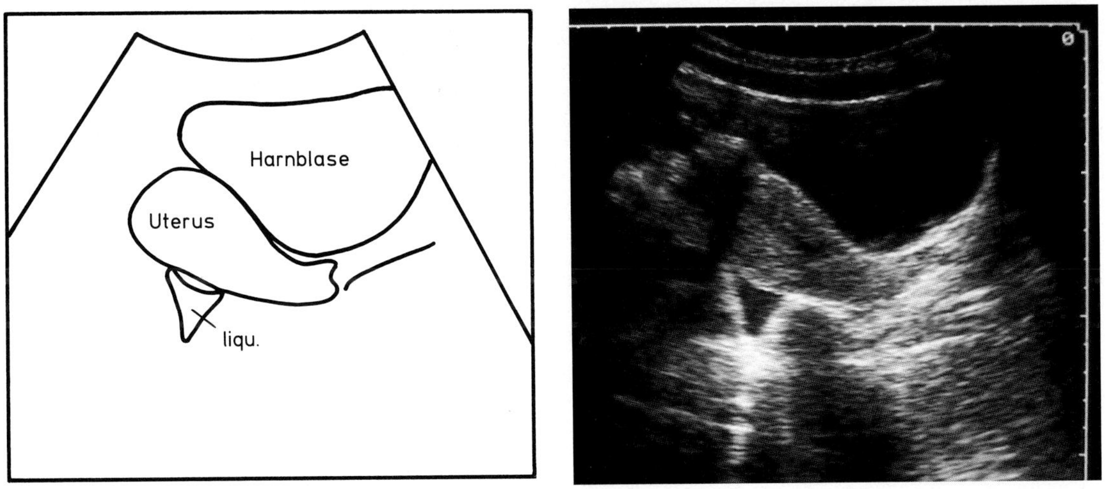
Harnblase
Uterus
liqu.

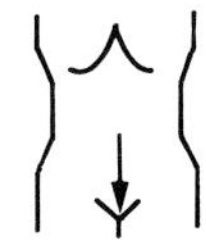

17

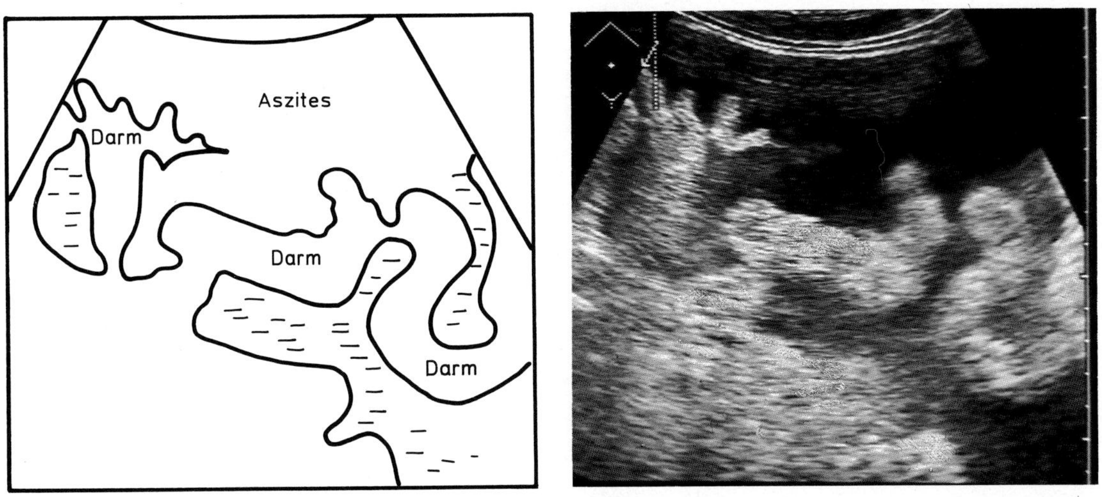
Aszites
Darm
Darm
Darm

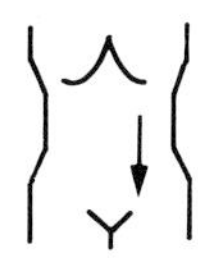

18

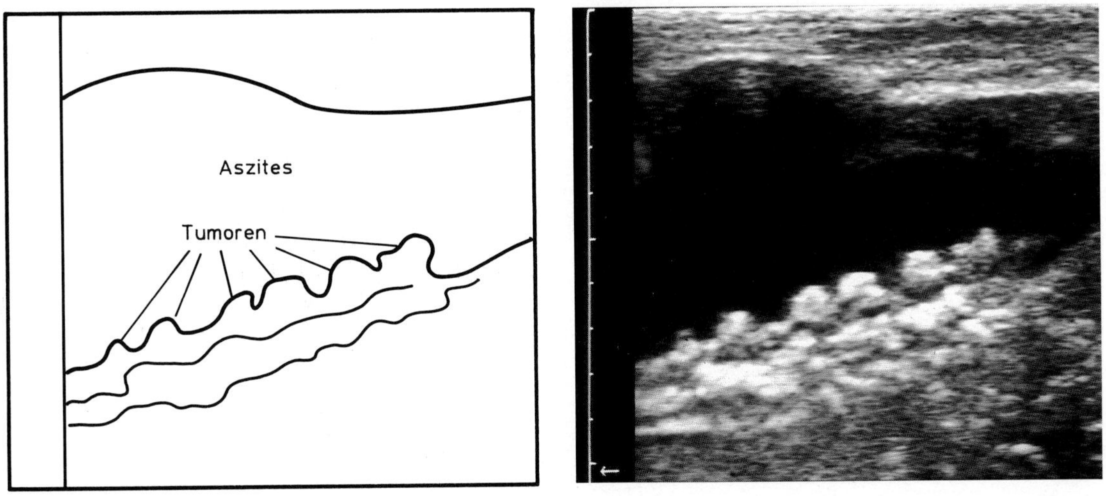
Aszites
Tumoren

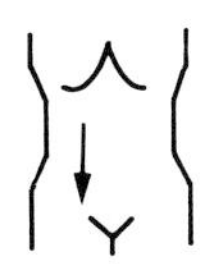

Freies Abdomen

19 **Stauungsaszites mit Darmschlingen** (Längsschnitt)
Im nichtentzündlichen Aszites treiben die Darmschlingen frei umher. Man kann dieses Umhertreiben durch Lagewechsel des Patienten oder durch Tapotement unterstützen. Es kommt dann zu eigentümlich schaukelnden Bewegungen des Darms. Aber auch die Peristaltik selbst führt zu typischen schraubenden Bewegungen des Darms im Aszites.

20 **Aszites mit Darm** (Längsschnitt)
In der gleichen Schnittebene kurze Zeit später aufgenommen wie die Voraufnahme.
Man erkennt, wie stark der Darm im Aszites beweglich ist, z. T. durch die Schwerkraft bei Umlagerung, z. T. aber auch durch die Eigenbewegung während der Peristaltik.

21 **Maligner Aszites** (Längsschnitt)
Der Unterschied zu den Voraufnahmen ist deutlich, der Aszites ist nicht reflexfrei, es treiben reflektierende solide Anteile darin umher. Die Darmschlingen sind fixiert und starr, eine Beweglichkeit ist nicht mehr vorhanden.

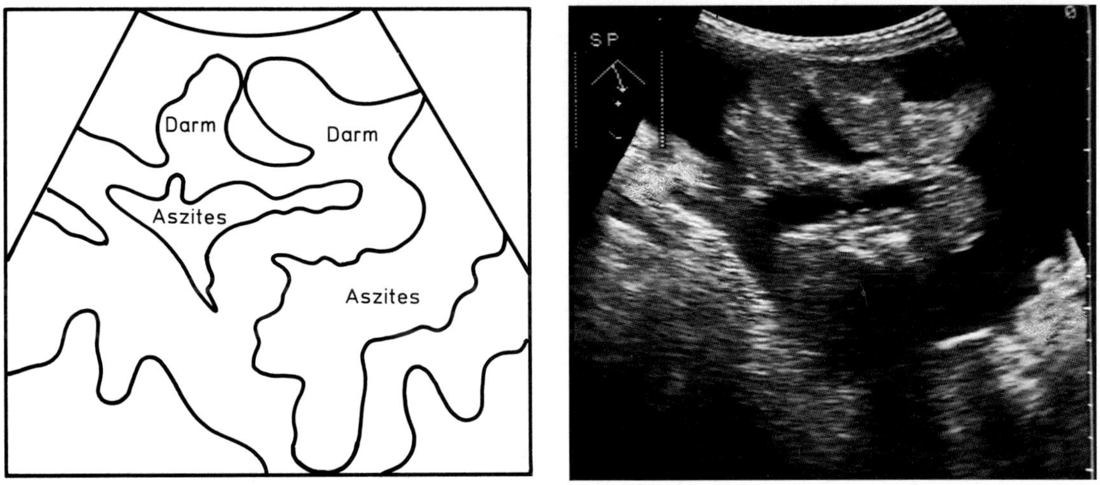

Darm
Darm
Aszites
Aszites
SP
0

19

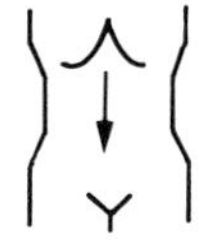

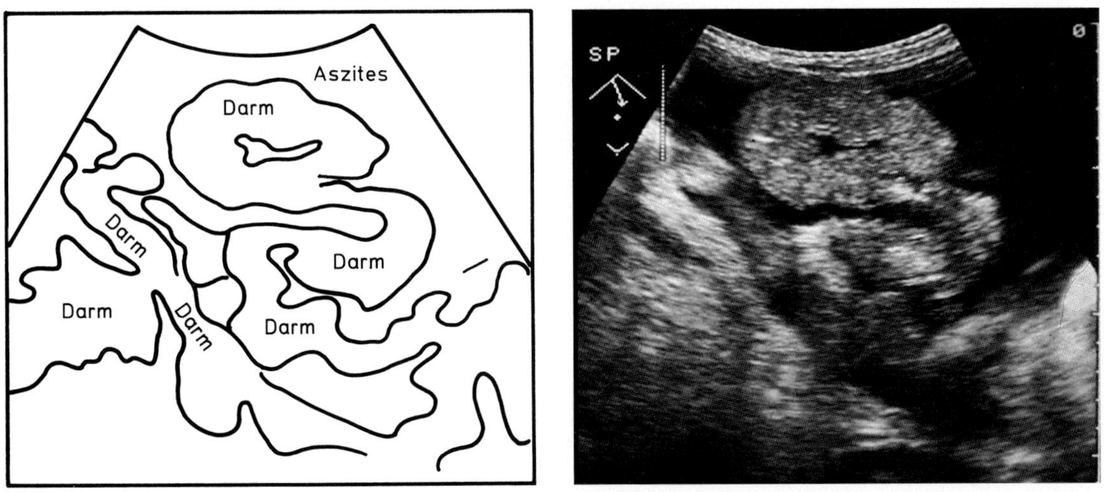

Aszites
Darm
Darm
Darm
Darm
Darm
Darm
SP
0

20

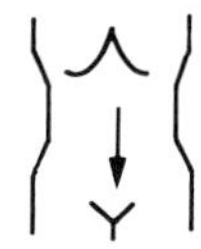

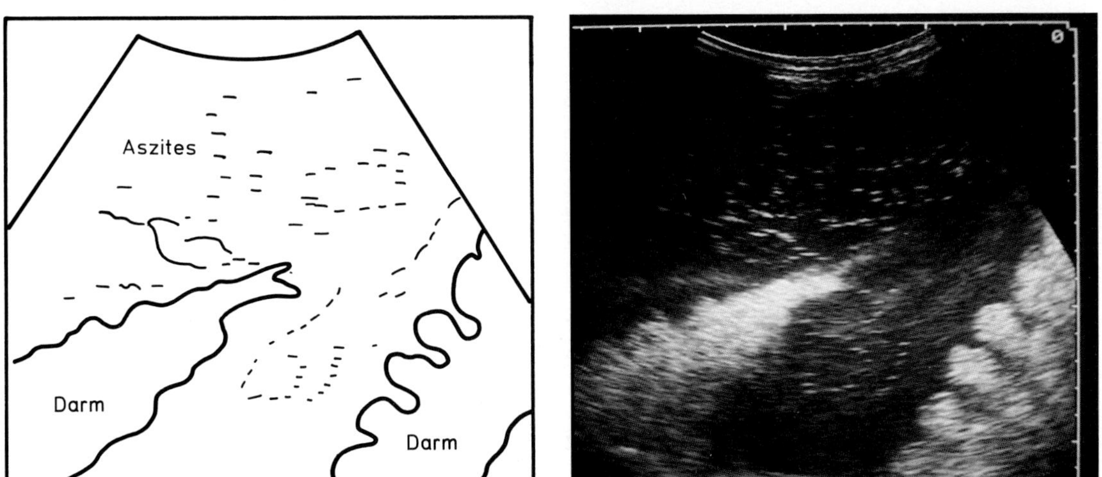

Aszites
Darm
Darm
0

21

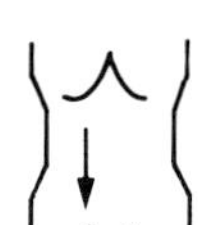

Freies Abdomen

22 **Maligner Aszites bei Magenkarzinom** (Längsschnitt)
Auch dieses Bild zeigt einen Aszites, in dem solide Anteile umhertreiben. Der Darm ist starr, fixiert, unbeweglich, das Peritoneum unebenmäßig durch die Peritonealkarzinose.

23 a **Pseudomyxoma peritonei nach Appendektomie** (Unterbauchlängsschnitt)
Im Aszites ist die Flüssigkeit mit reflexreichen, z. T. lamellären Gebilden durchmischt, stellenweise völlig reflexfrei, dann wieder eher reflexreich; die Darmschlingen sind miteinander verbacken und schwer zu differenzieren. Bei dem Versuch einer Punktion wurden jeweils nur wenige Milliliter einer gelatinösen Masse gewonnen.

23 b **Pseudomyxoma peritonei nach Appendektomie** (Längsschnitt)
Derselbe Patient im Übersichtsbild in Form einer Fotomontage, die die massive Ausdehnung des Befundes zeigt. Kranial ist der Aszites überwiegend flüssig, weiter kaudal dann in der typischen Weise geleeartig verändert.

24 **Entzündlicher Aszites** (Längsschnitt)
Von den Darmschlingen zur Bauchwand ziehen Fibrinfäden, die zu einer weiteren Verklebung der ohnehin aneinander fixierten Darmschlingen führen. Auch ist der Aszites nicht ganz reflexfrei, aber es sind nicht derart viele Einzelreflexe zu erkennen, wie dies bei den malignen Aszitesbildungen der Fall ist. Eine Differenzierung erfolgt durch Feinnadelpunktion mit zytologischer und biochemischer Untersuchung des Punktats oder durch die Laparoskopie.

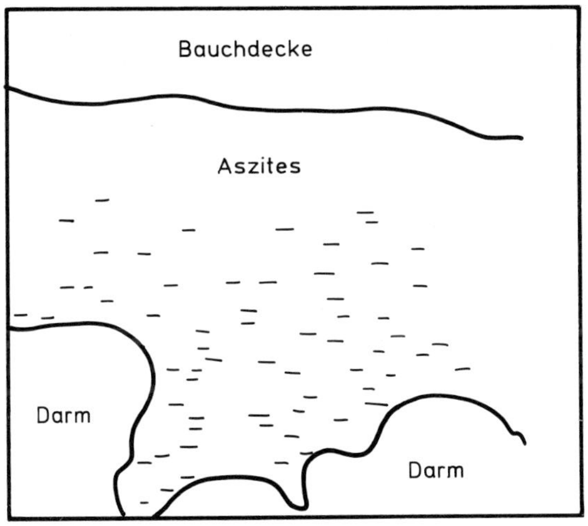
Bauchdecke
Aszites
Darm
Darm

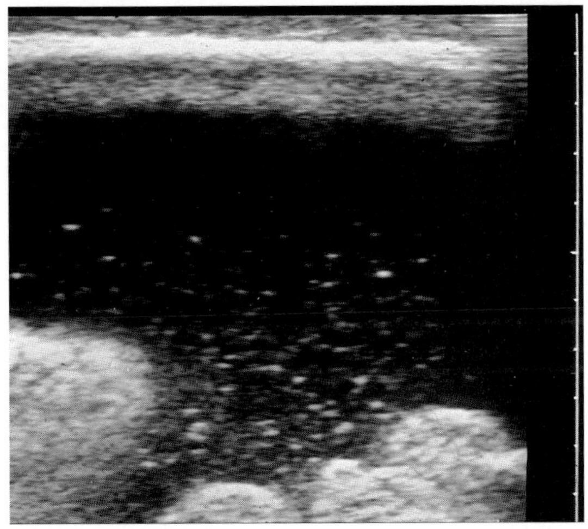

22

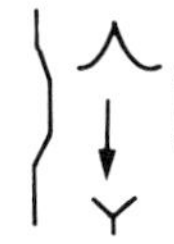

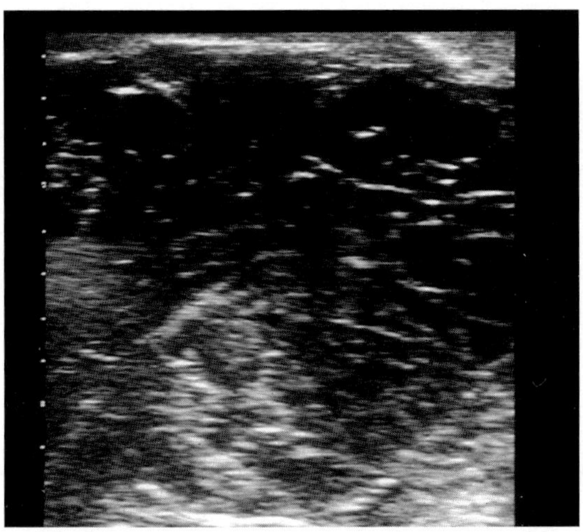

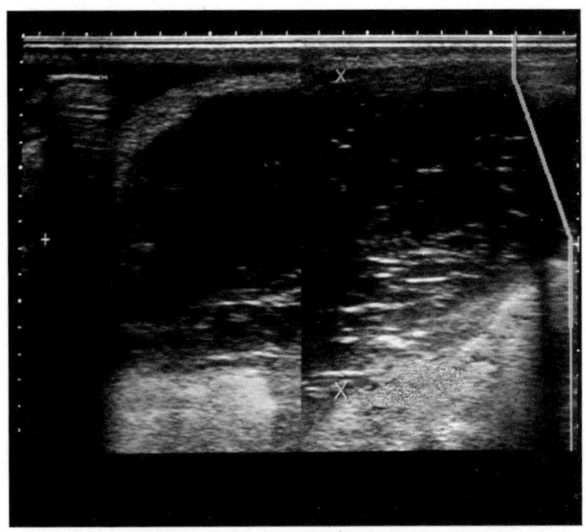

23 a

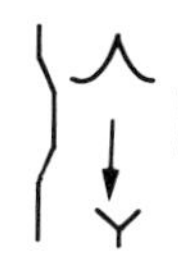

23 b

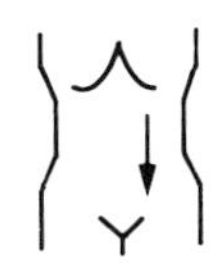

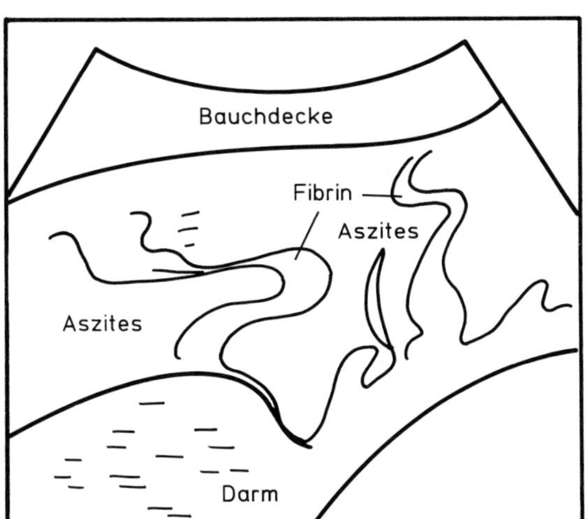
Bauchdecke
Fibrin
Aszites
Aszites
Darm

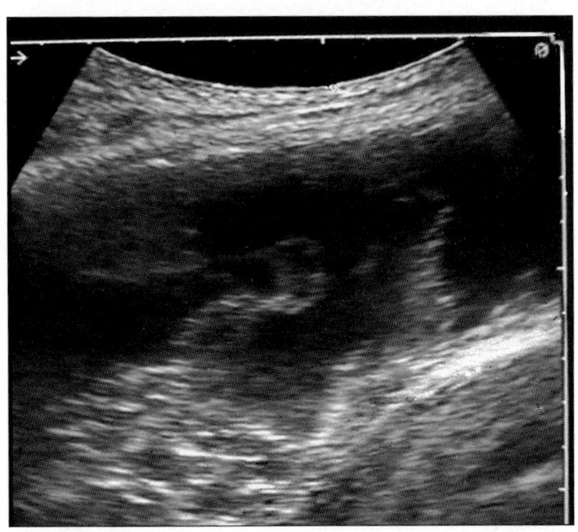

24

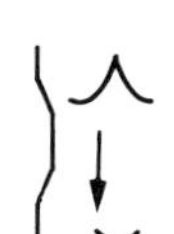

Freies Abdomen

25 **Maligner Aszites bei Gallenblasenkarzinom und Cholelithiasis** (Oberbauchschrägschnitt rechts)
Die erheblich veränderte Anatomie wird bestimmt durch einen massiven Aszites; in diesen hinein ragt die dilatierte Gallenblase, die am Boden Gallensteine und Schlick trägt. Die medialen Anteile der Gallenblasenwand waren maligne entartet; der Tumor wuchs in die Leber ein und hatte zu der scheckigen Metastasierung der medialen Leberanteile geführt. Die laterale Leber ist glatt begrenzt.

26 **Harnstauung bei Pseudomyxoma peritonei** (Koronarschnitt rechts)
Die Verklebung der Darmschlingen miteinander hat zu einem Konglomerat mit entzündlicher Einbeziehung auch des Retroperitoneums geführt, wodurch der Harnleiter komprimiert wurde. Es kam zu einem Aufstau des rechten Nierenbecken-Kelch-Systems.

27 **Ovarialabszeß** (Querschnitt durch die Harnblase und das rechte Ovar)
Rechts neben der Harnblase liegt ein Abszeß, der unregelmäßig begrenzt, reflexvermindert und scheckig erscheint. Bei der Patientin bestanden Fieber und eine Schmerzhaftigkeit im rechten Unterbauch. Differentialdiagnostisch wurde eine perforierte Appendizitis in Erwägung gezogen. Der Ovarialabszeß wurde schließlich operativ saniert.

25

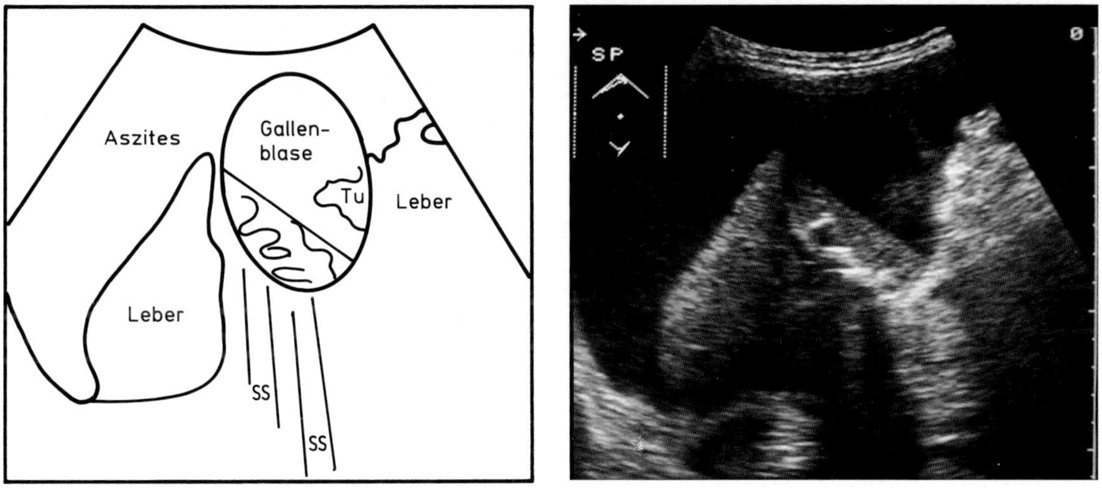
Aszites
Gallen-
blase
Tu
Leber
Leber
SS
SS
SP

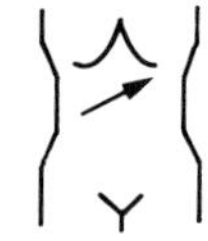

26

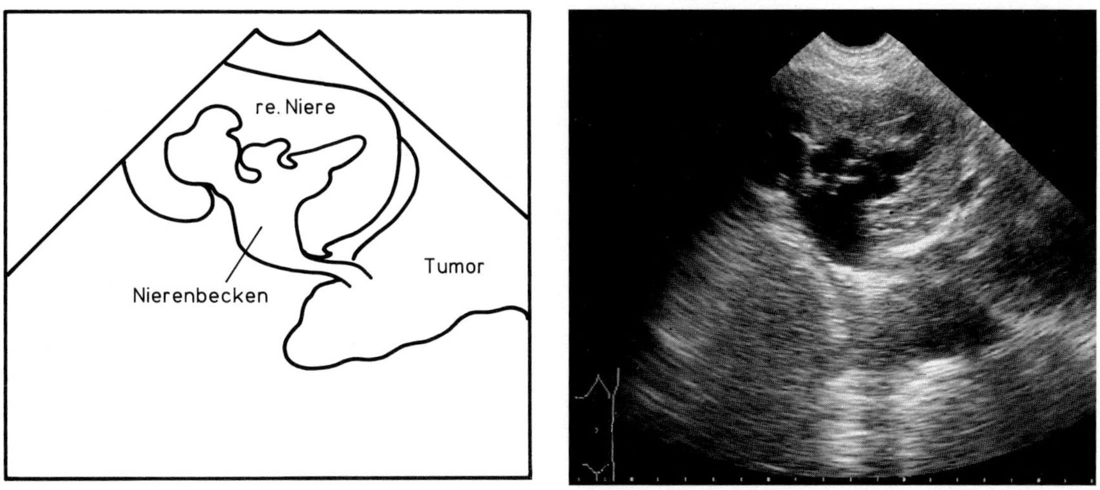
re. Niere
Tumor
Nierenbecken

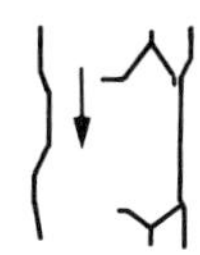

27

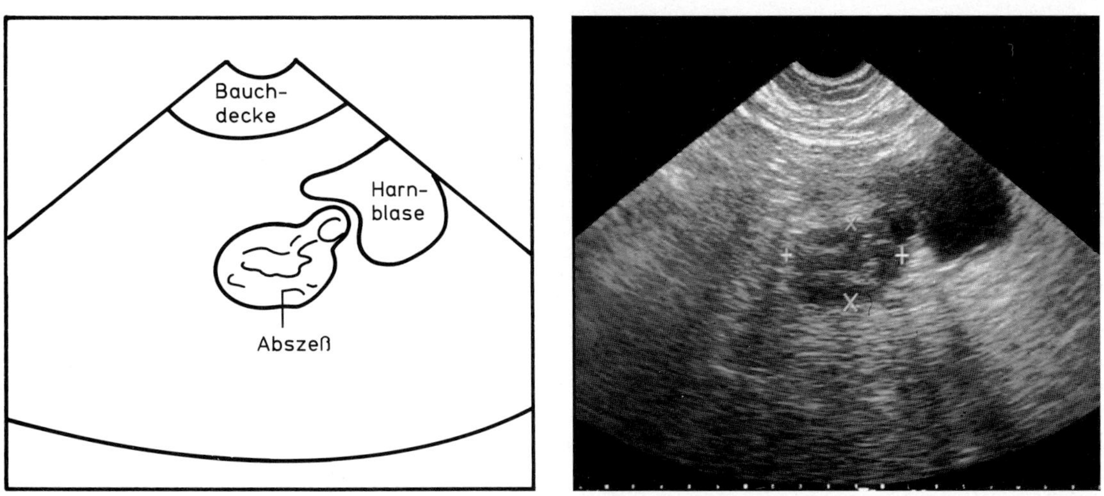
Bauch-
decke
Harn-
blase
Abszeß

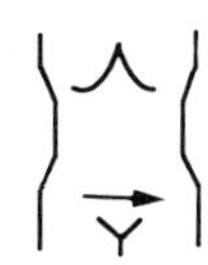

Freies Abdomen

28 **Zystischer Abdominaltumor** (Unterbauchquerschnitt)
Im Unterleib wurde dieser zystische Prozeß mit soliden und überwiegend liquiden Anteilen gefunden. Ein typisches Bild eines malignen Ovarialkystoms. Neben dem Kystom selbst befindet sich eine Ansammlung von wenig Aszites als Zeichen einer peritonealen Aussaat. Bei dieser Patientin bestand bereits eine Lebermetastase.

29 **Ovarialkystom mit muzinösem Inhalt** (Oberbauchlängsschnitt)
Dieser riesige Tumor reichte bis an die Leber heran, ging aber aus der Ovarialregion hervor, wie ein Stiel beweist, der in die Ovarialregion hineinreicht. Bei derart riesigen Gebilden ist es oft schwierig, den Entstehungsort eindeutig zu verifizieren. Zysten mit muzinösem Inhalt gehen jedoch am ehesten von den Ovarien aus.

30 **Leiomyosarkom des Abdomens** (Längsschnitt)
Diese Tumoren wachsen meist langsam zu erheblicher Größe heran, lange Zeit, ohne daß die Patienten davon Kenntnis haben, bis schließlich Verdrängungserscheinungen oder ein Druckgefühl auf den Tumor aufmerksam machen oder der Patient selbst den Tumor tastet. Typisch für die Leiomyosarkome sind ihr riesiges Ausmaß zum Zeitpunkt der Entdeckung und die zentrale Nekrosehöhle, die auf dem Boden trophischer Störungen in dem sehr großen Tumor entstanden ist.

28

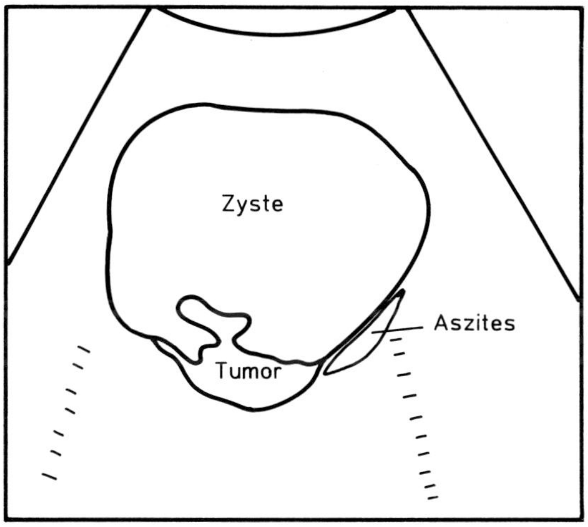
Zyste
Aszites
Tumor

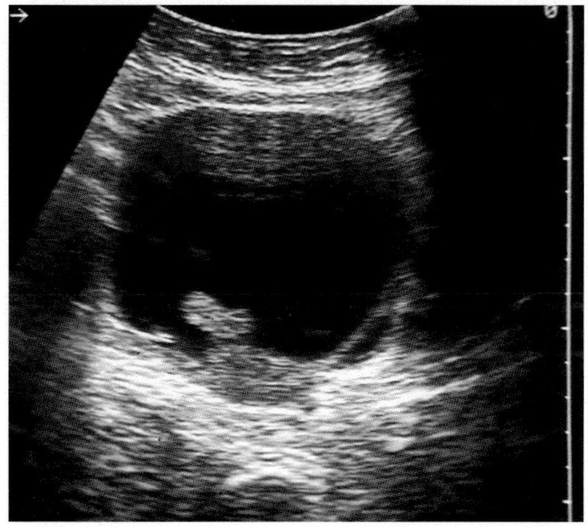

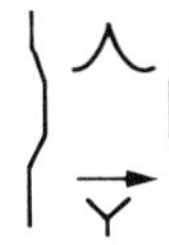

29

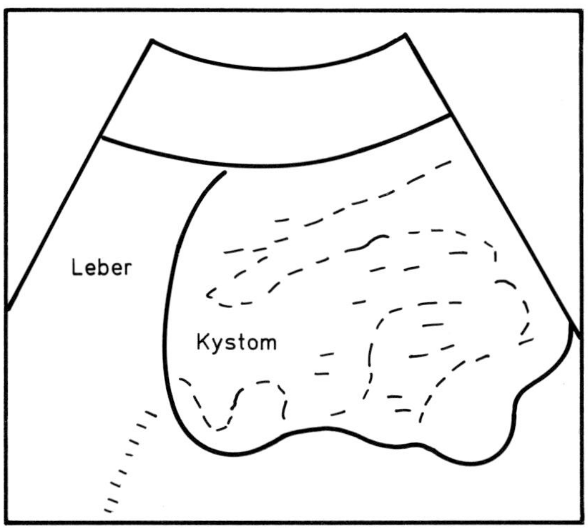
Leber
Kystom

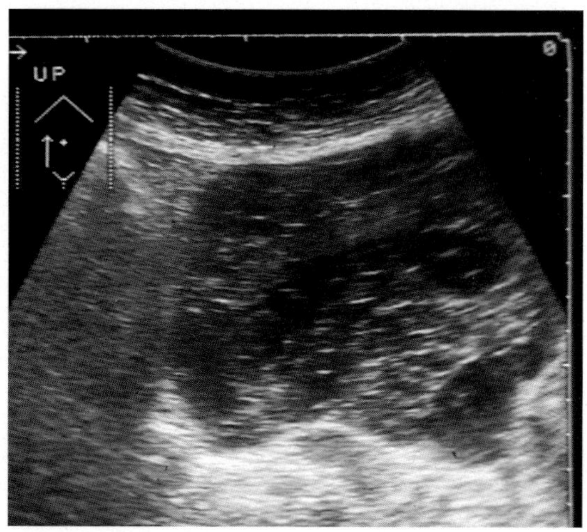
UP

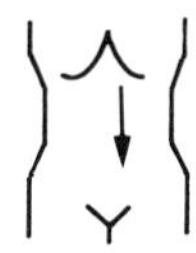

30

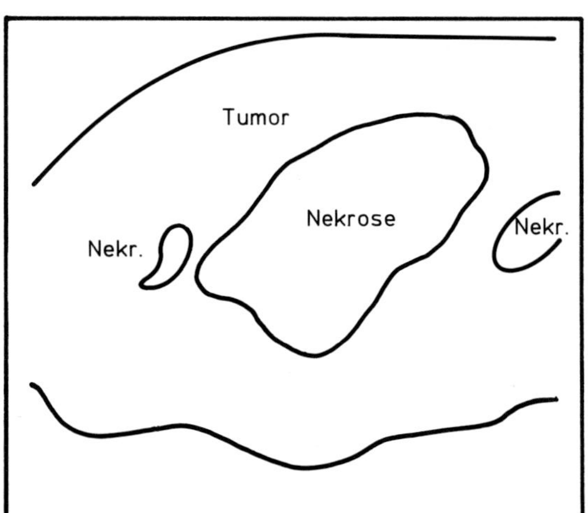
Tumor
Nekrose
Nekr.
Nekr.

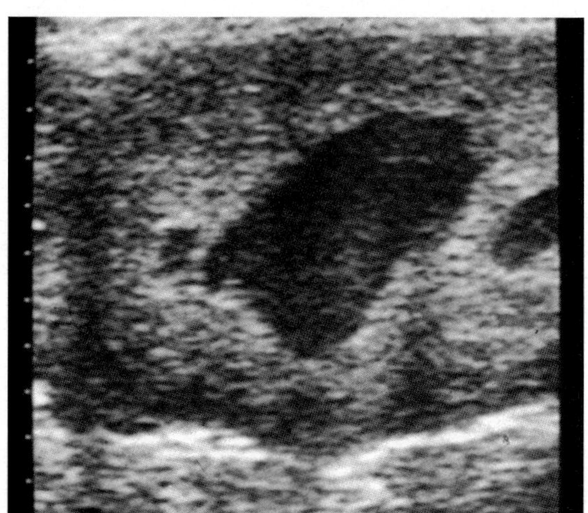

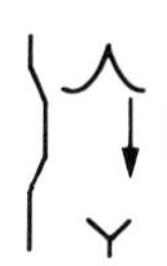

31 a **Leiomyosarkom des Abdomens** (Längsschnitt)
Bei einem anderen Patienten als in der Voraufnahme ist ein im sonographischen Erscheinungsbild sehr ähnlicher Tumor entstanden. Wiederum ist der Tumor riesig, füllt das Abdomen nahezu aus, ist insgesamt gleichmäßig gemustert und weist zentral eine Flüssigkeitsansammlung auf, die zunächst wie ein großes Gefäß imponiert, jedoch keinerlei Anschluß an ein Gefäßsystem hat. Diese Veränderung entspricht einer zentralen Nekrose.

31 b **Leiomyosarkom des Abdomens mit fortgeschrittener Einschmelzung** (Längsschnitt)
Das Bild wurde in Form einer Fotomontage zusammengesetzt, um das extreme Ausmaß solcher Leiomyosarkome zu dokumentieren. Dieser Tumor füllt das gesamte Abdomen aus, die Organe und der Darm sind zur Seite gedrängt. Der Tumor ist aufgrund seines riesenhaften Wachstums und der schließlich nicht mehr ausreichenden Gefäßversorgung zentral eingeschmolzen, wobei die Einschmelzung in diesem Fall so ausgedehnt ist, daß sie dem Tumor ein pseudozystisches Aussehen verleiht. Zusätzlich war es schließlich zu einer massiven Einblutung in die Nekrosehöhle gekommen.

32 **Non-Hodgkin-Lymphom des Abdomens (cc-cb) vor Therapie** (Mittelbauchlängsschnitt rechts)
Bei diesem Patienten bestand ein zentrozytisch-zentroblastisches Lymphom, Stadium IV b mit Infiltration sämtlicher parenchymatöser Organe und dieser riesigen tumorhaften Manifestation im Abdomen. Durch eine Stanzbiopsie konnte die Diagnose auch aus diesem Tumor bestätigt werden. Unter zytostatischer Therapie war ein völliges Verschwinden der abdominellen Tumoren zu erreichen.

33 **Resttumor bei Myosarkom mit Clip im linken Unterbauch** (Querschnitt oberhalb des Promontoriums)
Der Tumor war zufällig entdeckt worden, nachdem der Patient über „Bandscheibenbeschwerden“ klagte. Die Diagnose wurde operativ gestellt, die Tumormasse wurde reduziert. Als Restbefund war dieser Tumor zurückgeblieben, der mit einem Metallclip markiert ist. Metallclips sind auch im Ultraschall leicht wiederzufinden. Sie sind hier wie im Röntgen als eine Landmarke anzusehen, die man einstellt, bevor man die Tumorgrößenmessung bei Kontrolluntersuchungen unter Therapie durchführt.

31a

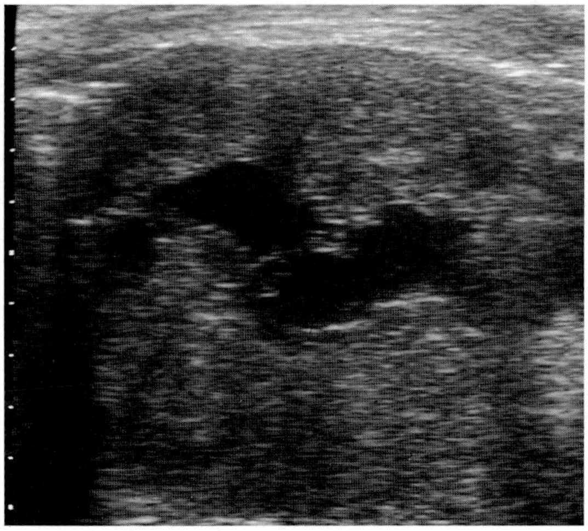

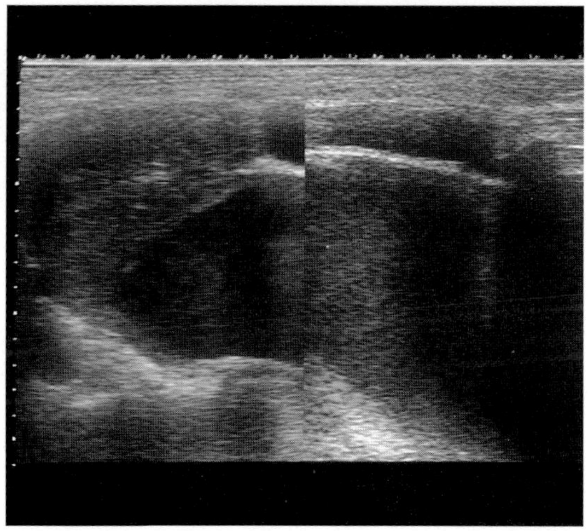

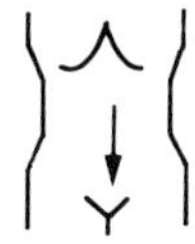

31b

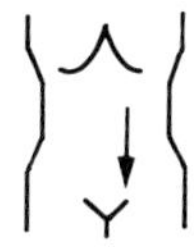

32

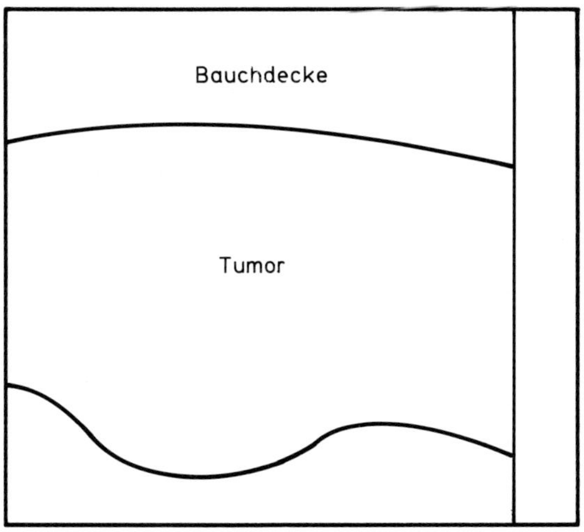

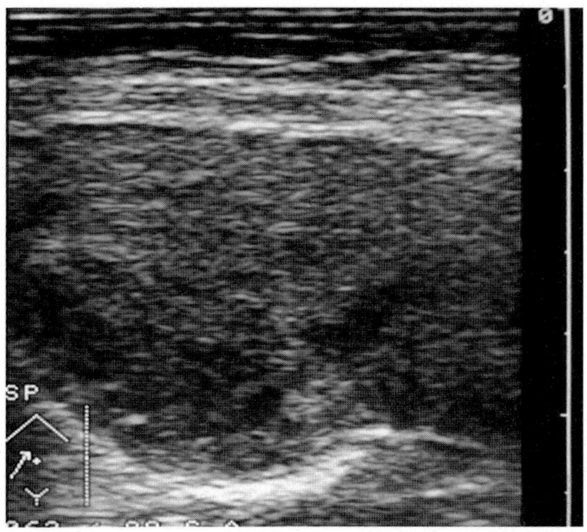

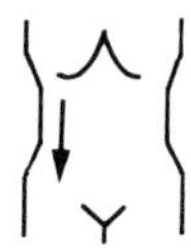

33

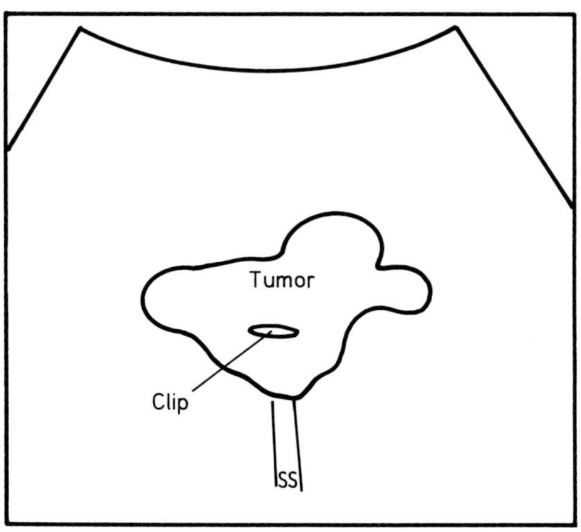

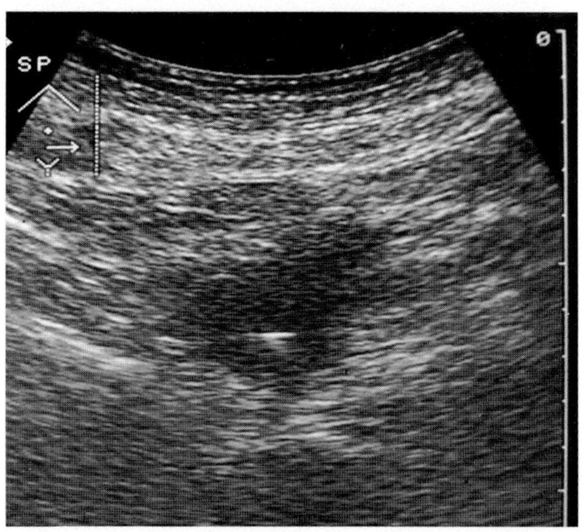

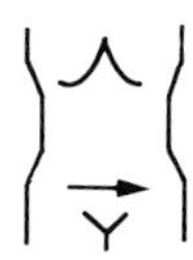

Freies Abdomen

34 **Fistelgang vom Dünndarm zur Bauchdecke** (Querschnitt in Höhe des Nabels)
Man erkennt einen 3 cm langen Gang der quer durch die Bauchdecke von einer Dünndarmschlinge zur Oberfläche zieht. Die Fistelöffnung war kurz unterhalb des Nabels zu erkennen. Die Fistel entstand nach einer gynäkologischen Unterleibsoperation mit anschließender Dünndarmrevision und mehrfacher Narbenbruchoperation.

35 **Apudom des Darms** (Oberbauchlängsschnitt vor der Aorta)
Der Tumor war sonographisch anläßlich einer Durchuntersuchung entdeckt worden; eine Feinnadelbiopsie ließ zwar Gewebe gewinnen, das jedoch nicht eindeutig klassifiziert werden konnte. Der Tumor wurde daraufhin entfernt. Es handelte sich um ein Apudom, das dem Dünndarm anhing.

36 **Apudom des Pankreaskopfes** (Querschnitt in Höhe des Pankreas)
In diesem Fall war ein Apudom im Pankreaskopf gewachsen, das bereits zu Lebermetastasen geführt hatte. Der Tumor und die tumorös veränderten Teile der Leber wurden reseziert. Es kam jedoch zu einem Nachwachsen des Apudoms und zu einer weiteren Infiltration in die restliche Leber.

34

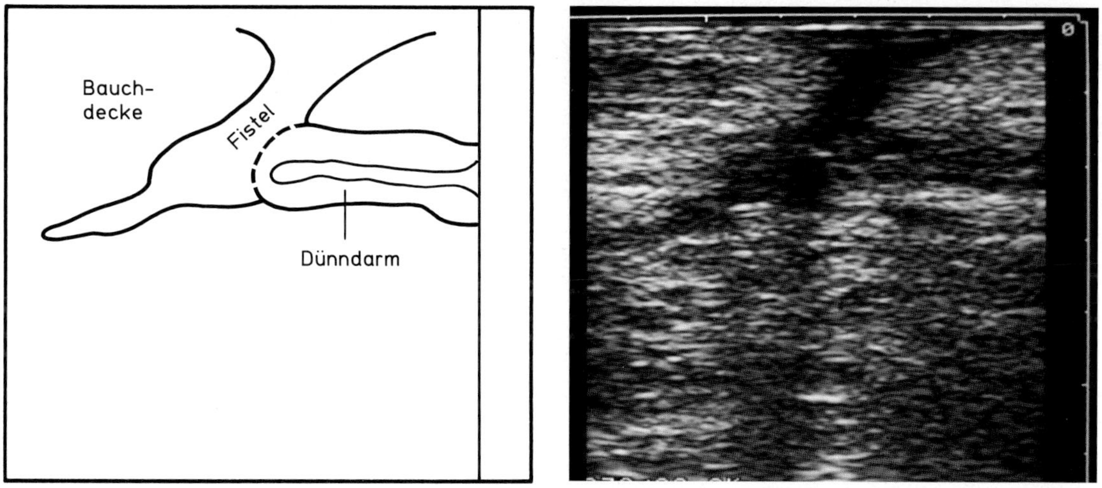
Bauch-
decke
Fistel
Dünndarm

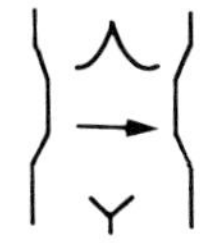

35

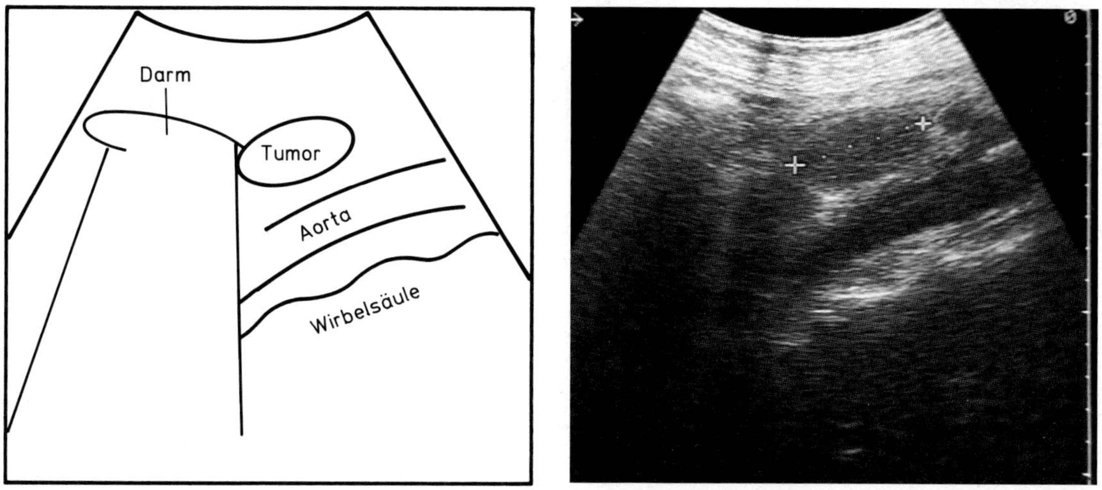
Darm
Tumor
Aorta
Wirbelsäule

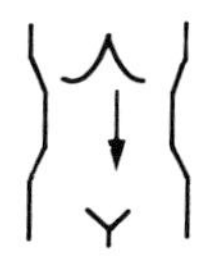

36

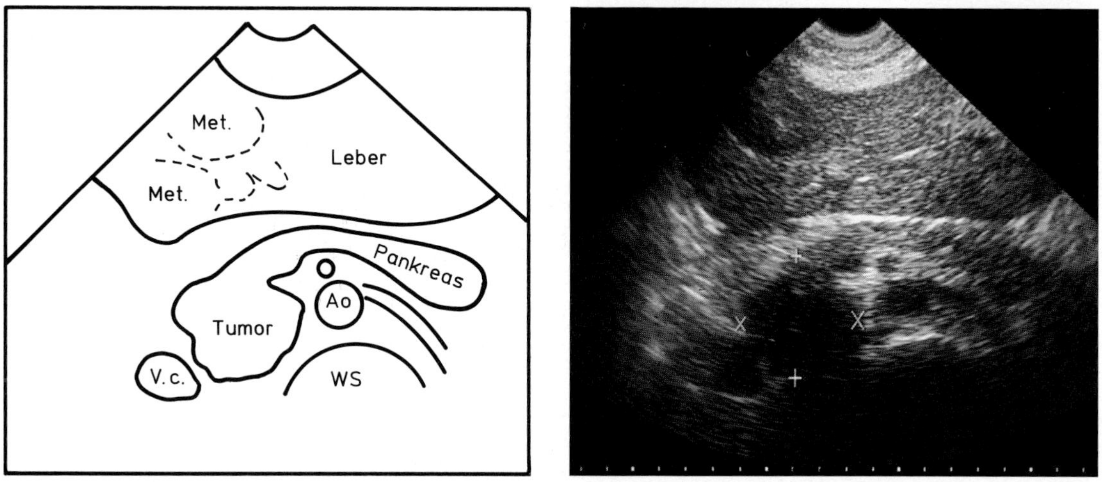
Met.
Met.
Leber
Pankreas
Ao
Tumor
V.c.
WS

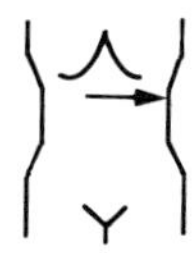

Freies Abdomen

Literatur

Bergman AB, Neiman HL, Kraut B (1979) Ultrasonographic evaluation of pericholecystic abscesses. AJR 132:201–203

Bouvier J-F, Pascaud E, Mailhes F, Pascaud J-L, Hummel P, Rousseau J (1984) Urachal cyst in the adult: Ultrasound diagnosis. JCU 12:48–50

Braun U, Stellamor K, Leitner H (1984) Sonographie in der Akutdiagnostik des Abdomens. Ultraschall 5:160–163

Bree RL, Silver TM (1979) Differential diagnosis of hypoechoic and anechoic masses with Gray scale sonography: new observations. JCU 7:249–254

Bryan PJ, Dinn WM (1977) Isodense masses on CT: differentiation by Gray scale ultrasonography. AJR 129:989–992

Caletti G, Bolondi L, Labo G (1984) Ultrasonic endoscopy – The gastrointestinal wall. Scand J Gastroenterol [Suppl 102] 19:5–8

Chang-Chien C-S, Lin H-H, Yen CL, Lee C-M, Min Lin S (1989) Sonographic demonstration of free air in perforated peptic ulcers: comparison of sonography with radiography. JCU 17:95–100

Chung W-M, Ming-Ting Y, Gagliardi RA (1978) Ultrasonic diagnosis of retroperitoneal liposarcome. JCU 6:266–267

Doust BD, Thompson R (1978) Ultrasonography of abdominal fluid collections. Gastroenterol Radiol 3:273–279

Dubbins P, Nunnerley HB (1980) Intratumour gas – an ultrasound sign for tumour necrosis. Clin Radiol 31:711–715

Edell S, Gefter WB (1979) Ultrasonic differentiation of types of ascitic fluid. AJR 133:111–114

Fagan CJ, Larrieu AJ, Amparo EG (1979) Retroperitoneal fibrosis: ultrasound and CT features. AJR 133:239–243

Fanelli MT, Kuczmarski RJ (1984) Ultrasound as an approach to assessing body composition. Am J Clin Nutr 39:703–709

Frank P, Klein M, Menges V (1979) Ultraschalldiagnostik abdomineller Raumforderungen mit dem Real-Time-Verfahren. Roentgenblätter 32:337–354

Frank T, Schneeklotz G, Albers G, Petersen V (1977) Analyse umschriebener Befunde und Identifizierung häufiger Artefakte im Grey-Scale-Ultraschallbild. Roentgenpraxis 30/6:142–149

Freimanis AK, Asher WM (1970) Development by diagnostic criteria in echographic study of abdominal lesions. AJR 108:747–755

Hill M, Sanders RC (1978) Gray scale B scan characteristic of intraabdominal cystic masses. JCU 6:217–222

Kaftori JK, Aharon M, Kleinhaus U (1981) Sonographic features of gastrointestinal leiomyosarcoma. JCU 9:11–15

Kaftori JK, Pery M, Kleinhaus U (1984) Ultrasonography in Crohn's disease. Gastrointest Radiol 9:137–142

Kremer H, Dobrinski W, Schreiber MA, Zöllner N (1984) Sonographie des Abdomens als Screeningmethode. Ultraschall 5:272–276

Kressel HY, Filly RA (1978) Ultrasonographic appearance of gas-containing abscesses in the abdomen. AJR 130:71–73

Kutzner, J, Ernst H, Klose K, Kreienberg R (1980) Wertigkeit der Diagnostik postoperativer Lymphzysten im Becken. ROEFO 133:68–71

Marin G, Bergamo S, Miola E, Caldironi MW, Dagnini G (1987) Prelaparoscopic echography used to detect abdominal adhaesions. Endoscopy 19:147–149

Merritt CB, Williams SM (1978) Ultrasound findings in a patient with pseudomyxoma peritonei. JCU 6:417–418

Morley P, Barnett E (1978) Gastrointestinal problems. In: De Vlieger M (ed) Handbook of clinical ultrasound. John Wiley & Sons, New York, pp 255–270

O'Malley BP, Quizilbash AH (1976) Mesenchymal chondrosarcoma of the rectus sheath case report with ultrasonic findings. JCU 5/5:348–349

Oyen RH, Marchal GJ, Verschakelen JA, Baert AL (1984) Sonographic aspect of hypertrophic diaphragmatic muscular bundles. JCU 12:121–123

Özkan K, Gürses N, Gürses N (1987) Ultrasonic appearance of tuberculous peritonitis. JCU 15:350–352

Parulekar SG, Lubert M (1983) Ultrasound demonstration of giant duodenal ulcer. Gastrointest Radiol 8:29–31

Patel YD, Morehouse HT (1984) Malignant paragangliomas of the retroperitoneum: Value of computed tomography and angiography. Clin Radiol 35:185–188

Philbrick TH, Kaude JV, McInnis AN, Wright PG (1981) Adominal ultrasound in patients with acute right upper quadrant pain. Gastrointest Radiol 6:251–256

Quencer RM, Morse BMM, Green BA, Eismont FJ, Brost P (1984) Intraoperative spinal sonography Adjunct to metrizamide CT in the assessment and surgical decompression of posttraumatic spinal cord cysts. AJNR 593–601

Reis HE, Gerard H, Uelft R van, Hoff A, Nasse U

(1982) Zum Stellenwert der abdominellen Ultraschalldiagnostik in der klinischen Routine. Med Welt 33/48:21–25

Rettenmaier G (1976) Sonographischer Oberbauchstatus. Internist 17:549–564

Reuß JA, Seitz K (1978) Nichtoperative Therapie abdomineller und retroperitonealer Abszesse. Ultraschall 8:142–146

Schneekloth G, Albers G, Frank T (1978) Die Sonographie bei der Klärung abdomineller Tumoren. Intern Prax 18:609–617

Sekiba K, Akamatsu N, Niwa K (1979) Ultrasound characteristic of abdominal abscesses involving foreign bodies (gauze). JCU 7:284–286

Shawker TH, Steinfeld AD (1978) Ultrasonic evaluation of pulsatile abdominal masses. JAMA 239/5:419–422

Skolnick ML, Dekker A, Weinstein BJ (1978) Ultrasound guided fine-needle aspiration biopsy of abdominal masses. Gastrointest Radiol 3:295–302

Strohm WD (1984) Limits of conventional abdominal sonography and features of endoscopic sonography. Scand J Gastroenterol [Suppl 94] 19:7–12

Swensen T, Vatn MH, Kolmannskog F, Aakhus T, Gjone E (1983) Abdominal ultrasonography in patients with uncharacteristic abdominal symptoms. Scand J Gastroenterol 18:1069–1071

Taylor KJW, De Graaff C, McWasson JF, Rosenfield AT, Andriole VT (1978) Accuracy of grey-scale ultrasound diagnosis of abdominal and pelvic abscesses in 220 patients. Lancet 14:83–84

Thurber LA, Cooperberg PL, Clement J, Lyons EA, Gramiak R, Cunningham J (1979) Echogenic fluid: a pitfall in the ultrasonographic diagnosis of cystic lesions. JCU 7:273–278

Uhrich PC, Sanders RC (1976) Ultrasonic characteristics of pelvic inflammatory masses. JCU 4:199–204

Van Kaick G, Jaschke W, Strauß L, Lorenz D (1979) Das Verhältnis von Echographie und Computertomographie in der Diagnostik des Oberbauches und des Retroperitoneums. Elektromedica 3:109–116

Verschakelen JA, Marchal G, Verbeken E, Baert AL, Lauweryns J (1989) Sonographic appearance of the diaphragm: a cadaver study. JCU 17:222–227

Vincent LM, Mauro MA, Mittelstaedt CA (1984) The lesser sac and gastrohepatic recess: Sonographic appearance and differentiation of fluid collections. Radiology 150:515–519

Weiss H, Keller W, Menges HW, Stempfle B (1981) Cavernöses Lymphangiohämangion des linken Oberbauches. Ultraschall Med 2:97–98

Weiss H (1983) Ultraschalldiagnostik innerer Organe einschließlich der gezielten Feinnadelbiopsie. Fortschr Med 101:326–331

Yeh HC, Wolf BS (1977a) Ultrasonography in ascites. Radiology 124:783–790

Yeh HC, Wolf BS (1977b) Ultrasonography and computed tomography in the diagnosis of homogeneous masses. Radiology 123:425–428

Yeh HC, Lehr-Janus C, Cohen BA, Rabinowitz JG (1984) Ultrasonography and CT of abdominal and inguinal hernias. JCU 12:479–486

Niere

Indikationen: Bestimmung von Größe, Lage und Form der normalen Nieren.
Erfassung von Lage-, Formanomalien und Mißbildungen der Nieren.
Erfassung und Differenzierung akuter, diffuser einseitiger oder beidseitiger Nierenparenchymschädigungen (Nierenversagen, akute Glomerulonephritis, akute Pyelonephritis, Nierenvenenthrombose, traumatische Nierenschädigung).
Differentialdiagnostische Klärung oder Eingrenzung der Niereninsuffizienz sowie der röntgenologisch stummen Niere (Aplasie, Schrumpfung, Hydronephrose, Tumorniere, Niereninfarkt, Nierenvenenthrombose).
Klärung des einseitigen oder beidseitigen Nierenschmerzes (Pyelonephritis, Nierenstein).
Eingrenzung der Hämaturie.
Erfassung chronischer Nierenveränderungen (Narben, Altersnieren, ein- oder beidseitige Schrumpfnieren).
Erfassung und Differenzierung umschriebener Nierenveränderungen (Zysten, Tumoren, fokale Entzündungen, Abszesse, Steine).
Nierenuntersuchung bei allergischer Diathese und Gravidität.
Ultraschallgezielte Punktion der Nieren zur Gewinnung histologischen und zytologischen Materials. Ultraschallgezielte Nephrostomie. Überwachung postoperativer Verläufe. Überwachung von Transplantatnieren.

Geräte: 3,5-MHz-Geräte mit mindestens 10 cm Bildbreite in der Abbildungstiefe, 5-MHz-Sonden zur Beurteilung der Feinarchitektur.

Aussagekraft: Die normalen Nieren sind in 100% der Fälle darstellbar. Die sonographisch gemessenen Dimensionen entsprechen den wirklichen Abmessungen. Die Ultraschalldiagnostik kennt keine Projektionsfehler!

Diffuse Nierenschädigungen sind in 80–95% der Fälle richtig erfaßbar. Die Ursache ist im Zusammenhang mit der Klinik zu vermuten.

Umschriebene Nierenveränderungen können ab 0,5–1 cm Größe nachgewiesen werden. Zysten und Tumoren werden ab 1 cm Größe differenziert. Im Zweifelsfall kann die Klärung durch die ultraschallgezielte Feinnadelpunktion erfolgen (Sensitivität 97%). Nierensteine sind ab 3–5 mm Größe sicher nachweisbar.

Grenzen der Methode: Eine differentialdiagnostische Klärung diffuser Nephropathien ist nur begrenzt möglich. Eine histologische Diagnose ist auch hier sonographisch nicht zu stellen. Die Unterscheidung zwischen benignen und malignen Tumoren sowie zwischen Nierenzysten mit Einblutung und Hämatomen oder Abszessen ist schwierig bis unmöglich. Die Erfassung von Nierenbeckenkarzinomen gelingt erst im fortgeschrittenen Zustand. Der Nachweis von dystopen Nieren kann durch Luftüberlagerung und Drehung der Nieren um die Längsachse erschwert sein. Das gleiche gilt für Mißbildungen der Nieren. Bei kachektischen Patienten und ausgeprägtem Meteorismus ist die Untersuchung der linken Niere behindert. Differentialdiagnostische Probleme ergeben sich auch bei der Abgrenzung der Hyperplasie der Bertini-Säulen und des sog. Nierenbuckels gegen Tumoren.

Normalmaße: Die normale Niere ist 10–12 cm lang, die linke Niere meist etwas größer als die rechte, 5–6 cm breit und 3–5 cm dick. Das Volumen beider Nieren beträgt 4,3–6,2 ml/kg KG. Das Parenchym ist 1,3–2 cm dick, das

Parenchym-Pyelon-Verhältnis beträgt bei Personen bis zum 40. Lebensjahr 1,8:1, vom 40. bis zum 60. 1,7:1; über dem 60. Lebensjahr nimmt die Parenchymdicke weiter ab bis zu 1,1:1 im Senium (sog. Altersnieren). Das Reflexmuster des Parenchyms ist ärmer als das der Leber, die Pyramiden sind in 50–60% der Fälle abgrenzbar. Es sind 8–18 Pyramiden pro Niere mit einem Durchmesser von 6–10 mm. Das Pyelon (Sinus renalis) ist als reflexkräftiges Zentrum von Parenchym umgeben, es besteht aus Fettgewebe, Bindegewebe, Gefäßen und Teilen des Nierenbecken-Kelch-Systems. Der Größenunterschied zwischen rechter und linker Niere beträgt maximal 1,5 cm, die Beweglichkeit der Nieren während der Atmung und durch Lagewechsel 3–5 cm. Die Weite des Nierenbecken-Kelch-Systems beträgt im Normfall 5–12 mm, nach Flüssigkeitsaufnahme bis zu 20 mm; ab der 13. Graviditätswoche nimmt die Nierenbeckenweite kontinuierlich zu, rechts mehr als links.

Die V. renalis dextra ist 3–5 mm, die V. renalis sinistra 5–10 mm weit, die Aa. renales 3 mm.

Untersuchungstechnik: Der Patient wird in Rückenlage oder leichter Links- oder Rechtsseitenlage (10° angehoben) untersucht. Selten ist eine Untersuchung in strenger Seitenlage oder in Bauchlage notwendig. In Längsschnitten entlang der längsten Ausdehnung der Nieren erfolgt die Ausmessung. Dann werden die Nieren quer zur Längsachse von oben nach unten untersucht, wobei es insbesondere bei der linken Niere zweckmäßig ist, die Beurteilung bei feststehendem Applikator während der tiefen Ex- und Inspiration vorzunehmen. Die Querschnitte dienen auch zur Darstellung des Nierenhilus und der Nierengefäße. Die Punktion der Nieren zur Gewinnung histologischen Materials wird in Bauchlage des Patienten von dorsal durchgeführt. Die Lendenlordose wird durch Unterlegen eines Kissens ausgeglichen.

Hinweise und Tips: Nur die vollständig dargestellte Niere kann beurteilt werden. Der untere Nierenpol kann diagnostische Probleme machen, man sollte sich jedoch nicht entmutigen lassen. Auch bei der linken Niere gelingt die Darstellung der gesamten Niere schließlich unter Ausnutzung der atemabhängigen Beweglichkeit. Im Zweifelsfalle sind Kontrolluntersuchungen nach Entblähungsversuchen anzuraten.

Niere: Normalbefunde und Formvarianten

1 **Normale Niere** (Schrägschnitt rechte Flanke)
Hinter dem rechten Leberlappen liegt die normal große (10 cm) Niere mit einer Parenchymdicke von 1,5 cm. Die Konturen sind glatt, Parenchym und Pyelon* sind gut demarkiert. Aus dem Parenchym ragen die reflexarmen Pyramiden in das Pyelon hinein. Die reflexreiche Beschaffenheit des Pyelons beruht auf seiner komplexen Zusammensetzung aus Fettgewebe, Bindegewebe, vaskulären Strukturen und Anteilen des Nierenbecken-Kelch-Systems.

2 **Normale Niere dorsal der Leber** (Flankenschnitt rechts)
Die Niere ist in Parenchym und Pyelon* gegliedert, das Parenchym in Rinde und Markpyramiden. Diese sind als ovale, reflexärmere, prominent in das Pyelon einragende Zapfen zu erkennen. Die Niere ist 11,5 cm lang, die Parenchymdicke beträgt 2,0 cm, die Nierenkapsel ist 1–2 mm dick. Es handelt sich um die Niere eines nierengesunden jungen Mannes.

3 **Normale Niere** (Oberbauchquerschnitt)
Senkrecht zu der vorherigen Einstellung ist dieselbe Niere jetzt als hufeisenförmiges Gebilde zu erkennen. Das Pyelon* ist gegen medial offen. Aus dem Pyelon* treten zarte tubuläre Formationen aus, die der Nierenvene und dem Nierenbecken-Kelch-System entsprechen. Letzteres ist im nüchternen Zustand des Patienten entleert. Das Parenchym ist wiederum kräftig, die Pyramiden, die zentral getroffen sind, weisen die übliche Kugelform auf. Sie sind deutlich reflexärmer als das übrige Nierenparenchym. Da das pararenale Fettgewebe bei diesem jungen, schlanken Patienten nahezu fehlt, grenzen Niere und Leber unmittelbar aneinander und sind nur durch die zarte Nierenkapsel getrennt.

* Pyelon und Sinus renalis werden als Synonym gebraucht.

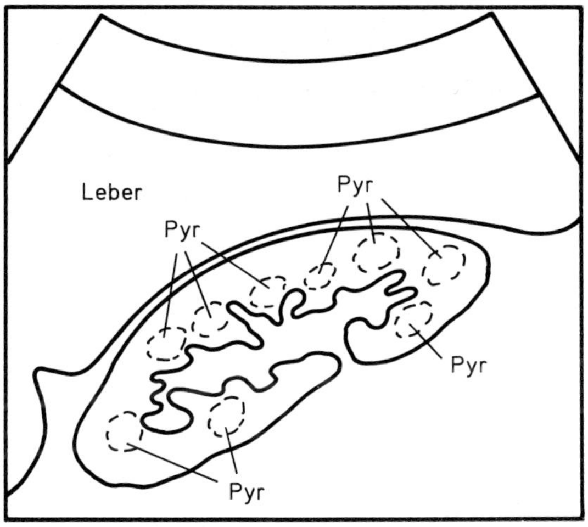
Leber
Pyr
Pyr
Pyr
Pyr

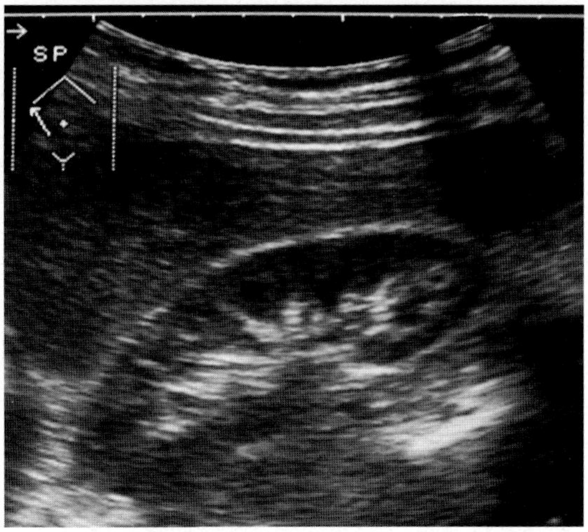
SP

1

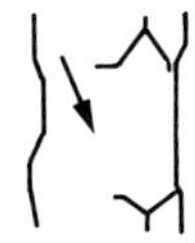

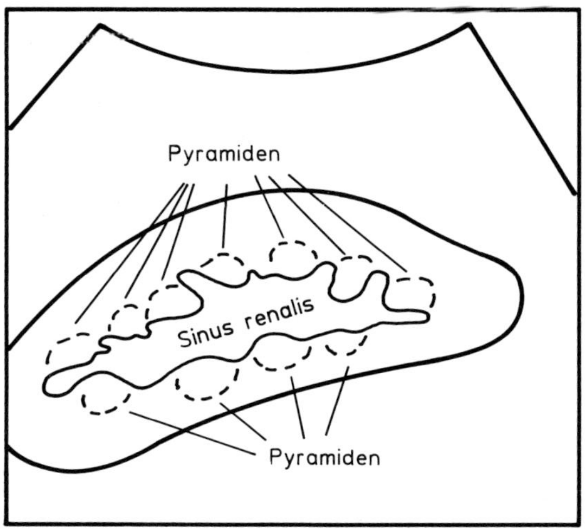
Pyramiden
Sinus renalis
Pyramiden

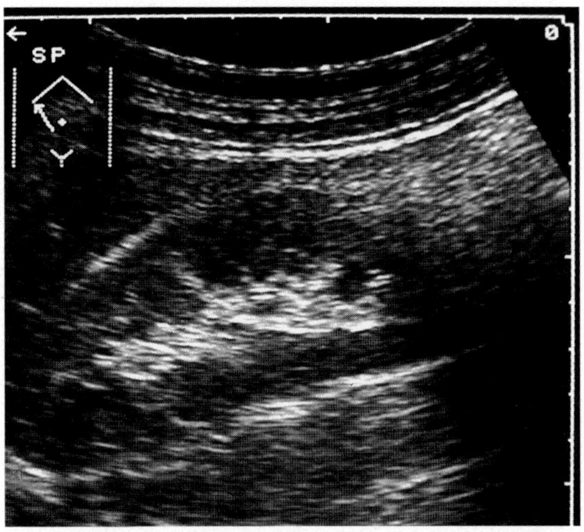
SP

2

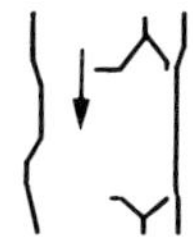

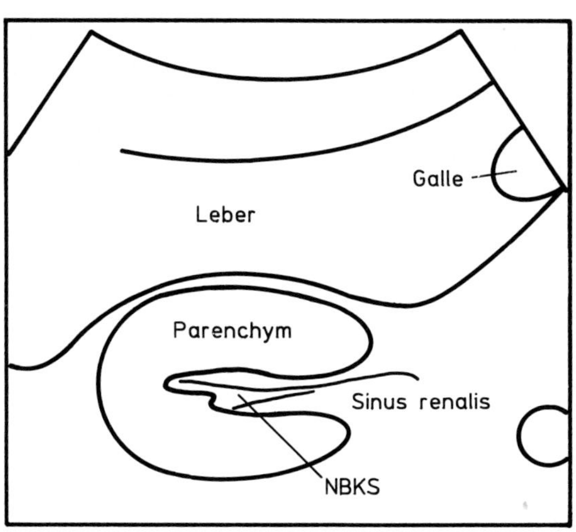
Galle
Leber
Parenchym
Sinus renalis
NBKS

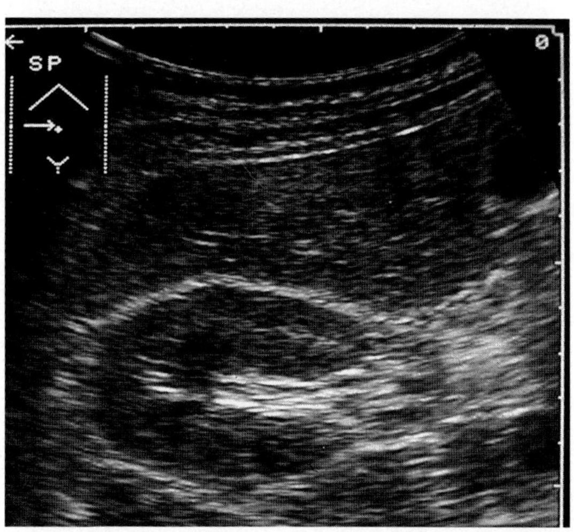
SP

3

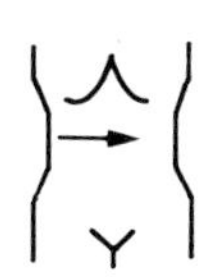

Niere: Normalbefunde und Formvarianten

4 **Normale Niere** (Längsschnitt)
Die Gestalt der Nieren ist großen Normvarianten unterworfen. Diese Niere weist bei normalen äußeren Abmessungen (12 cm Länge, Parenchymdicke zwischen 1 und 3 cm) eine starke Gliederung des Parenchyms mit z. T. sehr großen Pyramiden und weit nach peripher reichenden Pyelonanteilen auf. Diese starke Gliederung der Nieren hat keinen Krankheitswert bei insgesamt normalen Meßwerten (Gesamtgröße, Parenchymdicke). Da die Außenkontur erhalten ist, läßt sich die Abgrenzung gegen narbige Veränderungen der Nieren leicht vollziehen.

5 **Normale Niere** (Koronarschnitt rechts)
Die Schnittebene geht von der vorderen Axillarlinie zur V. cava, weshalb diese auf dem Bild distal der Niere zur Darstellung kommt. Die Niere ist normal groß und weist einzelne Parenchymzapfen auf, die das Pyelon nahezu durchqueren; wiederum ist das Parenchym gegen medial geöffnet, die Pyramiden sind deutlich abgegrenzt. Zarte Flüssigkeitsansammlungen zeigen die Lokalisation des Nierenbecken-Kelch-Systems an.

6 **Einzelniere links** (Oberbauchlängsschnitt links)
Bei dieser 17jährigen Patientin bestand eine Agenesie der rechten Niere. Die linke Niere ist kompensatorisch auf 14,5 cm vergrößert, das Parenchym zwischen 1 und 2,5 cm dick. Neben der Vergrößerung weisen kräftig demarkierte Pyramiden auf die gesteigerte Funktion der Niere hin.

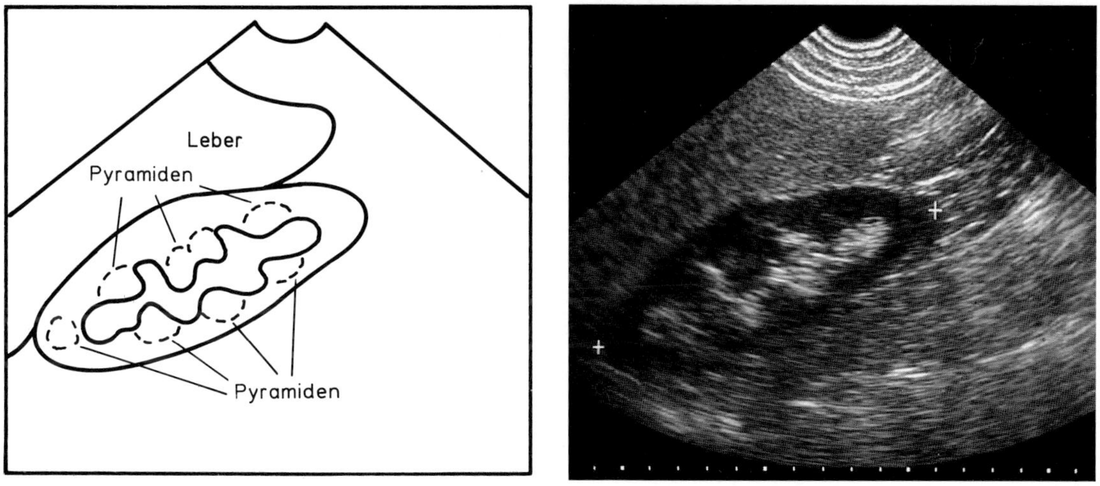
Leber
Pyramiden
Pyramiden

4

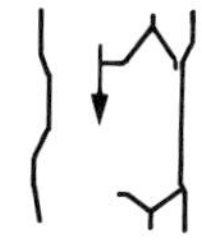

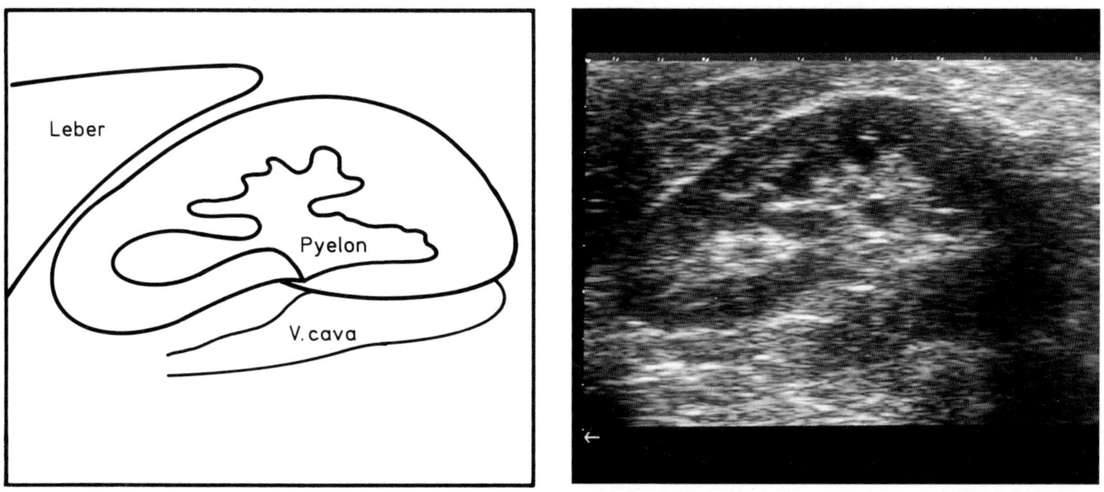
Leber
Pyelon
V. cava

5

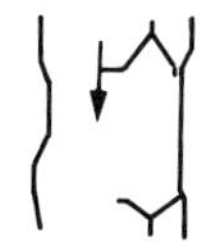

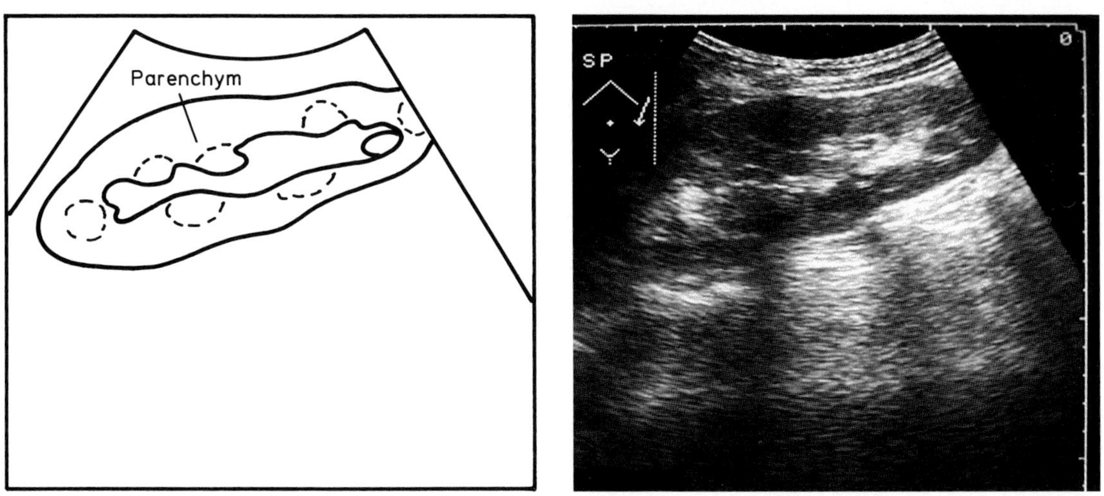
Parenchym
SP

6

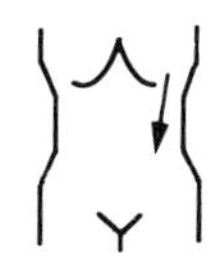

7 **Gefäßstatus bei Einzelniere links** (Oberbauchquerschnitt in Höhe des Pankreas)
Es handelt sich um dieselbe Patientin wie in der Voraufnahme. Die gesteigerte Funktion der Niere drückt sich auch in sehr kräftig angelegten Nierengefäßen aus, wobei eine über 1 cm dicke Nierenvene beeindruckt. Die linke Nierenvene stellt sich schon normalerweise in dem Abschnitt zwischen Niere und A. mesenterica superior sehr kräftig dar. Im Fall der Einzelniere ist das Gefäß strotzend gefüllt. Auch die linke Nierenarterie ist kräftiger als üblicherweise.

8 **Niere mit Parenchymbrücke** (Flankenschnitt rechts)
Hinter der schlanken Leber eines jungen Erwachsenen stellt sich eine 12 cm große, kräftige Niere mit zentraler Parenchymbrücke dar. Diese relativ häufige Anomalie, die auch „sonographische Doppelniere" genannt wird, ist nicht identisch mit einer anatomischen Doppelniere, d. h. mit einer Doppelanlage des Nierenbeckens. Häufig stellen diese Parenchymbrücken lediglich eine parenchymatöse Trennung des Kelchsystems dar. Eine sonographische Unterscheidung von einer Doppelniere ist erst dann möglich, wenn das Nierenbecken-Kelch-System mit Flüssigkeit gefüllt ist.

9 **Doppelniere links** (Flankenlängsschnitt links)
Auch hier zeigt sich die große Formvariabilität der Nieren. In diesem Fall liegt eine echte Doppelniere vor. Auch jetzt ist diese von einer Niere mit Parenchymbrücke sonographisch nicht zu unterscheiden, da das Nierenbecken-Kelch-System entleert ist. Die sonographischen Untersuchungen werden in der Regel am nüchternen Patienten durchgeführt, der dann natürlich auch nichts getrunken hat, weshalb das Nierenbecken-Kelch-System entleert ist.

7

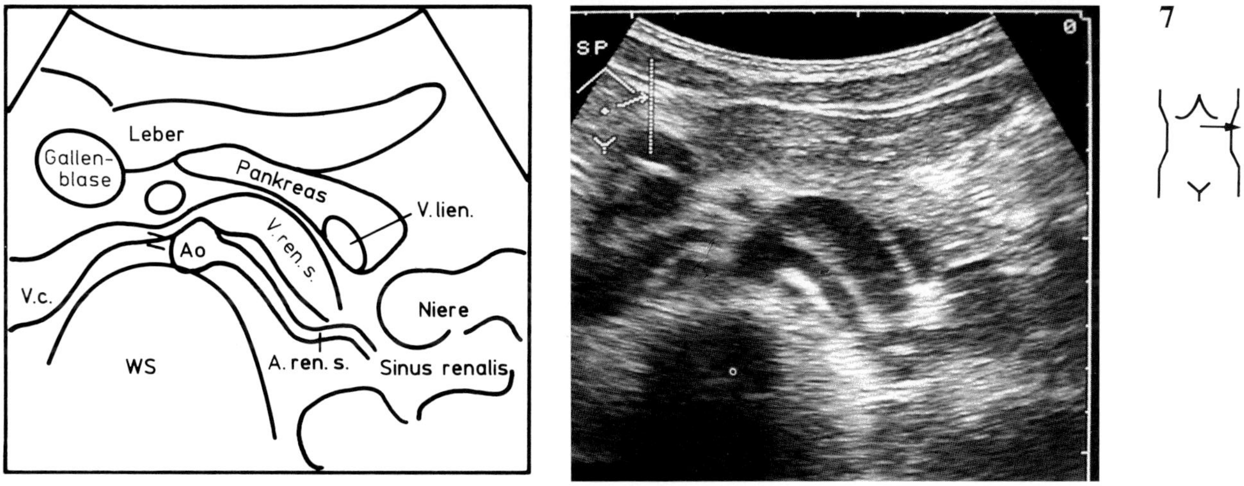
Leber
Gallen-
blase
Pankreas
V. lien.
Ao
V. ren. s.
V.c.
Niere
WS
A. ren. s.
Sinus renalis
SP

8

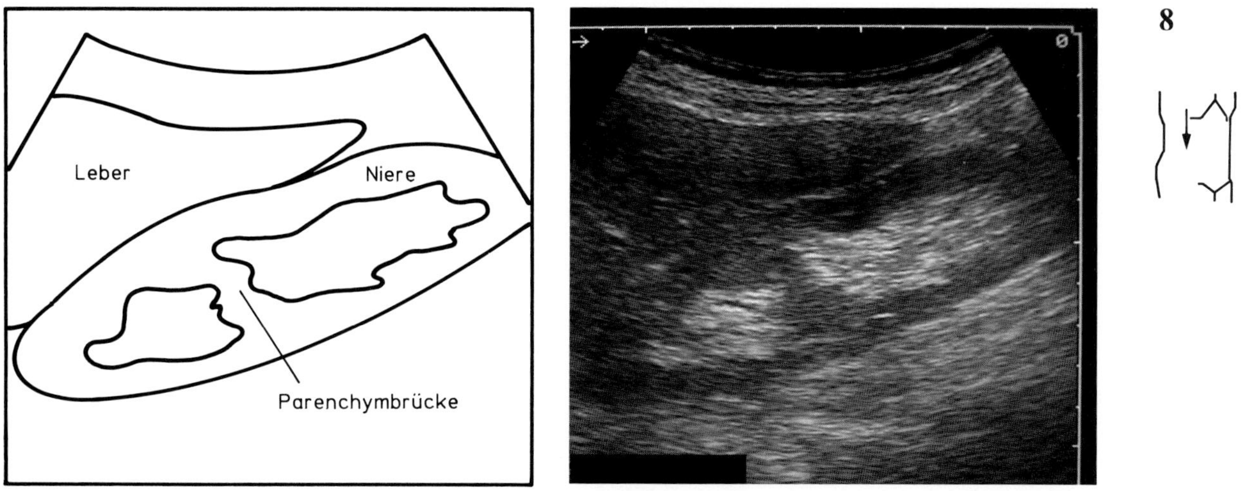
Leber
Niere
Parenchymbrücke

9

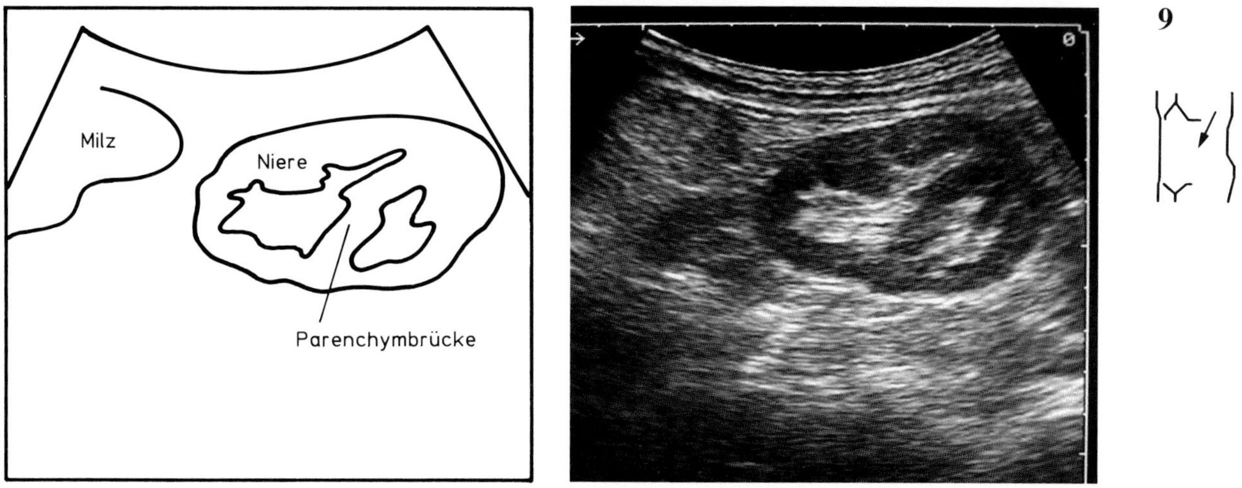
Milz
Niere
Parenchymbrücke

Niere: Normalbefunde und Formvarianten

10 **Dreigeteilte Niere links** (Flankenlängsschnitt links)
Diese 12 cm große Niere weist ein sehr kräftiges Parenchym auf, wobei 2 Parenchymbrücken das Nierenpyelon durchkreuzen und dadurch eine Pyeloninsel schaffen, in der sich eine erweiterte Kelchgruppe findet. Diese isolierte Erweiterung eines Kelchs weist auf eine lokale Abflußbehinderung hin. Läßt sich die erweiterte Kelchgruppe langstreckig verfolgen, spricht dies für die Existenz einer Doppel- oder Mehrfachanlage des Nierenbecken-Kelch-Systems.

11 **Niere im Alter** (Oberbauchlängsschnitt rechts)
Die Niere ist mit 12 cm noch normal groß, das Parenchym 2 cm dick, der Sinus renalis gewinnt jedoch auf Kosten des Parenchyms an Breite.

12 **Altersniere** (Oberbauchlängsschnitt rechts)
Noch ist die Niere 11 cm groß, das Parenchym jedoch an der Ventralkontur nur noch 1,2 cm dick, stellenweise unter 1 cm. Man erkennt das an Breite zunehmende Pyelon bei abnehmender Parenchymdicke. Charakteristisch ist auch, daß die Parenchymgliederung in Rinde und Mark rückläufig ist. Das Parenchym wirkt homogener, weniger differenziert.

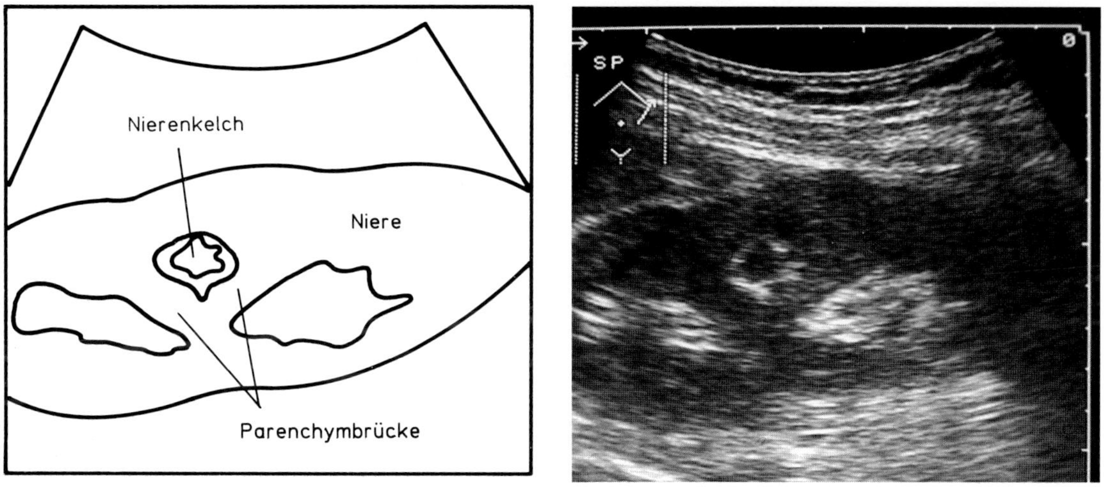
Nierenkelch
Niere
Parenchymbrücke
SP

10

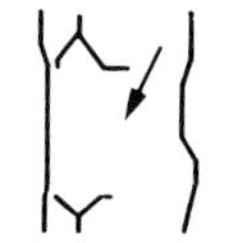

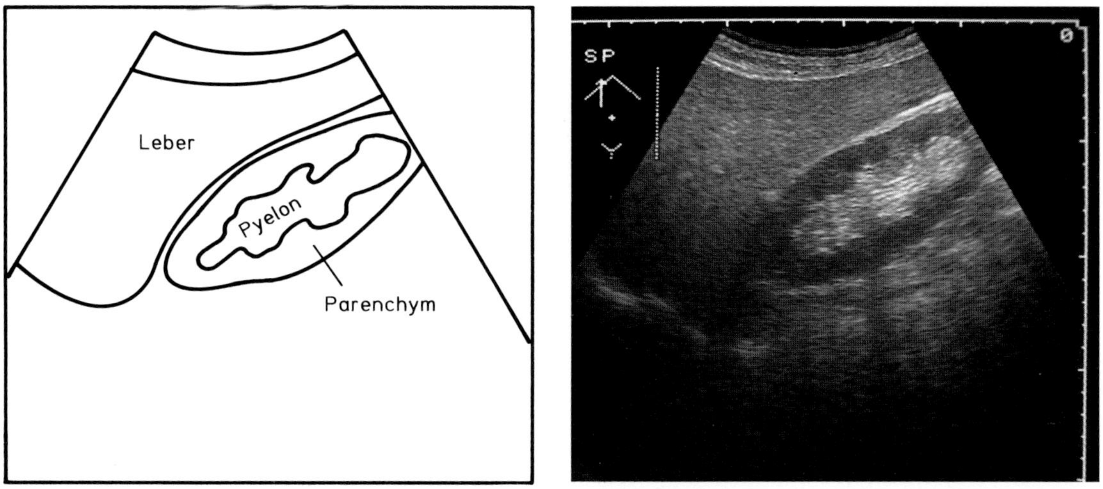
Leber
Pyelon
Parenchym
SP

11

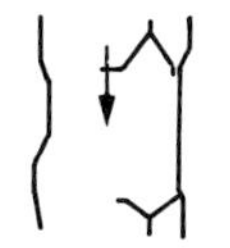

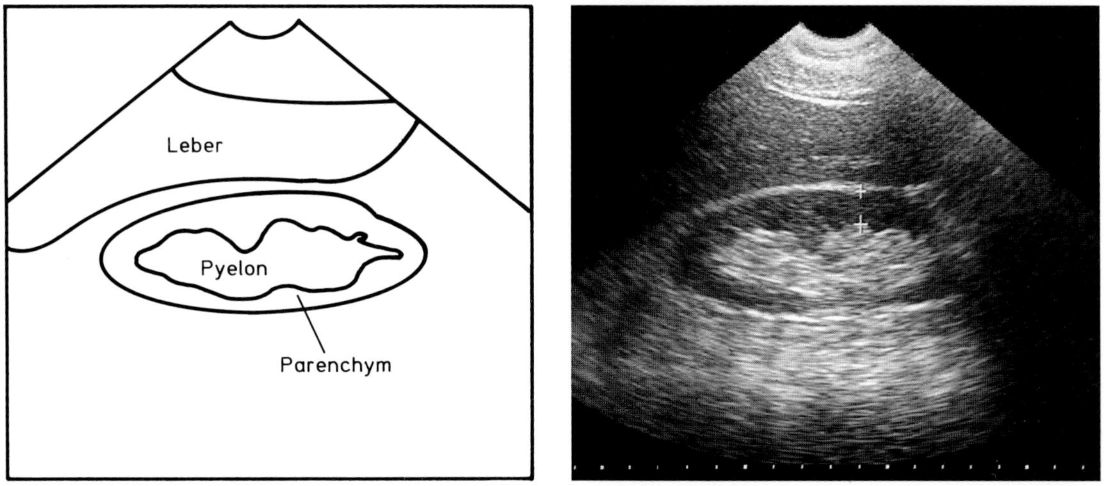
Leber
Pyelon
Parenchym

12

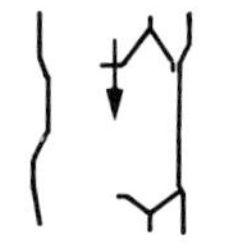

13 **Verschmälertes Nierenparenchym nach Strahlentherapie** (Schrägschnitt rechte Flanke)
Die Niere ist nur noch 10 cm lang, das Parenchym 9 mm dick, das Pyelon verbreitert. Die Pyramiden sind stellenweise noch abgrenzbar, auch sie sind eher verkleinert. Nach einer Bestrahlung im Bereich der paraaortalen und parapankreatischen Lymphknoten war eine zunehmende Verkleinerung der rechten Niere feststellbar.

14 **Vakatfettwucherung der Niere** (Oberbauchlängsschnitt rechts)
Die ehemals sehr kräftige Niere ist noch immer nahezu 14 cm groß, das Parenchym zwischen 1 und 2 cm dick. Die im hohen Alter rückläufige Parenchymdicke führt zu einer Verbreiterung des Pyelons, das dann insbesondere bei adipösen Patienten im Alter eine Fetteinlagerung zeigen kann. Dieses sog. Vakatfett, in Form von reflexarmen, jedoch nicht reflexfreien strähnigen oder kugelig angeordneten Veränderungen im Pyelon, kann in Einzelfällen differentialdiagnostische Probleme bereiten. Im Gegensatz zu parapelvinen Zysten ist das Fett nicht ganz reflexfrei. Erweiterte Kelche sind grundsätzlich bis zu den Pyramiden zu verfolgen, behalten etwa ihre vorgegebene Form und enden an dem sie verursachenden Hindernis, also einem Stein oder dem ebenfalls erweiterten Nierenbecken.

15 **Hufeisenniere** (Querschnitt oberhalb des Promontoriums)
Hufeisennieren werden leicht verkannt, insbesondere, wenn Meteorismus die Abgrenzung des unteren Nierenpols beidseits erschwert. Wegweisend ist die Tatsache, daß beide Nieren etwas tiefer liegen als gewöhnlich, ihre Achsen nach medial geneigt sind und ein parenchymatöses Gebilde weit kaudal des Pankreas die großen Gefäße kreuzt. Bei guter Darstellbarkeit ist der sonographische Befund charakteristisch. Die Nieren gehen durch eine parenchymatöse Brücke, die das Gefäßband etwa in Höhe des Promontoriums kreuzt, ineinander über. Das Pyelon ist unterschiedlich weit gegen medial zu verfolgen. In diesem Fall ist die parenchymatöse Verbindung bereits kaudal der Bifurkation angelegt. Hufeisennierenpatienten wissen meist um ihre Anomalie, werden sie dem Untersucher jedoch nie primär mitteilen, da sich diese Besonderheit sehr gut eignet, die Qualifikation des Untersuchers zu testen.

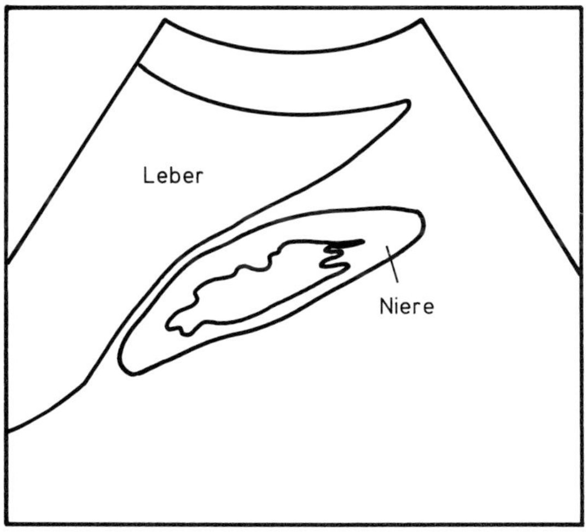
Leber
Niere

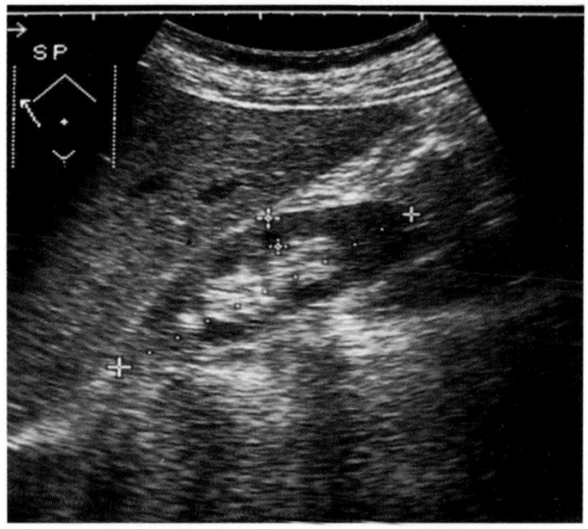

13

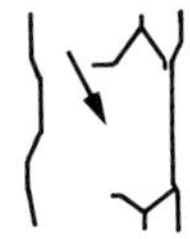

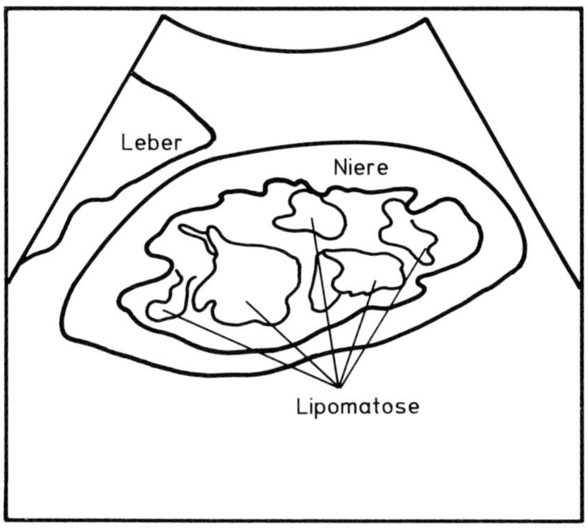
Leber
Niere
Lipomatose

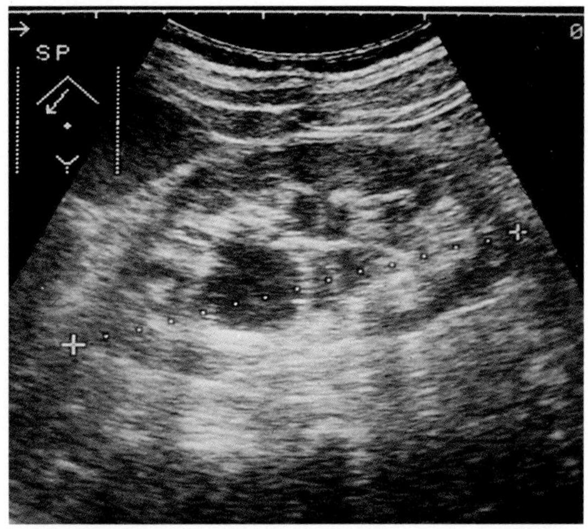

14

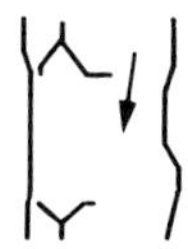

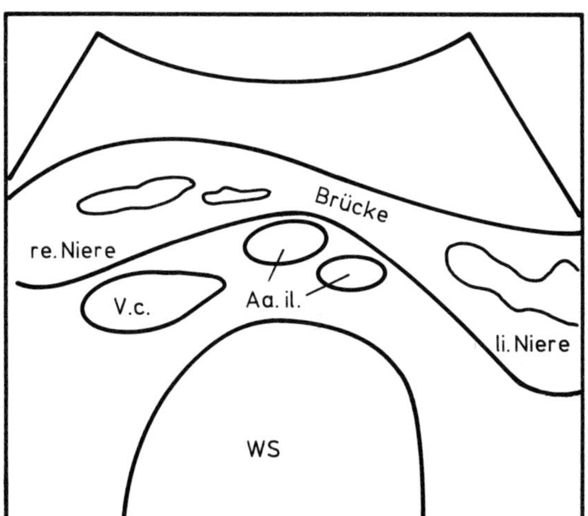
Brücke
re. Niere
Aa. il.
V.c.
li. Niere
WS

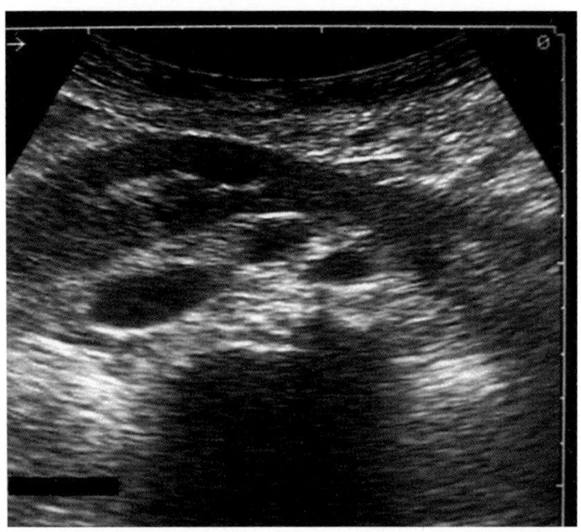

15

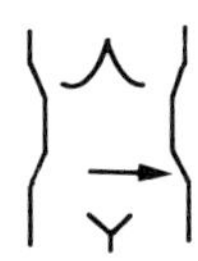

16 **Hufeisenniere vor einem Aortenaneurysma** (Unterbauchquerschnitt links)
Hier ist bei normaler Parenchymdicke der Niere die Hufeisenniere von dorsal angehoben durch das 4 cm dicke Aortenaneurysma, das noch dazu ein deutliches Kinking nach rechts aufweist.

17 **Hufeisenniere mit Nephrolithiasis** (Flankenlängsschnitt rechts)
Hier sind die kranialen Abschnitte des rechten Anteils der Hufeisenniere abgebildet. In den kaudalen Abschnitten geht die Niere in die Parenchymbrücke über. Das Pyelon ist relativ spärlich ausgebildet. Im Parenchym sind mehrere verschieden große, hell aufleuchtende Reflexe mit Schallschatten nachweisbar. Hufeisennieren neigen vermehrt zu Infektionen und zur Steinbildung. Sie sollten aus diesem Grund häufiger kontrolliert werden.

18 **Dystope Niere** (Mittelbauchlängsschnitt)
Dystope Nieren sind sonographisch häufig schwer zu finden. Das Fehlen der Niere an der zu erwartenden Stelle, bei normaler Größe der Gegenseite, läßt annehmen, daß die Niere dystop aufzufinden ist. Häufig liegt sie ventral-kaudal in Höhe des Promontoriums bzw. der Bifurkation. Da sie zusätzlich häufig achsengedreht ist, bietet sie nicht immer ein typisches Nierenbild mit Parenchym und Pyelon, sondern wird, je nach Schnittebene, als unförmiges tumorähnliches Gebilde an dieser Stelle aufgefunden. Bei Zweifeln erleichtert das Infusionspyelogramm die Diagnose.

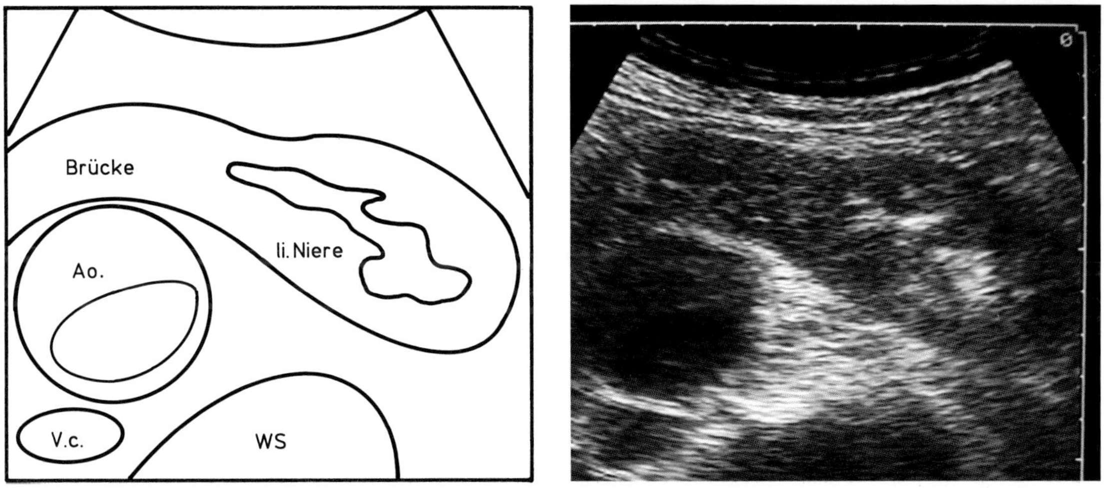
Brücke
li. Niere
Ao.
V.c.
WS

16

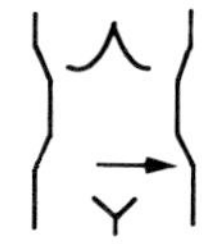

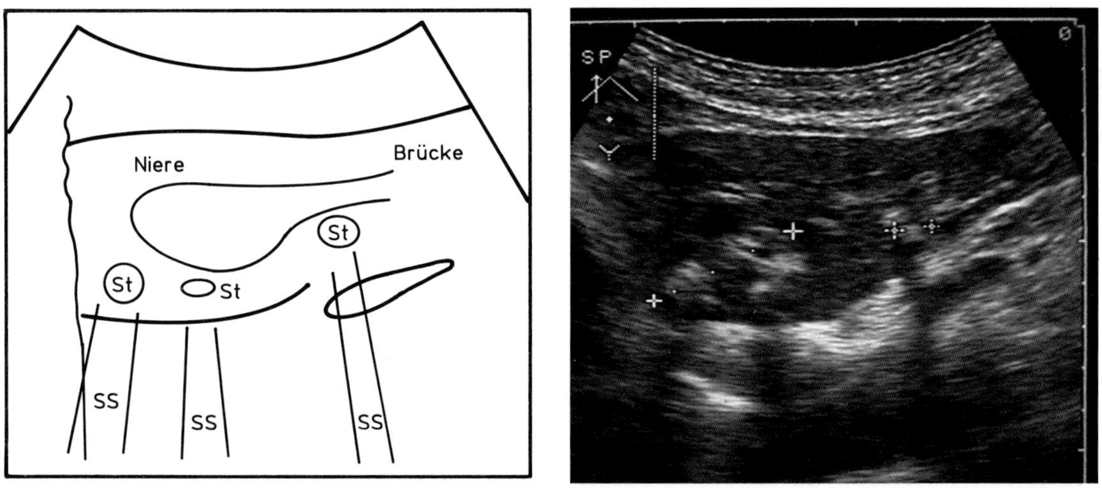
Niere
Brücke
St
St
St
SS
SS
SS
SP

17

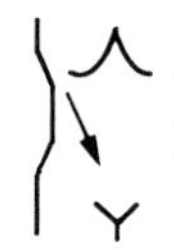

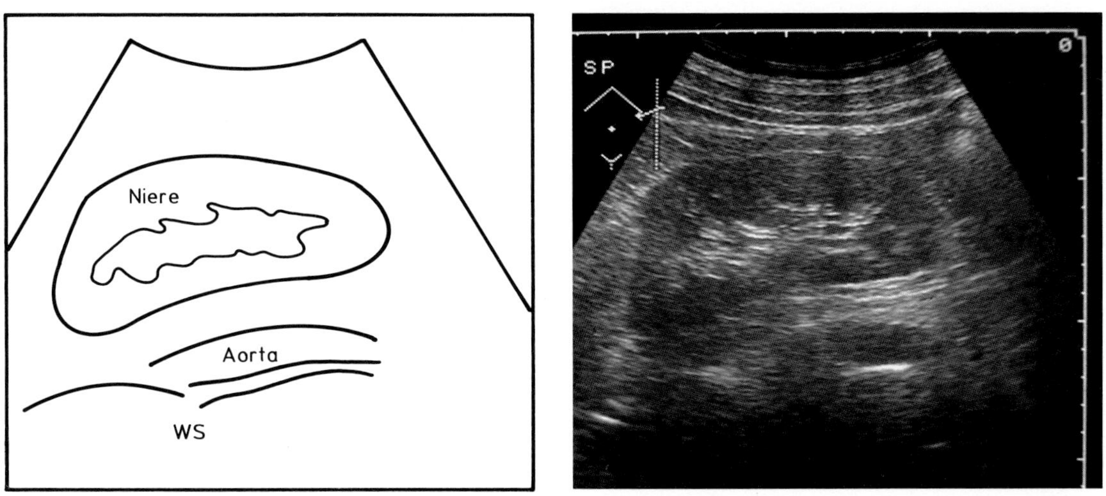
Niere
Aorta
WS
SP

18

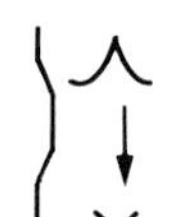

19 **Sekundär dystope Niere bei Splenomegalie** (Oberbauchquerschnitt)
Diese nach medial-kaudal verdrängte Niere, die noch dazu achsengedreht quer über den großen Bauchgefäßen und der Wirbelsäule reitet, hat ihre dystope Lage nur deshalb eingenommen, weil sie durch die riesige Milz bei Osteomyelosklerose aus ihrer normalen Position verdrängt worden ist. Die Funktion dieser Niere war nicht eingeschränkt.

20a **Mobile Niere in Exspirationsstellung** (Oberbauchlängsschnitt rechts)
Auf diesem Übersichtsbild erkennt man einen regelhaften Situs: eine normale Leber ventral einer unauffälligen Niere in typischer Position.

20b **Mobile Niere in Inspirationsstellung** (Oberbauchlängsschnitt rechts)
Es handelt sich um dieselbe Patientin wie auf der Voraufnahme. Die Patientin hat jetzt tief eingeatmet, dadurch tritt zunächst die Leber etwas tiefer, wesentlich stärker als diese jedoch die rechte Niere, die aus ihrem Lager heraustritt und nahezu um eine ganze Nierenlänge nach kaudal rutscht. Auch Lageveränderungen der Nieren durch Änderung der Körperlage (Stehen, Links- und Rechtsseitenlage, Knie-Ellenbogen-Lage) lassen sich sonographisch eindrucksvoll dokumentieren.

Parenchymatöse Nierenerkrankungen

21 **Akute Schädigung der Niere (Virusinfektion)** (Oberbauchlängsschnitt rechts)
Die Niere ist mit 12,3 cm noch normal groß, das Parenchym 16 mm dick und reflexarm. Im Vergleich zu dem eher schmal wirkenden Pyelon nimmt das Parenchym-Pyelon-Verhältnis zugunsten des ersteren zu. Die Veränderungen der Nieren sind geringfügig und aufgrund einer einmaligen Untersuchung nicht beweisend.

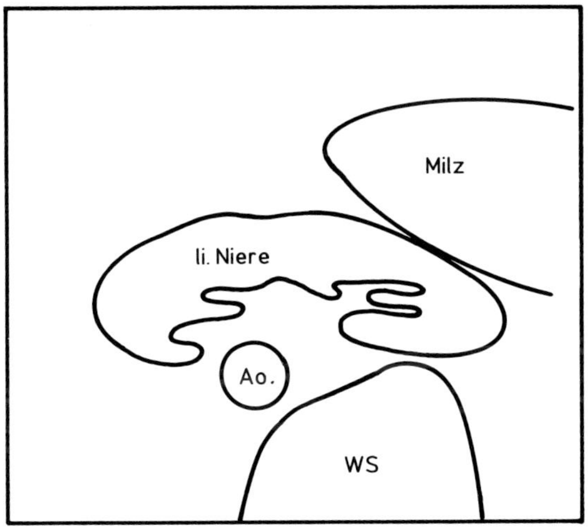

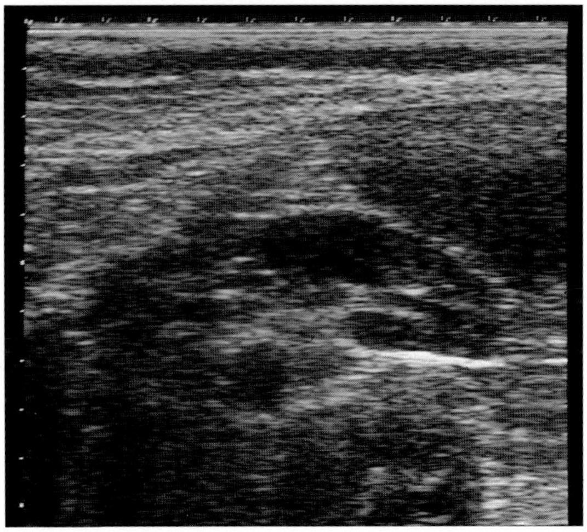

19

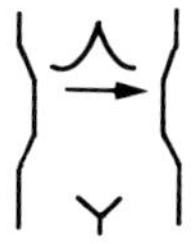

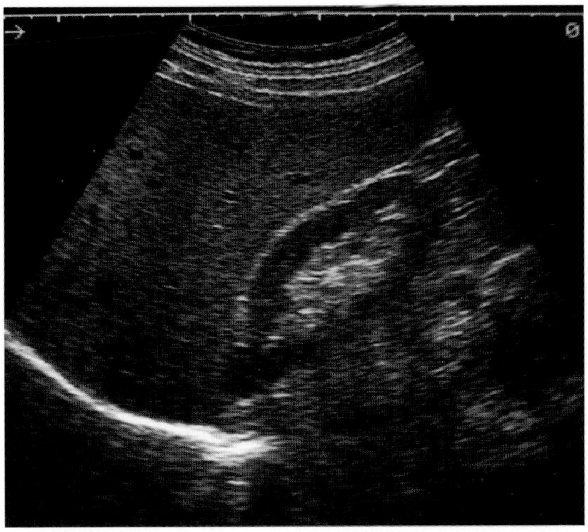

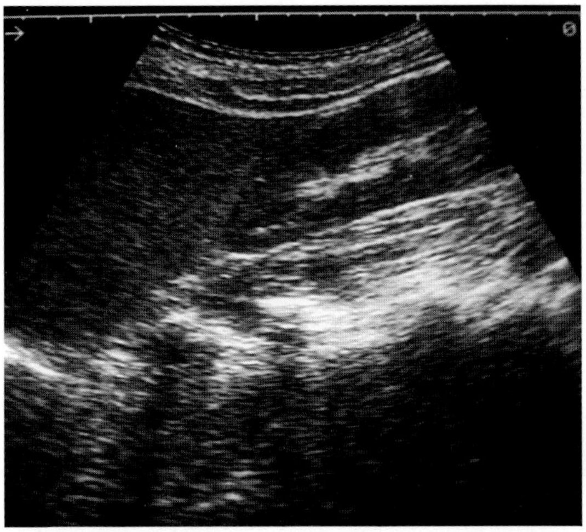

20 a

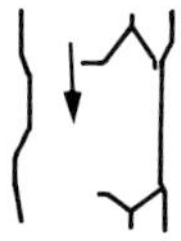

20 b

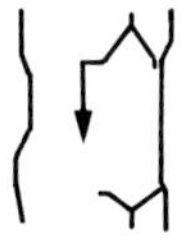

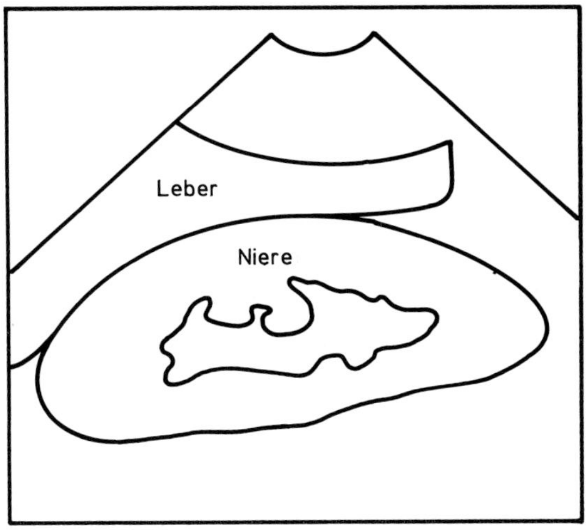

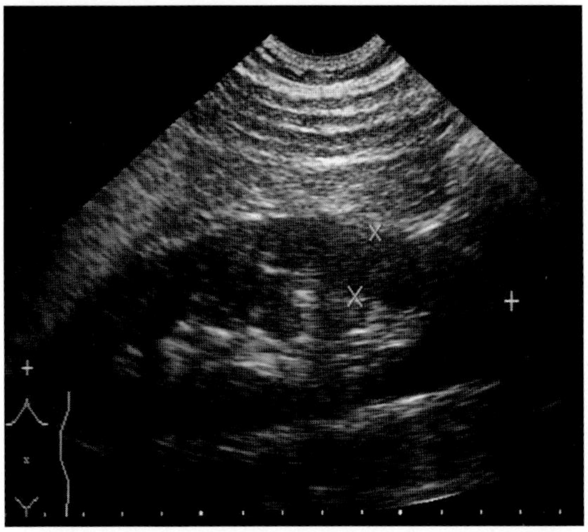

21

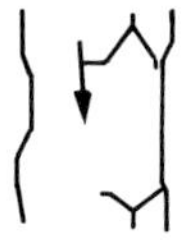

Parenchymatöse Nierenerkrankungen

22 **Beginnendes Nierenversagen** (Oberbauchlängsschnitt rechts)
Jetzt sind die Veränderungen deutlicher, die Niere ist insgesamt vergrößert, das Parenchym verdickt, der Sinus renalis reduziert, stellenweise gar nicht mehr nachweisbar. Das Reflexmuster des Nierenparenchyms wird kräftiger unter Aussparung der Pyramiden, die jetzt prominent und ebenfalls kugeliger als zuvor aus dem Nierenparenchym hervortreten.

23 **Akutes Nierenversagen – Verlauf** (Oberbauchlängsschnitt rechts)
Dieses prärenale Nierenversagen war zum Zeitpunkt der Untersuchung bereits überwunden. Die noch immer große Niere mit demarkierten Pyramiden beginnt sich zu normalisieren, das Pyelon ist wieder deutlich abgrenzbar, das Nierenbecken-Kelch-System füllt sich mit Urin.

24 **Glomerulonephritis** (Oberbauchlängsschnitt rechts)
Die Nieren reagieren uniform auf schädigende Einflüsse, wobei differentialdiagnostische Unterscheidungen bezüglich der Genese nur in Ausnahmefällen möglich sind. Diese Niere bei akuter Glomerulonephritis ist noch normal groß, das Parenchym jedoch deutlich verquollen, der Sinus renalis reduziert. Wiederum treten die reflexarmen Pyramiden in dem zunehmend reflexkräftiger werdenden Parenchym deutlicher und plumper hervor.

22

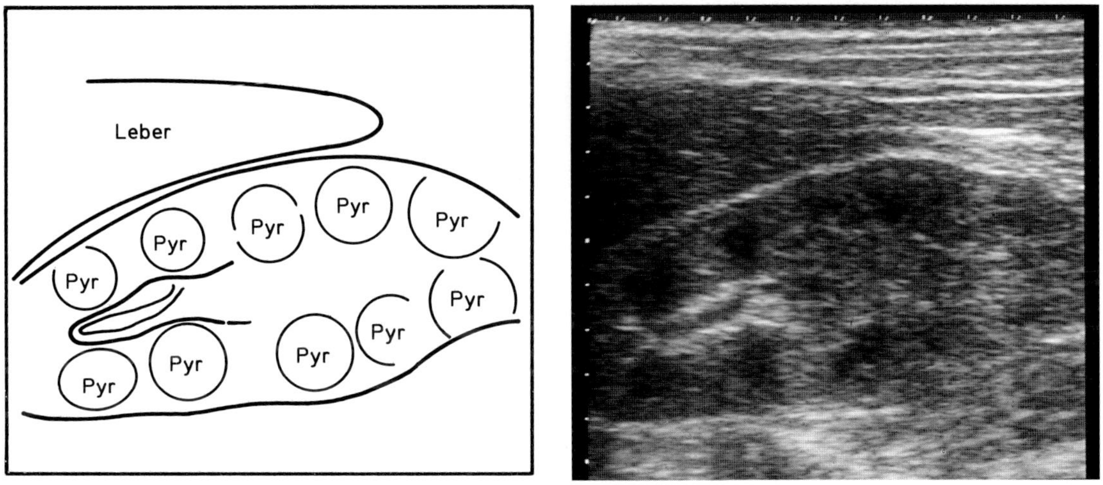
Leber
Pyr
Pyr
Pyr
Pyr
Pyr
Pyr
Pyr
Pyr
Pyr
Pyr
Pyr

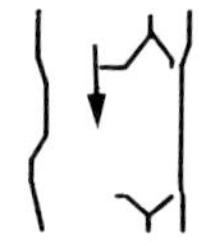

23

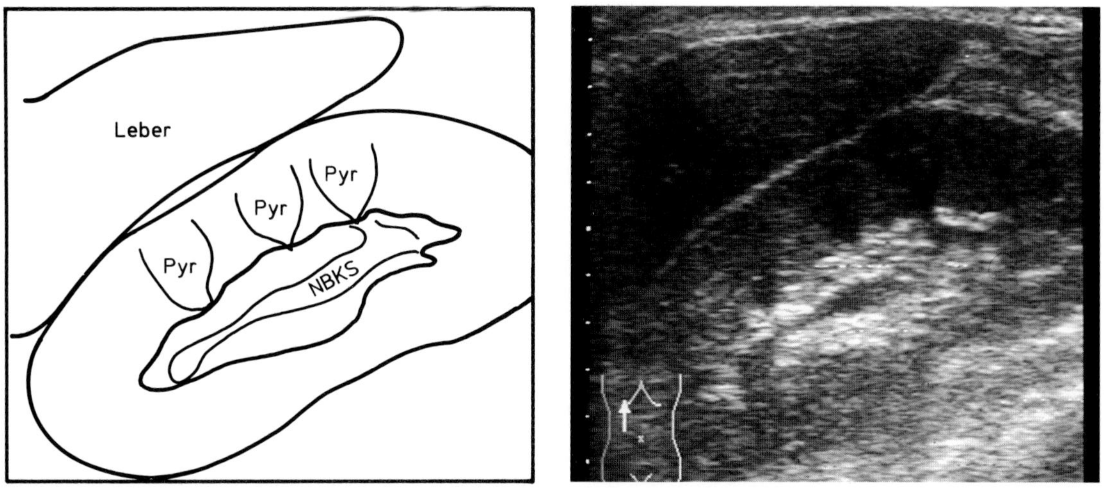
Leber
Pyr
Pyr
Pyr
NBKS

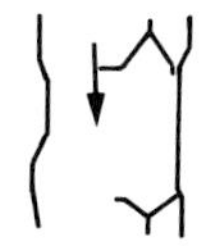

24

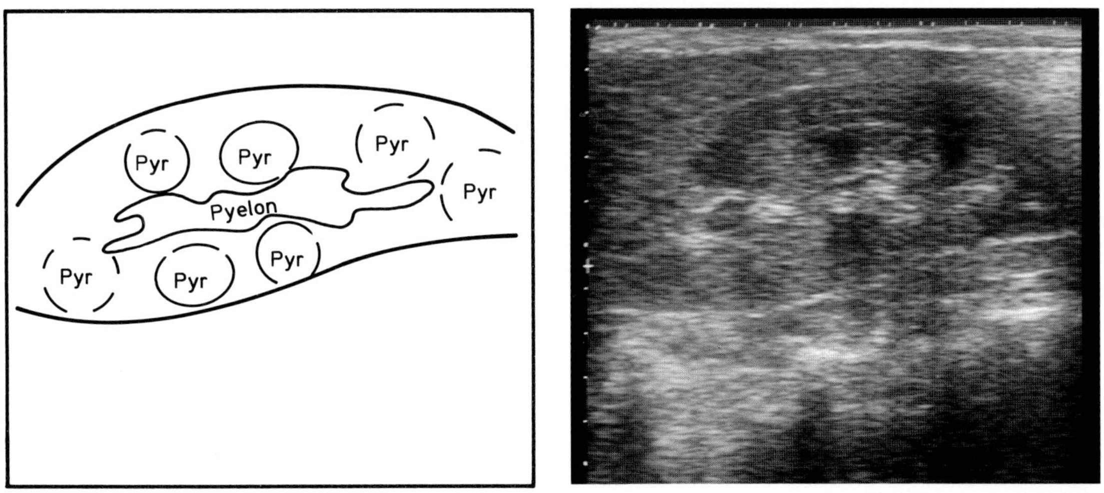
Pyr
Pyr
Pyr
Pyr
Pyelon
Pyr
Pyr
Pyr

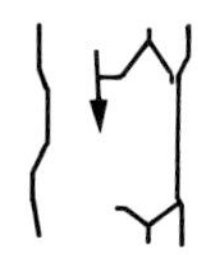

25 **Akutes Nierenversagen** (Oberbauchlängsschnitt rechts)
Diese Niere ist nur wenig vergrößert, das Parenchym dabei mächtig angeschwollen, das Pyelon kaum nachweisbar, die Pyramiden wiederum demarkiert. Die Niere wird unförmig, kugelig. Das Nierenversagen war im Rahmen einer Salmonellenenteritis mit anschließender Exsikkose aufgetreten.

26 **Akutes Nierenversagen** (Oberbauchlängsschnitt rechts)
Dieselbe Patientin wie auf der Voraufnahme. Unter reichlich Flüssigkeitszufuhr und beginnender Diurese war am Folgetag noch immer eine mächtige Vergrößerung der Niere mit den Zeichen des Nierenversagens (Parenchymverdickung, Demarkierung der Pyramiden, Verschmälerung des Pyelons) nachweisbar. Zentral im Nierenbecken beginnt sich eine feine Flüssigkeitslamelle abzuzeichnen.

27 **Akutes Nierenversagen auf dem Boden einer chronischen Nierenschädigung** (Oberbauchlängsschnitt links)
Die Niere ist 13 cm lang, das Parenchym bis zu 3 cm dick, die Konturen unscharf, das Pyelon reduziert; die Pyramiden sind offenbar bereits vorgeschädigt und mengenmäßig reduziert gewesen, bevor diese akute Schädigung eintrat. Trotzdem kann man eine Anschwellung der Pyramiden erkennen, die bis nahe zur Nierenkapsel reichen, so daß man annehmen kann, daß die Nierenrinde bereits zuvor reduziert war.

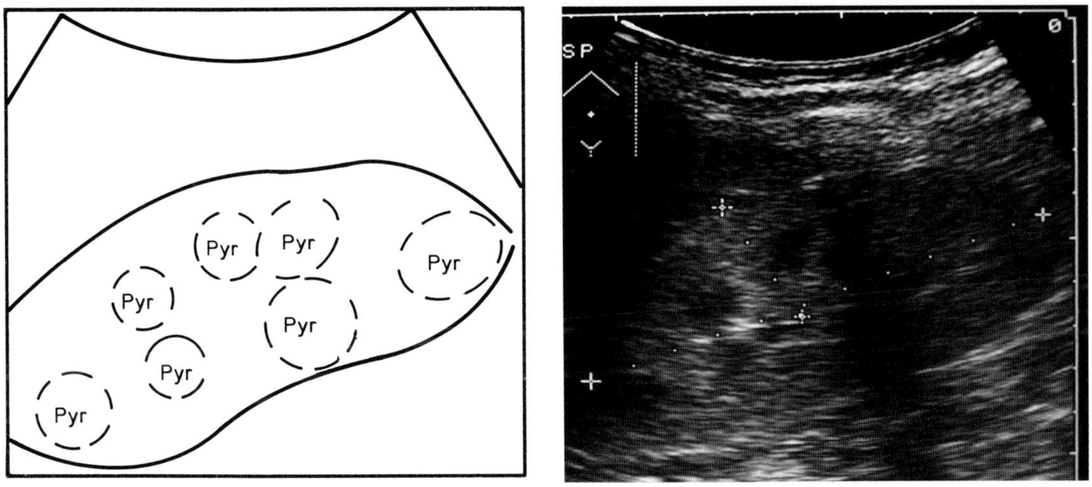
Pyr
Pyr
Pyr
Pyr
Pyr
Pyr
Pyr
SP

25

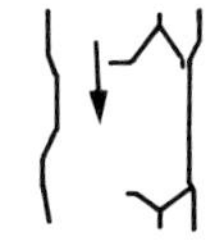

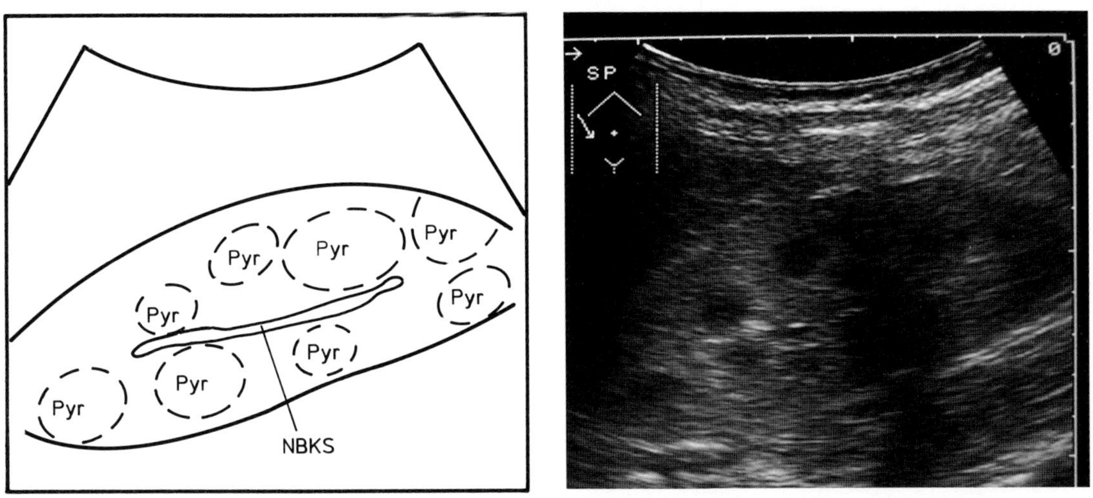
Pyr
Pyr
Pyr
Pyr
Pyr
Pyr
Pyr
Pyr
Pyr
NBKS
SP

26

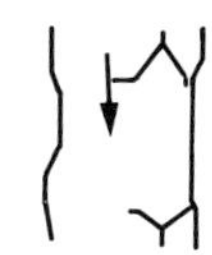

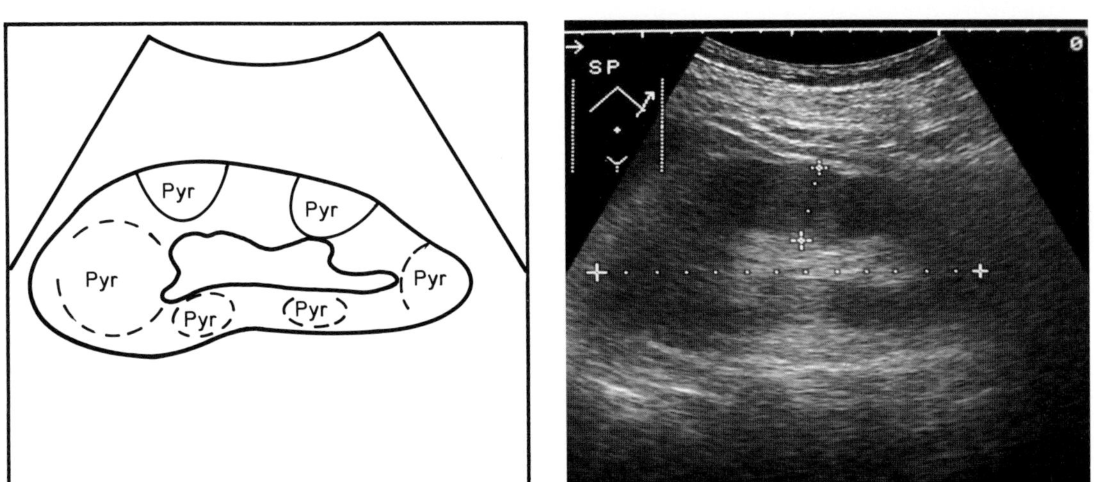
Pyr
Pyr
Pyr
Pyr
Pyr
Pyr
SP

27

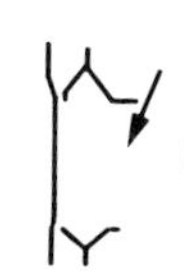

Parenchymatöse Nierenerkrankungen

28 **Nierenversagen bei Lupus erythematodes** (Oberbauchlängsschnitt rechts)
Die Niere ist nur 11,3 cm groß, das Parenchym bis zu 3 cm dick. Die Demarkierungen sind hier nicht so eindeutig wie bei den vorbeschriebenen Formen des Nierenversagens. Das Reflexmuster erscheint scheckig, die Pyramiden sind nicht eindeutig demarkiert, das Pyelon ist verschmälert, jedoch nicht so eindrucksvoll wie bei den Voruntersuchungen. Man erkennt leicht, daß es sich um einen chronischen Prozeß mit jetzt zusätzlichem akuten Geschehen handelt.

29 **Pyelonephritis links** (Oberbauchlängsschnitt links)
Diese linke Niere ist normal groß (12 cm), das Parenchym normal dick. Man erkennt eine scheckige Zeichnung des Pyelons und des Parenchyms, wobei das Parenchym durch kräftige Pyramiden gekennzeichnet ist, die wiederum in sich scheckig gemustert sind. Entzündete Abschnitte wechseln mit weniger stark entzündeten Abschnitten ab. Es lag das klinische Bild einer linksseitigen rezidivierenden interstitiellen Nephritis vor.

30 **Normale Niere rechts bei Pyelonephritis links** (Oberbauchlängsschnitt rechts)
Die Niere ist 14 cm lang, das Parenchym normal dick, die Pyramiden sind eben demarkiert. Es bietet sich das Bild einer normalen Niere bei einem 60jährigen Patienten.

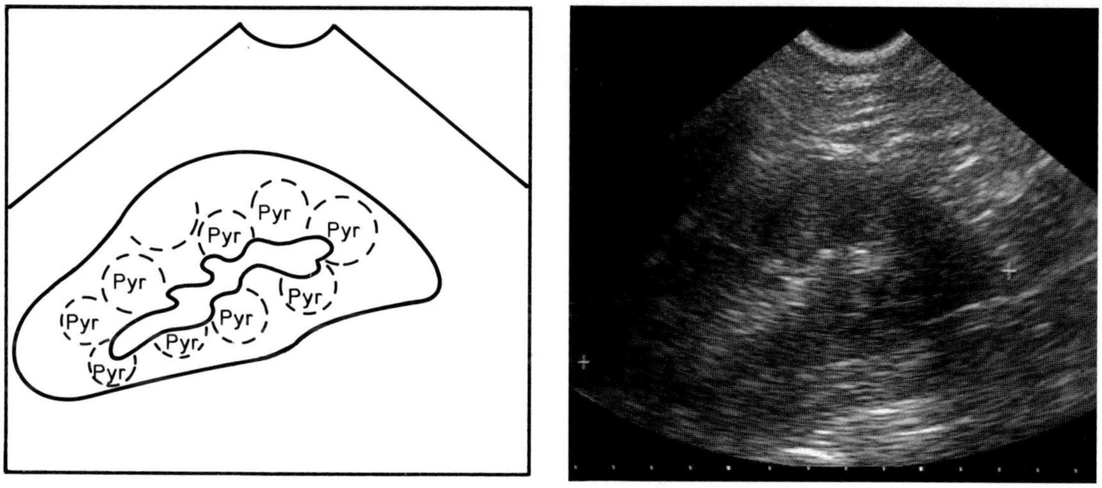

28

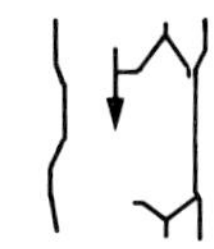

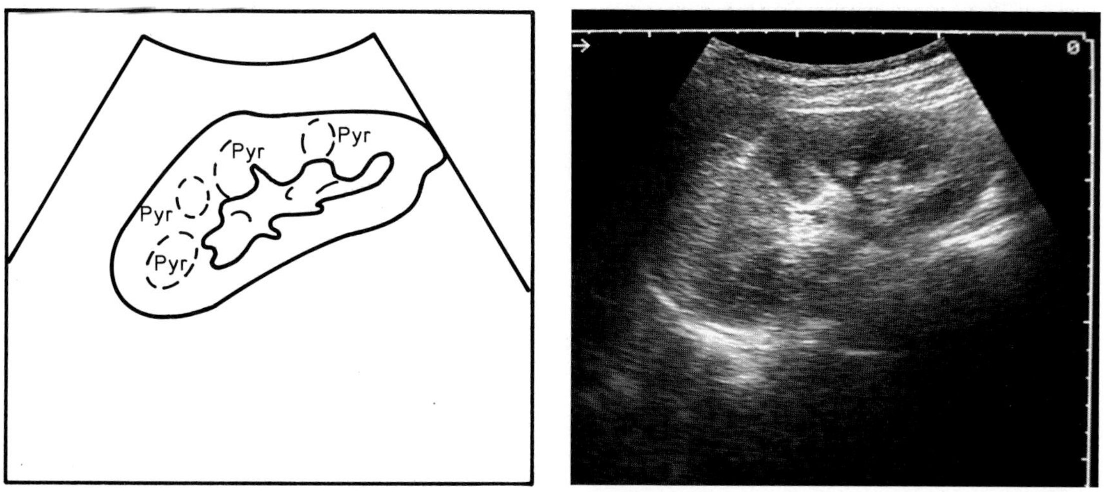

29

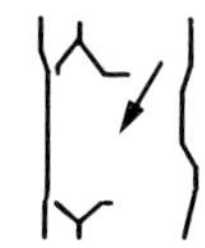

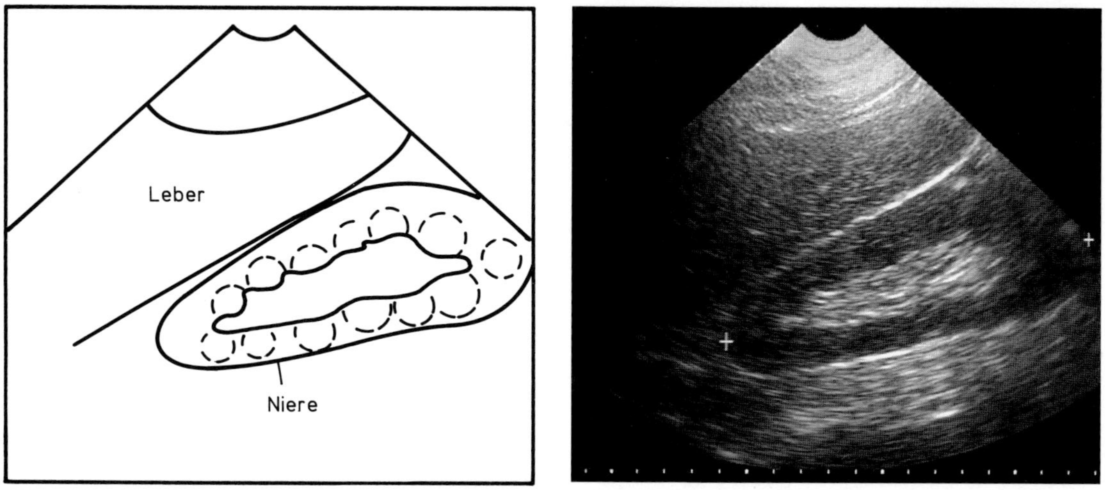

30

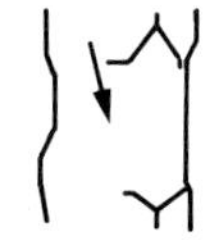

Parenchymatöse Nierenerkrankungen

31 **Akute Pyelonephritis rechts** (Koronarschnitt) Die Niere selbst ist 11 cm lang, das Parenchym 3 cm dick. Die Niere wirkt in ihrer Kapsel gespannt, reflexvermindert, die Pyramiden sind im Parenchym demarkiert. Es finden sich schüttere und unregelmäßig verlaufende flüssigkeitshaltige Areale im Pyelon. Die Diagnose einer Pyelonephritis wird durch die Einseitigkeit des Geschehens erleichtert; wenn die Entzündungszeichen beidseitig vorliegen, ist die Nierenschädigung von einer solchen aus anderer Ursache sonographisch nicht zu differenzieren.

32 **Eitrige Pyelonephritis links** (Längsschnitt durch die linke Niere)
Die Niere ist mit 10,1 cm noch normal groß, das Parenchym bis 2 cm dick, jedoch unscharf gegen das Pyelon abgegrenzt. Die ganze Niere wirkt plump, scheckig, unregelmäßig, Details sind eben noch zu erkennen, wobei die Pyramiden zerfließend in das Pyelon überzugehen scheinen. Bei dem diabetischen Patienten bestand eine Prostatahypertrophie mit Harnverhalt und starken Schmerzen in der linken Flanke. Nachdem ein Dauerkatheter gelegt wurde, lief eitriger Urin ab.

33 **Akute Pyelonephritis** (Oberbauchlängsschnitt rechts)
Diese 12 cm lange Niere zeigt eine Reflexarmut des Parenchyms und ein scheckig unregelmäßig gemustertes Pyelon mit reflexarmen Anteilen.

31

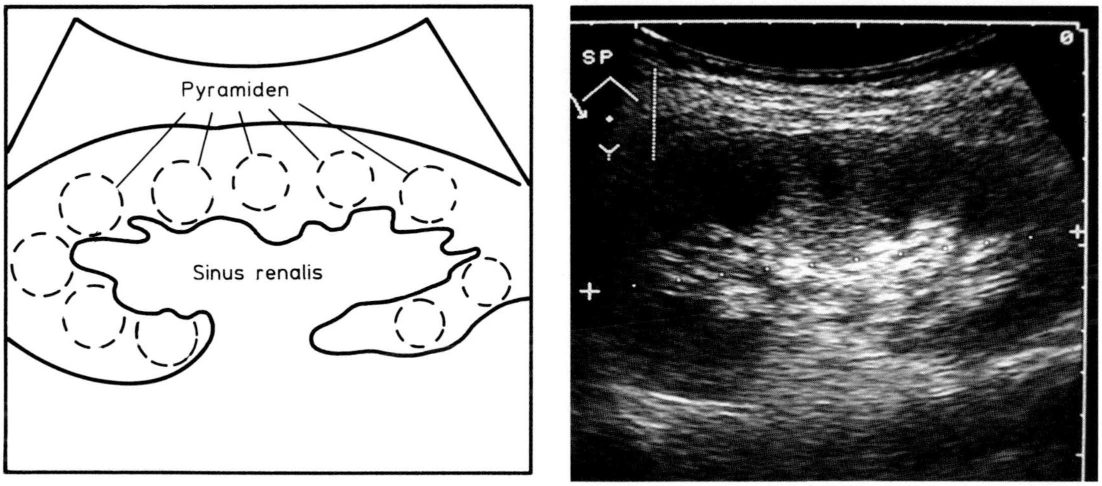
Pyramiden
Sinus renalis
SP

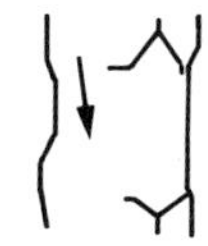

32

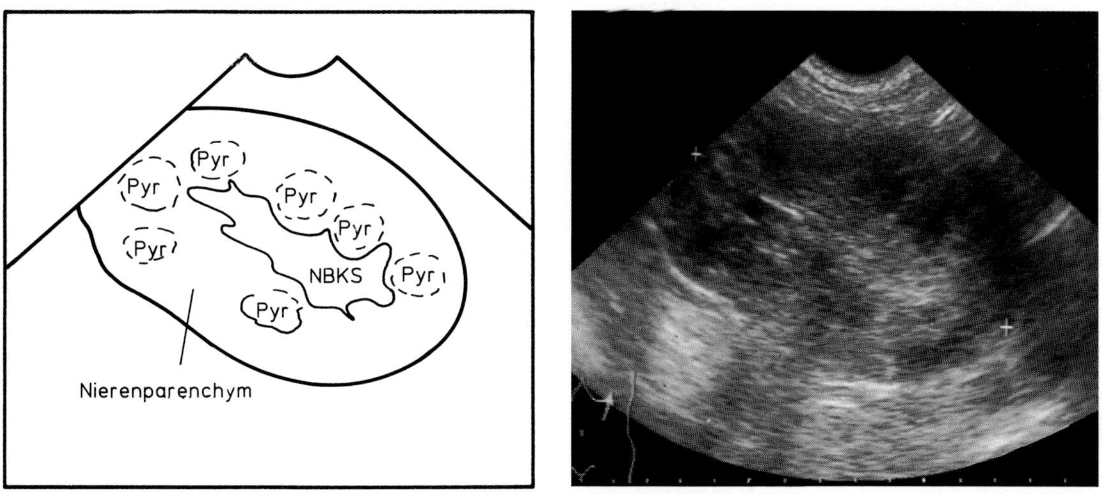
Pyr
Pyr
Pyr
Pyr
Pyr
Pyr
Pyr
NBKS
Nierenparenchym

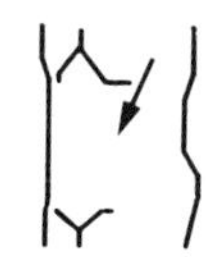

33

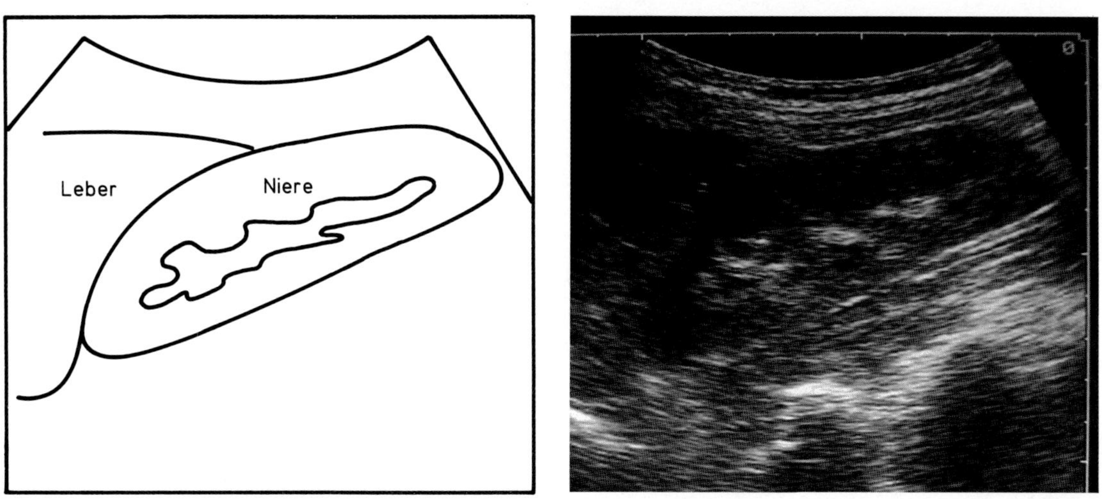
Leber
Niere

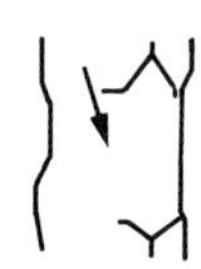

Parenchymatöse Nierenerkrankungen

34 **Abszedierende Pyelonephritis** (Oberbauchlängsschnitt links)
Die Niere ist 11 cm lang, sie wirkt kugelig geschwollen, der Binnenraum hat die typische Gliederung verloren, Pyelon und Parenchym sind nicht mehr zu differenzieren. Während die ventralen Anteile des Parenchyms reflexarm verquollen erscheinen, sind die distalen Anteile reflexkräftig, kugelig und pseudotumorös verändert. Bei diesem Patienten lag eine abszedierende Pyelonephritis vor, die, von der Harnblase aufsteigend, Nierenbecken und -kelche erfaßt hatte und auf das Nierenparenchym übergriff.

35 **Abszedierende Pyelonephritis rechts** (Oberbauchschrägschnitt rechts)
Wiederum ist die Niere aufgetrieben, unförmig deformiert, mit reflexarmen und kugelig tumorartig wirkenden, teils reflexreichen, teils gemischt reflektierenden Veränderungen angefüllt. Bei diesen Veränderungen handelte es sich um entzündlich angeschwollene Anteile des Nierenparenchyms mit beginnender Abszedierung. Das Pyelon ist nicht mehr vom Parenchym zu unterscheiden, allenfalls im Zentrum der Niere zu erahnen.

36 **Fokale abszedierende Pyelonephritis mit Umgebungsreaktion** (Oberbauchlängsschnitt rechts)
Die Entzündung ist hier auf die ventralen Anteile des mittleren und unteren Nierendrittels rechts beschränkt. Äußerste Reflexarmut mit stellenweiser Reflexfreiheit deuten auf eine Abszedierung hin. Gleichzeitig hat der Entzündungsprozeß auf die Nierenkapsel übergegriffen. Ohne klinische Daten kann eine solche Veränderung von einem Nierentumor nicht mit Sicherheit unterschieden werden.

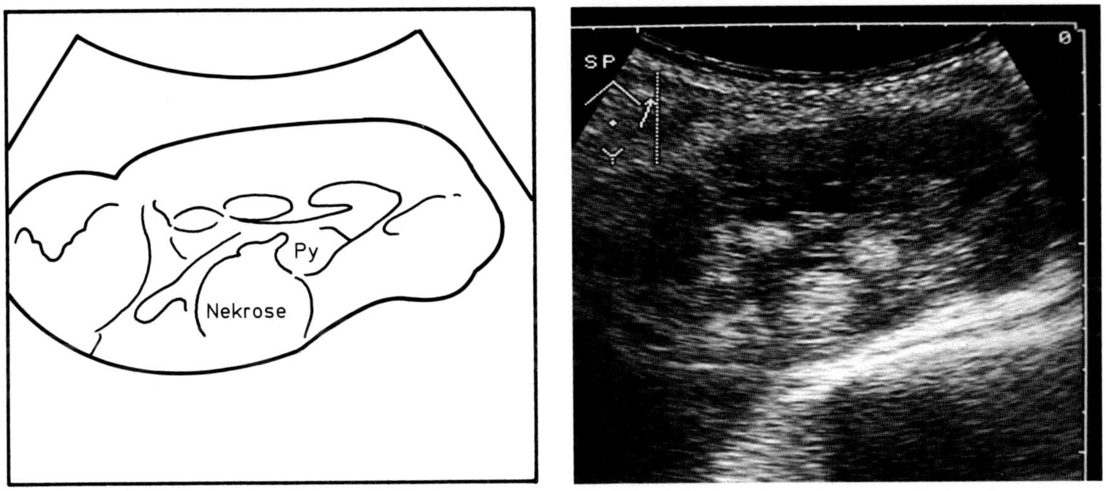
Py
Nekrose
SP

34

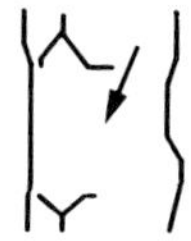

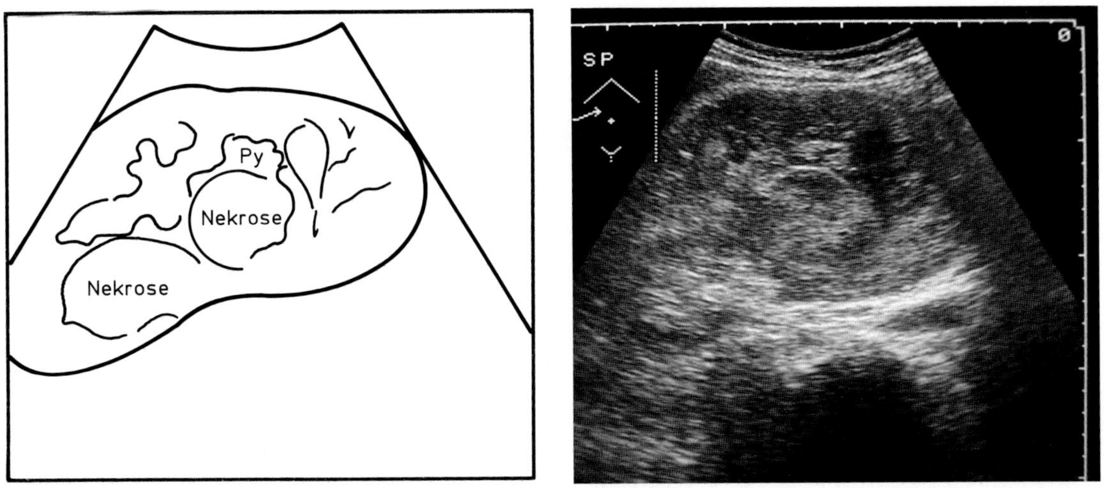
Py
Nekrose
Nekrose
SP

35

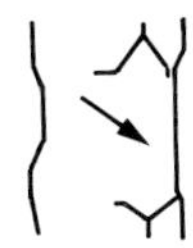

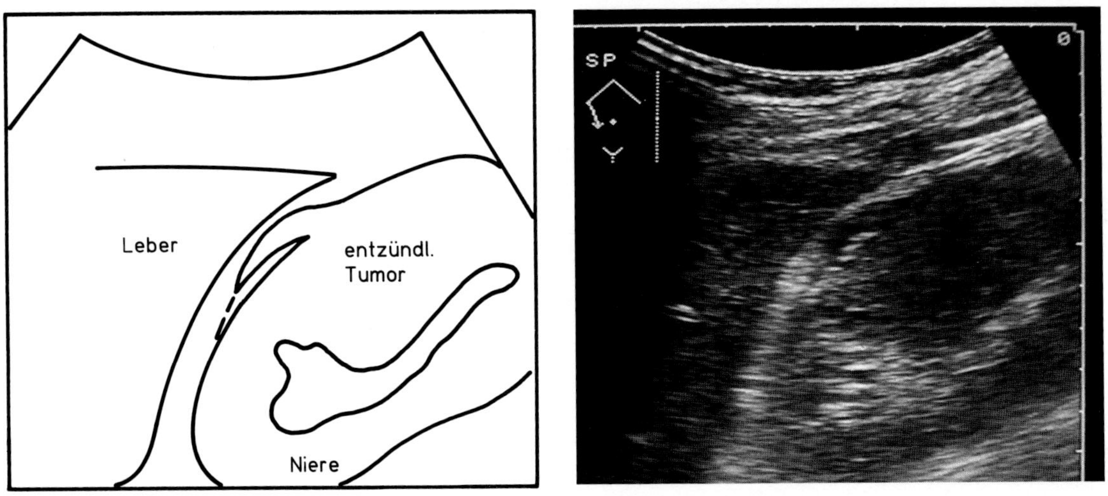
Leber
entzündl.
Tumor
Niere
SP

36

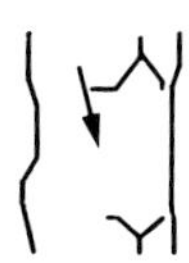

Parenchymatöse Nierenerkrankungen

37 **Xanthogranulomatöse Pyelonephritis** (Oberbauchlängsschnitt rechts)
Diese tumorös wirkende Veränderung war auf den unteren Nierenanteil beschränkt, zeigte jedoch stellenweise eine Penetration in die Leberkapsel. Obwohl die Klinik einer entzündlichen Erkrankung bestand, war unter antibiotischer Therapie zunächst keine Verbesserung zu erzielen. Nachdem sich auch durch andere bildgebende Methoden eine tumoröse Veränderung nicht ausschließen ließ, wurde die Niere freigelegt. Es ergab sich histologisch eine xanthogranulomatöse Pyelonephritis. Eindeutige Kriterien einer Abgrenzung gegen ein Hypernephrom gibt es sonographisch nicht.

38 **Nierenabszeß links** (Oberbauchquerschnitt links)
Im Verlauf einer Pyelonephritis bei Diabetes mellitus war es zu einer Abszedierung am oberen Pol der linken Niere gekommen. Der Abszeß ist im Vergleich zu einer Zyste unregelmäßig begrenzt; in einer reflexfreien Flüssigkeit treiben reflexkräftige Anteile umher. Die Diagnose wurde durch Feinnadelpunktion bestätigt, der Abszeß wurde dabei vollständig entleert. Durch den Keimnachweis aus dem Eiter konnte eine gezielte antibiotische Therapie eingeleitet werden, die zur Ausheilung der Entzündung führte.

39 **Kimmelstiel-Wilson-Niere bei Diabetes mellitus** (Oberbauchlängsschnitt rechts)
Die Niere ist groß, das Parenchym unterschiedlich dick, jedoch eher verbreitert. Die Pyramiden sind an ihrer Kontur zu erkennen, jedoch nicht deutlich demarkiert. Das Pyelon ist normal breit bis etwas verschmälert. Die Nierenveränderungen beim Diabetes mellitus sind nur im Verlauf zu beurteilen. Zeigt die langsame Vergrößerung der Nieren eine zunehmende Beteiligung der Organe an der Grundkrankheit an, sind Veränderungen, wie ein zusätzliches Nierenversagen oder eine akute entzündliche Schwellung der Nieren, schwer und nur im Rahmen einer Verlaufsbeobachtung zu beurteilen, da eine einmalige Untersuchung eine Aussage über die aktuelle zusätzliche Schädigung nicht erlaubt.

37

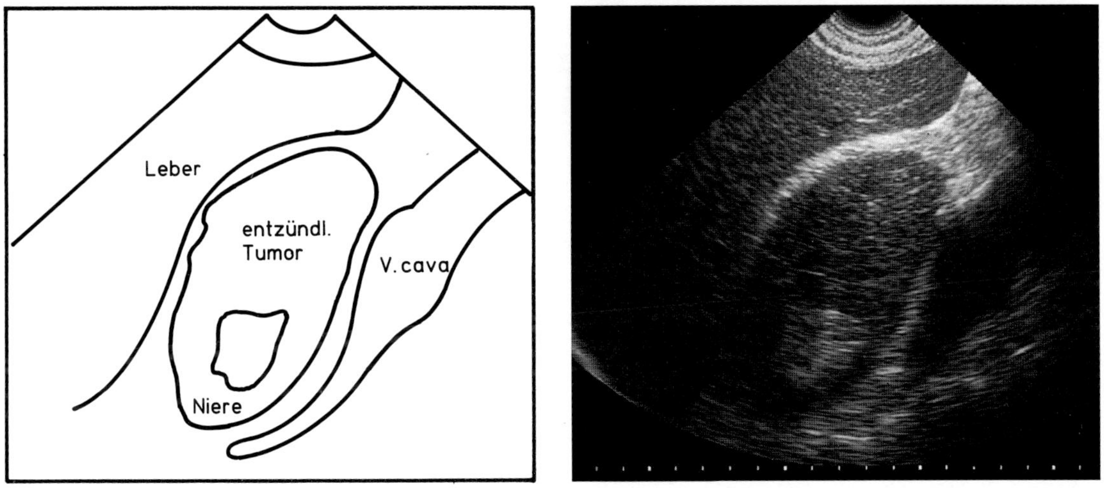
Leber
entzündl. Tumor
V. cava
Niere

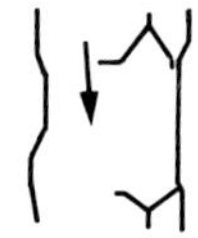

38

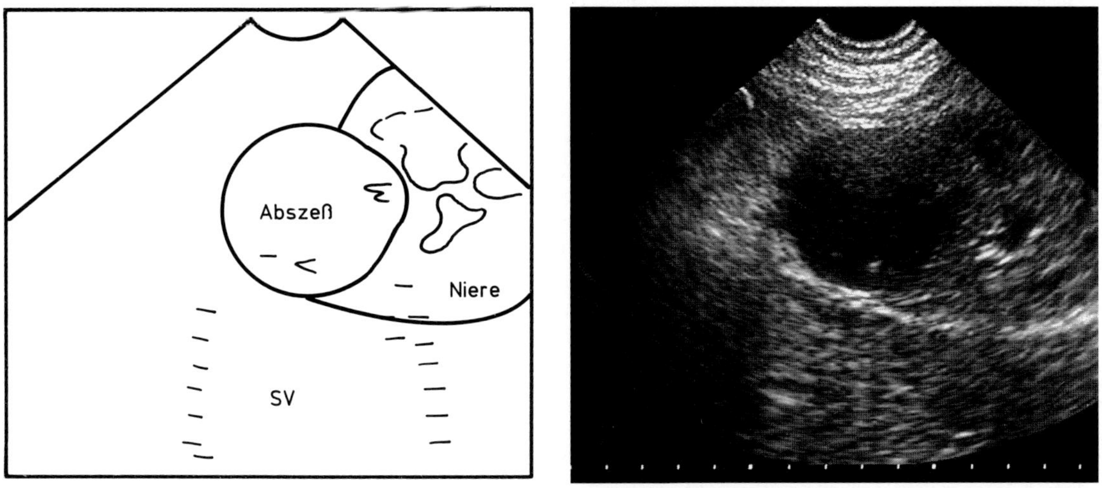
Abszeß
Niere
SV

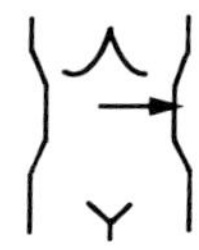

39

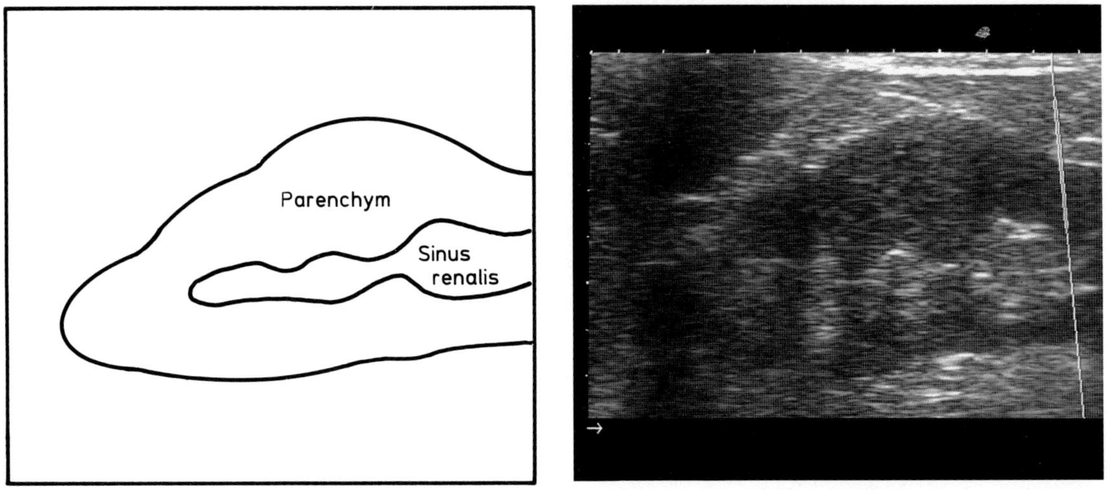
Parenchym
Sinus renalis

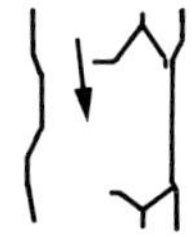

Parenchymatöse Nierenerkrankungen

40 **Kimmelstiel-Wilson-Niere** (Oberbauchlängsschnitt links)
Die linke Niere ist als ganzes vergrößert, das Parenchym verdickt, die Pyramiden jedoch nicht so deutlich abgegrenzt, wie dies bei entzündlichen Veränderungen oder akuten Schädigungen der Nieren der Fall ist. Eine Nierenvergrößerung bei Diabetes mellitus sollte jeweils registriert und sorgfältig dokumentiert werden, um zusätzliche schädigende Einflüsse auf die ohnehin bereits geschwollenen Nieren abgrenzen zu können.

41 **Kavernom der Nieren** (Oberbauchquerschnitt rechts)
Die zystische Veränderung der Niere war lange unklar. Sie füllte sich im Infusionspyelogramm zystisch auf und machte den Eindruck eines Kavernoms. Im Urin wurden schließlich Tuberkel nachgewiesen, die die Diagnose bestätigten. Man sieht um den zystischen Prozeß herum eine reflexkräftige Kapsel. Differentialdiagnostisch ist ein gereinigter Abszeß oder ein zystischer Tumor im Sinne eines Zystenwandkarzinoms möglich.

42 **Chronische Pyelonephritis mit Zystenbildung** (Oberbauchlängsschnitt links)
Die normal große Niere weist eine Verbreiterung des Pyelons mit zytischen Anteilen auf, daneben reflexkräftige Anteile, z. T. mit zarter Schallschattenbildung. Durch narbige Veränderungen ist es zum Auftreten von parapelvinen Zysten gekommen. Differentialdiagnostisch müssen Kelchektasien ausgeschlossen werden (s. unten). Obwohl die Differentialdiagnose im Einzelfall schwer sein kann, sind erweiterte Kelche in der Regel tubulär, ziehen vom Nierenbecken zum Parenchym und enden exkaviert oder plump an den Pyramiden. Zysten dagegen sind kugelig, können jedoch durch erweiterte Kelche ebenfalls in tubuläre Formen gedrückt werden.

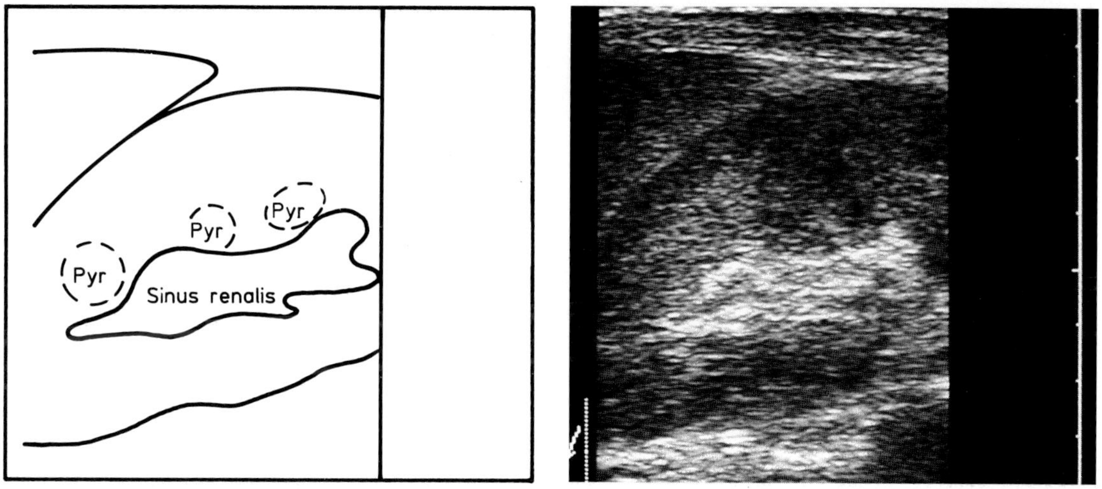

40

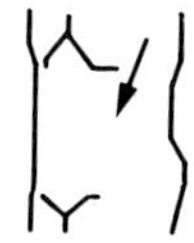

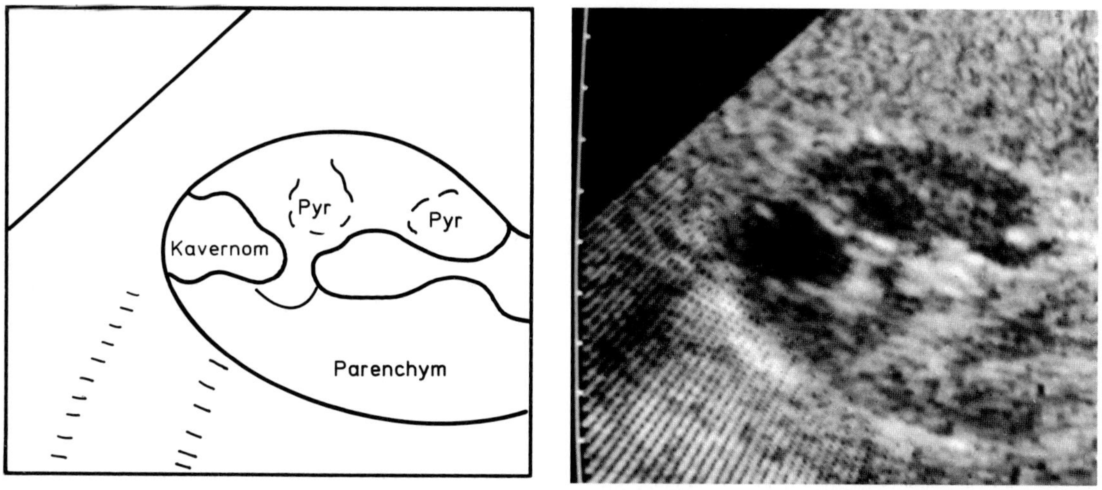

41

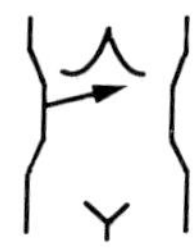

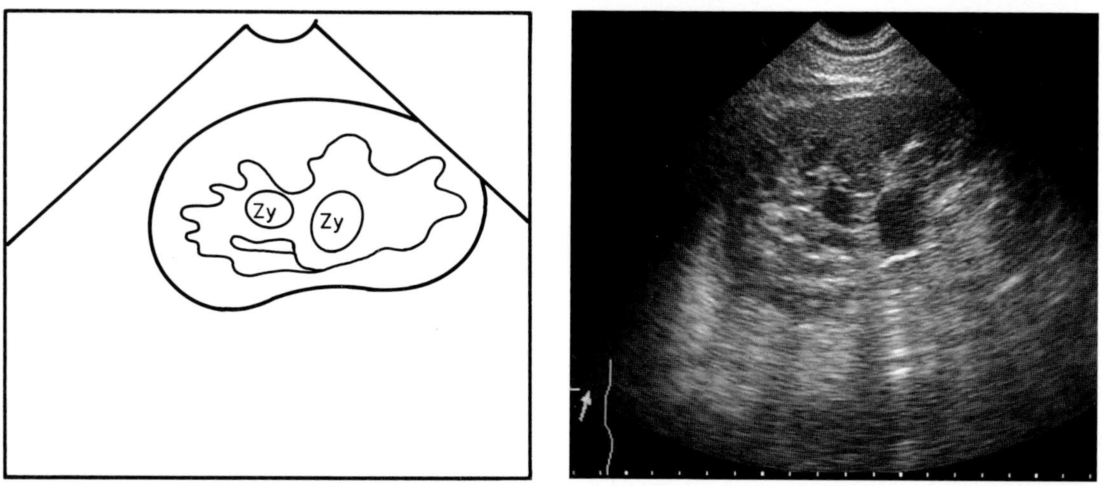

42

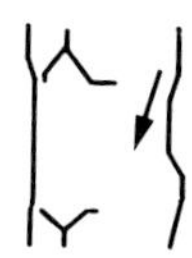

Parenchymatöse Nierenerkrankungen

43 **Chronische Pyelonephritis mit Zysten- und Steinbildung** (Längsschnitt links)
Die Niere ist insgesamt mit 11,4 cm normal groß, das Parenchym 8,6 mm dick, das Pyelon entsprechend verbreitert. Es sind parapelvine Zysten entstanden; daneben ist die Ursache der Schrumpfungstendenz der Niere in Form von Verkalkungen mit Schallschatten zu erkennen. Rezidivierende Entzündungen im Rahmen der Nephrolithiasis hatten zu einer Vernarbung mit Ausbildung von Zysten und Verschmälerung des Parenchyms geführt.

44 **Chronische Pyelonephritis mit narbigen Veränderungen des Parenchyms** (Oberbauchlängsschnitt links)
Die Niere ist normal groß, das Parenchym jedoch unregelmäßig zugunsten des Pyelons reduziert. Akute entzündliche Veränderungen sind nicht nachweisbar, jedoch haben narbige Veränderungen zu einer Verschmälerung des Nierenparenchyms geführt. Narbige Veränderungen der Nieren können entzündliche oder vaskuläre Ursachen haben. In Unkenntnis der Klinik sind diese normalerweise nicht zu differenzieren. Lediglich der Endzustand, die Narbe, ist sonographisch nachweisbar.

45 **Altersniere** (Oberbauchlängsschnitt rechts)
Im Vergleich zu der pyelonephritisch veränderten Niere der Gegenseite (Voraufnahme) ist diese Niere normal groß, das Parenchym gleichmäßig dick und insgesamt zugunsten des Pyelons verschmälert. Die Pyramiden sind nur noch angedeutet erkennbar.

43

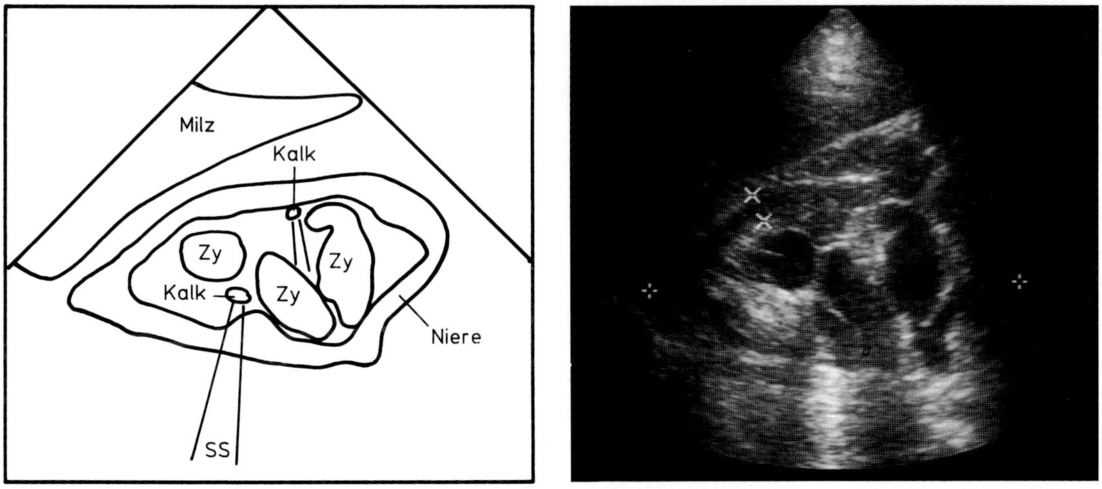
Milz
Kalk
Zy
Zy
Kalk
Zy
Niere
SS

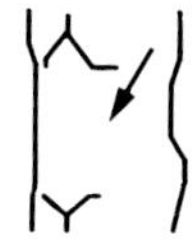

44

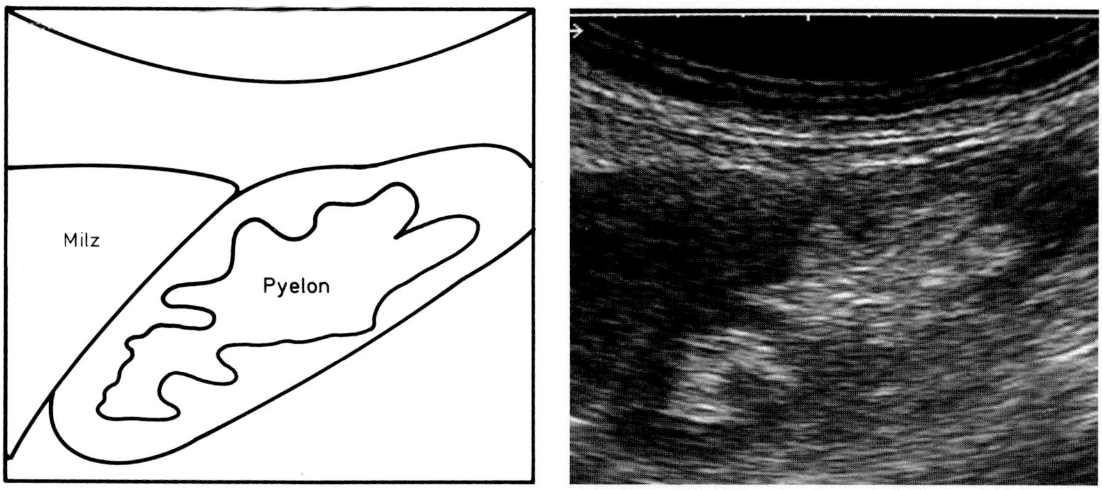
Milz
Pyelon

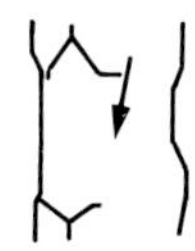

45

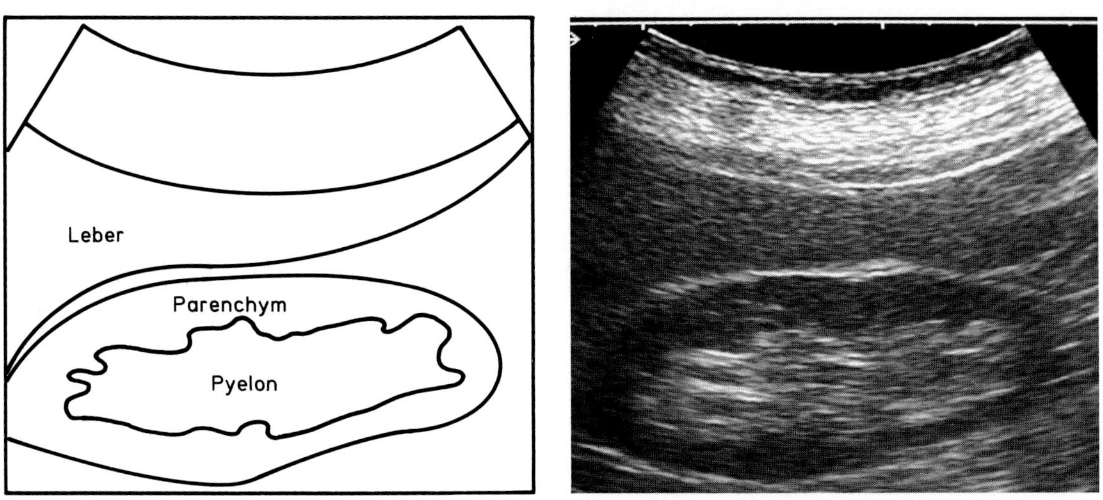
Leber
Parenchym
Pyelon

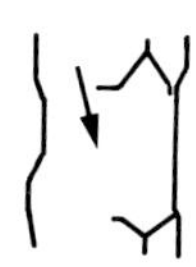

Parenchymatöse Nierenerkrankungen

46 **Phenacetinniere** (Oberbauchlängsschnitt rechts) Die Niere ist verkleinert, unregelmäßig konturiert, scheckig gemustert mit reflexarmen und reflexkräftigen Veränderungen, narbigen und zystischen Arealen im Sinne einer hochgradigen Schädigung des Nierenparenchyms.

47 **Phenacetinniere** (Oberbauchlängsschnitt links) Die Niere ist noch normal groß, auch hier sind die typischen Kennzeichen der Phenacetinniere, die Reduzierung der Parenchymzone mit erhaltenen Pyramiden und verbreitertem Pyelon, erkennbar. Zystische und höhergradig umschriebene narbige Veränderungen fehlen in diesem Fall.

48 **Schrumpfniere** (Oberbauchlängsschnitt rechts) Diese Niere ist nur noch 7,5 cm groß, das Parenchym an vielen Stellen durch narbige Veränderungen gekerbt und insgesamt verschmälert. In diesem Fall lagen multiple Niereninfarkte bei einem Mitralfehler den Schrumpfungsvorgängen zugrunde.

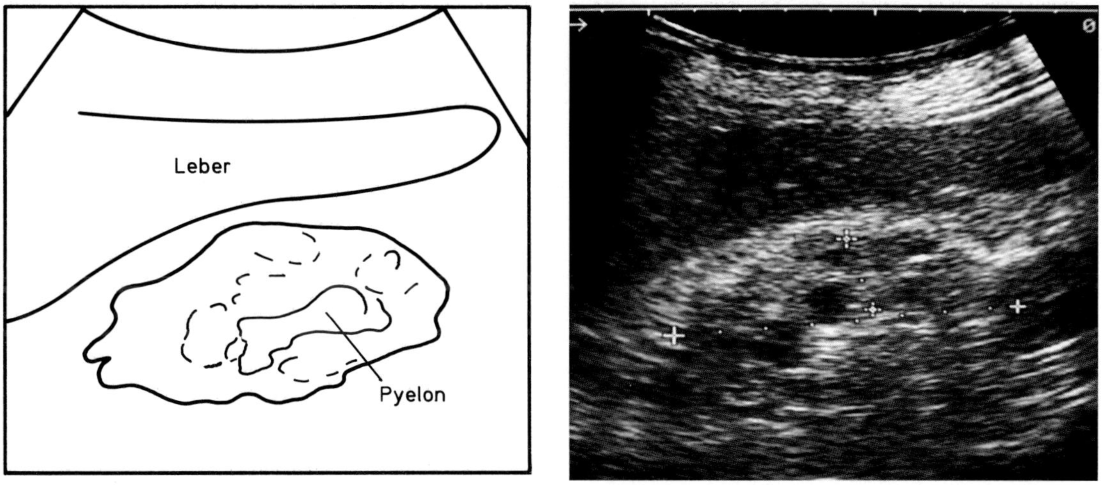

46

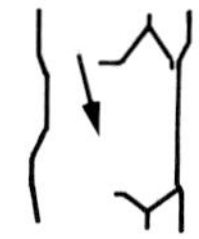

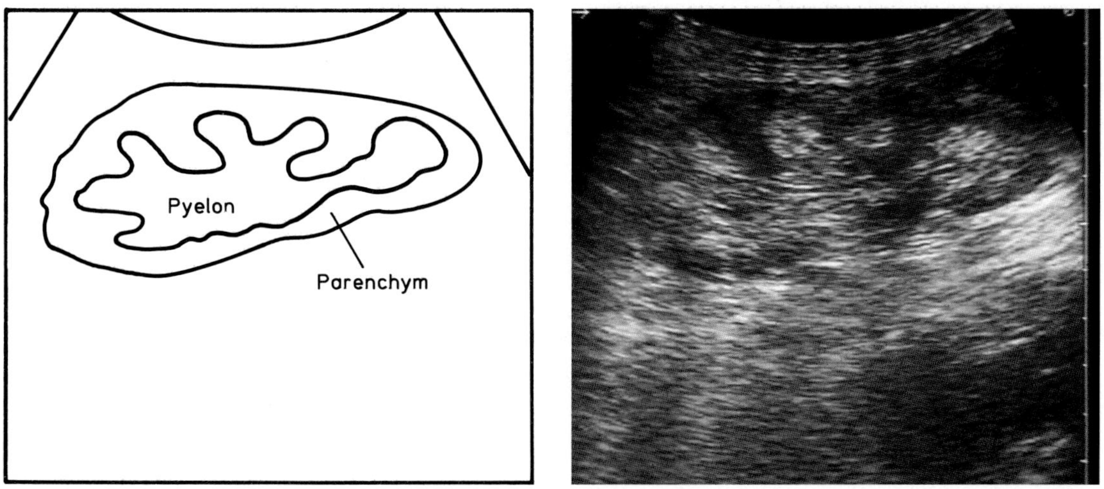

47

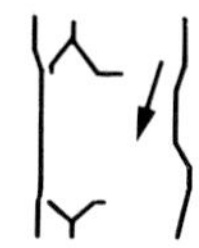

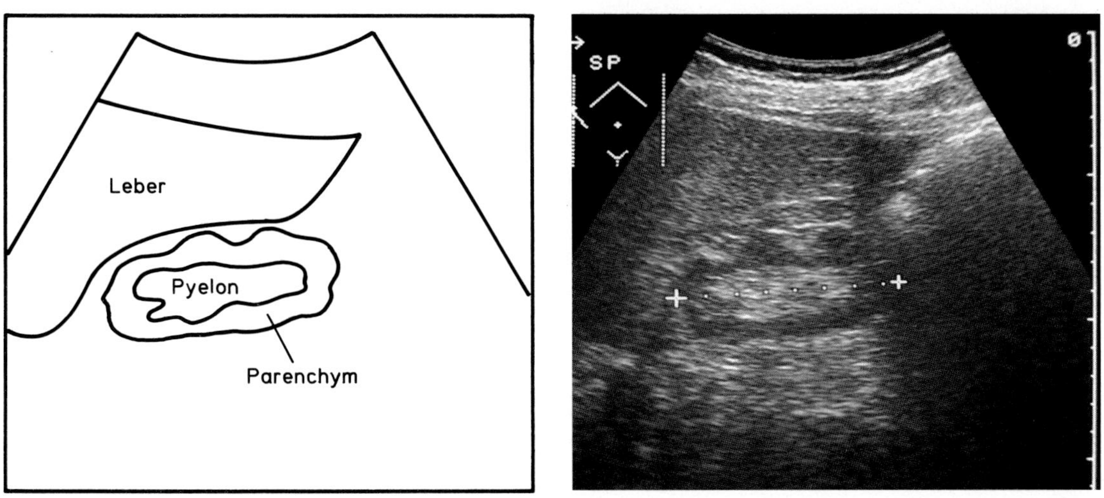

48

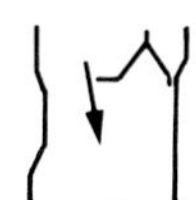

Parenchymatöse Nierenerkrankungen

49 **Niere bei langjährigem Plasmozytom** (Oberbauchlängsschnitt rechts)
Auch diese langjährige Nierenschädigung hat zu einer Verkleinerung der Niere und Parenchymverschmälerung geführt. Im Vergleich zu den vorbeschriebenen Veränderungen ist die Verkleinerung gleichmäßig. Die Pyramiden sind deutlich im Nierenparenchym demarkiert.

50 **Chronische Pyelonephritis** (Oberbauchlängsschnitt rechts)
Die Niere ist noch normal groß, das Parenchym verschmälert, stellenweise nahezu aufgebraucht, an anderen Stellen jedoch wieder gut erhalten.

51 **Schrumpfniere** (Oberbauchlängsschnitt rechts)
Diese Niere ist eben noch in ihrer Form zu erkennen. Neben nur wenig reduzierten Nierenanteilen sind breite Narben mit vollständiger Umwandlung des Nierenparenchyms zu erkennen.

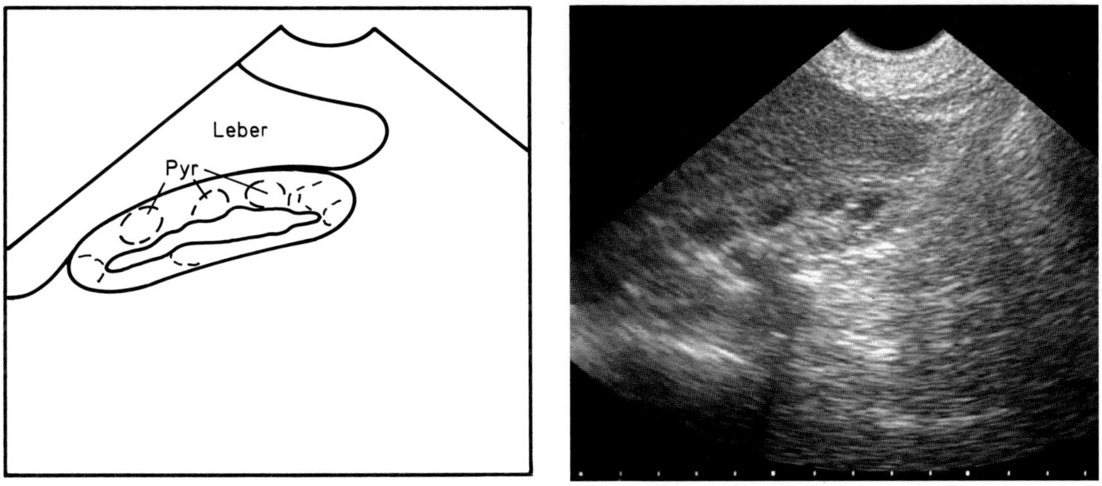
Leber
Pyr

49

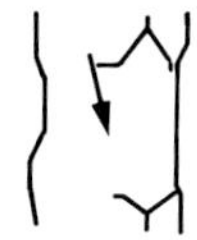

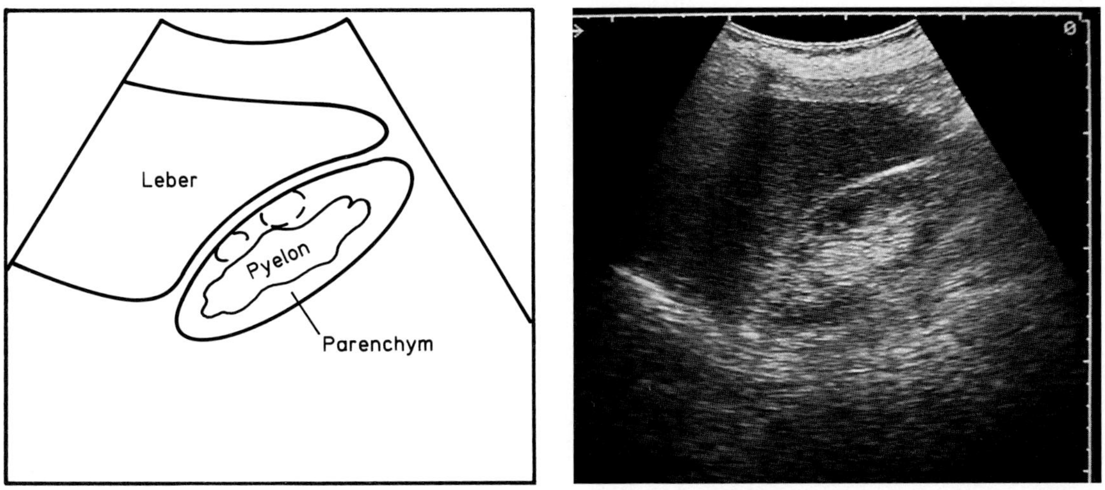
Leber
Pyelon
Parenchym

50

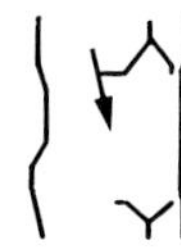

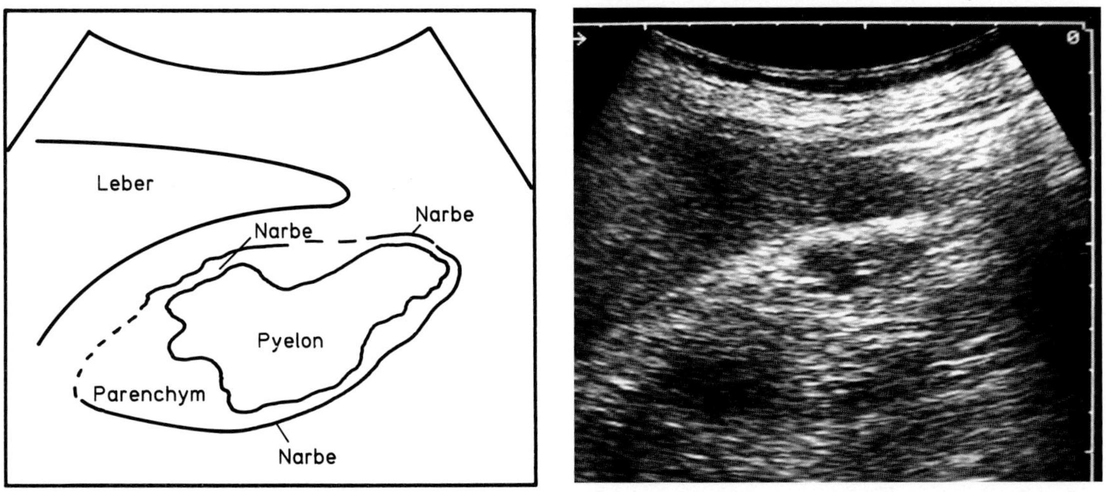
Leber
Narbe
Narbe
Pyelon
Parenchym
Narbe

51

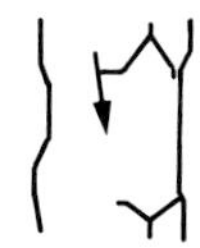

Parenchymatöse Nierenerkrankungen

52 **Niereninfarkt** (Oberbauchlängsschnitt links) Im insgesamt reflexarmen Nierenparenchym ist eine kugelig angeschwollene, reflexärmere, angedeutet keilförmige Veränderung zu erkennen, die einem klinisch vermuteten, durch Angio-CT bestätigten kleinen Nierenrindeninfarkt entsprach. Die Diagnose von Niereninfarkten ist schwierig, da die Reaktion des Nierenparenchyms verzögert auftritt und häufig uncharakteristisch ist. So kann noch 24 Stunden nach einem vollständigen Nierenarterienverschluß ein nahezu unauffälliges sonographisches Bild der Niere oder eine uncharakteristische Anschwellung des Organs im Sinne eines Nierenversagens vorliegen. Ein sonographisch unauffälliger Befund schließt somit eine Nierenarterienembolie nicht aus.

53 **Narbe der rechten Niere nach früher abgelaufener Nierenembolie** (Oberbauchlängsschnitt rechts)
Die Ausheilungsstadien früherer umschriebener Nierenschädigungen, in diesem Fall einer Nierenarterienembolie, sind in Form umschriebener Nierenparenchymverschmälerungen zu erkennen. Die Genese solcher Narben kann sonographisch meist nicht weiter differenziert werden.

54 **Narbe der rechten Niere** (Oberbauchlängsschnitt rechts)
Diese breite Narbe war im Rahmen eines entzündlichen Prozesses entstanden. Differentialdiagnostisch können solche Veränderungen nach embolischen, traumatischen, entzündlichen Einflüssen auf das Nierenparenchym, aber auch z. B. nach der Punktion einer Nierenzyste gefunden werden, wenn die Zyste so groß war, daß sie eine Rarefizierung des Nierenparenchyms verursacht hatte.

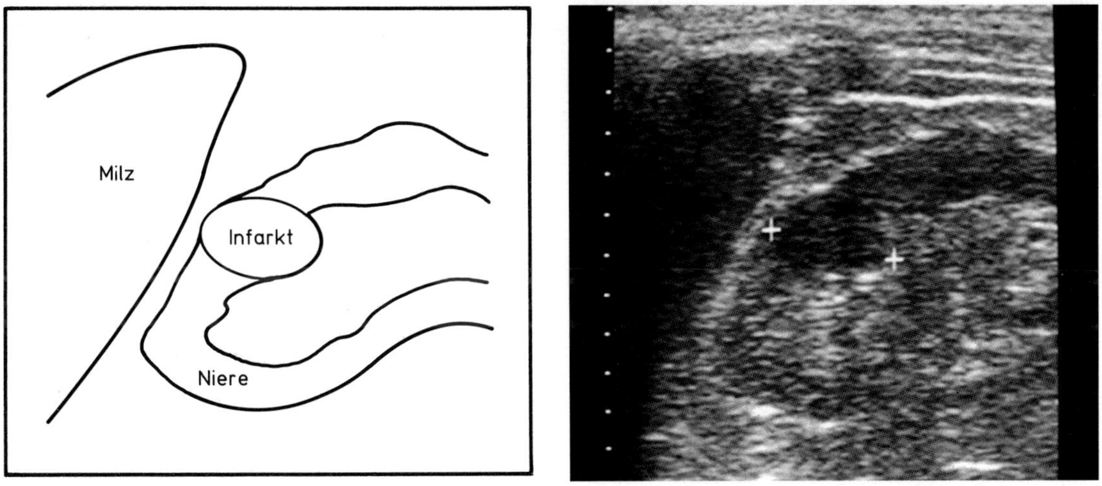

52

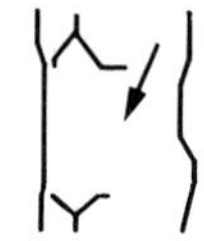

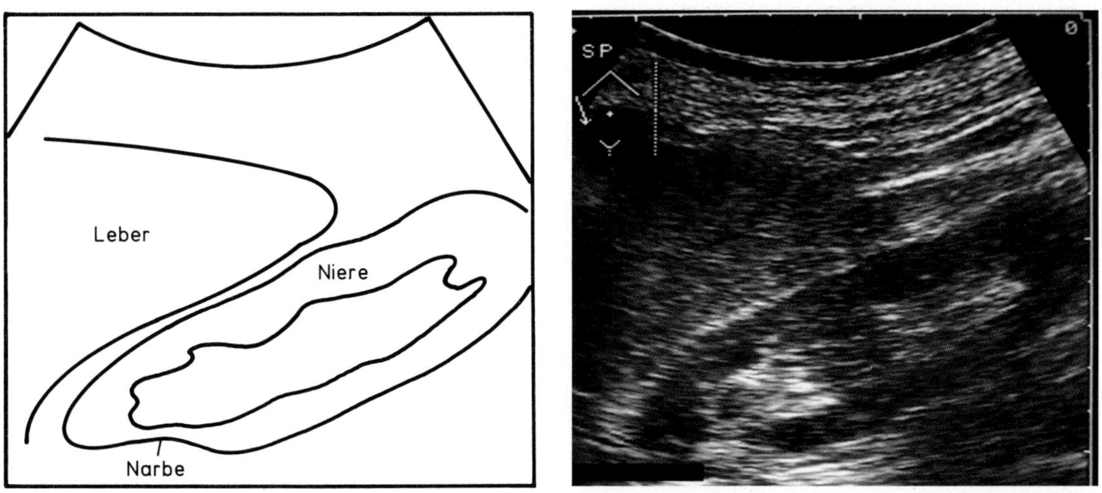

53

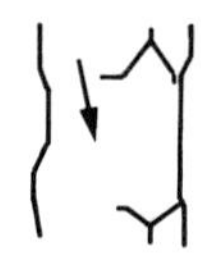

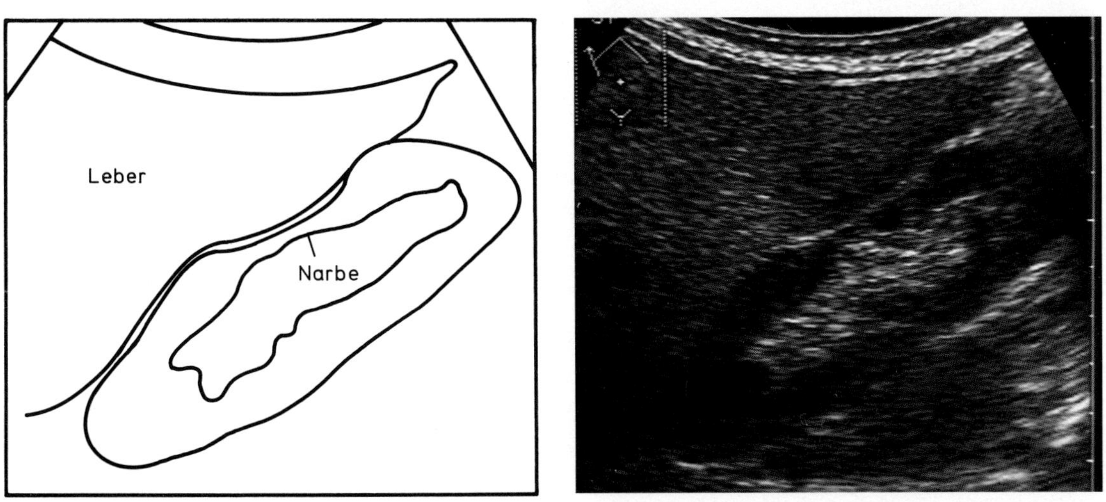

54

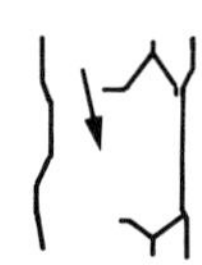

Parenchymatöse Nierenerkrankungen

55 **Narbe rechte Niere** (Oberbauchquerschnitt rechts)
Im ventralen Nierenparenchym ist eine plötzliche Verschmälerung des Parenchyms bei postembolischer Narbenbildung feststellbar. Solche Veränderungen sind bei Patienten mit Rhythmusstörungen, insbesondere bei Mitralvitien, nicht selten zu beobachten.

56 **Nierenstein rechts** (Oberbauchlängsschnitt rechts)
Die Niere ist tangential getroffen zur besseren Darstellung des Nierensteins, der, hell aufleuchtend, mit einem kräftigen Schallschatten im oberen Nierendrittel zu erkennen ist. Nierensteine werden sonographisch etwas schlechter dargestellt als z. B. Blasensteine. Wenn sie jedoch in der reflexarmen Umgebung des Nierenparenchyms liegen, gelingt ihre Darstellung mit großer Sicherheit (s. Einleitung).

57 **Nephrolithiasis** (Oberbauchlängsschnitt links)
Der Stein in der unteren Kelchgruppe links hat zu einem leichten Aufstau der angrenzenden Kelchanteile geführt. Die Messung der Steindicke bei Verwendung eines Curved-array- oder Sektorscanners muß unmittelbar hinter dem Reflex erfolgen. Diese Messung entspricht dann etwa der effektiven Steingröße.

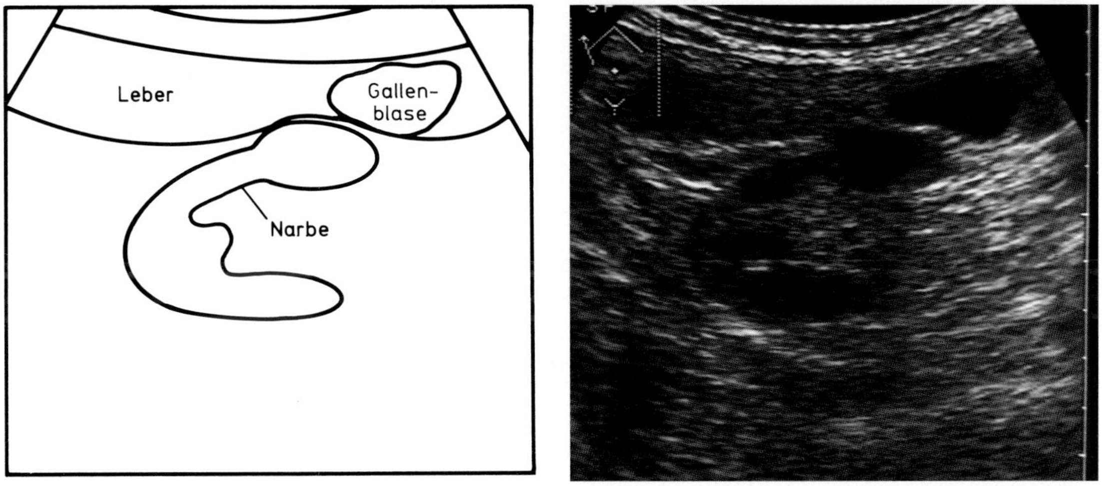

55

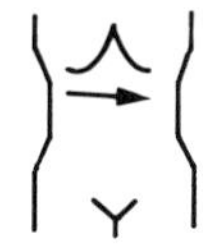

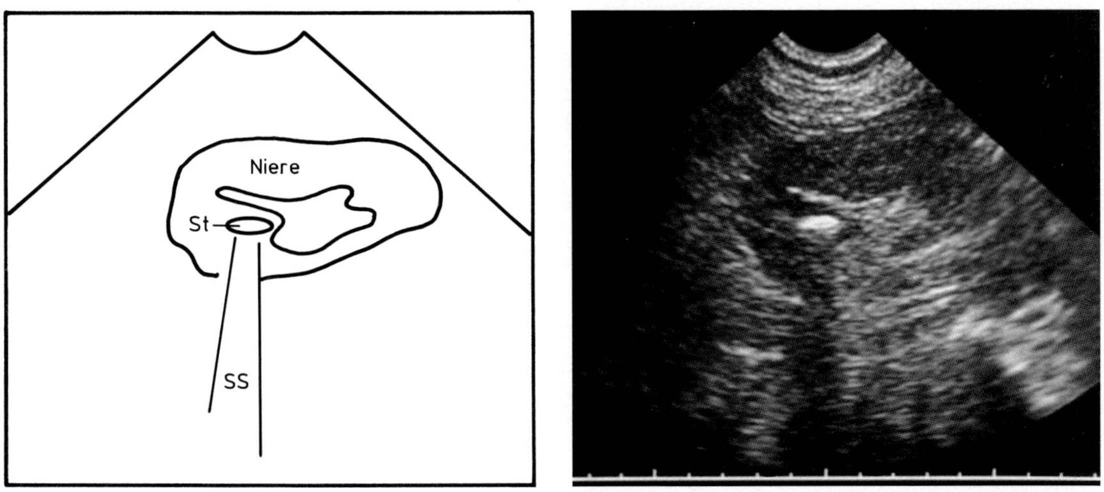

56

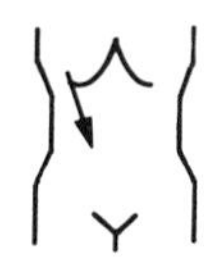

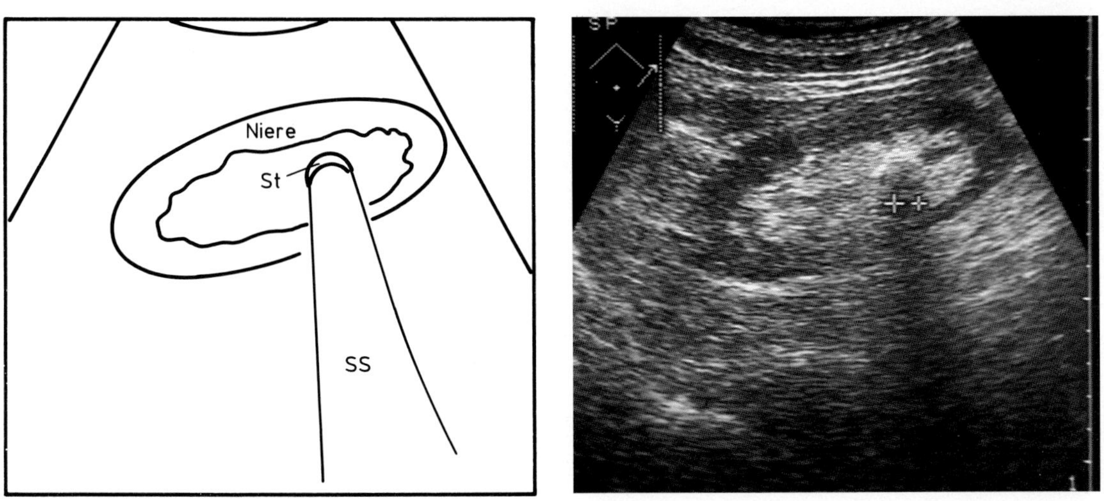

57

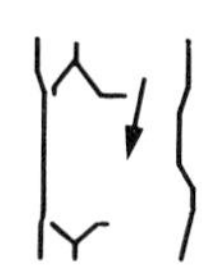

58 **Nephrolithiasis** (Oberbauchlängsschnitt links) Je kleiner die Steine, desto schwieriger ist ihre Abgrenzung gegen Verkalkungen, insbesondere im Bereich typischer Lokalisationen wie der Papillenspitze. Kleine Verkalkungen mit Schallschatten werden häufig als Zufallsbefund entdeckt, ohne daß Beschwerden angegeben werden. Sehr kräftige Blutgefäße in der Niere, auch im Bereich der Aa. arcuatae, stellen sich ebenfalls reflexkräftig dar, allerdings ohne Schallschatten. Sie werden häufig mit kleinen Konkrementen verwechselt.

59 **Chronische Pyelonephritis links mit Nephrolithiasis** (Oberbauchlängsschnitt rechts) Die Niere ist parenchymverschmälert, das Pyelon verbreitert; im Pyelon sind kräftige Reflexe, z.T. mit, z.T. ohne Schallschatten zu sehen. Es handelt sich dabei teils um narbige Veränderungen, teils um kleine Steine mit Schallschatten.

60 **Nephrolithiasis** (Mittelbauchlängsschnitt links) Große Steine sind auf Anhieb leicht zu entdecken. In diesem Fall hat man den Eindruck von 2 dicht nebeneinander liegenden Steinen mit gemeinsamem Schallschatten. Komplikationen der Steine, wie Erweiterung des Nierenbecken-Kelch-Systems und entzündliche Veränderungen, lassen sich sonographisch, insbesondere bei Verlaufsuntersuchungen, zusätzlich erkennen.

58

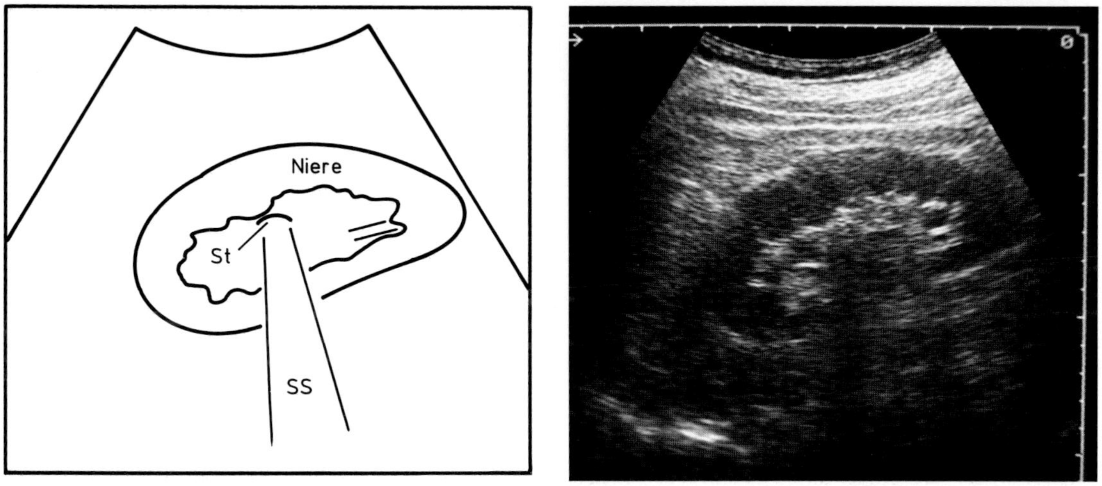

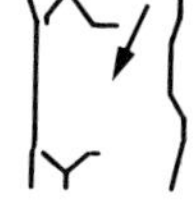

59

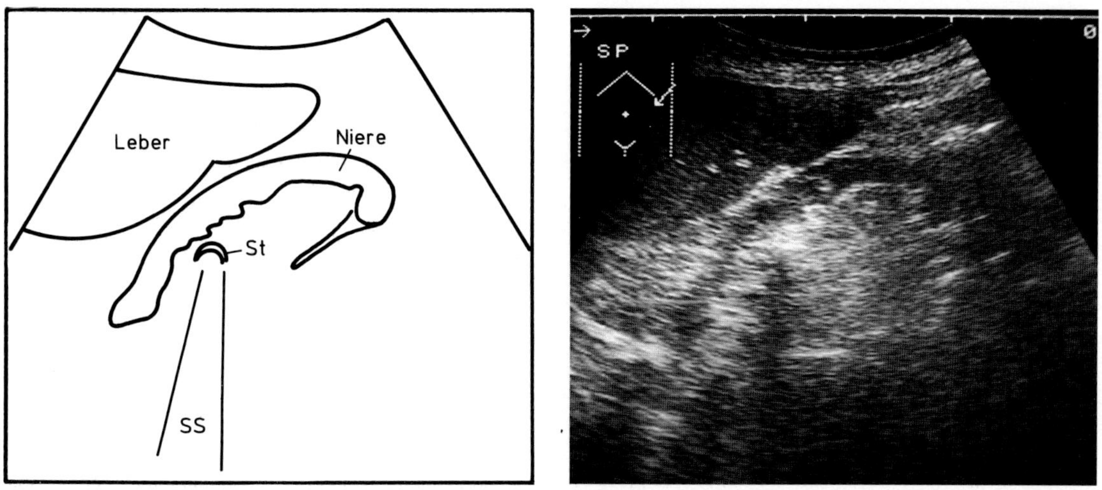

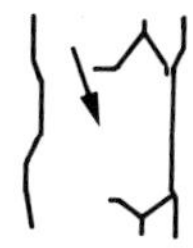

60

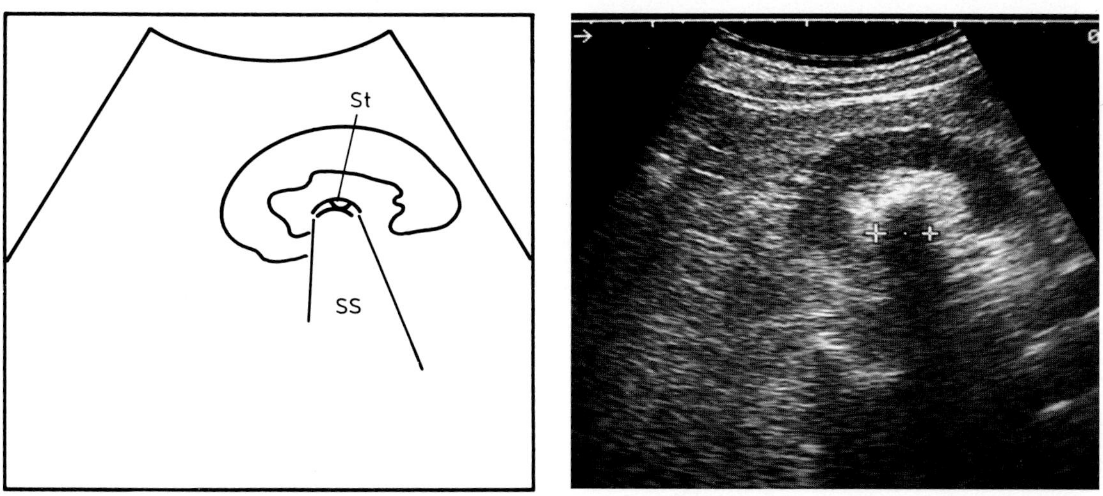

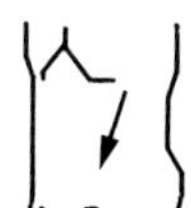

Parenchymatöse Nierenerkrankungen

61 **Nephrolithiasis und Nierenzyste** (Oberbauchlängsschnitt links)
Die Niere ist leicht verkleinert, trägt am oberen Pol in der Umgebung einer narbigen Veränderung eine Nierenzyste, die die typischen Nierenzystenkriterien mit glatter Kontur, Binnenreflexfreiheit und distaler Schallverstärkung aufweist. Kaudal davon sieht man 2 große Nierensteine mit Schallschatten im Pyelon. Das Pyelon selbst ist scheckig und reflexvermehrt.

62 **Pyelonephritis links mit fraglichem Nierenstein** (Oberbauchlängsschnitt links)
Die Niere ist normal groß, etwas verquollen, akut entzündlich verändert, das Pyelon ist scheckig gemustert. Im Parenchym liegt eine hell aufleuchtende Veränderung mit einem zierlichen Schallschatten. Da diese Veränderung zentral ein horizontal verlaufendes Band aufweist, ist differentialdiagnostisch bei diesem älteren Patienten an ein wandverstärktes Nierengefäß zu denken. Da eine urologische Intervention bei fehlender Klinik so gut wie nie erfolgt, bleiben diese Befunde häufig unklar.

63 **Kleine Nierensteine** (Oberbauchlängsschnitt rechts)
Bei sonst unauffälligem Nierensonogramm sind 3 winzige, reflexkräftige Veränderungen zu erkennen, die kleinen Verkalkungen entsprechen. Das mittlere der Konkremente führt zu einem leichten Aufstau des Nierenbecken-Kelch-Systems. Im Nierenparenchym stellt sich zusätzlich eine A. arcuata dar.

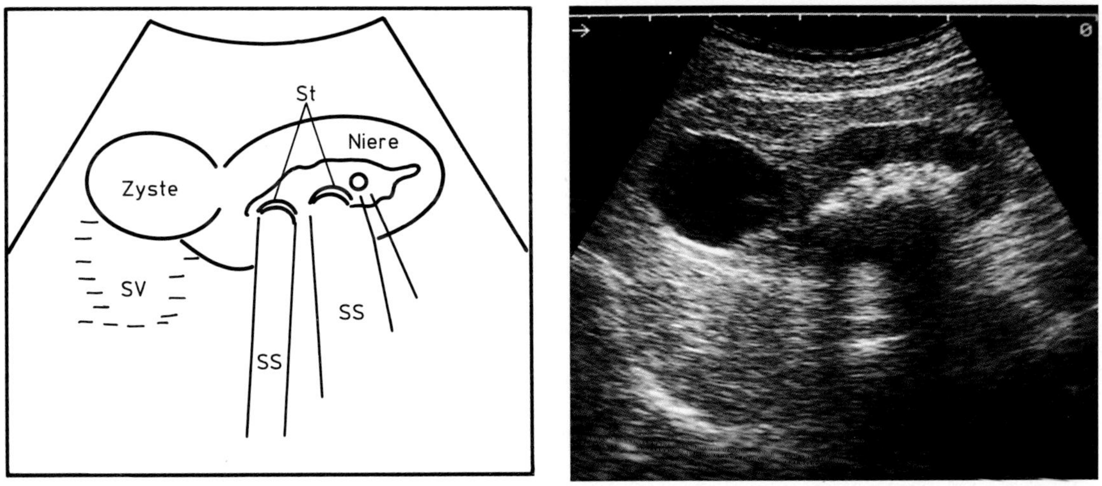

61

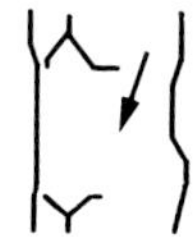

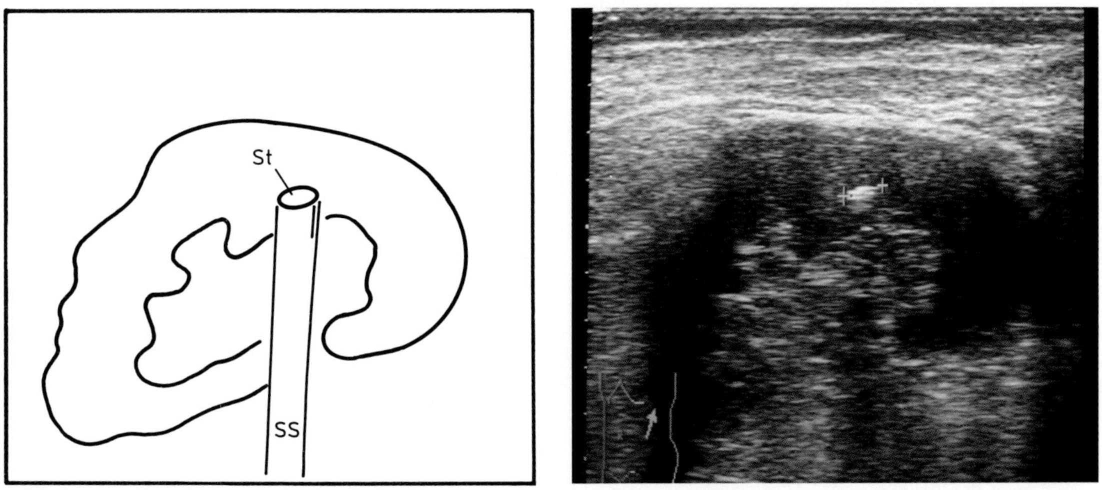

62

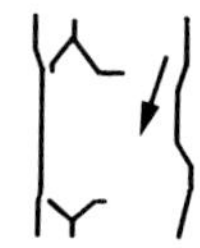

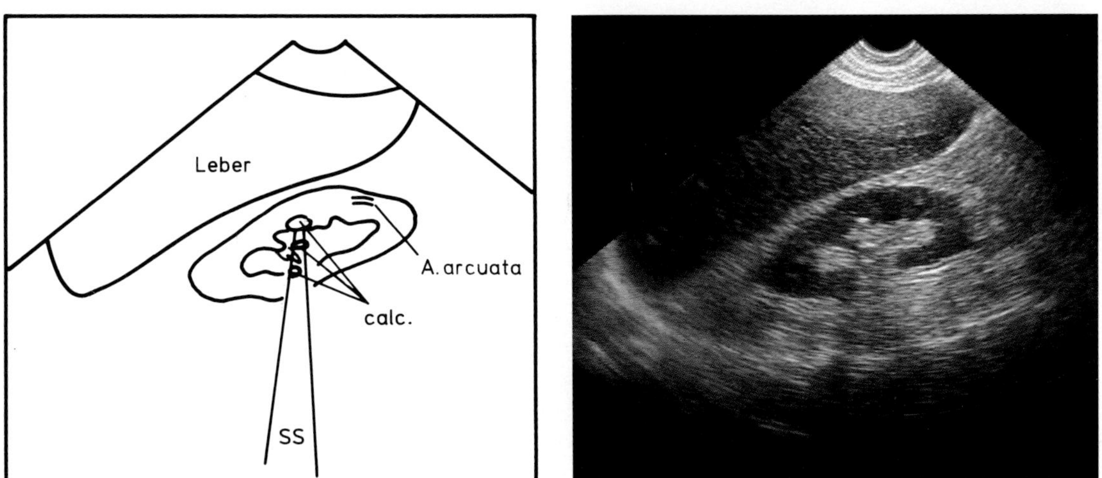

63

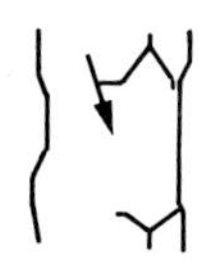

Parenchymatöse Nierenerkrankungen

64 **Nephrolithiasis** (Längsschnitt linke Flanke)
Hier ist die Diagnose leicht. Der Stein ist innerhalb des Nierenparenchyms deutlich demarkiert, kugelig und mit einem kräftigen Schallschatten versehen.

65 **Extravasat in der Nierenkapsel nach spontaner Kelchruptur** (Längsschnitt durch die rechte Niere)
Ventral der Niere ist eine sichelförmige, reflexarme Lamelle zu erkennen, die innerhalb der Nierenkapsel liegt. Sie ist deutlich vom Nierenparenchym abgegrenzt. Bei der Patientin bestand eine Harnstauungsniere bei einem Ureterkonkrement. Im Rahmen der Ureterkolik war es spontan zu einer Kelchruptur in die Kapsel gekommen. Das Extravasat wurde durch eine Feinnadelpunktion entfernt; der Schallschatten in der Mitte der Niere zeigt die Markierung für den Ort der Punktion an.

66 **Extravasat der rechten Niere nach Punktion** (Schrägschnitt durch die rechte Niere)
Dieselbe Patientin wie auf der Voraufnahme. Hinter der Leber ist die Niere mit einem deutlich kleineren Extravasat zu erkennen, das nach Punktion wieder nachlief. Nachdem der Stein durch eine Schlinge entfernt werden konnte, kam es zum spontanen Verschluß der Fistel und zur Austrocknung des Extravasats.

64

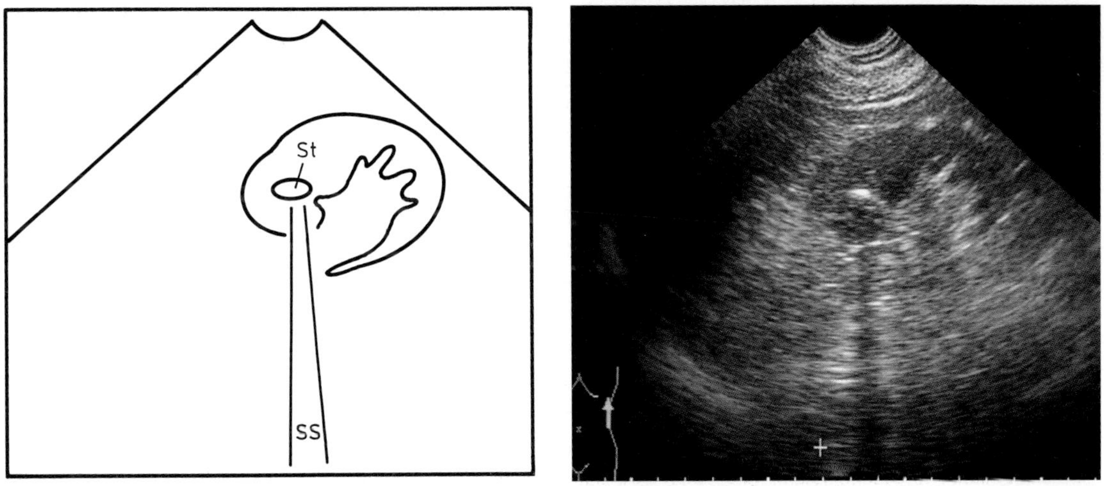

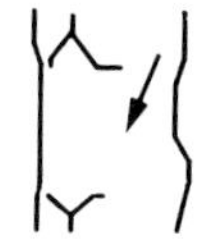

65

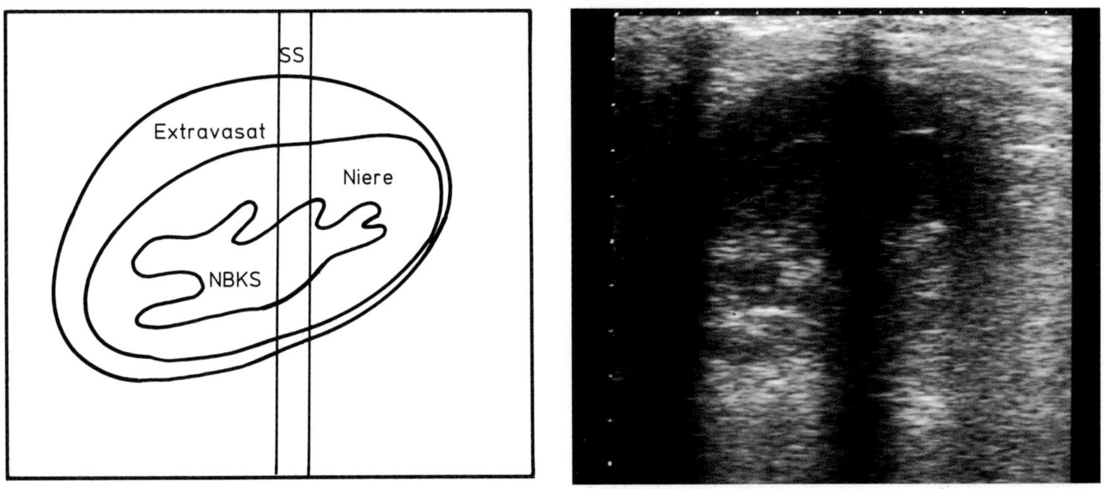

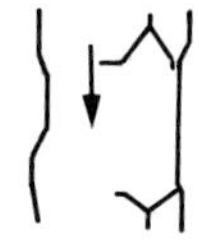

66

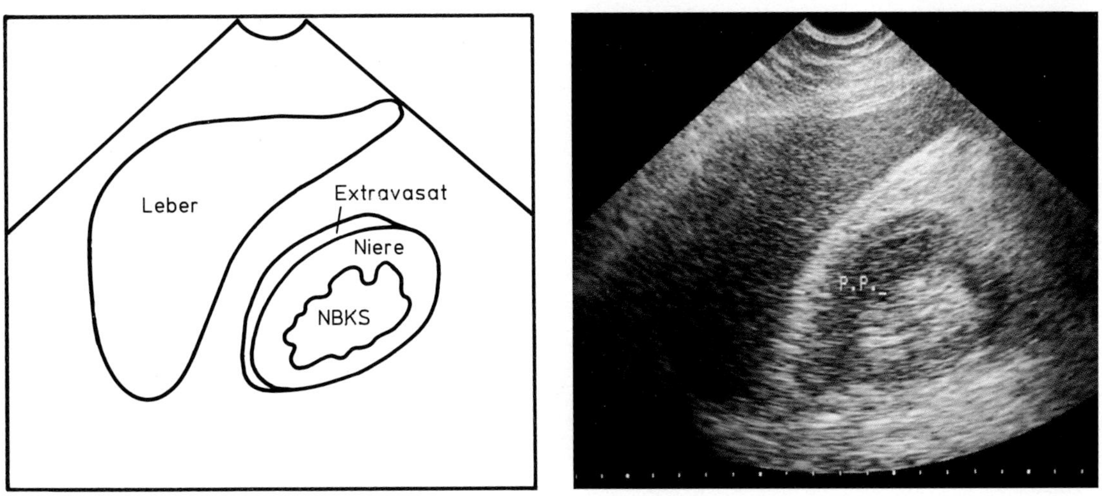

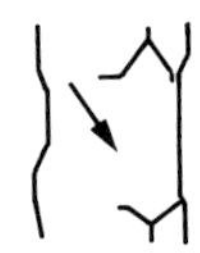

67 **Kapselhämatom nach Nierentrauma** (Längsschnitt links)
Die Niere ist deutlich verändert, sie weist ein scheckiges Parenchym auf, stellenweise ist eine Separierung von Niere und Mark feststellbar. Die Fettkapsel ist deutlich zu erkennen, sie ist offenbar blutig durchtränkt, wobei freies Blut und Hämatom schalenförmig um die Niere angeordnet sind. Der Befund war nach einem stumpfen Trauma entstanden.

68 **Nierenruptur** (Oberbauchlängsschnitt rechts)
24 h nach einer Verletzung (Tritt in die Flanke) war dieses sonographische Bild entstanden, das eine deutlich vergrößerte Niere zeigt, deren Parenchym wie aufgerissen ist durch ein großes Hämatom. Vermutete traumatische Veränderungen sind häufig erst verzögert nachweisbar. Patienten mit stumpfem Bauchtrauma und Verletzungen der Nierenregion müssen deshalb innerhalb kurzer Intervalle mehrfach täglich kontrolliert werden, um eine Spätfolge des Traumas nicht zu übersehen.

Zystische Nierenveränderungen

69 **Nierenzyste** (Flankenlängsschnitt rechts)
Die Zyste weist alle Kriterien einer kongenitalen Nierenzyste auf. Sie ist kugelig, glatt begrenzt, der liquide Inhalt völlig reflexfrei; charakteristisch ist die distale Schallverstärkung. Die 4 cm große Zyste hat das Nierenparenchym verdrängt.

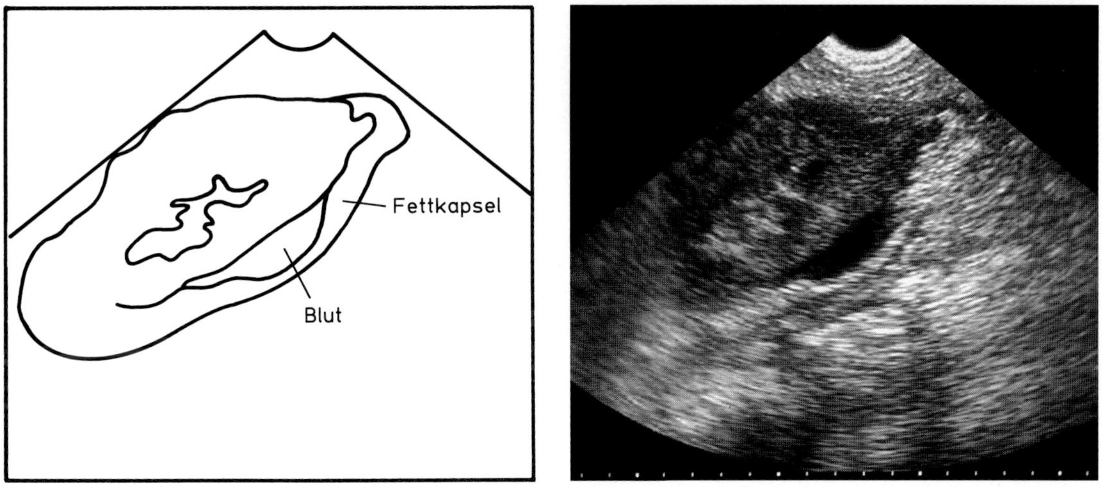
Fettkapsel
Blut

67

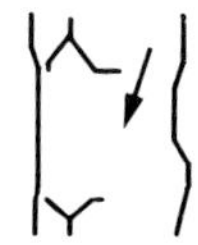

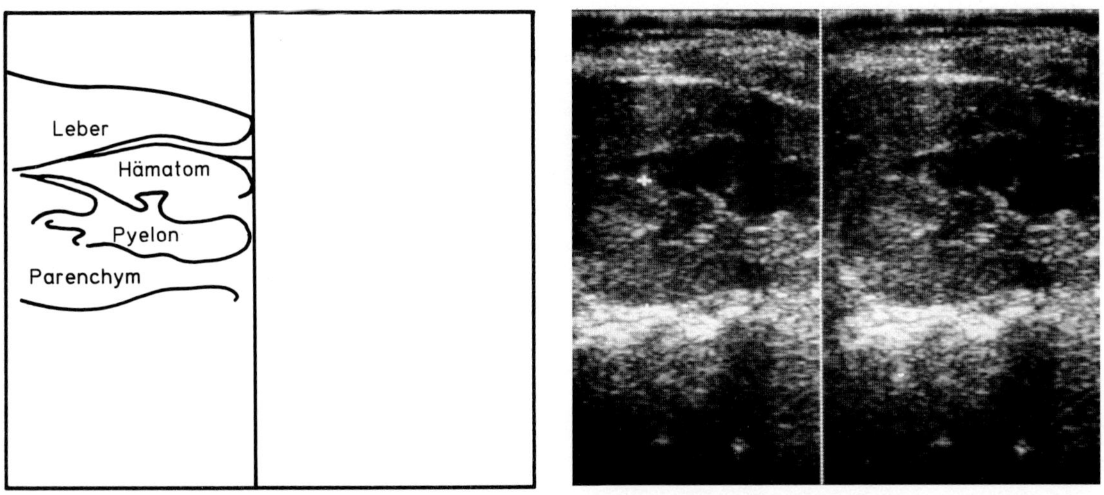
Leber
Hämatom
Pyelon
Parenchym

68

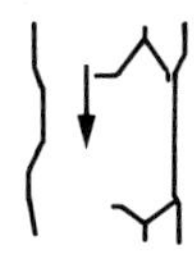

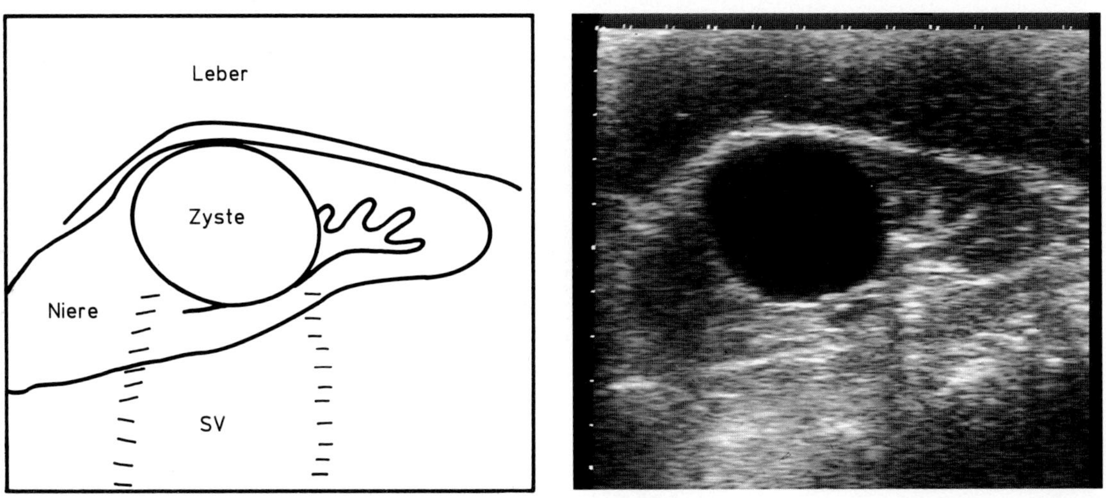
Leber
Zyste
Niere
SV

69

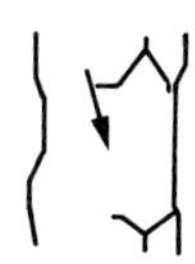

Zystische Nierenveränderungen

70 **Rechtsseitige Nierenzyste, Cholelithiasis** (Oberbauchquerschnitt rechts)
Wiederum weist die Zyste alle typischen Charakteristika auf. Sie geht vom medialen Anteil des ventralen Nierenparenchyms aus und ragt weit in das Pyelon hinein, ohne daß es dort zu einer Kompression des Nierenbecken-Kelch-Systems gekommen ist. Aufgestaute Kelche sind nirgends nachweisbar. Als Nebenbefund erkennt man eine Cholezystolithiasis.

71 **Große Nierenzyste rechts** (Oberbauchlängsschnitt rechts)
Diese Nierenzyste hat die obere Hälfte der rechten Niere scheinbar völlig aufgebraucht. Wiederum weist sie die typischen Charakteristika einer kongenitalen Nierenzyste auf. Werden solche Zysten durch Punktion entlastet, erkennt man, daß doch noch mehr Nierenparenchym verbleibt, als dies zunächst scheint. Nach Punktion erkennt man meist ein Restparenchym, das jedoch deutlich dünner ist als in den nicht betroffenen Anteilen der Niere. Gewöhnlich führen diese Zysten nicht zu einer Funktionseinschränkung der Nieren.

72 **Nierenzyste rechts** (Oberbauchlängsschnitt rechts)
Aus dem oberen Nierenpol wächst diese Zyste nach kranial heraus. Von einer Nebennierenzyste ist sie dadurch zu unterscheiden, daß sie große Teile des oberen Nierenpols ersetzt hat, das Parenchym ist hier rarefiziert. Sofern keine Beschwerden bestehen, wird man solche Nierenzysten nicht punktieren.

70

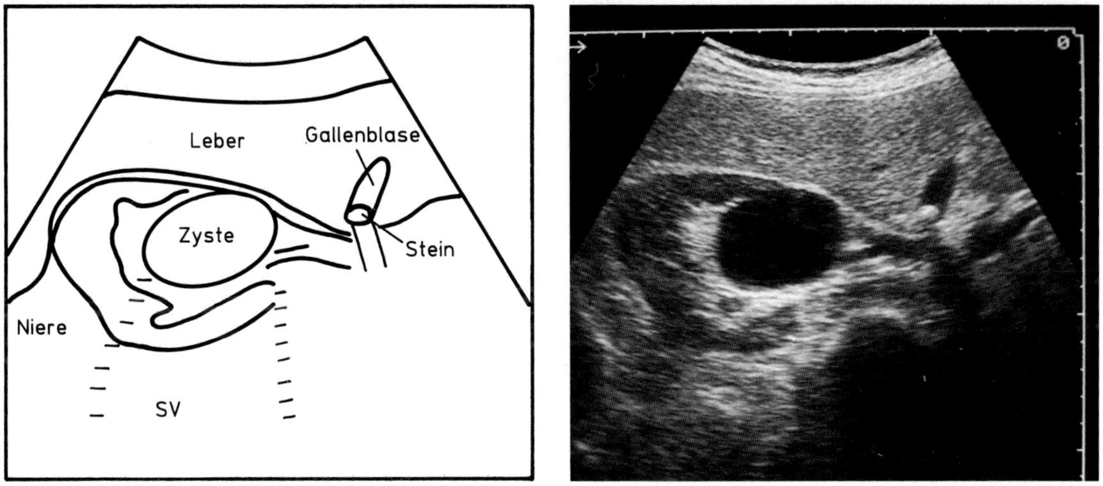
Leber
Gallenblase
Zyste
Stein
Niere
SV

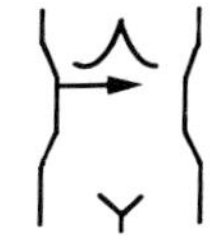

71

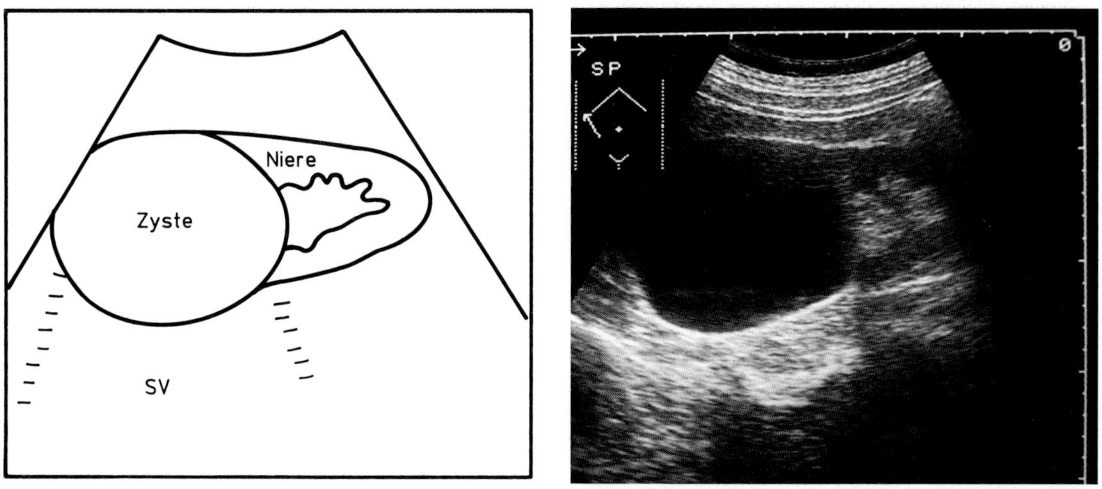
Niere
Zyste
SV
SP

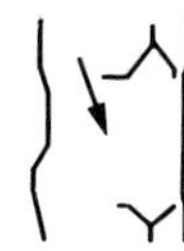

72

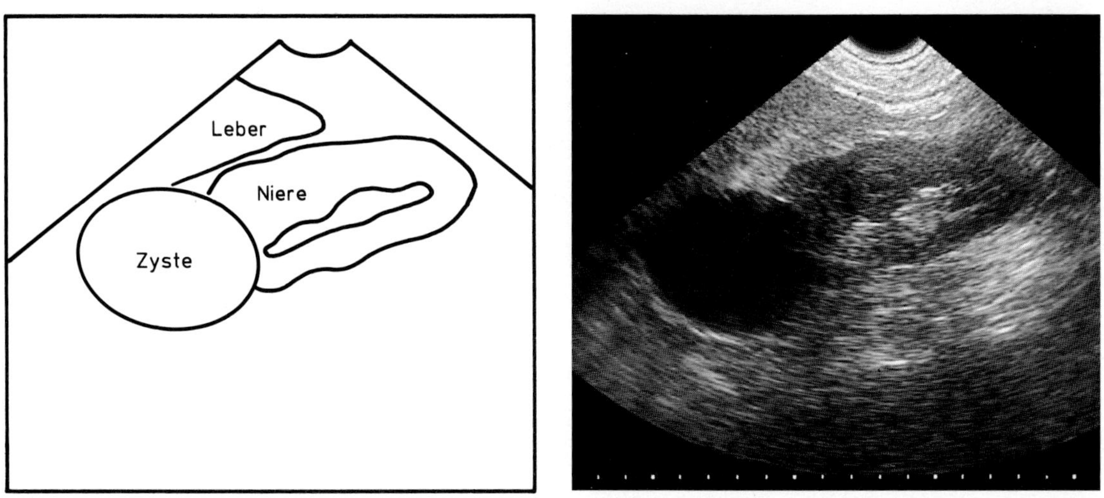
Leber
Niere
Zyste

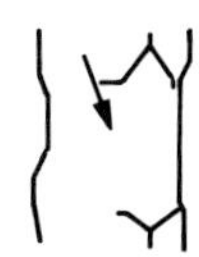

Zystische Nierenveränderungen

73 **Parapelvine Zyste rechts** (Flankenlängsschnitt rechts)
Diese Zysten sind häufig Zufallsbefunde. Sie verursachen keine Beschwerden, haben nicht zu einem Aufstau des Nierenbecken-Kelch-Systems geführt. Veränderungen dieser Art können kongenital oder im Rahmen von Entzündungen mit Narbenbildungen und Kompression einzelner Harnkanälchen entstehen. Eine Therapie der Zysten erübrigt sich.

74 **Nierenzyste rechts** (Oberbauchlängsschnitt rechts)
Derart weit über das Nierenparenchym hinausragende Zysten sind eher selten. Trotzdem weist diese Zyste alle Charakteristika einer kongenitalen Nierenzyste auf. Auch hier wird man auf eine Therapie verzichten. Anzeichen einer tumorösen Erkrankung der Nachbarschaft bestehen nicht.

75 **Kleine Nierenzysten rechts und links** (Oberbauchlängsschnitt rechts und links)
Multizystische Nieren sind keine Seltenheit. Hier waren rechts eine, links 2 Zysten von unterschiedlicher Größe nachweisbar. Auch bei inzipienten Zystennieren vom Erwachsenentyp zeigt sich das polyzystische Geschehen in dieser Weise, meist zwischen dem 17. und 20. Lebensjahr, wenn die Zysten zu einer sonographisch faßbaren Größe herangewachsen sind.

73

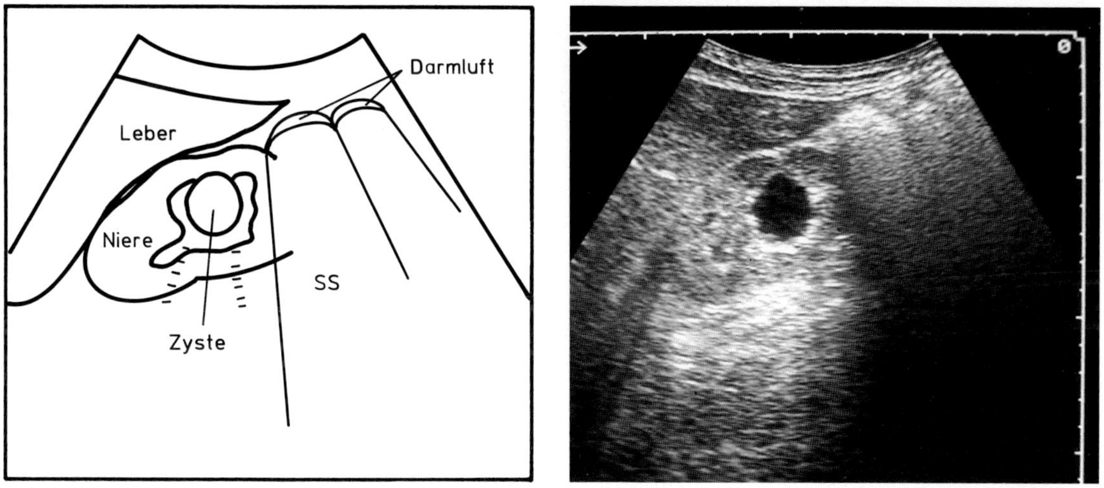
Darmluft
Leber
Niere
SS
Zyste

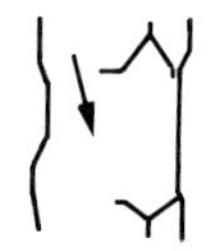

74

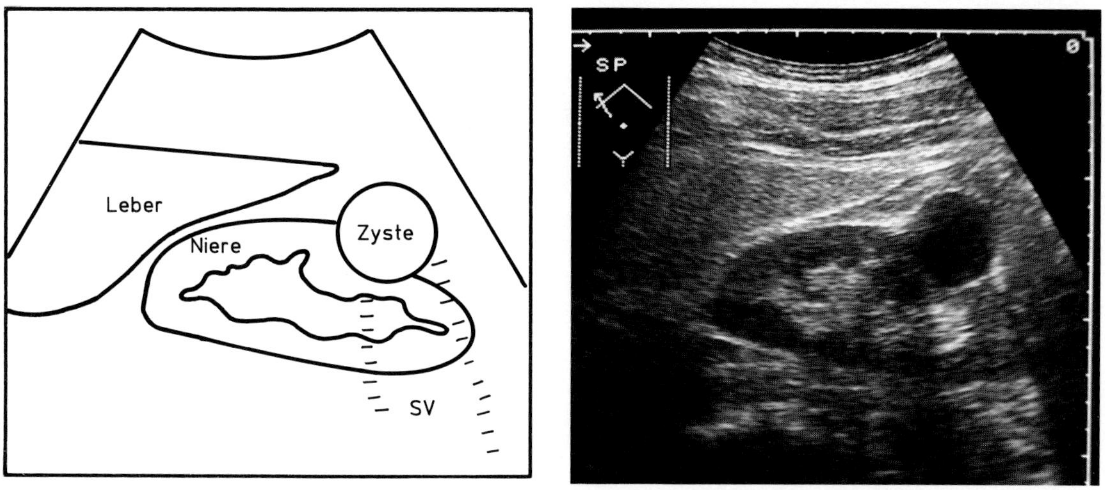
Leber
Zyste
Niere
SV
SP

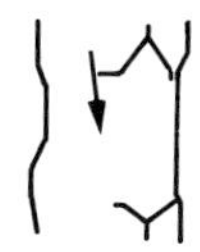

75

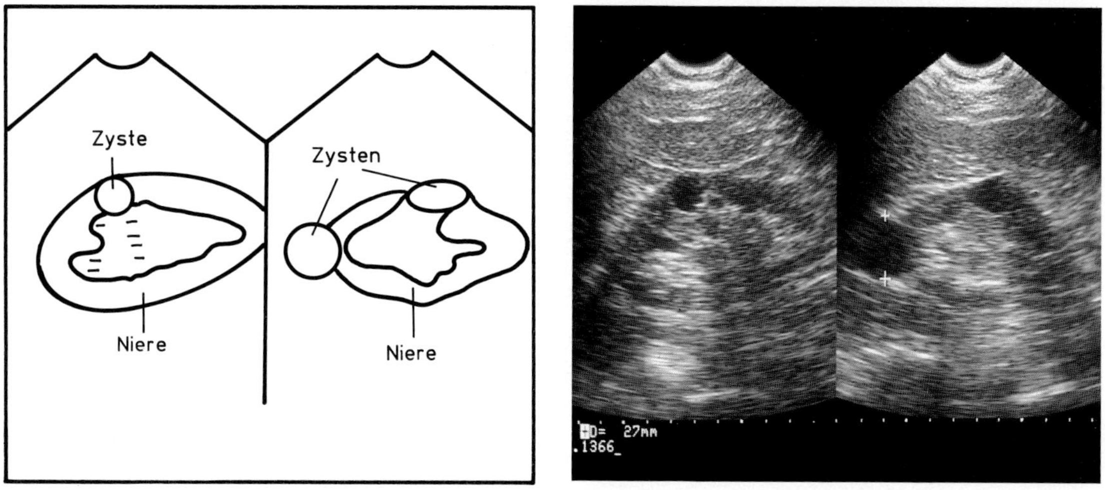
Zyste
Zysten
Niere
Niere

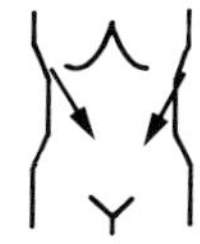

Zystische Nierenveränderungen

76 **Große Nierenzyste rechts** (Oberbauchlängsschnitt rechts)
Durch die distale Schallverstärkung wird die Niere zu hell abgebildet. Diese großen Zysten machen nicht selten Beschwerden. Um zu klären, ob diese Beschwerden wirklich durch die Nierenzyste verursacht sind, empfiehlt es sich, die Nierenzyste weitgehend abzupunktieren. Werden die Beschwerden dann geringer oder verschwinden sie, waren sie glaubhaft durch die Nierenzyste verursacht. Läuft die Zyste, was in über 70% der Fälle üblich ist, wieder voll, wird man dann durch rezidivierende Punktionen, Verödungstherapie oder gar Operation versuchen, diese symptomatische Nierenzyste dauerhaft zu beseitigen.

77 **Große Nierenzyste nach Punktion** (Oberbauchquerschnitt rechts)
Nach Punktion der vorbeschriebenen sehr großen Zyste ist diese kleine Restzyste verblieben. Es waren dazu mehrere Punktionen notwendig. Schließlich hatte es während des Punktionsvorgangs eingeblutet. Durch die resorptiven Vorgänge war offenbar eine Entzündung entstanden, die verhinderte, daß die Zyste sich erneut füllte. Trifft man in Unkenntnis der Vorgeschichte auf einen derartigen Befund, ist diese Nierenzyste natürlich auffällig durch ihre unregelmäßige Kontur und die Reflexe, die im Zentrum der Zyste anzutreffen sind.

78 **Zyste nach Punktion** (Oberbauchlängsschnitt rechts)
Dieselbe Patientin wie auf der Voraufnahme. Man erkennt eine deutliche Rarefizierung des Nierenparenchyms an der Stelle, aus der die riesige Nierenzyste hervorging. Zwei scheinbar durch ein Septum getrennte zystische Reste sind zurückgeblieben. Das Septum entsteht durch eine Einfaltung der Zystenwand. Der Befund bei dieser Patientin wird jetzt seit mehreren Jahren in großen Abständen verfolgt. Die Zyste ist nicht wieder vollgelaufen. Ein kleiner zystischer Rest bleibt jedoch dauerhaft bestehen.

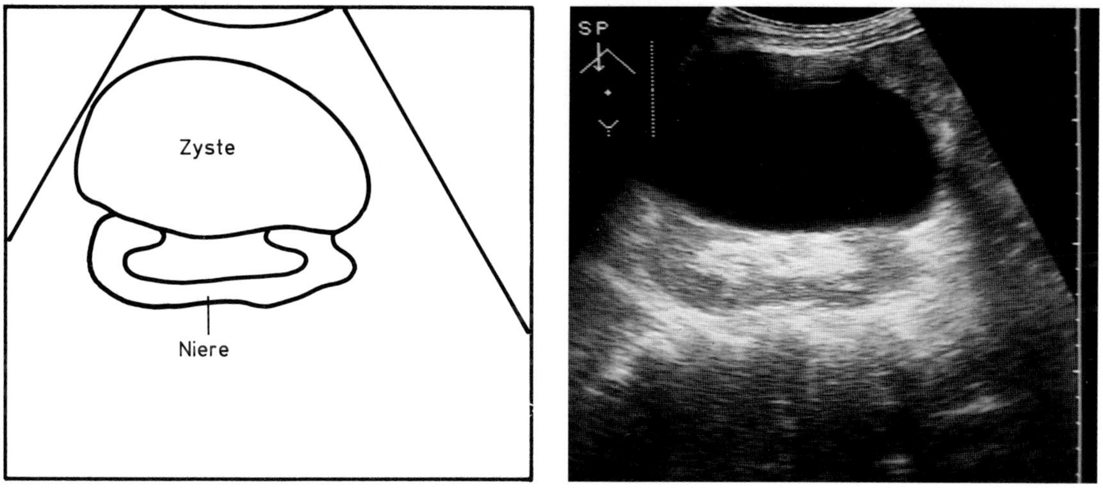
Zyste
Niere
SP

76

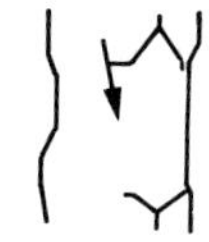

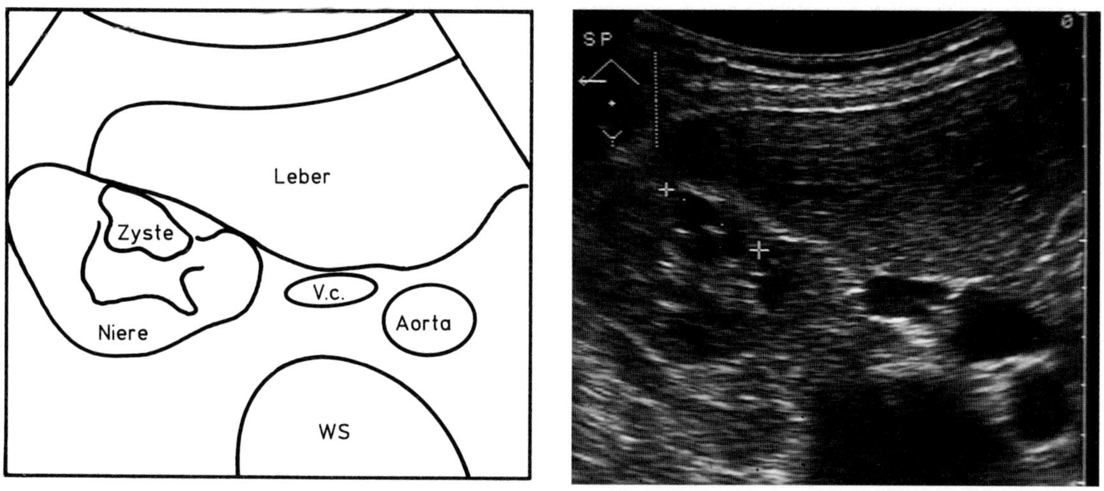
Leber
Zyste
V.c.
Aorta
Niere
WS
SP

77

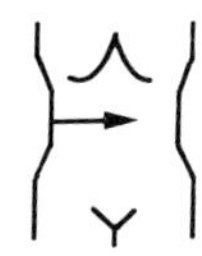

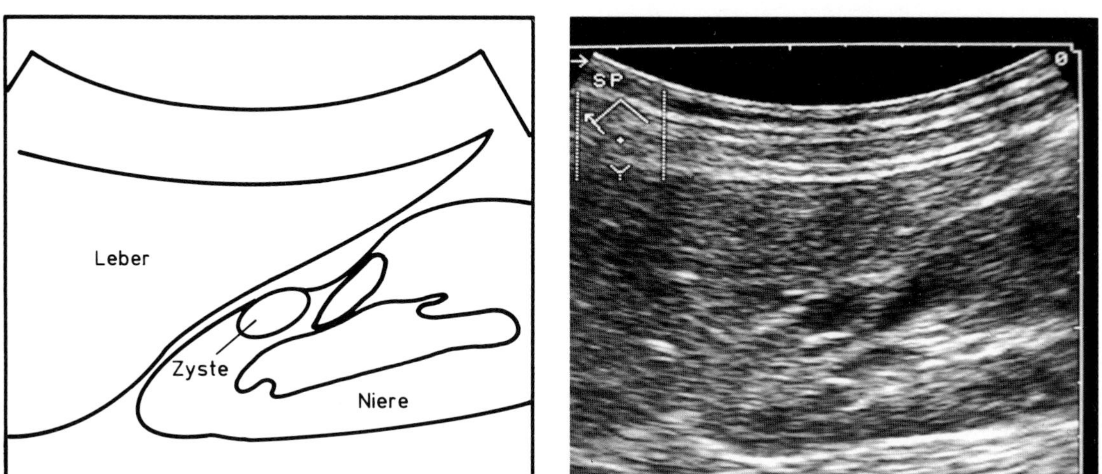
Leber
Zyste
Niere
SP

78

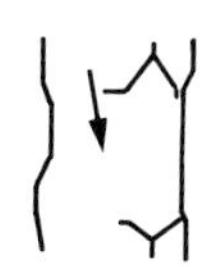

Zystische Nierenveränderungen

79a **Riesige Nierenzyste rechts** (Oberbauchlängsschnitt rechts)
Dieser Zyste sieht man geradezu an, daß sie Verdrängungsbeschwerden macht. Die Patientin klagte über dumpfes Druckgefühl im rechten Oberbauch. Die Niere war durch die große Zyste nach kaudal verdrängt.

79b **Nierenzyste während der Punktion** (Oberbauchlängsschnitt rechts)
Diese symptomatische Zyste wurde durch eine Feinnadelpunktion entleert. Man erkennt den Reflex der Nadelspitze im Zentrum der Zyste. Die Zyste wurde vollständig entleert, der Punktionsvorgang mußte noch 2mal wiederholt werden. Mittlerweile hat sich die Zyste nicht wieder vollständig gefüllt. Auch hier besteht jedoch ein kleiner Zystenrest, der nun keine Beschwerden mehr macht.

80 **Septierte Zyste der rechten Niere** (Mittelbauchlängsschnitt rechts)
Selten handelt es sich wirklich um eine septierte Zyste. Meistens sind es 2 nebeneinanderliegende Zysten, die kongenital oder durch eine postentzündliche Striktur entstanden sind. Vereinbarungsgemäß gehören solche Zysten zum Kreise der auffälligen Zysten (s. unten) und müssen kontrolliert werden, um ein Tumorwachstum in der Umgebung rechtzeitig erkennen zu können.

81 **Atypische Nierenzyste rechts** (Oberbauchlängsschnitt rechts)
Obwohl diese Zyste die Charakteristika Reflexfreiheit und distale Schallverstärkung aufweist, sind die teilweise unregelmäßige Begrenzung und die Gestalt in Form einer Clownnase auffällig. Letztere wird durch die anatomische Nachbarschaft zur Leber, die die Zyste derartig deformiert hat, verständlich. Auch hier ist jedoch eine Verlaufsbeobachtung obligatorisch, sinnvollerweise auch eine Feinnadelbiopsie.

79 a

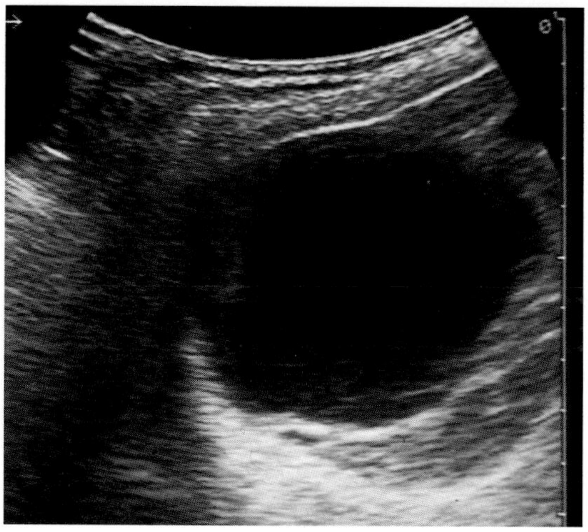

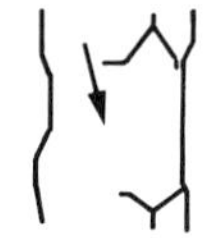

79 b

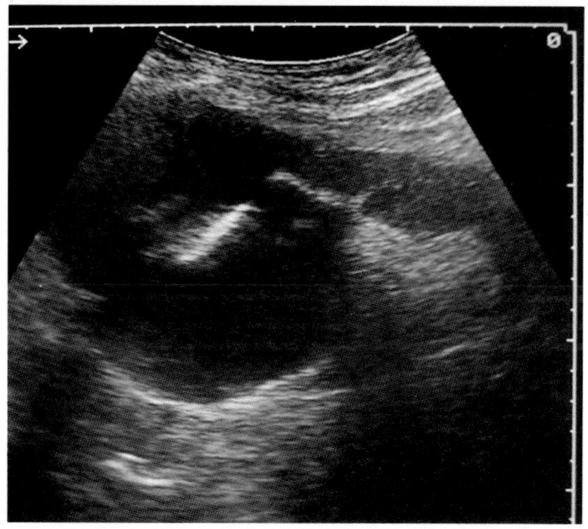

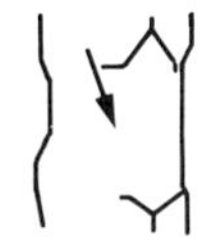

80

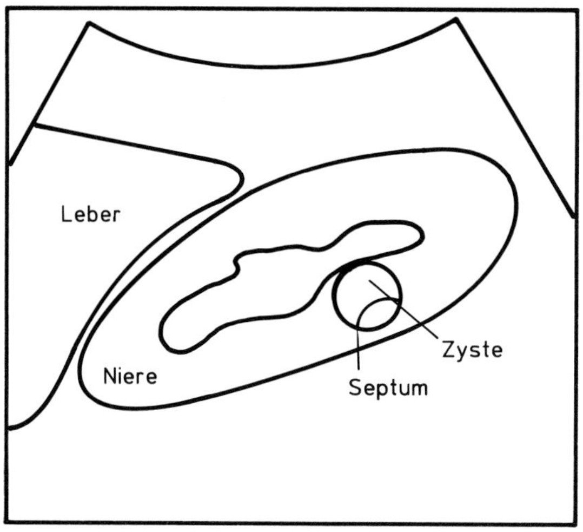

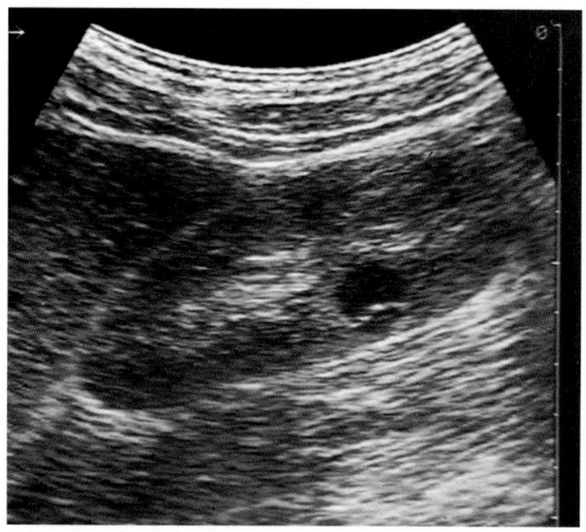

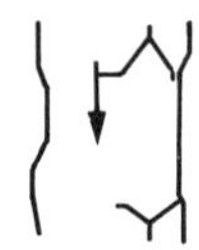

81

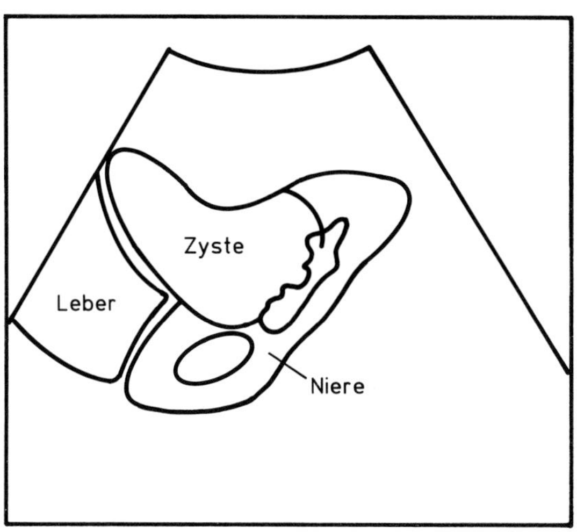

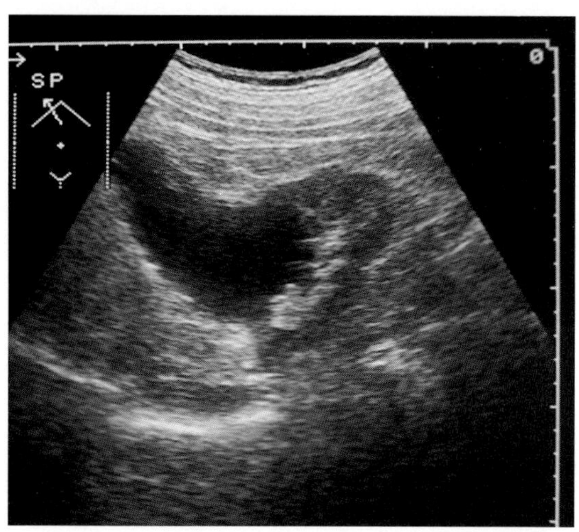

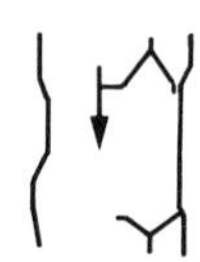

Zystische Nierenveränderungen

82 **Auffällige Nierenzyste rechts** (Mittelbauchlängsschnitt rechts)
Diese Zyste überragt das Nierenparenchym. Sie ist nicht eindeutig reflexfrei. Kraniodorsal grenzt sie an einen Parenchymzapfen. Die Zyste wurde punktiert, der Inhalt war klar. Die Verlaufsbeobachtung hat bisher keine weiteren Auffälligkeiten erkennen lassen.
Als auffällige oder atypische Zysten werden alle jene bezeichnet, die nicht die Kriterien einer kongenitalen Zyste (glatte Begrenzung, Binnenreflexfreiheit, distale Schallverstärkung, kugelige Gestalt) aufweisen, also insbesondere Zysten mit Wandverdickung und Reflexen im Zentrum, Septierungen und atypischen Formen. Bei in diesem Sinne auffälligen Zysten ist die Indikation zur diagnostischen Feinnadelpunktion gegeben.

83 **Zyste mit Einblutung** (Oberbauchlängsschnitt links)
Diese Zyste der linken Niere war ebenfalls durch zarte Binnenreflexe innerhalb der Zyste auffällig. Auch ist die distale Schallverstärkung nicht so ausgeprägt, wie dies zu erwarten gewesen wäre. Die Punktion ergab, daß es in diese Zyste eingeblutet hatte. Da in 40% der Zysten, die Blut oder Blutreste enthalten, angeblich tumoröse Wandveränderungen vorliegen, sollten diese Zysten dann operiert werden, wenn zusätzlich Wandveränderungen gefunden werden. Ist die Wand wie in diesem Fall glatt und nicht tumorverdächtig, sollte eine engmaschige Kontrolle erfolgen, um nicht doch ein entstehendes tumoröses Geschehen zu übersehen.

84 **Zyste mit Einblutung** (Oberbauchquerschnitt links)
Dieselbe Zyste wie auf der Voraufnahme. Die in der Zyste befindlichen Reflexe sind jetzt noch deutlicher zu erkennen.

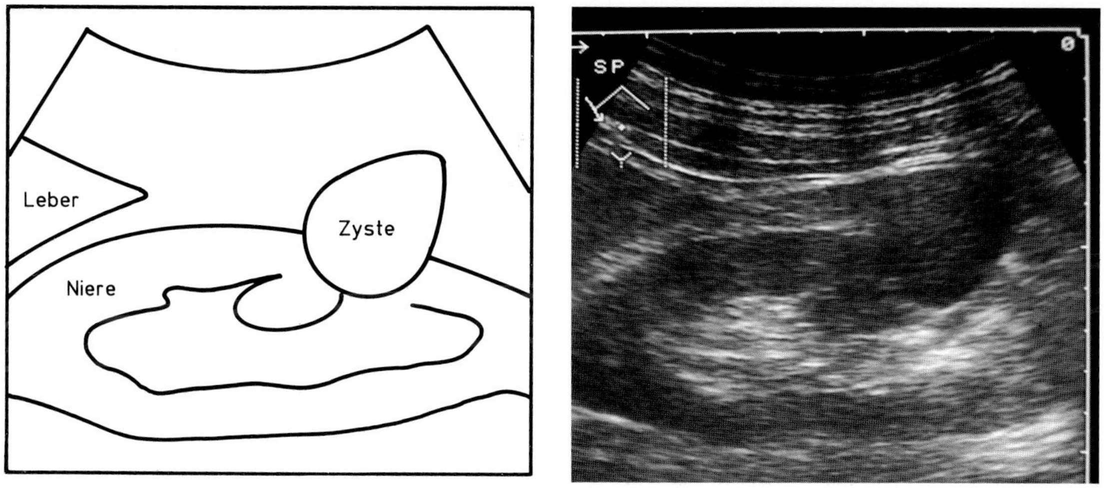

82

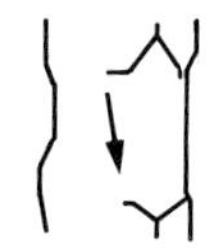

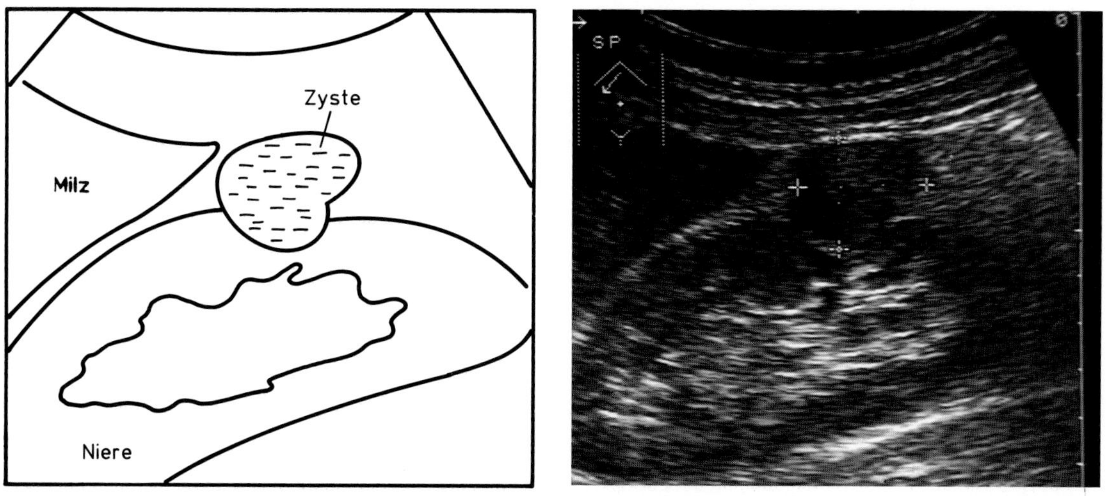

83

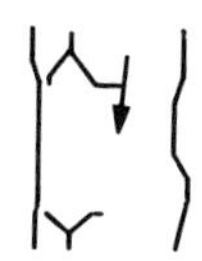

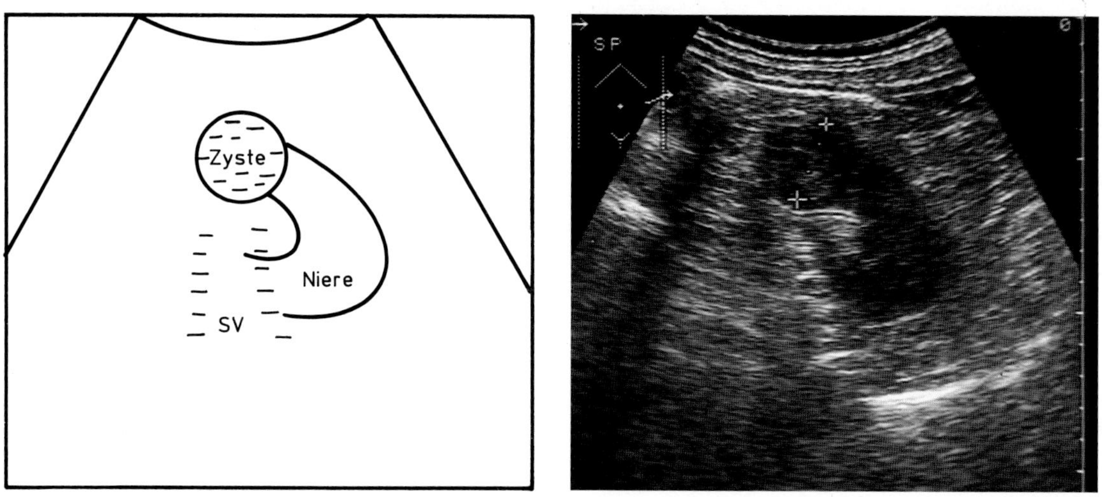

84

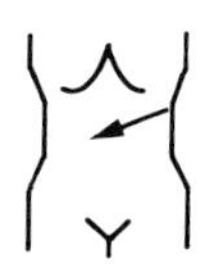

Zystische Nierenveränderungen

85 **Atypische gekammerte Nierenzyste** (Oberbauchlängsschnitt links)
Kaudal der Milz erkennt man dieses auffällig gekammerte zystische Gebilde. Tumoröse Veränderungen in der Umgebung sind nicht nachweisbar. Eine Echinokokkose lag nicht vor. Die Punktion ergab klaren Inhalt. Die Zyste ist seither regelmäßig kontrolliert worden. Sie hat sich nicht verändert.

86 **Nierenzyste mit Aufstau des Nierenbecken-Kelch-Systems** (Oberbauchquerschnitt rechts)
Das zunächst unübersichtliche polyzystische Gebilde löst sich bei subtiler Untersuchungstechnik als eine Stauungsniere auf. Als Ursache der Stauung war eine parapelvine Zyste anzusehen, die das Nierenbecken im Bereich des Übergangs in den Harnleiter komprimierte. Dieser seltene Befund wurde durch ein Infusionspyelogramm überprüft. Weitere Ursachen für den Harnstau waren nicht nachweisbar. Durch Punktion der Zyste war vorübergehend eine Entlastung der Niere herbeizuführen. Die Zyste ist inzwischen wieder vollgelaufen, jedoch nicht mehr zu der vorherigen Größe, so daß die Stauung nur noch angedeutet zu erkennen ist.

87 **Atypische Nierenzyste rechts** (Mittelbauchlängsschnitt rechts)
Solche Veränderungen sind von Tumoren nicht zu unterscheiden. Man erkennt einen kugeligen Prozeß mit Kalk- und Schallschatten, zentral reflexärmere Anteile, die jedoch nie völlig reflexfrei erscheinen. Sonographisch entsteht das Bild eines Nierentumors. Im CT stellte sich überraschenderweise heraus, daß eine Zyste mit einer mehr oder weniger stark ausgeprägten, aber durchgehenden Verkalkung der gesamten Zystenwand vorlag. Da bei der Patientin ein kardiovaskuläres Risiko für eine Operation bestand, haben wir die Zyste nicht operiert und seither kontrolliert. Sie hat sich in ihrem Aussehen innerhalb eines Jahres nicht verändert.

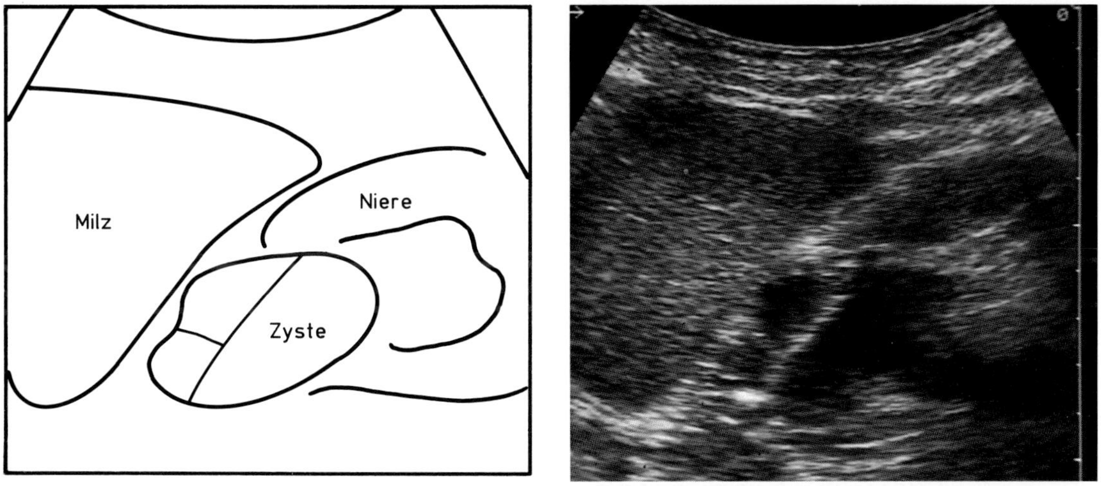

85

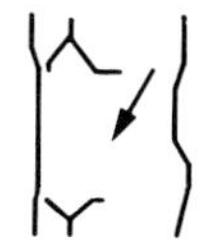

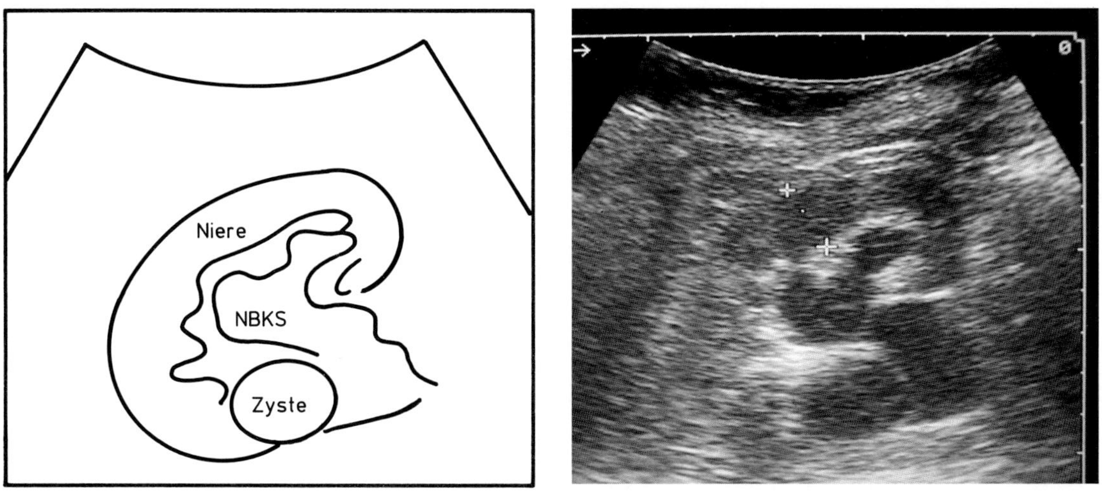

86

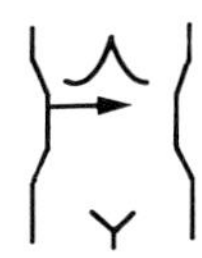

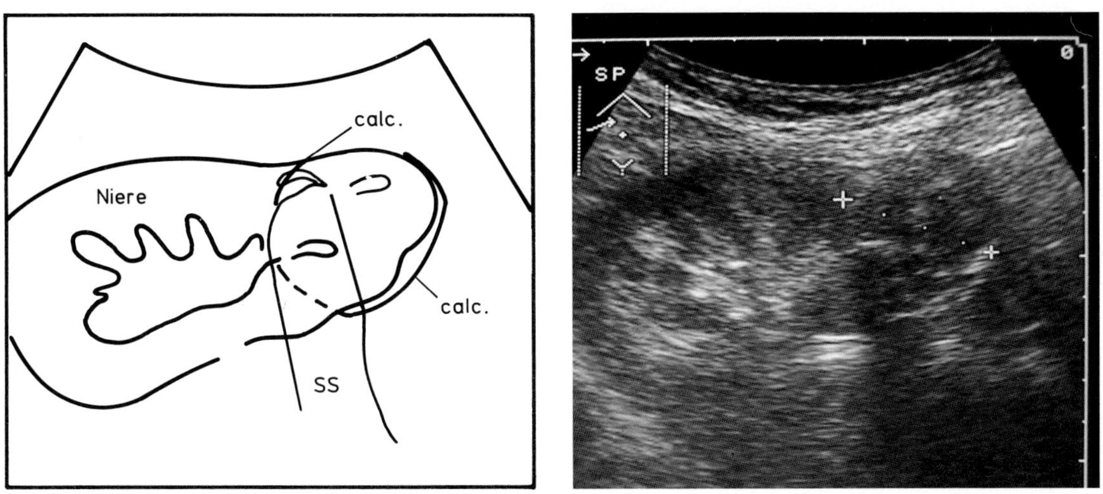

87

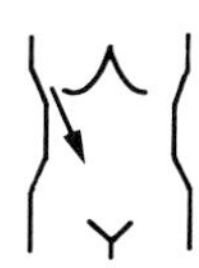

Zystische Nierenveränderungen

88 **Kongenitale Zystennieren vom juvenilen Typ** (Flankenlängsschnitt links)
Die Niere ist nur wenig vergrößert, das Parenchym stellenweise noch erhalten, weitgehend jedoch in multiple winzige bis kleine Zysten umgebaut. Die zystische Nierenveränderung war seit Kindheit bei diesem 17jährigen Patienten bekannt, eine Progredienz war in den letzten Jahren nicht mehr nachweisbar.

89 **Kongenitale Zystennieren vom juvenilen Typ** (Oberbauchlängsschnitt links)
Bei diesem 18jährigen Patienten bestand seit der Kindheit eine beidseitige kleinzystische Umwandlung der Nieren. Er kam mit dem Bild einer Ösophagusvarizenblutung bei gleichzeitig bestehender Leberfibrose zur Aufnahme. Die zystischen Veränderungen der Niere haben in den letzten Jahren nicht an Größe und Zahl zugenommen.

90 **Zystennieren vom adulten Typ** (Mittelbauchlängsschnitt rechts)
Die Niere weicht von ihrem üblichen Aussehen grundlegend ab, sie ist bis auf 18 cm vergrößert, durchsetzt von reflexfreien Arealen, die sich kugelig nebeneinander aufreihen und sich z.T. gegenseitig bedrängen, so daß die Kugelform verlorengeht. Parenchym und Pyelon sind nicht mehr eindeutig differenzierbar. Im Gegensatz zu den juvenilen Zystennieren sind bei den Zystennieren vom adulten Typ die Zysten erst im jungen Erwachsenenalter sonographisch nachweisbar. In sog. Zystennierenfamilien ist es sinnvoll und empfehlenswert, die heranwachsenden Mitglieder ab dem 17. Lebensjahr zu untersuchen, um die Entstehung einer polyzystischen Nierenveränderung rechtzeitig zu erkennen.

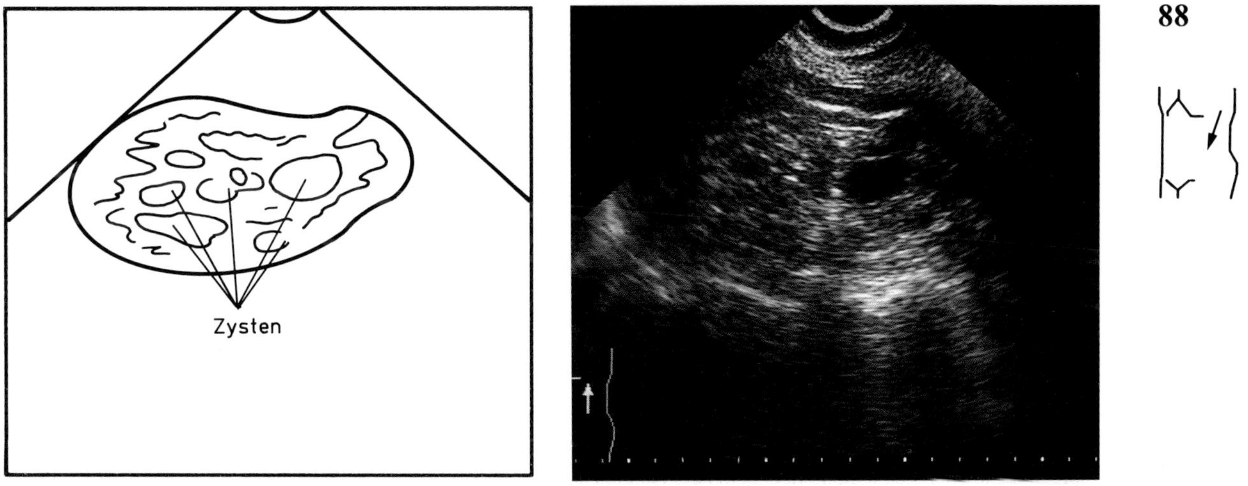
Zysten

88

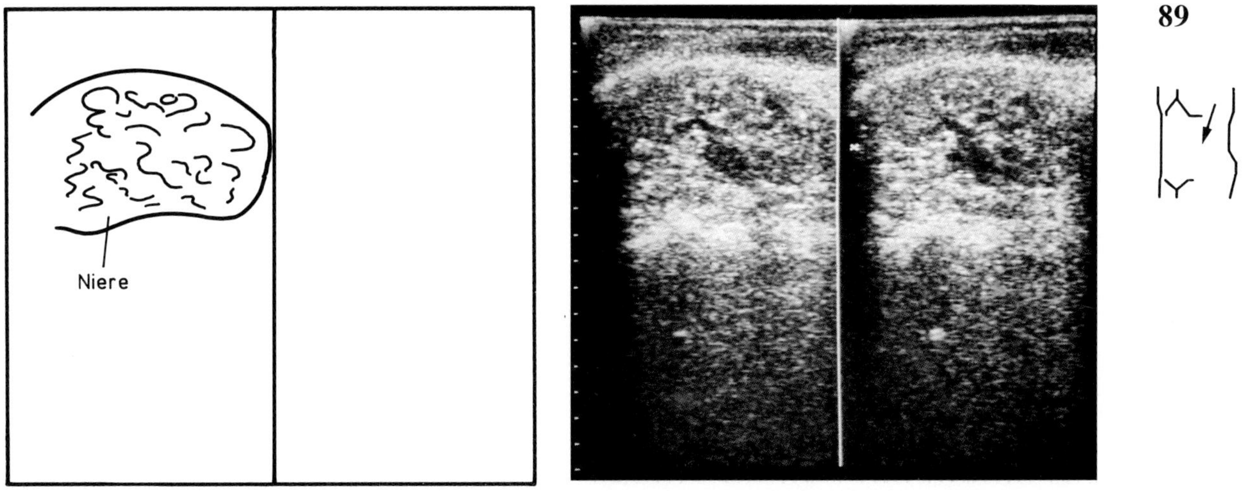
Niere

89

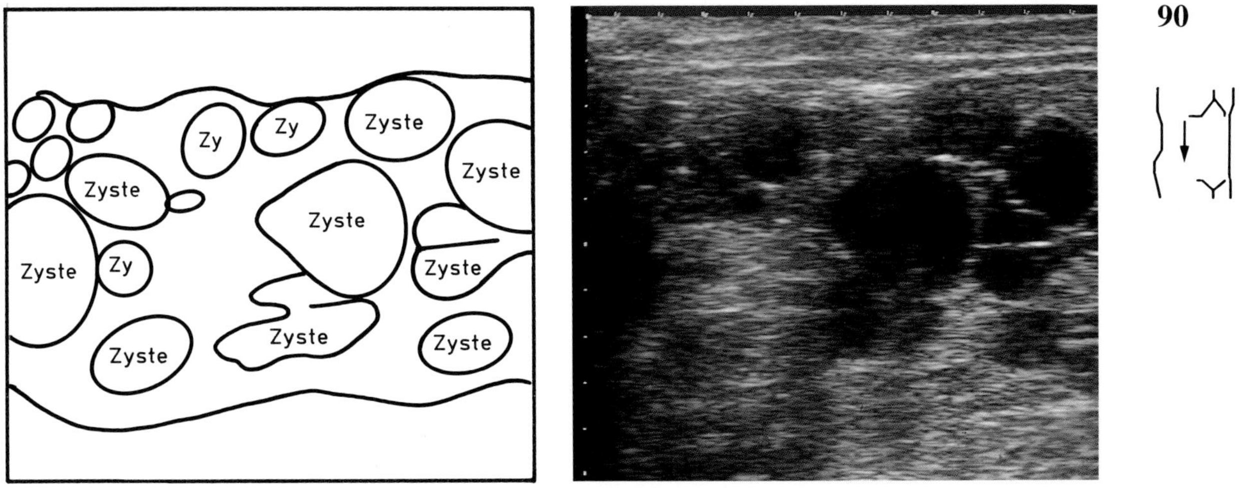
Zy
Zy
Zyste
Zyste
Zyste
Zyste
Zyste
Zy
Zyste
Zyste
Zyste
Zyste

90

Harnstauungsnieren

91 **Zystische Nierenveränderung vom Erwachsenentyp** (Mittelbauchlängsschnitt rechts)
Die Niere ist mächtig vergrößert, sie weist viele kleine und einzelne große zystische Nierenveränderungen auf. Beide Nieren waren in gleicher Weise verändert. Daneben bestanden einzelne Leberzysten.

Harnstauungsnieren

92 **Harnstauungsniere rechts** (Koronarschnitt der rechten Niere)
Das Nierenparenchym ist erhalten, die Pyramiden treten deutlich hervor. Die Kelche und das Nierenbecken sind noch differenzierbar, wobei die Kelchhälse bereits aufgeweitet sind. Die Harnstauung besteht offensichtlich schon längere Zeit. Das Nierenparenchym ist jedoch noch nicht geschädigt, es ist normal dick.

93 **Aufstau der linken Niere bei prävesikalem Konkrement** (Koronarschnitt durch die linke Niere)
Man sieht klobig erweiterte Nierenkelche und eine Dilatation des Nierenbeckens sowie des Ureters, der am unteren Bildrand die Niere verläßt. Das Parenchym ist nicht rarefiziert, der Aufstau bestand offensichtlich erst kurzzeitig. Der Ureter konnte bis zum Verschwinden hinter der Darmluft mittels eines Curved-array-Scanners verfolgt werden, dann wieder hinter der Harnblase bis zu einem prävesikalen Konkrement.

Zystische Nierenveränderungen – Harnstauungsnieren

91

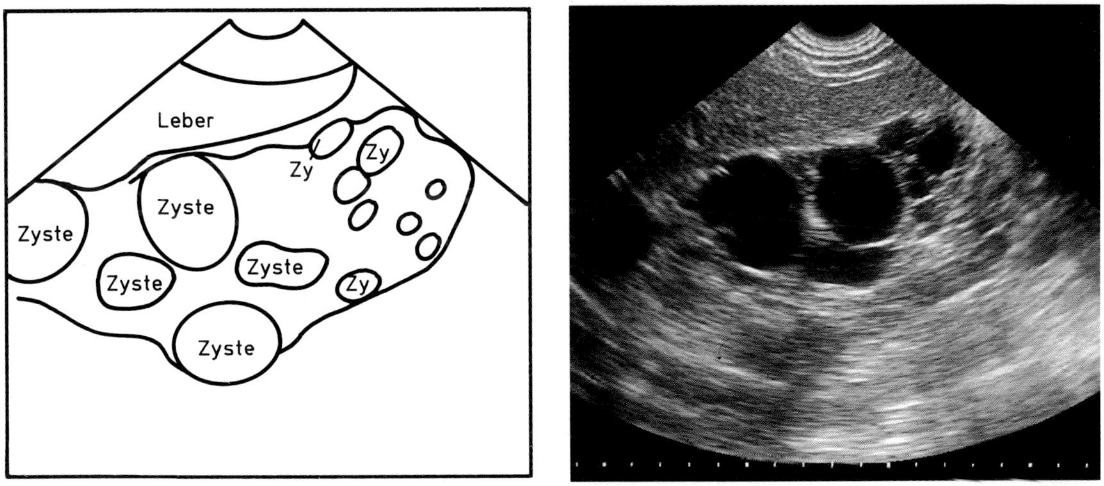

92

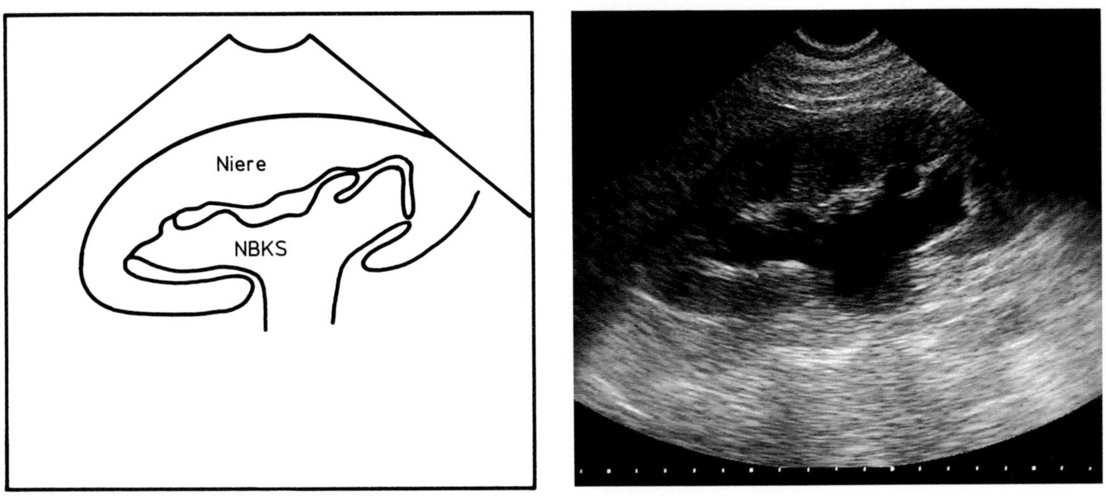

93

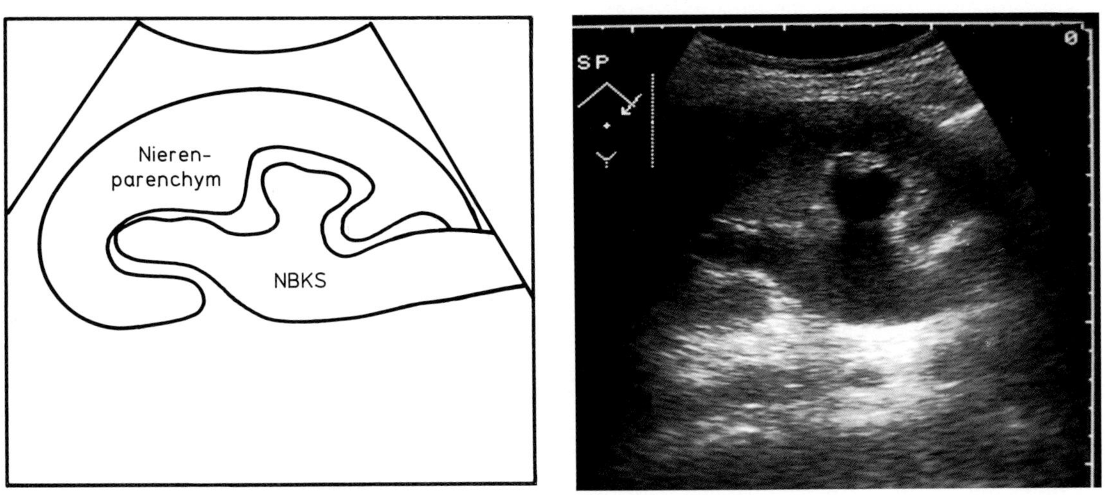

Harnstauungsnieren

94 **Prävesikales Konkrement** (Unterbauchquerschnitt durch die Harnblase)
Am Ureterostium hinter der Harnblase erkennt man ein prävesikales Konkrement, das zum Aufstau des linken Ureters geführt hatte. Bei gefüllter Harnblase sind prävesikale Konkremente oder Konkremente in den retrovesikal verlaufenden Ureteranteilen gut darstellbar. Der Stein ging kurze Zeit darauf spontan in die Harnblase ab.

95 **Harnstauungsniere** (Koronarschnitt der rechten Niere)
Im Vergleich zu der Voraufnahme ist das Nierenbecken-Kelch-System nun schon nahezu sackartig umgewandelt. Details des anatomischen Aufbaus von Kelch, Kelchhals und Nierenbecken sind nicht mehr nachweisbar, das Parenchym ist jedoch auch hier noch nicht faßbar verändert.

96 **Harnstauungsniere bei Stein im Nierenbeckenausgang** (Querschnitt durch die rechte Niere)
Das Nierenbecken-Kelch-System ist gering erweitert, wobei die peripheren Kelchanteile noch nicht dilatiert sind. Der Patient kam mit einer Nierenkolik zur Aufnahme. Ein Nierenstein konnte zunächst nicht gesehen werden (s. die folgende Aufnahme).

94

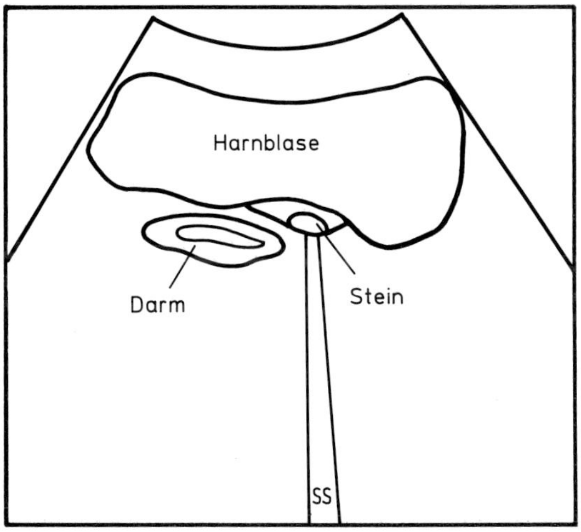
Harnblase
Darm
Stein
SS

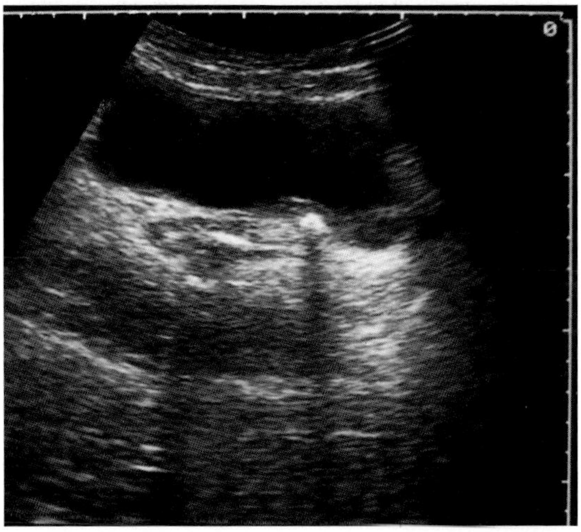

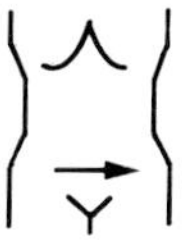

95

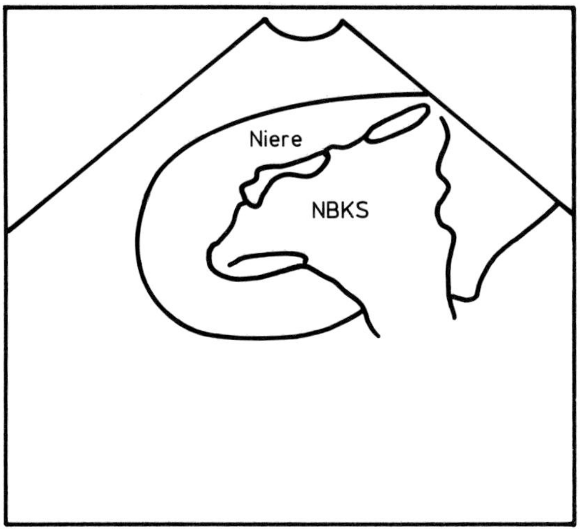
Niere
NBKS

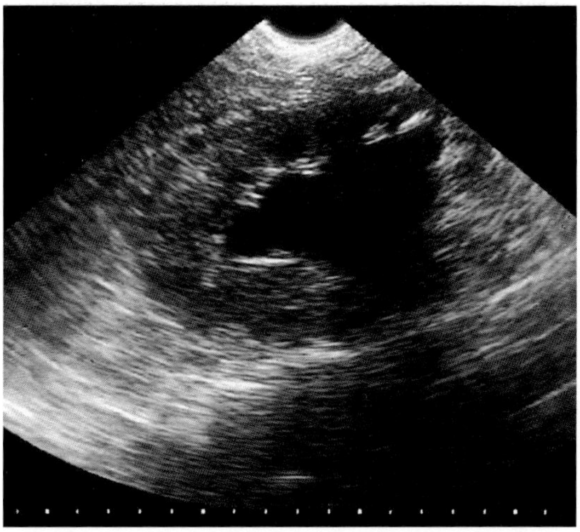

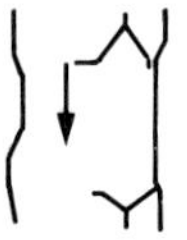

96

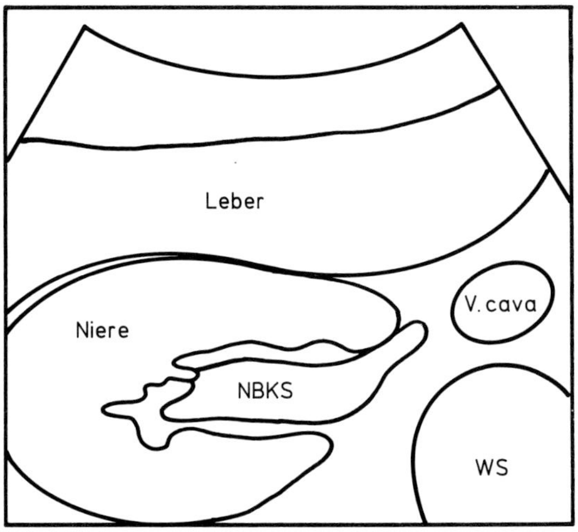
Leber
Niere
V. cava
NBKS
WS

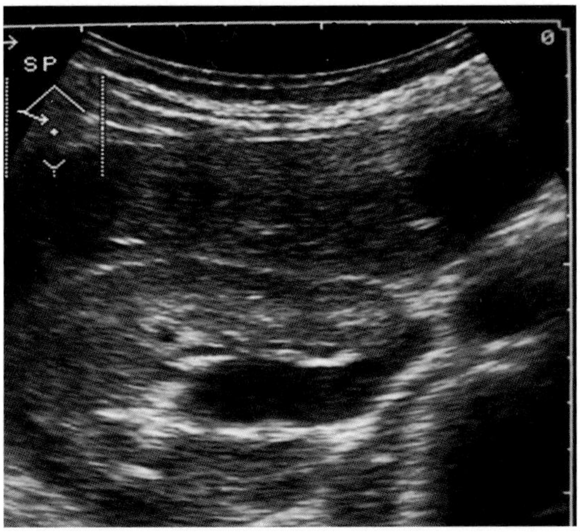

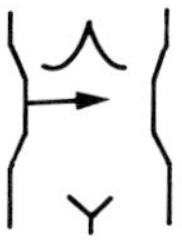

Harnstauungsnieren

97 **Ureterkonkremente rechts** (leicht gedrehter Längsschnitt durch das Nierenbecken rechts) Man erkennt jetzt im oberen Ureterdrittel einen Aufstau und zwei Konkremente von 8 und 6 mm Durchmesser, die zu einem Verschluß mit Aufstau geführt hatten. Da der Ureter auch distal des unteren Steins erweitert ist, muß weiter caudal noch ein Konkrement liegen. Erweiterte Ureteren sind insbesondere unter Benutzung von Sektor- oder Curved-array-Scannern bis zur Okklusion darzustellen, der normale Ureter ist nicht darstellbar.

98 a **Funktionelle Stauung der Niere bei Gravidität** (Längsschnitt rechte Niere)
Die rechte Niere ist stärker als die linke in den letzten Schwangerschaftsmonaten durch eine Ektasie des Nierenbecken-Kelch-Systems gekennzeichnet. Dabei ist das Nierenbecken-Kelch-System zwar erweitert, es kommt jedoch nie zu einer Rarefizierung des Parenchyms. Der Aufstau entsteht dadurch, daß der größer werdende Uterus den Ureter an seiner Kreuzung mit der A. iliaca externa, die auf der rechten Seite in Höhe der Linea terminalis erfolgt, komprimiert. Nach der Entbindung kommt es zur spontanen Normalisierung des Befundes.

98 b **Gravidität in der 27. Schwangerschaftswoche mit Kompression des Ureters** (Längsschnitt Mittelbauch) Im Bildausschnit der fetale Kopf in utero.

99 **Harnstauungsniere** (Längsschnitt der linken Niere)
Auch hier ist das Nierenbecken-Kelch-System chronisch gestaut, die Kelchhälse sind noch angedeutet erkennbar. Die Ursache für diese Harnstauung waren Lymphknoten bei einem Rektumkarzinom, die zu einer Kompression des Ureters geführt hatten.

97

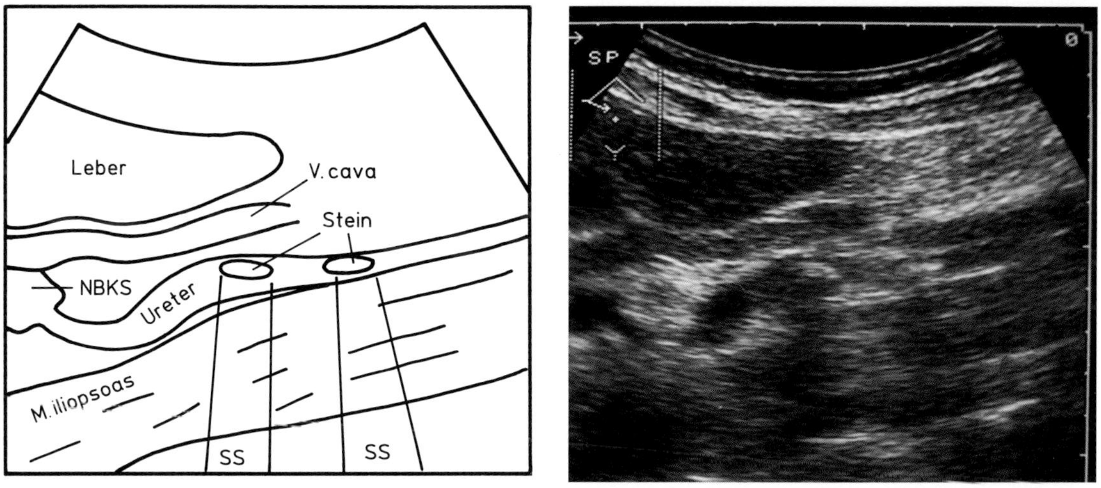
Leber
V. cava
Stein
NBKS
Ureter
M. iliopsoas
SS
SS
SP

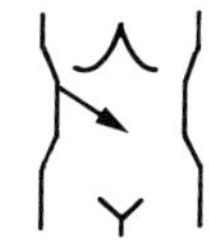

98 a

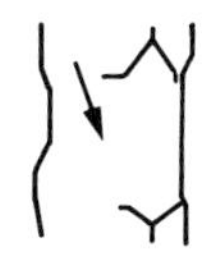

98 b

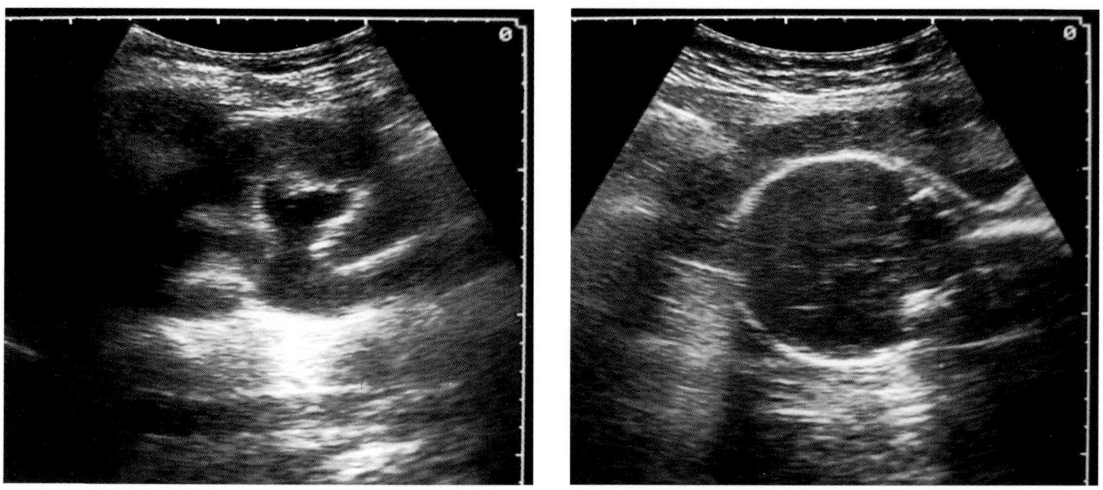

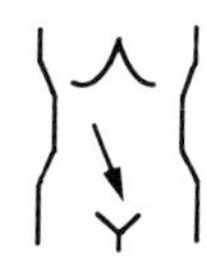

99

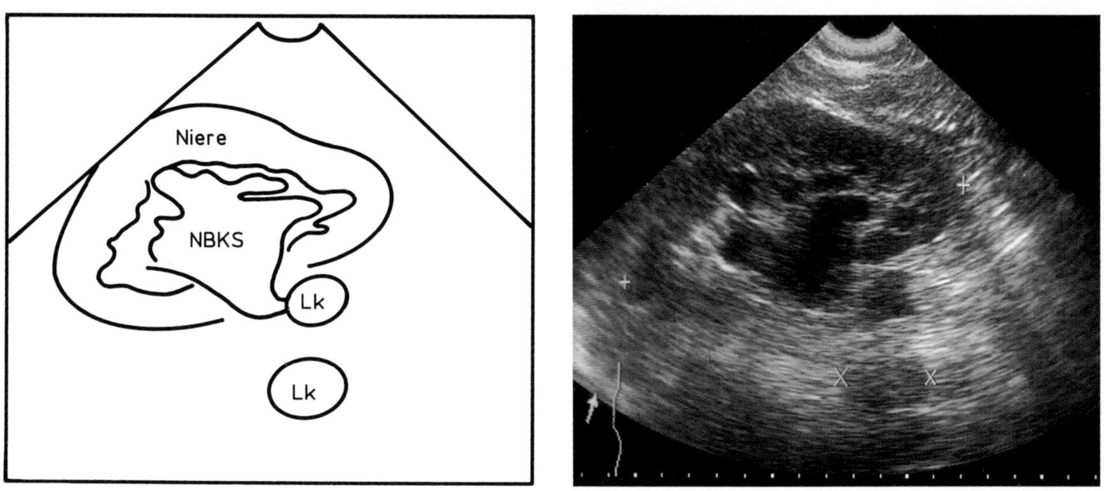
Niere
NBKS
Lk
Lk

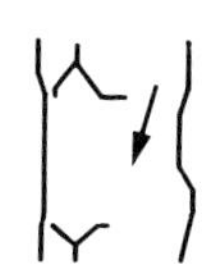

Harnstauungsnieren

100 **Harnstauungsniere** (Oberbauchlängsschnitt rechts)
Hier sind nun keine anatomischen Details des Nierenbecken-Kelch-Systems mehr erkennbar. Ein großer zystischer Hohlraum füllt das Pyelon aus. Die wellige Kontur des medialen Anteils des Nierenparenchyms läßt Andeutungen des früheren Nierenaufbaus erkennen. Das Nierenparenchym ist stellenweise bereits unter 1 cm dick, somit atrophisch durch die chronische Stauung.

101 **Harnstauungsniere rechts** (Oberbauchquerschnitt rechts)
Man erkennt eine sackartige Erweiterung des Nierenbecken-Kelch-Systems. Die Kelchhälse sind erweitert, Reste der Pyramiden erhalten. Das Nierenparenchym ist noch normal dick.

102 **Hydronephrotische Sackniere** (Mittelbauchlängsschnitt links)
Hier ist eine extreme Erweiterung des Nierenbecken-Kelch-Systems erkennbar, das Nierenparenchym ist als solches nicht mehr darzustellen. In die sackartige Veränderung einstrahlende septenartige Gebilde sind Reste des ehemaligen Nierenparenchyms und der Nierenkelche.

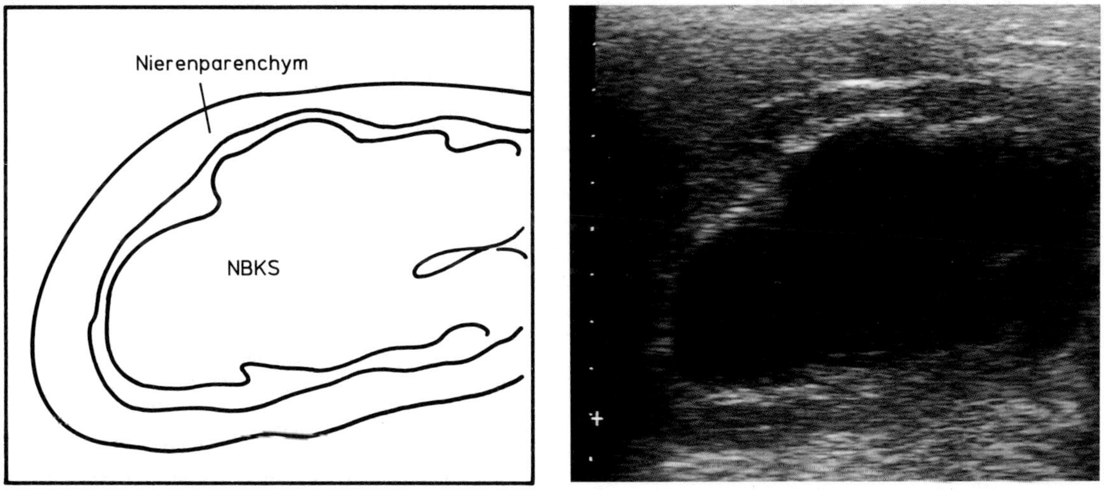

100

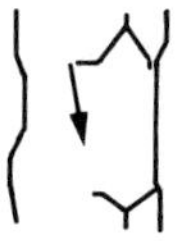

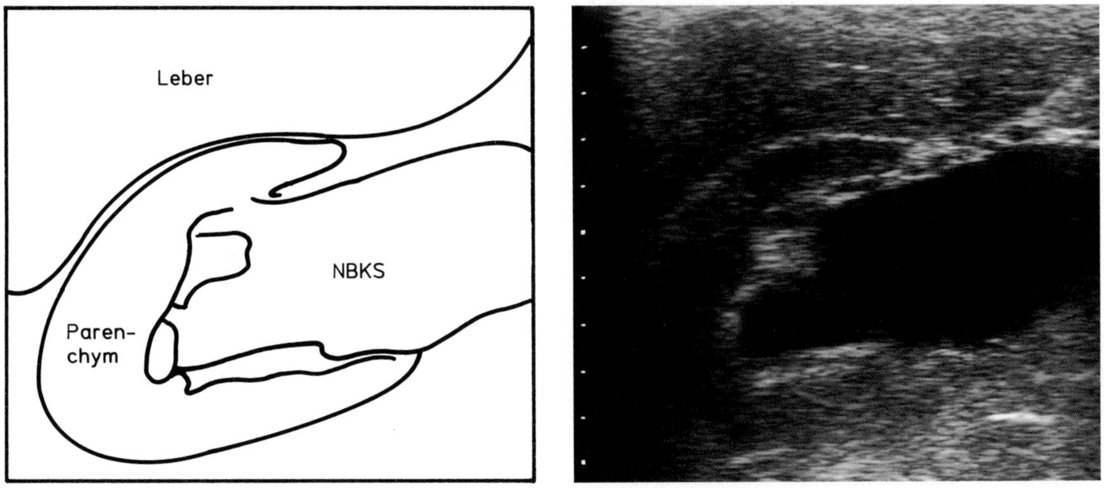

101

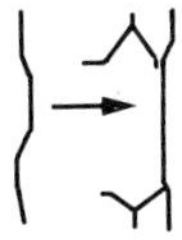

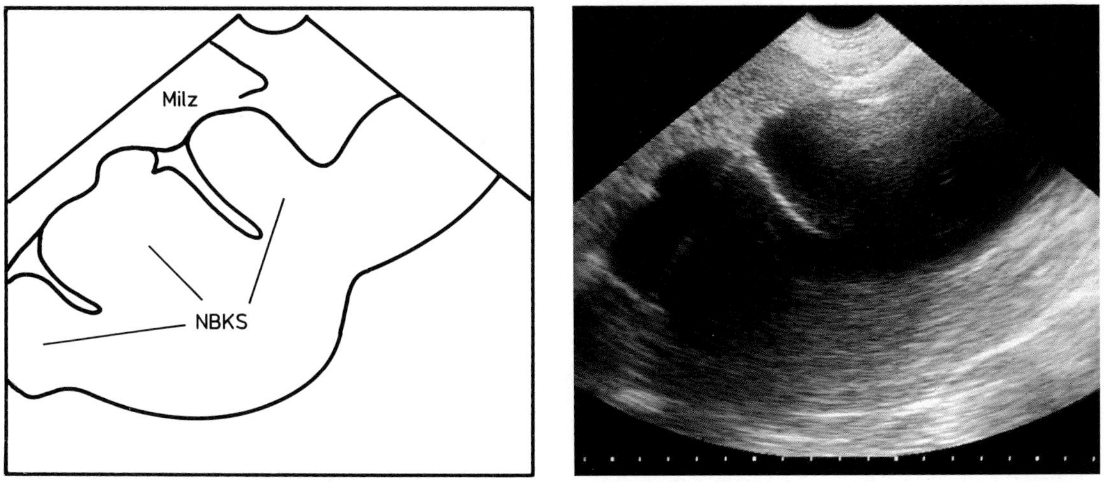

102

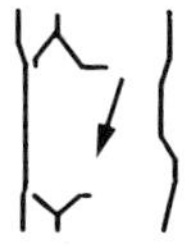

Harnstauungsnieren

103 **Hydronephrotische Sackniere** (Ober- und Mittelbauchlängsschnitt links)
Diese Fotomontage verdeutlicht die Ausmaße dieser Hydronephrose, die sich als großer Sack darstellt. Einzelne Kelche sind rudimentär erkennbar, das Parenchym ist eben noch kapselartig zu erkennen.

104 **Harnstauungsniere** (Oberbauchquerschnitt rechts)
Die Erweiterung des Nierenbecken-Kelch-Systems bei kompletter Abflußblockierung beginnt im Nierenbecken und breitet sich dann auf das Kelchsystem aus. Die Rarefizierung des Parenchyms steht am Ende der Entwicklung. Hier sind noch Reste der Kelchhälse zu erkennen, das Parenchym ist jedoch bereits deutlich verschmälert.

105 **Hydronephrotische Sackniere und Hydroureter bei Tumorkompression** (Flankenlängsschnitt links)
Die Lymphknoten, die zu einer Ureterkompression führten, waren in der Folge eines Sigmakarzinoms entstanden. Die langsame Erweiterung des Nierenbecken-Kelch-Systems und des Harnleiters waren ohne wesentliche klinische Symptome entstanden.

103

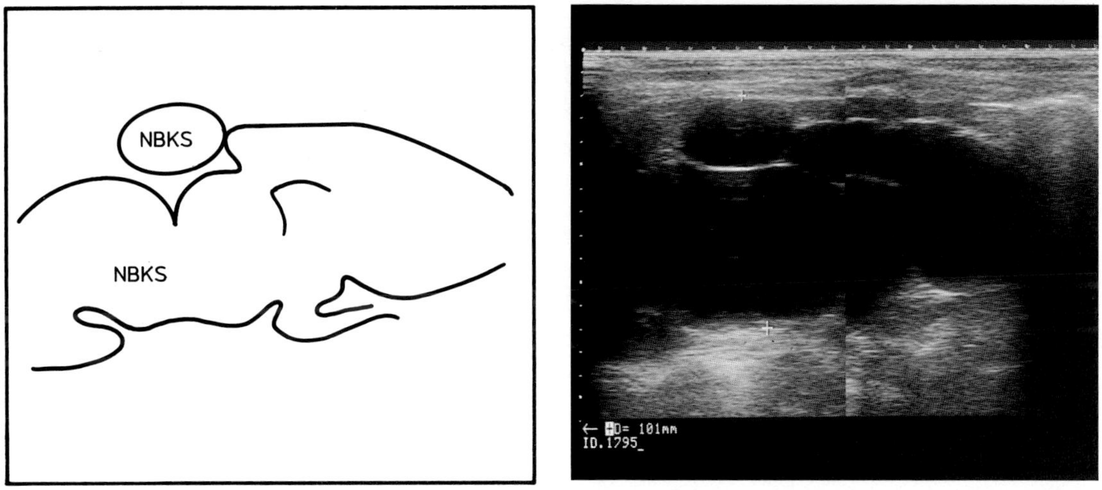
NBKS
NBKS
D= 101mm
ID.1795_

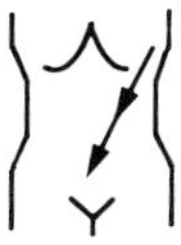

104

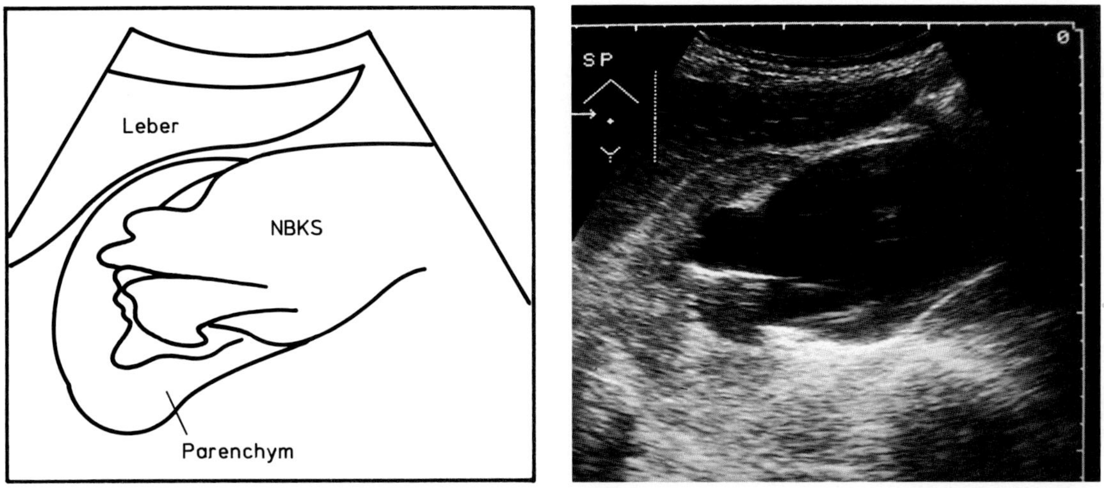
Leber
NBKS
Parenchym
SP

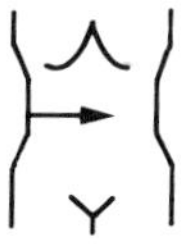

105

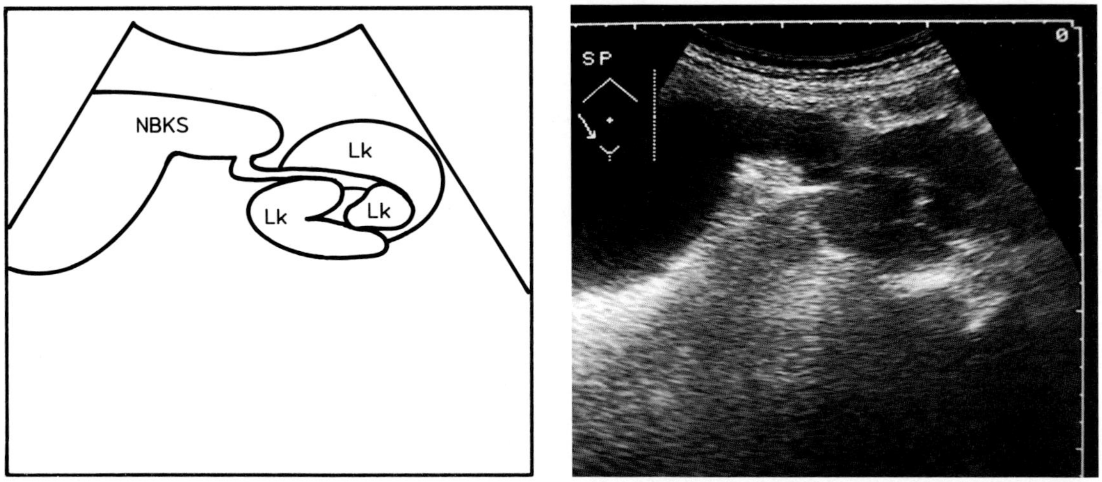
NBKS
Lk
Lk
Lk
SP

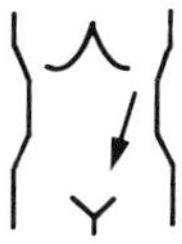

Harnstauungsnieren

106 **Pyonephrose** (Flankenlängsschnitt links)
Die hydronephrotische Sackniere war, von der Patientin unbemerkt, durch einen Harnleiterstein entstanden. Sie war sekundär infiziert. Man erkennt eben einzelne Ansammlungen reflexkräftigen solideren Materials innerhalb der Flüssigkeit. Durch Punktion ließ sich Eiter gewinnen. Die Niere wurde operativ entfernt.

107 **Harnstauungsniere mit Ureterkatheter** (Flankenlängsschnitt links)
Diese Hydronephrose bei Tumorkompression des Ureters wurde durch einen Ureterkatheter (UK) versorgt. Man erkennt ein deutlich erweitertes Nierenbecken-Kelch-System mit erhaltener Parenchymbrücke bei rarefiziertem Nierenparenchym. Der UK ist als tubuläres Gebilde mit zentralem Lumen zu erkennen.

108 **Harnblase mit UK** (Längsschnitt durch die Unterbauchmitte)
Derselbe Patient wie in der Voraufnahme. Der UK ist im Harnleiter nicht immer zu verfolgen, wohl aber sind sein kraniales Ende in der Niere sowie sein kaudales Ende in der Harnblase, wie in diesem Bild, darstellbar. Die korrekte Lage des Katheters ist damit überprüfbar.

106

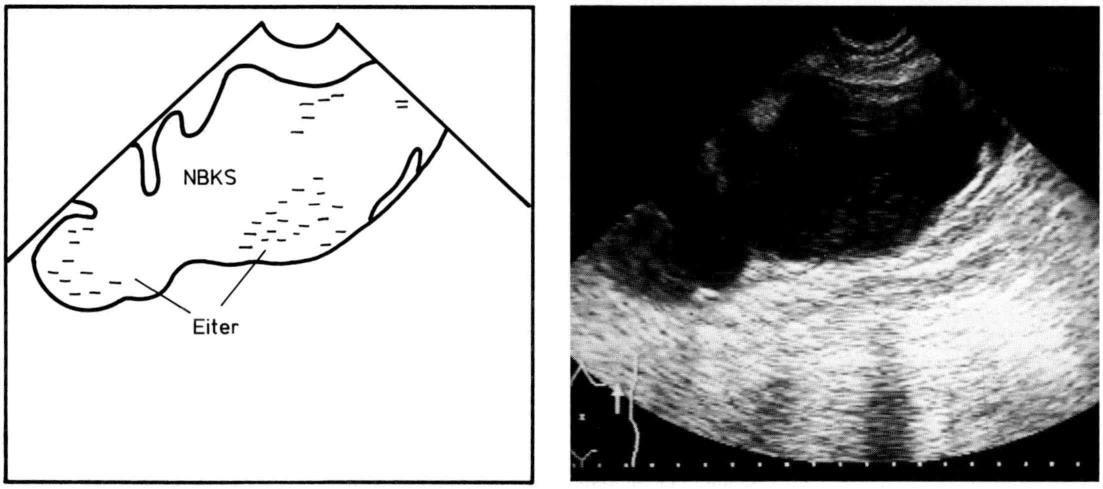

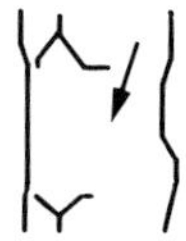

107

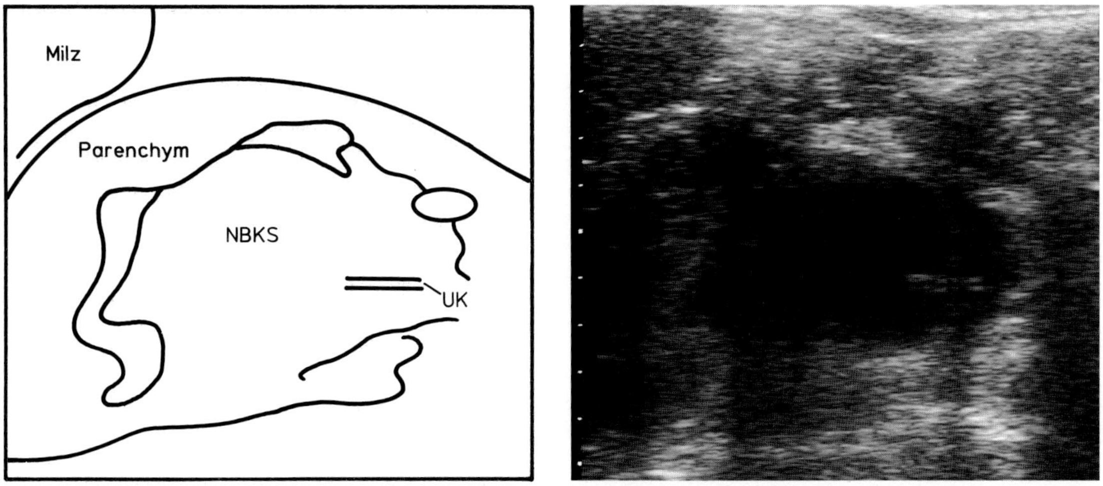

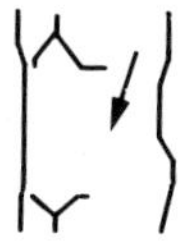

108

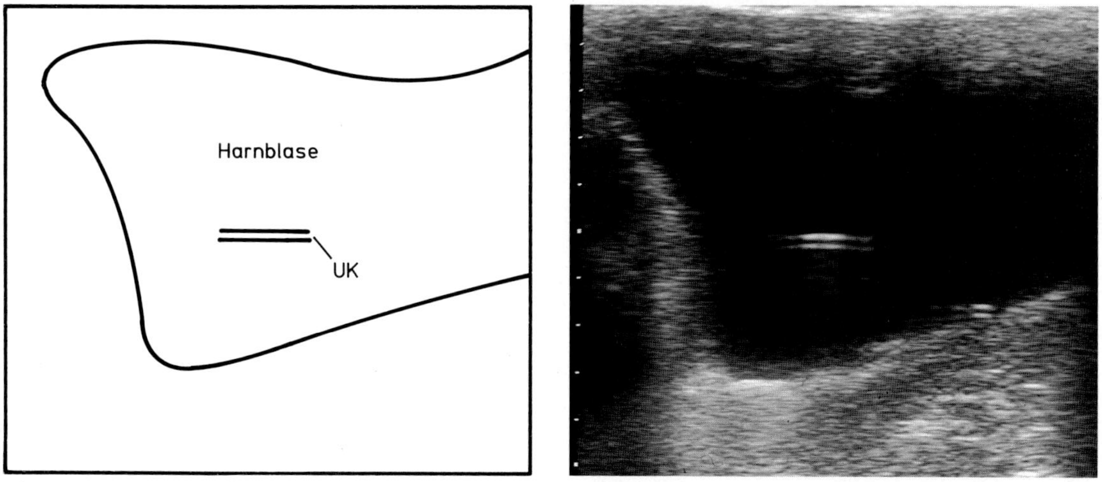

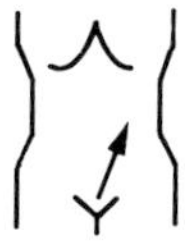

Nierentumoren

109 **Reflexarmer Nierentumor rechts** (Längsschnitt)
Der Prozeß überragt die ventrale Nierenkontur im mittleren Drittel, er ist kugelig, jedoch nicht binnenreflexfrei, insbesondere in den Randgebieten sind Reflexe nachweisbar. Die distale Schallverstärkung ist nur gering ausgebildet. Derartige reflexarme Nierentumoren sind nahezu immer maligne. Eine Punktion zur Bestätigung der Diagnose ist nicht nötig, da eine operative Intervention obligatorisch erfolgen wird.

110 **Nierenbuckel links** (Längsschnitt)
Insbesondere im Bereich des sog. Nierenbuckels ist die differentialdiagnotische Unterscheidung eines Nierentumors und des häufig in diesem Bereich verdickten Nierenparenchyms schwierig, manchmal sogar nicht möglich. Für eine Parenchymverdickung spricht ein harmonischer Übergang des prominenten Gebildes in das angrenzende Nierenparenchym, der in mindestens 2 Ebenen nachweisbar ist, sowie ein völlig gleichmäßiges Binnenreflexmuster ohne umschriebene Veränderungen.

111 **Reflexkräftiger Nierentumor links** (Längsschnitt)
An der Stelle des bekannten Nierenbuckels ist wiederum ein reflexkräftiger Prozeß zu erkennen, der weit in das Pyelon hineinragt. Diesmal ist der Prozeß jedoch durch einen zarten reflexarmen Hof vom übrigen Nierenparenchym getrennt. Er ist reflexkräftiger als das restliche Parenchym. Es handelt sich um ein hypernephroides Karzinom. Die Diagnose wurde operativ bestätigt. Gleichzeitig bestand eine Splenomegalie bei CLL.

109

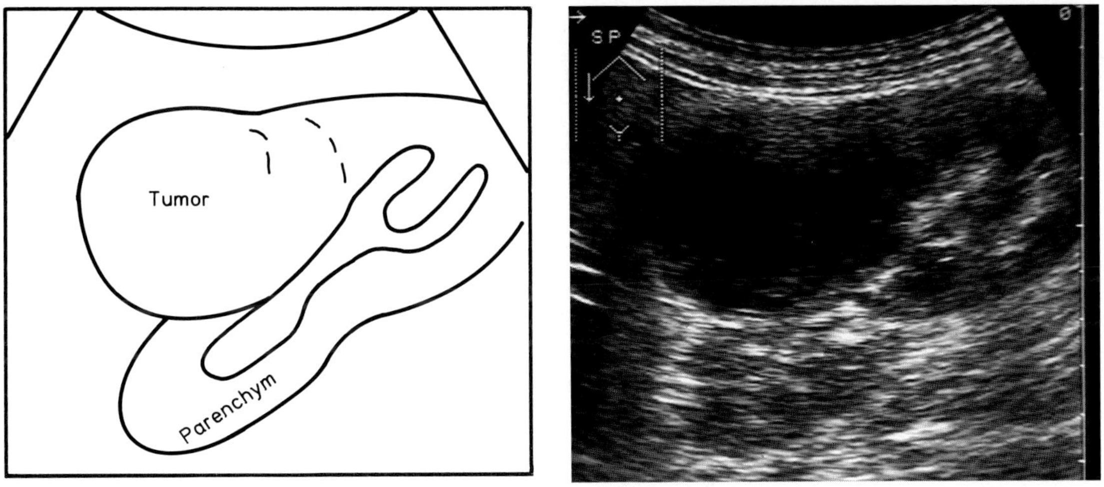
Tumor
Parenchym
SP

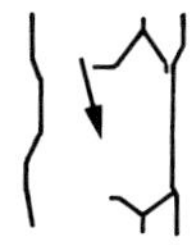

110

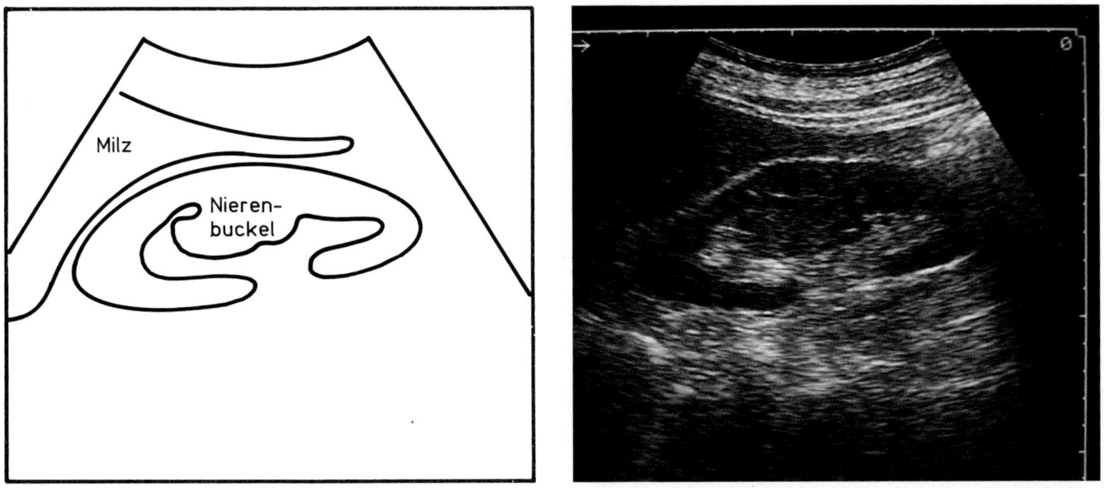
Milz
Nieren-
buckel

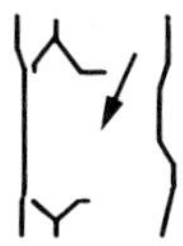

111

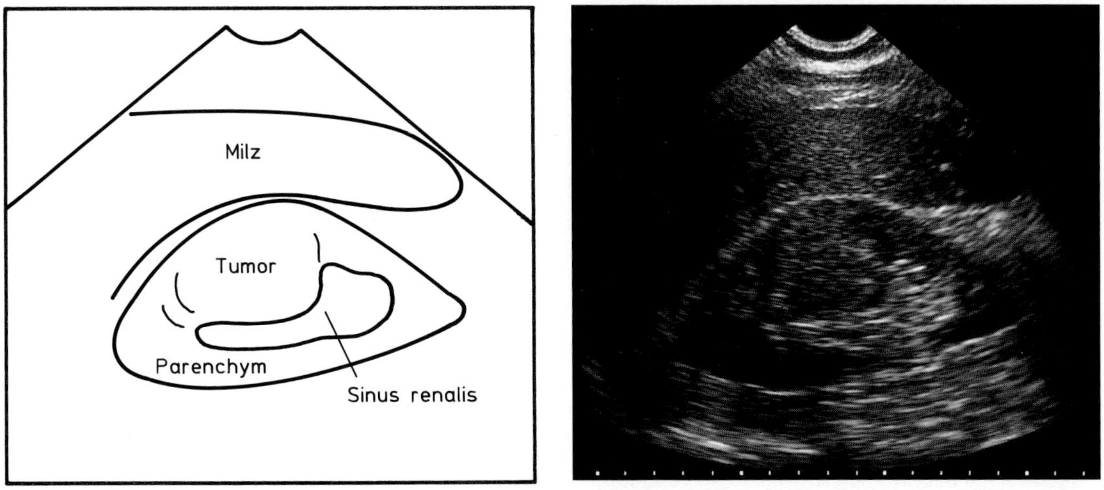
Milz
Tumor
Parenchym
Sinus renalis

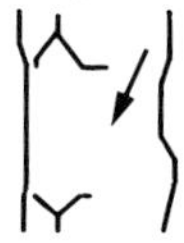

Nierentumoren

112 **Hypernephrom links** (Längsschnitt)
Auch in diesem Fall ist der Prozeß selbst nicht größer als umschriebene Nierenparenchymverdickungen sein können, jedoch ist das Reflexmuster gröber als das der angrenzenden normalen Nierenabschnitte. Es ist scheckiger, reflexkräftiger, der Prozeß selbst ist durch eine zarte Trennlinie vom restlichen Parenchym abgesetzt.

113 **Hämangiom der linken Niere** (Längsschnitt)
Auch in diesem Fall ist der unregelmäßig begrenzte, ungleichmäßig strukturierte Prozeß durch eine zarte Trennlinie vom restlichen Nierenparenchym abgesetzt. Der Prozeß konnte durch CT nicht geklärt werden. Da die Patientin multiple Leberhämangiome hatte, ist ein Nierenhämangiom zu vermuten. Der Tumor ist seit mehreren Jahren bekannt und nicht mehr größer geworden.

114 **Hypernephroides Karzinom der linken Niere** (Längsschnitt)
Hier fällt die Diagnose nicht schwer. Das reflexkräftige kugelige, scheckig gemusterte Gebilde ist deutlich vom Nierenparenchym abgegrenzt. Es ragt weit in das Pyelon hinein. Die Diagnose wurde operativ bestätigt.

112

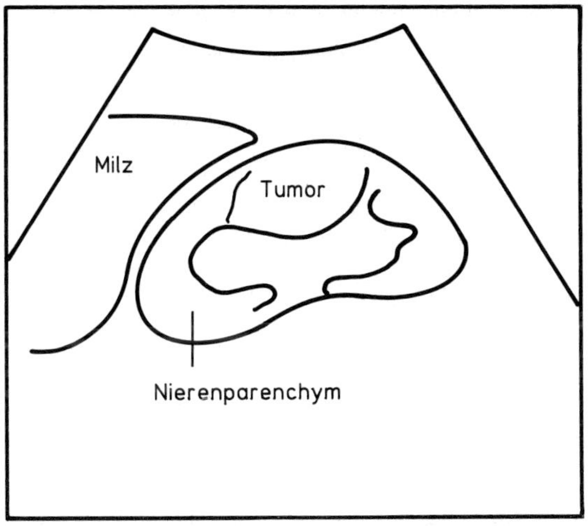
Milz
Tumor
Nierenparenchym

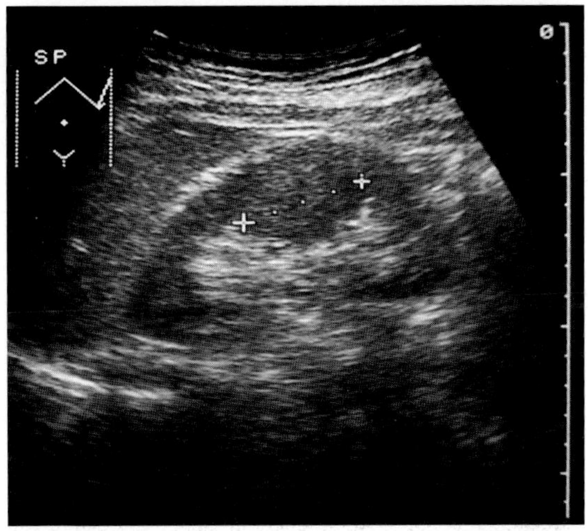

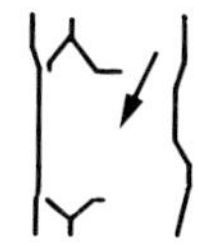

113

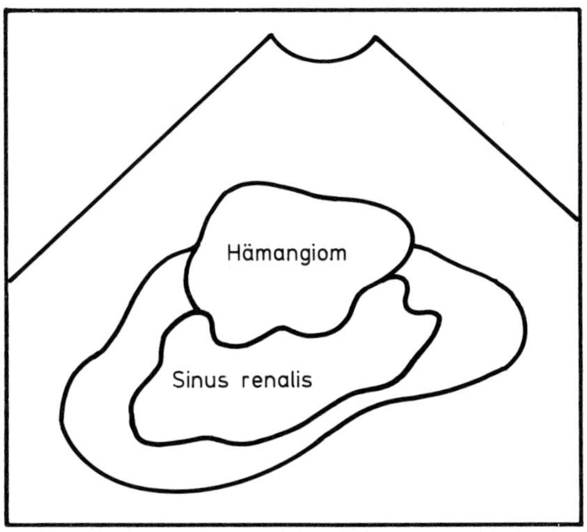
Hämangiom
Sinus renalis

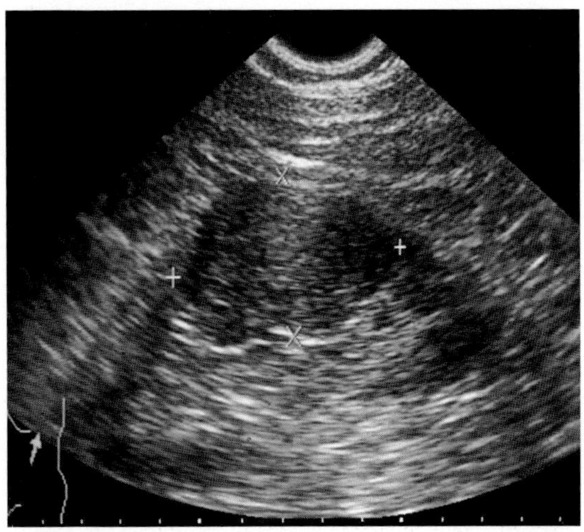

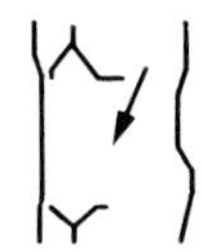

114

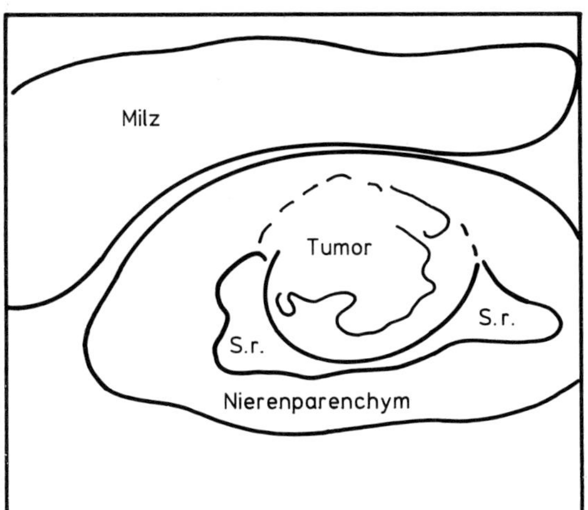
Milz
Tumor
S.r.
S.r.
Nierenparenchym

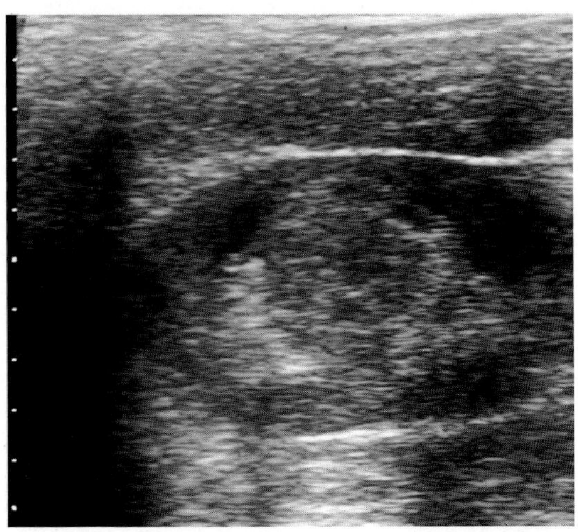

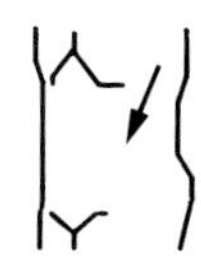

Nierentumoren

115 **Nierentumor links** (Längsschnitt)
Dieser Tumor hat die oberen $^{2}/_{3}$ der Niere eingenommen. Er ist scharf von der restlichen Niere abgesetzt, insgesamt reflexkräftig, jedoch mit reflexarmen Anteilen. Auch hier handelt es sich um ein hypernephroides Karzinom. Nierenkarzinome sind zu Beginn meist reflexkräftig, mit zunehmender Größe werden sie scheckig und schließlich reflexarm.

116 **Kleines reflexreiches Nierenkarzinom rechts** (Längsschnitt)
Dieser 3,1 cm große Tumor ist aufgrund seiner vermehrten Reflexibilität und der scharfen Demarkierung vom angrenzenden Nierenparenchym leicht zu unterscheiden. Tumoren ab dieser Größe sind auch von wenig erfahrenen Sonographen auf Anhieb zu erkennen. Sie sind in dieser Größe kurativ operabel.

117 **Zentral einschmelzender Nierentumor rechts** (Längsschnitt)
Man sieht eine sich scheinbar harmonisch entwickelnde Parenchymverdickung mit kleiner zentraler zystischer Veränderung. Es fällt jedoch auf, daß das Reflexmuster unregelmäßig ist und neben der kleinen Zyste reflexarme Anteile aufweist. Der Prozeß ist dadurch malignomverdächtig.

115

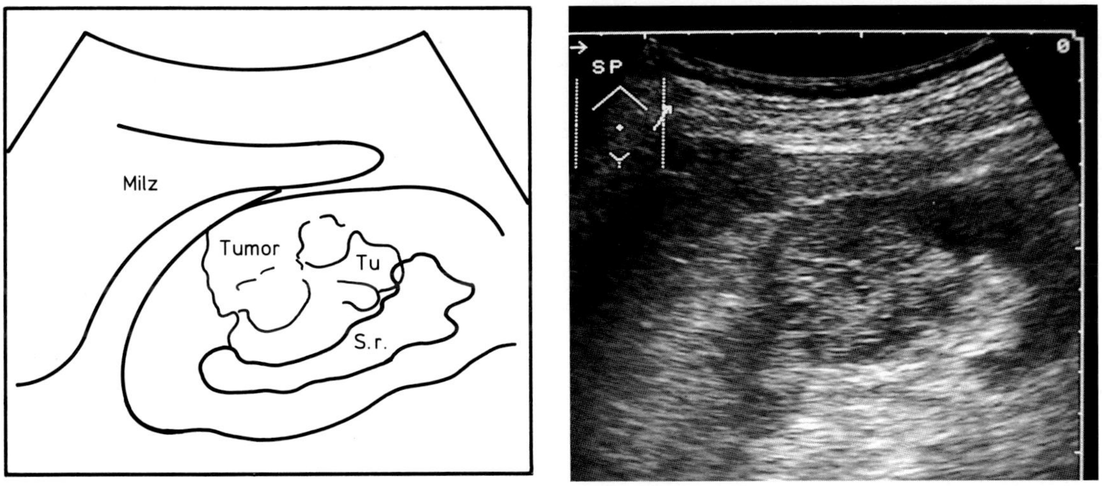
Milz
Tumor
Tu
S.r.
SP

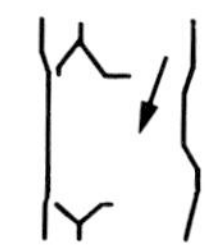

116

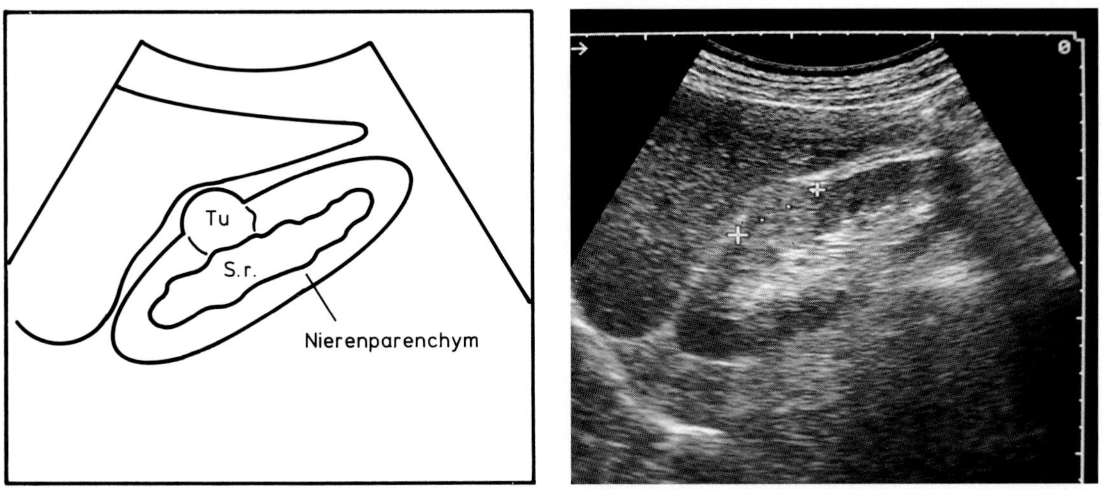
Tu
S.r.
Nierenparenchym

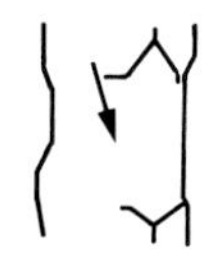

117

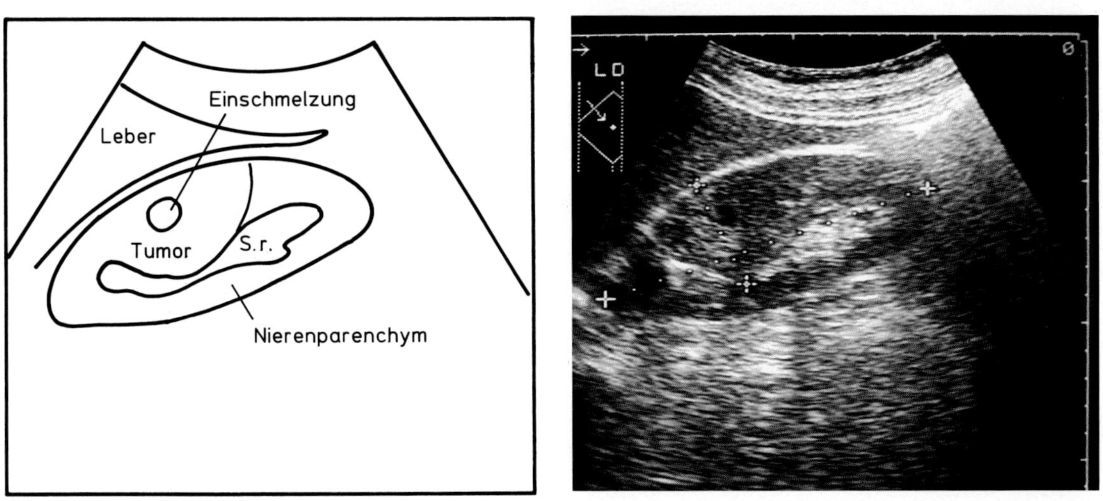
Einschmelzung
Leber
Tumor
S.r.
Nierenparenchym
LD

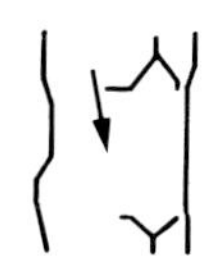

Nierentumoren

118 **Kleiner einschmelzender Nierentumor rechts** (Querschnitt)
Derselbe Patient wie auf der Voraufnahme. Jetzt ist zu erkennen, daß die Anschwellung des Nierenparenchyms polyzyklisch begrenzt erscheint und die zystische Einschmelzung keiner vorgegebenen Struktur folgt; die Abgrenzung gegen das normale Nierenparenchym fällt auch auf diesem Querschnitt schwer.

119 **Reflexreiche benigne Nierentumoren (Angiomyolipome der Nieren)** (Längsschnitt links)
Diese Veränderungen sind selten. Obwohl sie sehr klein sind, lassen sie sich aufgrund ihres sehr kräftigen Reflexmusters leicht erkennen, sofern sie wie die beiden ventralen Prozesse im Nierenparenchym liegen. Der im Pyelon liegende Prozeß ist schwerer differenzierbar. Angiomyolipome sind kugelig, scharf begrenzt und von sehr kräftigem, oft beinahe weißem Reflexmuster.

120 **Angiomyolipom am unteren Nierenpol rechts** (Längsschnitt)
Bei sonst unauffälliger Niere ist das kugelige, nur knapp 1 cm große Gebilde ohne Schwierigkeiten abgrenzbar. Die Bestätigung der Diagnose erfolgt durch ein Computertomogramm, sofern die geringe Größe des Prozesses eine Abbildung mit dieser Methode zuläßt; durch die computertomographische Bestimmung des hohen Fettgehalts dieser Prozesse ist die Diagnose zu sichern.

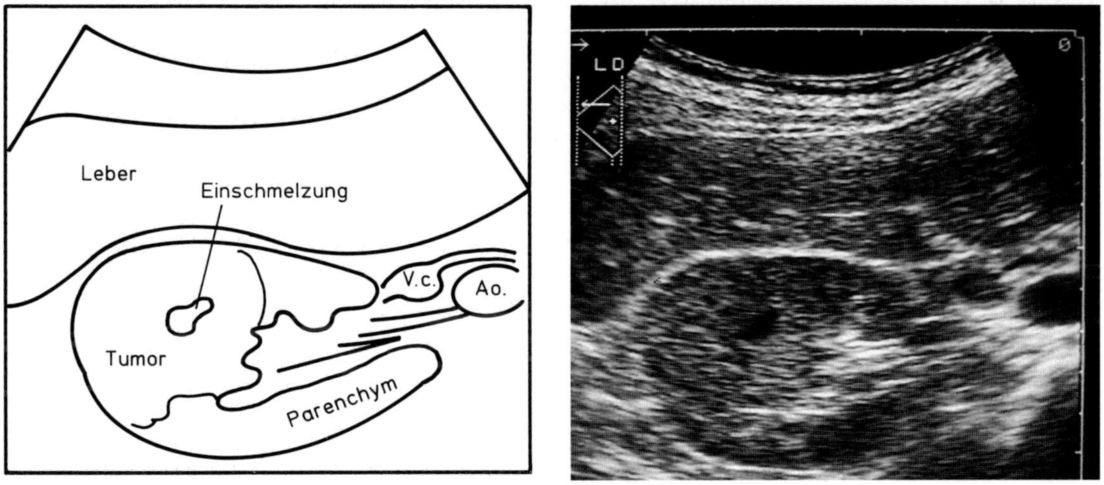
Leber
Einschmelzung
V.c.
Ao.
Tumor
Parenchym
LD

118

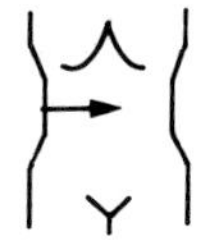

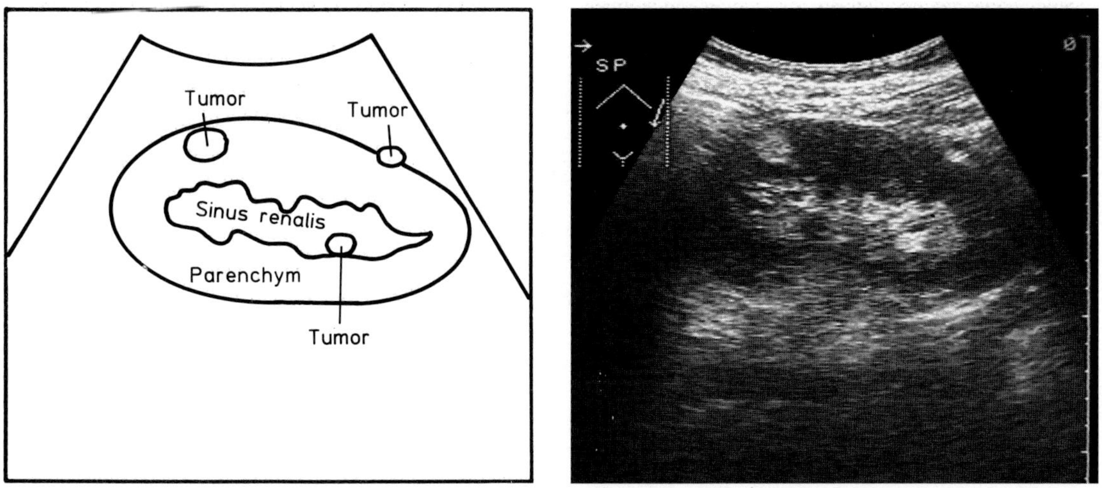
Tumor
Tumor
Sinus renalis
Parenchym
Tumor
SP

119

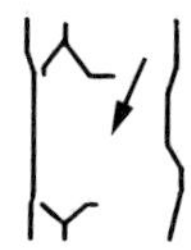

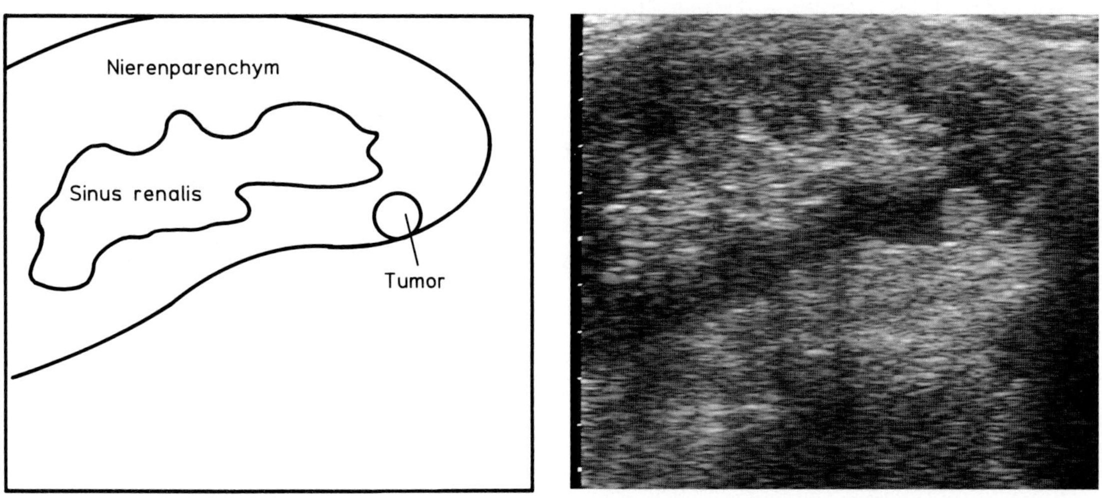
Nierenparenchym
Sinus renalis
Tumor

120

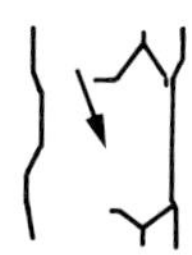

Nierentumoren

121 **Winziges Angiomyolipom rechts** (Längsschnitt)
Angiomyolipome sind Veränderungen, die sich sonographisch äußerst reflexkräftig darstellen, weshalb sie im Bereich des Nierenparenchyms sehr gut differenzierbar sind, auch wenn sie, wie in diesem Fall, unter 1 cm groß sind. Bei derart kleinen Nierentumoren ist eine weitere bildgebende Diagnostik, z.B. mit CT, nicht sinnvoll, da eine zufriedenstellende Darstellung mit Dichtemessung meist nicht gelingt. Derartige Prozesse sollten in zunächst 4wöchigen Abständen kontrolliert werden; nehmen sie an Größe nicht zu, kann man abwarten und seltener ($^1/_4$- bis $^1/_2$jährlich) kontrollieren. Erfolgt eine Größenzunahme, muß die Diagnostik weitergeführt werden (CT).

122 **Großes Angiomyolipom der rechten Niere** (Längsschnitt)
Der reflexkräftige glatt begrenzte Tumor, der vom Nierenparenchym ausgeht, ragt weit in das Pyelon hinein. Trotzdem ist er aufgrund seiner sonographischen Kriterien eindeutig zu erkennen und auszumessen. Charakteristisch ist neben der starken Reflexibilität die Schallabsorption, die zu einem zarten Schallschatten führt. Da diese Prozesse relativ selten vorkommen, wird man sicherheitshalber eine computertomographische Dichtemessung zur Bestätigung der Diagnose durchführen.

123 **Kleines Angiomyolipom der linken Niere** (Längsschnitt)
Häufig kommen Angiomyolipome multipel und beidseitig vor. Eine Vergesellschaftung mit dem M. Pringle wird angegeben; allerdings sind die Nierenveränderungen wesentlich häufiger anzutreffen als dieses Krankheitsbild. Da auch kleine Hypernephrome reflexkräftig sein können – wenn auch nicht so eindeutig demarkiert wie diese gutartigen Tumoren –, wird man immer bestrebt sein, die Diagnose durch eine computertomographische Dichtemessung zu bestätigen.

121

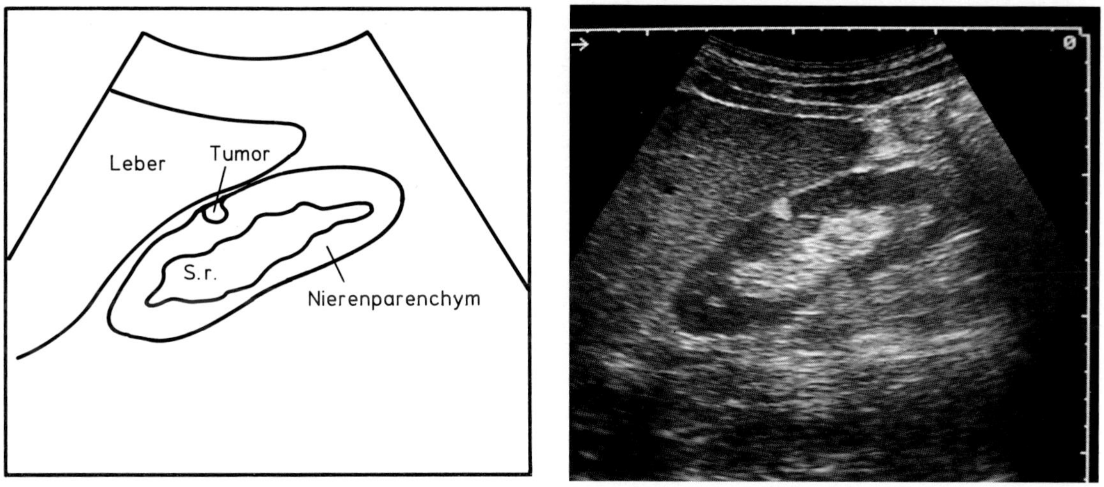
Leber
Tumor
S.r.
Nierenparenchym

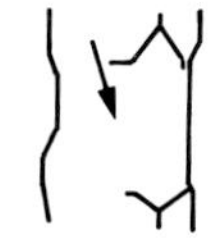

122

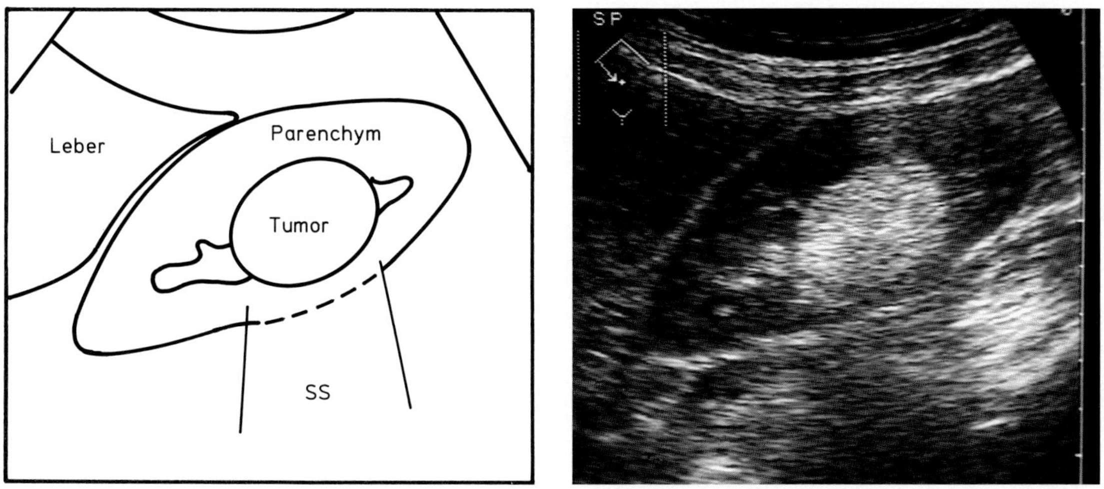
Leber
Parenchym
Tumor
SS
SP

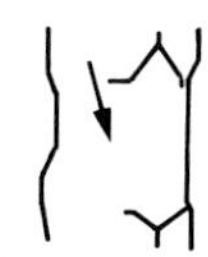

123

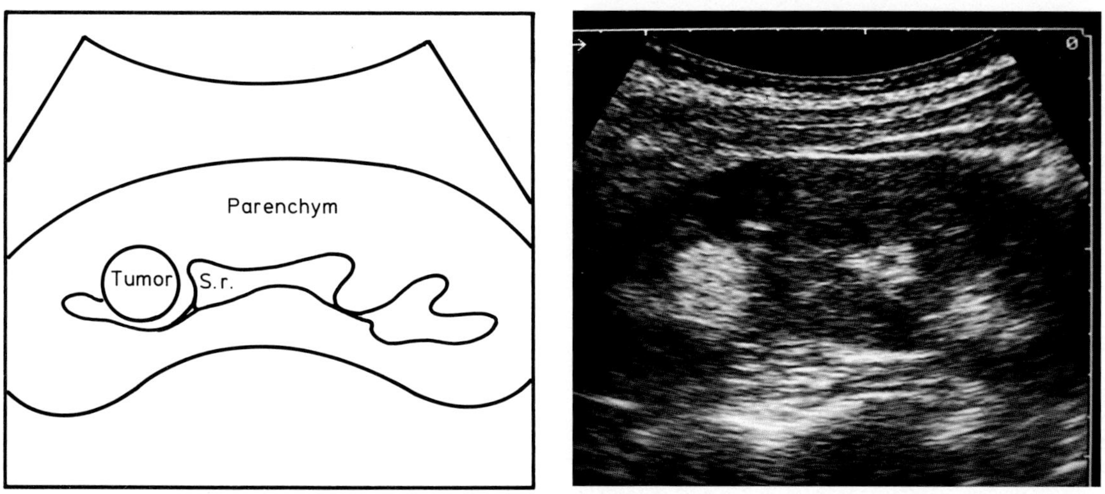
Parenchym
Tumor
S.r.

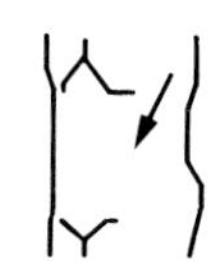

Nierentumoren

124 **Hypernephroides Karzinom der linken Niere mit nekrotischen Anteilen** (Längsschnitt)
Die Niere ist als solche eben noch zu erkennen, die oberen Nierenanteile sind erhalten, mittleres und unteres Nierendrittel sind tumorös umgebaut, wobei innerhalb des soliden Tumorgewebes einzelne zystische Anteile erkennbar sind. An einer Stelle ist eine Verkalkung mit Schallschatten zu sehen. Zystische Veränderungen innerhalb eines soliden malignen tumorösen Geschehens sind nicht selten. Sie dürfen nicht als kongenitale Zysten verkannt werden. Die zystischen Veränderungen entstehen sekundär entweder durch Nekrosebildung oder als echte Zysten durch Kompression von Harnkanälchen.

125 **Polyzystisch wirkendes hypernephroides Karzinom der rechten Niere** (Längsschnitt)
Dieser tumoröse Prozeß war schwer zu deuten. Der obere Nierenpol war in Form dieses eigentümlichen, radspeichenartig gegliederten tumorösen Prozesses umgewandelt. Multiple zystische Prozesse waren auf ein Zentrum ausgerichtet, das ganze von einer soliden Kapsel umgeben. Je nach Wachstumsform und Wachstumsgeschwindigkeit können Nierentumoren eigentümliche Formen annehmen, die sonographisch schwer zu deuten sind. Für die Existenz eines Tumors sprechen die solide Kapsel und die doch ungeregelte Anordnung der Zysten im Zentrum. Differentialdiagnostisch muß an eine Echinokokkuszyste gedacht werden.

126 a **Zystisches hypernephroides Karzinom der Niere** (Oberbauchschrägschnitt rechtslateral)
Man erkennt einen kugeligen, überwiegend zystischen Tumor mit septenartigen soliden Anteilen. Die Kapsel ist unter 1 mm dick. Die soliden Anteile sind eher zart. Die differentialdiagnostische Spannweite war in diesem Fall groß, sie reichte von einer Zyste mit Einblutung über eine Echinokokkuszyste bis zu einem Hamartom. Ein maligner Tumor schien weniger wahrscheinlich, konnte jedoch nicht ausgeschlossen werden. Auch im CT und angiographisch konnte der Tumorverdacht weder bestätigt noch sicher ausgeschlossen werden. Auch intraoperativ war nur ein zystischer Prozeß zu erkennen, so daß zunächst eine Zystenabtragung erfolgte. Erst histologisch war ein hypernephroides Karzinom innerhalb der soliden Anteile des Gebildes nachweisbar.

126 b **Zystisches hypernephroides Karzinom der Niere** (Querschnitt)
Es handelt sich um denselben Patienten wie auf der Voraufnahme. Am oberen Pol der rechten Niere ist das zystische Gebilde wiederum zu erkennen. Nach wie vor sind solide Anteile nur in den basalen Abschnitten zu sehen. Nachdem histologisch ein Karzinom nachgewiesen wurde, wurde die Niere in einer 2. Operation entfernt. Ein Tumor war in der restlichen Niere nicht mehr nachweisbar.

124

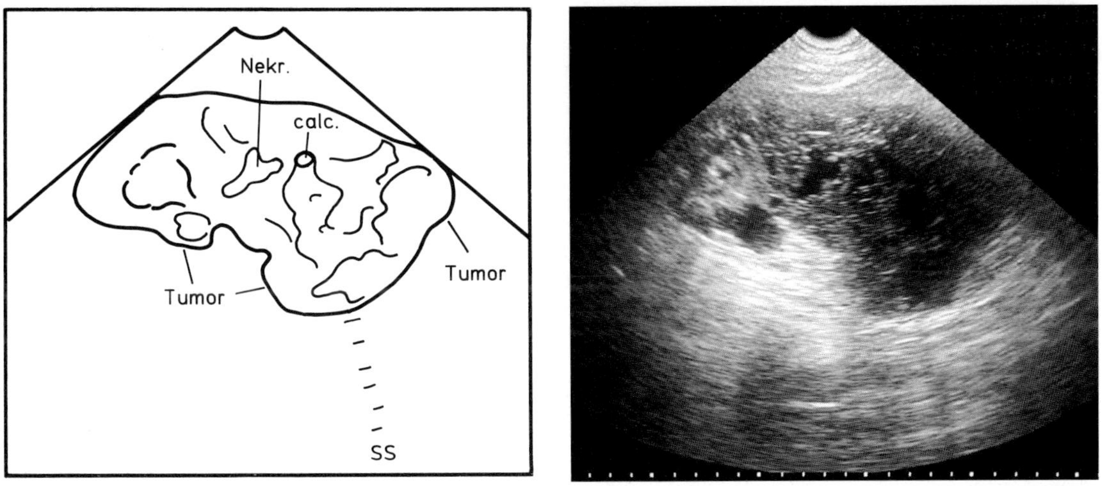

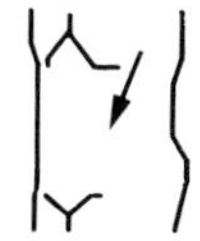

125

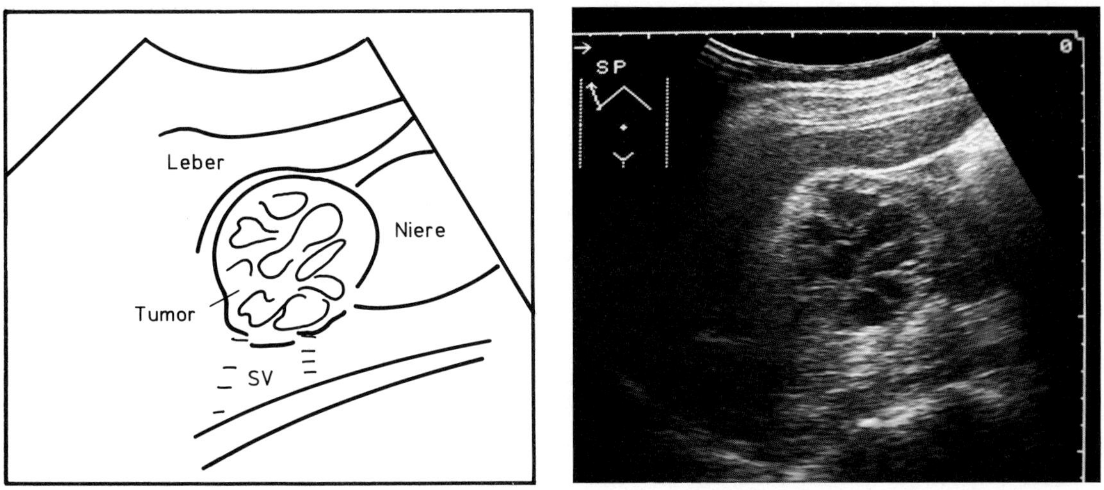

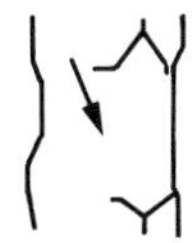

126 a

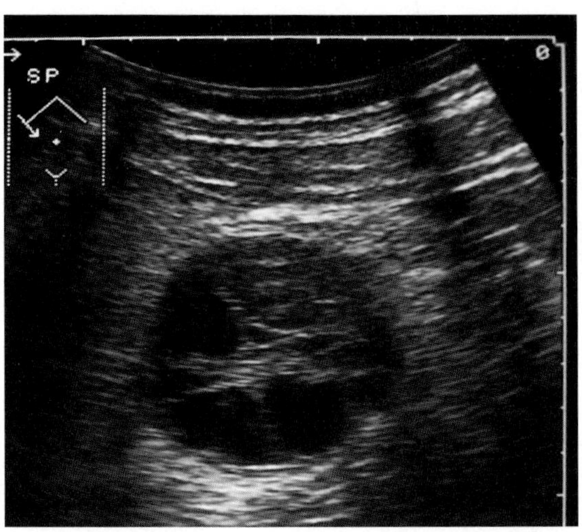

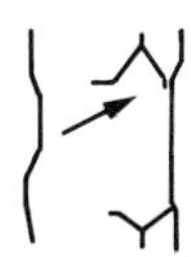

126 b

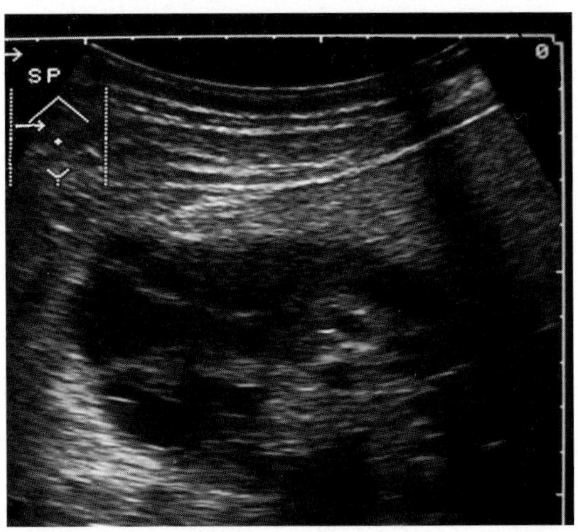

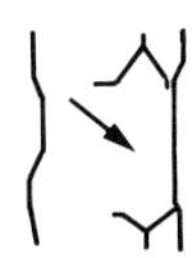

127 **Kleines hypernephroides Karzinom rechts mit Infiltration der Kapsel und exsudativen Veränderungen der Umgebung** (Mittelbauchschrägschnitt)
Die etwas dystop liegende, ventral der Wirbelsäule anzutreffende rechte Niere wies dieses kleine tumoröse Gebilde auf, dessen Gewebe durch eine Randzone vom angrenzenden normalen Parenchym abgegrenzt war. Eine Infiltration der Nierenkapsel ist zwar sonographisch nicht zu sehen, im Retroperitoneum ist jedoch eine Flüssigkeitsansammlung nachweisbar, die für eine Infiltration des Tumors durch die Kapsel spricht. Dennoch war der Tumor im Gesunden zu entfernen, eine Infiltration über die Kapsel hinaus in Gefäße oder Lymphknoten war nicht nachweisbar.

128 a **Hypernephrom mit Einblutung** (Längsschnitt durch die linke Niere)
Bei der Erstuntersuchung war die gesamte linke Niere angeschwollen, das NBKS erweitert. Eine umschriebene Veränderung war zunächst nicht abgrenzbar. Das Parenchym ist auf 3,5 cm verdickt, in den kaudalen Anteilen bis 2,5 cm. Der Patient kam mit stärksten Flankenschmerzen zur Aufnahme. Eine Hämaturie bestand nicht.

128 b **Hypernephroides Karzinom der linken Niere** (Längsschnitt durch die linke Niere)
Es handelt sich um denselben Patienten wie in der Voraufnahme, 12 Stunden später. Wiederum erkennt man eine jetzt auf 15 cm angeschwollene Niere. Nun läßt sich ein großer Tumor am unteren Pol mit Einblutung abgrenzen. Die Einblutung hat zu einer Anschwellung der gesamten Niere geführt. Das Nierenbecken-Kelch-System ist gestaut durch eine Anschwellung des nierenbeckennahen Anteils des Nierenparenchyms.

129 **Hypernephrom mit Einblutung (Verlauf)** (Längsschnitt durch die linke Niere)
Das obere Drittel der Niere ist unverändert, der Tumor am unteren Ende nahm von Tag zu Tag zu. Die Aufnahme entstand einen Tag später als die vorherige. Man erkennt solide und liquide Anteile. Die flüssigkeitsgefüllten Nierenkelche der Voraufnahmen sind jetzt mit Koageln gefüllt. Es entsteht dadurch ein reflexkräftiges Muster innerhalb des Nierenbeckens.

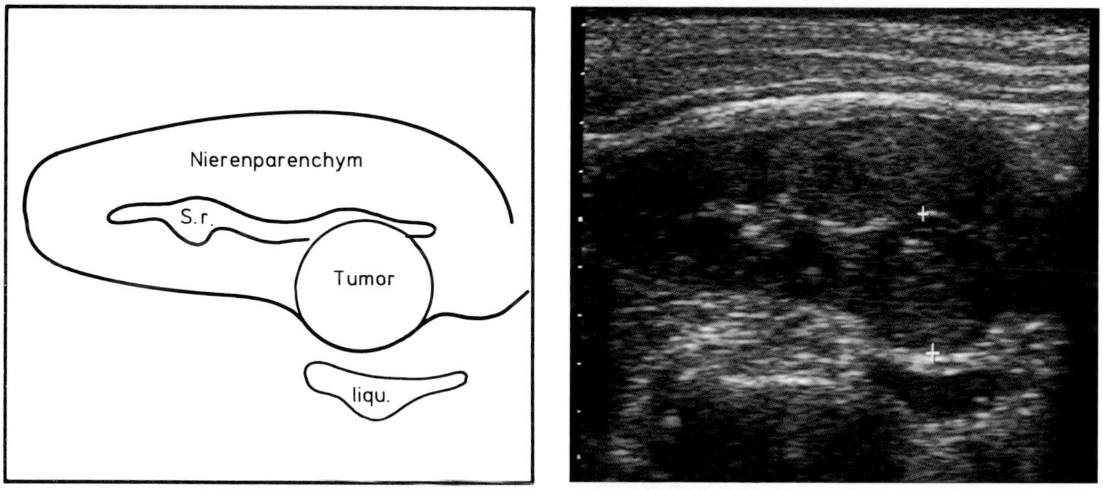

127

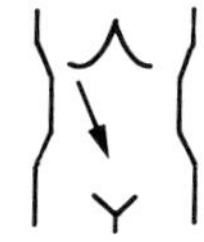

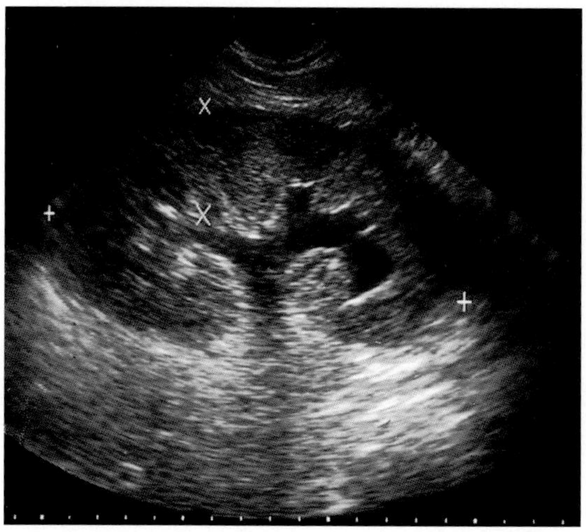

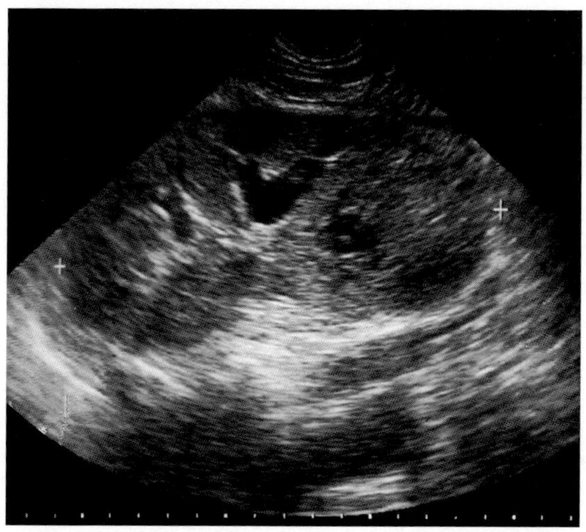

128 a

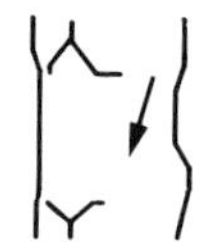

128 b

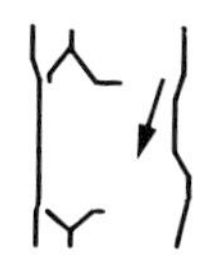

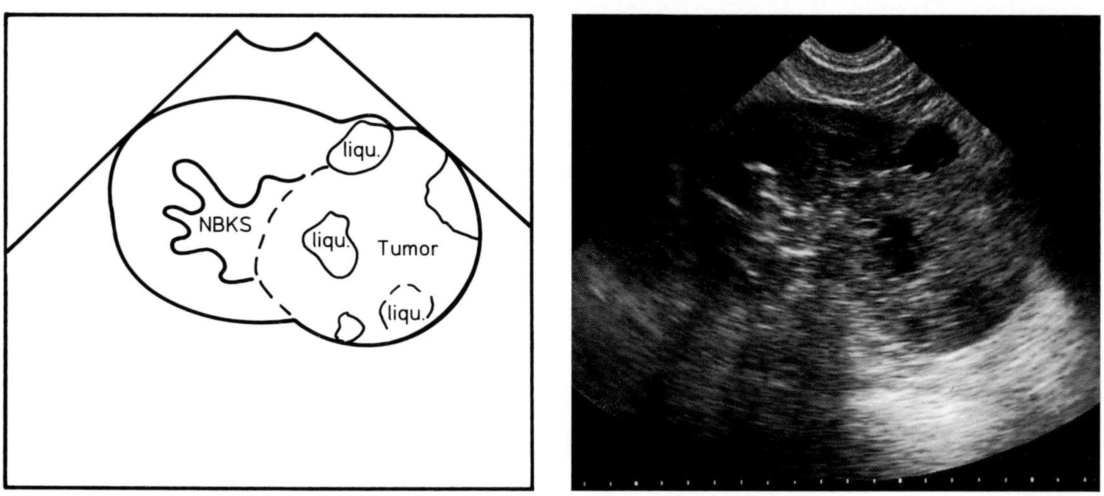

129

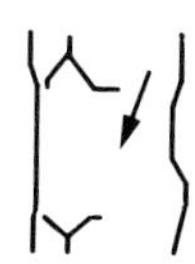

130 **Nierenmetastase bei Hodenteratom** (Längsschnitt durch die linke Niere)
An der Stelle des oft zu differentialdiagnostischen Schwierigkeiten Anlaß gebenden Nierenbuckels erkennt man eine reflexärmere Veränderung des Parenchyms, die deutlich demarkiert ist von der restlichen reflexarmen Parenchymregion. Bei einem Hodenteratom war eine Metastase in der Niere entstanden. Nierenmetastasen bei Karzinomen und Sarkomen sind selten, wahrscheinlich jedoch häufiger als sie sonographisch entdeckt werden. Die meist reflexarmen Metastasen sind in dem ebenfalls reflexarmen Nierenparenchym nur schwer abzugrenzen.

131 **Nierenmetastasen** (Längsschnitt durch die rechte Niere)
Metastasen der Nieren sind selten. Da sie schwer abgrenzbar sind, werden sie wahrscheinlich noch seltener sonographisch nachgewiesen. Auf diesem Bild erkennt man, daß die Metastasen sich nur gering im Reflexmuster vom Nierengrundgewebe unterscheiden. Allein die Tatsache, daß sie die Nierenkontur überragen, verrät ihre Lokalisation. Bei ausführlicher Betrachtung erkennt man doch geringe Unterschiede des Reflexmusters im Vergleich zur restlichen Niere.

132 **Kleiner Nierentumor rechts** (Oberbauchschrägschnitt rechts)
Dieser 1 cm große, solid wirkende Prozeß, der der Nierenrinde ventral aufsaß, war sonographisch zufällig entdeckt worden. Eine weitere nicht invasive Klärung solcher Prozesse ist schwierig. Da bekannt ist, daß maligne Prozesse in dieser Größe noch nicht metastasieren, kann man abwarten und solche kleinen Prozesse in kurzfristigen Abständen (4–8 Wochen) kontrollieren. Sollten sie an Größe zunehmen, ist eine weitere Klärung notwendig (CT, Feinnadelbiopsie). Als Grundlage einer Verlaufskontrolle ist jeweils eine exakte Beschreibung und Fotodokumentation unabdingbare Voraussetzung.

130

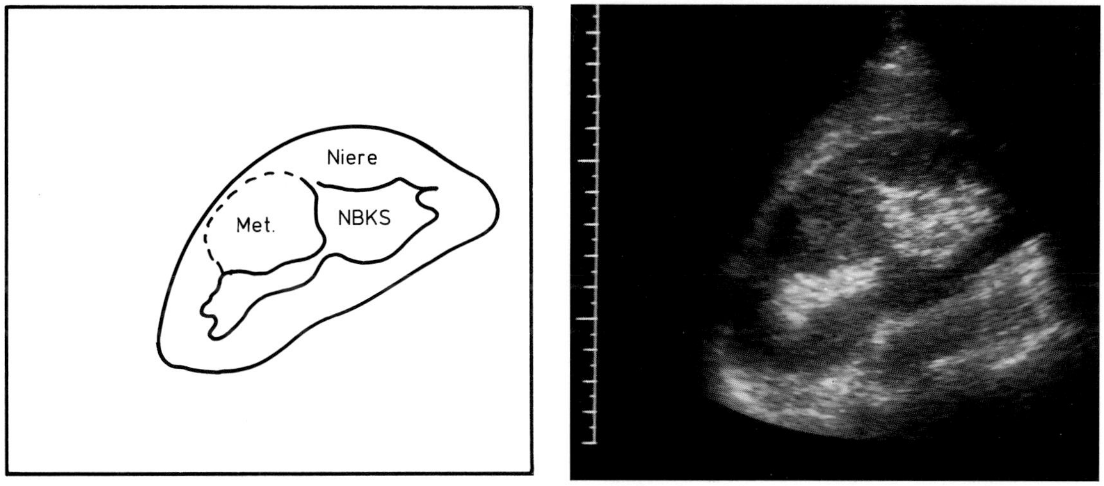
Niere
Met.
NBKS

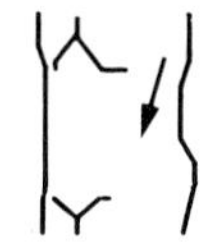

131

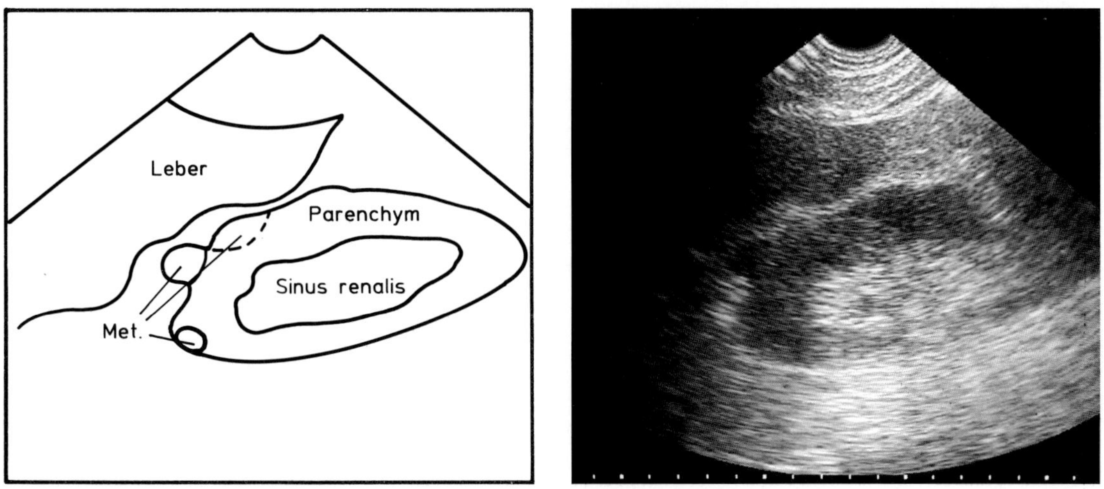
Leber
Parenchym
Sinus renalis
Met.

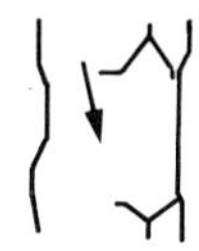

132

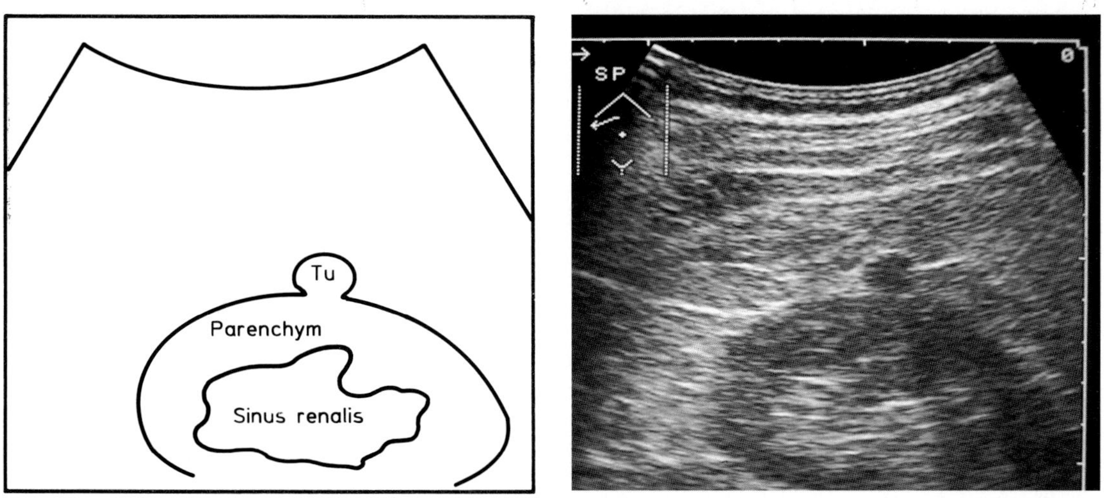
Tu
Parenchym
Sinus renalis
SP

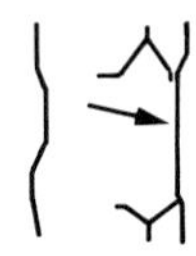

Nierentumoren

133 **Nierenzystenwandtumor** (Oberbauchschrägschnitt rechts)
Am lateralen oberen Nierenpol rechts befand sich diese Zyste mit unregelmäßiger, leicht verdickter Wand und einem soliden, lagestabilen, aus der Zystenwand heraus in das Zystenlumen hineinwachsenden Prozeß, bei dem es sich um ein Zystenwandkarzinom handelte. Im Gegensatz zu zystischen Erweichungen solider Tumoren und zystenassoziierten Tumoren (bei 0,5–4% aller Zysten) kommen diese Zystenwandkarzinome selten vor (in 0,15% aller Zysten). Die Möglichkeit der Existenz solcher Veränderungen ist der Grund für die sorgfältige Untersuchung jeder Nierenzyste und die weitere Klärung auffälliger Nierenzysten.

134 **Zyste und Tumor in derselben Niere** (Oberbauchlängsschnitt rechts)
Die Niere ist weitgehend tumorös aufgebraucht, der Tumor teilweise nekrotisch eingeschmolzen. Am unteren Pol der Niere hat sich eine Zyste entwickelt, die in diesem Fall durch Kompression von Kelch- oder Sammelrohranteilen entstanden war.

135 **Teilweise nekrotisch einschmelzender Nierentumor links** (Längsschnitt)
Große Teile der Niere sind hier durch den Tumor eingenommen, der äußerst reflexarm, stellenweise reflexfrei erscheint. Eine distale Schallverstärkung liegt jedoch nicht vor. Es handelt sich um reflexarmes Tumorgewebe, das jedoch noch nicht oder nur stellenweise eingeschmolzen ist.

133

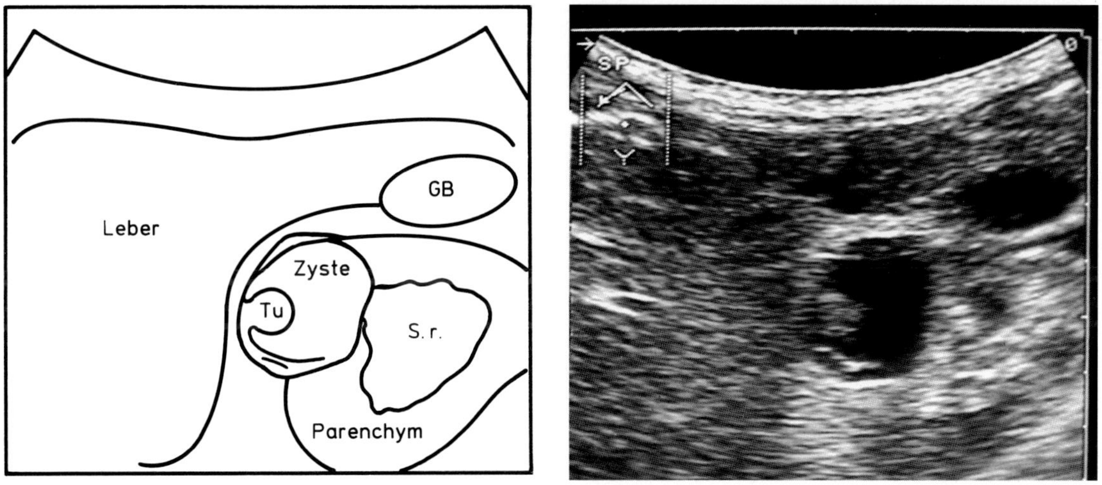
GB
Leber
Zyste
Tu
S. r.
Parenchym
SP

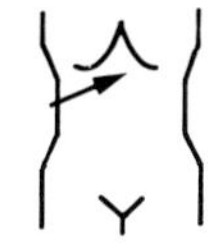

134

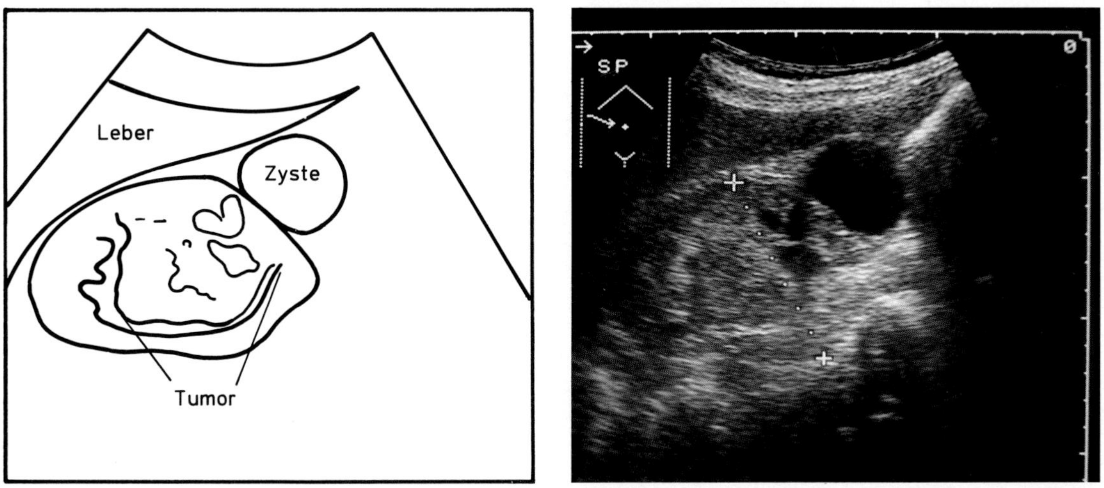
Leber
Zyste
Tumor
SP

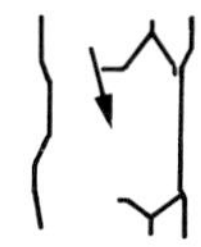

135

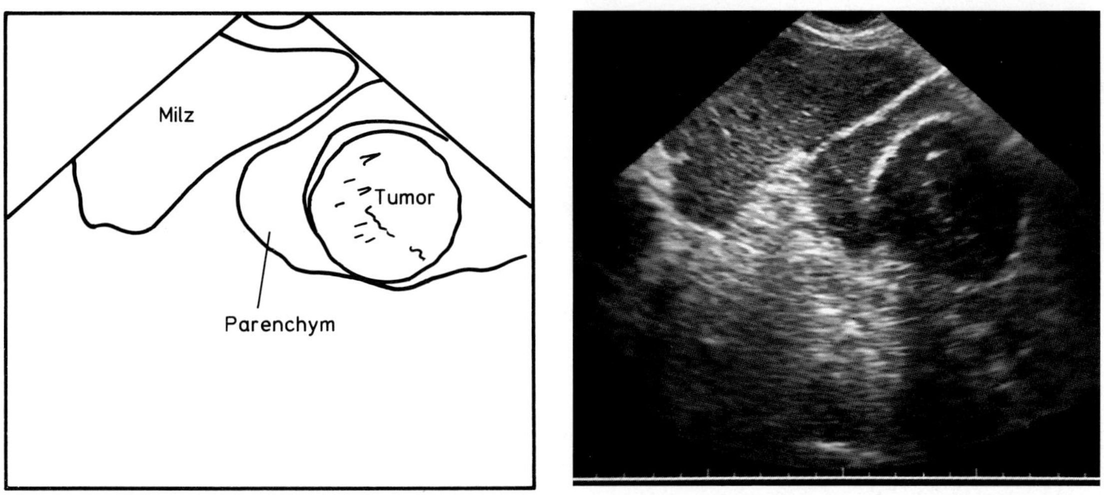
Milz
Tumor
Parenchym

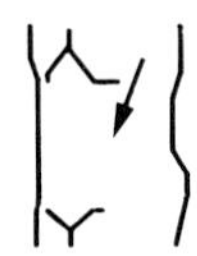

Nierentumoren

136 **Nierenbeckenkarzinom rechts** (Oberbauchquerschnitt rechts)
Nierenbeckenkarzinome sind sonographisch schwer und erst im fortgeschrittenem Stadium zu erkennen, da sie für den an die Untersuchung des Nierenparenchyms gewöhnten Untersucher unbemerkt im Nierenbecken heranwachsen und meist erst dann entdeckt werden, wenn sie einzelne Kelchgruppen oder das ganze Nierenbecken-Kelch-System komprimieren und zum Aufstau führen. Dann ist der Tumor allerdings schon weit fortgeschritten. Meistens gehen klinische Zeichen, wie die Hämaturie, der sonographischen Diagnose voraus. In diesem Fall hat der Nierenbeckentumor zu einer Abflußbehinderung der dargestellten Kelchgruppen geführt, die wohl schon längere Zeit besteht, so daß die Kelchhälse aufgeweitet sind.

137 **Nierenbeckenkarzinom rechts mit Aufstau**
Es handelt sich um denselben Patienten wie in Abb. 136. Die Niere ist jetzt im Längsschnitt dargestellt. Wiederum ist das Nierenbecken-Kelch-System erweitert; der Tumor im Bereich des Nierenbeckens wächst exzentrisch in die Niere ein, wobei einzelne Anteile des Nierenparenchyms vom Tumor infiltriert worden sind, während die Hauptmasse des Tumors im Nierenbecken liegt und dort die Abflußbehinderung verursacht hat.

138 **Nierenbeckenkarzinom rechts im fortgeschrittenen Stadium** (Querschnitt durch die rechte Niere)
Man erkennt eine weitgehende Infiltration der Niere durch einen Tumor, dessen Herkunft auf diesem Bild nicht eindeutig zu erkennen ist. Es handelte sich um ein Nierenbeckenkarzinom, das vom Nierenbecken aus die gesamte Niere infiltrativ durchsetzt hatte. Stellenweise sind Flüssigkeitslamellen als Reste gestauter Kelche nachweisbar.

136

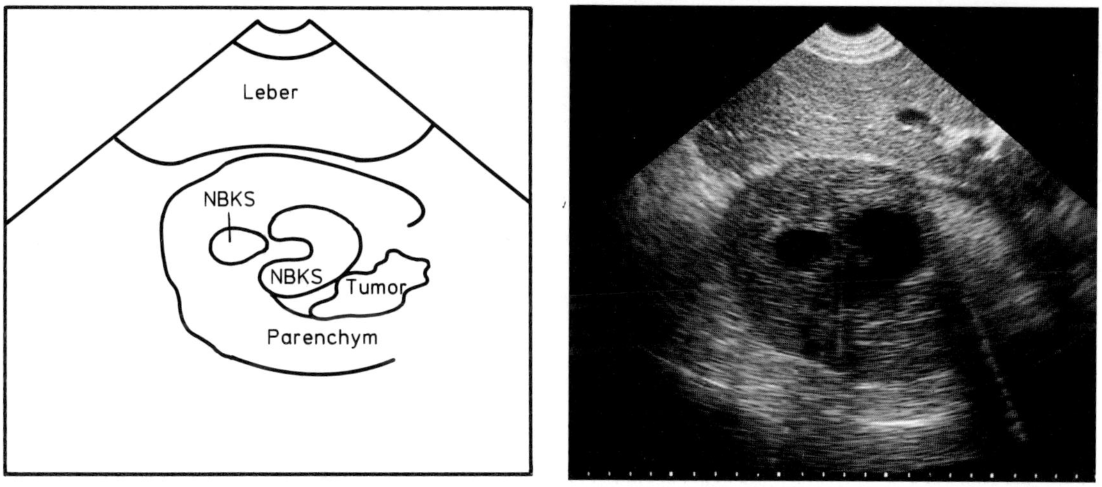
Leber
NBKS
NBKS
Tumor
Parenchym

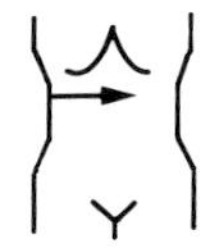

137

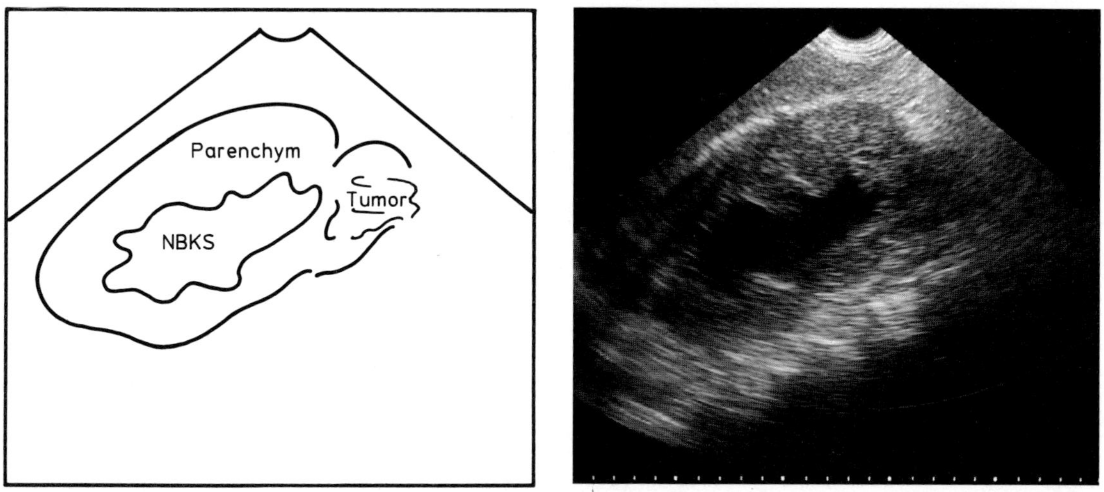
Parenchym
Tumor
NBKS

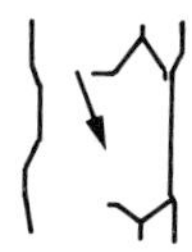

138

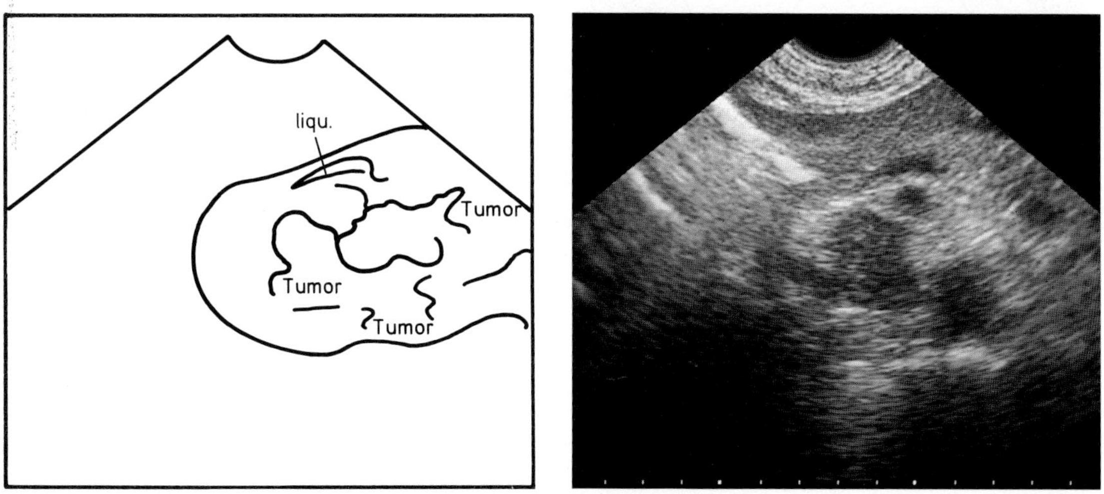
liqu.
Tumor
Tumor
Tumor

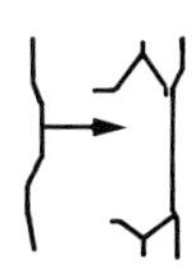

139 **Großer Nierentumor mit zapfenartigen Ausläufern im Retroperitoneum** (Querschnitt linke Niere)
Die linke Niere war erheblich vergrößert, die typischen Nierenkonturen waren nur noch stellenweise erhalten, Parenchym und Pyelon nicht mehr differenzierbar. Ein infiltrativ wachsender Tumor hatte große Teile der Niere eingenommen. Stellenweise sind erweiterte Kelche als Ausdruck einer Abflußbehinderung zu erkennen. Der Tumor selbst wächst nach medial, entlang der Nierenvene, auf die Wirbelsäule zu.

140 **Großer Nierentumor links mit Infiltration der Nierenvene** (Oberbauchschrägschnitt rechts)
Es handelt sich um denselben Fall wie in der Voraufnahme. In die Nierenvene ragt der Tumor als Zapfen ein. Intraoperativ bestätigte sich der sonographische Befund. Der Tumor war in die Vene, die Umgebung und die regionären Lymphknoten eingewachsen.

141 **Tumorzapfen in der V. cava**
Ebenfalls von einem linksseitigen Nierentumor ausgehend ist hier der Tumor in die V. renalis sinistra eingebrochen und hat zu einer vollständigen Thrombosierung der Vene geführt. Der Tumorthrombus ist über die Aorta hinweg in die Cava vorgewachsen. Wie zu erwarten war, lagen bei dieser Patientin Fernmetastasen in Lunge und Knochen vor.

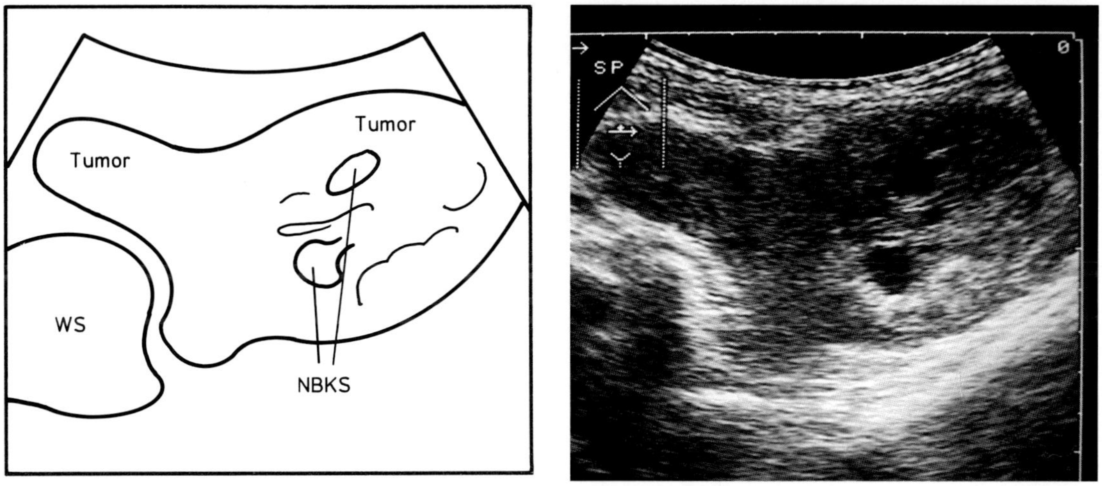
Tumor
Tumor
WS
NBKS

139

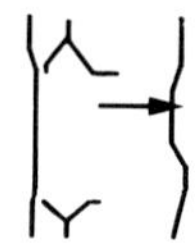

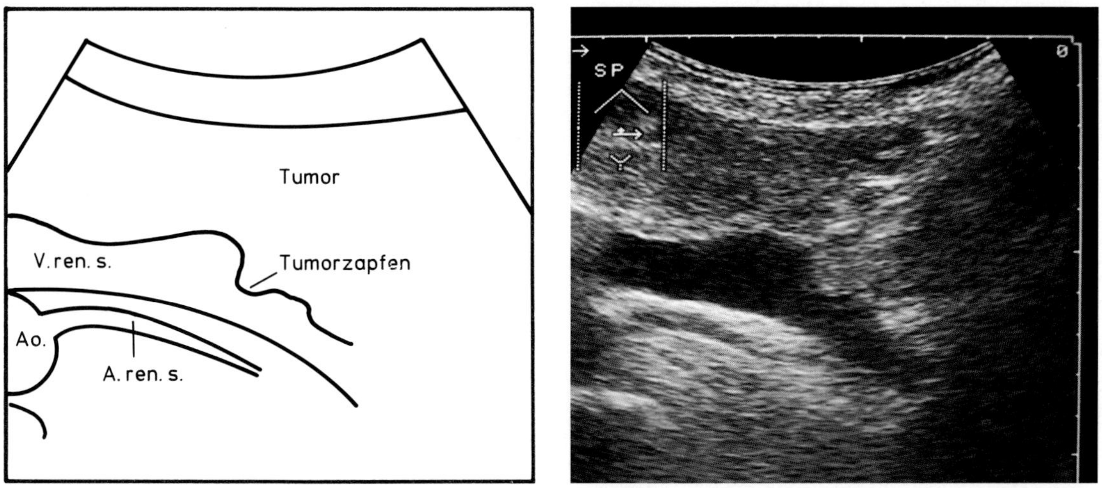
Tumor
V. ren. s.
Tumorzapfen
Ao.
A. ren. s.

140

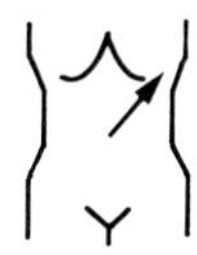

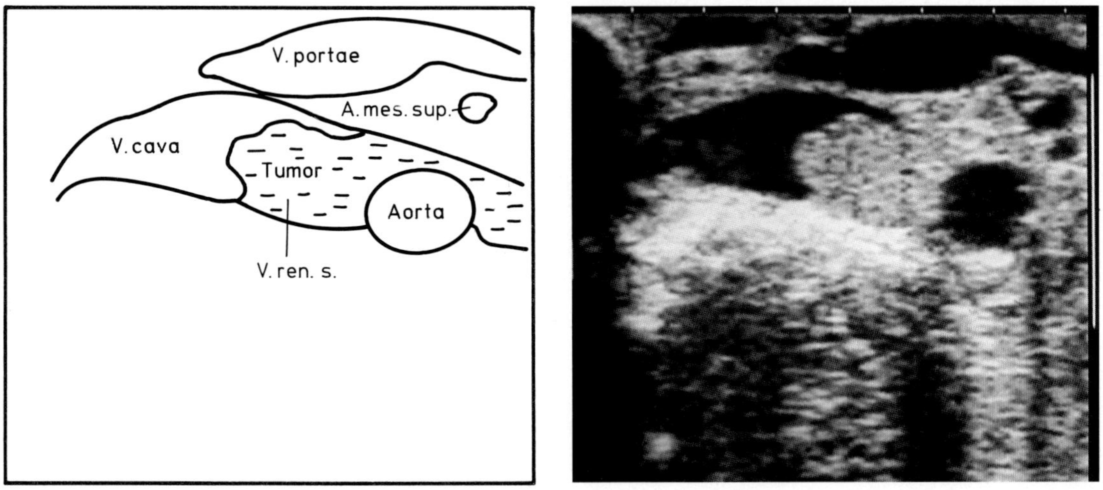
V. portae
A. mes. sup.
V. cava
Tumor
Aorta
V. ren. s.

141

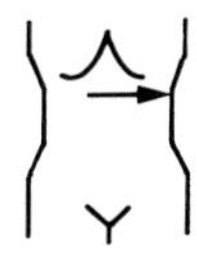

142 **Tumorzapfen in der V. cava** (Oberbauchlängsschnitt mit Darstellung der Vena cava)
Ausgehend von einem ausgedehnten tumorösen Prozeß der linken Niere, war der Tumorzapfen hier wiederum über die Aorta in die V. cava vorgewachsen. Man erkennt, daß die V. cava nicht vollständig von dem Tumor ausgefüllt wird. Ventrale Anteile der erweiterten V. cava sind noch blutdurchströmt.

143 **Infiltration der Niere bei akuter myeloischer Leukämie** (Längsschnitt links)
Infiltrationen der Nieren bei hämatologischen Systemerkrankungen können umschrieben, wie in diesem Fall, oder gleichmäßig diffus vorkommen. Sicherlich wird ihr sonographisches Bild zu wenig beachtet. In diesem Fall war die Infiltration multifokal und nicht zu übersehen. Man erkennt multiple reflexarme Infiltrate in einer ingesamt eher reflexvermehrten akut geschädigten Niere. Unter Therapie konnte der Rückgang der Infiltration beobachtet werden.

144 **Lymphogranulomatose Stadium IV mit Niereninfiltration** (Mittelbauchschrägschnitt rechts)
Bei vollständiger Infiltration der Nieren wirken diese lediglich klobig verplumpt, evtl. vergrößert und äußerst reflexarm. Die Niere hier ist noch dazu achsengedreht und dystop, etwas nach medial verlagert. Eine sorgfältige Beschreibung und Fotodokumentation der parenchymatösen Organe bei hämatologischen Systemerkrankungen ist als Grundlage für die meist ja langjährige Verlaufsbeobachtung dringend anzuraten. Dabei empfiehlt es sich, die Dokumentation in typischen Schnittebenen (längs, quer, koronar), die reproduzierbar sind, vorzunehmen.

142

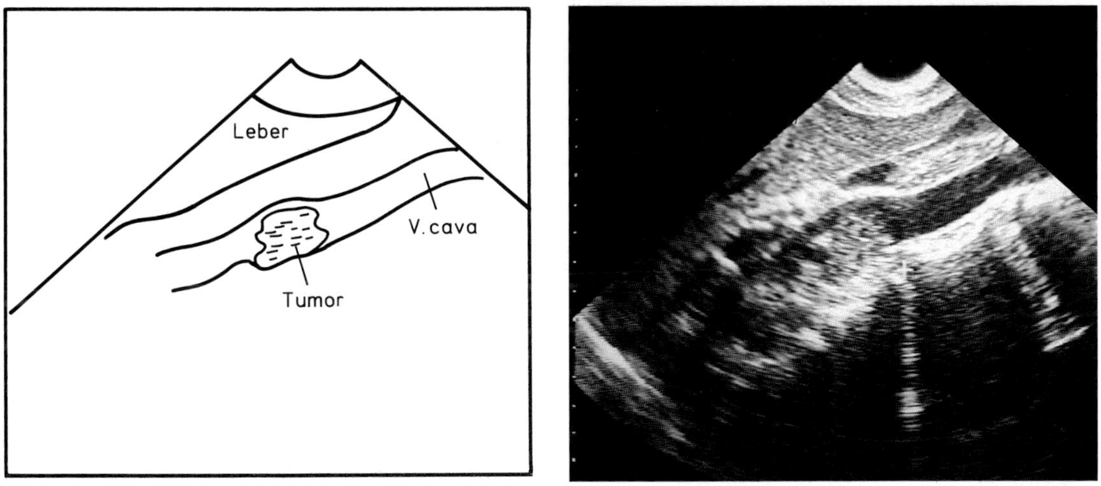
Leber
V. cava
Tumor

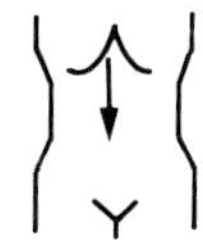

143

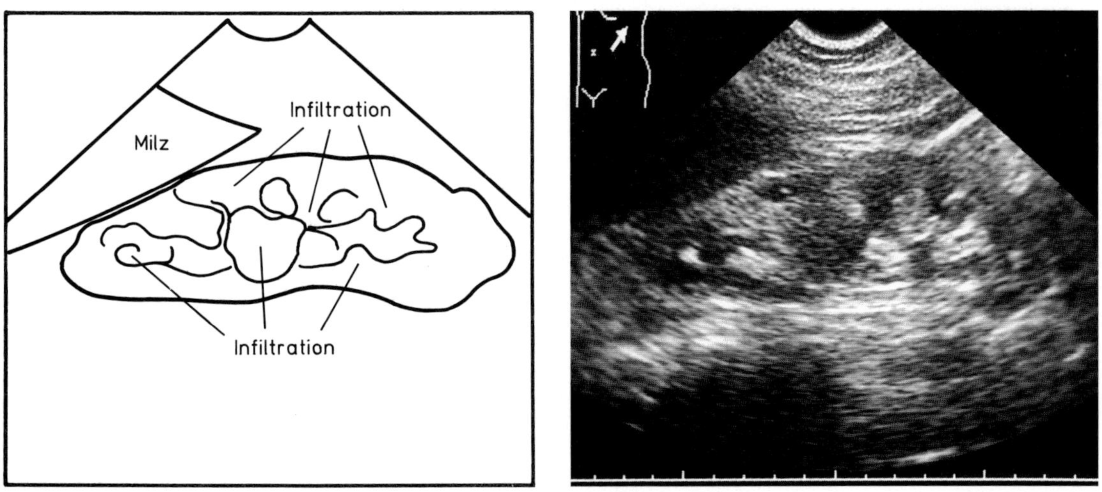
Infiltration
Milz
Infiltration

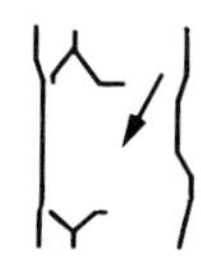

144

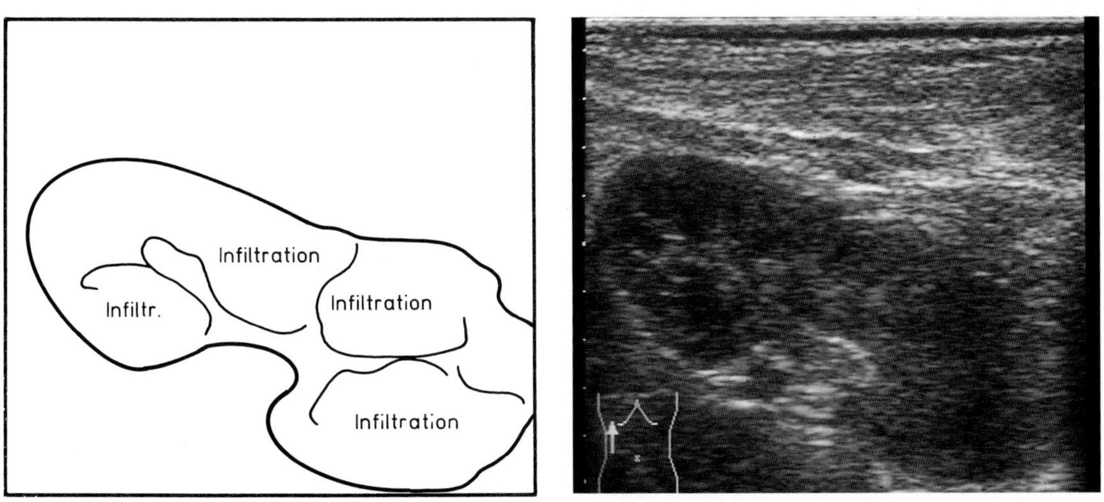
Infiltration
Infiltr.
Infiltration
Infiltration

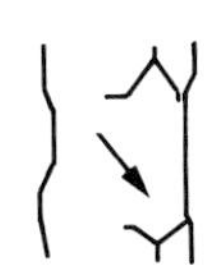

145 **Non-Hodgkin-Lymphom, Infiltration der rechten Niere** (Längsschnitt)
Infiltrationen der Nieren bei malignen Lymphomen werden selten beschrieben, sind jedoch bei subtiler Untersuchungstechnik nicht so rar. Sie äußern sich in reflexarmen, mehr oder weniger großen singulären oder multiplen Infiltraten der Niere. Unter der erfolgreichen Therapie nehmen sie an Größe ab, das Reflexmuster wird kräftiger, die Nierenbinnenstruktur normalisiert sich. Eine ausführliche Dokumentation solcher Befunde ist für die Verlaufsbeobachtung von größter Bedeutung.

146 **Niereninfiltration bei Non-Hodgkin-Lymphom. Verlaufsbeobachtung** (Längsschnitt rechter Oberbauch)
Es handelt sich um denselben Patienten wie auf der Voraufnahme, jedoch unter zytostatischer Therapie. Die Infiltrate sind in ihrer Größe rückläufig. Die Niere ist als Organ wieder besser zu erkennen, trotzdem sind nach wie vor eindeutig abgrenzbare Infiltrationen nachweisbar, eine Remission ist somit noch nicht erreicht.

147 **Non-Hodgkin-Lymphom, Niereninfiltration rechts** (Längsschnitt)
In diesem Bild ist die Niere nahezu vollständig tumorös umgewandelt durch multiple Infiltrate des bekannten Non-Hodgkin-Lymphoms.

145

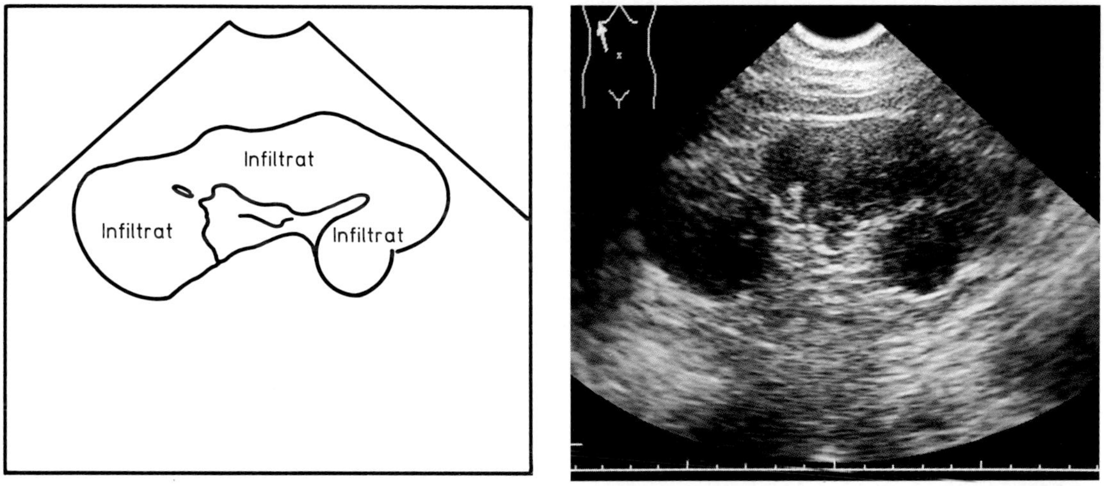
Infiltrat
Infiltrat
Infiltrat

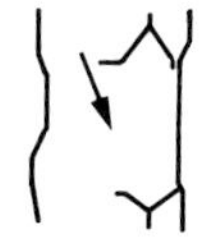

146

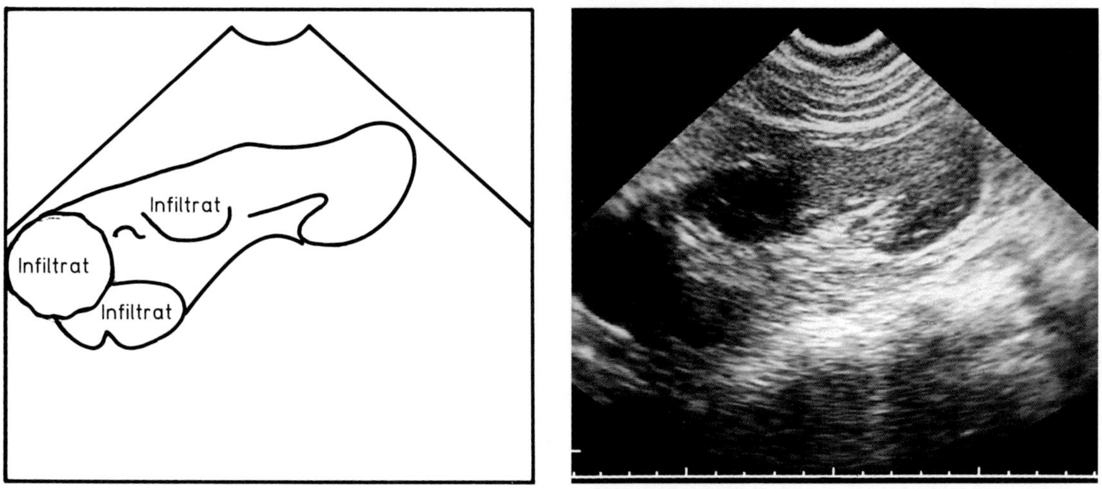
Infiltrat
Infiltrat
Infiltrat

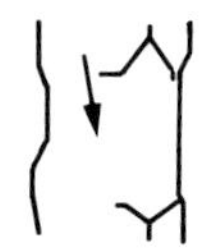

147

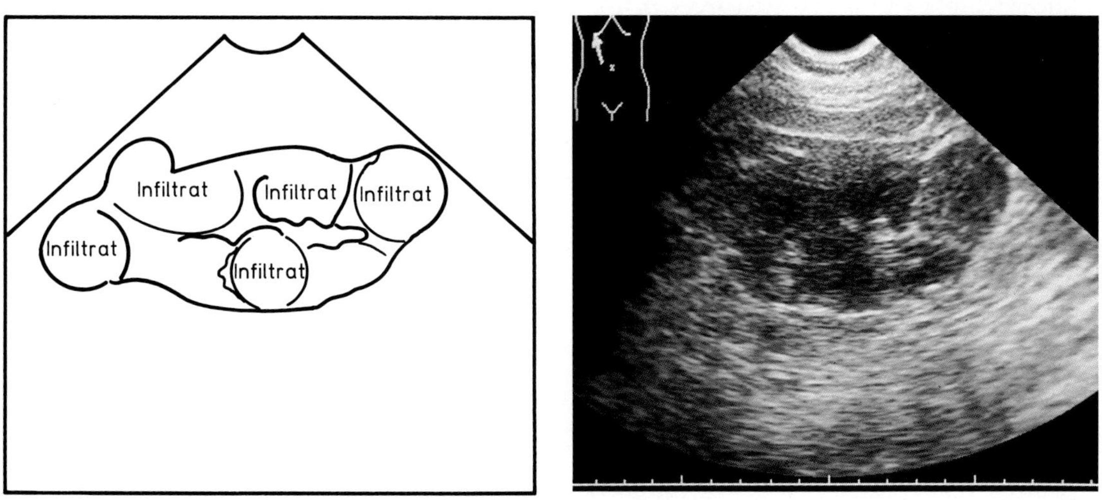
Infiltrat
Infiltrat
Infiltrat
Infiltrat
Infiltrat

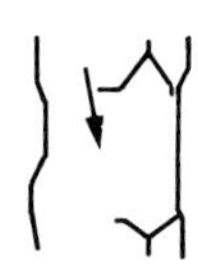

148 **Rückläufige Tumorinfiltration bei Non-Hodgkin-Lymphom** (Längsschnitt)
Derselbe Patient wie in der Voraufnahme. Unter zytostatischer Therapie sind die Tumoren rückläufig, die Nieren wieder besser abgrenzbar. Die typische Nierenstruktur ist rekonstruiert, lediglich in der unteren Nierenhälfte scheinen Tumorreste vorzuliegen. Weitere Verlaufsbeobachtungen sind in diesen Fällen in kurzen Abständen unter Therapie und in den Intervallen notwendig.

149 **Niereninfiltration bei T-lymphoblastischem Non-Hodgkin-Lymphom** (Längsschnitt durch die linke Niere)
Man erkennt innerhalb der normal großen Niere mit deutlich verdicktem Nierenparenchym reflexarme, nahezu reflexfrei wirkende kugelige Veränderungen, die, in den dorsalen Anteilen des Nierenparenchyms konfluierend, das Nierenparenchym nahezu vollständig infiltriert haben. Der Sinus renalis ist dadurch verschmälert. Bei dem jungen Patienten entstanden diese Veränderungen als Ausdruck eines Rezidivs eines bereits strahlentherapeutisch behandelten Stadiums I im Halsbereich. Unter zytostatischer Therapie bildeten sich die Infiltrate zurück.

150 **Niereninfiltration bei T-lymphoblastischem Non-Hodgkin-Lymphom unter Therapie** (Längsschnitt durch die linke Niere) (siehe auch die vorige Aufnahme)
Nach wie vor ist die Niere groß und verquollen. Die vorbeschriebenen Infiltrate nehmen an Größe ab und an Reflexibilität zu. Die normalen Nierenstrukturen sind wieder zu erkennen.

148

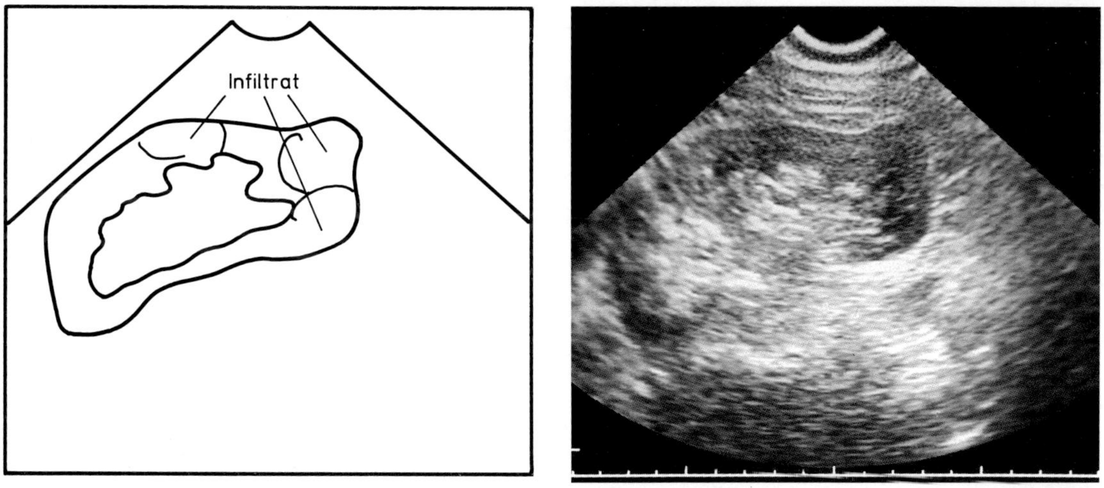
Infiltrat

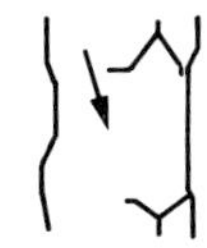

149

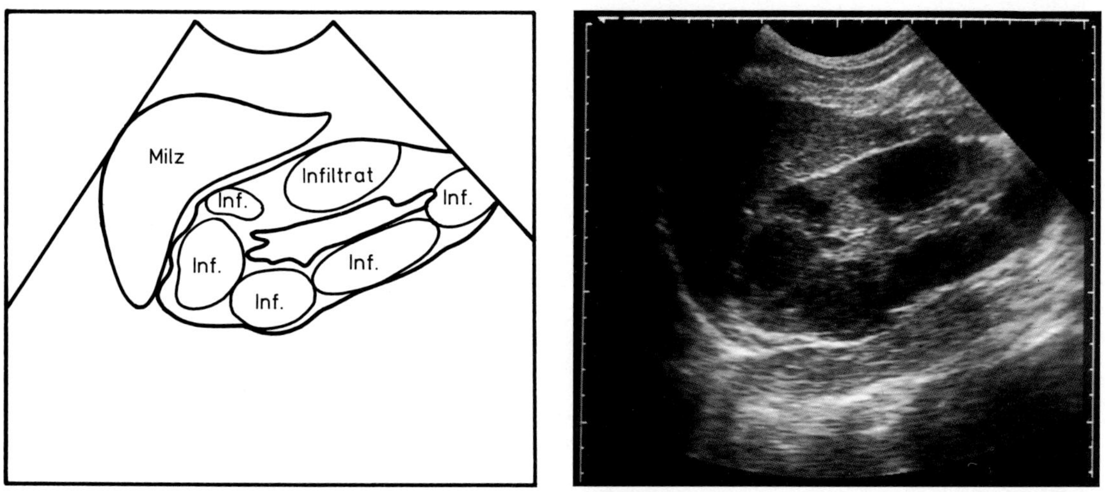
Milz
Infiltrat
Inf.
Inf.
Inf.
Inf.
Inf.

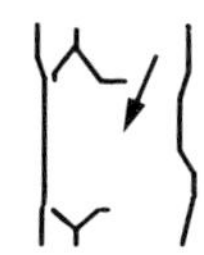

150

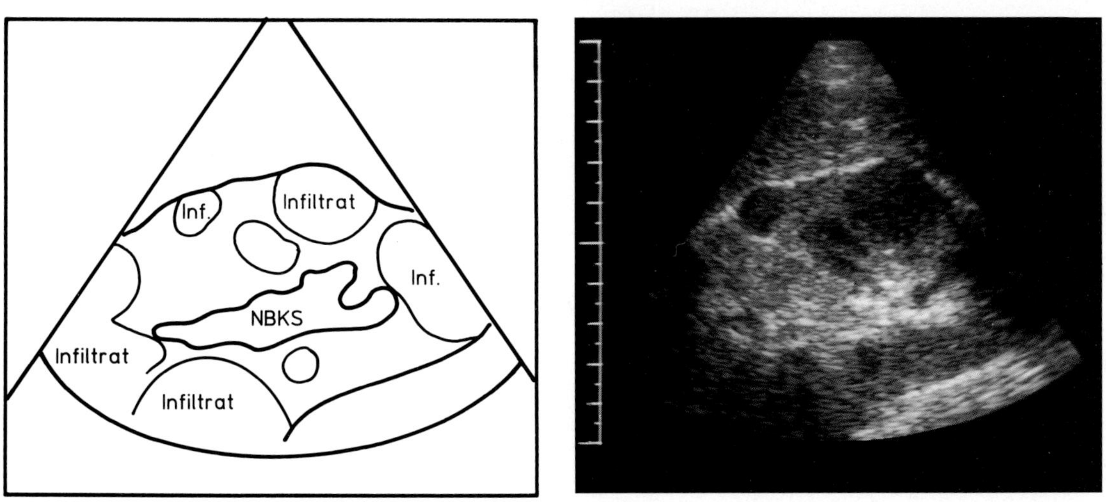
Inf.
Infiltrat
Inf.
NBKS
Infiltrat
Infiltrat

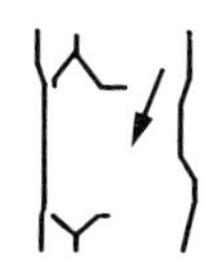

151a **Diffuse Infiltration der Nierenrinde bei Non-Hodgkin-Lymphom** (Längsschnitt)
Bei diesem Patienten ist die Infiltration auf die Nierenrinde beschränkt. Mark und Pyelon sind nicht befallen. Man erkennt einen Randsaum reflexarmen Gewebes in den peripheren Nierenabschnitten. Der Befund wurde histologisch bestätigt.

151b **Rindeninfiltration bei Non-Hodgkin-Lymphom Stadium IV** (Querschnitt)
Derselbe Patient wie in der Voraufnahme. Man erkennt die Separation zwischen infiltrierten peripheren Nierenrindenabschnitten und dem Nierenmark. Der sonographische Aspekt entsprach exakt dem pathologisch-anatomischen Befund.

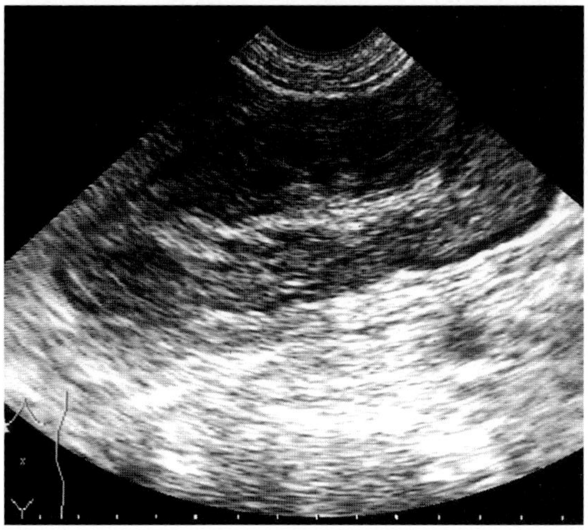

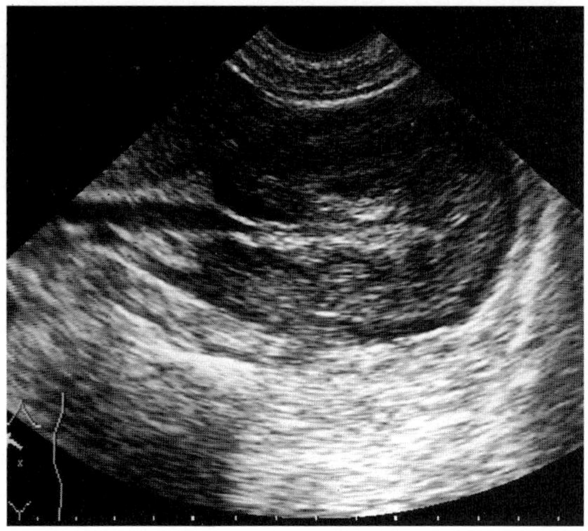

151 a

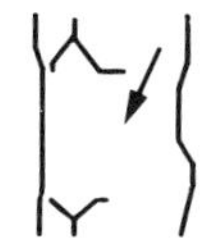

151 b

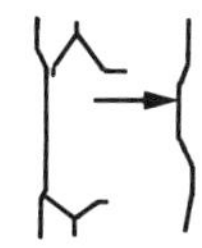

Niere

Literatur

Ardanens Y, Biserte J, Lambin G, Lemaitre G (1985) Efficatè de l'imagerie moderne dans le diagnostic des angiomyolipomes isolès du rein. J Radiol 66/3:189–195

Asher WM, Freimanis AK (1977) Ultrasonic diagnosis of renal and retroperitoneal lesions. Int Surg 62/5:273–277

Bahlmann J, Otto P (1972) Perkutane Nierenbiopsie mit Ultraschall-Lokalisation. Dtsch Med Wochenschr 97:840–842

Banholzer P, Edelmann E, Sager P, Staudigl K, Haslbeck M, Mehnert H (1987) Sonographische Veränderungen der Nieren im Verlauf des Typ-I-Diabetes mellitus als mögliche Früherkennungsmethode der diabetischen Nephropathie. Ultraschall [Suppl] 1:37

Bartels H (1976) Indikation und Technik der ultraschallgezielten Nierenzystenpunktion. Helv Chir Acta 43:341–343

Becker JA, Schneider M, Staiano S, Cromb E (1974) Renal pelvic lipomatosis: a sonographic evaluation. JCU 2/4:299–301

Behan M, Martin EC, Muecke EC, Kazam E (1977) Myelolipoma of the adrenal: two cases with ultrasound and CT findings. AJR 129:993–996

Benz UF, Meudt RO (1978) Treffsicherheit und Fehldiagnosen bei der Ultraschalldiagnostik von Nierenerkrankungen. Nieren Hochdruckkrankh 4:144–150

Benz UF, Schulze K, Meudt R (1976) Die Sonographie in der Diagnostik von Nierenerkrankungen. Radiologe 16:320–327

Bernstein J (1973) The classification of renal cysts. Nephron 11:91–100

Boeckmann W, Heile U, Jonas D, Bauer HW (1986) Das Lasixsonogramm. In: Otto RC, Schnaars P (Hrsg) Ultraschalldiagnostik 85. Thieme, Stuttgart, S 308–309

Böhlke E, Hollstein H (1980) Sonographische Diagnose und Differentialdiagnose von Nierenerkrankungen. In: Hinselmann M, Anliker M, Meudt R (Hrsg) Ultraschalldiagnostik in der Medizin: Dreiländertreffen Davos. Thieme, Stuttgart, S 61–62

Boutros GA, Athey PA (1978) Ultrasonic demonstration of the xanthogranulomatous pyelonephritis. JCU 6:427–428

Braun B, Schwerk W, Weitzel D (1979) Sonographische Differenzierung der einseitig stummen Niere. Inn Med 7:267–276

Busch R, Brockmann W-P (1985) Die Sonographie in der Diagnostik pyelonephritischer Narben. Dtsch Med Wochenschr 110:303–307

Clayman RV, Williams RD, Fraley EE (1979) Current concepts in cancer: the persuit of the renal mass. N Engl J Med 300:72–74

Cronan JJ, Yoder IC, Amis ES Jr, Pfister RC (1982) The myth of anechoic renal sinus fat. Radiology 144:149–152

Cunningham JJ, Cunningham MA (1976) Characterization of renal stone models with gray scale echography. Urology 7:315–318

Emmett JL, Levine SR, Woolner LB (1963) Co-existence of renal cyst and tumor: incidence in 1007 cases. Br J Radiol 35:403–409

Engelmann U, Wallenberg H von, Faber P, Jacobi GH, Hohenfellner R (1987) Das asymptomatische, zufällig entdeckte Nierenzellkarzinom – der Einfluß der sonographischen Früherkennung auf die Prognose. In: Hansmann M, Koischwitz D, Lutz H, Trier H-G (Hrsg) Ultraschalldiagnostik 86. Springer, Berlin, S 244–247

Erwin BC, Caroll BA, Sommer FG (1984) Renal colic: The role of ultrasound in initial evaluation. Radiology 152:147–150

Faul P, Engels E (1981) Erste Erfahrung bei der intraoperativen Steinsuche mittels Ultraschall. Ultraschall 2:178–182

Fiegler W, Friedrich M, Sörensen E (1975) Der Wert der Sonographie in der Diagnostik renaler raumfordernder Prozesse. ROEFO 122:99–103

Fiegler W, Feßler B, Kampf D, Zwicker C, Felix R (1987) Akute und chronisch entzündliche Nierenerkrankung im Sonogramm. In: Hansmann M, Koischwitz D, Lutz H, Trier H-G (Hrsg) Ultraschalldiagnostik 86. Springer, Berlin, S 264–266

Fröhlich E, Mende BM, Frühmorgen P, Mannel H, Treichel J, Vierling P (1987) Der echodichte Nierentumor. In: Hansmann M, Koischwitz D, Lutz H, Trier H-G (Hrsg) Ultraschalldiagnostik 86. Springer, Berlin, S 248–250

Gerlach D, Fehring K, Schneider H (1986) Verschiedene morphologische Erscheinungsformen der xanthogranulomatösen Pyelonephritis im US, CT und AUR. In: Otto RC, Schnaars P (Hrsg) Ultraschalldiagnostik 85. Thieme, Stuttgart, S 318–319

Gibson TE (1954) Interrelationship of renal cyst and tumors: report of three cases. J Urol 71:241–252

Goldman SM, Minkin SD, Naraval DC, Diamond AB, Pion SJ, Meringoff BN, Sidh SM, Sanders RC, Cohen SP (1977) Renal carbuncle: the use of ultrasound in its diagnosis and treatment. J Urol 118:525–528

Green WM (1978) Renal ultrasound. In: De Vlieger M

(ed) Handbook of clinical ultrasound. John Wiley & Sons, New York, pp 345–351
Gregory A, Behan M (1981) Lymphoma of the kidneys: unusual ultrasound appearance due to infiltration of the renal sinus. JCU 9:343–345
Grups JW, Heller V, Frohmüller H (1986) Die Sonographie in der Diagnostik des Nierencarcinoms: Eine vergleichende Studie. In: Otto RC, Schnaars P (Hrsg) Ultraschalldiagnostik 85. Thieme, Stuttgart, S 331–332
Hainz A, Nürnberger N, Kratzik C, Kletter K (1987) Die Wertigkeit des Diuresesonogramms zur Abklärung funktionell wirksamer subpelviner Ureterstenosen. In: Hansmann M, Koischwitz D, Lutz H, Trier H-G (Hrsg) Ultraschalldiagnostik 86. Springer, Berlin, S 294–296
Hederström E (1985) Renal size parameter. A sonographic method for measuring lumbar vertebral height in children. Acta Radiol Diagn 26/6:693–696
Hege U, Seitz K (1987) Sonographische Uretersteindiagnostik. In: Hansmann M, Koischwitz D, Lutz H, Trier H-G (Hrsg) Ultraschalldiagnostik 86. Springer, Berlin, S 282–285
Hege-Blank U, Seitz K, Kußmaul J (1987) Ergebnisse der sonographischen Uretersteindiagnostik. Ultraschall 8:126–130
Hricak H, Cruz C, Romanski R, Uniewski M, Levin NW, Madrazo BL, Sandler MA, Eyler WR (1982) Renal parenchymal disease: sonographic-histologic correlation. Radiology 144:141–147
Hübener K-H, Metzger HOFJ (1983) Computertomographie: Nieren, Retroperitonealraum, abdominelle Aorta. Verh Dtsch Ges Inn Med 89:183–190
Hust W, Bundschuh HD, Preim D, Durben G, Persigehl M, Meywald K (1979) Nierentumoren: Aussagekraft der Sonographie. Diagnostik 12:283–285
Jaschke W, Kaick G van, Palmtag H (1980) Vergleich der Wertigkeit von Echographien und Computertomographien bei der Diagnostik raumfordernder Prozesse der Nieren. ROEFO 132/2:145–151
Jenss H, Schulze K, Kott KJ (1980) Hufeisenniere – ist sonographisch die Diagnose möglich? ROEFO 133:71–74
Keller W, Weiss H (1984) Gibt es einen aktiven Flüssigkeitstransport im dilatierten Nierenbeckenkelchsystem von Transplantatnieren? In: Lutz H, Reichel L (Hrsg) Ultraschalldiagnostik 83. Thieme, Stuttgart, S 150–151
Keller W, Weiss H, Meissner J (1981) Korrelation zwischen Parenchymdicke, Nierenlängsdurchmesser und Körperoberfläche in verschiedenen Altersgruppen bei nierengesunden Erwachsenen. In: Rettenmaier G, Loch EG, Hansmann M, Trier HG (Hrsg) Ultraschalldiagnostik in der Medizin. Thieme, Stuttgart, S 8–9
Keller W, Keller E, Weiss H, Meissner J, Strauch M (1982) Durchschnittliche Nierentransplantatgrößen und Volumina bei normaler und eingeschränkter Nierenfunktion. In: Kratochwil A, Reinhold E (Hrsg) Ultraschalldiagnostik 81. Thieme, Stuttgart, S 200–201
Kelsey JA, Bowie JD (1977) Gray-scale ultrasonography in the diagnosis of polycystic kidney disease. Radiology 122:791–795
Khan AN, Gould DA, Shah SM, Mouasher YK (1985) Primary renal liposarcoma mimicking angiomyolipoma on ultrasonography and conventional radiology. JCU 13:58–59
Koischwitz D, Frommhold H, Brühl P (1977) Die Treffsicherheit der Sonographie in der Diagnostik von Nierenerkrankungen. ROEFO 127/2:97–106
Kratochwil A (1975) Möglichkeiten und Grenzen der Ultraschalldiagnostik in der Nachsorge urologischer Tumorpatienten. ROEFO 122/2:95–99
Kratochwil A (1978) Ultraschalldiagnostik in der Nephrologie. Nieren Hochdruckkrankh 4:131–138
Kumari-Subaiya S, Lee WJ, Festa R, Phillips G, Pochaczevsky R (1984) Sonographic findings in leukemic renal disease. JCU 12:465–472
Kutcher R, Rosenblatt R, Mitsudo SM, Goldman M, Kogan S (1982) Renal angiomyolipoma with sonographic demonstration of extension into the inferior vena cava. Radiology 143:755–756
Lang EK (1971) Coexistence of cyst and tumor in the same kidney: Radiology 101:7–16
Lawson TL, McClennan BL, Shirkhoda A (1978) Adult polycystic kidney disease: ultrasonographic and computed tomographic appearance. JCU 6:297–302
Lee TG, Henderson SC, Freeny PC, Raskin MM, Benson EP, Pearse HD (1978) Ultrasound findings of renal angiomyolipoma. JCU 6:150–155
Leekam RN, Matzinger MA, Brunelle M, Gray RR, Grosman H (1983) The sonography of renal columnar hypertrophy. JCU 11:491–494
Lundin PM, Olow I (1961) Polycystic kidneys in newborns, infants and children. Acta Paediatr 50:185–200
Mahony BS, Jeffrey RB, Laing FC (1983) Septa of Bertin: A sonographic pseudotomor. JCU 11:317–319
Meissner J, Weiss H, Keller W (1981) Korrelation zwischen Parenchymdicke, Nieren-Längsdurchmesser und Körperoberfläche in verschiedenen Altersgruppen bei nierengesunden Erwachsenen. In: Rettenmaier G, Loch E-G, Hausmann U, Trier HG (Hrsg) Ultraschalldiagnostik in der Medizin. Thieme, Stuttgart
Morin ME, Baker DA (1979) The influence of hydration and bladder distension on the sonographic diagnosis of hydronephrosis: JCU 7:192–194

Mostbeck G, Derfler K, Wittich GR, Balcke P, Walter R, Herold C, Haller J (1987) Sonographie bei terminaler Niereninsuffizienz – ätiologische Rückschlüsse. Ultraschall [Suppl] 1:37
Pirschel J, Hamm B (1986) Der echodichte Nierentumor – Angiomyolipom oder Hypernephrom? In: Otto RC, Schnaars P (Hrsg) Ultraschalldiagnostik 85. Thieme, Stuttgart, S 306–307
Raja Rao AK, Kimball WR (1978) Ultrasonic appearance of an arteriovenous fistula of the kidney. JCU 6:295–382
Ramdohr H, Hackelöer B-J, Braun B (1976) Ultraschalldiagnostik bei der polyzystischen Nierenerkrankung vom Erwachsenentyp. Ergebnisse einer Familienuntersuchung. Nieren Hochdruckkrankh 6:223–230
Rasmussen SN, Haase L, Kjeldsen H, Hancke S (1978) Determination of renal volume by ultrasound scanning. JCU 6:160–164
Rebmann W, Seitz KH (1978) Eindeutige sonographische Unterscheidung von Hydronephrose und zystisch veränderten Nieren: In: Kratochwil A, Reinold E (Hrsg) Ultraschalldiagnostik. Thieme, Stuttgart, S 175–176
Rosenfield AT, Kenneth JW, Crade M, De Graaf CS (1978) Anatomy and pathology of the kidney by gray scale ultrasound. Radiology 128:737–744
Ruchmann RB, Yeh H-C, Mitty HA, Cohen BA, Greenberg M, Plous R, Mendelson DS (1988) Ultrasonographic and computed tomographic features of renal sinus lymphoma. JCU 16:35–40
Sanders RD, Jeck DL (1976) B-scan ultrasound in the evaluation of renal failure. Radiology 119:199–202
Scheible W, Ellenbogen PH, Leopold GR, Siao NT (1978) Lipomatous tumors of the kidney and adrenal: apparent echographic specifity. Radiology 129:153–156
Schmoller H-J, Menzel C (1978) Das sonographische Erscheinungsbild der physiologischen Veränderungen am Nierenhohlsystem in der Gravidität. In: Kratochwil A, Reinold E (Hrsg) Ultraschalldiagnostik. Thieme, Stuttgart, S 177–179
Schulz W, Zimmermann A (1978) Ultraschall und Auflichtmikroskopie als Methoden zur Verbesserung der Trefferquote bei Nierenblindbiopsie. Nieren Hochdruckkrankh 4:155–160
Schulze H, Hertle L, Graff J, Michel W, Senge T (1986) Wert der Sonographie in der modernen Steintherapie. In: Otto RC, Schnaars P (Hrsg) Ultraschalldiagnostik 85. Thieme, Stuttgart, S 242–243
Spiegl G, Jeanty P, Kittel F, Struyven J (1982) Ultrasonic measure of the normal kidney. J Belg Radiol 65:513–518
Stafford SJ, Jenkins JM, Staab EV, Boyce I, Fried FA (1981) Ultrasonic detection of renal calculi: accuracy tested in an in vitro porcine kidney model. JCU 9:359–363
Stutte E, Bauer B, Großmann E (1987) Sonographische Früherkennung des Nierenzellkarzinoms. Dtsch Med Wochenschr 112:879–883
Sukov RJ, Whitcomb MJ (1981) Rapid oral hydration: a cause of pelvic fluid collections at sonography. JCU 9:115–118
Taylor KJW, Kraus V (1975) Gray-scale ultrasound imaging: assessment of acute hydronephrosis. Br J Urol 47:593–597
Tenbieg W, Gladisch R, Franzen G (1981) Ultraschalldiagnostik bei Nebennierentumoren. Med Welt 32/35:30–34
Trackler RT, Resnick ML, Leopold GR (1978) Pelvic horseshoe kidney ultrasound findings and case report. JCU 6:51–52
Tscholakoff D, Wittich G, Götz M, Czembirek H, Stur O, Ponhold W (1982) Oberbauchsonographie bei zystischer Fibrose (CF). ROEFO 137/1:18–21
Warnecke M-U, Bartels H (1986) Die Bedeutung der Nephrosonographie zur Früherkennung von Nierentumoren. Ultraschall 7:3–6
Weber M, Kurz P, Schild H, Köhler H (1986) Stellenwert bildgebender Verfahren zur Diagnose von Papillenverkalkungen bei Analgetika-Nephropathie. In: Otto RC, Schnaars P (Hrsg) Ultraschalldiagnostik 85. Thieme, Stuttgart, S 316–317
Weiss A, Weiss H (1985) The increasing significance of sonography in the recognition of the manifestation of malignant lymphomas in the organs. Blut 3:145
Weiss A, Weiss H, Georgi M, Geiger G (1980) Leitsymptom: Oesophagusvarizenblutung bei einem Jugendlichen. Kongenitale Leberfibrose und polyzystische Nierendegeneration. Med Klin 75:370–374
Weiss H (1983a) Ultraschalldiagnostik bei nachgewiesener Hämaturie. In: Völter D, Keller AJ (Hrsg) Die Hämaturie. Schattauer, Stuttgart, S 80–88
Weiss H (1983b) Sonographie der Nieren und des Retroperitoneums. Verh Dtsch Ges Inn Med 89:179–183
Weiss H (1988) Nieren und Harnwege. Verh Dtsch Ges Inn Med 94:568–576
Weiss H, Weiss A, Sommer W, Rethel R (1980) Der Wert der ultraschallgezielten Feinnadel-Biopsie für die Diagnostik umschriebener Nieren-Prozesse. In: Hinselmann M, Anliker M, Meudt R (Hrsg) Ultraschalldiagnostik in der Medizin. Thieme, Stuttgart
Weiss H, Ludwig G, Weiss A, Keller W, Rethel R, Sommer W, Büsing CM (1983) Die Häufigkeit des Nierenzystenwandkarzinoms – Ergebnisse von 22000 Ultraschalluntersuchungen. Ultraschall Med 4:24–30
Weiss H, Varwig H, Keller W, Weiss A (1984) Die Grenzen des Normalen im sonographischen Bild

des Nierenbeckenkelchsystems. In: Lutz H, Reichel L (Hrsg) Ultraschalldiagnostik 1983. Thieme, Stuttgart, S 153–155

Wimmer B (1978) Ultraschalldiagnostik bei röntgenologisch stummer Niere. Nieren Hochdruckkrankh 4:139–143

Nebenniere und Retroperitoneum

Indikationen: Nachweis umschriebener oder gleichmäßiger Vergrößerungen der Nebennieren.
Differenzierung umschriebener Nebennierenveränderungen (Zysten, Tumoren, Verkalkungen, Abszesse). Zuordnung unklarer Raumforderungen im rechten und linken Oberbauch.
Screening-Untersuchung bei zu erwartenden Nebennierenveränderungen (Bronchialkarzinome, Hormonaktivität).
Verdacht auf Raumforderungen im Retroperitoneum.

Aussagekraft: Die normalen Nebennieren sind nach wie vor schwer abgrenzbar. Bei ausgefeilter Untersuchungstechnik gelingt der Nachweis der linken Nebenniere in 44%, der der rechten in 78% der Fälle unter Verwendung von 3,5- und 5-MHz-Schallköpfen. Der Nachweis einer umschriebenen Veränderung ist ab 1 cm Durchmesser möglich.

Grenzen: Geringfügige, gleichmäßige Nebennierenveränderungen sind in der Regel nicht darstellbar. Umschriebene Veränderungen unter der genannten Grenze können der Beobachtung entgehen (Conn-Adenome). Eine sonographische Unterscheidung zwischen benignen und malignen Veränderungen ist nicht möglich.

Normalgröße: Die Nebennieren sind 3–5 cm lang, 2–3 cm breit und 0,5–1 cm dick. Sie sitzen dem oberen Nierenpol gegen anteromedial kappenartig auf.

Untersuchungstechnik: Die Untersuchung erfolgt in leichter Links- oder Rechtsseitenlage des Patienten, interkostal, rechts transhepatisch auch von ventral, längs und quer zur Nierenlängsachse; auf der linken Seite translienal oder von dorsal, wobei die Nebennieren kranial und anteromedial des oberen Nierenpols zu erwarten sind. Die Untersuchung in extremer Skolioselagerung oder bei maximaler Inspiration kann hilfreich sein.

Das Retroperitoneum, insbesondere die lumbosakrale Muskulatur, wird in Rückenlage des Patienten im Seitenvergleich dargestellt.

Tips und besondere Hinweise: Wird ein Nebennierenprozeß an der vermuteten Stelle nicht gefunden, kann er ventral oder medial der Niere rechts mit Verdrängung der V. cava, links in der Nähe des Pankreasschwanzes oder zwischen Nierenvorderseite und Milz liegen.

Extraadrenale chromaffine Tumoren sind im Verlauf des Grenzstrangs zu suchen (Zukkerkandl-Organe).

Nebennieren und Retroperitoneum *

1 **Normale Nebenniere links** (Interkostalschnitt, 10. ICR)
Üblicherweise sitzt die Nebenniere dem oberen Pol der Niere, etwas gegen medial gekippt, auf. Trotzdem wird die normale Nebenniere sonographisch nur gelegentlich identifiziert, und zwar nur dann, wenn sie die typische dreispitzartige Form aufweist wie in diesem Fall. Die Impedanzunterschiede zum umgebenden Gewebe sind so gering, daß man die normale Nebenniere nur nach längerem Suchen vom pararenalen Fettgewebe abgrenzen kann. Sie ist maximal 5 cm groß.

2 **Normale Nebenniere rechts** (Längsschnitt durch die vordere Axillarlinie)
Hier sieht man zwischen Leber und Niere, dem oberen Nierenpol aufsitzend, eine kappenartige Formation, die der rechten Nebenniere entspricht. Auch hier ist es die typische Form, die eine Erkennung der Nebenniere erlaubt; das Reflexmuster unterscheidet sich wiederum kaum von dem der Umgebung.

3 **Nebennierenzyste** (Querschnitt in Höhe des oberen Nierenpols links)
Medial des unteren Milzpols und des oberen Nierenpols, jedoch deutlich abgesetzt von der Niere, erkennt man eine zystische Raumforderung mit einer zarten Kapsel. Nebennierenzysten werden meistens als Nebenbefund entdeckt, selten handelt es sich um zentral erweichte benigne Nebennierentumoren. Eine Überprüfung des Hormonstatus sollte trotzdem erfolgen, evtl. auch eine Punktion der Nebennierenzyste zur Klärung einer Hormonaktivität. Da es bei der Punktion von Phäochromozytomen, auch wenn sie erweicht sind, zu Blutdruckkrisen kommen kann, sollte zuvor eine Katecholaminbestimmung erfolgen.

* Die retroperitonealen Gefäße und Lymphknoten sind in die Kapitel „Gefäße“ und „Lymphknoten“ aufgenommen.

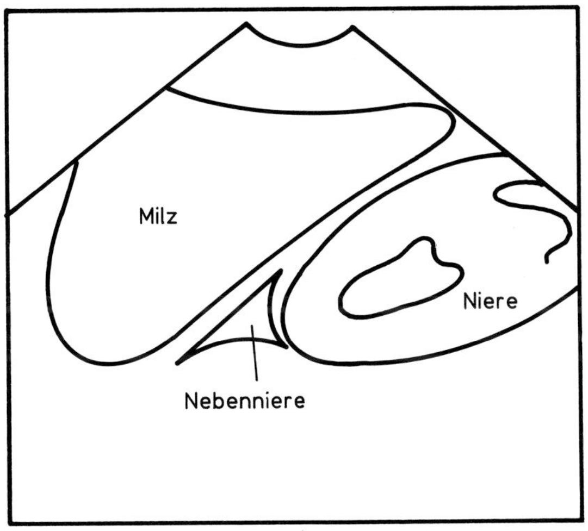
Milz
Niere
Nebenniere

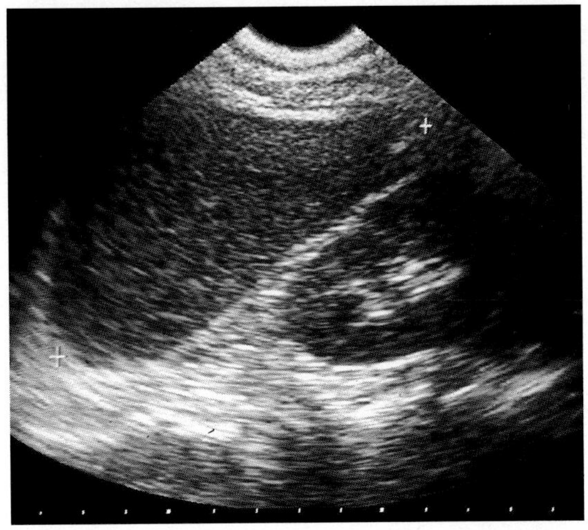

1

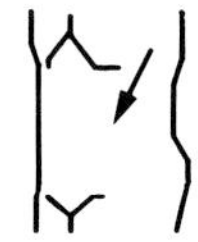

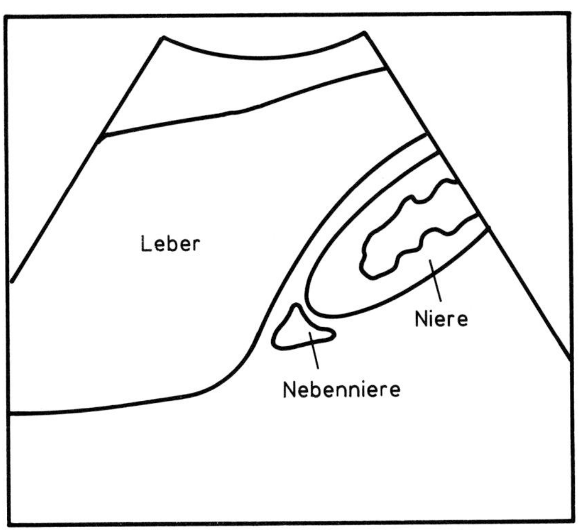
Leber
Niere
Nebenniere

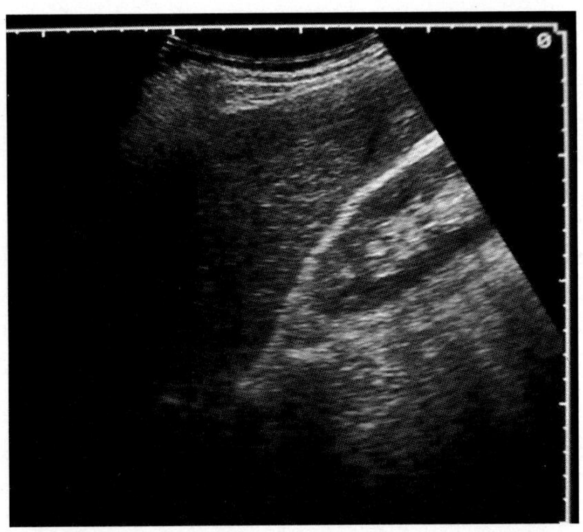

2

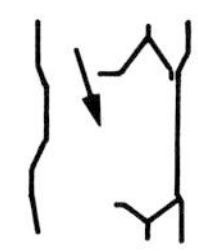

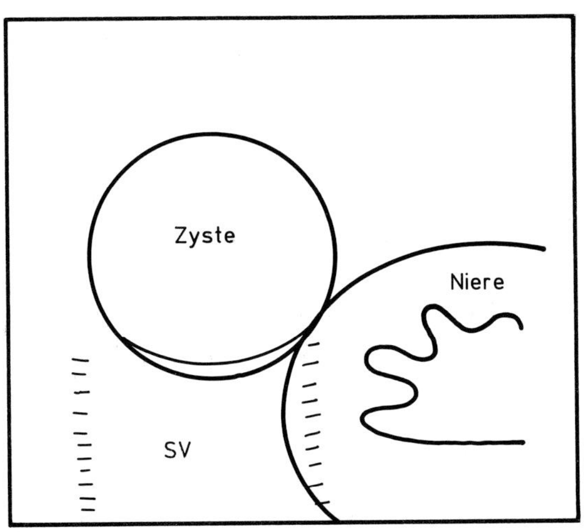
Zyste
Niere
SV

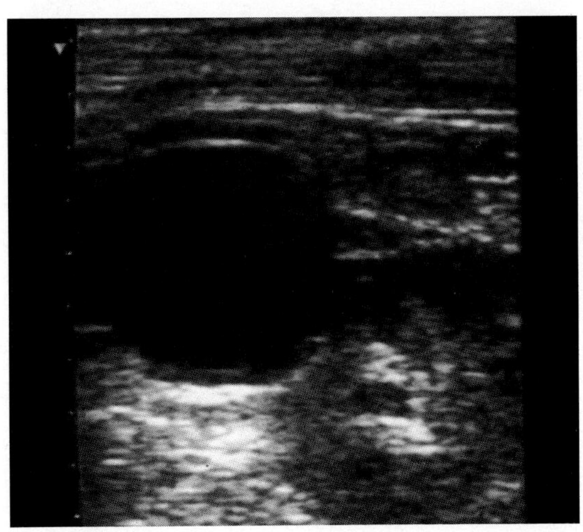

3

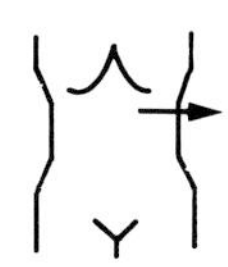

Nebennieren und Retroperitoneum

4 **Kleine Nebennierenzyste** (Längsschnitt durch den rechten Oberbauch, etwa dem 8. ICR folgend)
Hinter der Leber und kranial der Niere ist eine kugelige, reflexfreie Formation zu erkennen. Derartige Zysten werden nur zufällig entdeckt, da sie asymptomatisch sind. Da die Zyste keinerlei solide Anteile enthält, ist auch nicht anzunehmen, daß es sich um einen erweichten tumorösen Prozeß, z. B. ein erweichtes Phäochromozytom, handelt.

5 **Große Nebennierenzyste rechts** (Längsschnitt in Höhe der vorderen Axillarlinie rechts)
Das große zystische reflexfreie Gebilde mit allenfalls zarter Kapsel hat die Leber nach ventral, die Niere nach dorsal kaudal verdrängt, eine Zuordnung zu einem der Organe gelingt um so schlechter, je größer das Gebilde ist. Bei der Palpation und der atemabhängigen Bewegung verschieben sich die Organe kaum noch gegen die große Zyste. Wird die Zyste punktiert und entleert, erkennt man sehr rasch, ob sie zur Niere, zur Leber oder zur Nebenniere gehört; die Beweglichkeit der umgebenden Organe wird dann wieder besser, Grenzflächen stellen sich wieder her. Die Zyste bewegt sich mit dem Ursprungsorgan. In diesem Fall war die Zyste deutlich von Niere und Leber abzugrenzen.

6 **Septierte Nebennierenzyste links** (Oberbauchlängsschnitt links)
Dorsal der Milz und kranial der Niere erkennt man ein Gebilde mit soliden Anteilen, das aus 2 Einzelzysten zu bestehen scheint. In solchen Fällen ist eine hormonelle Abklärung dringend erforderlich, wie auch eine Langzeitüberwachung zum Ausschluß eines anderweitigen zentral erweichten Tumors empfehlenswert ist. In diesem Fall war die Zyste hormoninaktiv und nahm nicht an Größe zu.

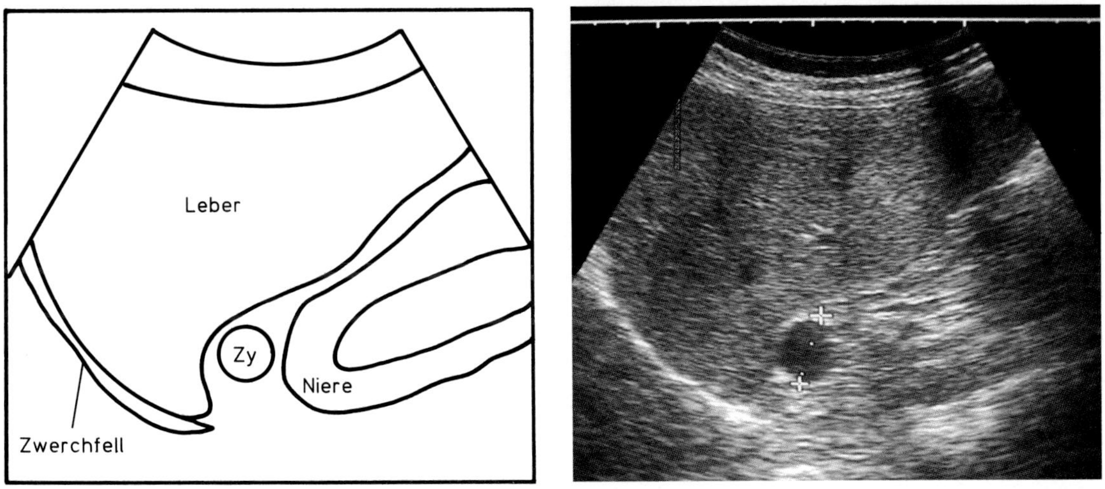
Leber
Zy
Niere
Zwerchfell

4

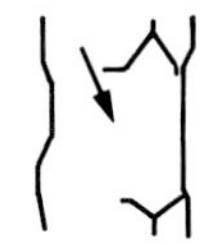

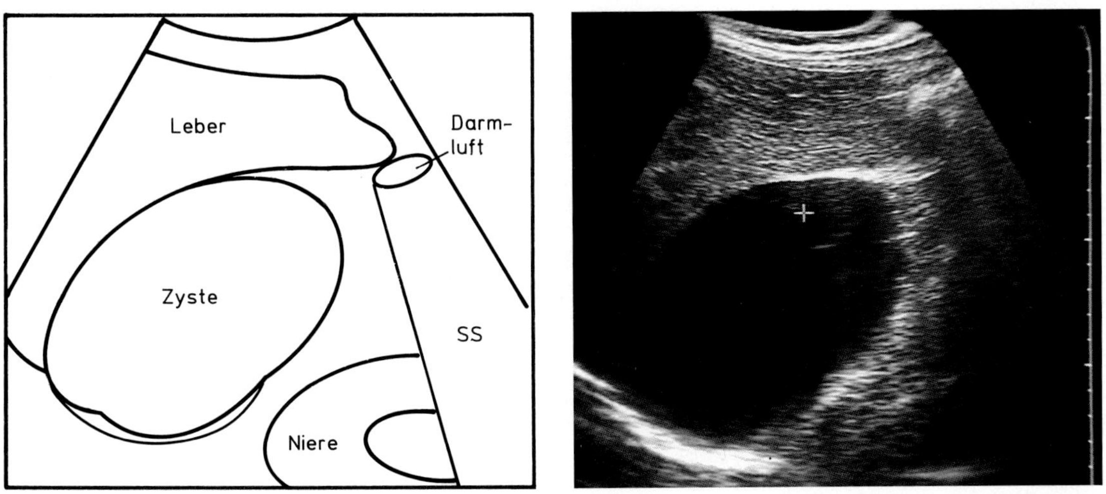
Leber
Darm-
luft
Zyste
SS
Niere

5

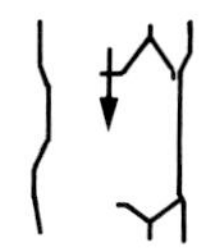

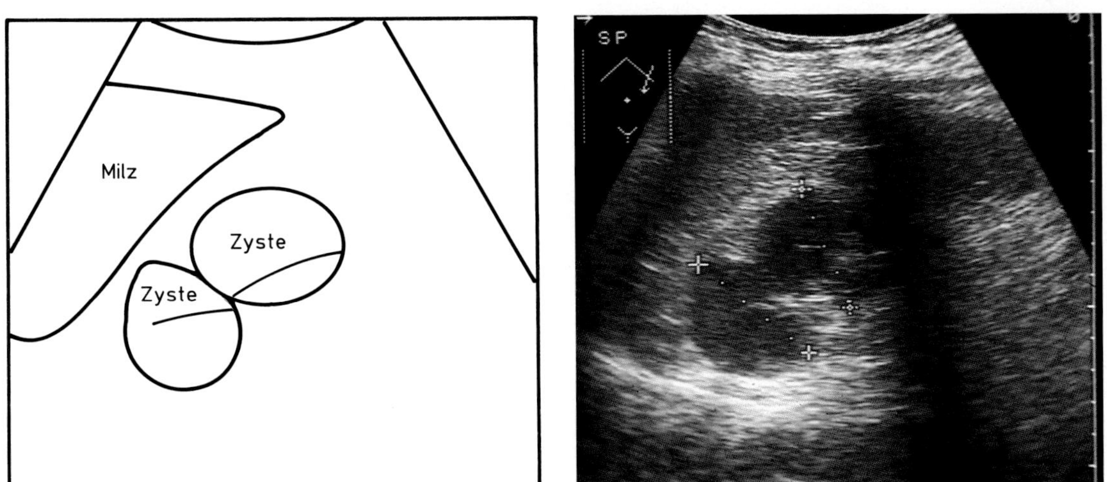
Milz
Zyste
Zyste
SP

6

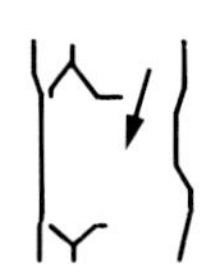

7 **Nebennierenmetastase bei Bronchialkarzinom** (Längsschnitt in der vorderen Axillarlinie rechts)
In der typischen Schnittebene durch die Nebennierenregion rechtslateral erkennt man 2 kugelige, nebeneinander liegende, insgesamt 8,5×3,3 cm große reflexarme, aber eindeutig solide Gebilde. Bei bekanntem Bronchialkarzinom wurde die Nebennierenregion besonders aufmerksam durchgemustert, da bekannt ist, daß bis zu 30% der Bronchialkarzinome Nebennierenmetastasen haben. Nebennierenmetastasen sind sonographisch erst ab einer Größe von 5 mm zu erfassen.

8 **Nebennierenmetastase bei Bronchialkarzinom** (Längsschnitt durch die Milz, etwa dem 8. ICR folgend)
Dorsal der Milz und kranial der Niere liegt ein solid wirkender ovaler Prozeß von 3 cm Länge. Bei einem kleinzelligen Bronchialkarzinom war diese Metastase entstanden. Bei Bronchialkarzinomen sollte man die Nebennierenregion besonders aufmerksam untersuchen, weil in bis zu 30% der Fälle mit Nebennierenmetastasen zu rechnen ist.

9 **Zentral erweichter Nebennierentumor links** (Interkostalschnitt links durch den 7. ICR)
Man erkennt dorsal der medialen Milzabschnitte einen Tumor von 7,8×5,5 cm Durchmesser, der solide und zystische Anteile enthält. Es handelte sich um ein zentral erweichtes Phäochromozytom.

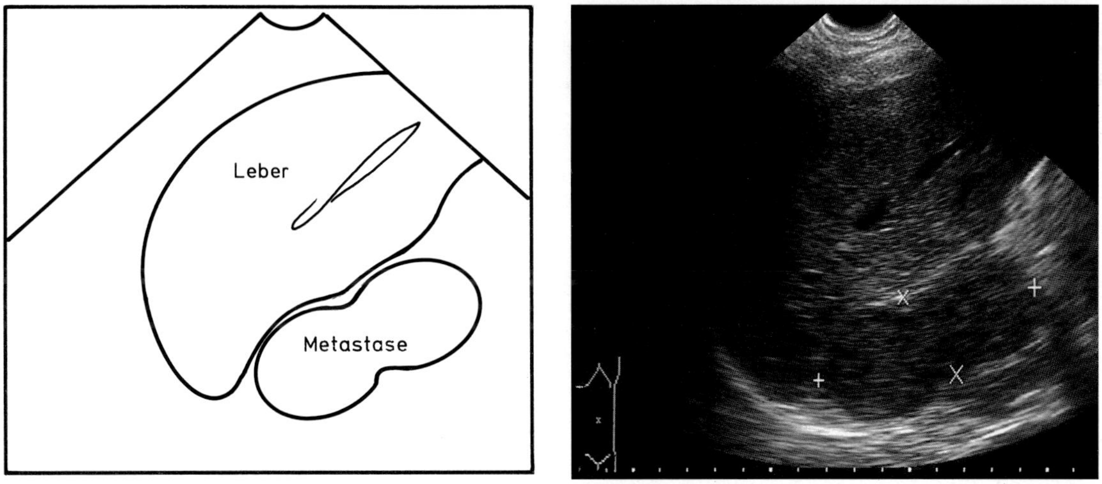
Leber
Metastase

7

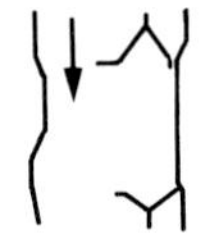

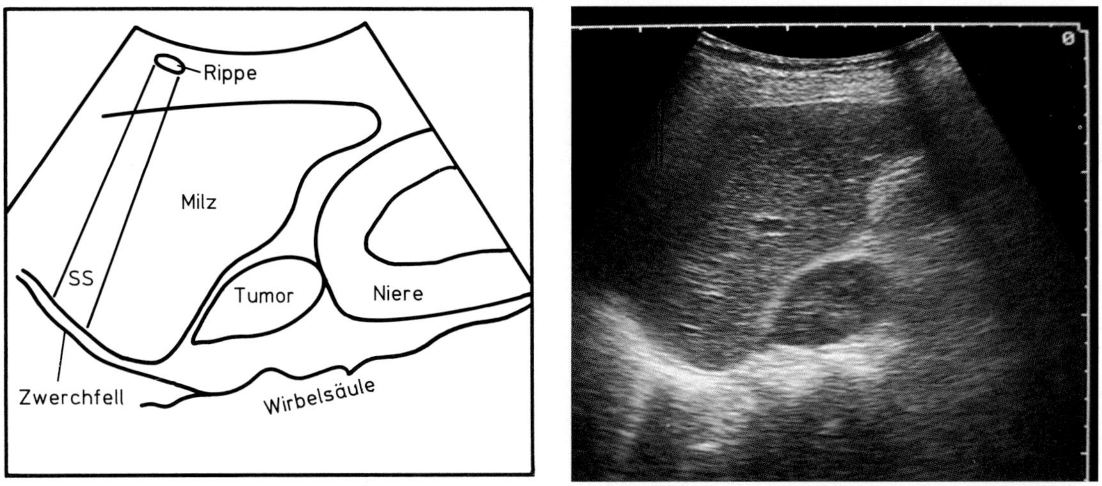
Rippe
Milz
SS
Tumor
Niere
Zwerchfell
Wirbelsäule

8

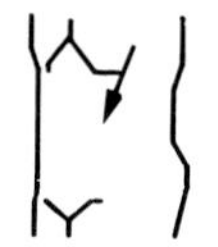

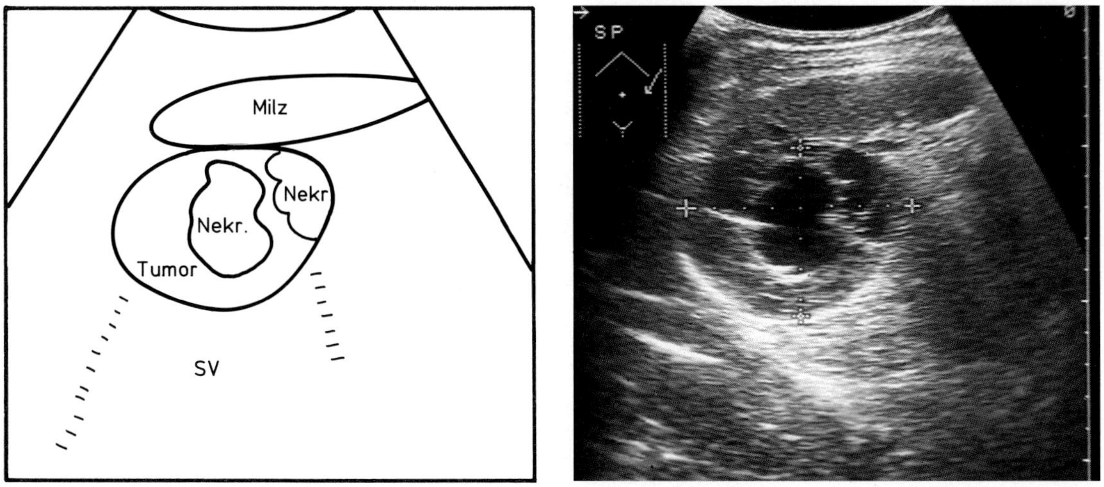
Milz
Nekr
Nekr.
Tumor
SV
SP

9

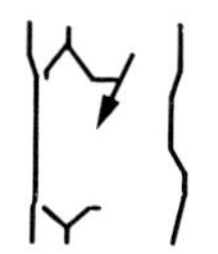

10 **Nebennierenmetastase bei Bronchialkarzinom** (Längsschnitt in Höhe der V. cava)
Der Tumor ist etwas medial von der zu erwartenden Lage, also medial des oberen Nierenpols, zu erkennen. Wiederum ist er reflexarm, vom Lebergewebe durch sein Reflexmuster kaum zu unterscheiden; eine dünne Kapsel trennt ihn von der Leber.

11 **Metastase in der rechten Nebenniere bei Peniskarzinom** (Querschnitt)
Bei dieser Großaufnahme im Querschnitt durch die Nebennierenregion erkennt man dort einen 6,6 × 4 cm großen Tumor mit soliden und liquiden Anteilen. Auch Metastasen der Nebennieren können bei rasch wachsenden Tumoren zentral einschmelzen und zystische Anteile entwickeln.

12 **Nebennierenmetastase bei Bronchialkarzinom** (Längsschnitt in Höhe der V. cava)
Die Leber wird angehoben durch einen sehr großen unregelmäßig begrenzten, teilweise solide, teilweise zystisch wirkenden Tumor. Bei einem fortgeschrittenen Bronchialkarzinom war die Nebennierenmetastase zu dieser Größe rasch herangewachsen und stellenweise zentral eingeschmolzen.

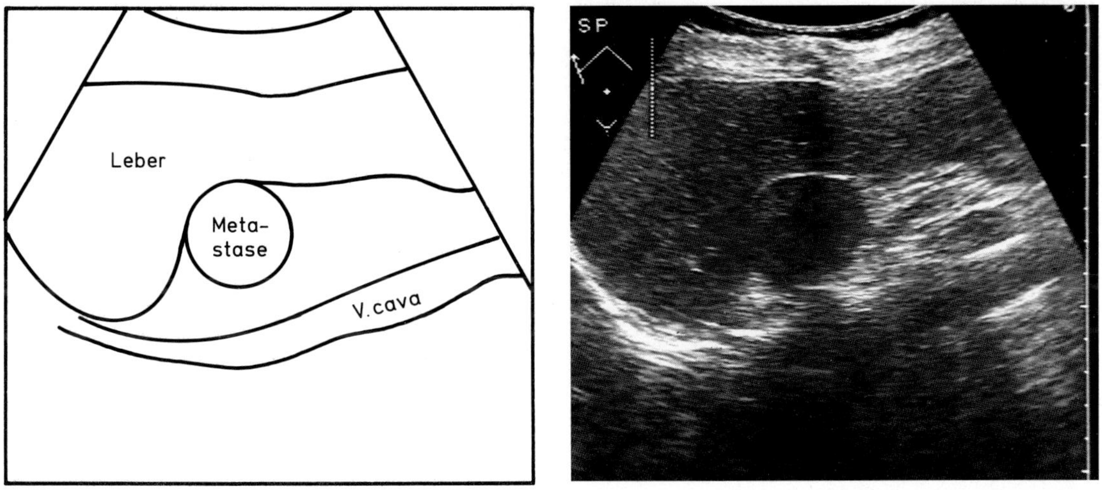
SP
Leber
Meta-
stase
V.cava

10

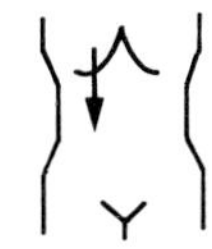

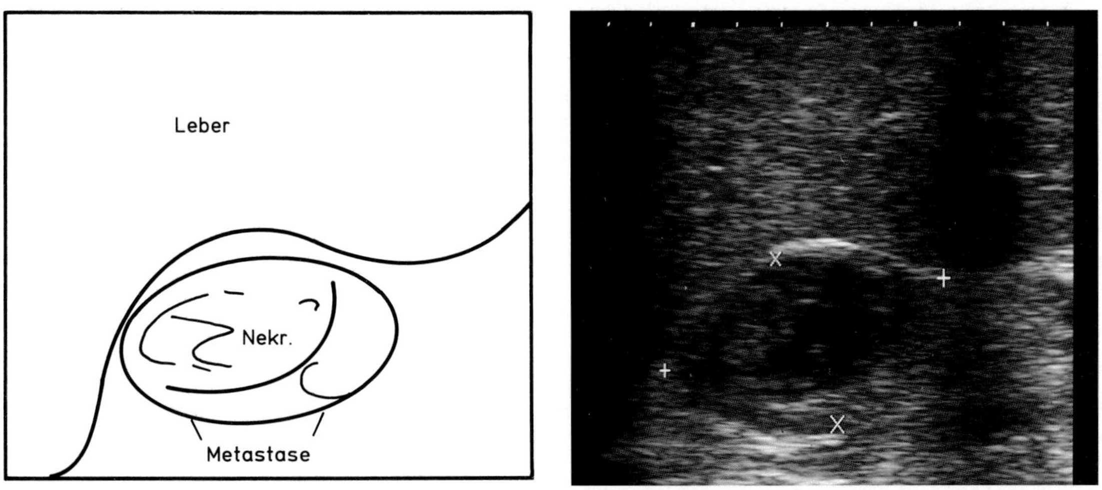
Leber
Nekr.
Metastase

11

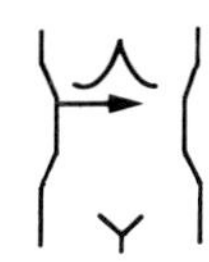

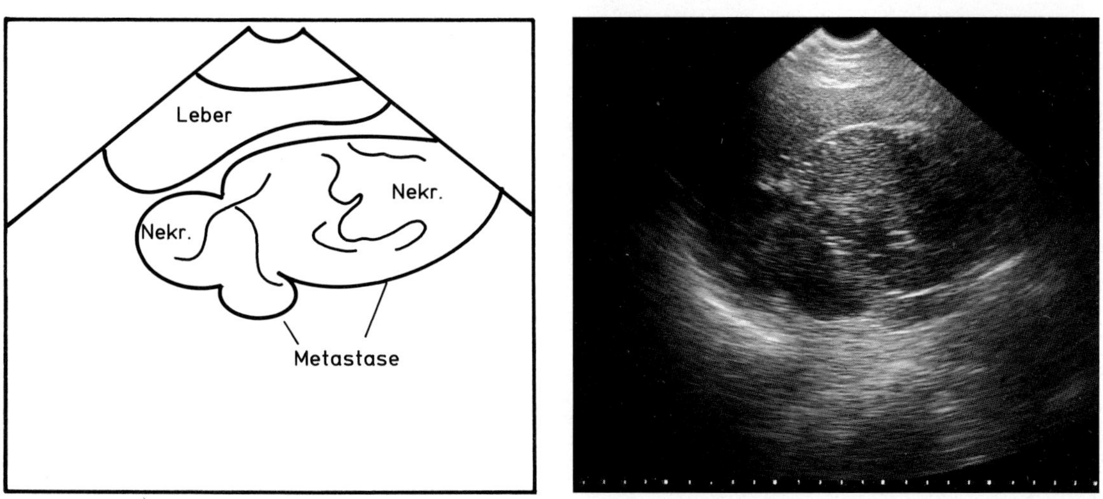
Leber
Nekr.
Nekr.
Metastase

12

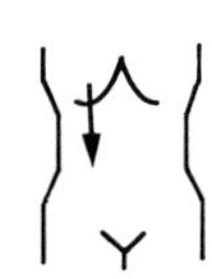

13 **Nebennierentumor rechts bei malignem Melanom** (Längsschnitt durch die Region der kranialen V. cava)
Der 9,5 cm große Tumor hat die Leber nach oben, die Niere nach rechts lateral kaudal verdrängt. Gleichzeitig bestand eine Peritonealkarzinose mit Aszitesbildung.

14 **Nebennierenmetastase bei Bronchialkarzinom** (translienaler Längsschnitt)
Die linke Nebenniere ist auf 10×6,9 cm angeschwollen und zeigt neben soliden auch liquide Anteile. Nebennierentumoren dieser Größe werden auf Anhieb entdeckt. Je größer der Tumor ist, um so schwieriger wird es, ihn dann von den umgebenden Organen abzugrenzen.

15 **Nebennierenmetastase eines malignen Melanoms, Nierenzyste** (Querschnitt)
Kranial und medial der Niere kommt hier der Nebennierentumor zur Darstellung. Er ist deutlich von den Nachbarorganen abgegrenzt, somit als Nebennierentumor eindeutig zu identifizieren. Dorsal findet sich eine Nierenzyste am oberen Nierenpol.

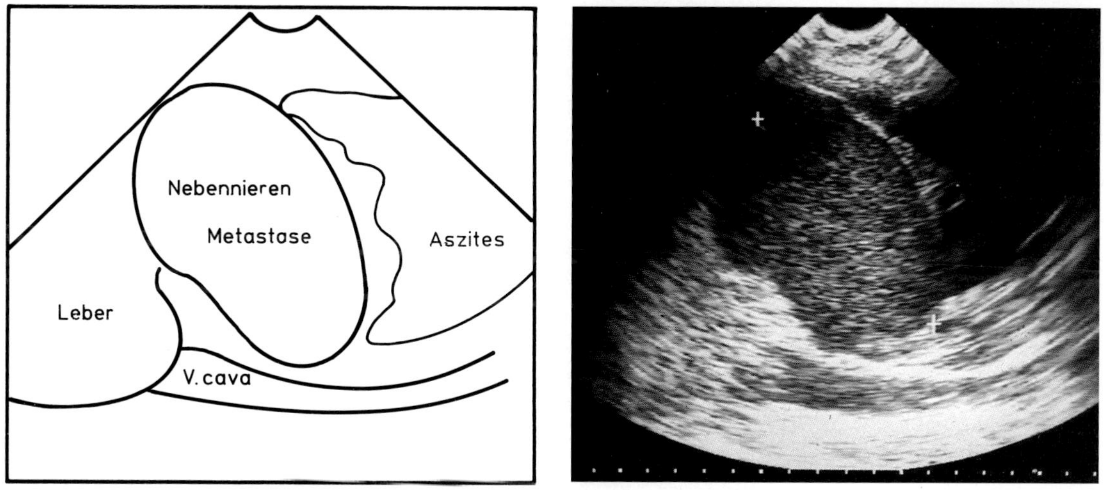
Nebennieren
Metastase
Aszites
Leber
V. cava

13

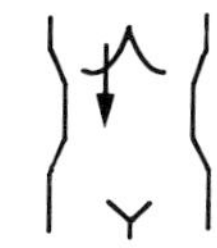

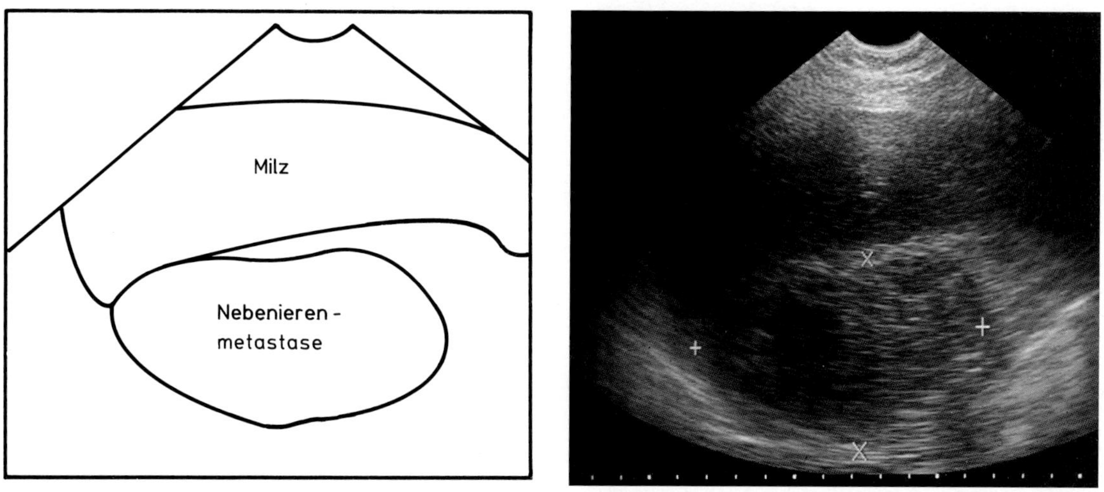
Milz
Nebenieren-
metastase

14

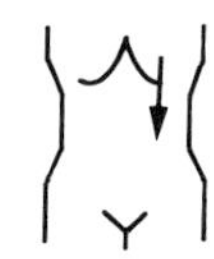

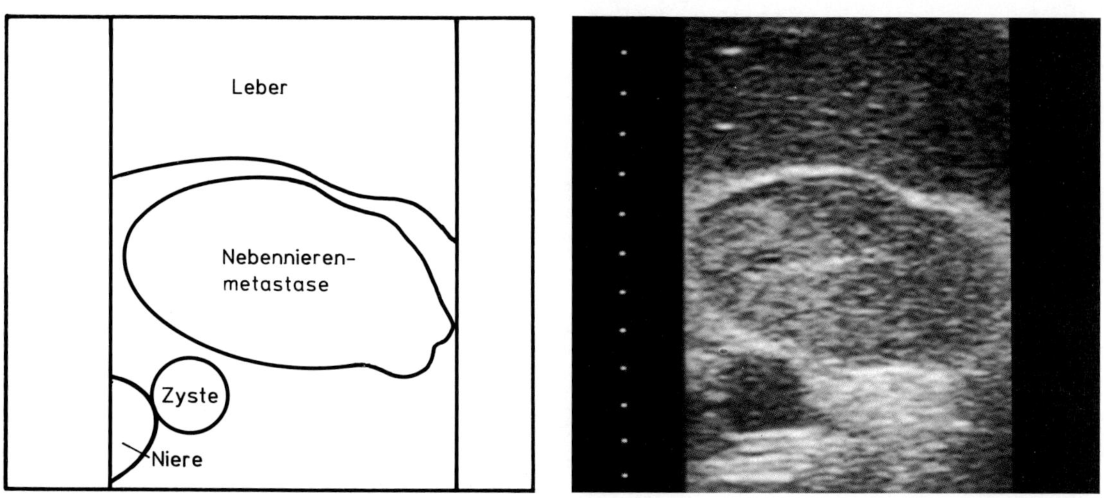
Leber
Nebennieren-
metastase
Zyste
Niere

15

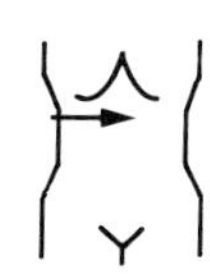

Nebennieren und Retroperitoneum

16 **Phäochromozytom** (Oberbauchlängsschnitt links)
Die Niere ist durch den 6 cm großen reflexarmen Tumor nach kaudal verdrängt und etwas achsengedreht, so daß sie tangential angeschnitten ist. Der Tumor selbst hat eine zarte Kapsel, er enthält reflexarme und wenige reflexreiche Anteile. Eine differentialdiagnostische Unterscheidung sonographisch nachgewiesener Nebennierentumoren ist nicht möglich. In diesem Fall wurde die Diagnose eines Phäochromozytoms durch die Bestimmung der Katecholamine in Ruhe und unter Belastung gesichert.

17 **Großes Nebennierenlipom links** (Längsschnitt durch Niere und Nebenniere)
Der maximal 12 cm große, kugelige, reflexkräftige, gleichmäßig strukturierte Prozeß kranial der linken Niere wurde zufällig entdeckt. Die Patientin war beschwerdefrei, eine hormonelle Aktivität des Tumors bestand nicht. Es wurde daraufhin eine Biopsie des Tumors durchgeführt, die reines Fettgewebe ergab. Hämatopoetisches Gewebe fehlte, so daß ein Myelolipom nicht nachzuweisen war. Da die Patientin beschwerdefrei ist, wurde auf eine Entfernung des Tumors verzichtet. Kontrollen haben den seit $^1/_2$ Jahr in Überwachung befindlichen Tumor als größenkonstant bestätigt.

18 **Myelolipom der Nebenniere** (Längsschnitt)
Hinter der reflexarmen Leber erkennt man einen reflexkräftigeren kugeligen Tumor in der Nebennierenregion. Die überwiegend aus Fettgewebe bestehenden Myelolipome stellen sich sonographisch immer reflexkräftig als gut abgrenzbare Tumoren dar. Der bereits sonographisch entstehende Verdacht auf das Vorliegen eines solchen gutartigen Nebennierentumors wird durch das CT gesichert, das den Tumor als überwiegend fetthaltig definiert.

16

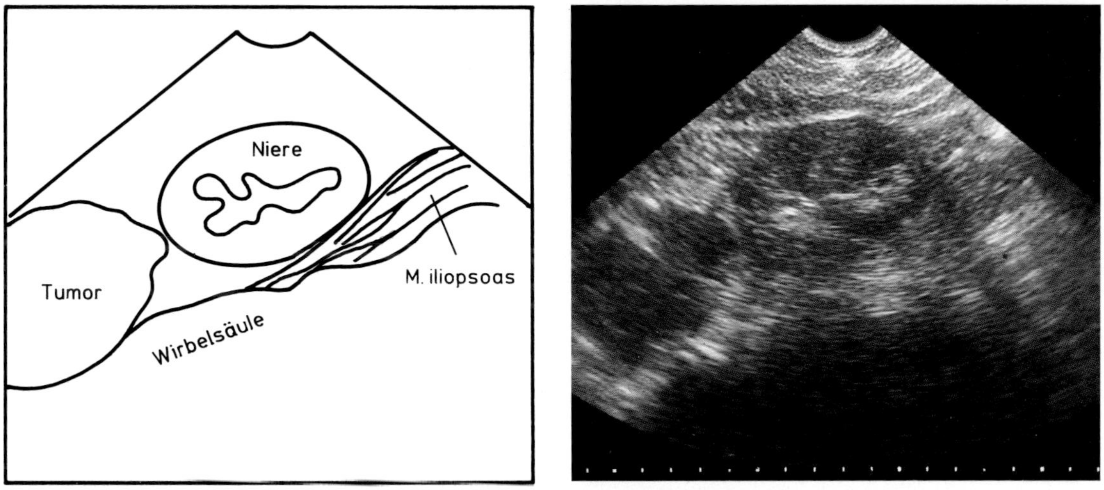
Niere
Tumor
M. iliopsoas
Wirbelsäule

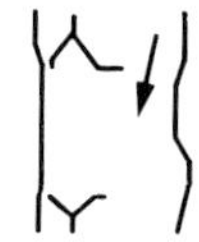

17

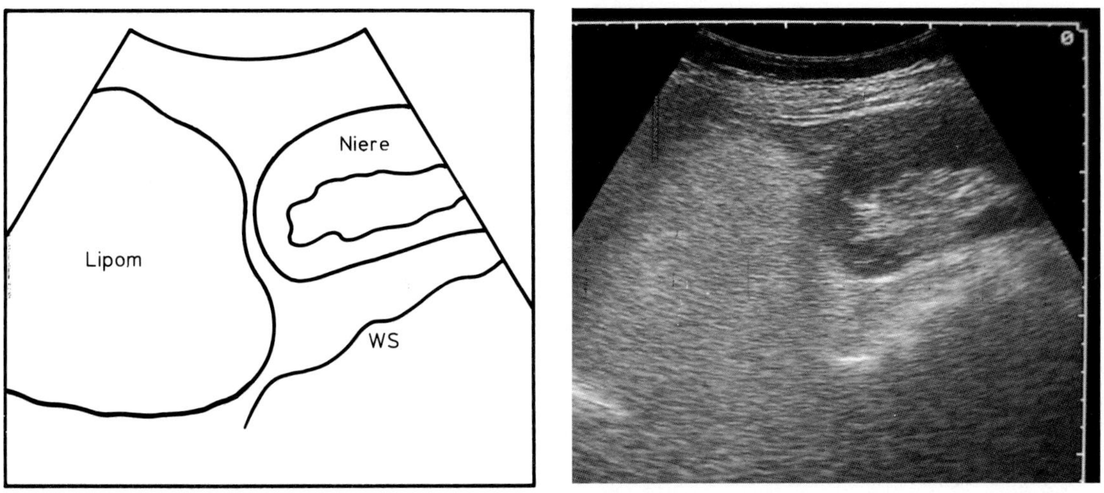
Niere
Lipom
WS
0

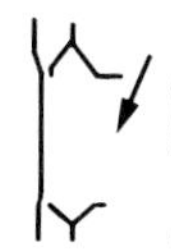

18

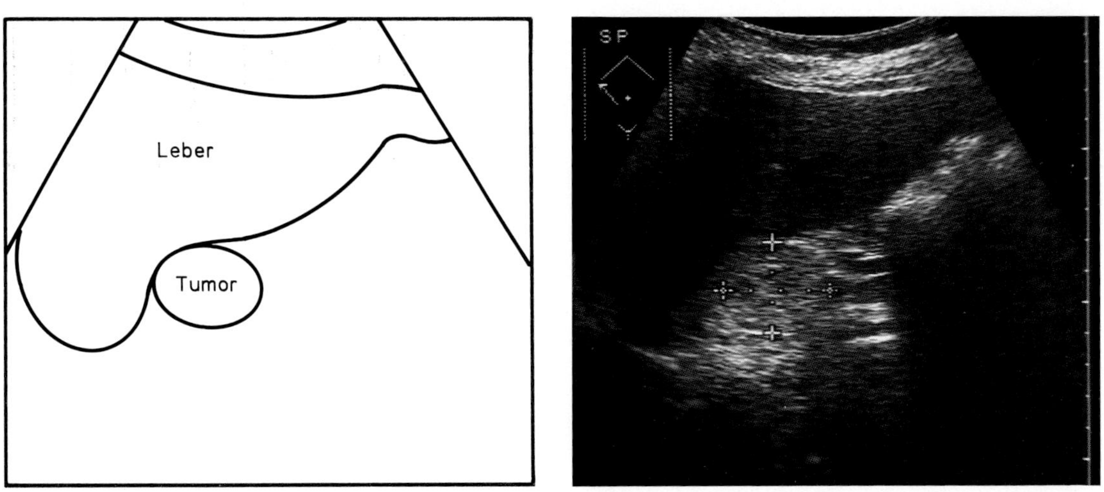
Leber
Tumor
SP

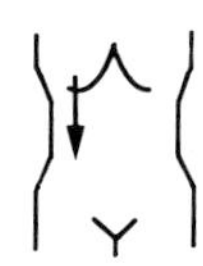

Nebennieren und Retroperitoneum

19 **Myelolipom der Nebenniere** (Querschnitt)
Medial des oberen Nierenpols rechts, dorsal der Leber, erkennt man wiederum einen reflexkräftigen Tumor, der schon aufgrund seiner kugeligen Gestalt und seines Reflexmusters den Verdacht auf das Vorliegen eines Myelolipoms der Nebenniere entstehen läßt. Der Befund wurde durch CT gesichert.

20 **Normales Abdomen mit Zwerchfellschenkeln** (Längsschnitt)
Typischer Längsschnitt in Höhe der Aorta mit Darstellung der Leber, der A. mesenterica superior, der Aorta und der Wirbelsäule sowie des flachen Pankreas. Zwischen Aorta und Wirbelsäule sind gefäßähnliche Strukturen zu erkennen, die oft differentialdiagnostische Probleme bereiten. Es handelt sich dabei um die Zwerchfellschenkel, die rechts und links an der Aorta vorbei zur Wirbelsäule ziehen.

21 **Normaler M. iliopsoas** (Längsschnitt parakaval rechts)
Der M. iliopsoas ist je nach Trainingszustand unterschiedlich stark ausgebildet. Bei Haltungsanomalien kann er asymmetrisch sein. Die typische Lage des Muskels, seine kontraktionsabhängige Zunahme des Volumens, die längsgestreifte Fiederung und die Symmetrie rechts und links der Wirbelsäule erlauben auch bei adipösen Personen eine Erkennung des Muskels und eine Abgrenzung von Raumforderungen im Bauchraum und Retroperitoneum.

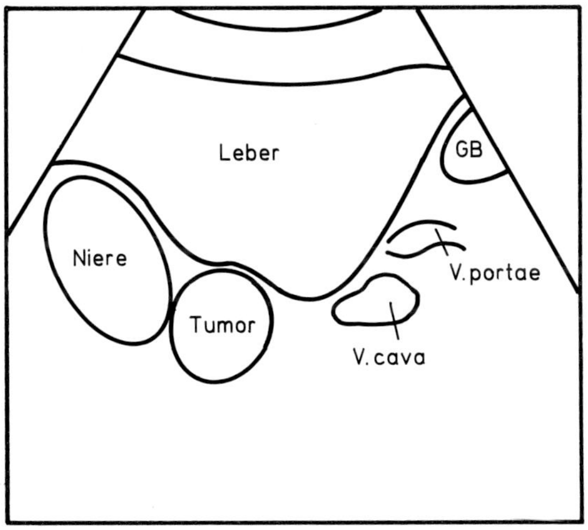
Leber
GB
Niere
V. portae
Tumor
V. cava

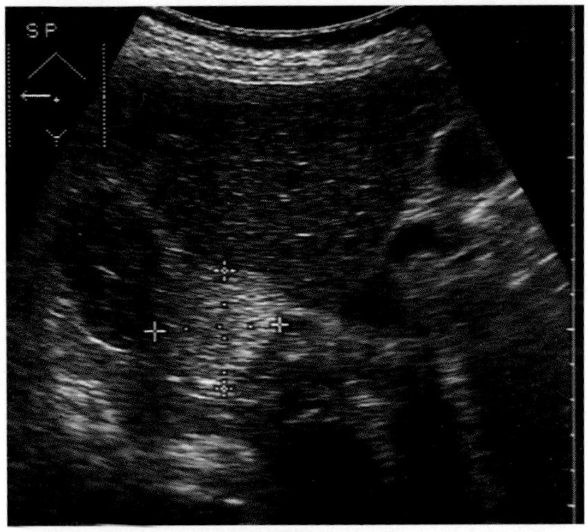

19

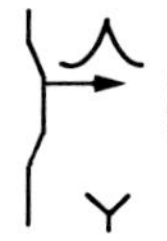

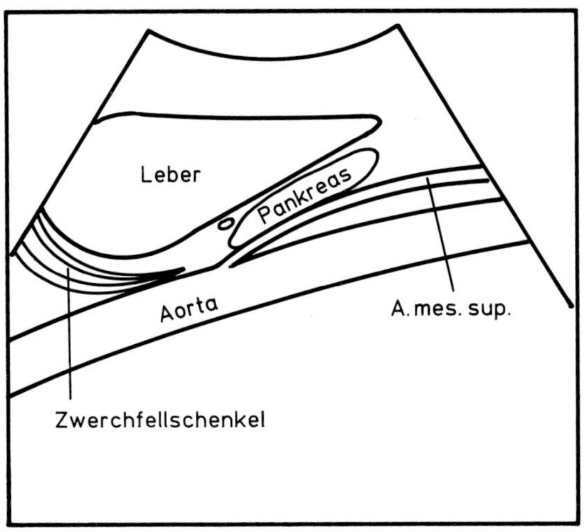
Leber
Pankreas
Aorta
A. mes. sup.
Zwerchfellschenkel

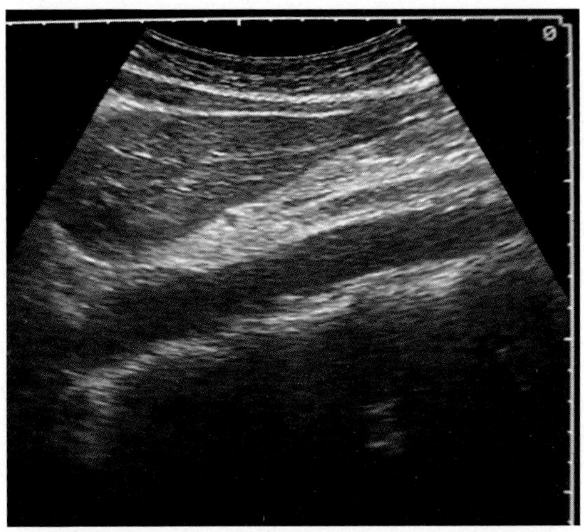

20

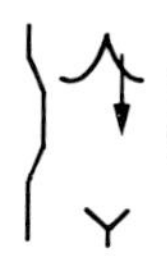

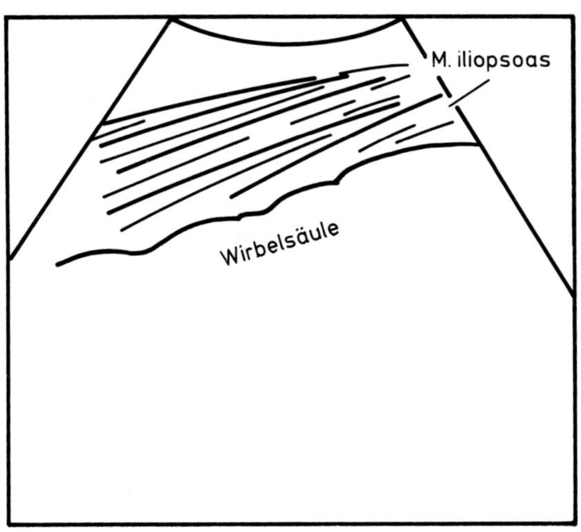
M. iliopsoas
Wirbelsäule

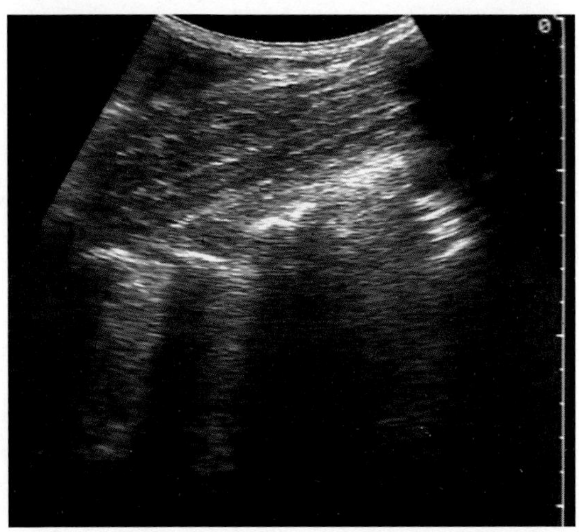

21

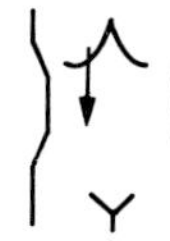

22 **Psoasabszeß** (Längsschnitt durch den rechten M. iliopsoas)
Zwischen Leber und Wirbelsäule erkennt man einen auf 6 cm verdickten Iliopsoas, dessen typische Struktur unterbrochen ist durch eine längsovale reflexarme, zentral reflexfreie Formation. Der Senkungsabszeß, der in dieser Form auch typisch für einen tuberkulösen Abszeß wäre, entstand in diesem Fall im Rahmen einer unspezifischen bakteriellen Spondylitis.

23 **Hämatom nach Chemonukleolyse** (Längsschnitt durch den rechten M. iliopsoas)
Man erkennt, daß der Muskel ventral aufgetrieben ist durch eine reflexarme Formation in seinen distalen Anteilen. Die Fiederung ist nur in den ventralen Anteilen erhalten. Durch das transmuskuläre Vorgehen bei der Chemonukleolyse kommt es häufig zu einer mehr oder weniger ausgeprägten Hämatombildung bei der Passage des gut durchbluteten M. iliopsoas. Diese ist bei Minimalbefunden nur durch die Asymmetrie des Muskels erkennbar. Bei ausgeprägteren Hämatombildungen erkennt man das Hämatom selbst, wie in diesem Fall, man kann es gut abgrenzen und auch in etwa sein Volumen bestimmen.

24 **Nebennierenabszeß** (Längsschnitt linker Oberbauch)
Oberhalb des oberen Nierenpols, kaudal der Milz, erkennt man einen reflexfreien ovalen Bezirk. Bei entsprechender Klinik wurde eine Abszedierung in diesem Bereich vermutet und durch Punktion gesichert.

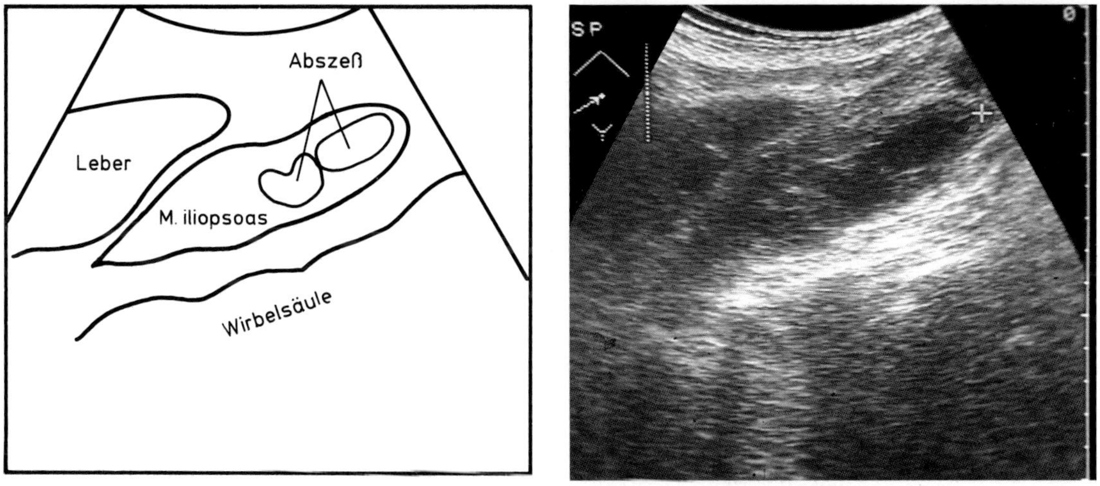
Abszeß
Leber
M. iliopsoas
Wirbelsäule
SP

22

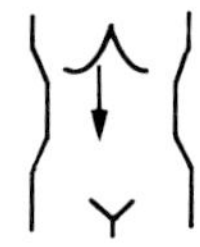

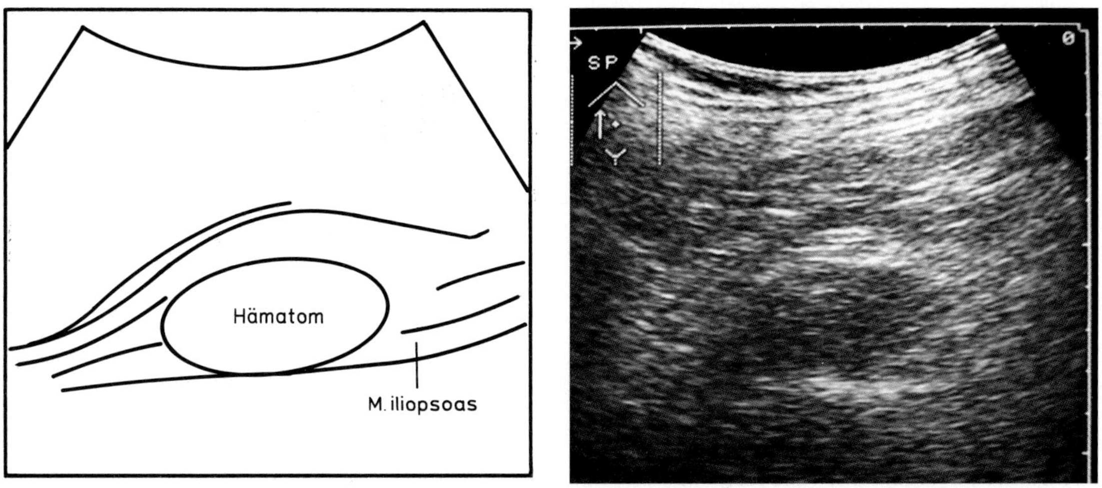
Hämatom
M. iliopsoas
SP

23

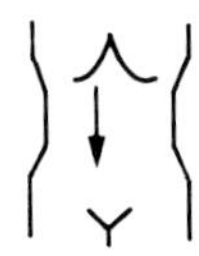

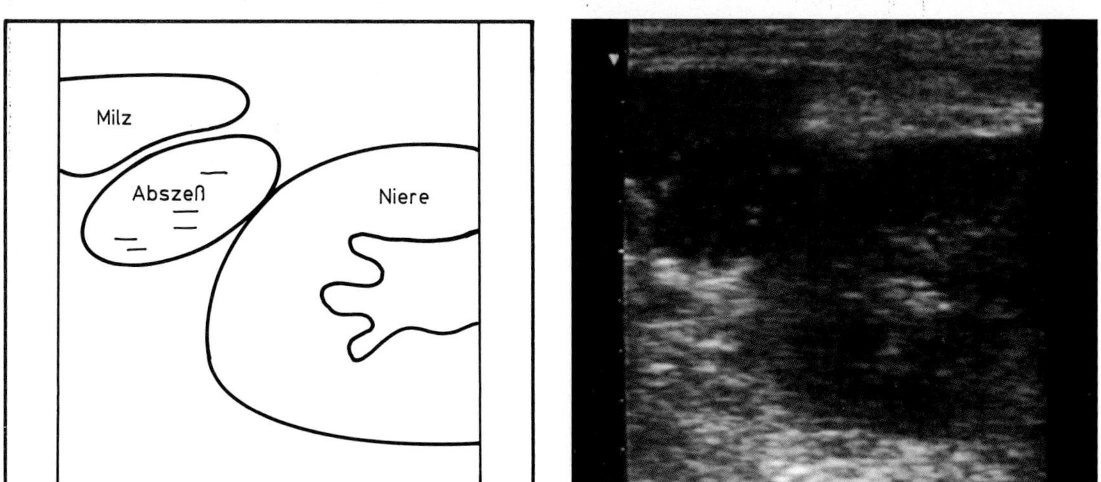
Milz
Abszeß
Niere

24

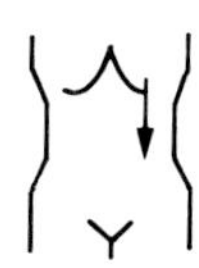

Nebennieren und Retroperitoneum

25 **Retroperitonealer Abszeß** (Längsschnitt durch die linke Niere)
Die Niere liegt einer weitgehend reflexfreien langgestreckten Formation auf, bei der differentialdiagnostisch an einen Abszeß, an ein Hämatom oder aber an einen reflexarmen Tumor zu denken ist. Durch Punktion konnte Eiter gewonnen werden. Bei der 80jährigen Diabetikerin war ein septisches Krankheitsbild entstanden, der Staphylokokkenabszeß mußte chirurgisch drainiert werden.

26 **Senkungsabszeß im Bereich des Iliopsoas** (Koronarschnitt durch die Niere)
Die Schnittebene wurde von links lateral gewählt. Das Nierenbecken ist etwas gestaut, der Iliopsoas in Form eines reflexarmen Gebildes umgewandelt. Durch Feinnadelbiopsie konnte Eiter gewonnen werden, aus dem sich Tuberkelbakterien züchten ließen. Ursprungsherd war eine spezifische Spondylitis.

27 **Großer retroperitonealer Tumor bei Hodenkarzinom** (Längsschnitt paravertebral links)
Der Tumor zieht sich paraaortal entlang der großen Gefäße bis zum Zwerchfell, ausgehend von Lymphknotentumoren, die zu einer breiten Tumorplatte zusammengewachsen sind.

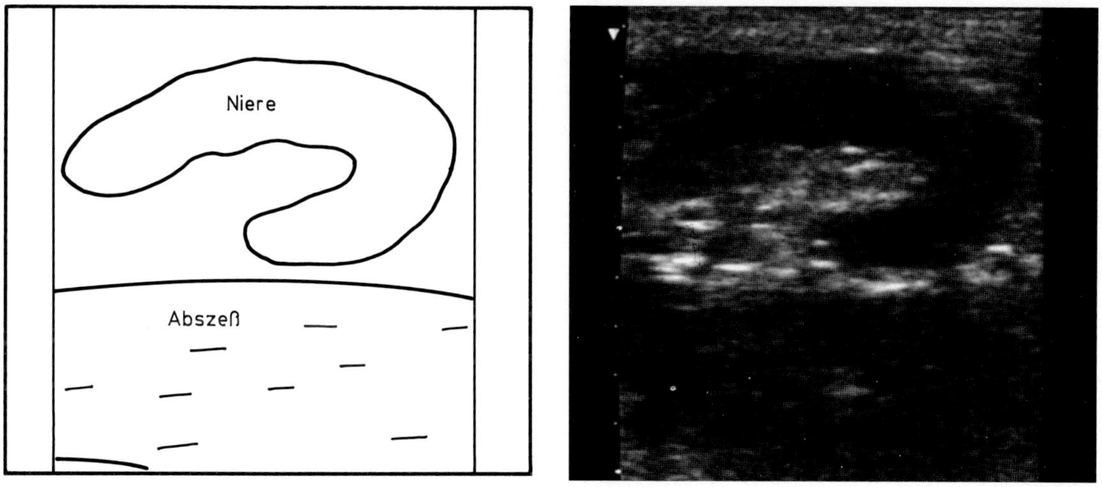

25

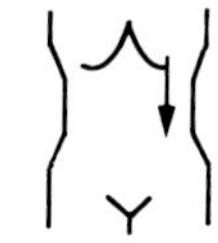

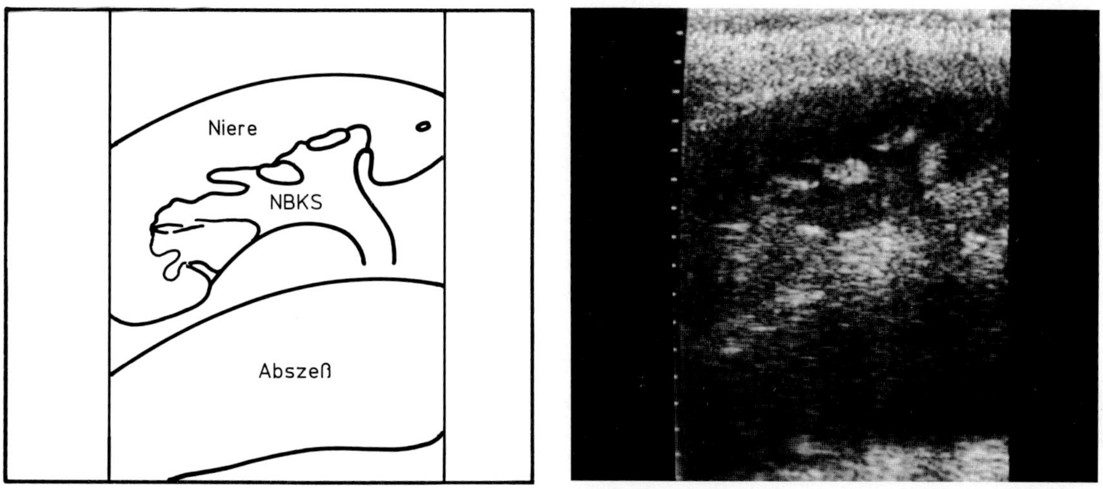

26

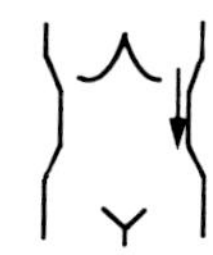

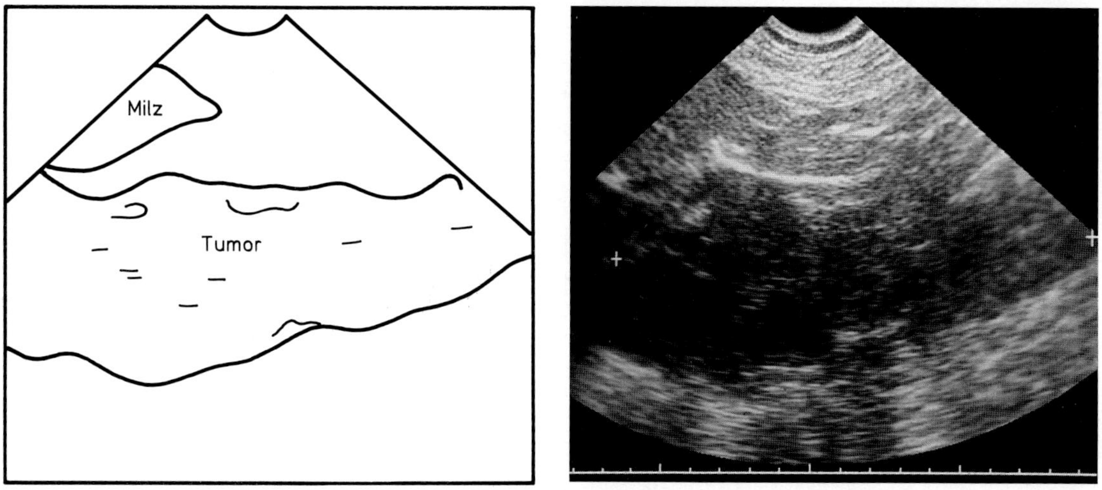

27

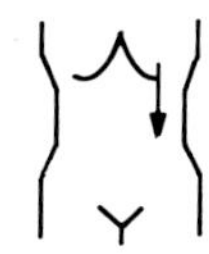

Nebennieren und Retroperitoneum

28 **Neurosarkom des Retroperitoneums** (Mittelbauchquerschnitt)
Der Tumor ist zu beiden Seiten der Wirbelsäule um die Gefäße herum gewachsen und hat zu einer völligen Verdrängung und Kompression der angrenzenden Organe geführt. Diese Tumoren können sehr langsam heranwachsen, so daß sie erst bemerkt werden, wenn sie beträchtliche Ausmaße erreicht haben und eine operative Sanierung nicht mehr in Frage kommt. Der Tumor war aus dem Spinalkanal bei Th 12 herausgewachsen, die Symptomatik begann im BWS-Bereich.

29 a **Großer retroperitonealer Tumor – metastasierendes Hodenkarzinom** (Längsschnitt)
Der riesige Tumor füllt den gesamten Bauchraum aus. Das zentral liegende Gefäß wurde zunächst für die Kava gehalten, diese war jedoch angiographisch verschlossen. Da das Gefäß angiographisch Anschluß an die V. mesenterica superior hatte, mußte es sich um ein großes venöses abdominelles Gefäß handeln, das vikariierend entstanden war.

29 b **Retroperitonealer Tumor** (Querschnitt)
Derselbe Tumor wie in der Voraufnahme. Man sieht die extreme Ausdehnung und die Verdrängung der großen Gefäße. Wieder ist ein großes venöses Gefäß zentral im Tumor erkennbar. Ursprung des riesigen tumorösen Gebildes war ein Hodentumor mit Wachstum per continuitatem entlang der Lymphbahnen und Einbruch in die Bauchhöhle.

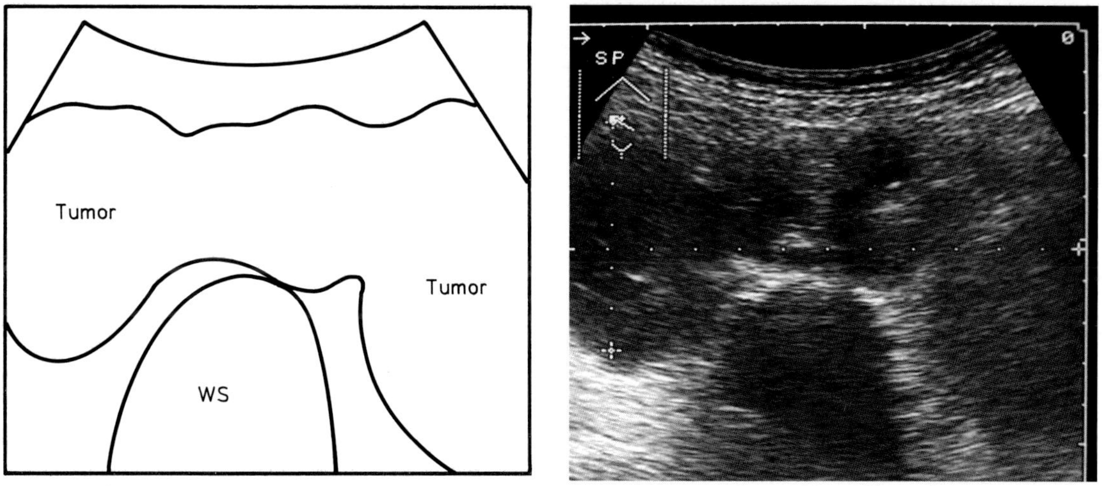

28

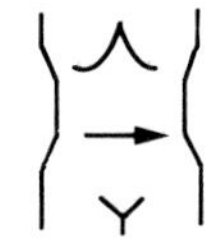

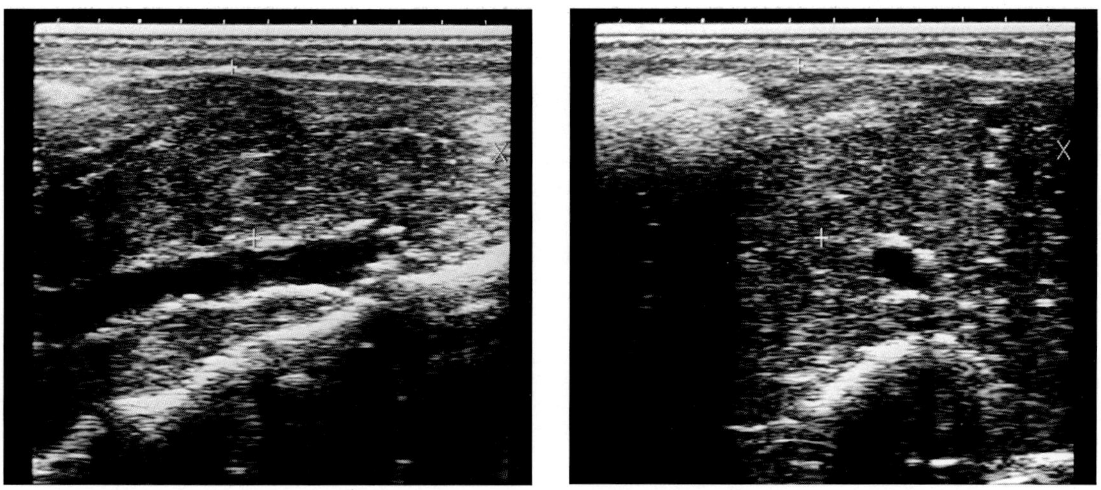

29 a

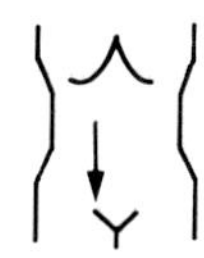

29 b

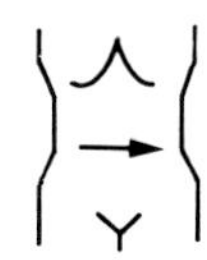

Nebenniere und Retroperitoneum

Literatur

Abrams HL, Siegelman SS, Adams DF, Sanders R, Finberg HJ, Hessel SJ, McNeil BJ (1982) Computes tomography vs. ultrasound of the adrenal gland: a prospective study. Radiology 143:121–128

Barnett E, Morley P (1971) Ultrasound in the investigation of space-occupying lesions of the urinary tract. Br J Radiol 44:733–742

Bates JA, Irving HC (1989) Nebennieren-Sonographie. electromedica 57/2:70–75

Behan M, Martin EC, Muecke EC, Kazam E (1977) Myelolipoma of the adrenal: Two cases with ultrasound and CT findings. AJR 129:993–996

Bernardino ME, Libshitz HJ, Green B, Goldstein HM (1978) Ultrasonic demonstration of inferior v. cavae involvement with right adrenal gland masses. JCU 6:167–168

Braun B, Cordes U, Günther R, Kümmerle F (1980) Lokalisation des Phäochromozytoms durch Ultraschalltomographie – Vergleich mit anderen Untersuchungsverfahren. Verh Dtsch Ges Inn Med 14:30–35

Davidson JK, Morley P, Hurley GD, Holford NGH (1975) Adrenal venography and ultrasound in the investigation of the adrenal gland: an analysis of 58 cases. Br J Radiol 48:435–450

Georgi M, Weiss H, Trede M, Saeger HD, Bleyl U, Mittelstaedt GV (1982) Radiologische Differential-Diagnostik zystischer Nebennierenprozesse. ROEFO 137:637–646

Georgi M, Hofbauer J, Weiss H, Keller W, Wuschnik F, Mittelstaedt GV, Linder M (1984) Wertigkeit von Sonographie, Computertomographie und Angiographie in der Nebennierendiagnostik. ROEFO 140:373–379

Gierke E (1905) Über Knochenmarksgewebe in der Nebenniere. Ziegles Beitr Pathol Anat 7:311–324

Gosink BB (1978) Adrenal gland. In: De Vlieger M (ed) Handbook of clinical ultrasound. John Wiley & Sons, New York, pp 321–325

Hollstein H, Pochhammer K-E, Bohlke E (1981) Sonographische Darstellung der Nebennieren. Ultraschall Med 2:73–76

Joffre F, Bartoli JM, Kasbarian M, Lemaitre L, Puech JL, Rousseau H (1987) Place de l'examen scanographique dans l'exploration des pheochromocytomes. Radiologie 7:217–224

Karstaedt M, Sagel S, Stanley R, Meeson G, Levitt R (1978) Computed tomography of the adrenal gland. Radiology 129:723–730

Kehlet H, Blichert-Toft M, Hancke S et al. (1976) Comparative study of ultrasound, 131 J-19 iodocholesterol scintigraphy, and aortography in localising adrenal lesions. Br Med J II:665–667

Leopold GR (1970) Ultrasonic abdominal aortography. Radiology 96:9–14

Lutz H, Ehler R (1978) Ultraschalldiagnostik endokriner Tumoren. In: Kratochwil A, Reinold E (Hrsg) Ultraschalldiagnostik. Thieme, Stuttgart, S 275–277

Marchal G, Baert AL (1976) Echography of suprarenal masses. Radiologe 16:337–341

Matter D (1987) Echographie des glandes surrenales chez l'adulte. Radiologie 7:201–208

Miller EI, Dickersen RW (1983) Sonographic appearance of myelolipoma: demonstration of adrenal and plevic lesions. JCU 11:179–181

Oberling C (1929) Le formateous myelolipomateuses. Bull Cancer (Paris) 18:234–246

Pagana TJ, Karasick SJ, Karasick D, Stahlgren LH (1981) Myelolipoma of the adrenal gland. Am J Surg 141:282–285

Parisi L, Bigagli M, Nicita G, Tramonti M (1983) Detection of a pheochromocytoma of the urinary bladder by ultrasonography. JCU 11:215–217

Sample WF (1977) A new technique for the evaluation of the adrenal gland with gray scale ultrasonography. Radiology 124:463–469

Sample WF (1978) Adrenal ultrasonography. Radiology 127:461–466

Scheible W, Ellenbogen PH, Leopold GR, Siao NT (1978) Lipomatous tumors of the kidney and adrenal: apparent echographic specificity. Radiology 129:153–156

Scherer K, Erbe W (1975) Malignes Phäochromozytom im Zuckerkandlschen Organ. ROEFO 123:85–88

Scherer K, Mischke W (1978) Wertigkeit der Ultraschalluntersuchung bei Tumoren und Hyperplasie der Nebenniere. ROEFO 128:609–615

Vicks BS, Perusek M, Johnson J, Tio F (1987) Primary adrenal lymphoma: CT and sonographic appearances. JCU 15:135–139

Weiss H, Kempmann G, Mennicken C (1979) Sonographischer Nachweis der Hyperplasie des Zuckerkandlschen Organs. Inn Med 6:73–76

Weiss H, Bersch Q, Ach G (1988) Myelolipom der Nebenniere. ROEFO 148/6:721–722

Wilson JM, Woodhead DM, Smith RB (1974) Adrenal cysts, diagnosis and management. Urology 4:248–253

Yeh H-C, Mitty HA, Rose J, Wolf BS, Gabrilove JL (1978) Ultrasonography of adrenal masses: usual features. Radiology 127:467–474

Harnblase

Indikationen: Exakte Größenbestimmung des Harnblasendurchmessers und des Harnblasenvolumens zur Bestimmung des Restharns.
Funktionsuntersuchungen der Harnblase während der Miktion zur Beurteilung der Kontraktilität.
Erkennung der Blasenwandverdickung im Rahmen der muskulären Hypertrophie, der Zystitis oder der Harnblaseninfiltration bei Systemerkrankungen und Tumoren.
Erkennung und Differenzierung umschriebener Veränderungen der Harnblasenwand.
Verdacht auf tumoröse Veränderungen der Harnblase oder Mitbeteiligung der Harnblase bei Tumoren des kleinen Beckens.
Unklare Hämaturie. Beurteilung des Blaseninhalts (Blut, Eiter, Grieß, Steine).
Suprapubische ultraschallgezielte Punktion.

Geräte: Zur Untersuchung aller Organe des kleinen Beckens ist die Benutzung eines Sektorscanners oder eines Curved-array-Scanners vorzuziehen, da diese auch die Darstellung retropubischer Anteile des kleinen Beckens erlauben. In manchen Kliniken stehen inzwischen rektale Sonden zur Verfügung, die eine Darstellung der Harnblase und der Prostata vom Rektum aus ermöglichen.

Aussagekraft: Die gefüllte Harnblase ist immer darstellbar. Das Volumen ist nach der Formel

$$V = \frac{(L \cdot T \cdot B) - 3{,}14}{2{,}17}$$

zu bestimmen. Für die tägliche Routine genügt die Formel $L \cdot T \cdot B \cdot 0{,}5$ (Länge · Tiefe · Breite · 0,5) zur ungefähren Abschätzung des Volumens (s. Bildteil). Tumoren sind ab 3–5 mm Durchmesser zu erkennen.

Grenzen: Die leere Harnblase ist nicht ausreichend zu beurteilen. Die ventrale Harnblasenkontur ist häufig durch Wiederholungsechos eingeschränkt beurteilbar, dann ist die Untersuchung mit einem Schallkopf höherer Frequenz, möglichst unter Benutzung einer Wasservorlaufstrecke, zweckmäßig. Eine arttypische Unterscheidung von Tumoren gelingt nicht. Auch mit transrektalen Sonden ist eine ausreichend genaue präoperative Erkennung der Tumorstadien nicht möglich.

Normalmaße: Die Harnblasenwand ist 3–8 mm dick, bei maximaler Füllung bis zu 3 mm.

Untersuchungstechnik: Längsschnitte, z. T. mit leicht nach kaudal gekippter Schallrichtung, in Rückenlage oder Kopftieflage des Patienten. Bei Benutzung von Transrektalsonden ist die Untersuchung in Knie-Ellenbogen-Lage sinnvoll.

Hinweise und Tips: Zur differentialdiagnostischen Unterscheidung zwischen Wandverdickung und Blutkoageln am Blasenboden wird der Patient zusätzlich in Seitenlage oder Knie-Ellenbogen-Lage untersucht.

Harnblase

1 **Normale männliche Harnblase** (Längsschnitt) Bei gutem Füllungszustand nimmt die Harnblase im Längsschnitt etwa Dreiecksform mit abgerundeten Winkeln an, wobei die Ventralkontur durch den leicht angedrückten Sectorscanner etwas imprimiert wird. Die Harnblasenwand ist 6–8 mm dick, die Muskulatur jedoch nicht hyperplastisch verändert. Die Schleimhaut ist nicht sicher von der Muskularis abzugrenzen. Dorsokaudal sieht man die Prostata und die Samenblasen. Die normale Blasenwanddicke liegt zwischen 3 und 8 mm, bei mittlerem Füllungszustand üblicherweise zwischen 3 und 6 mm.

2 **Weibliche Harnblase** (Längsschnitt) Auch hier ist etwa eine Dreiecksform zu erkennen, die von dorsal durch den Uterus noch etwas imprimiert wird. Die Blasenwand ist maximal 6 mm dick, die Innenfläche der Harnblase glatt und ebenmäßig. Hinter der gefüllten Harnblase erkennt man den normal großen Uterus mit aufgebauter Schleimhaut und die Scheide. Zwischen Scheide und Harnblase liegt Fettgewebe.

3 **Harnblase mit Spiegeleffekt** (Längsschnitt) Die Harnblase ist prall gefüllt, so daß sie über das Promontorium weit in den Mittelbauch reicht. Hinter der Harnblase erkennt man, tangential getroffen, eine A. iliaca communis und die Wirbelsäule mit einem Discus intervertebralis. Durch die kräftige Reflexion, die an der Harnblasenhinterwand entsteht, kommt es zu einer Spiegelung der Harnblase, die sich dem Schallschatten der Wirbelsäule überlagert.

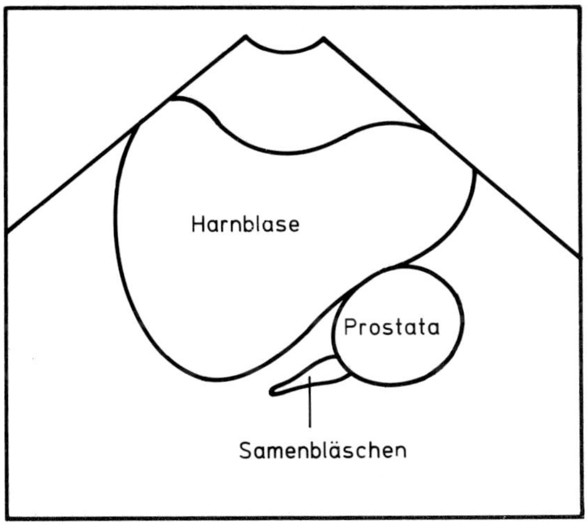
Harnblase
Prostata
Samenbläschen

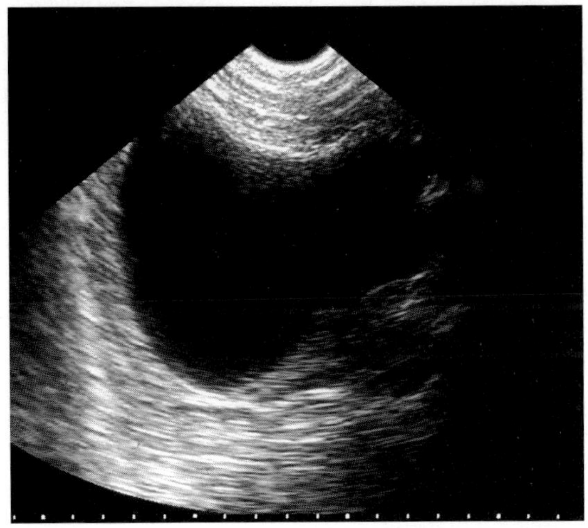

1

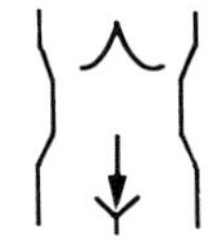

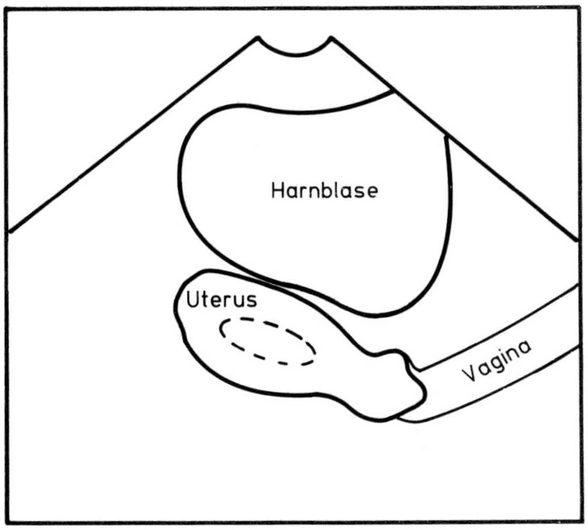
Harnblase
Uterus
Vagina

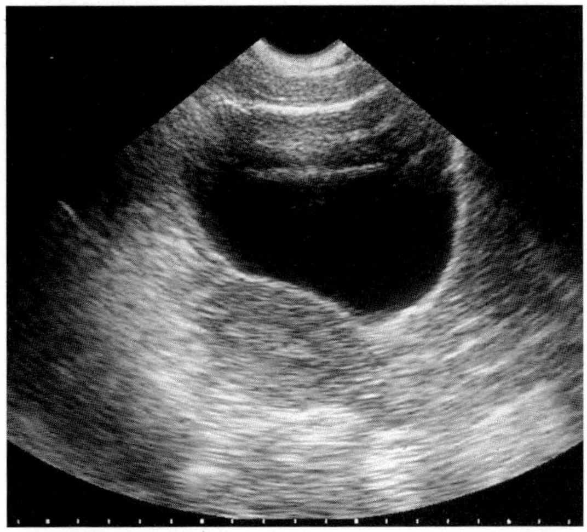

2

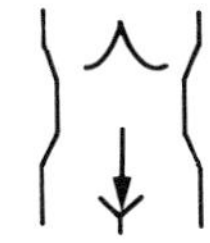

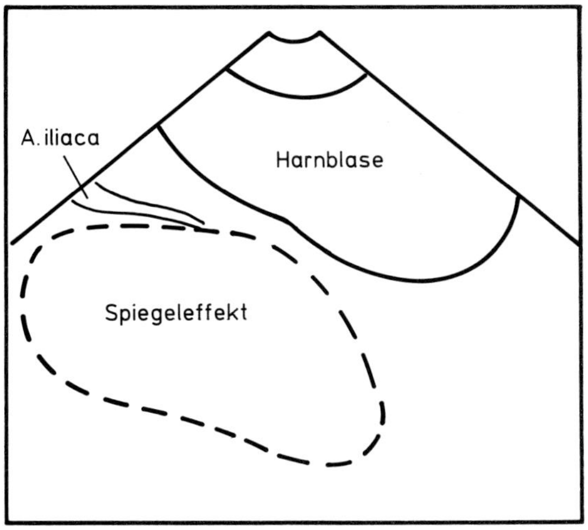
A. iliaca
Harnblase
Spiegeleffekt

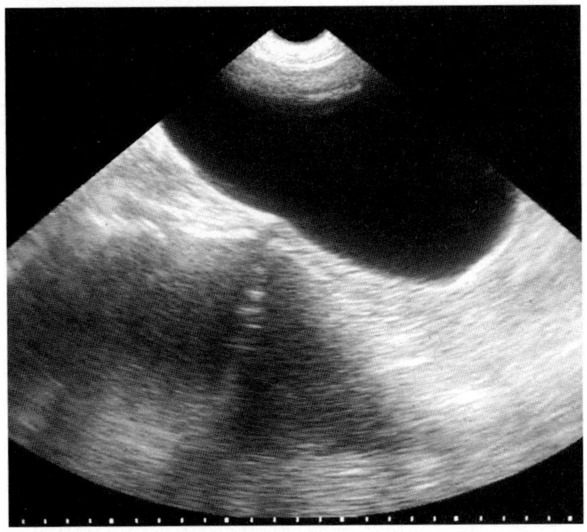

3

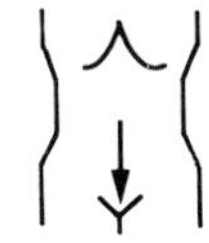

4 **Maximale Blasenfüllung** (Längsschnitt)
Je stärker die Blase gefüllt wird, desto mehr nimmt sie Kugelform an. Die Prostata ist hier normal groß, die Wand der Harnblase ist nicht verdickt, die Harnblase wurde willkürlich maximal gefüllt.

5 **Hochstand der Harnblase bei Prostatahypertrophie** (Mittelbauchlängsschnitt)
Die Harnblase ist maximal gefüllt, sie reicht bis zur Leber und über die Niere herauf. Die Iliopsoasmuskulatur ist eben zu erkennen, durch die distale Schallverstärkung überstrahlt. Ektasien der Harnblase dieser Größenordnung kommen bei Prostatahypertrophien nur bei sehr indolenten Patienten vor, häufig sind neurogene Blasenlähmungen Ursache einer solchen extremen Füllung.

6 **Dilatierte Harnblase** (Längsschnitt durch den Ober- und Mittelbauch)
Links im Bild erkennt man die Leber und die Gallenblase, rechts die mächtig erweiterte Harnblase, die weit nach kranial reicht. Die Wand der Harnblase ist zart, die Blase selbst längsoval. Derart monströs vergrößerte Blasen sind meist bei neurogener Blasenlähmung festzustellen. In diesen Fällen können die Harnblasen, von den Patienten unbemerkt, zu erheblicher Größe anschwellen.

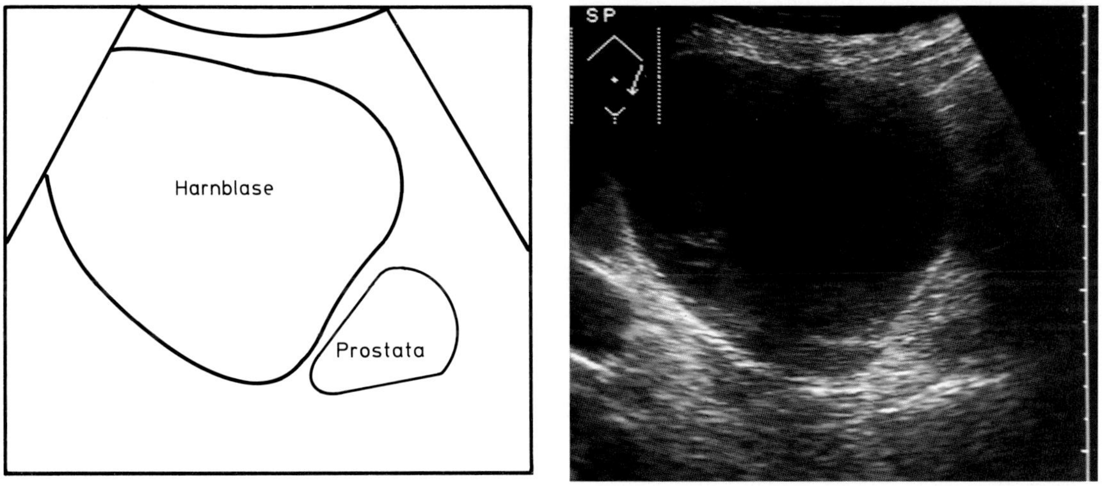
Harnblase
Prostata

4

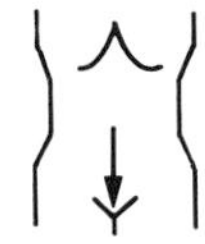

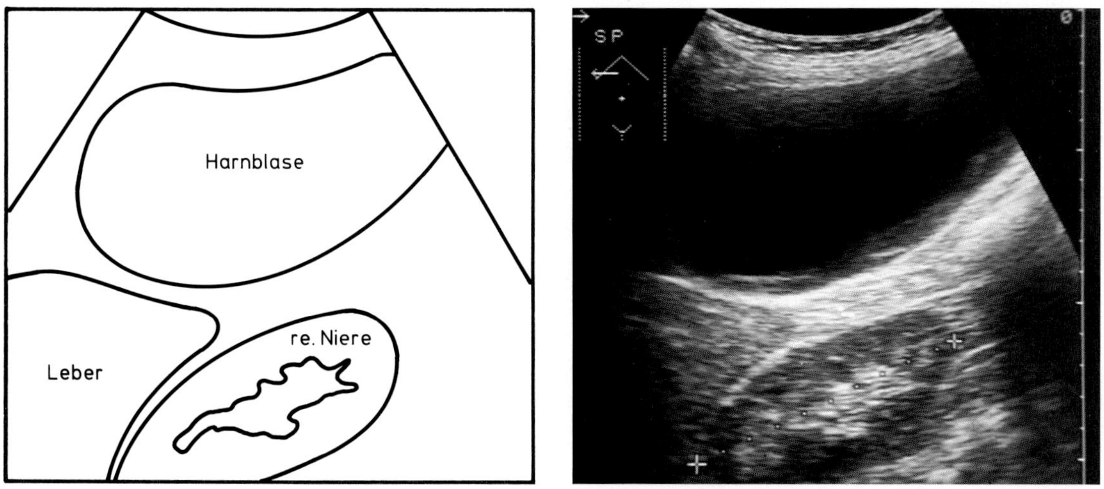
Harnblase
Leber
re. Niere

5

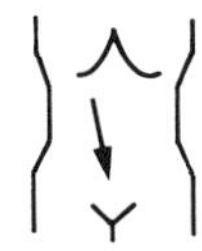

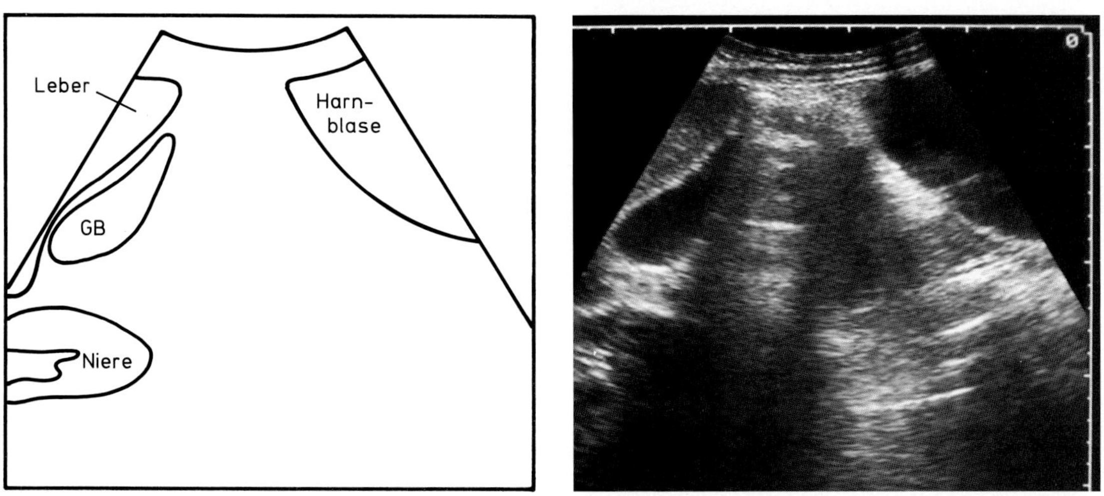
Leber
Harn-
blase
GB
Niere

6

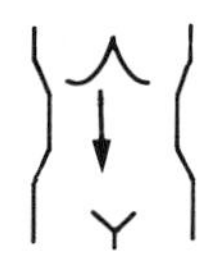

7 **Normale männliche Harnblase** (Querschnitt oberhalb der Prostata)
Die Harnblase ist in dieser Schnittebene angedeutet keilförmig mit abgerundeten Winkeln. Zur Messung des Harnblasenvolumens wird das Produkt aus den 3 größten Durchmessern mit einer Konstanten multipliziert, die für die tägliche Routine mit 0,5–0,75 ausreichend genau ist (z. B.: L × B × H × 0,5). Der Fehler beträgt bei dieser annähernden Berechnung ca. 20%.

8 **Normale männliche Harnblase** (Längsschnitt)
Zur Bestimmung des Volumens wird die Harnblase in ihrer längsten Ausdehnung gemessen. Die Länge wird mit Breite und Höhe und dem Faktor 0,5–0,75 multipliziert.

9 **Restharnmessung bei entleerter Harnblase** (Querschnitt)
Bei der Messung des Restvolumens der Harnblase geht man ebenfalls in der beschriebenen Weise vor. Die Messung ist dabei für klinische Bedürfnisse auch bei geringen Volumina ausreichend genau.

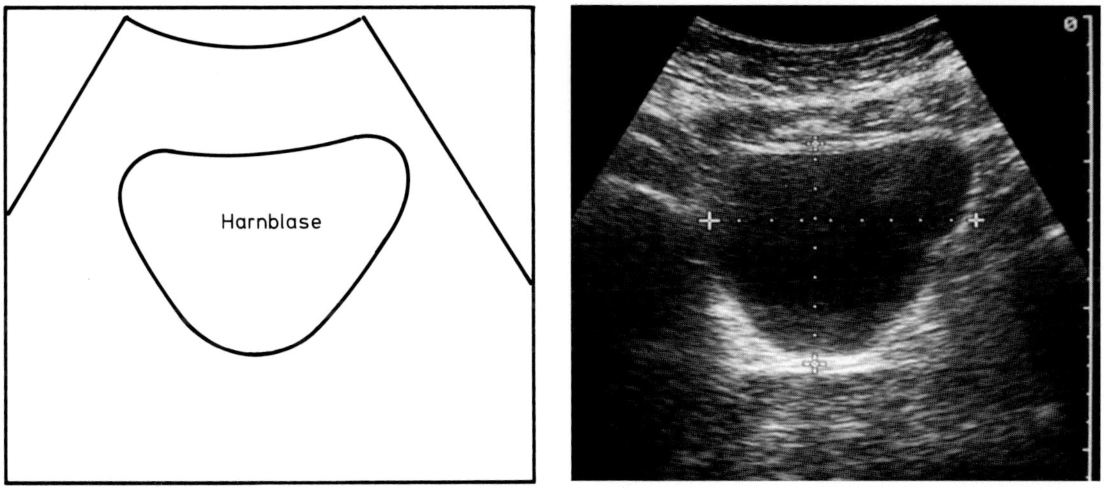

7

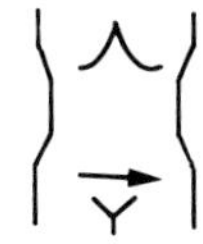

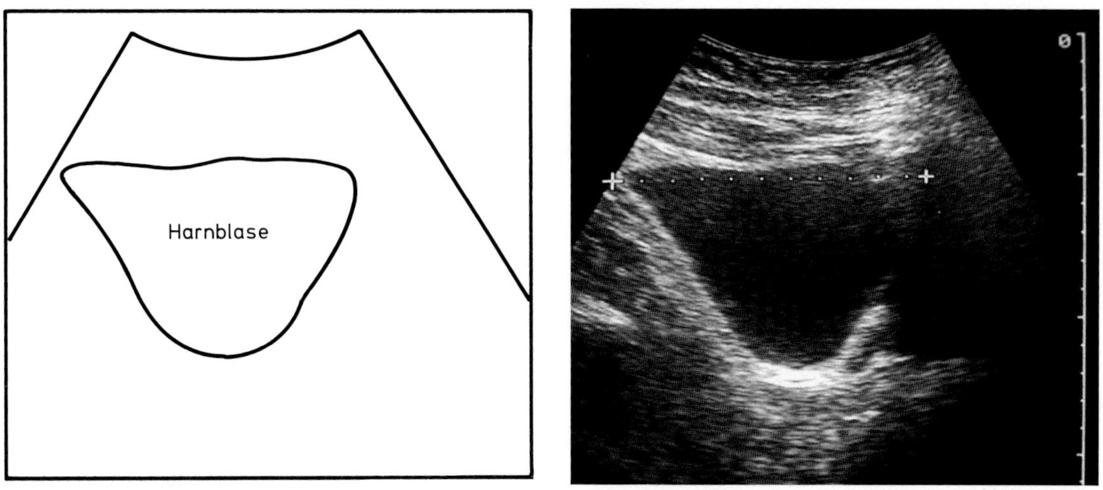

8

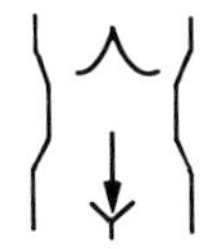

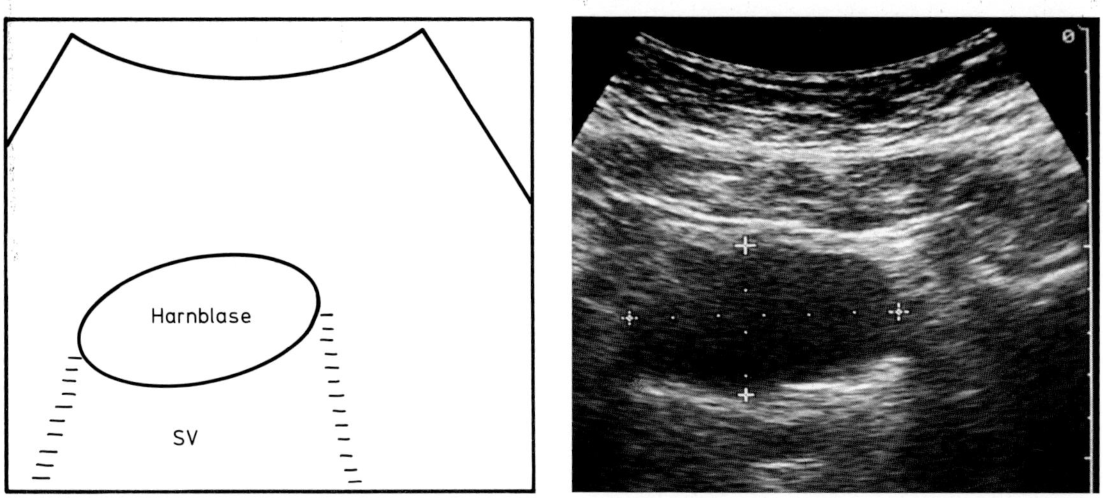

9

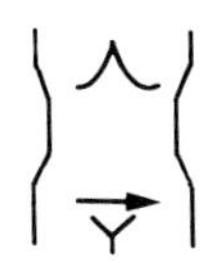

10 **Restharnmessung bei entleerter Harnblase** (Längsschnitt)
Auch im nahezu entleerten Zustand läßt sich die Harnblase darstellen und ausmessen. Das Volumen wird mit ausreichender Genauigkeit bestimmt. Eine Katheteruntersuchung zur Restharnbestimmung ist heute nicht mehr notwendig.

11 **Partiell persistierender Urachus** (Längsschnitt durch den Unterbauch)
Bei diesem jugendlichen Erwachsenen ist die Harnblase vergrößert; sie reicht bis zum Nabel und endet dort stumpfwinklig. Es entsteht der Verdacht auf die Existenz eines persistierenden Urachus.

12a **Partiell persistierender Urachus, teilentleert** (Längsschnitt)
Der Urachus ließ sich als fistelartige Verlängerung der Harnblase verfolgen. Im entleerten Zustand kam der kanalikuläre Charakter des Gebildes besser zur Darstellung.

12b **Partiell persistierender Urachus, entleert** (Längsschnitt durch die Unterbauchmitte)
Im nahezu entleerten Zustand der Harnblase bleibt ein Restvolumen in Harnblase und Urachus zurück. Der Urachus ist schlauchförmig bis zum Nabel verfolgbar.

10

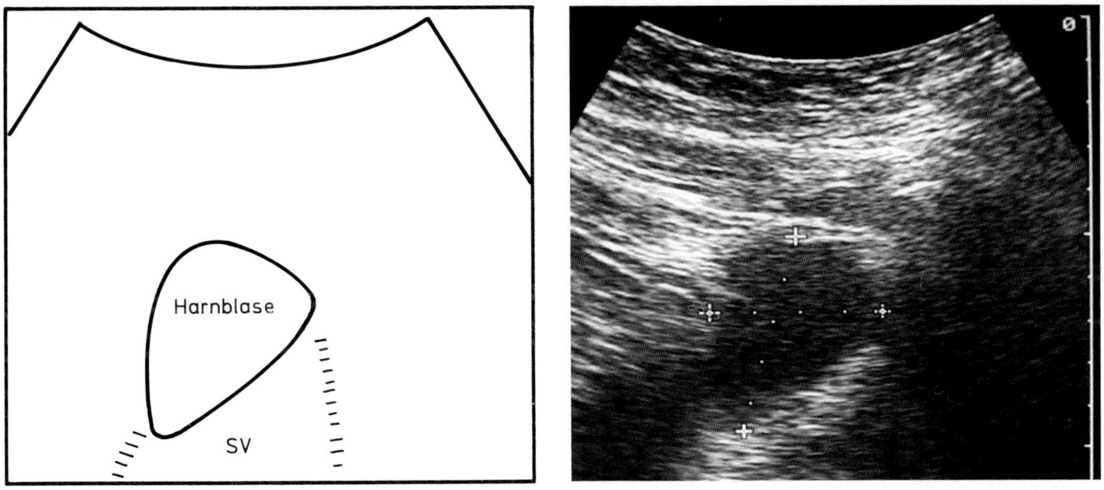

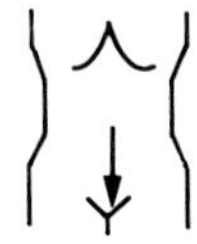

11

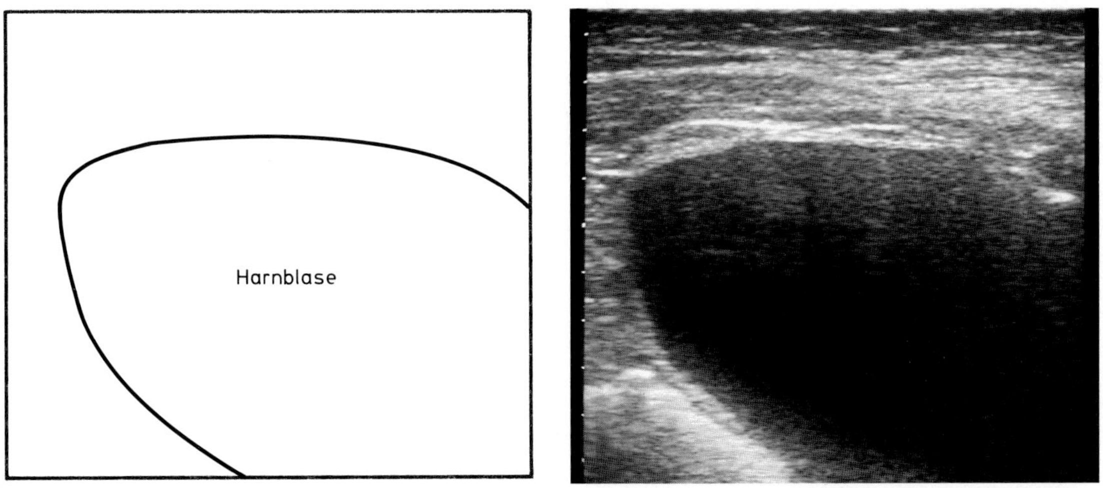

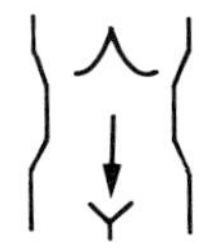

12 a

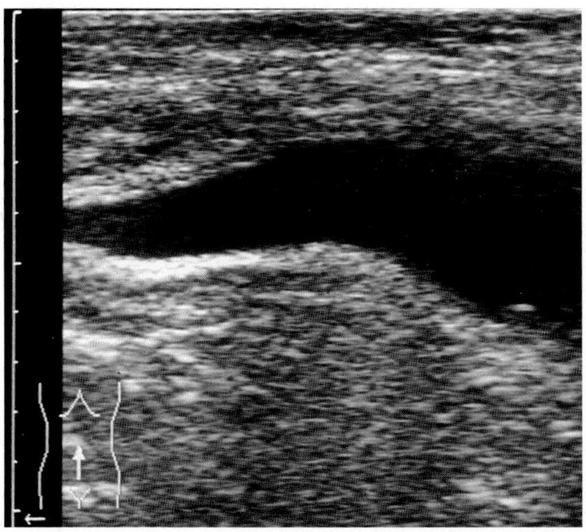

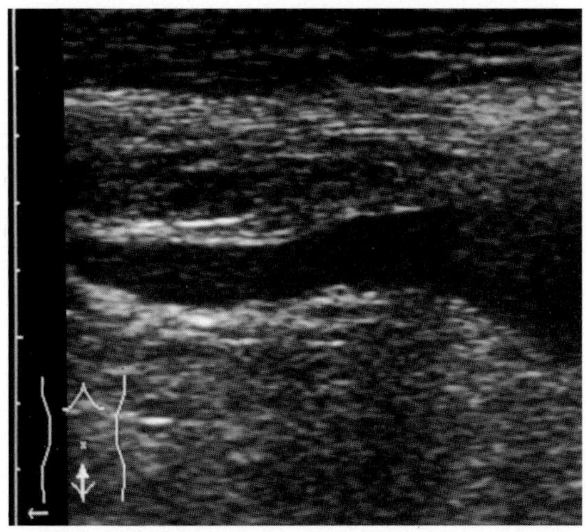

12 b

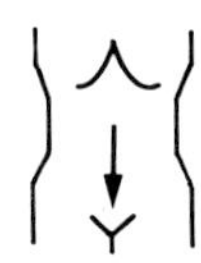

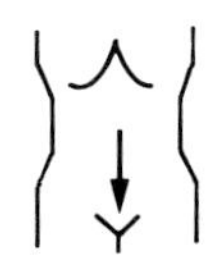

13a **Urachusabszeß** (Querschnitt etwas oberhalb der Harnblase)
Man erkennt eine kugelige Formation mit 5 mm dicker Wand. Der zystische Prozeß ist binnenreflexfrei. Der Befund wurde bei einem 6jährigen Jungen erhoben, der unterhalb des Nabels ziehende Schmerzen angab und Fieber entwickelt hatte.

13b **Urachusabszeß** (Längsschnitt zwischen Nabel und Symphyse)
Derselbe Patient wie in Abb 13a. Kaudal erkennt man die Harnblase mit einer leicht verdickten Wand, kranial den zuvor im Querschnitt dargestellten zystischen Prozeß mit kräftiger Wand, dazwischen ein nicht mehr zystisches, lamellär angeordnetes Gewebe, bei dem es sich um die kaudalen Anteile des Urachus handelte. Im Rahmen einer Zystitis war es bei diesem Patienten zur Aszension und zur Abszedierung im Bereich der kaudalen Abschnitte des Urachus gekommen. Der Befund wurde operativ bestätigt.

14 **Ureterozele** (Querschnitt durch die Harnblase)
Diese 20jährige Patientin kam mit Unterleibsbeschwerden zur Aufnahme. Man erkennt 2 nebeneinander liegende zystische Gebilde, die in das Harnblasenlumen hineinragen. Es handelte sich um 2 nebeneinander liegende rechtsseitige Ureterozelen. Bei der Patientin bestand ein doppelter Ureter mit Aufstau des kranialen Anteils, wobei beide Ureteren in Form von Ureterozelen in die Harnblase mündeten.

15a **Rechtsseitige Ureterozelen** (Querschnitt)
Dieselbe Patientin wie in der Voraufnahme, wobei der Applikator jetzt etwas nach kaudal gedreht worden ist, so daß die beiden Ureterozelen hintereinander zur Darstellung kommen.

15b **Ureterozele** (Längsschnitt)
Dieselbe Patientin wie in den Voraufnahmen. Die Ureterozele kommt jetzt im Längsschnitt zur Darstellung. Man erkennt, daß es sich nicht um einen dilatierten Ureter handeln kann. Dieser müßte hinter der Harnblase zur Darstellung kommen und weiter nach kranial verfolgbar sein.

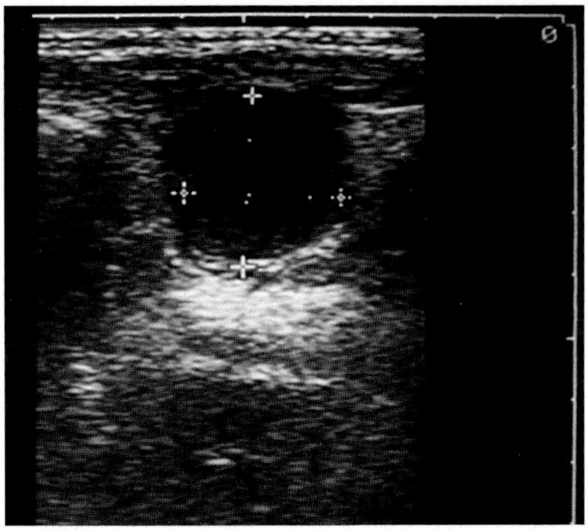

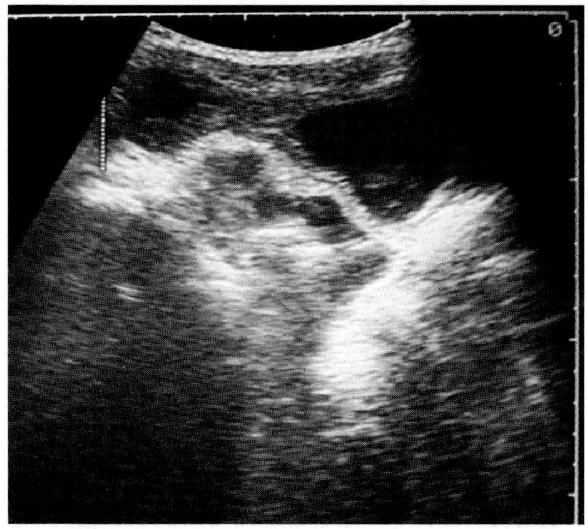

13 a

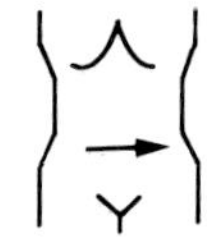

13 b

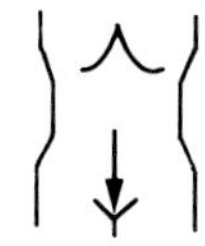

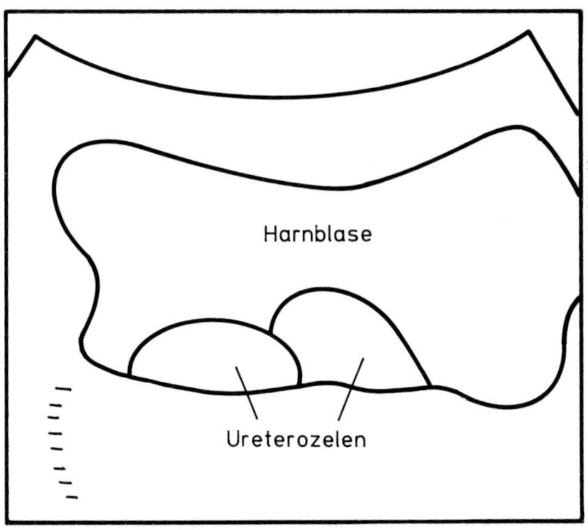

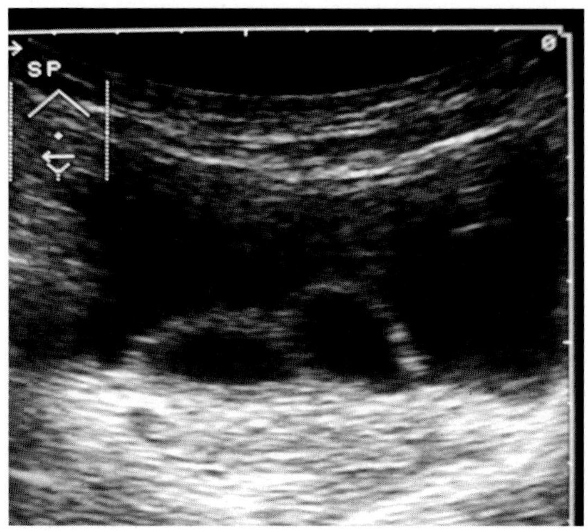

14

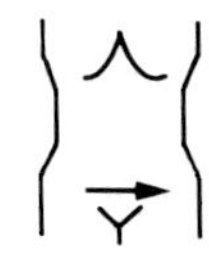

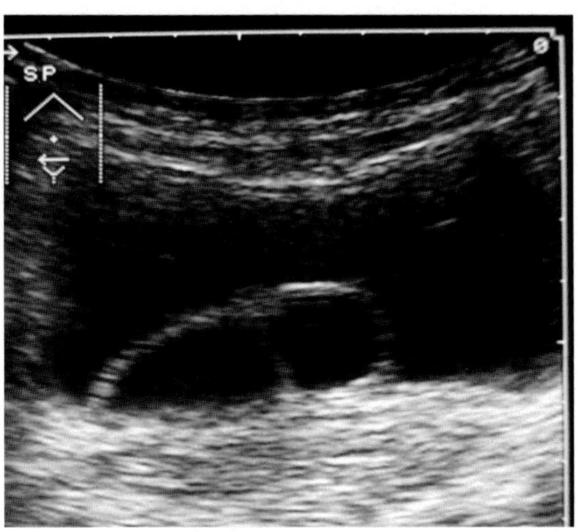

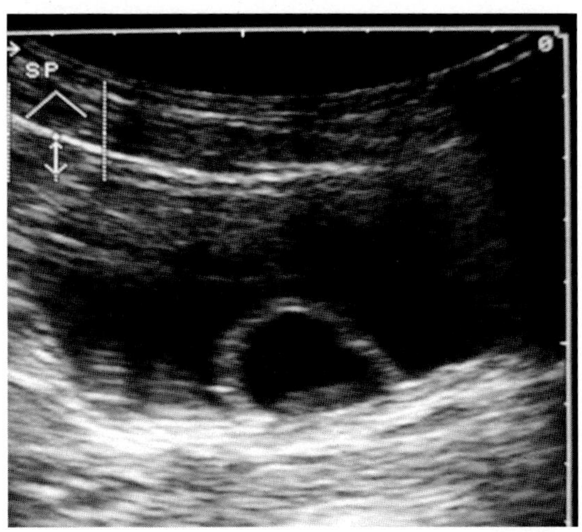

15 a

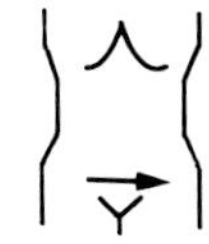

15 b

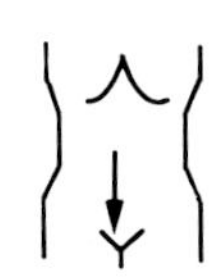

Harnblase

16 **Linksseitige Ureterozele mit Grießbildung** (Schrägschnitt)
Bei dieser Patientin bestand ein Aufstau des Nierenbecken-Kelch-Systems und des Ureters mit Ansammlung von nicht infiziertem Material in der Ureterozele links. Nach Abgang des Materials bestand Beschwerdefreiheit.

17 **Harnblasendivertikel** (Unterbauchquerschnitt oberhalb der Prostata)
Man erkennt eine Ausstülpung der Harnblase mit einer Einschnürung der angrenzenden Wandabschnitte, wodurch eine sackartige Divertikelbildung entstanden ist. Beschwerden bestanden keine. Das Divertikel war zufällig entdeckt worden.

18 **Zystitis** (Längsschnitt in Unterbauchmitte)
Im Rahmen einer bakteriellen Zystitis war es zu einer Schleimhautverdickung der Harnblase gekommen. Die Zystitis wurde schließlich hämorrhagisch. Am Boden der Harnblase sind einzelne zarte Echos zu erkennen, die sedimentiertem Blut entsprechen. Nicht zu verwechseln sind die Veränderungen mit den Artefakten, die von der Knickbildung der Harnblasenhinterwand im mittleren Drittel im Sinn von Bogenartefakten ausgehen.

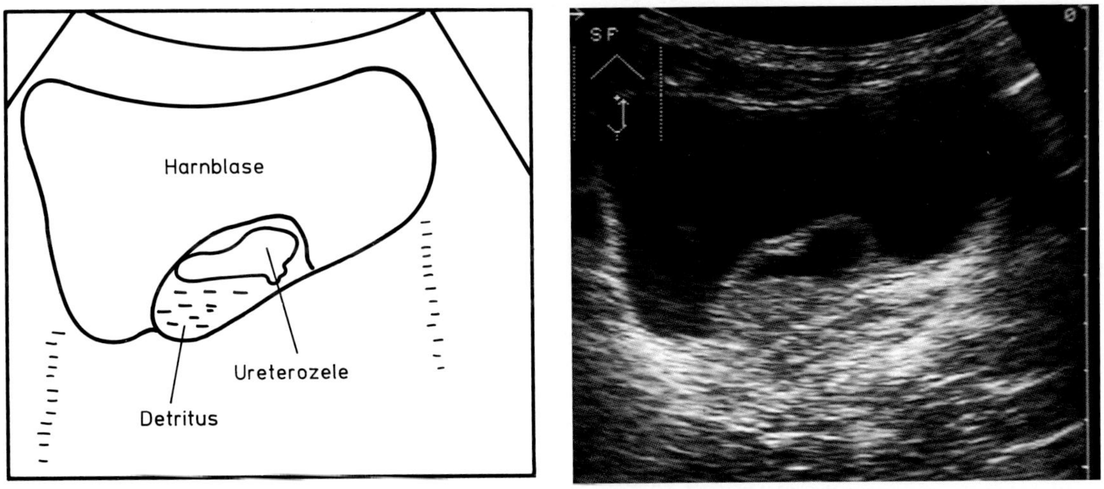
Harnblase
Ureterozele
Detritus
SF

16

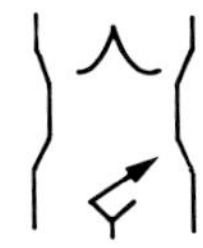

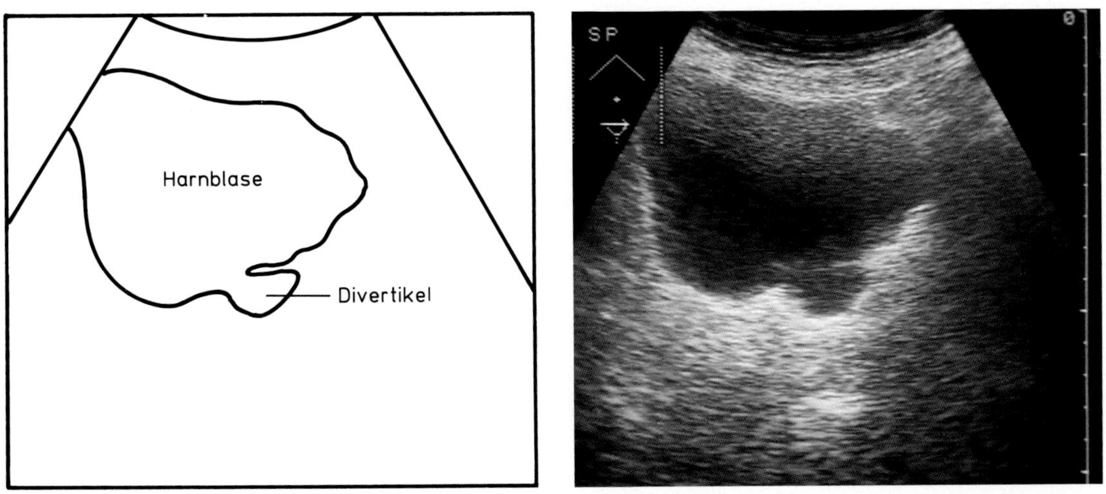
Harnblase
Divertikel
SP

17

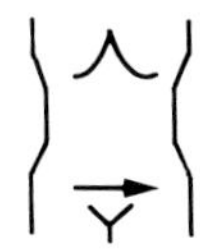

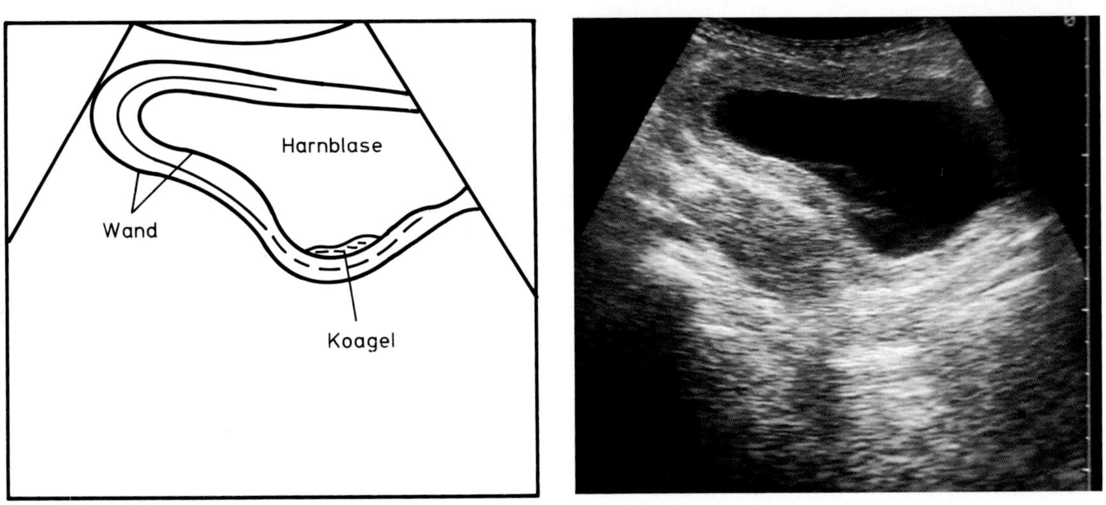
Harnblase
Wand
Koagel

18

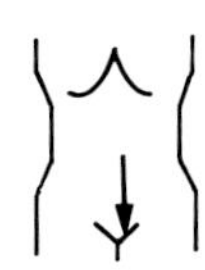

Harnblase

19 **Zystitis mit Koagelbildung** (Querschnitt)
Die Harnblasenwand ist deutlich verdickt zugunsten einer bis zu 1 cm dicken Mukosa. Im linken Harnblasenabschnitt sind jetzt deutlich Reflexe zu erkennen, die Koageln entsprechen. Ein zunächst vermutetes Papillom ließ sich durch Umlagerung der Patientin ausschließen: Das Koagel rutschte an den jeweils tiefsten Punkt der Harnblase.

20 **Endoxanharnblase bei Non-Hodgkin-Lymphom unter Therapie** (Längsschnitt durch die Harnblase)
Bei dieser Patientin entstand trotz Gabe von Mesna eine Zystitis im Rahmen der Chemotherapie. Die Schleimhaut ist unregelmäßig aufgeworfen, stellenweise reflexkräftig, dann wieder reflexarm und unterschiedlich dick. Auch hier bestand eine Hämorrhagie, aber keine Koagelbildung.

21 **Purulente Zystitis mit Blasenkatheter** (Längsschnitt)
Bei diesem Diabetiker war ohne Abflußbehinderung bei normal großer Prostata eine Zystitis entstanden, die schließlich zum Harnverhalt führte. Der Eiter füllte die ganze Harnblase aus, der Reflexvermehrung des Blaseninhalts entsprechend. In diesem hebt sich der mit Flüssigkeit gefüllte Blasenkatheterballon als reflexlose Aussparung ab. Der Eiter wurde über den Katheter abgelassen. Unter reichlich Flüssigkeitszufuhr und antibiotischer Therapie kam es zu einer auch sonographisch beobachtbaren Aufklarung des Blaseninhalts.

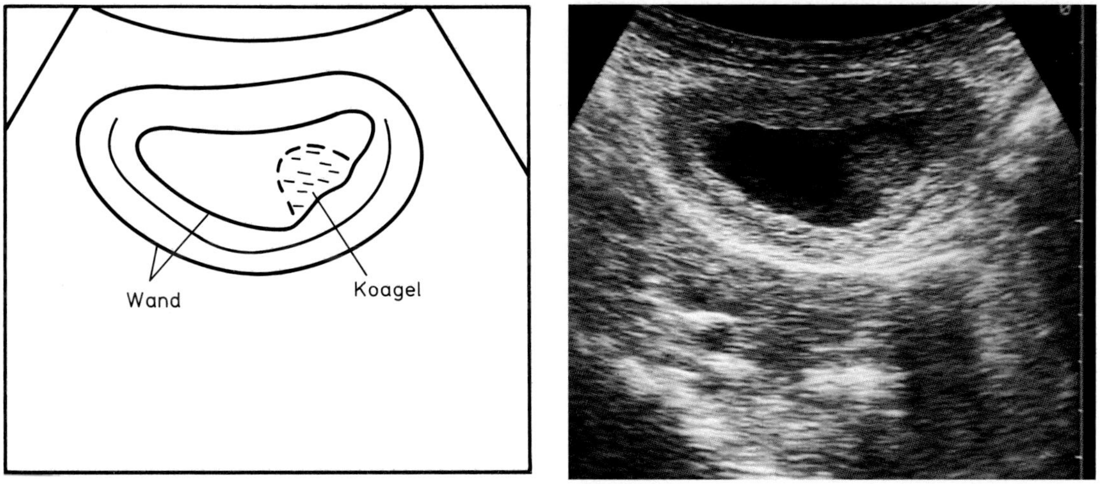

19

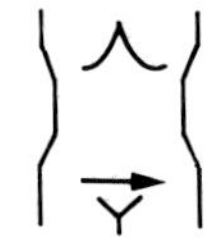

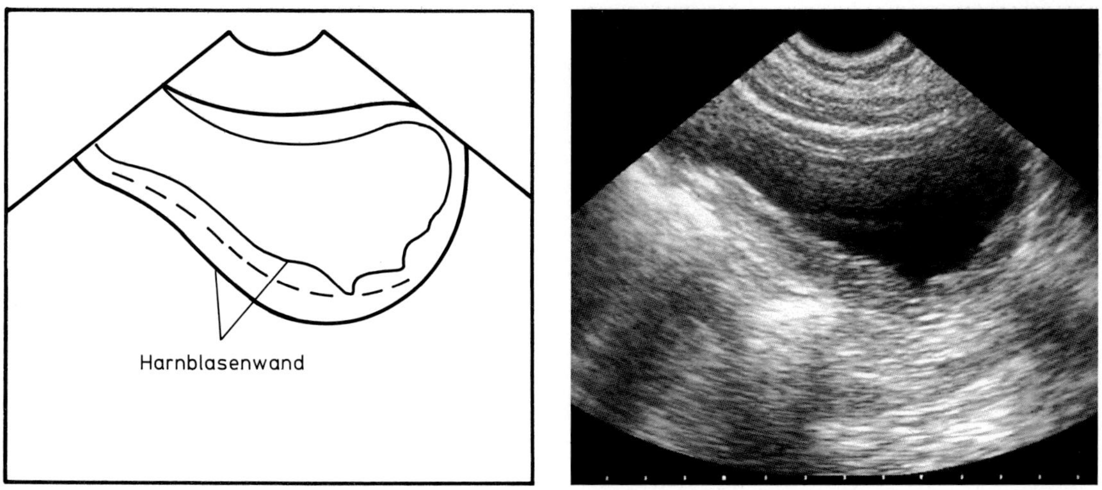

20

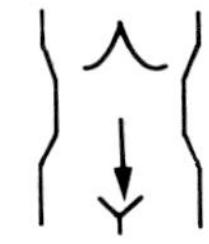

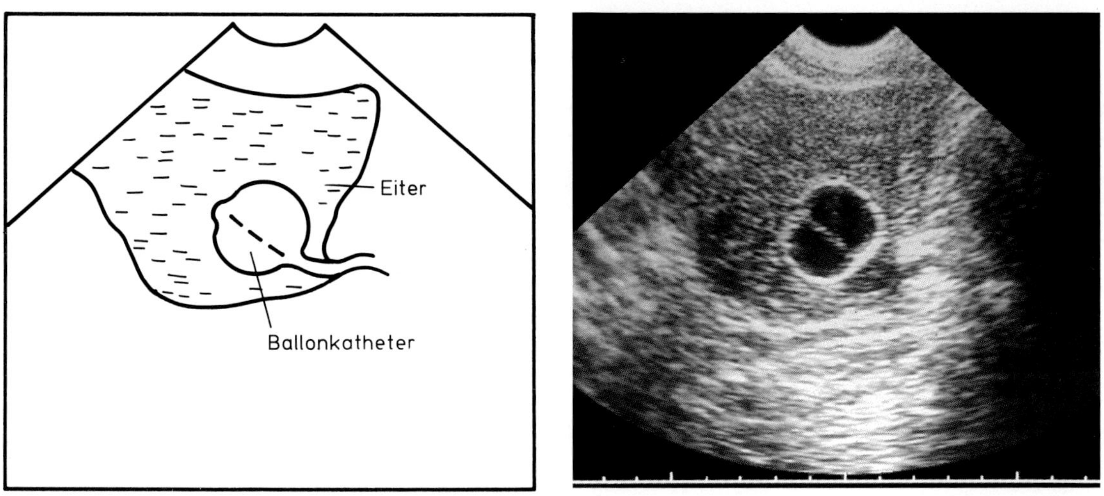

21

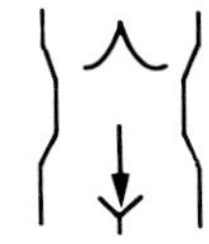

22 **Blasensteine** (Querschnitt)
Ventral der Prostata erkennt man 2 kräftige Reflexe mit Schallschatten im Blasenlumen, die sich bei Umlagerung des Patienten, der Schwerkraft folgend, zu dem tiefsten Punkt der Harnblase verschieben ließen.

23 **Blasensteine** (Querschnitt)
Leicht geänderte Schnittführung durch die Harnblase desselben Patienten wie in der Voraufnahme. Man erkennt jetzt mindestens 3 Konkremente im Harnblasenlumen. Vor zystoskopischer Zertrümmerung und Ausräumung der Harnblasensteine erlaubt die Sonographie eine exakte Bestimmung von Zahl und Größe der zu erwartenden Steine. Nach der Untersuchung ist eine sonographische Erfolgskontrolle möglich.

24 **Balkenblase bei Prostatahypertrophie** (Längsschnitt)
Die trabekuläre Oberfläche der Harnblasenwand ist am besten im Bereich der Hinterwand zu erkennen, die Vorderwand ist oft durch Reverberationen des Eintrittsechos einer exakten Beobachtung entzogen. Hinter der Harnblase erkennt man Luft im Sigma. Die Prostata ragt nur ein wenig in das Lumen hinein, trotzdem war eine Mittellappenhypertrophie Ursache der Entleerungsstörung, die die muskuläre Hypertrophie der Blasenwand verursacht hatte.

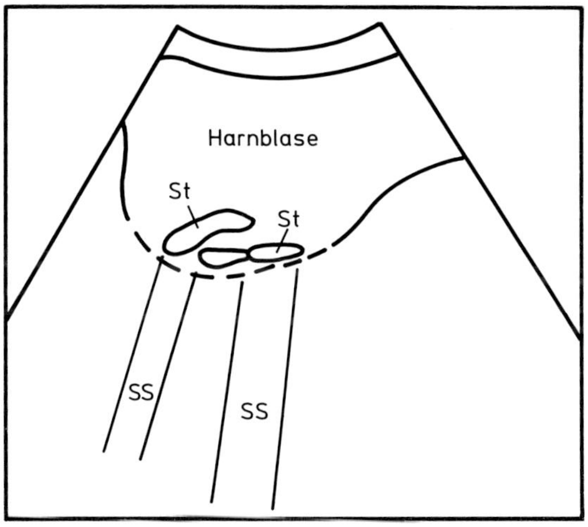
Harnblase
St
St
SS
SS

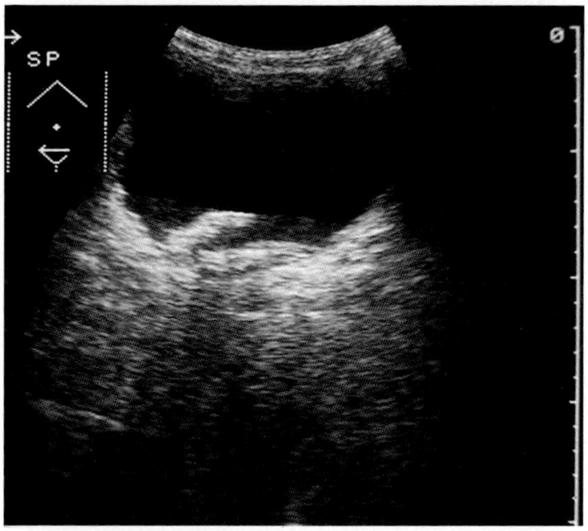

22

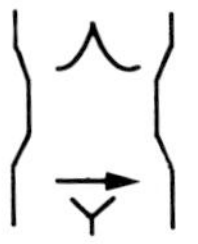

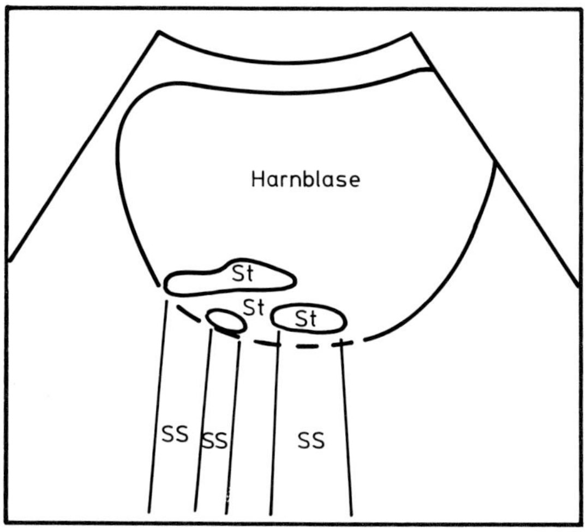
Harnblase
St
St
St
SS
SS
SS

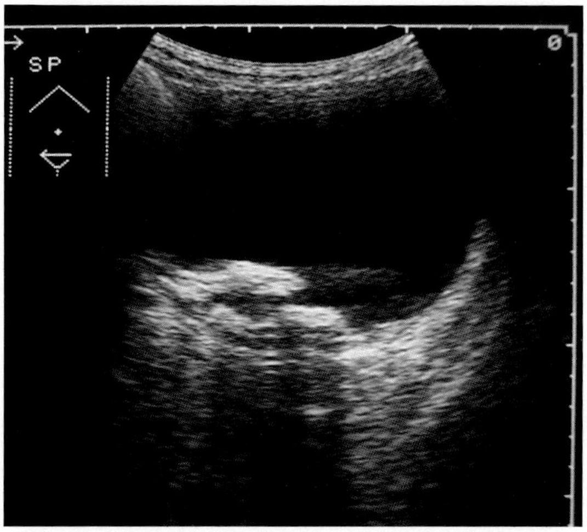

23

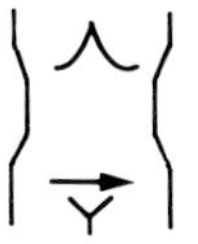

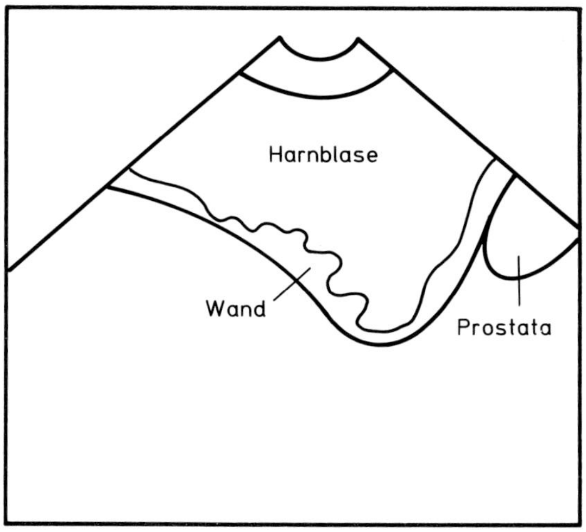
Harnblase
Wand
Prostata

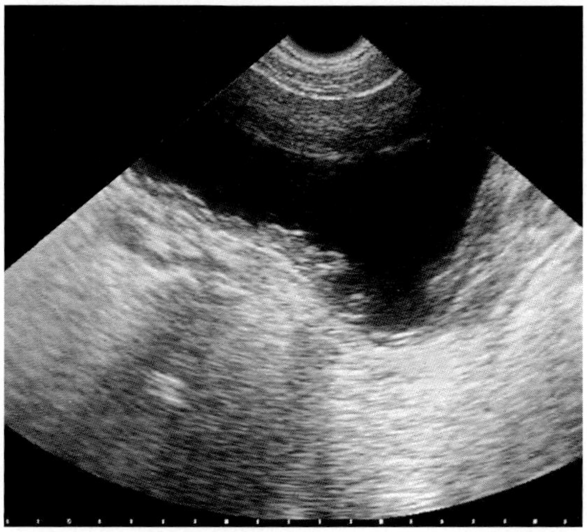

24

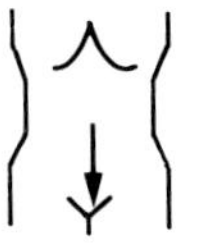

25 **Sogenannte Balkenblase bei Prostatahypertrophie** (Längsschnitt Unterbauchmitte)
Die Harnblase ist mittelgradig gefüllt, die Wand deutlich verdickt (bis zu 2,5 cm), wobei eine sehr kräftige Muskelschicht erkennbar ist.

26 **Blasenkatheter** (Längsschnitt durch die Unterbauchmitte)
Die Patientin im Senium hatte eine Entleerungsstörung der Harnblase, die durch einen Dauerkatheter überwunden wurde. Die sonographische Überprüfbarkeit von Lage des Katheters und Füllung des Ballons ist für die differentialdiagnostische Klärung der Anurie bei länger liegendem Katheter wichtig. Verstopfte und dislozierte Katheter als Ursache eines Harnverhalts sind von der Anurie bei Nierenversagen zu differenzieren.

27 **Harnblasendauerkatheter mit gewellter Spitze** (Unterbauchlängsschnitt)
Mit einiger Übung kann man nicht nur Veränderungen des Katheters erkennen, sondern auch eine exakte Typenbeschreibung liefern. In diesem Fall war der Katheter geöffnet, die Harnblase trotzdem nicht entleert; eine Katheterverstopfung durch ein Koagel war die Ursache der Abflußbehinderung. Artefakte sind von Einblutungen durch Umlagerung des Patienten zu unterscheiden. Hier entsprachen die zarten Reflexe an der Harnblasenhinterwand, die zunächst für Artefakte gehalten wurden, sedimentiertem Blut.

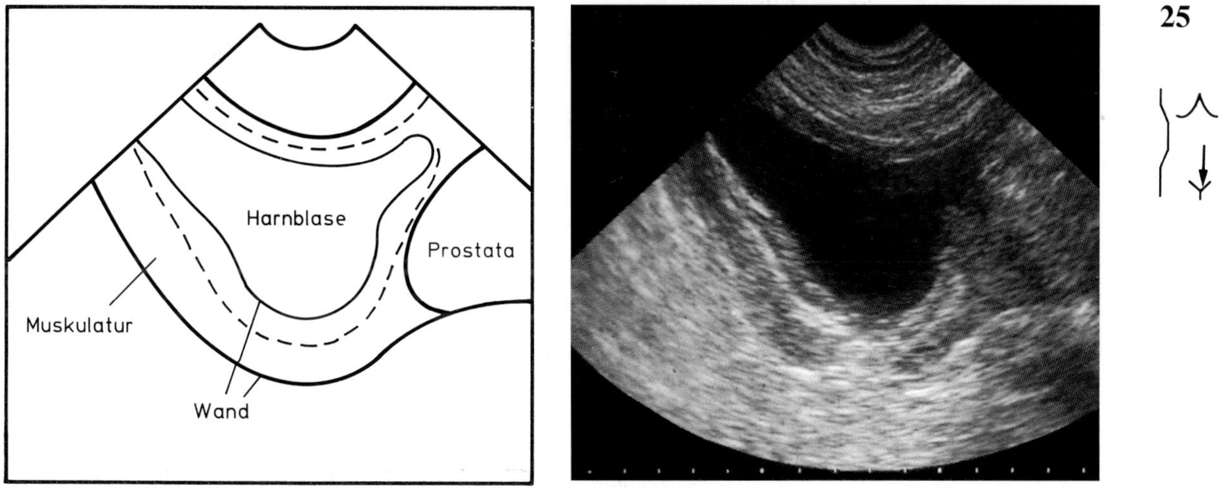
Harnblase
Prostata
Muskulatur
Wand

25

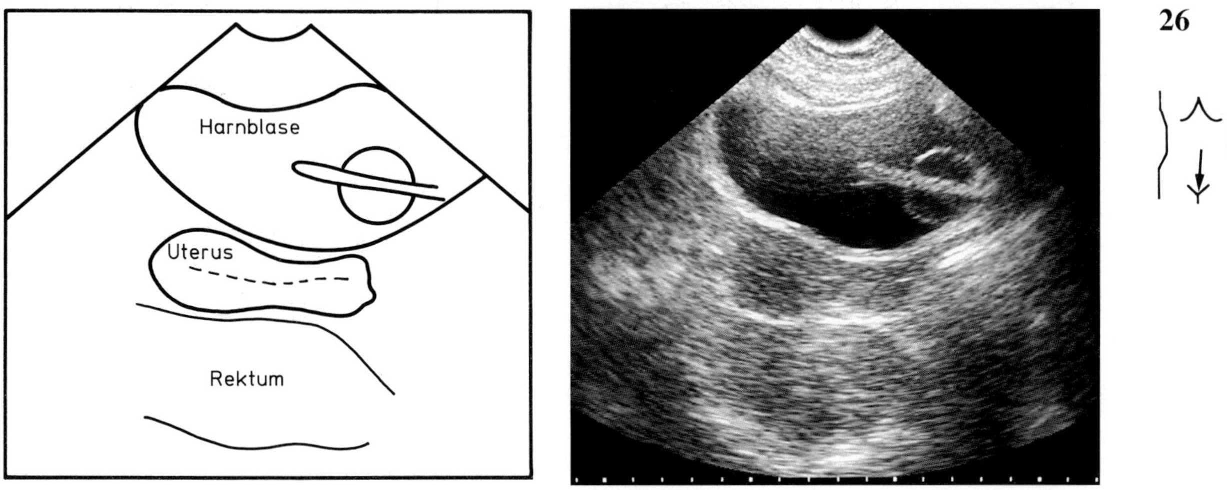
Harnblase
Uterus
Rektum

26

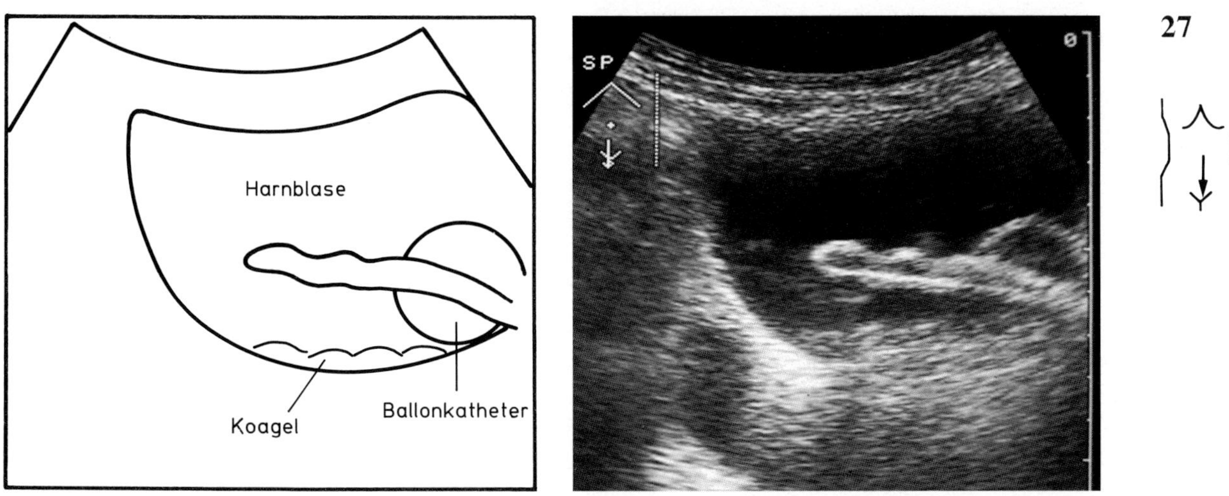
Harnblase
Koagel
Ballonkatheter
SP
0

27

Harnblase

28 **Blut in der Harnblase** (Längsschnitt durch die Harnblase)
Man sieht einzelne tüpfelige Reflexe am Blasenboden. Bei solchen Veränderungen kann es sich natürlich auch um Detritus, kleine Steine oder Eiter handeln. Die Klärung der Zusammensetzung derartiger Veränderungen ist, was die Harnblase betrifft, durch Miktion leicht möglich. In diesem Fall war eine Nierenpunktion vorausgegangen, in deren Verlauf es zu einer passageren Hämaturie kam.

29a **Koagel in der Harnblase** (Unterbauchlängsschnitt)
Bei dieser älteren Patientin mit Harninkontinenz lag über mehrere Wochen ein Blasendauerkatheter, an dem die Patientin in nächtlicher Verwirrtheit des öfteren gezogen hatte. Daraufhin war eine massive Hämaturie entstanden, die den Katheter verstopfte, der, als diese Aufnahme entstand, entfernt worden war. Die Harnblase ist überwiegend mit Urin, z. T. aber mit solide wirkendem Material gefüllt, das teilweise in der Blase umhertreibt, z. T. dorsal sedimentiert ist.

29b **Harnblase mit Koageln** (Querschnitt)
Es handelt sich um dieselbe Patientin wie in der Voraufnahme. In der prall gefüllten Harnblase sind Reflexe zu erkennen, die am Blasenboden eine kugelige Formation bilden. Durch Lageänderung einerseits, in diesem Fall aber auch durch Blasenspülung, konnte nachgewiesen werden, daß es sich um Koagel handelte.

30 **Koagel in der Harnblase** (Längsschnitt)
Man erkennt eine reflexkräftige Lamelle am Boden der Harnblase, die sich durch Palpation oder Umlagerung innerhalb der Harnblase aufschütteln läßt. Auch kleine Mengen von Blut lassen sich natürlich in der Harnblase nachweisen, häufig auch gleichzeitig deren Ursache, sofern es sich um Zystitiden oder tumoröse Veränderungen der Harnblase handelt.

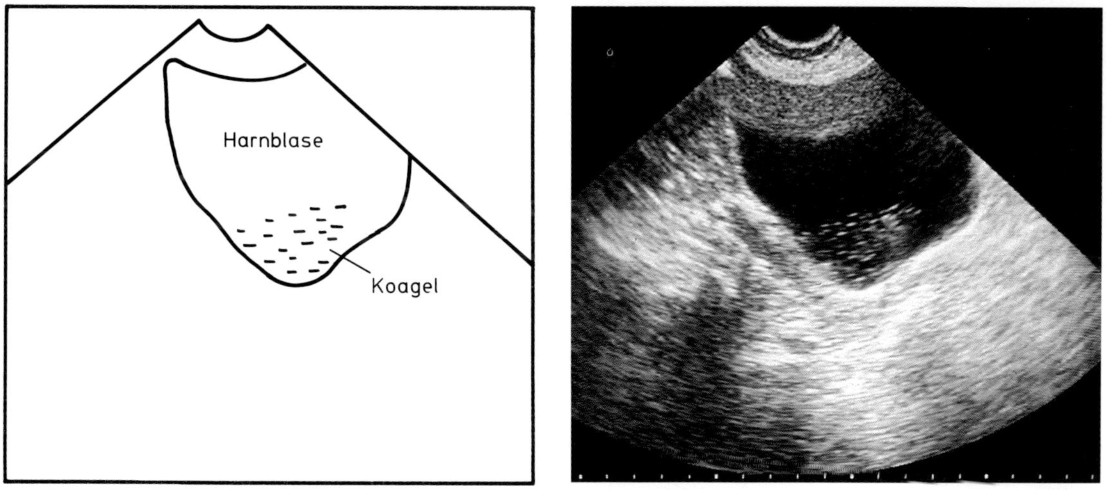

28

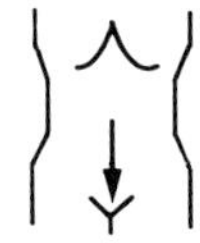

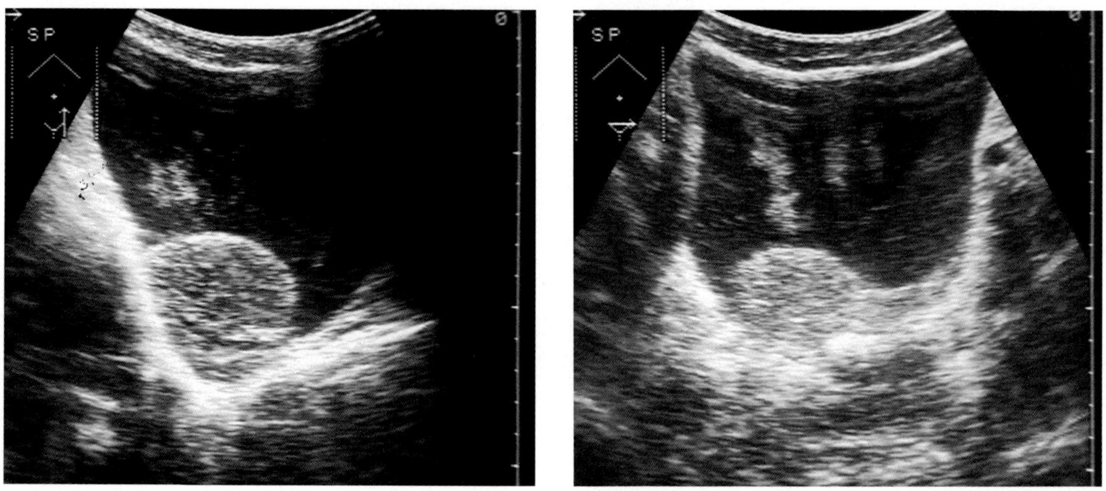

29a

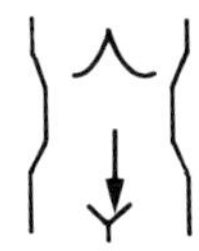

29b

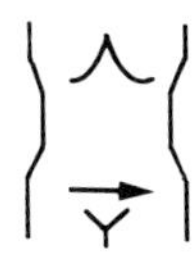

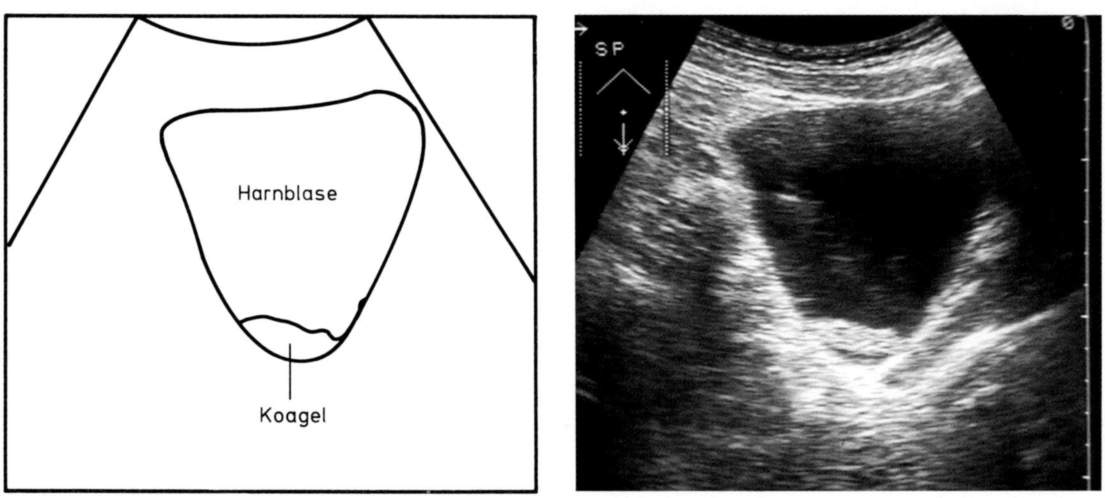

30

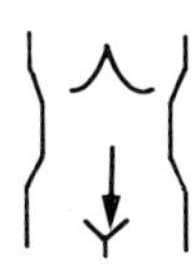

Harnblase

31 **Harnblasentamponade** (Unterbauchquerschnitt)
Bei massiver Hämaturie nach einer Blasenschleimhautverletzung durch einen Katheter war es zu einer nahezu vollständigen Auffüllung der Harnblase mit Blut und Koageln gekommen, die zu einem Harnverhalt führten. Erst nach Ausräumung der Koagel war die Miktion wieder möglich.

32 **Koagel in der Harnblase bei Osteomyelosklerose mit Thrombopenie** (Längsschnitt)
Eine diffuse Zystitis, kombiniert mit einer Thrombozytopenie, hatte hier zu einer Blutung in die Harnblase mit Tamponade geführt, die jedoch über einen Katheter zu entlasten war. Nachdem sonographisch keine Koagel mehr nachweisbar waren, wurde der Katheter zur Verhinderung weiterer Läsionen entfernt.

33 **Blasenpapillom** (Querschnitt durch die Unterbauchmitte)
Bei einem 80jährigen Patienten mit Plasmozytom war seit Jahren dieser kleine papillomatöse Tumor unverändert geblieben. Nachdem eine einmalige Hämaturie auftrat, wurde der Patient zystoskopiert. Endoskopisch bestätigte sich der Verdacht auf das Vorliegen eines Papilloms.

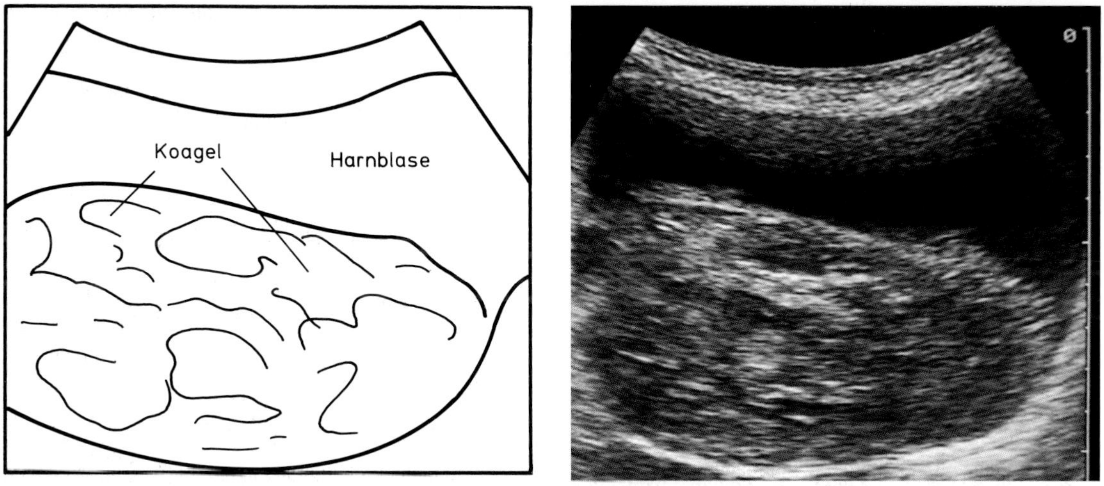
Koagel
Harnblase

31

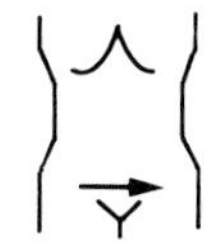

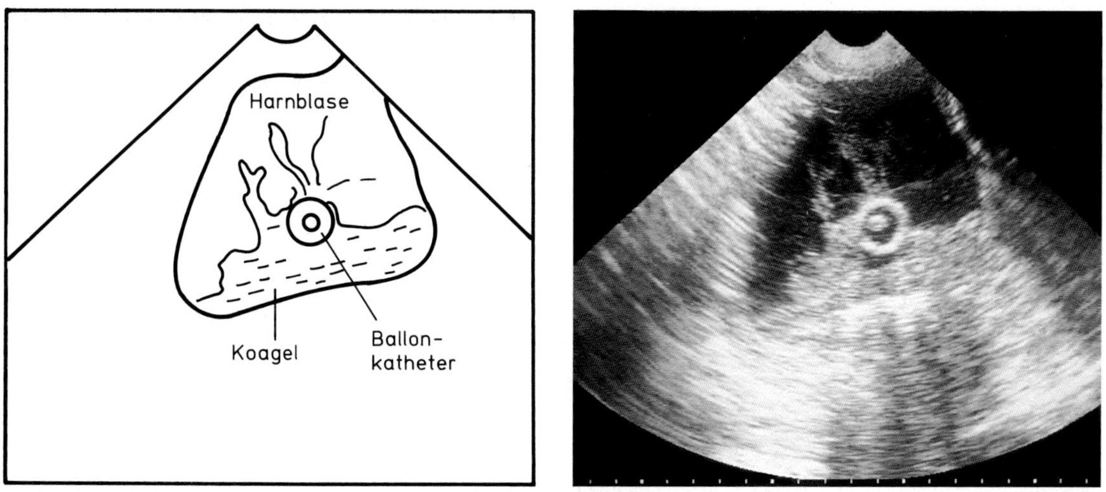
Harnblase
Koagel
Ballon-
katheter

32

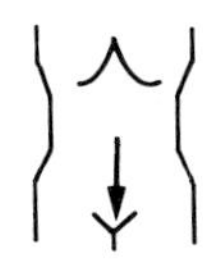

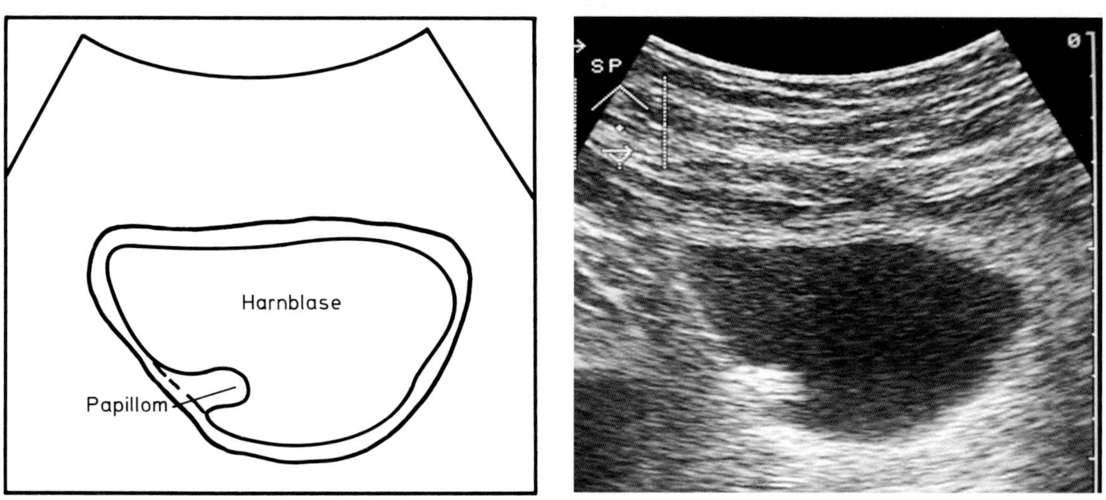
Harnblase
Papillom

33

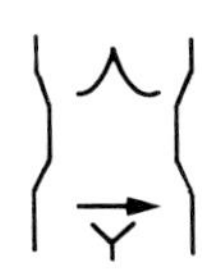

34 **Blasenpapillom** (Querschnitt)
Zufallsbefund eines Harnblasentumors ohne Symptomatik bei einer 80jährigen Frau. Die Wandverdickung der Harnblase unter dem Tumor läßt eine maligne Infiltration vermuten. Diese konnte histologisch nicht bestätigt werden.

35 **Gutartiges Harnblasenpapillom** (Unterbauchquerschnitt)
Die Veränderung sitzt einer normal dicken Blasenwand auf. An ihrer Kuppe scheint eine Verkalkung oder eine Vernarbung mit zartem Schallschatten vorzuliegen. Der Tumor wurde operativ entfernt; er war histologisch benigne.

36 **Harnblasenpapillome** (Unterbauchlängsschnitt)
Veränderungen der Harnblasenvorderwand sind nur dann zu erkennen, wenn keine Artefakte die Beurteilung der ventralen Harnblasenwand behindern. Bei gezielter Untersuchung der Harnblase sollte deshalb dafür gesorgt werden, daß die Vorderwand ausreichend gut beurteilt werden kann, evtl. durch Verwendung eines hochfrequenten Parallelschallkopfs wie hier (5 MHz), der bei ausreichend dicken Bauchdecken eine gute Darstellung der Blasenvorderwand ergibt. Wenn ein solcher Applikator nicht zur Verfügung steht, genügt es, die Blasenvorderwand durch die Zwischenlage einer Wasservorlaufstrecke zwischen Applikator und Bauchwand aus dem Nahfeld der Diagnostik zu nehmen. Auch in diesem Fall handelt es sich um ein Blasenpapillom. Der Tumor wächst aus der Schleimhaut hervor, er infiltriert die tieferen Wandschichten nicht.

34

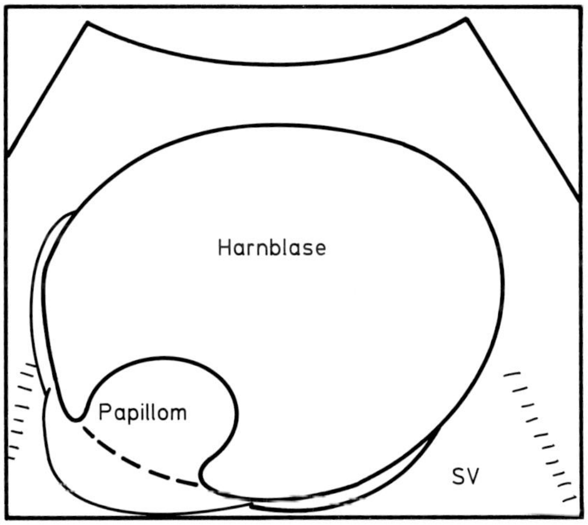

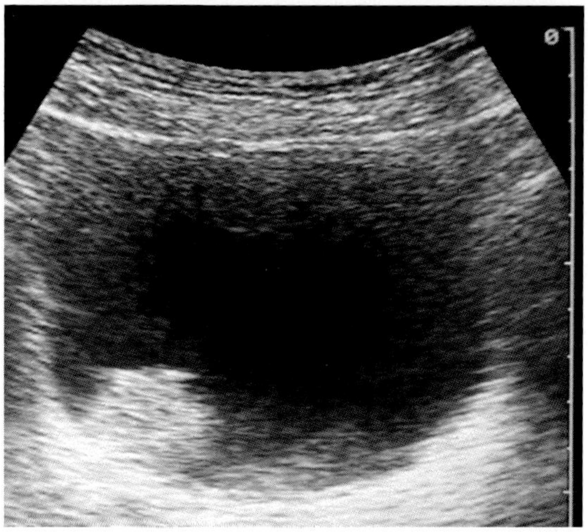

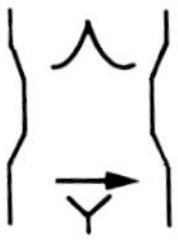

35

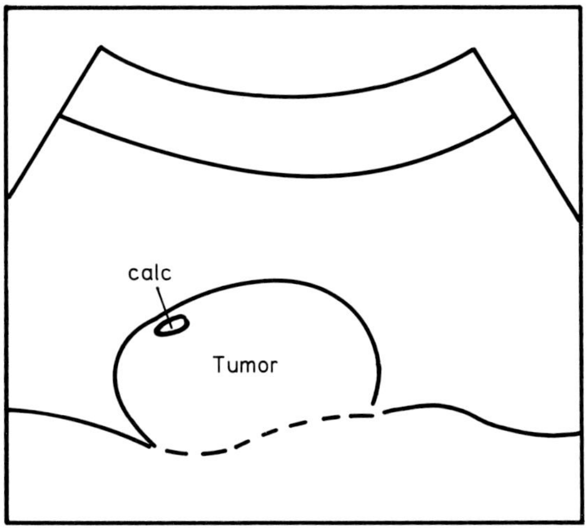

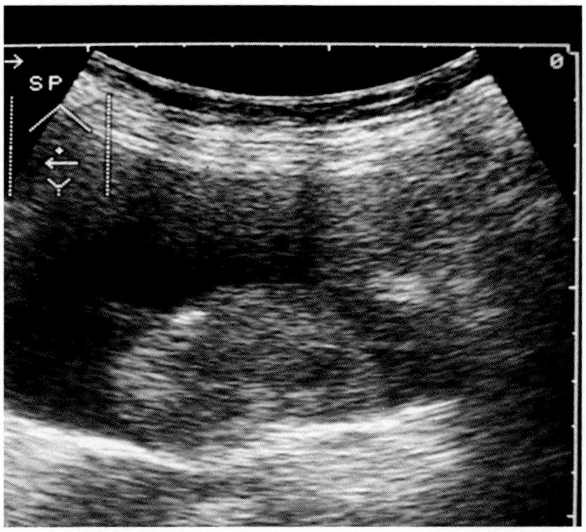

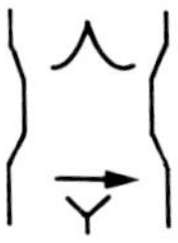

36

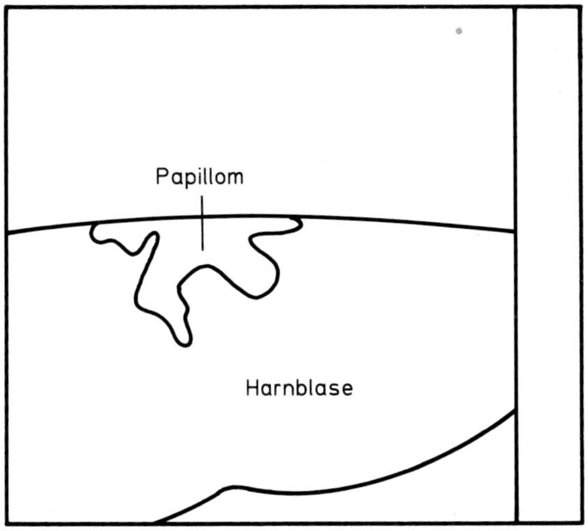

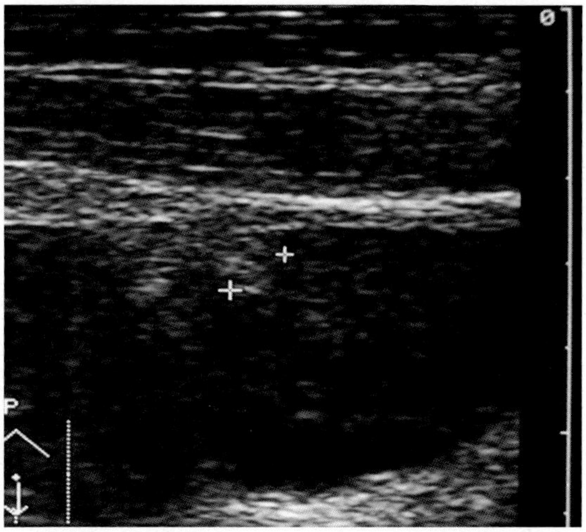

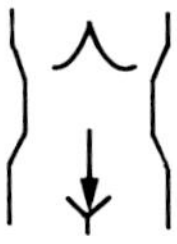

37 **Blasenpapillomrasen** (Längsschnitt)
Der zunächst wie eine Balkenblase wirkende Befund bei diesem Patienten stellte sich sowohl sonographisch als auch zystoskopisch als Papillomatose der dorsalen Blasenwand heraus, mit deutlicher Verdickung der Harnblase insgesamt und Pseudodivertikelbildung. Histologisch konnten maligne Veränderungen nicht gefunden werden, obwohl die deutlich verdickte Blasenwand den Verdacht auf eine infiltrative Wachstumstendenz entstehen läßt.

38 **Blasenpapillomatose** (Längsschnitt bei teilweise entleerter Harnblase)
Bei demselben Patienten, der die papillomatösen Veränderungen in der Voraufnahme geboten hatte, war nach Blasenentleerung der hier dargestellte Befund zu erheben. Die Blasenwand ist noch dicker geworden, die einzelnen Papillome sind zusammengerutscht, so daß eine maximal wandverdickte Harnblase verbleibt.

39 **Papillomrasen bei entleerter Harnblase** (Querschnitt)
Derselbe Patient, der schon auf den beiden Voraufnahmen vorgestellt wurde. Im Querschnitt vor der Prostata erkennt man jetzt wiederum eine maximal wandverdickte Harnblase, wobei eines der Papillome über das Niveau der Harnblasenwand hinaus in das Blasenlumen hineinragt.

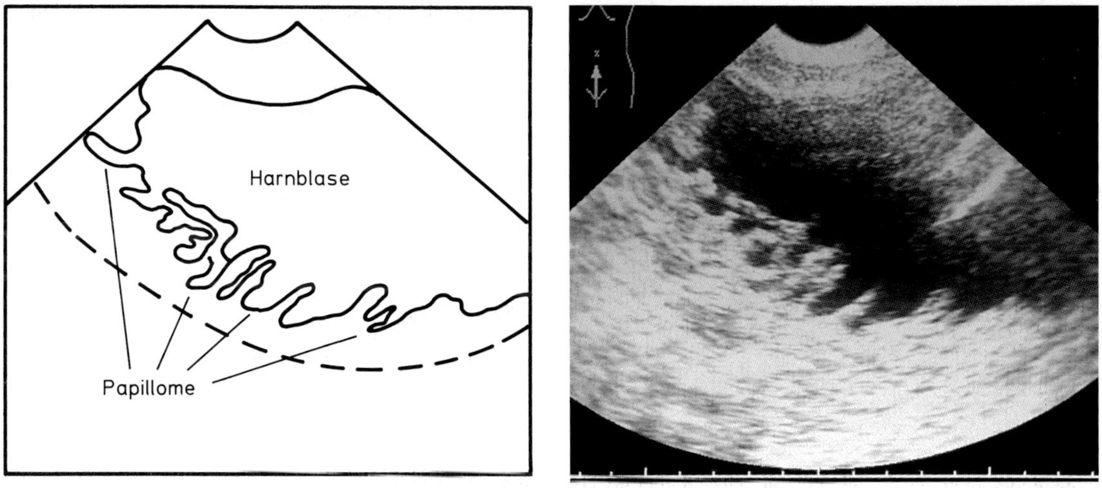
Harnblase
Papillome

37

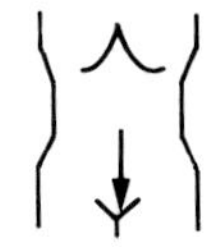

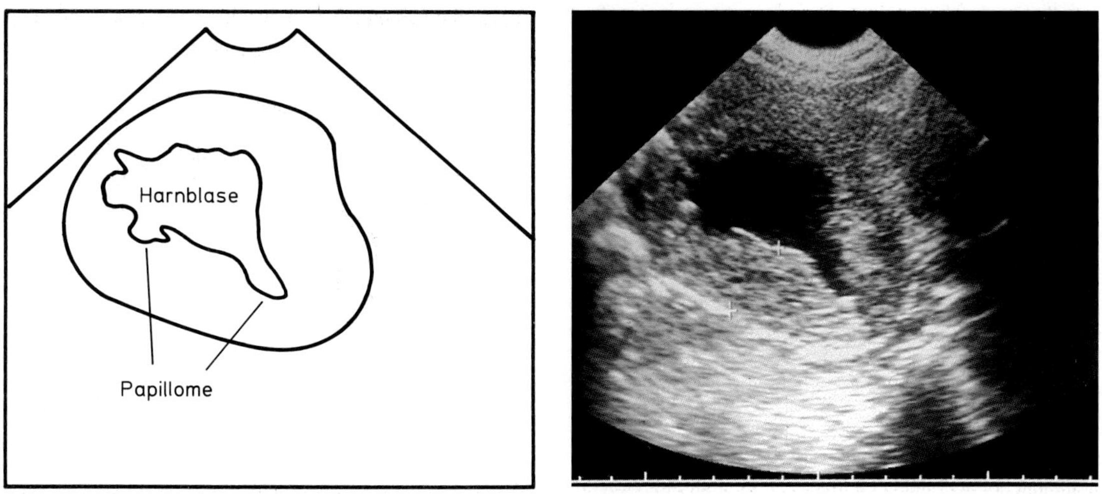
Harnblase
Papillome

38

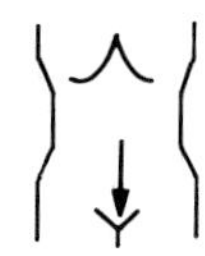

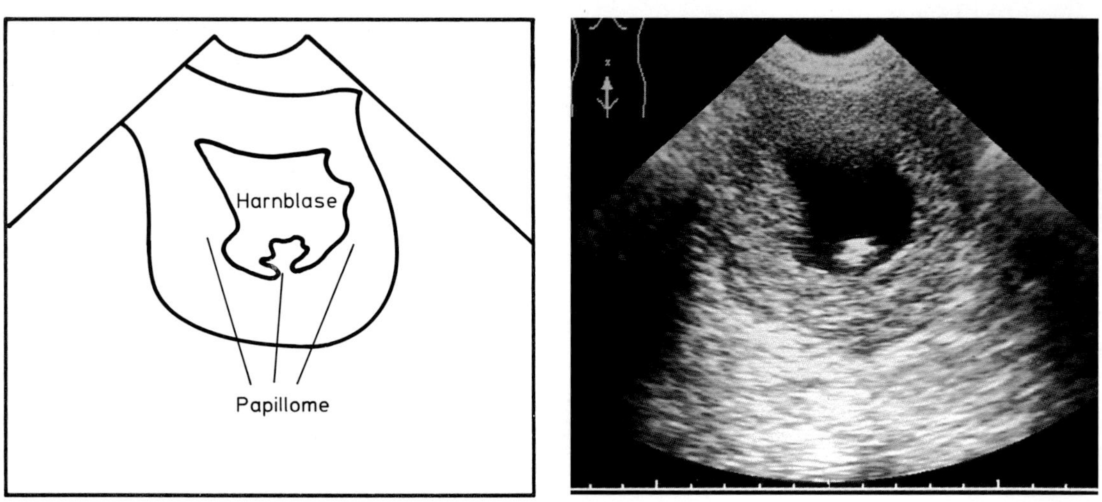
Harnblase
Papillome

39

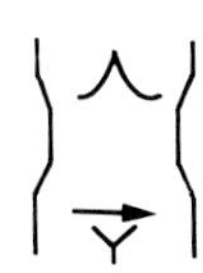

Harnblase

40 **Harnblasenkarzinom** (Unterbauchlängsschnitt)
Dieser glatt begrenzte, kugelige Tumor ragt aus der Schleimhaut in das Blasenlumen vor, wächst aber gleichzeitig invasiv in die Harnblasenwand ein, deren Schichtung im Bereich des Tumors nicht mehr zu erkennen ist. Der Tumor führt zu einer Blasenwandverdickung auf 3 cm. Histologisch bestätigte sich der Befund eines Harnblasenkarzinoms.

41 **Große Harnblasenpapillome am Blasenboden** (Längsschnitt)
Man sieht 2 große, aus der normalen Blasenwand hinauswachsende, weit in das Lumen der Harnblase reichende Papillome. Das größere der Papillome ist ventral der Prostata zu erkennen, es unterscheidet sich durch seine unregelmäßig begrenzte Oberfläche und die fehlende Kapsel deutlich von einem Prostatamittellappen.

42 **Blasenbodenkarzinom mit Aszites** (Längsschnitt)
Die Unregelmäßigkeit der Blasenwand ist nur in der paraprostatischen Region zu erkennen. Da dort die Prostata ohnehin regelhaft eine Vorwölbung in die Harnblase verursacht, macht der Befund differentialdiagnostische Probleme. Das gleichzeitige Vorhandensein von Aszites dorsal der Harnblasenwand läßt auf eine infiltrative tumoröse oder entzündliche Veränderung schließen. Histologisch handelte es sich bei dem Patienten um ein Blasenbodenkarzinom.

40

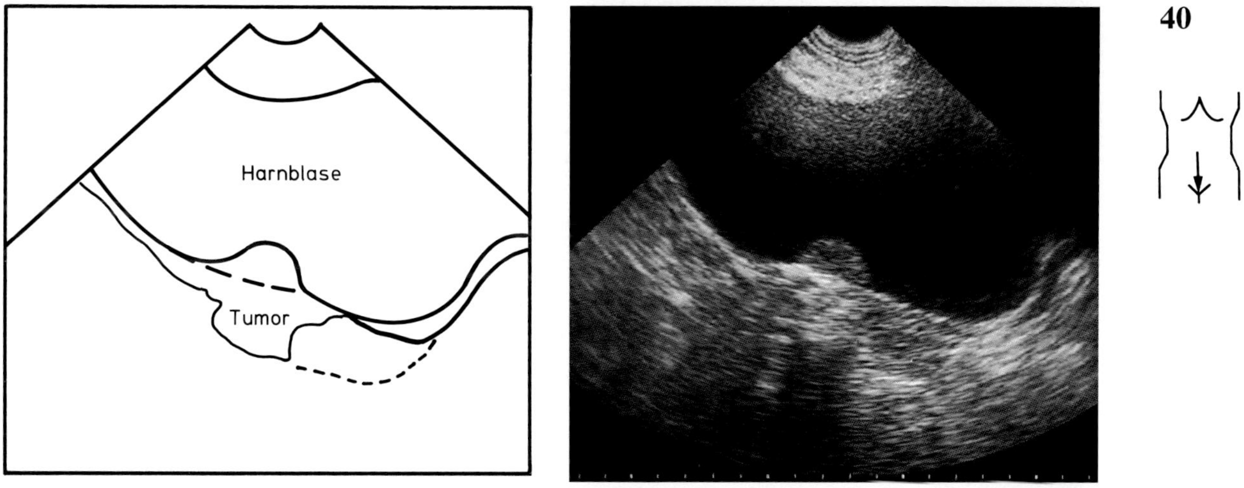
Harnblase
Tumor

41

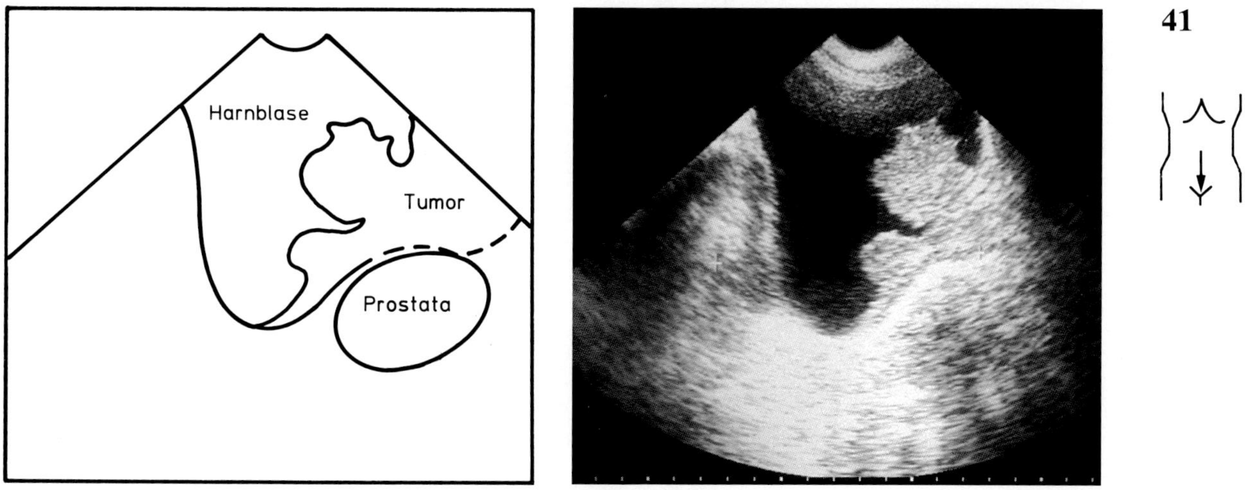
Harnblase
Tumor
Prostata

42

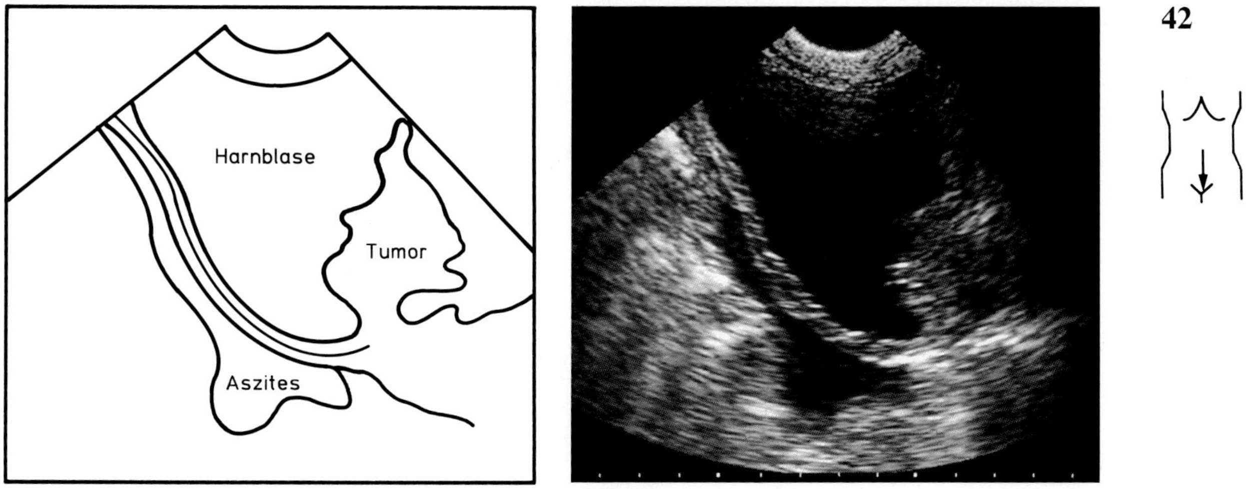
Harnblase
Tumor
Aszites

Harnblase

43 **Blasenkarzinom mit diffuser Infiltration der Umgebung** (Längsschnitt durch die Harnblase) Die kraniale Kontur ist unregelmäßig begrenzt durch einen reflexkräftigen, 3 cm breiten gelappten Tumor, der aber auch nach kranial die Harnblasenwand durchbricht und in die Umgebung reflexkräftig einwächst. Hier ist dem Prozeß aufgrund seines infiltrativen Wachstums sonographisch die maligne Beschaffenheit bereits anzusehen, die histologisch bestätigt wurde.

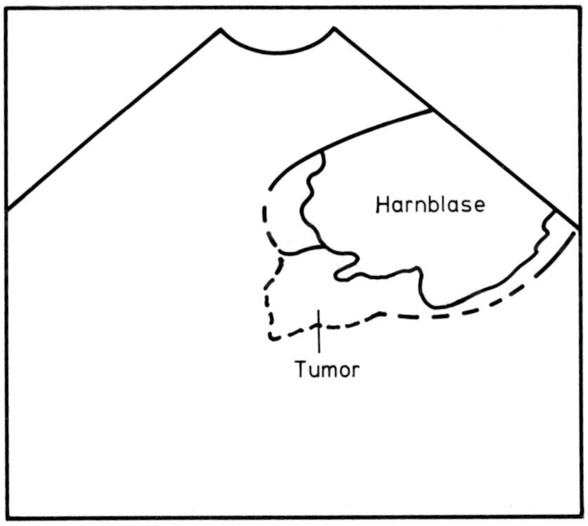

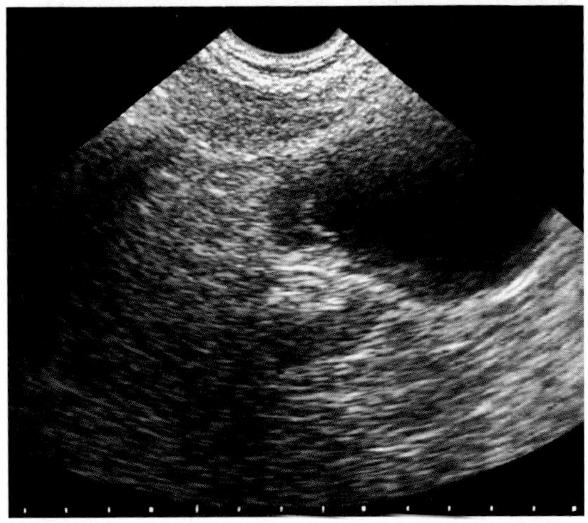

43

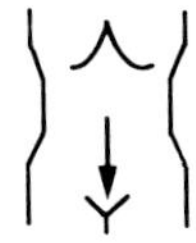

Harnblase

Literatur

Bisset RAL, Khan AN (1987) Detection of active bleeding from a transitional cell carcinoma of the bladder by ultrasonography. JCU 15:269–272

Brenner RJ, DeMartini WJ, Gooding GAW, Hedgcock MW (1978) Ultrasonographic demonstration of a simple ureterocele and dilated ureter in an adult. JCU 6:431–432

Carroll BA, Gross DM (1983) High-frequency scrotal sonography. AJR 140:511–515

Cunningham JJ (1981) Echographic findings in Sertoli celltumor of the testis. JCU 9:341–342

Cunningham JJ (1983) Sonographic findings in clinically unsuspected acute and chronic scrotal hematoceles. AJR 140:749–752

De Klerk DP, Nime F (1975) Adenomatoid tumors (mesothelioma) of testicular and paratesticular tissue. Urology 6:635–636

Dörnberger V, Dörnberger G, Eggstein M (1986) Volumetrie des Hodens mittels Real-time-Sonographie. Ultraschall 7:300–303

Fornage BD, Rifkin MD, Lemaire AD, Touche DH (1984) Bladder metastasis of gastric carcinoma: Diagnosis by sonography. JCU 12:578–580

Frentzel-Beyme B, Ledwa D (1986) Die Echomorphologie der Prostata. Ultraschall 7:7–16

Frentzel-Beyme B, Schwarz J, Aurich B (1982) Das Bild des Prostataadenoms und -karzinoms bei der transrektalen Sonographie. ROEFO 137:261–268

Friedrich M, Clausen C, Felix R (1980) Neues Ultraschallverfahren in der Diagnostik von Hodenerkrankungen. Dtsch Med Wochenschr 18:630–632

Goodman A, Lipinski JK (1984) Ultrasound demonstration of a pheochromocytoma of the bladder. JCU 12:507–508

Grups JW, Heller V, Frohmüller H (1986) Wertigkeit der transurethralen Sonographie bei der Beurteilung des Blasencarcinoms. In: Otto RC, Schnaars P (Hrsg) Ultraschalldiagnostik 85. Thieme, Stuttgart, S 301–302

Holm HH, Kristensen JK, Rasmussen SN, Pedersen JF, Hancke S, Jensen F, Gammelgaard J, Smith E (1976) Abdominal ultrasound, static and dynamic scanning. 2nd edn Munksgaard, Copenhagen, pp 167–176

Holmes JH (1978) Urinary bladder. In: De Vlieger M (ed) Handbook of clinical ultrasound. John Wiley & Sons, New York, pp 353–358

Hricak H, Filly RA (1983) Sonography of the scrotum. Invest Radiol 18:112–121

Jaeger N, Nicolas V, Scholaut H-H, Harder T (1987) Wertigkeit der transurethralen Sonographie und der Computertomographie beim Staging des Harnblasenkarzinoms. In: Hansmann M, Koischwitz D, Lutz H, Trier H-G (Hrsg) Ultraschalldiagnostik 86. Springer, Berlin, S 232–236

Jimenez-Cruz JF, Mayayo T, Lovaco F, Garcia J, Navio S, Romero-Aquirre C (1981) Transabdominal sonography of seminal vesicles. J Urol 127:260–262

Leissner KH, Tisell I-E (1979) The weight of the human prostate. Scand J Urol Nephrol 13:137–142

Loch E-G, Wessels G, Gaca A, Schoch E (1978) Klinische Ergebnisse von Ultraschalluntersuchungen der Prostata mit Datengeräten zur Erkennung von Tumorerkrankungen. In: Kratochwil A, Reinold E (Hrsg) Ultraschalldiagnostik. Thieme, Stuttgart, S 191–193

Martin B, Conte J (1987) Ultrasonography of the acute scrotum. JCU 15:37–44

Matouschek E (1986) Experimentelle Untersuchungen zu transurethralen, intravesikalen Ultraschalluntersuchungen. Ultraschall 7:37–43

McLaughlin JS, Morley P, Deane RF, Barnett E, Graham AG, Kyle KF (1975) Ultrasound in the staging of bladder tumors. Br J Urol 47:51–56

McLean GK, Edell SL (1978) Determination of bladder volumes by gray scale ultrasonography. Radiology 128:181–182

Michel W, Funke P-J, Hertle L, Schulze H, Senge T (1986) Transurethrale versus transabdominelle Sonographie beim Staging des Blasenkarzinoms. In: Otto RC, Schnaars P (Hrsg) Ultraschalldiagnostik 85. Thieme, Stuttgart, S 303–304

Miller SS, Garvie WHH, Christie AD (1973) The evulation of prostate size by ultrasonic scanning: a preliminary report. Br J Urol 45:187–191

Miskin M, Buckspan M, Bain J (1977) Ultrasonographic examination of scrotal masses. J Urol 117:185–188

Naser V, Ikinger U, Kaick G van, Schweigler M (1979) Echographie des Scrotums und der Testes mit Hilfe einer neuen Untersuchungstechnik. Urologe [A] 18:321–325

Nauth P, Loch E-G, Seelen W von (1984) Computergestützte Auswertung von Ultraschallbildern der Prostata. Ultraschall Med 5:6–10

Oka K, Sekine H, Takehara Y (1982) Urological application of intracorporal electronic linear scanning. Toshiba Med Rev 8:1–6

Pedersen JP, Bartrum RJ, Grytter C (1975) Residual urine determination by ultrasonic scanning. AJR 125:474–478

Ponhold W, Schilling R, Vergesslich K, Jürgenssen OA (1985) Sonographische Darstellung einer ungewöhnlichen Blasenwandverbreiterung bei einem

Kind mit Non-Hodgkin-Lymphom. Paediatr Pädol 20:397–402
Poston GJ, Joseph AEA, Riddle PR (1983) The accuracy of ultrasound in the measurement of changes in bladder volume. Br J Urol 55:361–363
Rageth JC, Langer K, Rist M (1983) Sonographische Restharnbestimmung. Helv Chir Acta 50:301–305
Reindl P (1982) Die transrektale sonographische Untersuchung des Prostatakarzinoms. ROFO 136:499–505
Rönnberg L, Ylöstalo P, Jouppila P (1978) Estimation of the size of the seminal vesicles by means of ultrasonic B-scanning: A preliminary report. Fertil Steril 30:474–475
Schüller J, Walther V, Staehler G, Schmiedt E, Bauer HW (1980) Intravesikale Ultraschalltomographie zur Bestimmung der Infiltrationstiefe von Blasentumoren. MMW 41:1431–1433
Sekine H, Oka K, Takehara Y (1982) Transrectal longitudinal ultrasonotomography of the prostate by electronic linear scanning. Urol 127:62–65
Smith H-J, Haveland H (1982) Pre-operative and post-operative volumetry of the prostate by transabdominal ultrasonographic. Br J Urol 54:531–535
Watanabe H (1978) Prostata. In: De Vlieger M (ed) Handbook of clinical ultrasound. John Wiley & Sons, New York, pp 359–366
Watanabe H (1980) A survey of 3000 examinations by transrectal ultrasonotomography. Prostate 1:271–278
Weiss H (1983) Ultraschall-Diagnostik bei nachgewiesener Hämaturie. In: Völter D, Keller AJ (Hrsg) Die Hämaturie. Schattauer, Stuttgart, S 80–88
Weiss H (1988) Nieren und Harnwege. Verh Dtsch Ges Inn Med 94:568–576
Wolverson MK, Houttuin E, Heiberg E, Sundaram M, Gregory J (1983) High-resolution real-time sonography of scrotal varicocele. AJR 141:775–779

Prostata

Indikationen: Exakte Größenbestimmung der Prostata. Erfassung umschriebener und gleichmäßiger Veränderungen der Prostata (entzündlich und tumorös), insbesondere im Bereich des endovesikalen Anteils. Erfassung von Unregelmäßigkeiten des Reflexmusters als Grundlage einer histologischen Klärung. Erfassung von Komplikationen des Prostataadenoms (Resturin, Harnstauungsnieren). Verlaufsbeurteilung nach Operationen und unter konservativer Therapie.
Klärung der Dysurie.

Geräte: Transabdominelle Diagnostik mit Sektor- oder Curved-array-Scannern mit 3,5-MHz; 5-MHz-Rektalsonden, in Ausnahmefällen Transurethralsonden.

Aussagekraft: Die Sensitivität der Methode in der Erfassung von Veränderungen der Prostata ist hoch (über 90% im Falle des Prostataadenoms, 77% im Falle des Karzinoms und 66% im Falle der akuten Prostatitis).

Grenzen: Eindeutige sonographische Karzinomkriterien existieren weiterhin nicht. Eine chronische Prostatitis ist von einem Prostatakarzinom nicht sicher zu unterscheiden. Besonders schwer zu deuten sind postoperative Zustände. Rezidive sind dann schwer zu erfassen, wenn das ungeordnete, zerklüftet nachwachsende Gewebe eines Prostataadenoms nicht von einem Karzinom zu unterscheiden ist.

Normalgröße: Nach Loch und Watanabe beträgt der Längsdurchmesser 1,5–4 cm, der Querdurchmesser 3,0–6,6 cm, der a.-p. Durchmesser 2,1–3,4 cm. Ab dem 50. Lebensjahr ist mit einer kontinuierlichen Zunahme der Prostatadurchmesser zu rechnen (s. unten).

Die Prostatakapsel hat eine Dicke von 1–2 mm. Die Samenblasen haben eine Länge von 7,5 ± 1,13 cm, einen Transversaldurchmesser von 2,7 ± 0,45 cm und einen a.-p. Durchmesser von 1,9 ± 0,19 cm (Rönnberg).

Untersuchungsgang: Der Patient wird in Rückenlage untersucht. Im Stehen ist die Untersuchung erschwert. Die Prostata wird in Längs- und Querschnitten dargestellt, grundsätzlich unter Verwendung eines Sektorscanners oder eines Curved-array-Geräts.

Wichtige Hinweise und Tips: Die Untersuchung ist nur sinnvoll, wenn die Harnblase des Patienten zumindest z. T. gefüllt ist.

Maße der Prostata in Abhängigkeit vom Lebensalter bei transrektaler Messung (nach Reindl et al. 1982):

Alter (Jahre)	Anzahl der Fälle	a.-p. (mm)	transversal (mm)	Länge (mm)
50–59	24	22 ± 6	45 ± 8	28 ± 7
60–69	48	26 ± 5	47 ± 8	32 ± 8
70–79	40	27 ± 6	49 ± 7	32 ± 9
80–89	16	31 ± 9	54 ± 10	38 ± 11

Prostata

1 **Prostata mit Samenbläschen** (Längsschnitt Unterbauch)
Längsschnitt durch die Mittellinie von Harnblase und Prostata. Diese ist kugelig, glatt begrenzt und hat einen maximalen Durchmesser von 4 cm. Sie ist somit an der oberen Normgrenze; das Reflexmuster ist in typischer Weise reflexarm und gleichmäßig. Dorsal der Prostata findet sich ein zierliches Samenbläschen. Die normale Prostata ist im Längsschnitt 2–4 cm, a.-p. 2–4 cm und transversal 3–5 cm groß.

2 **Normale Prostata** (Längsschnitt Unterbauchmitte)
Jetzt ist die Harnblase besser gefüllt, die Prostata zwar nicht vergrößert, jedoch leicht unebenmäßig in ihrer Ventralkontur als Zeichen einer beginnenden Mittellappenhypertrophie. Wiederum ist ein Samenbläschen dorsal der Prostata nachweisbar. Das Reflexmuster des Organs ist gleichmäßig.

3 **Prostatavergrößerung** (Längsschnitt Unterbauchmitte)
Hinter der Harnblase, die eine bereits deutlich sichtbare Muskularis erkennen läßt, ragt die Prostata mit einer Prominenz in das Lumen der Harnblase hinein. Die Mittellappenvergrößerung ist hier schon erkennbar. Die kräftige Muskulatur der Harnblase läßt eine beginnende Abflußbehinderung annehmen. Im Alter nimmt die Größe der Prostata zu. Im Transversaldurchmesser wird sie bis zu 6 cm dick.

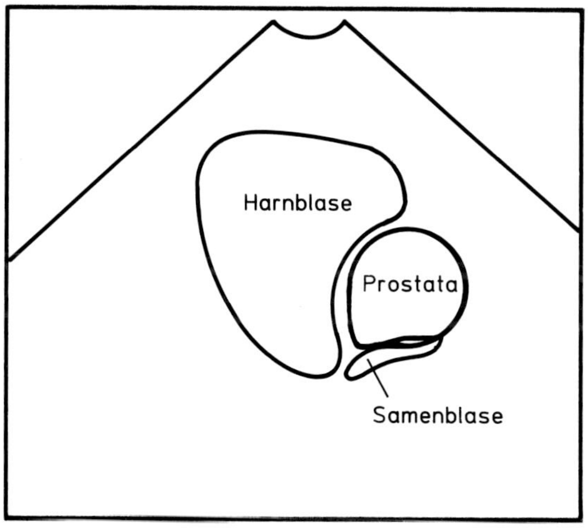
Harnblase
Prostata
Samenblase

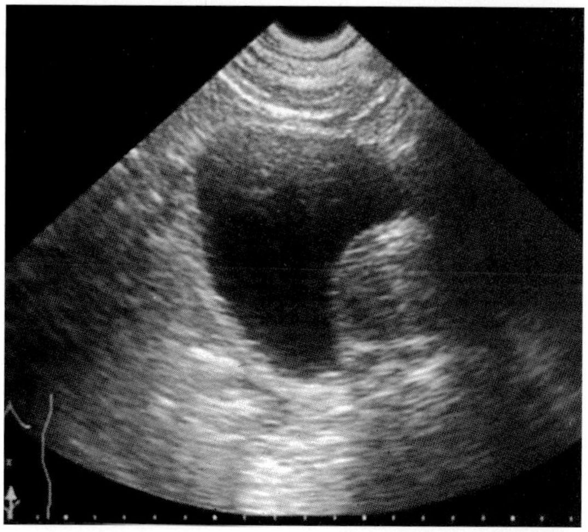

1

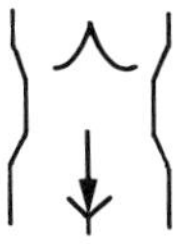

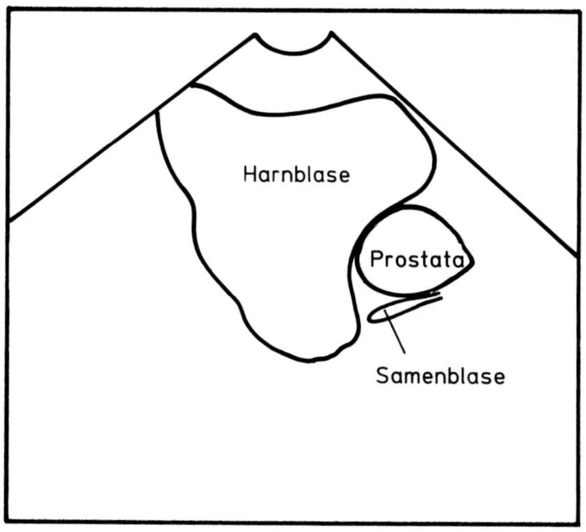
Harnblase
Prostata
Samenblase

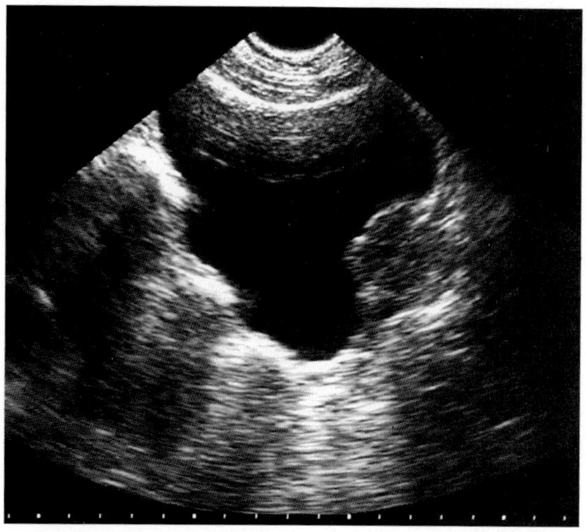

2

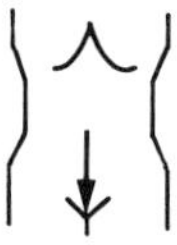

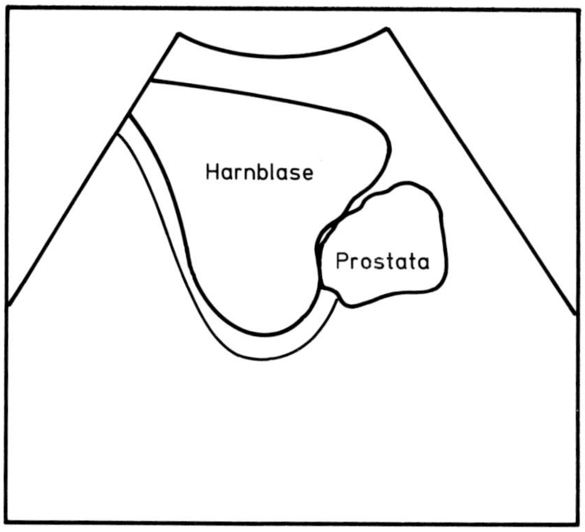
Harnblase
Prostata

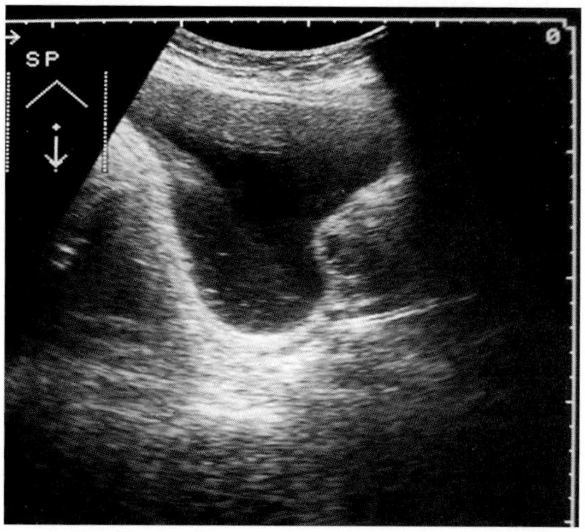
SP

3

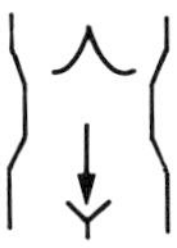

4 **Deutliche Mittellappenhypertrophie der Prostata** (Längsschnitt Unterbauchmitte)
Wiederum in der typischen Schnittebene erkennt man eine beginnende Wandverdickung der Harnblase. Die Prostata ist vergrößert, der Mittellappen abgesetzt vom restlichen Organ; er ragt plump in das Lumen der Harnblase hinein.

5 **Mittellappenhypertrophie** (Schrägschnitt durch die Harnblase)
Der prominente Mittellappen ragt zapfenartig aus dem Niveau der Prostata hervor. Auch die übrige Prostata ist leicht vergößert, das Reflexmuster jedoch immer noch gleichmäßig.

6 **Prostatahypertrophie** (Längsschnitt Unterbauchmitte)
Die Harnblase ist weitgehend entleert, die Prostata auf 8 cm kugelig vergrößert, mit einer reflexarmen Veränderung im Zentrum des Organs. Bei diesem Prostataadenom ist eine karzinomatöse Veränderung nicht mit Sicherheit auszuschließen.

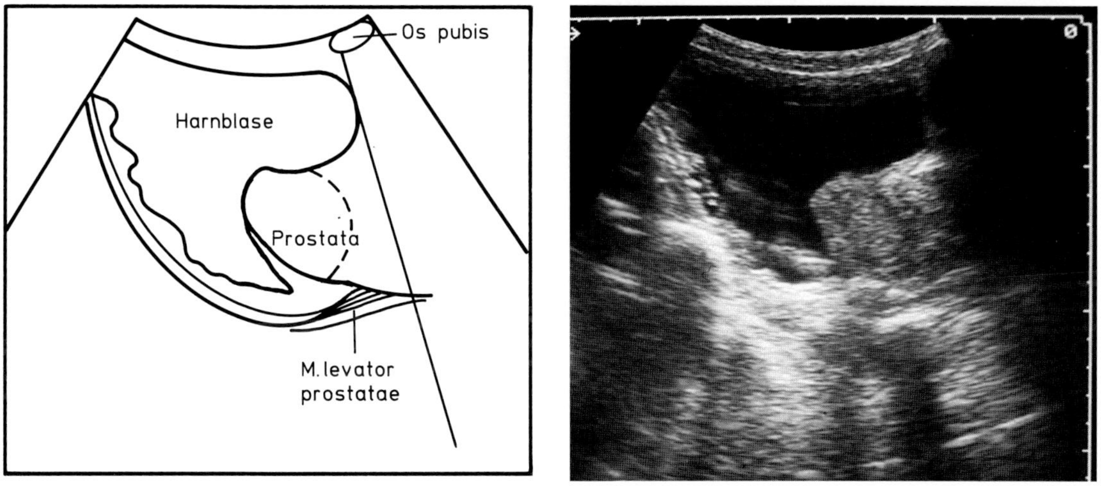
Os pubis
Harnblase
Prostata
M. levator
prostatae

4

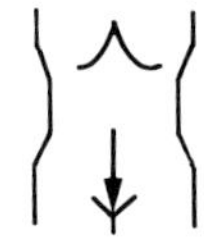

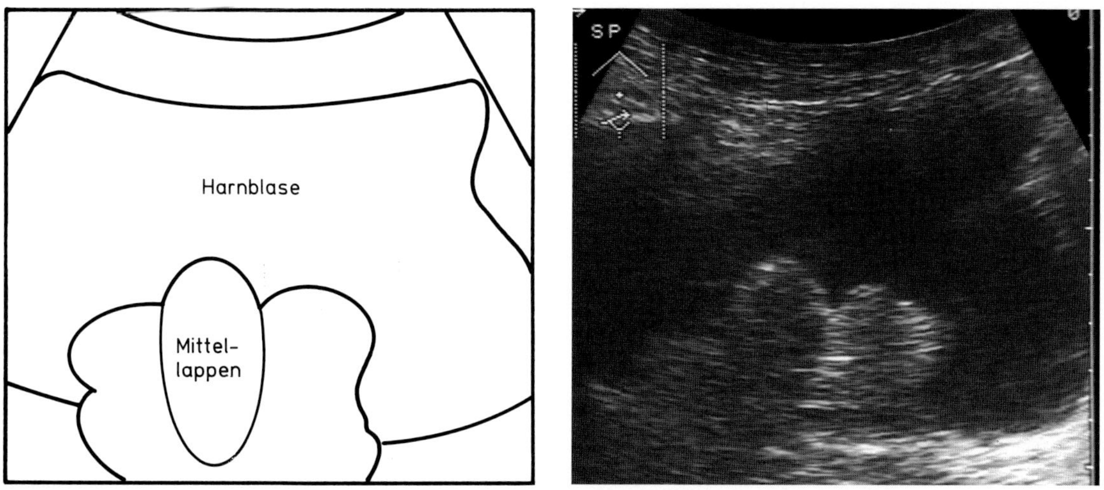
Harnblase
Mittel-
lappen
SP

5

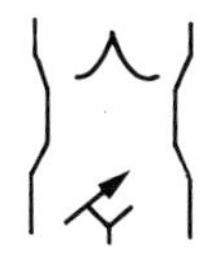

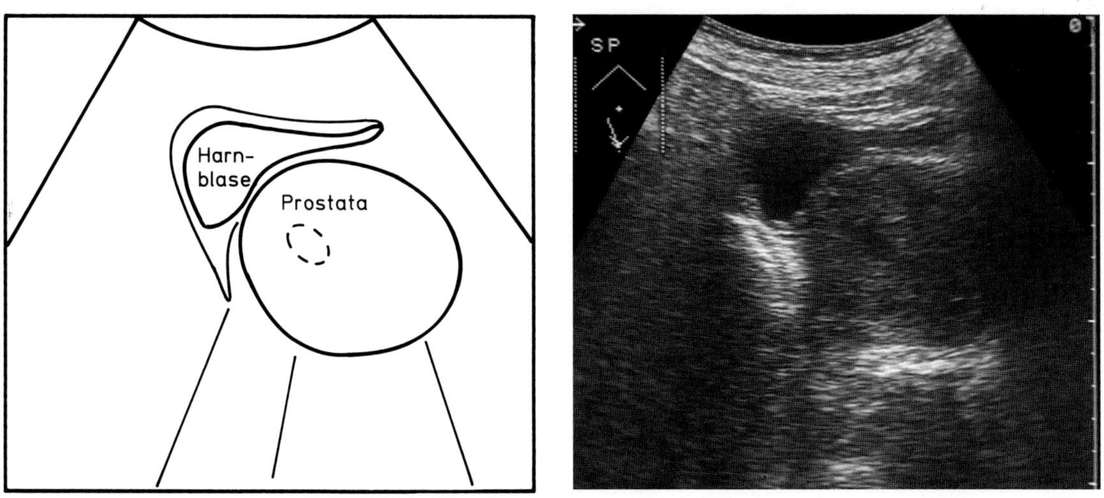
Harn-
blase
Prostata
SP

6

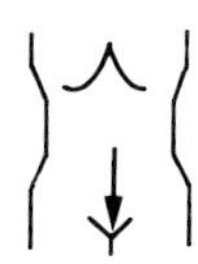

7 **Prostataadenom mit Zystenbildung**
(Querschnitt Unterbauchmitte)
Hinter der nahezu entleerten Harnblase erkennt man ein im Querdurchmesser 8 cm großes, glatt begrenztes Organ, das gleichmäßig reflexarm ist und eine zentrale zystische Veränderung von etwas über 1 cm zeigt.

8 **Prostatazyste bei Prostataadenom**
(Querschnitt durch den Unterbauch)
Die Prostata ragt unregelmäßig begrenzt in das Lumen der Harnblase vor. Sie ist gleichmäßig bis leicht scheckig strukturiert. Die Samenbläschen sind als hell aufleuchtende Gebilde hinter der Prostata zu erkennen. Zentral in der Prostata, etwas dorsal der Harnröhre, liegt eine kleine Zyste mit den typischen Kriterien.

9 **Prostatazyste bei Prostataadenom**
(Längsschnitt)
Plump ragt die Prostata in das Lumen der Harnblase vor. In den kaudalen Anteilen der Prostata liegt eine 1,3 cm große Zyste.

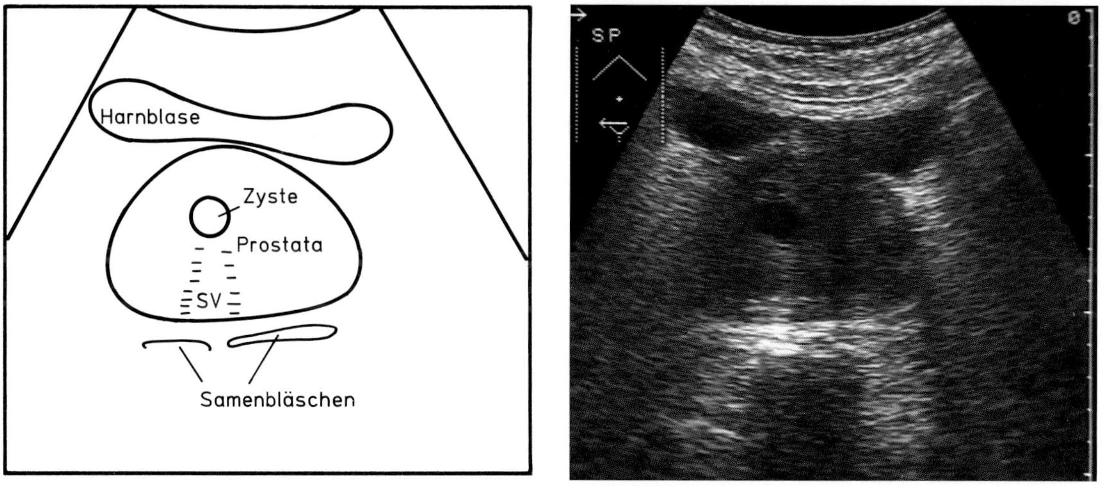
Harnblase
Zyste
Prostata
SV
Samenbläschen
SP

7

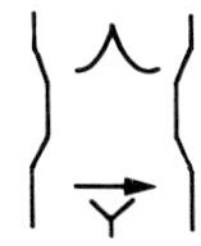

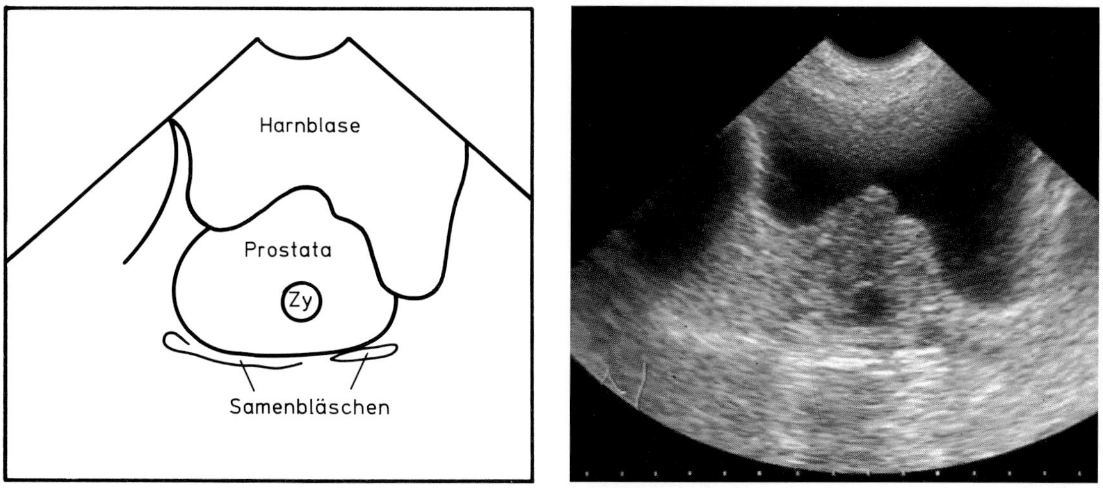
Harnblase
Prostata
Zy
Samenbläschen

8

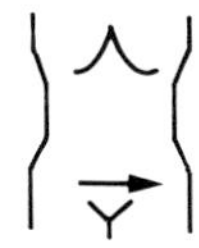

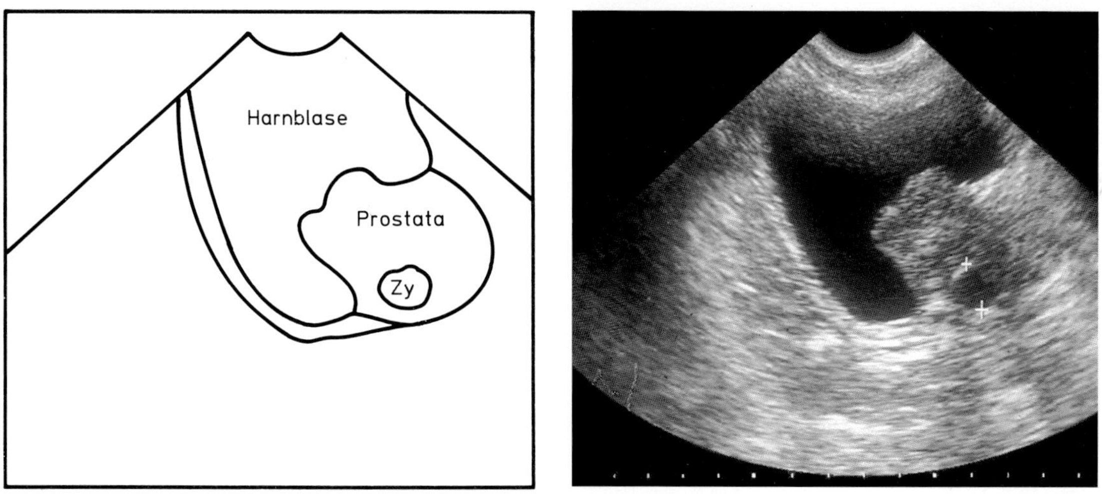
Harnblase
Prostata
Zy

9

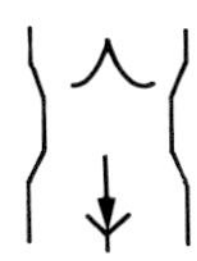

Prostata

10 **Prostatahypertrophie** (Querschnitt Unterbauchmitte)
Die Prostata ist kugelig vergrößert, die sog. chirurgische Kapsel verbreitert und verdickt, das Reflexmuster scheckig unregelmäßig, so daß auch chronisch entzündliche Veränderungen der Prostata anzunehmen sind.

11 **Prostataverkalkung** (Querschnitt durch den Unterbauch)
Hinter der Harnblase erkennt man die kugelige, 4,5 cm große, glatt begrenzte Prostata mit 2 reflexkräftigen Arealen, die zarten Verkalkungen entsprechen. Ventral einer Verkalkung findet sich eine reflexarme, zirkulär begrenzte Region. Eine maligne Veränderung ist somit nicht auszuschließen. Meist entsprechen diese reflexkräftigen Areale Narbenzonen nach einer früher abgelaufenen Prostatitis.

12 **Prostatahypertrophie mit Balkenblase und Restharn** (Längsschnitt Unterbauchmitte)
Die Harnblase weist eine deutlich verdickte Wand auf, die Prostata ist vergrößert und etwas scheckig gemustert, die Kapsel deutlich verdickt.

10

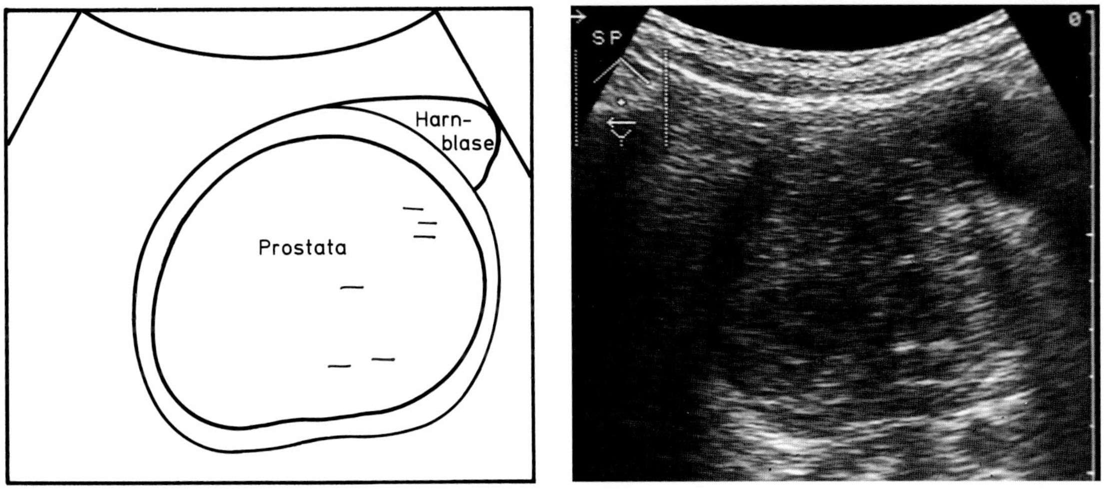
Harn-
blase
Prostata
SP

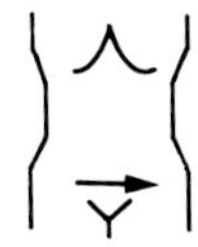

11

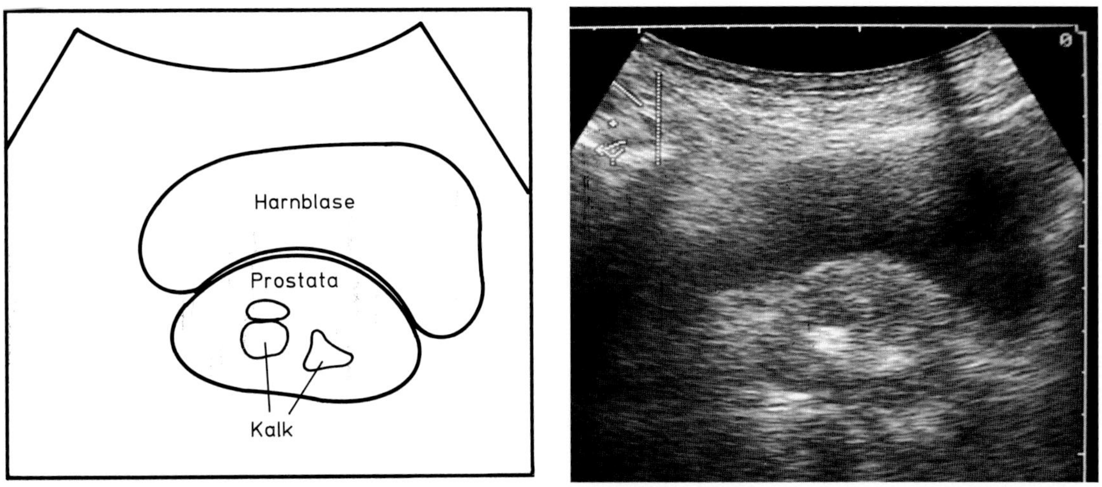
Harnblase
Prostata
Kalk

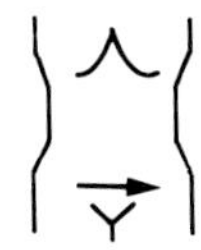

12

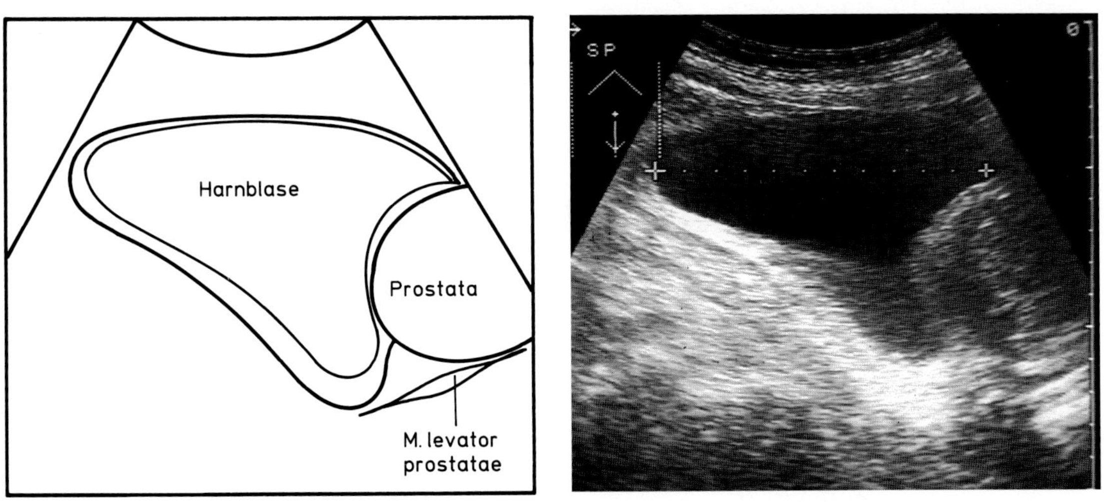
Harnblase
Prostata
M. levator
prostatae
SP

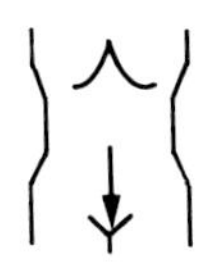

Prostata

13 **Prostatahypertrophie mit Balkenblase und Restharn** (Längsschnitt Unterbauchmitte)
Die Harnblase ist erweitert, die Wand im Sinne einer Balkenblase unebenmäßig verdickt, der Prostatamittellappen ragt weit in das Lumen der Harnblase vor; er ist deutlich vom restlichen Organ separiert, das ebenfalls vergrößert ist und zentral eine zarte Verkalkung aufweist.

14 **Prominenter Mittellappen** (Schrägschnitt durch die Harnblase kranial der Prostata)
Von der Prostata ist nur der Mittellappen zu erkennen, er ragt so weit in das Lumen vor, daß er tangential angeschnitten ist und wie frei schwimmend im Lumen abgebildet wird.

15 **In die Blase einwachsendes Prostatakarzinom** (Längsschnitt Unterbauchmitte)
Die Prostata selbst ist nicht vergrößert; sie trägt ein Mittellappenadenom, das etwas in die Blase hineinragt und deutlich vom restlichen Organ abgesetzt ist. Dieses weist jedoch einen unregelmäßig begrenzten, reflexarmen Anteil von 2,5 cm auf, der sich vom übrigen Gewebe deutlich absetzt. Die Blasenwand ist hypertrophiert als Reaktion auf die langjährige Abflußbehinderung, die auch dazu führte, daß das heranwachsende Prostatakarzinom nicht bemerkt wurde.

13

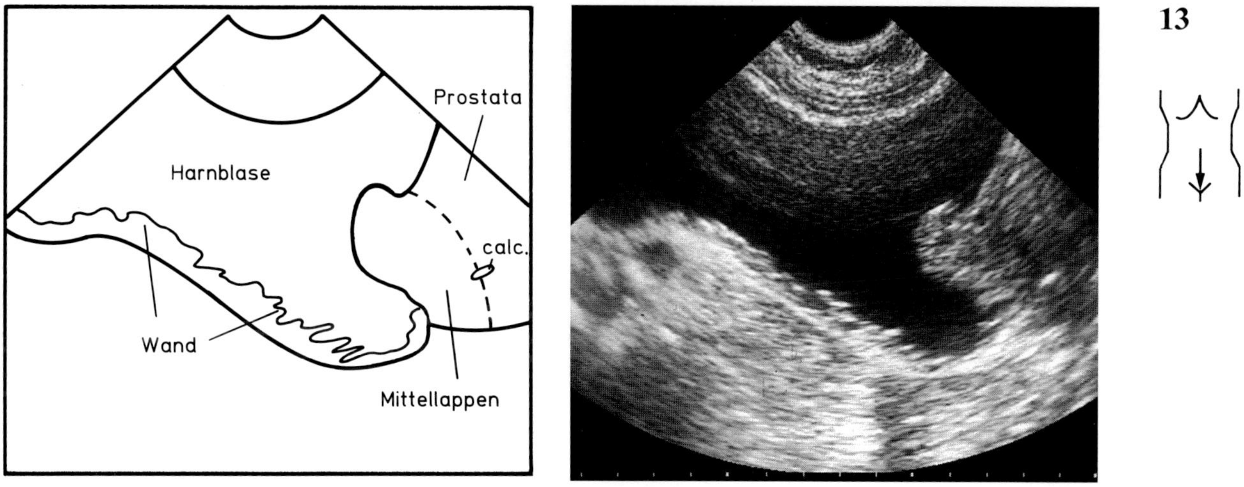
Prostata
Harnblase
calc.
Wand
Mittellappen

14

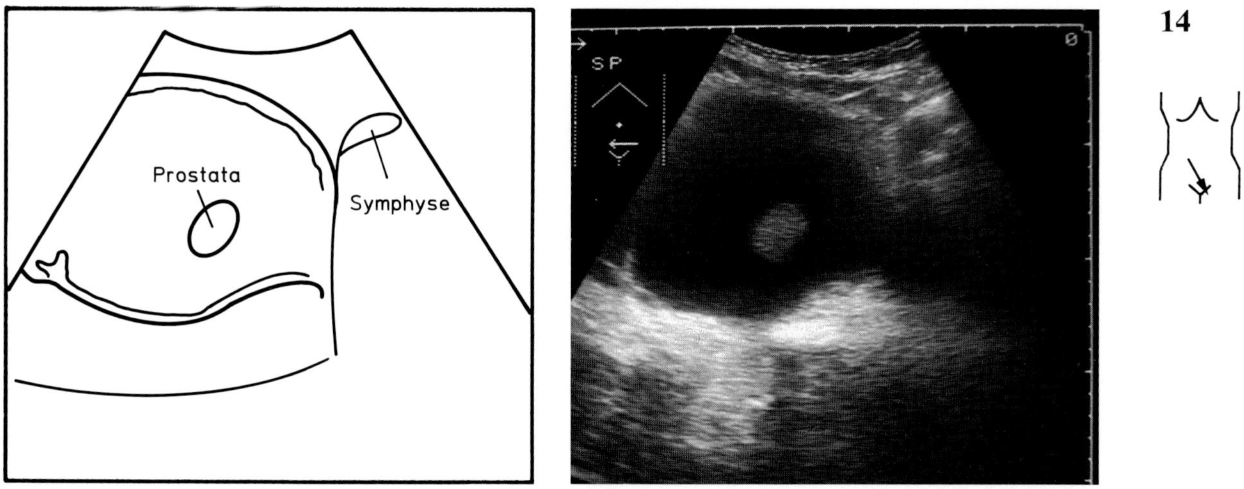
Prostata
Symphyse
SP

15

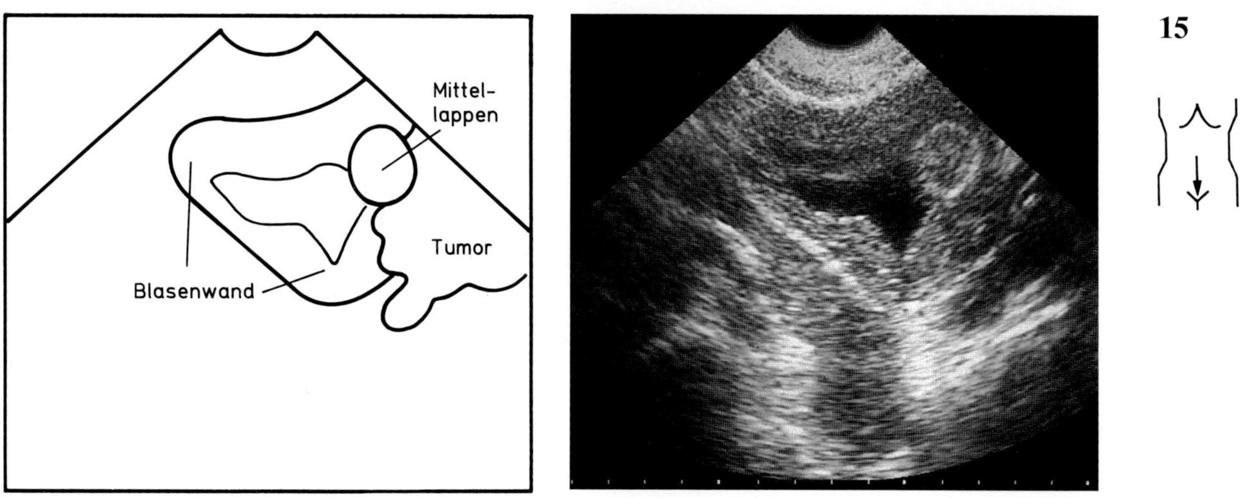
Mittel-
lappen
Tumor
Blasenwand

16 **Prostatakarzinom** (Längsschnitt durch die Prostata)
Bei dem reflexarmen Gebilde im Zentrum des Organs handelt es sich um ein Karzinom. Auch in diesem Fall besteht gleichzeitig ein Prostataadenom, das längerfristig zu Miktionsbeschwerden sowie zur Entwicklung einer Blasenwandhypertrophie geführt hat.

17 **Prostatakarzinom** (Längsschnitt Unterbauchmitte)
Das reflexarme, unregelmäßig begrenzte Gebilde hat die ganze Prostata eingenommen. Diese ist selbst kaum vergrößert, jedoch scheckig reflexarm strukturiert. Ein Einwachsen in die Umgebung ist sonographisch nicht faßbar. In den dorsalen Anteilen des Karzinoms sieht man eine Verkalkung.

18 **Prostatakarzinom mit reflexkräftigen Anteilen** (Querschnitt Unterbauchmitte)
Die Prostata ist insgesamt vergrößert und wächst nach links lateral in die Region der Samenbläschen. Das Organ ist reflexarm, enthält jedoch zentral einen reflexkräftigen Anteil. Dabei waren sowohl die reflexarmen als auch die reflexkräftigen Anteile karzinomatös verändert.

16

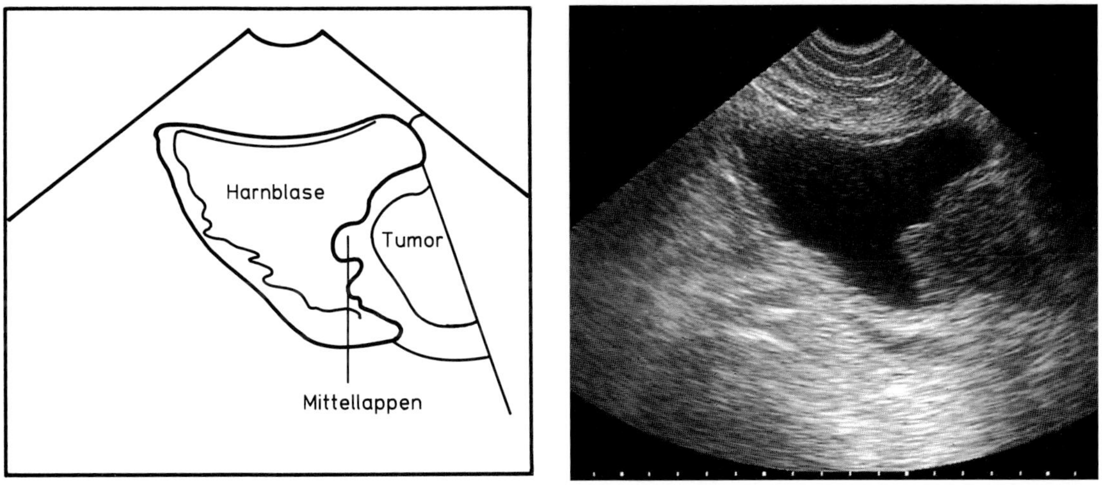
Harnblase
Tumor
Mittellappen

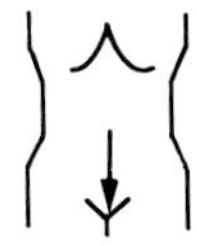

17

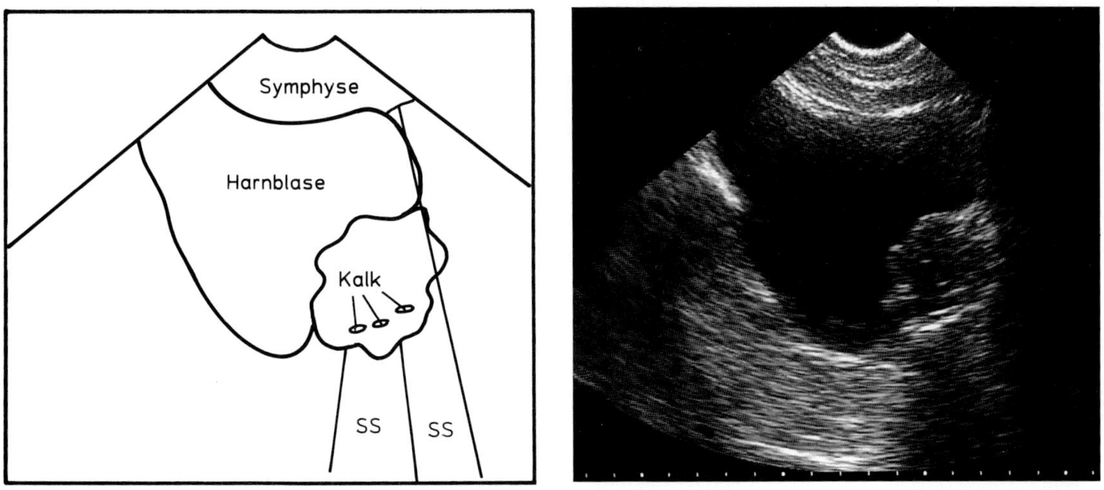
Symphyse
Harnblase
Kalk
SS
SS

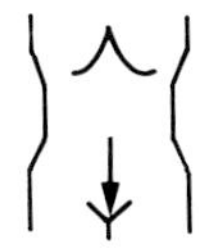

18

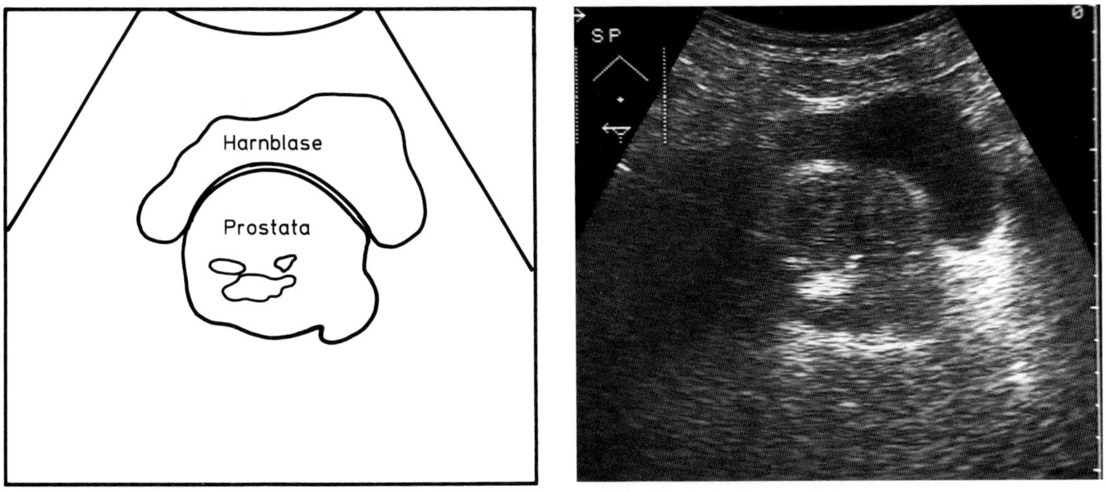
Harnblase
Prostata
SP

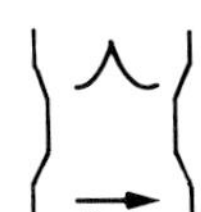

19 **Rezidivkarzinom, in die Harnblase einwachsend** (Querschnitt Unterbauchmitte)
Die Prostata war bei einem bekannten Prostatakarzinom subtotal entfernt worden. Ein Jahr nach der Resektion war das Prostatakarzinom nahezu zur alten Größe herangewachsen, mit reflexarmen und reflexreichen Anteilen, die weit in das Lumen der Harnblase einwuchsen und das für einen fortgeschrittenen Tumor typische Bild einer unregelmäßigen Begrenzung boten.

20 **Karzinomrezidiv nach Prostatakarzinom** (Querschnitt Unterbauchmitte)
Aus dem Gebiet der resezierten Prostata wächst ein mittellappenähnliches Gebilde hervor, das jedoch unregelmäßig begrenzt ist und eine zerklüftete Oberfläche aufweist. Das Karzinom wuchs breitflächig aus der Resektionsfläche hervor, der polypöse Auswuchs war nur die Spitze des neuerlichen tumorösen Geschehens.

19

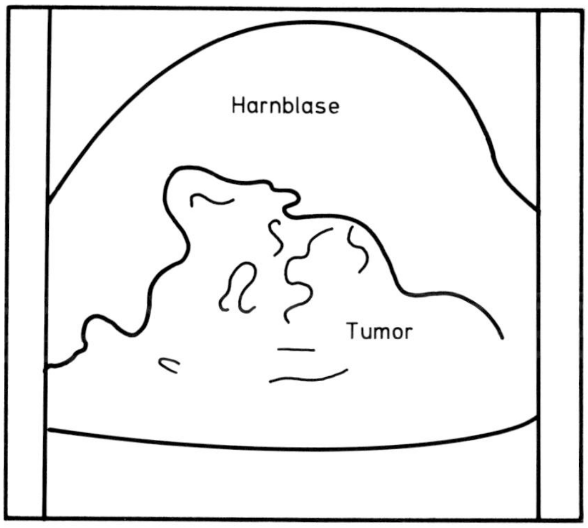

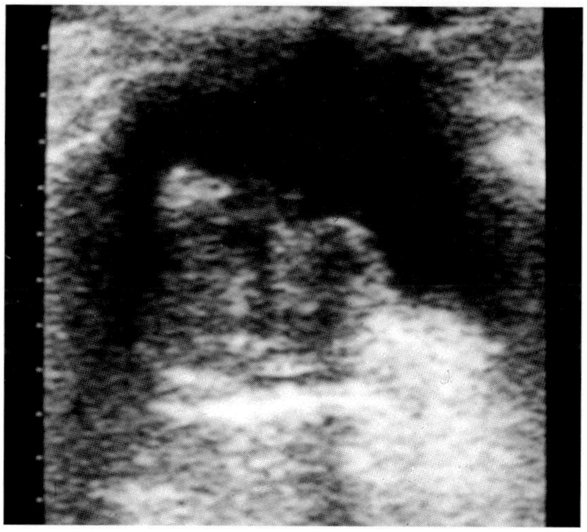

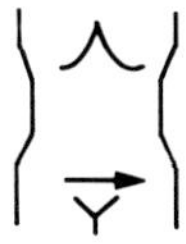

20

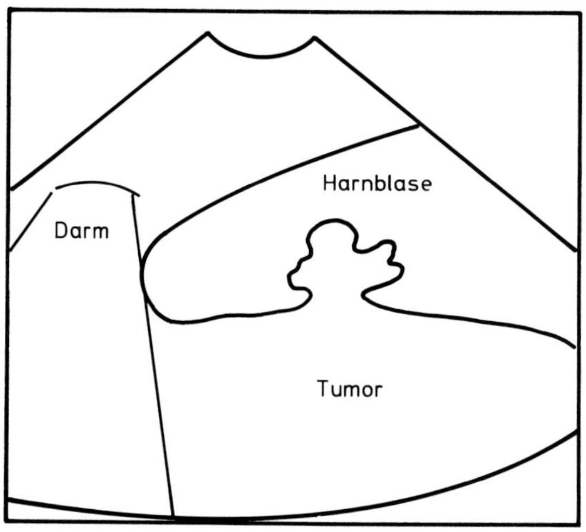

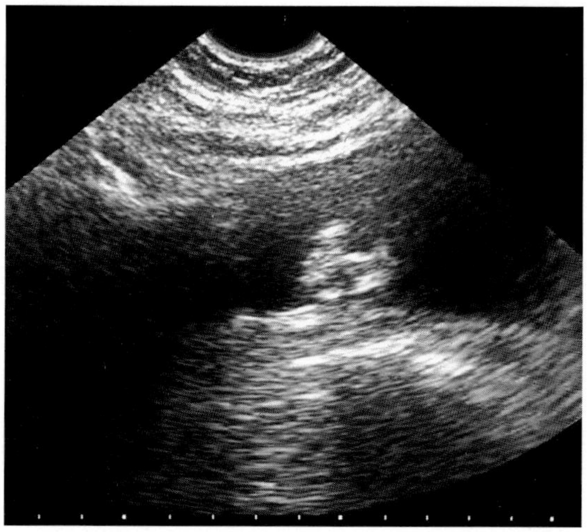

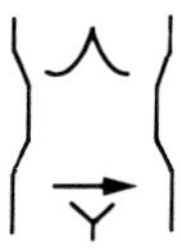

Hoden und Skrotum

Indikationen: Größenbestimmung des Hodens. Erfassung von Entzündungen. Erfassung und Differenzierung umschriebener Veränderungen des Hodens und des Nebenhodens. Darstellung von Hydro- und Varikozelen. Nachweis chronischer und narbiger Veränderungen an Hoden und Nebenhoden. Überprüfung eines Palpationsbefundes. Tumorsuche.

Geräte: Die Hodendiagnostik ist nur unter Verwendung von Geräten mit hochfrequenten Schallköpfen von 5–10 MHz sinnvoll.

Aussagekraft: Veränderungen des Hodens sind ab 3 mm erfaßbar, auch kleine, d. h. klinisch irrelevante Flüssigkeitsmengen sind nachweisbar.

Grenzen: Eine differentialdiagnostische Klärung zwischen entzündlichen und tumorös veränderten Hoden gelingt nicht immer. Eine histologische Differenzierung von Hodentumoren ist sonographisch nicht möglich.

Untersuchungsablauf: Der Patient wird in Bauch- oder Rückenlage untersucht. Dabei haben sich aufwendige Vorrichtungen in der Hodendiagnostik nicht bewährt. In der Regel wird heute so vorgegangen, daß der jeweilige Hoden mit der einen Hand des Untersuchers gehalten wird, während die andere den Applikator über den Hoden führt. Zur besseren Darstellbarkeit der applikatornahen Hodenanteile kann eine Wasservorlaufstrecke benutzt werden.

Normalmaße: Die Hoden sind 3–5 cm lang, 2–3 cm breit und 2–3 cm dick. Das Reflexmuster ist gleichmäßig homogen, der Nebenhoden etwas reflexkräftiger. Die ovalen Hoden sind von einer glatten Kapsel umgeben. Die Venen des Plexus pampiniformis sind normalerweise nicht oder eben darstellbar, sie haben eine Weite von 0,5–1,5 mm, im Stehen bis zu 2 mm. Der Nebenhodenkopf ist 10–12 mm dick, der Körper bis zu 4 mm.

Hinweise und Tips: Zum Nachweis einer Varikozele sollte der Patient im Stehen unter Ausnutzung des Valsalva-Preßversuchs untersucht werden.

Hoden und Skrotum

1 **Normaler Hoden** (Längsschnitt)
Der normale Hoden im Längsschnitt ist von ovaler Gestalt, das Binnenreflexmuster gleichmäßig, wobei sehr kleine Reflexe dicht an dicht liegen. Dadurch entsteht ein feintüpfeliges Gewebemuster. Der normale Hoden ist 3–5 cm lang, 2–3 cm dick und breit. Die Untersuchung unter Verwendung eines sog. Wasservorlaufs erlaubt die Beurteilung auch der applikatornahen Abschnitte des Organs.

2 **Orchitis** (Längsschnitt)
Der Hoden ist insgesamt leicht vergrößert, die ovale Form in Richtung auf eine Kugelform verändert. Das Reflexmuster ist fleckig, reflexarm.

3 **Varikozele** (Längsschnitt linker Hoden)
Der linke Hoden stellt sich unauffällig in Größe, Form und Reflexmuster dar. Man erkennt am oberen Rand des Hodens tubuläre Strukturen, die deutlich abgesetzt und streng auf die kranialen Abschnitte des Skrotums beschränkt sind, dilatierten Venen entsprechend. Diese erweiterten Venen sind 1,2 cm weit, sie lassen sich teilweise ineinander überführen.

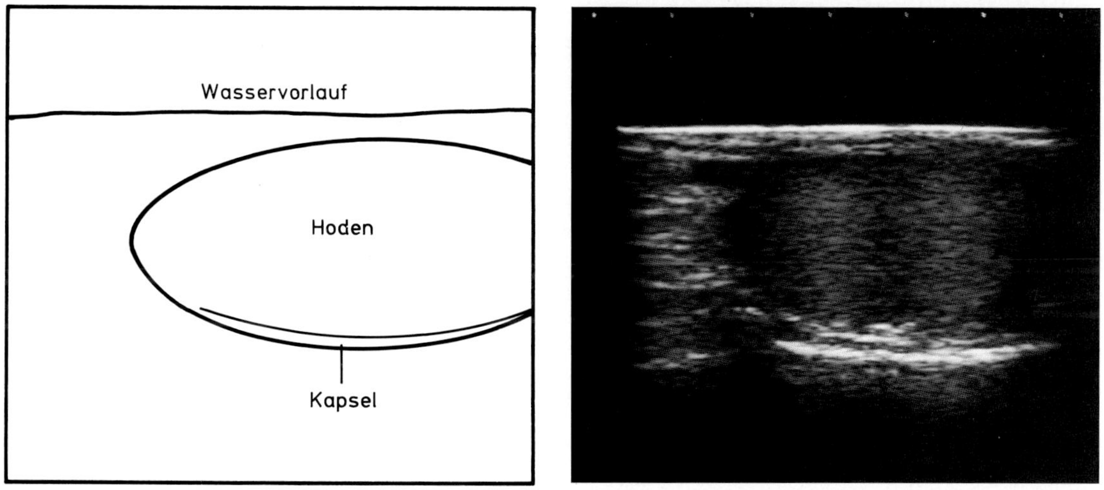

1

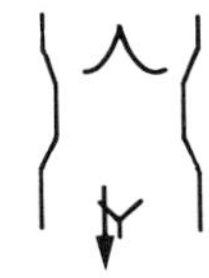

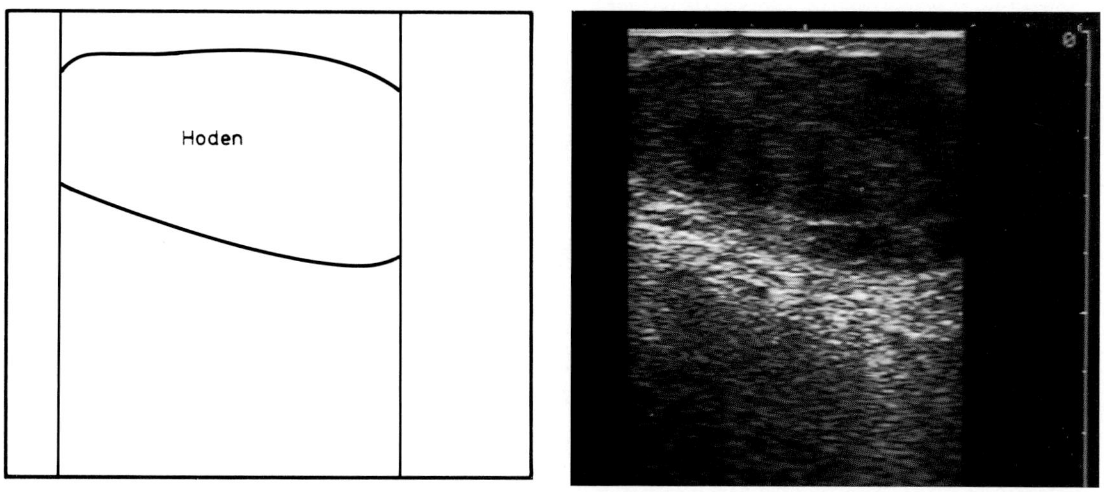

2

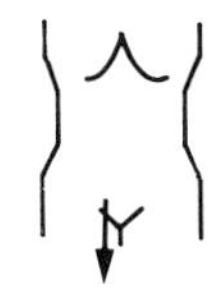

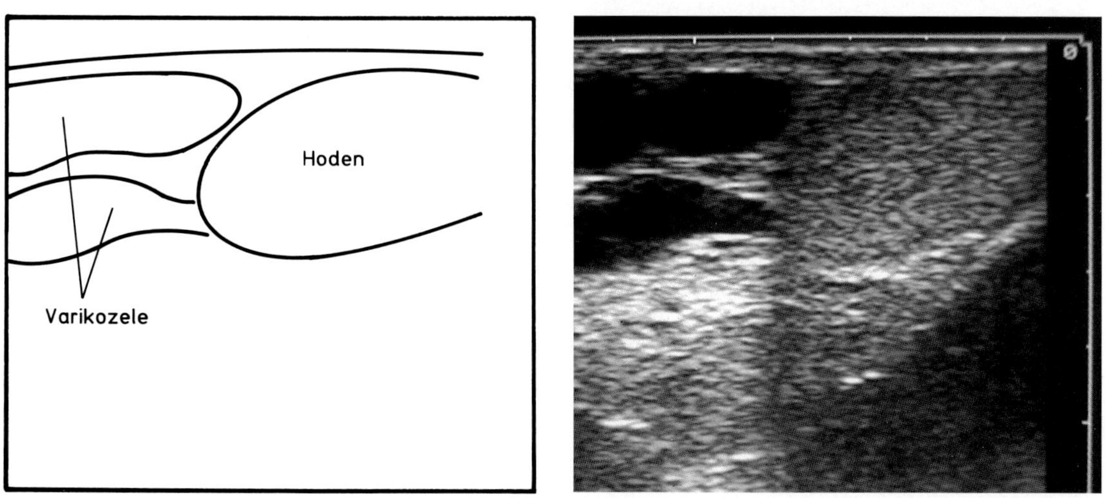

3

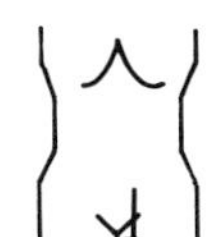

Hoden und Skrotum

4a **Hydrocele testis** (Längsschnitt durch den rechten Hoden)
Der Hoden ist im Hodensack umgeben von Flüssigkeit, der Nebenhoden sitzt auf dem Hoden auf, das Reflexmuster des Nebenhodens ist etwas gröber als das gleichmäßige Muster des Hodens. Zentral durch das kaudale Lumen zieht das Septum.

4b **Hydrocele testis rechts** (Querschnitt)
Um den kugeligen, unauffälligen Hoden herum erkennt man eine 5 mm dicke Flüssigkeitslamelle; die Kapsel ist normal dick.

5 **Hydrocele testis beidseits** (Querschnitt)
Im Querschnitt durch beide Hoden ist der eine in seiner größten Ausdehnung, der andere an der Basis getroffen, wobei der linksseitige Hoden einen etwas reflexkräftigeren Nebenhoden, wie aufgesetzt gegen medial, trägt. Auf beiden Seiten ist das Reflexmuster homogen und zart, die Kapsel jeweils nicht verdickt, das Septum gut dargestellt. Beide Hoden sind von Flüssigkeit umgeben. Die Reflexe kaudal des Hodens werden durch den haltenden Finger des Untersuchers verursacht.

6 **Hydrocele testis** (Schrägschnitt)
Der Hoden ist schräg angeschnitten, kranial davon finden sich der Nebenhoden und die kranialen Abschnitte des Hodensacks. Der gesamte Hoden ist von Flüssigkeit umgeben, der eigentlich kugelige Hodensack wird von ventral durch den Applikator eingedrückt. Die Kapsel des Hodens ist nicht verdickt.

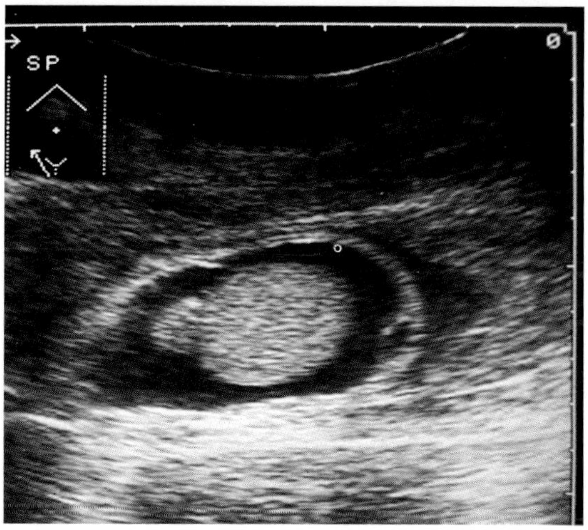

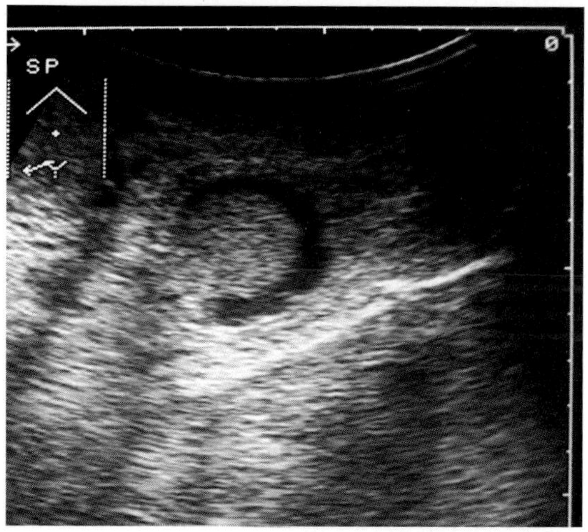

4a

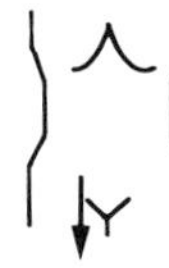

4b

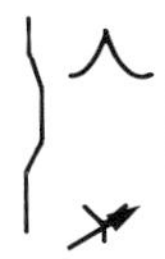

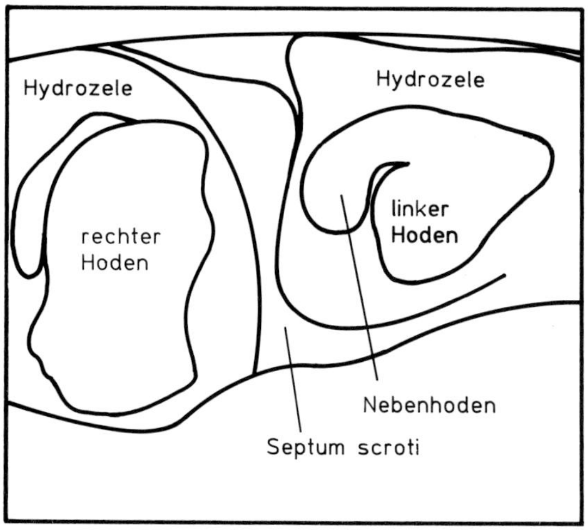
Hydrozele
Hydrozele
linker
Hoden
rechter
Hoden
Nebenhoden
Septum scroti

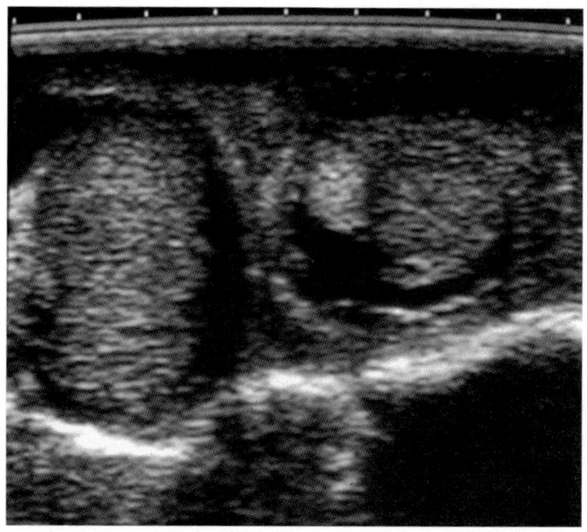

5

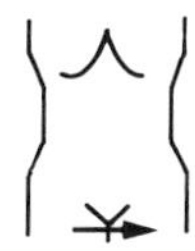

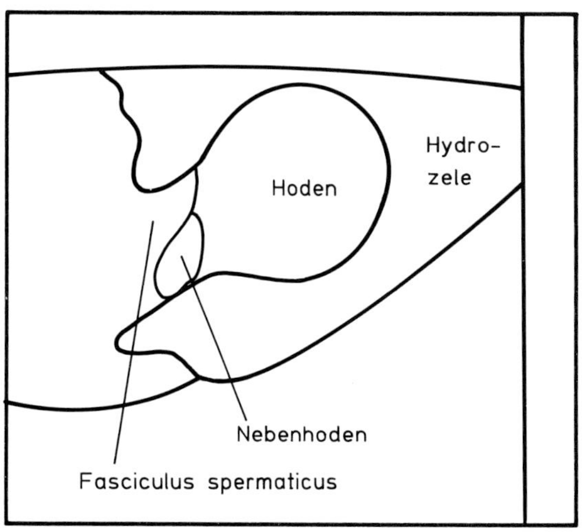
Hydro-
zele
Hoden
Nebenhoden
Fasciculus spermaticus

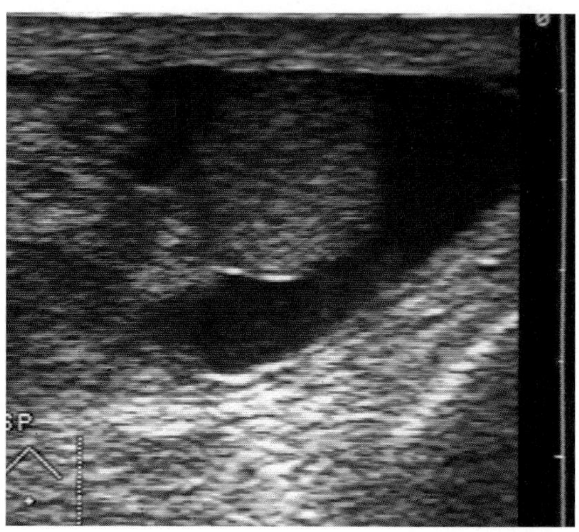

6

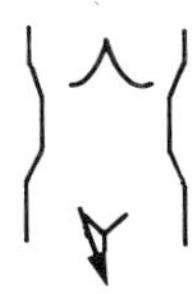

7 **Kleiner Hodentumor** (Längsschnitt)
Der Hoden wird durch die Finger des Untersuchers von dorsal gegen den Applikator gehalten. Innerhalb des etwas scheckigen Reflexmusters des Hodens erkennt man eine reflexarme zentrale Region, einem kleinen, 1,6 cm großen Hodenkarzinom entsprechend. Der nicht randständige Tumor war palpatorisch nicht eindeutig zu fassen.

8 **Hodentumor** (Längsschnitt)
Jetzt liegt der Hoden auf den Oberschenkeln des Patienten. Der Applikator wird von vorne nach Hochheben des Penis über den Hoden geführt. Wiederum erkennt man zentral im Hoden einen reflexarmen, schwer abgrenzbaren Prozeß (in dieser Schnittebene von etwas über 1 cm), der dem zuvor beschriebenen Tumor entspricht.

9 **Hodenkarzinom** (Längsschnitt)
Der Hoden füllt die Kapsel prall aus, er ist unregelmäßig konturiert und reflexarm, wobei distal einzelne reflexreichere Anteile zu erkennen sind; der Nebenhoden ist ausgewalzt am oberen Rand des Hodens erkennbar.

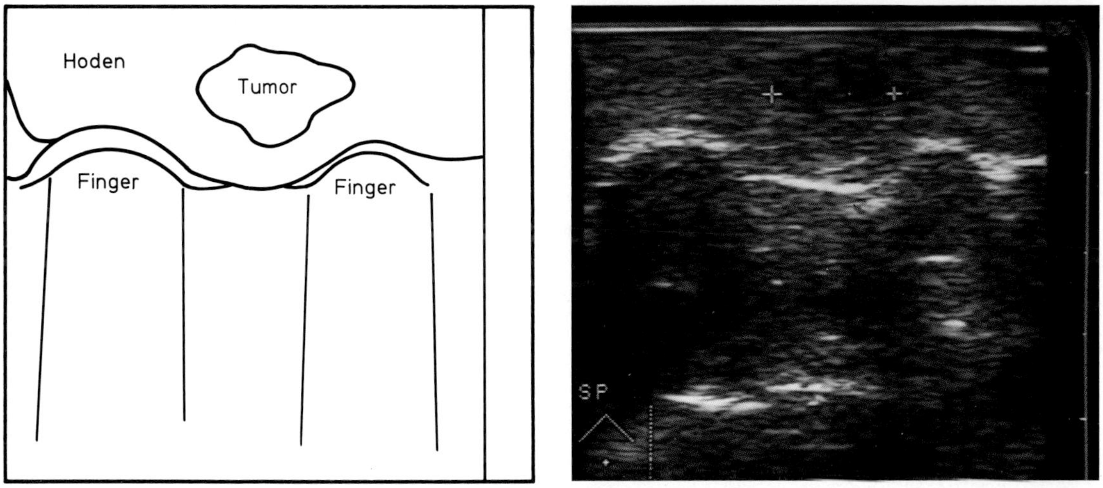
Hoden
Tumor
Finger
Finger
SP

7

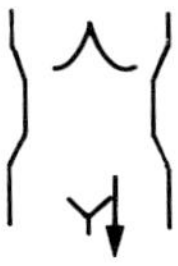

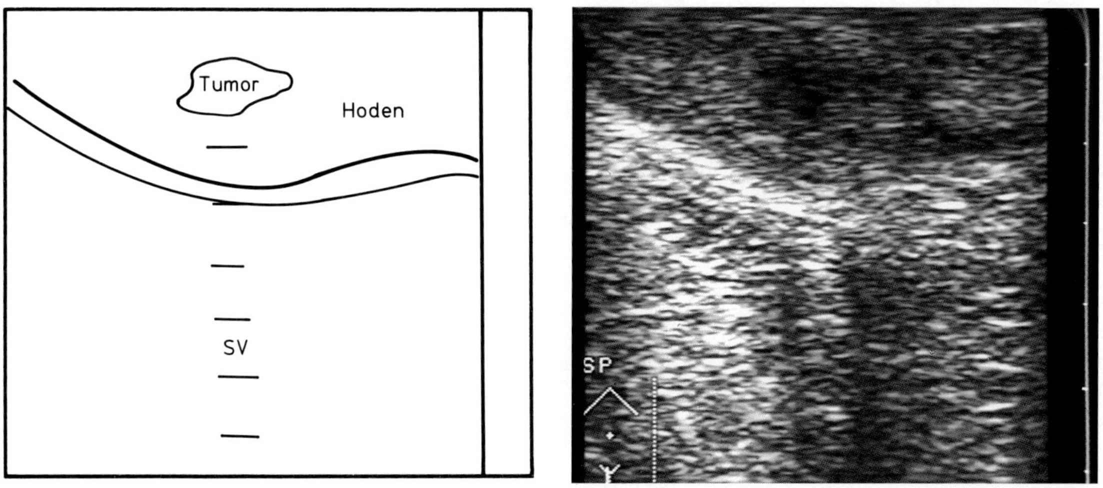
Tumor
Hoden
SV
SP

8

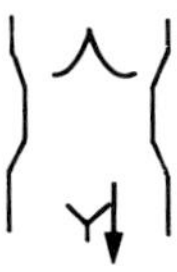

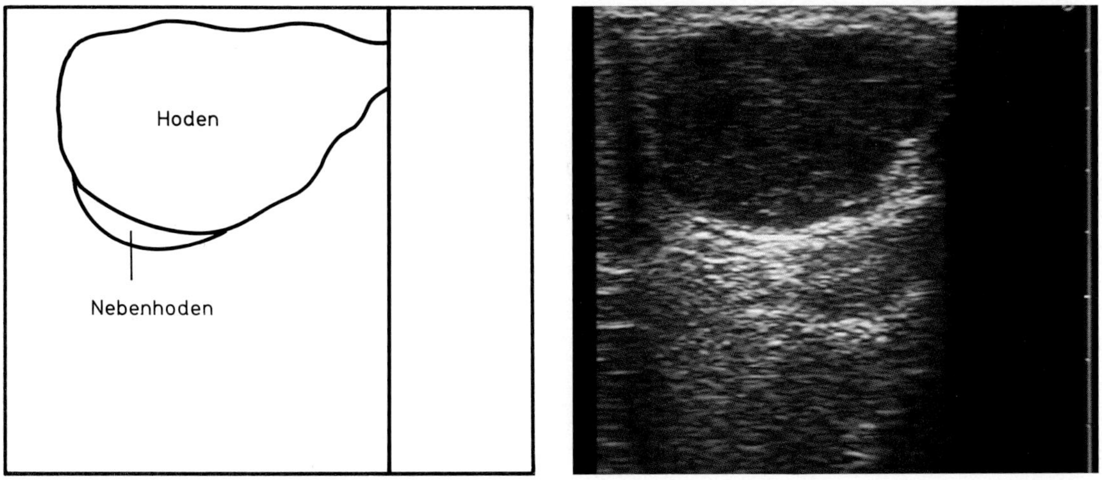
Hoden
Nebenhoden

9

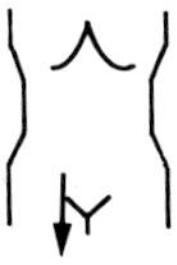

Hoden und Skrotum

10 **Ausgedehntes Hodenkarzinom** (Querschnitt)
Die Untersuchung wurde im Querschnitt hinter dem Penis nach dorsokaudal durchgeführt. Der Hoden ist noch erhalten, um den Hoden sind unregelmäßige Strukturen zu erkennen, z. T. lamellär geschichtet, die auf den Damm übergehen. Die Damminfiltration war als derbe Platte zu tasten.

11 **Hämatom des Hodensacks nach Orchiektomie bei Non-Hodgkin-Lymphom des Hodens** (Längsschnitt)
Nach Entfernung des Hodens war es zu einer Anschwellung des Hodensacks gekommen. Sonographisch sah man im Bereich dieser Anschwellung liquide Strukturen. Durch eine Punktion konnten Blut und Blutkoagel gewonnen werden.

12 **Epididymitis** (Querschnitt)
Es ist zu erkennen, daß der Nebenhoden deutlich angeschwollen ist. Während der Nebenhoden sonst reflexreich und gröber gemustert ist als der benachbarte Hoden, ist jetzt eine Reflexarmut bei einer fleckigen Beschaffenheit des Nebenhodens zu erkennen.

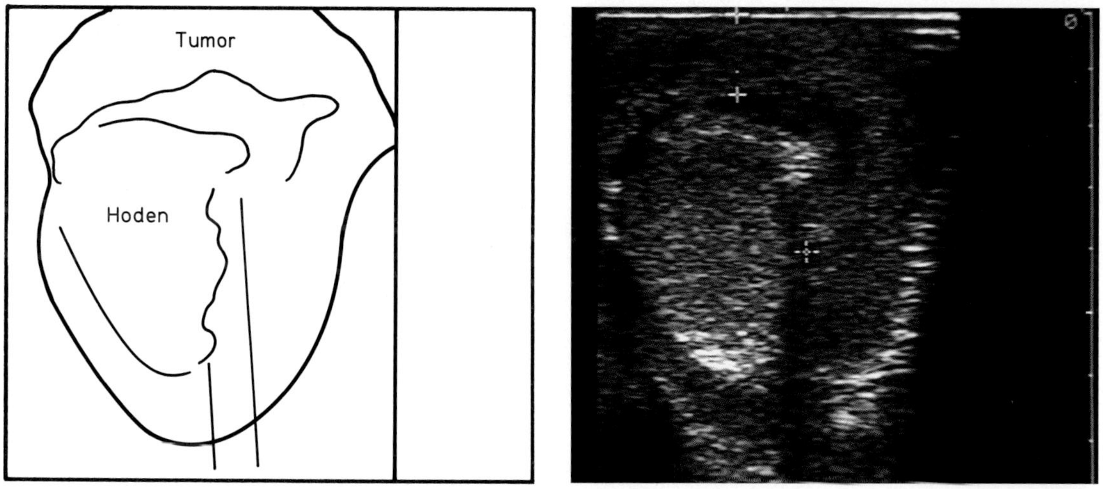
Tumor
Hoden

10

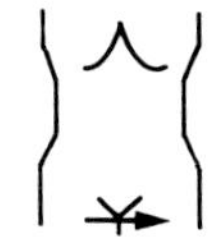

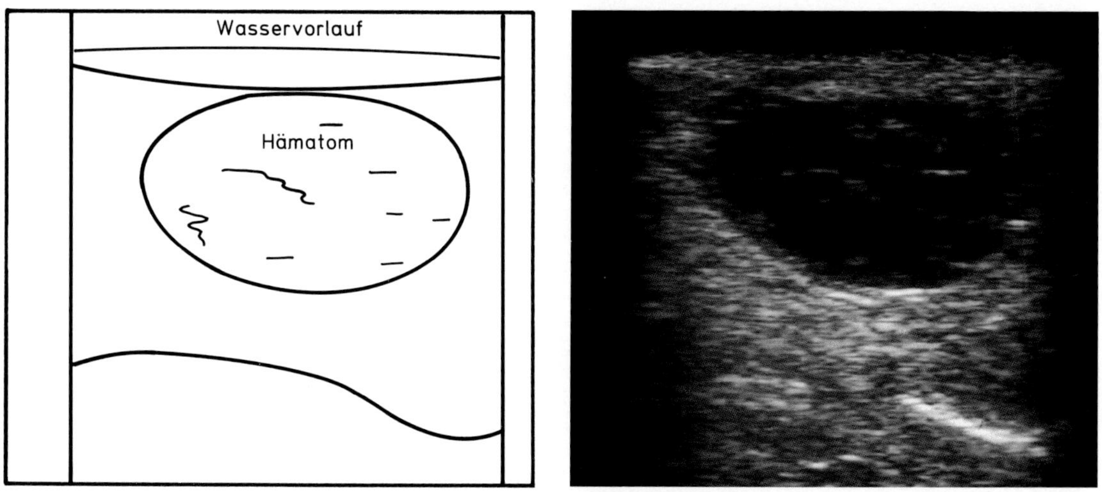
Wasservorlauf
Hämatom

11

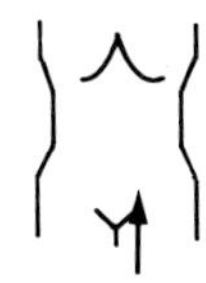

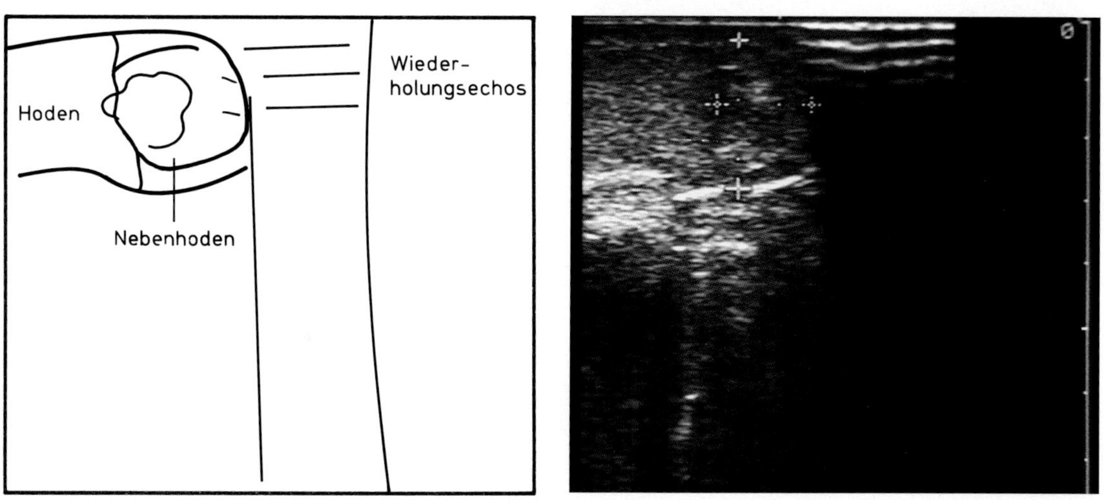
Hoden
Wieder-
holungsechos
Nebenhoden

12

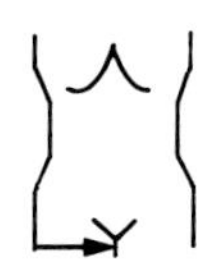

Hoden und Skrotum

13 **Nebenhodenfilia bei Magenkarzinom** (Längsschnitt durch den linken Hoden)
Der Hoden selbst ist normal groß und gleichmäßig gemustert. Kranial des Hodens liegt eine tumoröse Veränderung von etwa 5 cm Gesamtausdehnung, unregelmäßig begrenzt, aus dem Nebenhoden heraustretend. Tumoren des Hodensacks gehen überwiegend vom Hoden selbst aus. Metastasen anderer Organe sind selbst bei generalisierter Tumorkrankheit selten.

13

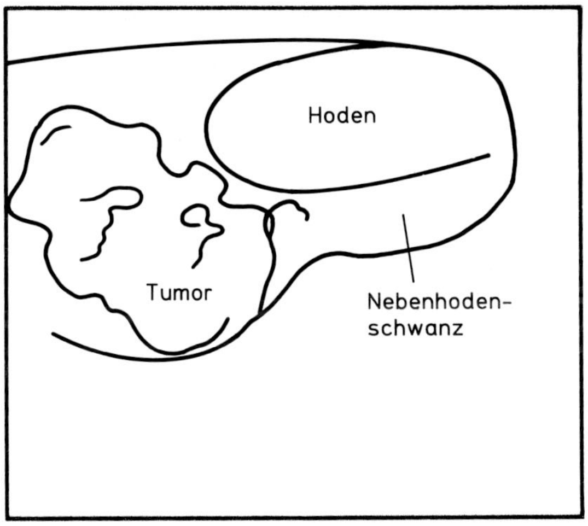

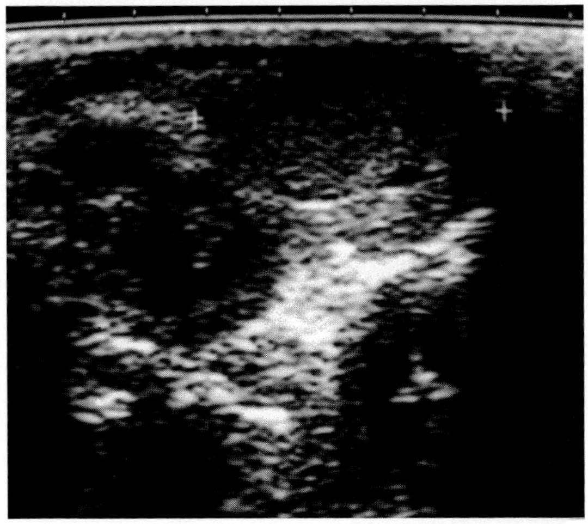

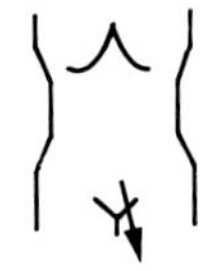

Gynäkologie

Vorbemerkung: Die Sonographie des inneren weiblichen Genitales gehört grundsätzlich in die Hand des in der Sonographie erfahrenen Gynäkologen oder Geburtshelfers. Dieses Kapitel ist somit nicht – wie von einzelnen Kritikern aus dem Bereich der Gynäkologie anläßlich der letzten Ausgabe geargwöhnt wurde – ein Versuch des internistischen Eindringens in ein fremdes Fachgebiet. Unter dem Eindruck unzähliger, anläßlich internistischer Untersuchungen entdeckter gynäkologischer Befunde mit unterschiedlicher Relevanz ist es jedoch unseres Erachtens unerläßlich, den internistischen Untersuchungsgang des Abdomens mit einer Darstellung der Organe des kleinen Beckens zu beenden. Der hohe Screening-Wert der Methode sollte unter allen Umständen ausgenutzt werden. Die Klärung auffälliger Befunde liegt in der Hand des Frauenarztes.

Über die Screening-Untersuchung hinaus ergeben sich folgende Untersuchungsindikationen:

Indikationen: Tumorsuche bei bekannten Metastasen oder klinischer Tumorkonstellation.
Verdacht auf Tumoren im kleinen Becken (Tastbefund, Schmerzen).
Unterleibsschmerzen (Appendizitis/Adnexitis).
Verlaufsuntersuchung bei bekannten Tumoren des Unterbauchs.
Erfassung und Klärung von Veränderungen des kleinen Beckens mit extragenitalen Folgen (Hydronephrosen, Subileuszustände, Venenthrombosen).
Nachweis einer Gravidität. Differentialdiagnostik des akuten Abdomens.

Geräte: Sektor- und Curved-array-Scanner.

Aussagekraft: Veränderungen des Uterus sind ab 0,5–1 cm Größe nachweisbar. Dasselbe gilt für Veränderungen der Adnexe. Ab der 5. Woche ist eine Gravidität zu erkennen.

Normalwerte: Der normale Uterus ist bei der Nullipara 5–8 cm lang, 2–4 cm dick und bis 6 cm breit, bei der Multipara 10 × 7 × 7 cm. Das Cavum uteri ist je nach Zykluszeitpunkt 5 cm lang und maximal 2–3 cm weit, das Myometrium 8–14 mm dick. Die normalen Ovarien sind 2 × 2,5 × 2 cm groß, können jedoch bis zu 4 cm groß sein, in der Postmenopause nur 2 × 1,5 × 0,5 cm. Der sprungreife Follikel ist 2–2,8 cm groß, die Follikel sind ab 5–8 mm Durchmesser zu erkennen. Die normalen Tuben und die Bänder sind nur selten nachweisbar. Häufig sind paraovarielle Gefäße, also vor allem die A. und die V. ovarica, zu erkennen, letztere kann während des Zyklus bis 10 mm weit werden.

Grenzen: Eine Untersuchung des Uterus und der Ovarien sollte nur bei gefüllter Harnblase durchgeführt werden. Meteorismus, Adipositas, Verwachsungen im Unterbauch, aber auch ein kotgefülltes Rektum und Sigmoid können die Diagnostik beeinträchtigen. Eine übervolle Harnblase verlagert die Organe des kleinen Beckens und erschwert die Diagnostik ebenfalls. Eine Differenzierung umschriebener solider Prozesse des Uterus und der Adnexe in maligne und benigne ist nicht möglich.

Untersuchungstechnik: Die Untersuchung erfolgt in Rückenlage der Patientin; die Harnblase sollte so weit gefüllt sein, daß der Uterus im Längsschnitt einen Winkel von über 90° zur Vagina bildet. Die Untersuchung erfolgt in

Längs- und Querschnitten, wobei sich hier die Vorteile des Sektorscanners bei der Darstellung der retropubischen Anteile erweisen. Bei unklaren zystischen Veränderungen im Ovar sind Kontrolluntersuchungen im Verlauf des Zyklus sinnvoll. Zum Ausschluß von Raumforderungen im kleinen Becken sind Kontrolluntersuchungen nach Entleerung des Enddarms zu empfehlen.

Gynäkologie

1 **Normaler Uterus** (Längsschnitt Unterbauchmitte)
Man erkennt einen normal geformten Uterus hinter der gut gefüllten Harnblase. Alle Abschnitte sind regelrecht. Das Organ hat eine maximale Ausdehnung von 7×4 cm. Zu einer vollständigen Abdominaluntersuchung gehört auch eine Inspektion des kleinen Beckens, wobei leider die Harnblase selten so gut gefüllt ist wie auf diesen Bildern, da die Patienten nüchtern zur internistischen Ultraschalluntersuchung kommen. Sobald Auffälligkeiten entdeckt werden, muß die Untersuchung mit gefüllter Harnblase wiederholt werden. Bestätigt sich der Verdacht, sollte die weitere Diagnostik einem Gynäkologen überlassen bleiben.
Der normale Uterus mißt im Längsschnitt 5–8 cm, nach der Menopause 3,5–6,5 cm, die Zervix 2–3 cm.

2 **Normaler Uterus mit nicht vollständig gefüllter Harnblase** (Längsschnitt)
Der Uterus ist jetzt anteflektiert. Man kann die kaudalen Abschnitte hinter der Harnblase unverändert gut erkennen, die kranialen Abschnitte sind durch Darmluft überlagert und nicht ausreichend beurteilbar. Ob es sich bei der Flüssigkeitsansammlung kranial des Uterus um eine Ansammlung freier Flüssigkeit handelt oder ob diese sich im Darm befindet, kann nur schwer beurteilt werden. Hier ist eine Komplettierung der Untersuchung mit gefüllter Harnblase und nach Umlagerung notwendig.

3 **Normaler Uterus** (Längsschnitt bei entleerter Harnblase)
Wenn der Uterus gut anteflektiert ist, kann man ihn auch bei entleerter Harnblase darstellen, wenn man hierzu einen Sektorscanner benutzt, mit dem es gelingt, die Darmschlingen zur Seite zu drängen und die Bauchwand zu imprimieren. Es ergeben sich dann Bilder wie das hier gezeigte. Die Schleimhaut ist aufgebaut, die äußere Form und das Reflexmuster des Uterus sind unauffällig, die Scheide regelrecht. In der Scheide liegt ein Tampon.

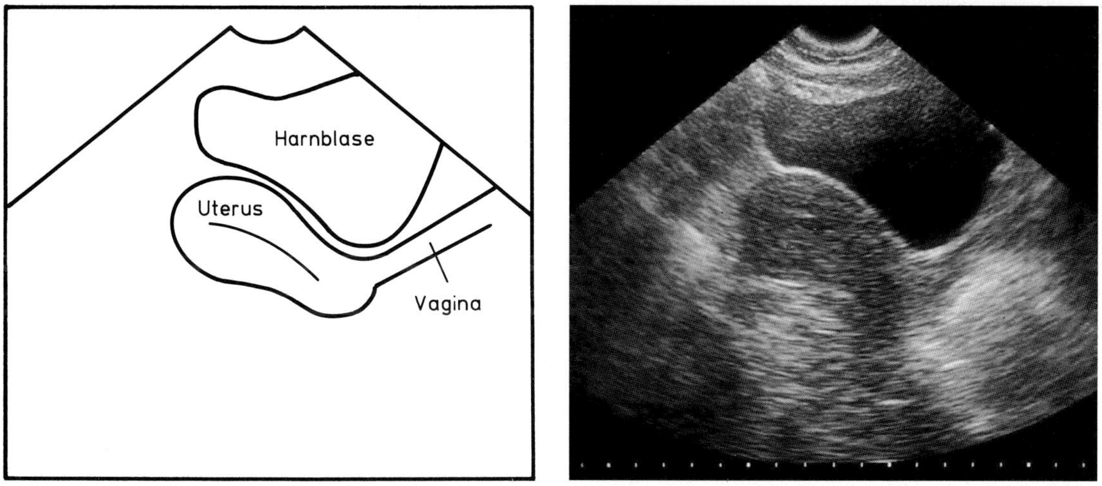
Harnblase
Uterus
Vagina

1

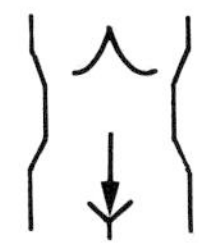

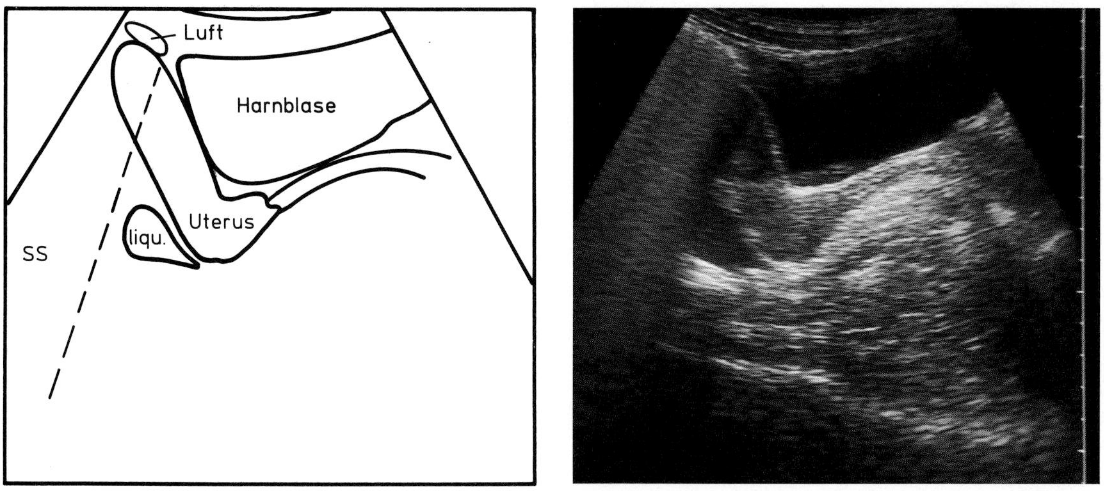
Luft
Harnblase
Uterus
liqu.
SS

2

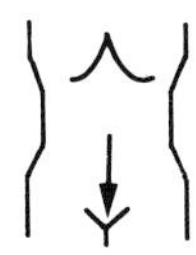

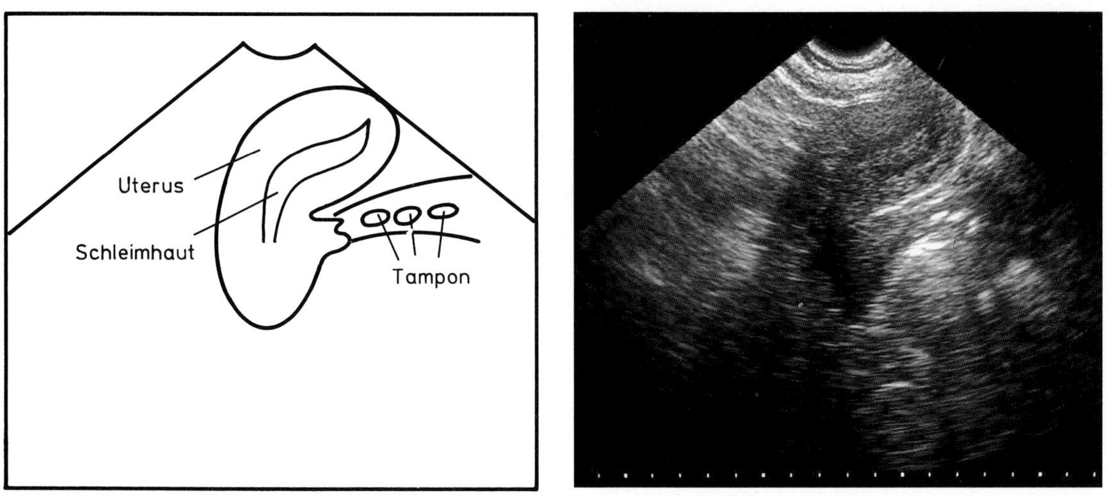
Uterus
Schleimhaut
Tampon

3

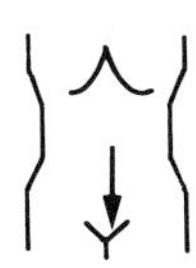

4 **Normaler Uterus mit gefüllter Harnblase prämenstruell** (Längsschnitt)
Der Uterus zeigt zentral die kräftig aufgebaute Schleimhaut; er ist von normaler Größe und von regelrechtem Reflexmuster. Die Harnblase ist mittelgradig gefüllt, so daß sie eben den Uterus bedeckt und eine Beurteilung ermöglicht.

5 **Uterus und Ovarien** (Querschnitt mit sprungreifen Follikeln)
Die Tuben sind nach medial umgeschlagen, die Ovarien grenzen unmittelbar an den Uterus. Die sprungreifen bzw. sich entwickelnden Follikel sind als Zysten von 1–1,5 cm Größe zu erkennen. Die Ovarien sind gewöhnlich 2–4 cm groß, in der Postmenopause $2 \times 1{,}5 \times 0{,}5$ cm, die Follikel sind je nach Abstand zum Ovulationszeitpunkt zwischen 6 und 28 mm groß, unmittelbar vor der Ovulation um 20 mm.

6 **Uterus und Ovarien mit sprungreifen Follikeln** (Unterbauchquerschnitt links)
Ist die Harnblase nicht vollständig gefüllt, kann man zwar den Uterus gut sehen, die Ovarien liegen jedoch außerhalb des Schallfensters, das durch die Harnblase erzeugt wird. Zur Verbesserung der Aussagequalität ist es dann sinnvoll, den Schallkopf zu kippen und schräg durch die Harnblase hindurch auf die Ovarien gerichtet zu untersuchen. In dieser Weise gelingt es doch noch, das ganze Ovar abzugrenzen.

4

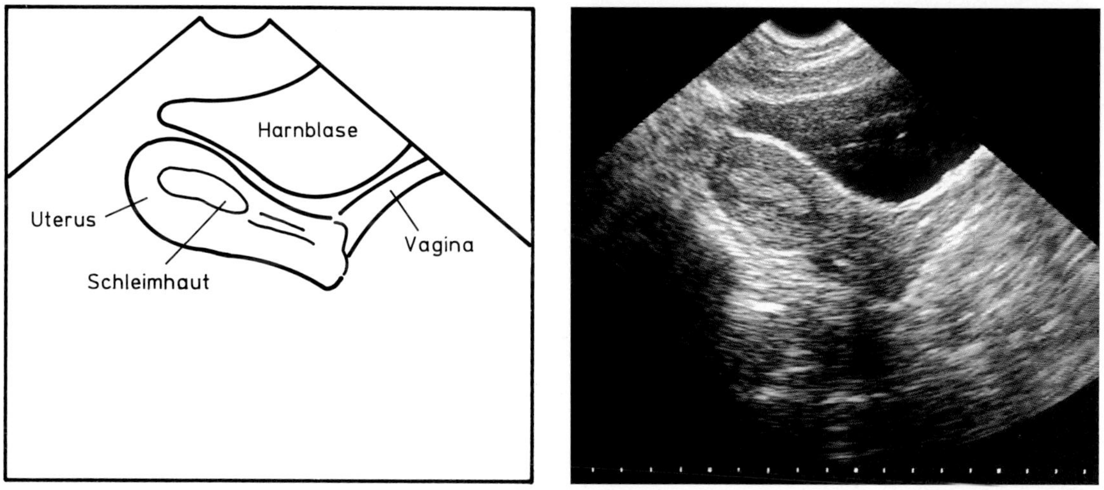
Harnblase
Uterus
Vagina
Schleimhaut

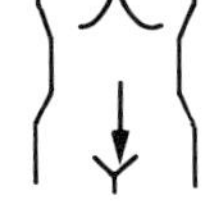

5

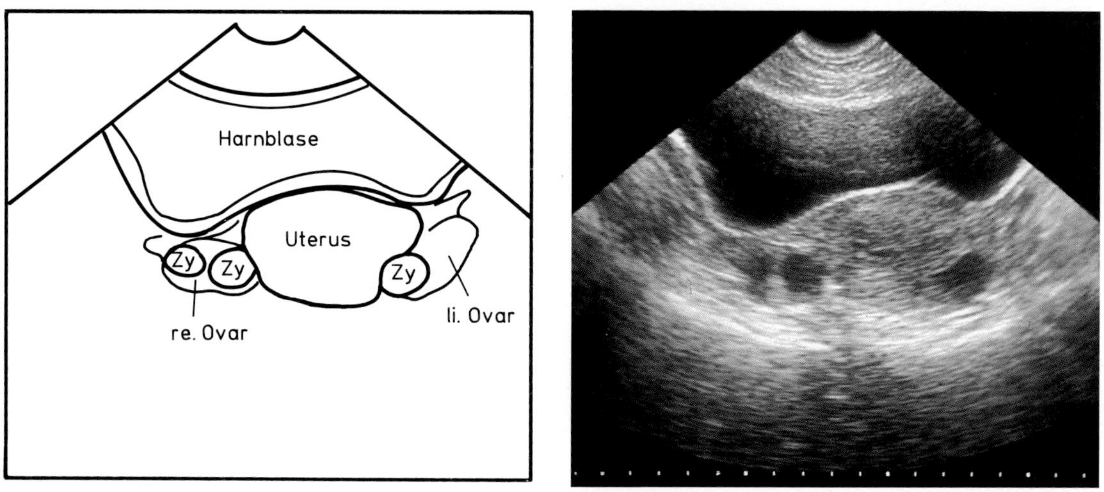
Harnblase
Uterus
Zy
Zy
Zy
re. Ovar
li. Ovar

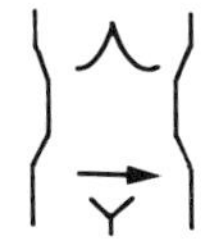

6

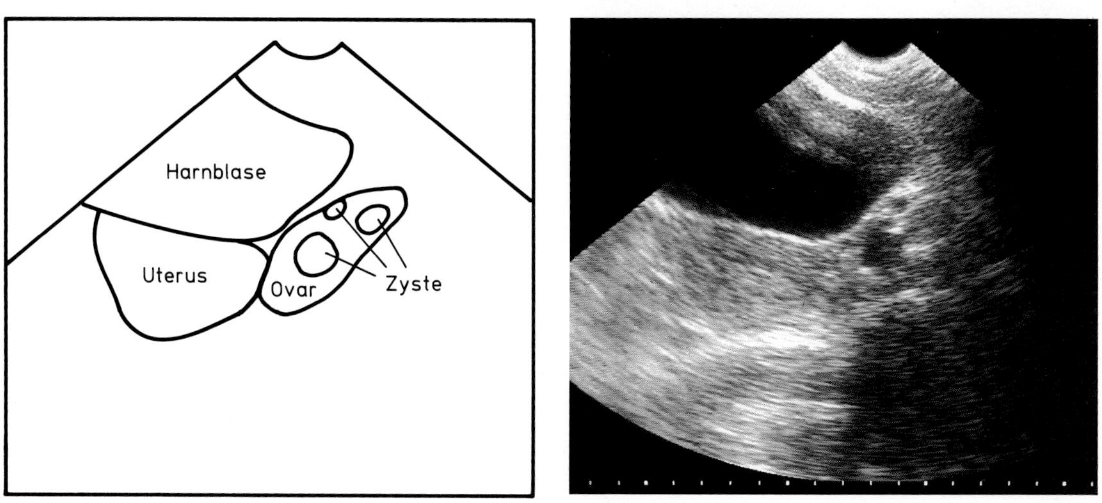
Harnblase
Uterus
Ovar
Zyste

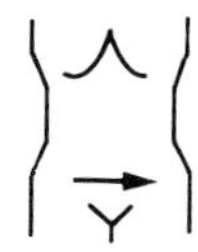

7 **Normales Ovar hinter der prall gefüllten Harnblase** (transvesikaler Schrägschnitt)
Auch mit Curved-array-Scannern und weniger gut mit Parallelscannern gelingt es durch die gefüllte Harnblase durch leichtes Kippen des Applikators, die Ovarien als ganzes ins Bild zu bekommen. In diesem Fall liegt ein unauffälliges Ovar mit einer Gesamtlänge von 4×2 cm und einzelnen sich entwickelnden Follikeln vor, dahinter Darmabschnitte, deren Luft einen Schallschatten hervorruft.

8 **Normale Lage eines Intrauterinpessars** (Längsschnitt Unterbauchmitte)
Längsschnitt durch den Uterus und die weitgehend entleerte Harnblase. Dadurch ist die Beurteilung des Uterus erschwert. Die Ovarien sind bei diesem Füllungszustand der Harnblase nicht darstellbar. Dies ist eine häufige Untersuchungssituation, die man bei Patienten antrifft, die zur Oberbauchuntersuchung nüchtern geblieben sind und deshalb die Harnblase auch nicht gefüllt haben. Trotzdem kann man einen normal großen Uterus mit einem regelrecht liegenden Intrauterinpessar erkennen. Eine darüber hinausgehende Aussage ist allerdings nicht möglich.

9 **Disloziertes Intrauterinpessar** (Längsschnitt Unterbauchmitte)
Im Längsschnitt durch Uterus und Harnblase erkennt man einen normal großen Uterus, dessen Cavum etwas aufgelockert erscheint. Das bekanntermaßen vorhandene IUP ist zunächst nicht darstellbar, schließlich erkennt man einen Teil der Spirale im unteren Drittel des Uterus, nach ventral verlagert. Der spiralige Fremdkörper war ins untere Uteruscavum disloziert.

7

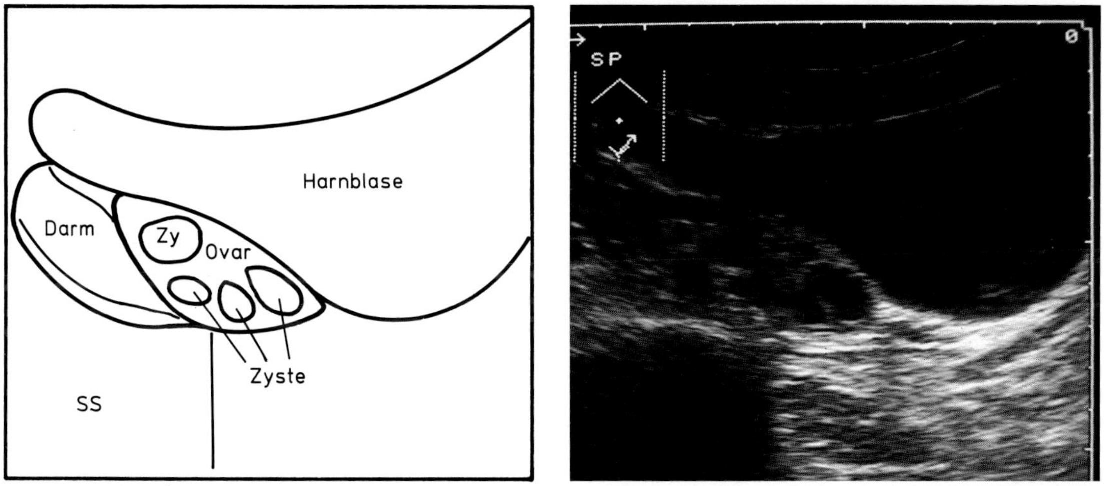
Harnblase
Darm
Zy
Ovar
Zyste
SS
SP
0

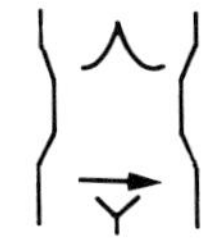

8

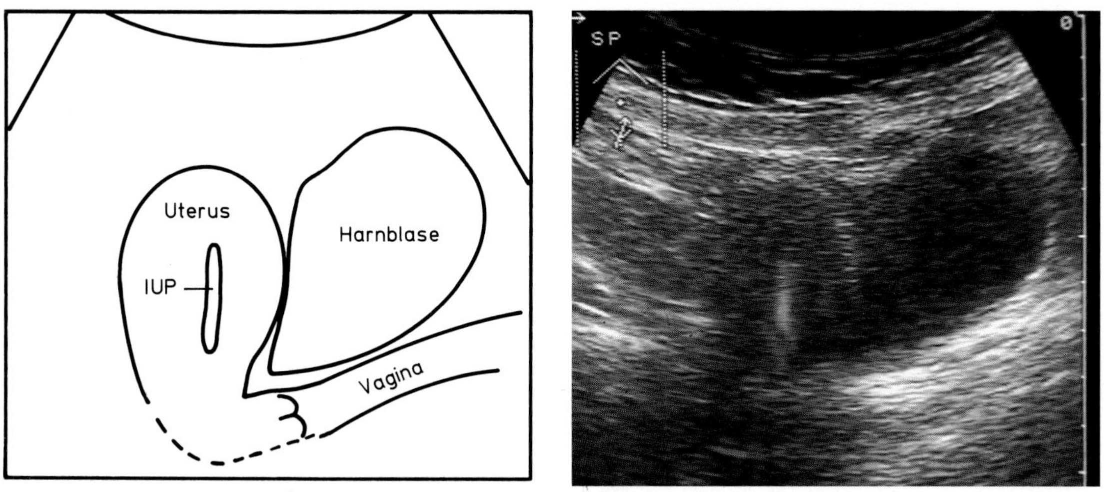
Uterus
Harnblase
IUP
Vagina
SP
0

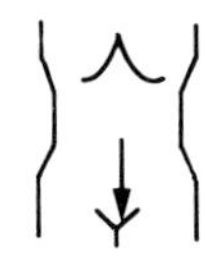

9

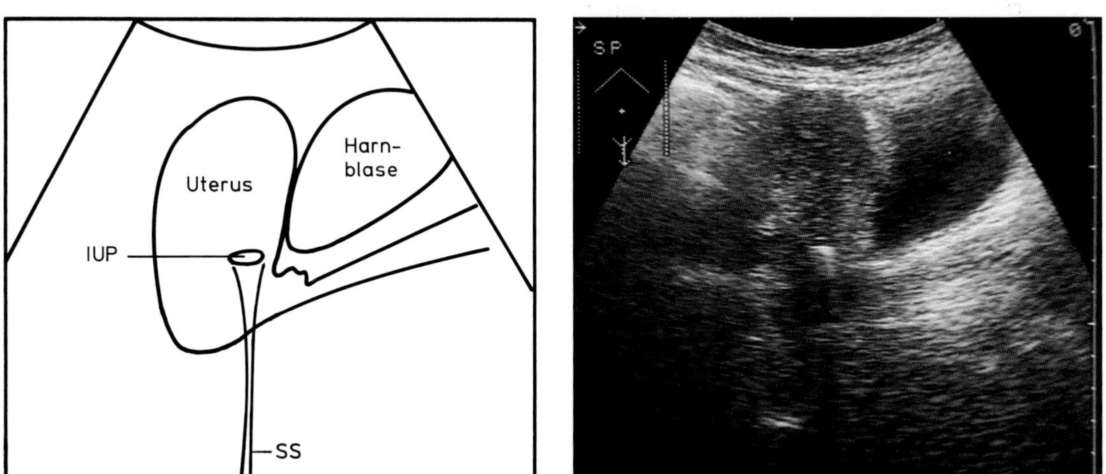
Harn-
blase
Uterus
IUP
SS
SP
0

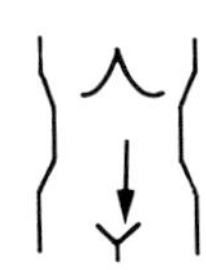

10 **Gravidität Mens IV** (Längsschnitt Unterbauchmitte)
Die Uterushöhle wird vom Fruchtsack ausgefüllt, in dem Anteile des Kindes zu erkennen sind. Herzbewegungen und Eigenbewegungen des Kindes sind in diesem Stadium bereits gut nachweisbar.

11 **Gravidität, 23. Schwangerschaftswoche** (Längsschnitt durch den graviden Uterus)
Das Kind ist in leichter Seitenlage zu erkennen, der Gesichtsschädel eben nachweisbar, zentral die Wirbelsäule und das Rückenmark bzw. die dorsalen Hirnabschnitte. Es fällt die geringe Menge Fruchtwasser auf, die den Gesichtsschädel umgibt.

12 **Gravidität, 26. Schwangerschaftswoche** (Längsschnitt durch den graviden Uterus)
Der Gesichtsschädel ist voll ausgebildet. Man kann Schluckbewegungen des Kindes sowie Einzelheiten der Mimik erkennen. So sehr den mit der abdominellen Sonographie beschäftigten Internisten die Existenz eines gesunden Kindes freut, sollte er die Schwangerschaftsüberwachung dem Geburtshelfer überlassen.

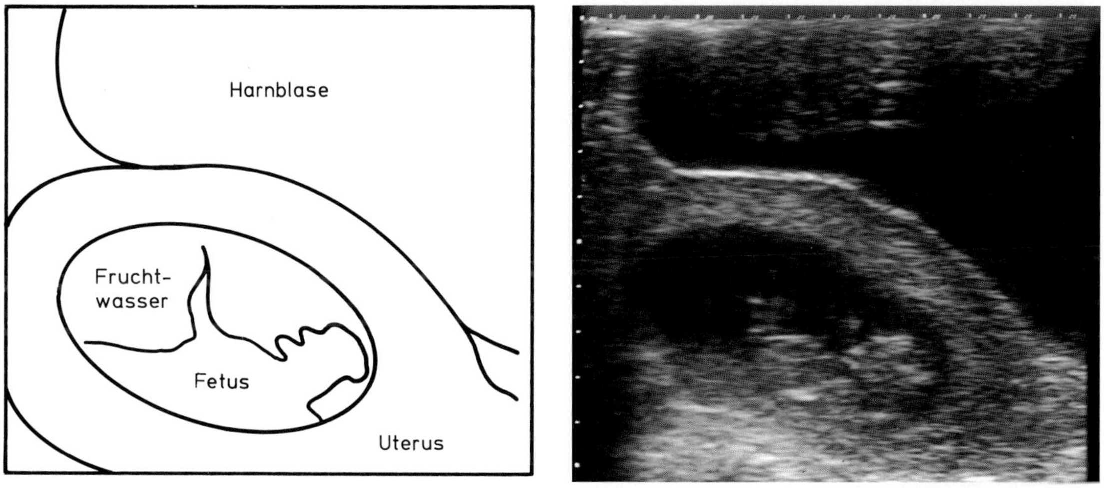
Harnblase
Frucht-
wasser
Fetus
Uterus

10

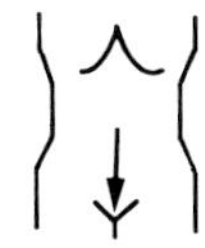

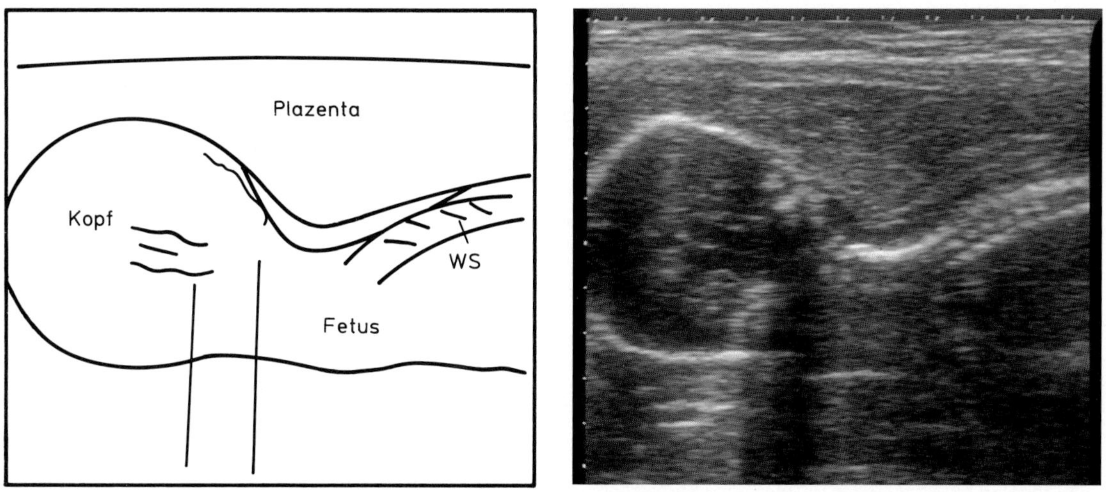
Plazenta
Kopf
WS
Fetus

11

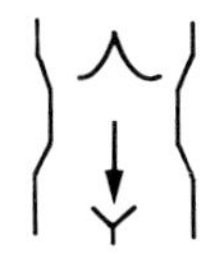

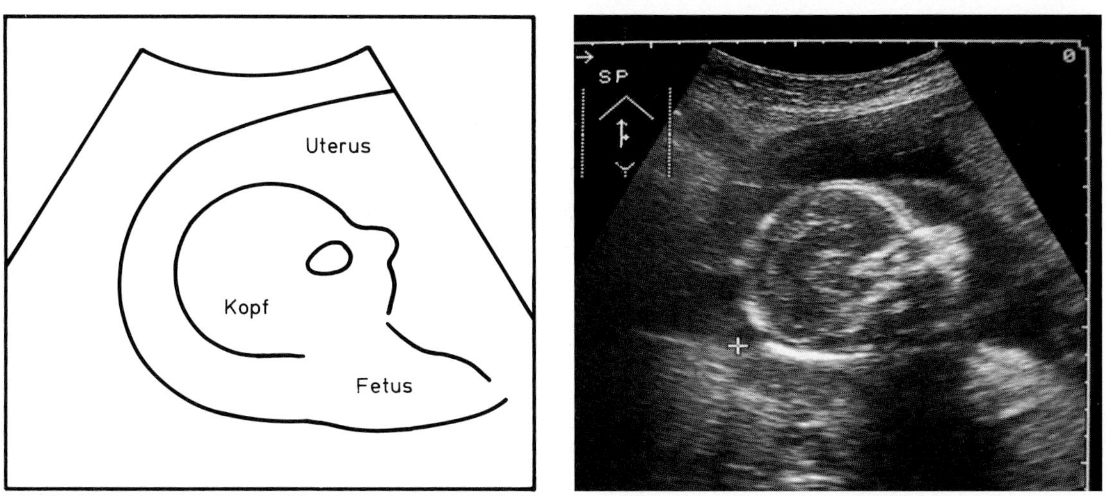
Uterus
Kopf
Fetus
SP

12

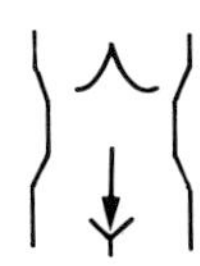

13 **Flüssigkeit im Douglas-Raum** (Längsschnitt Unterbauchmitte)
Längsschnitt durch den normal großen Uterus mit der davor liegenden kräftig gefüllten Harnblase. Die Scheide ist unauffällig. Hinter dem Uterus erkennt man eine zarte Flüssigkeitslamelle. Flüssigkeitsansammlungen dieser Größe sind nicht selten nach dem Eisprung zu beobachten; sofern Beschwerdefreiheit besteht und klinisch kein Hinweis auf ein abdominelles Geschehen vorliegt, kann man solche Minimalveränderungen abwartend betrachten.

14 **Blut im Douglas-Raum** (Schrägschnitt durch den Uterus und die Harnblase)
Hinter dem Uterus erkennt man eine Flüssigkeitsansammlung von wenigen Millilitern. In Rückenlage sammeln sich Flüssigkeiten in allen abhängigen Abschnitten, also auch im Douglas-Raum an. So ist bei Bauchtraumen mit Organruptur das Blut häufig in den Douglas-Raum abgerutscht und dort besser festzustellen als in der Umgebung des verletzten Organs.

15 **Uterus mit solitärem Myom und kräftigem venösen Uteringefäß** (Unterbauchquerschnitt)
Querschnitt in Höhe des Uteruskorpus mit den abgehenden Adnexen. Eine reflexarme kugelige Formation ist innerhalb des Uterus demarkiert. Am Rand des Uterus schlängelt sich ein nicht pulsierendes kräftiges venöses Gefäß entlang.

13

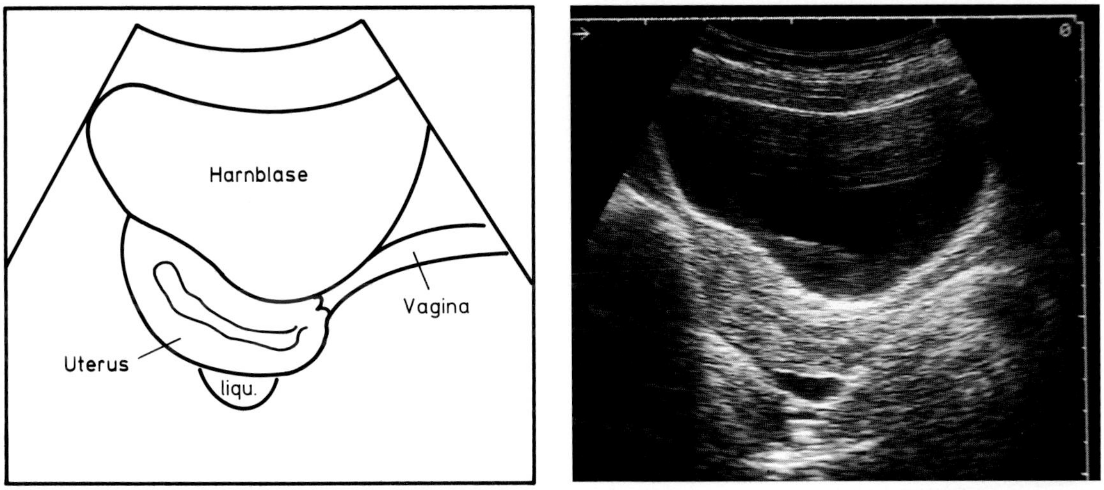
Harnblase
Vagina
Uterus
liqu.

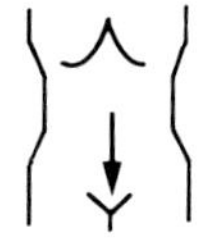

14

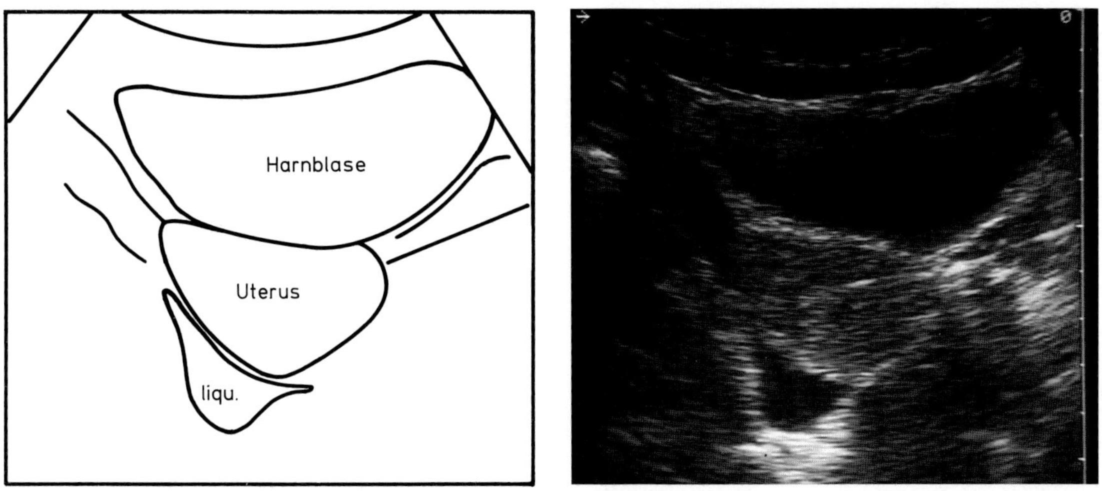
Harnblase
Uterus
liqu.

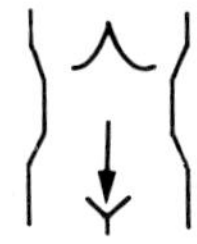

15

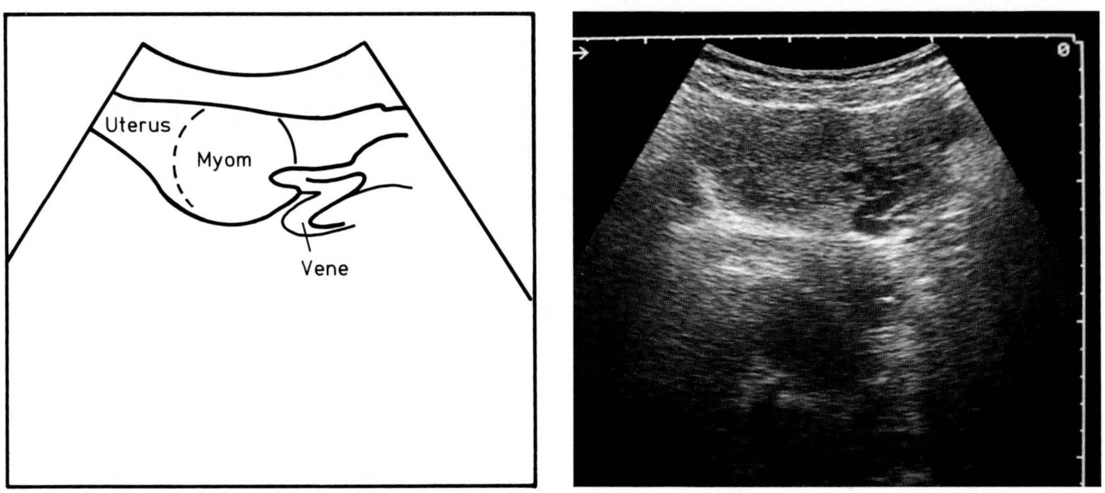
Uterus
Myom
Vene

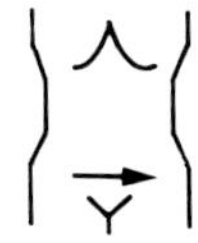

16 **Uterus mit kleinem Myom** (Längsschnitt Unterbauchmitte)
Hinter der gut gefüllten Harnblase erkennt man ein unauffälliges Corpus uteri, die Schleimhaut ist nicht aufgebaut; kurz oberhalb der Portio liegt eine kugelige reflexarme Formation mit leichtem Schallschatten. Portio und Vagina sind unauffällig.

17 **Persistierender Follikel bei Uterus myomatosus** (Längsschnitt Unterbauchmitte)
Im Längsschnitt erkennt man hinter der entleerten Harnblase einen klobigen Uterus mit reflexarmen und reflexreichen Anteilen, wobei die portionahen Anteile nur schwer begrenzbar sind. Kranial liegt ein Ovar mit einem persistierenden Follikel. Deformierungen des Uterus dieser Art sollten Anlaß einer fachärztlichen weiteren Diagnostik sein.

18 **Kleines Uterusmyom**
(Querschnitt Unterbauchmitte)
Im leicht gedrehten Querschnitt erkennt man neben den unauffälligen Adnexen einen regelrechten Uterus, der als einzige Auffälligkeit einen reflexarmen, beinahe zystisch wirkenden Knoten trägt. Dieser Knoten hat jedoch keine distale Schallverstärkung. Es handelt sich um echoarmes solides Gewebe, ein Myom.

16

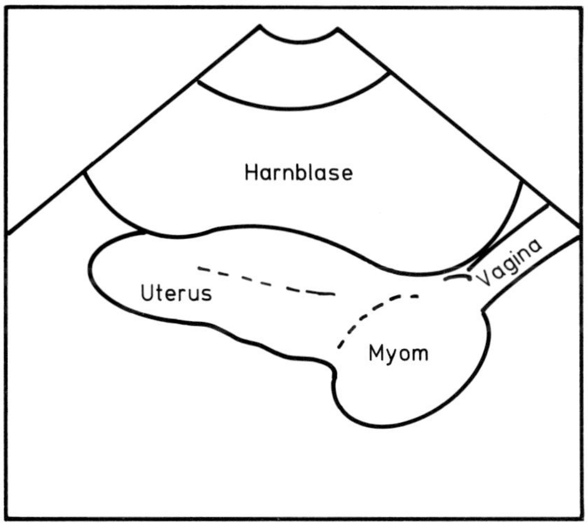
Harnblase
Uterus
Vagina
Myom

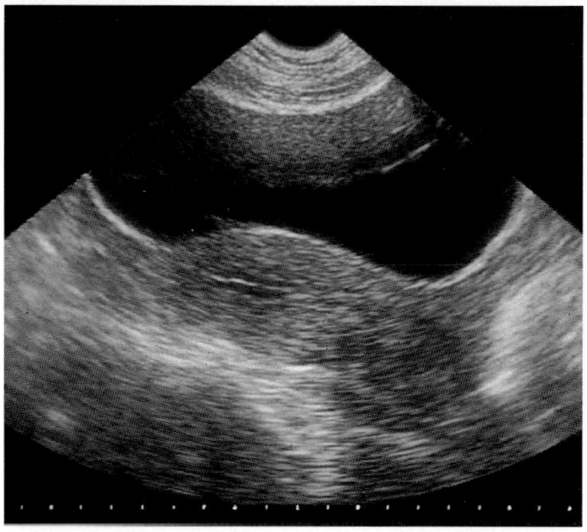

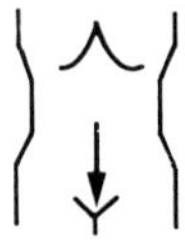

17

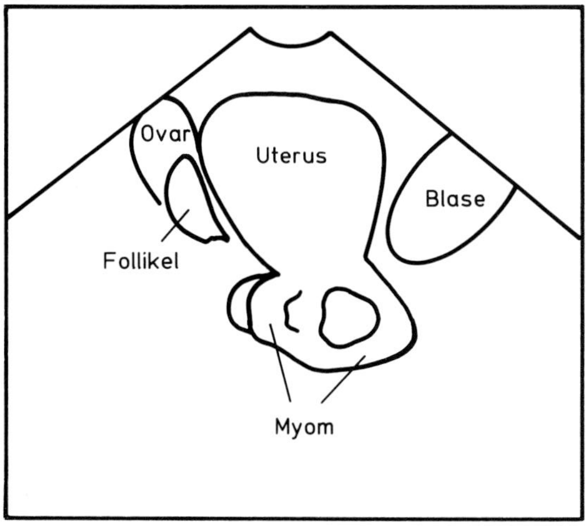
Ovar
Uterus
Blase
Follikel
Myom

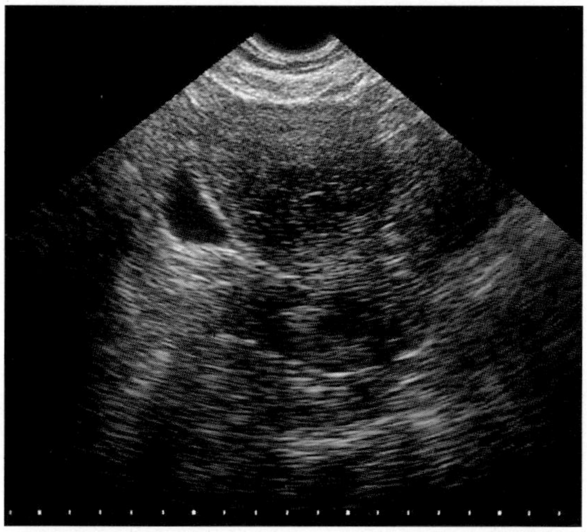

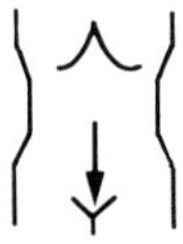

18

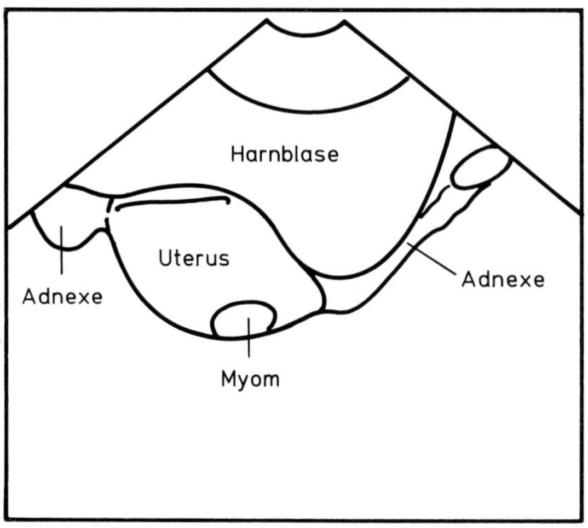
Harnblase
Uterus
Adnexe
Adnexe
Myom

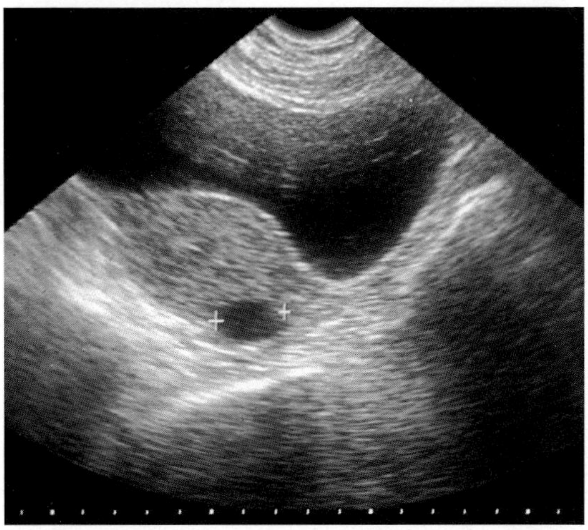

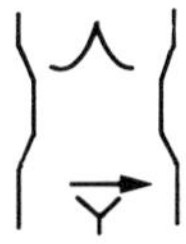

19 **Uterus myomatosus** (Längsschnitt durch den Uterus und die entleerte Harnblase)
Der Uterus ist klobig deformiert mit einzelnen reflexarmen Arealen. Derartige Erscheinungsbilder sind bei routinemäßiger Untersuchung des Unterleibs nicht selten. In den meisten Fällen ist der Befund den Patientinnen bereits bekannt.

20 **Uterus myomatosus** (Längsschnitt durch den Uterus und die entleerte Harnblase)
Der Uterus ist klobig deformiert. Wiederum weist er reflexarme und reflexreiche, z. T. knollig, z. T. schalenartig umeinander gelegte Veränderungen auf, die die Protuberanzen der Oberfläche hervorrufen. Zentral liegt das Uteruscavum mit aufgebauter Schleimhaut.

21 **Uterus myomatosus** (Längsschnitt durch das Uteruskorpus und die Harnblase)
Der Uterus ist eigentümlich deformiert, mit reflexarmen knolligen, z. T. Schallschatten gebenden Veränderungen. Myome des Uterus sind überwiegend reflexarm, können jedoch auch gemischt reflektierend und reflexkräftig sein, besonders dann, wenn sie stellenweise oder generell zu verkalken beginnen.

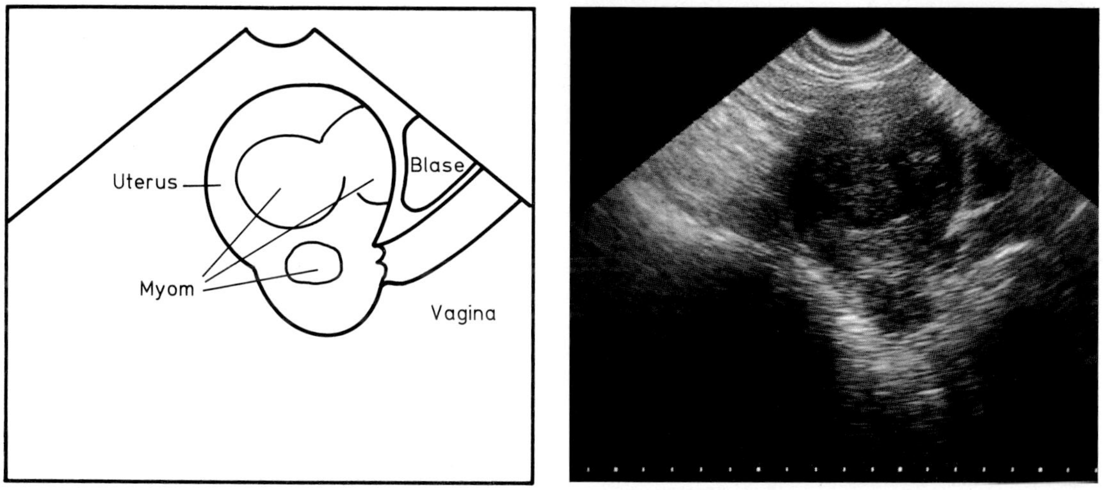
Uterus
Blase
Myom
Vagina

19

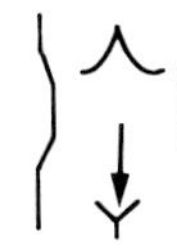

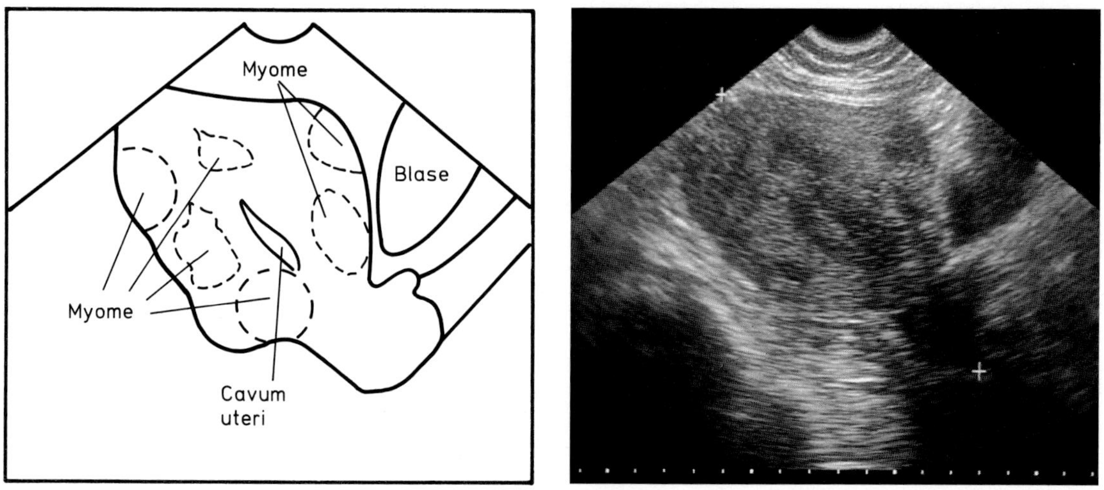
Myome
Blase
Myome
Cavum
uteri

20

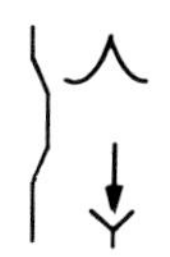

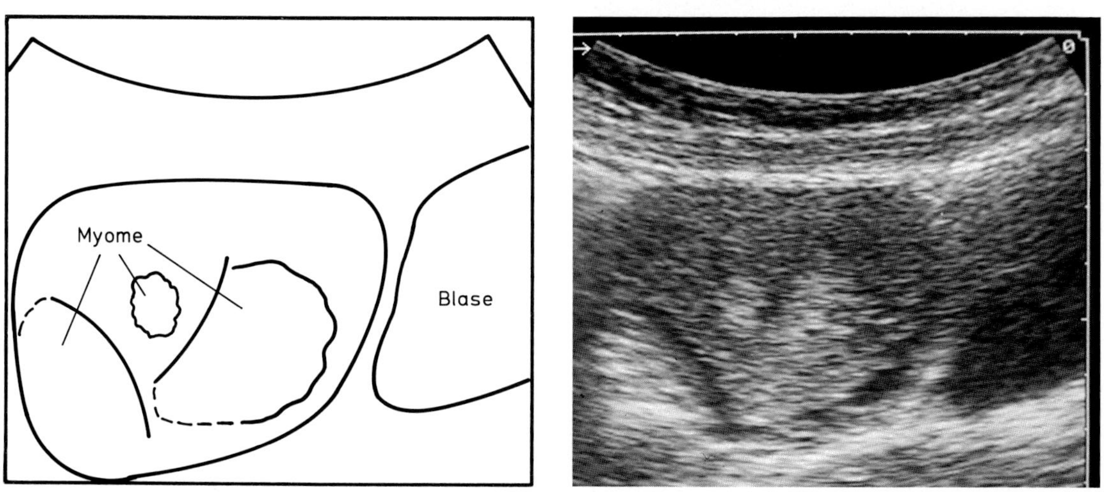
Myome
Blase

21

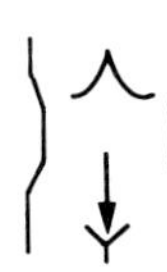

22 **Kollumkarzinom** (Querschnitt durch das kleine Becken)
Hinter der Harnblase, die weitgehend entleert ist, erkennt man den Uterus, der zentral eine reflexarme und eine reflexreiche Formation exzentrisch trägt. Bei der Patientin lag ein Kollumkarzinom vor, das durch Radiumtherapie behandelt worden war.

23 **Kollumkarzinom** (Längsschnitt durch den Unterbauch)
Hinter der Harnblase, die zur Hälfte gefüllt ist und von dorsal durch den Tumor imprimiert wird, erkennt man einen deformierten Uterus, der bereits im Bereich des Kollums aufgebläht erscheint. Dort ist ein Lumen als Resthöhle des fortgeschrittenen Kollumkarzinoms nach Radiumeinlage zu erkennen. Obwohl der Tumor auf den Uterus beschränkt schien, war bereits eine lymphogene Aussaat eingetreten.

24 **Riesiger Uterus myomatosus mit Erweichung und Vernarbung** (Unterbauchquerschnitt)
Man erkennt einen riesigen kugeligen Tumor mit reflexarmen und reflexreichen Abschnitten. Die Veränderung war zufällig anläßlich einer Oberbauchuntersuchung entdeckt worden. Palpatorisch war der Prozeß glatt und derb. Operativ handelte es sich um einen Uterus myomatosus mit Einblutungen und Vernarbungen.

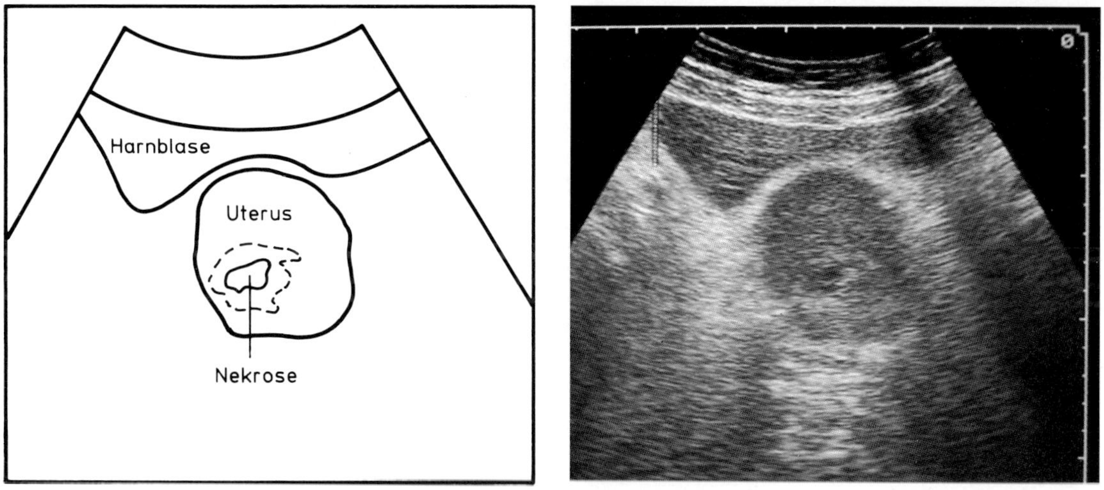
Harnblase
Uterus
Nekrose

22

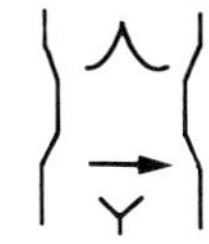

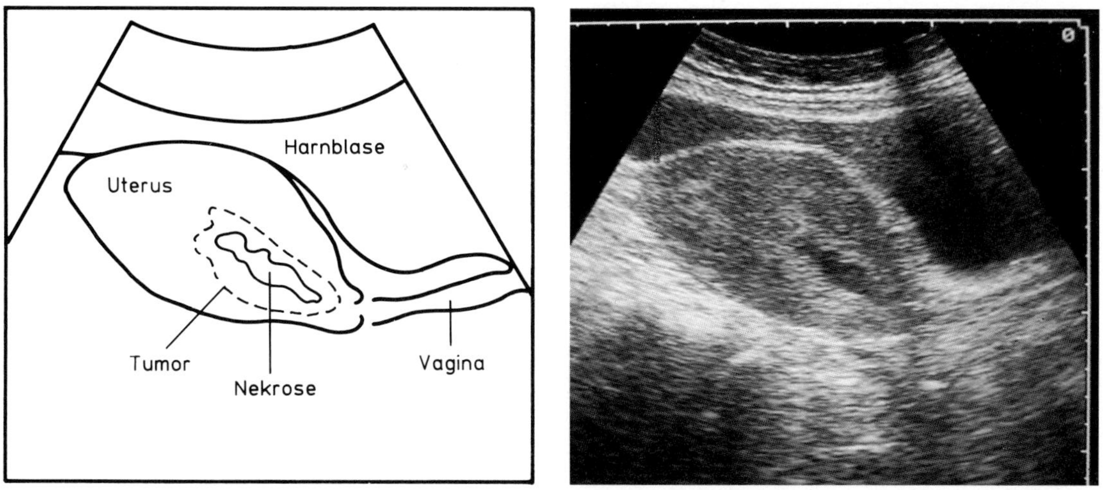
Harnblase
Uterus
Tumor
Nekrose
Vagina

23

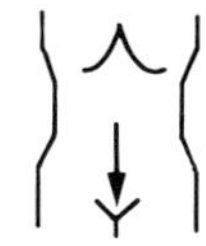

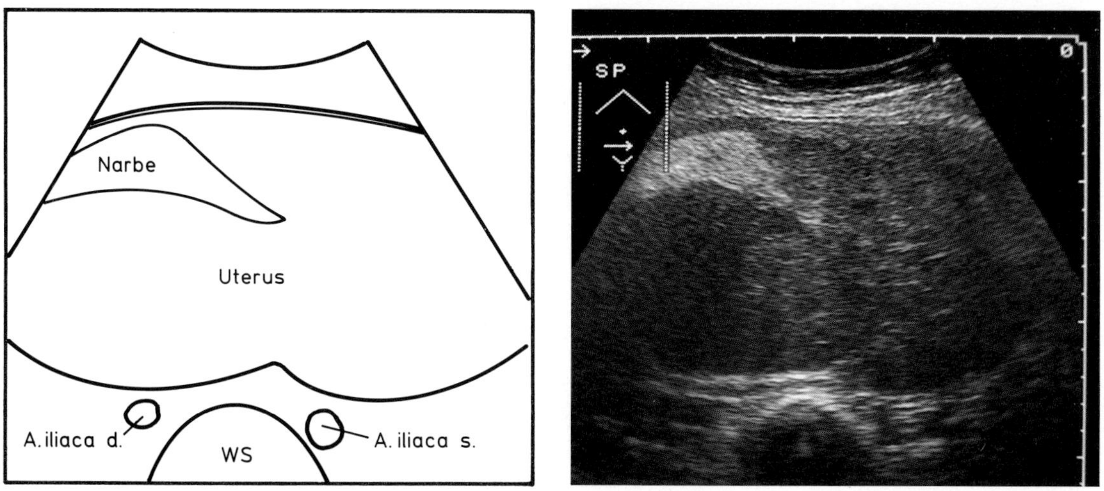
Narbe
Uterus
A. iliaca d.
A. iliaca s.
WS
SP

24

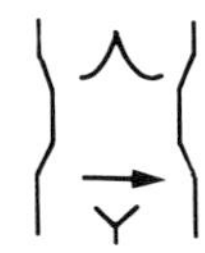

Gynäkologie

25 **Uteruskarzinomrezidiv** (Unterbauchschrägschnitt)
Nach der operativen Entfernung eines Korpuskarzinoms war es innerhalb eines Jahres zu einem Rezidiv dieses Ausmaßes gekommen: Zwei ineinander übergehende knollige Tumoren mit stellenweise liquider Einschmelzung waren zu erkennen.

26 **Ovarialzysten beidseits bei Uterus myomatosus** (Querschnitt Unterbauchmitte)
Der Uterus ist nur geringfügig verändert. Zu beiden Seiten reichen die Ovarien an das Uteruskorpus heran, linksseitig ist eine große, rechts eine kleinere zystische Veränderung nachweisbar.

27 **Ovarialkystom bei einem 14jährigen Mädchen** (Unterbauchlängsschnitt rechts)
Ohne wesentliche Beschwerden bemerkte die Patientin eine Zunahme des Bauchumfangs. Als Ursache fand sich ein riesiges, vom rechten Ovar ausgehendes Kystom, das operativ in toto entfernt werden konnte.

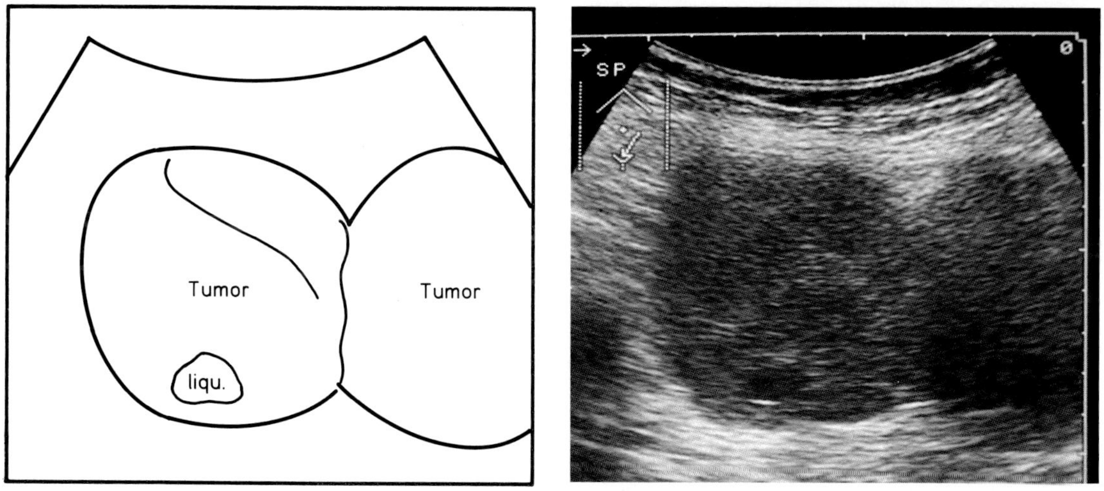

25

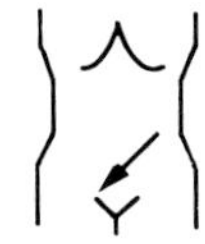

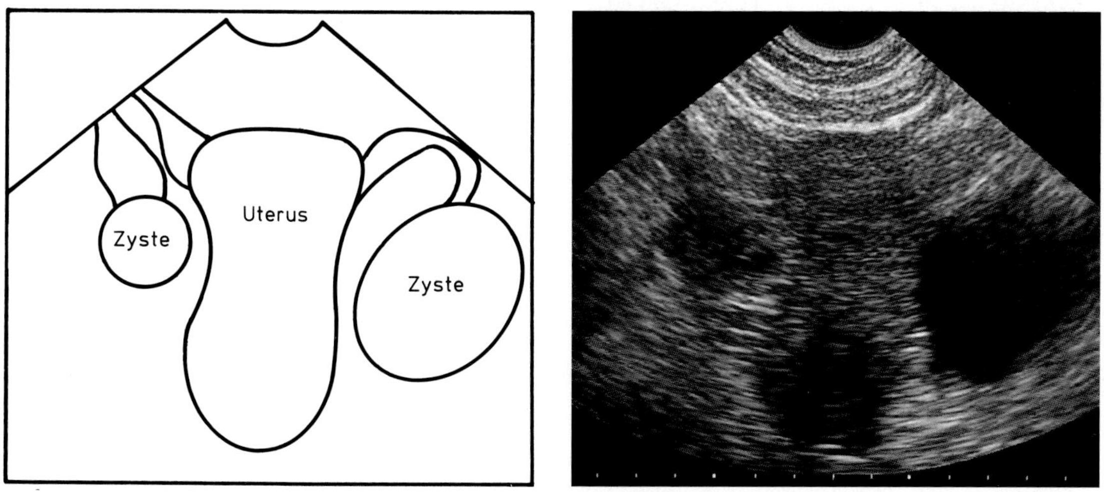

26

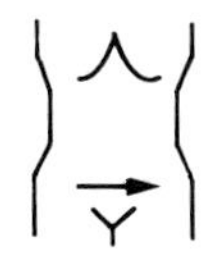

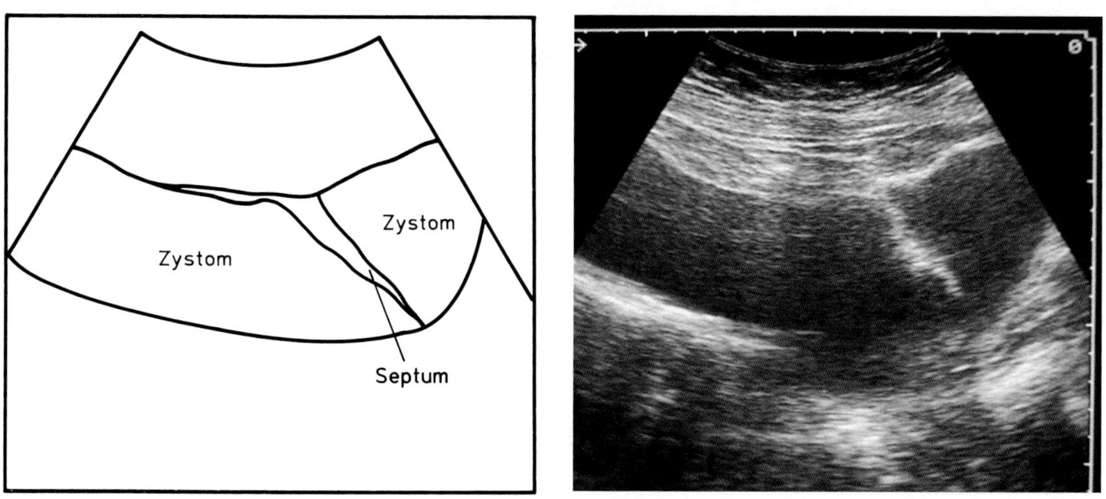

27

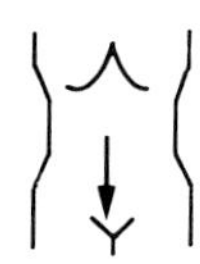

28 **Endometriose in einer Ovarialzyste** (Längsschnitt durch den Uterus in der Mittellinie)
Kranial des Uterus liegt atypisch eine Ovarialzyste von 7 cm Durchmesser. Am Boden der Zyste erkennt man einen soliden, tumorös wirkenden Prozeß, der, wie sich später herausstellte, einer Endometriose entsprach.

29 **Einblutung in eine Ovarialzyste bei Endometriose** (Unterbauchlängsschnitt)
Es handelt sich um dieselbe Patientin wie in der Voraufnahme. Bei der Patientin bestand gleichzeitig eine akute lymphatische Leukose. Während einer Phase therapiebedingter Thrombopenie kam es zur Einblutung in die Zyste. Später kam es zu einer sekundären Infektion der Zyste, so daß sie operativ entfernt werden mußte.

30 **Ovarialabszeß** (Querschnitt durch den Uterus im Uterusfundusbereich)
Während die rechten Adnexe zart erscheinen, ist auf der linken Seite eine Anschwellung der Adnexe mit reflexarmen und reflexfreien Anteilen zu erkennen. Da gleichzeitig eine septische Symptomatik bestand, wurde eine Operation angestrebt. Bei ausgedehnten entzündlichen Veränderungen im kleinen Becken, ausgehend von einem Ovarialabszeß, mußten linkes Ovar und Uterus operativ entfernt werden.

28

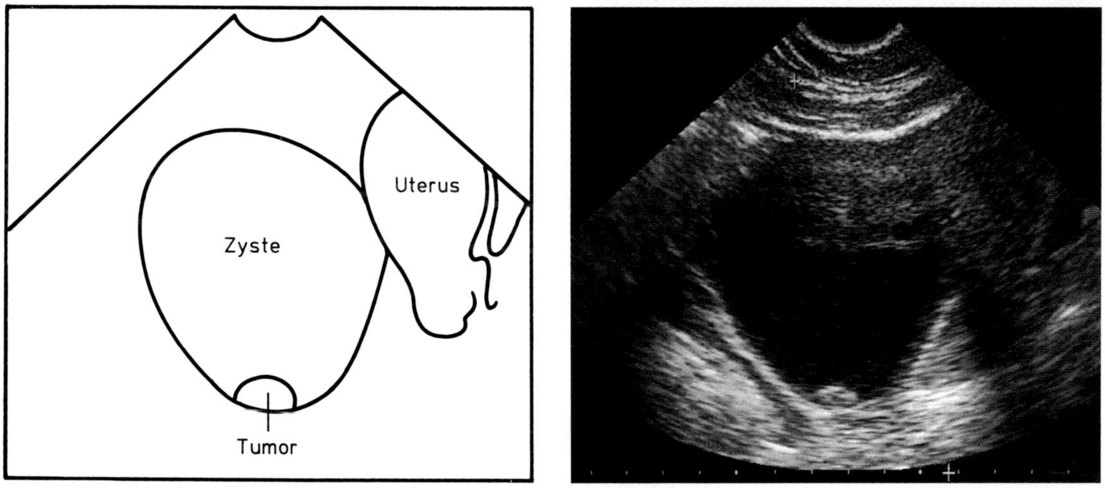

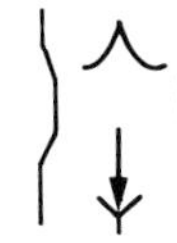

29

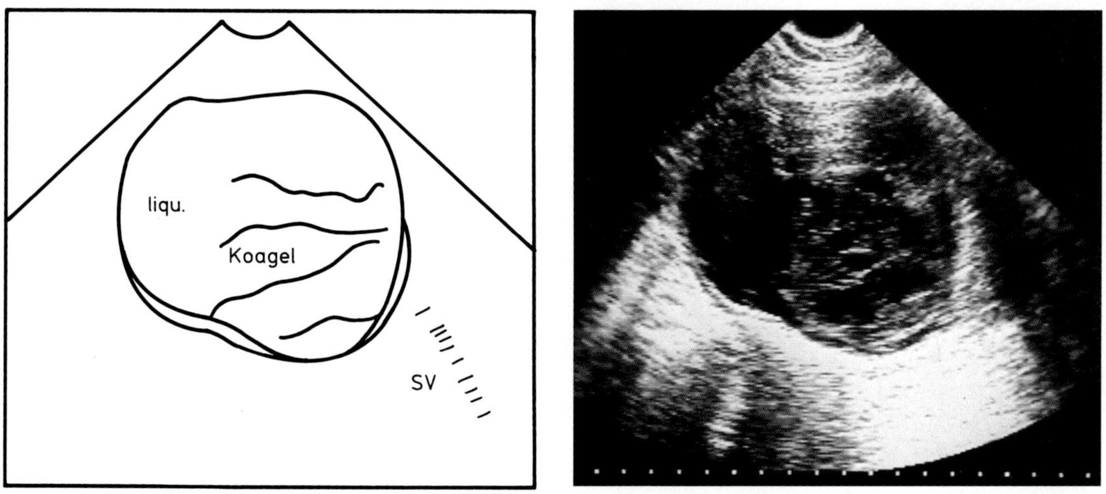

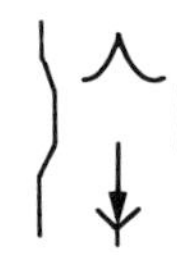

30

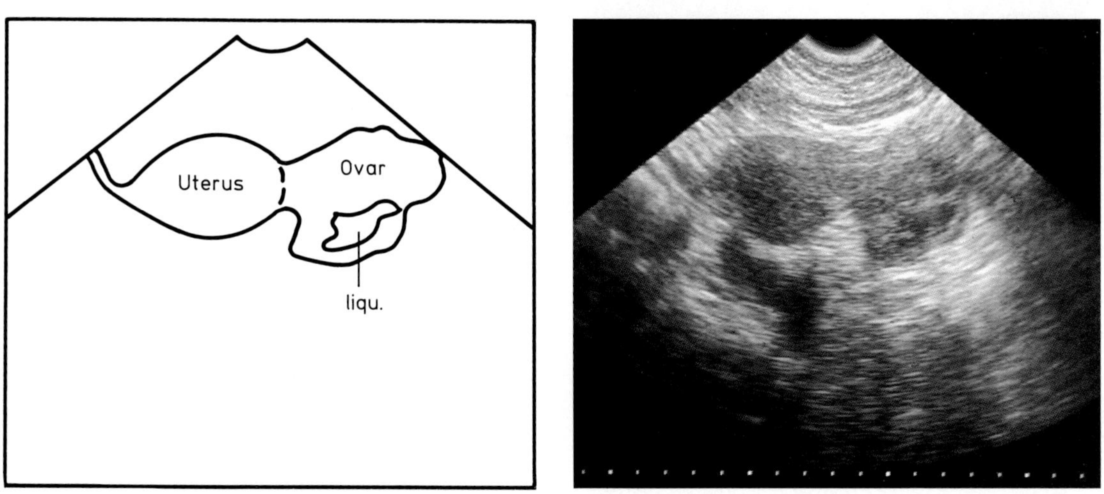

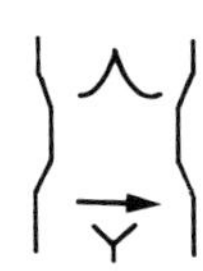

31 **Ovarialkystom** (Unterbauchlängsschnitt)
Man erkennt einen kastenförmigen zystischen Tumor, der solide und überwiegend liquide Anteile trägt, die durch zarte, stellenweise auch kräftige Septen voneinander getrennt sind. Ovarialkystome dieser Größe sind gelegentlich bei Frauen höheren Lebensalters anzutreffen. Sie wachsen langsam heran, bis eine Zunahme des Leibesumfangs auf das Vorhandensein eines Tumors hinweist. Sofern solide Anteile innerhalb des zystischen Prozesses zu erkennen sind, ist das immer ein Hinweis auf die Existenz eines malignen Tumors und somit eine dringliche Operationsindikation.

32 **Zystischer Ovarialtumor mit soliden Anteilen** (Längsschnitt durch den Unterbauch)
Man erkennt eine riesige Zyste, die gekammert ist, und an deren Basis kaudal ein solider Anteil sitzt. Es handelte sich um ein Ovarialkarzinom mit großen zystischen Anteilen.

33 **Uterus myomatosus mit Kystom** (Unterbauchquerschnitt)
Man sieht einen knollig deformierten Uterus, der reflexarme und reflexreiche Anteile enthält, sowie einen knolligen Prozeß an der Uterushinterwand, der in einen zystischen Anteil übergeht. Dabei verschwindet der zystische Anteil nahezu im Schallschatten des soliden, dem Unterus zugehörigen Prozesses. Neben einem verkalkten Uterusmyom war operativ eine Ovarialzyste nachweisbar.

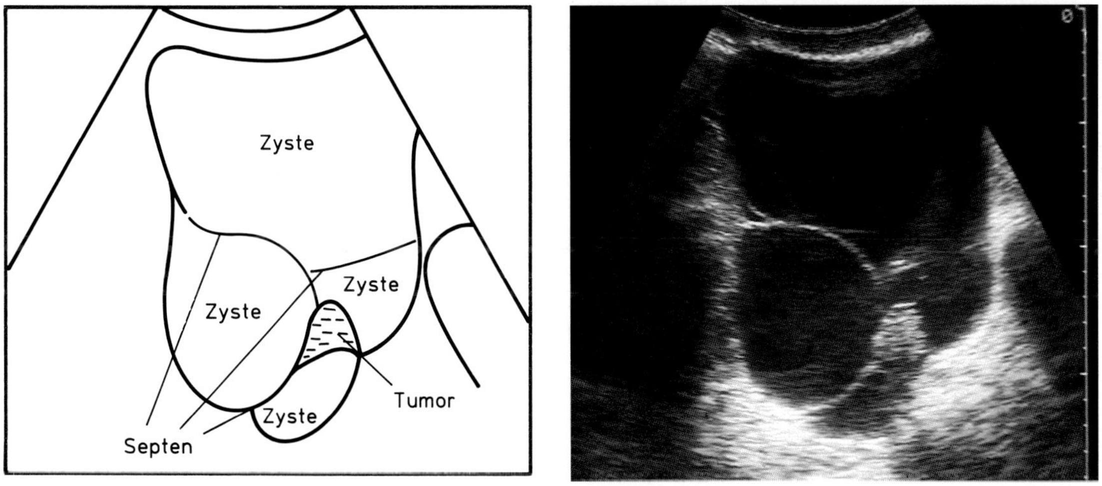
Zyste
Zyste
Zyste
Zyste
Tumor
Septen

31

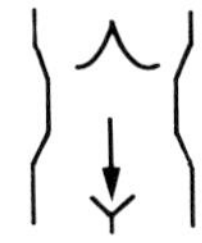

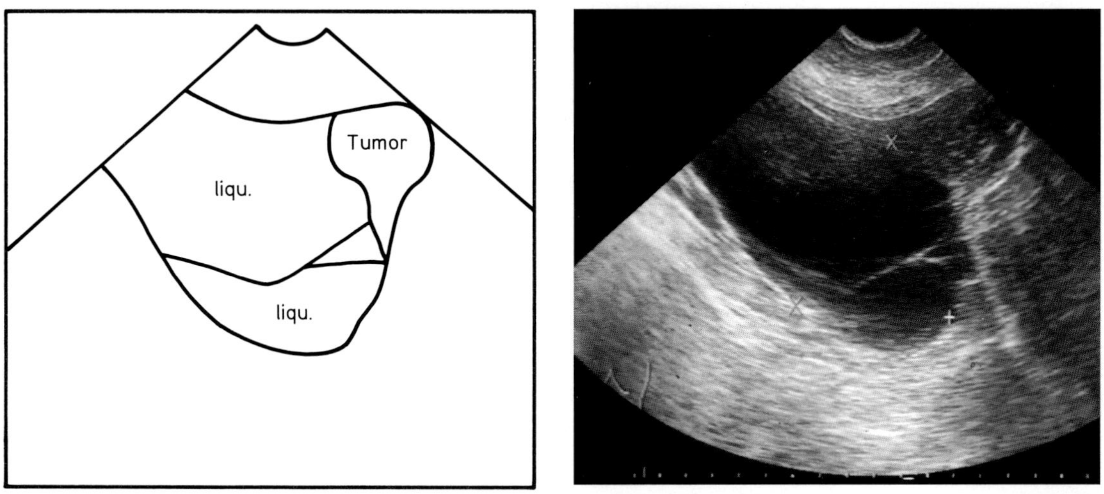
Tumor
liqu.
liqu.

32

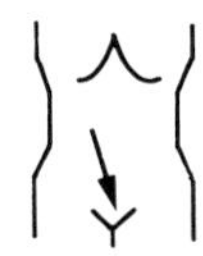

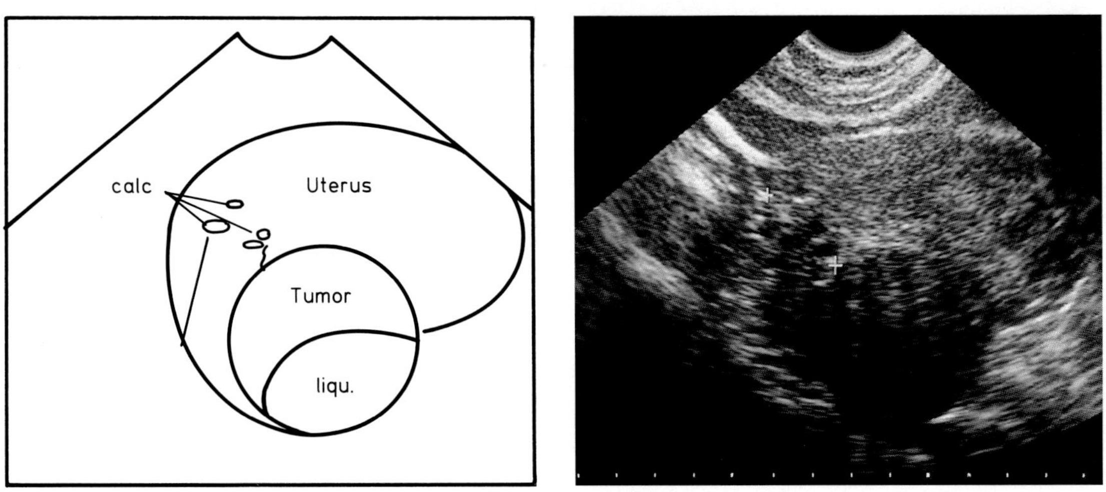
calc
Uterus
Tumor
liqu.

33

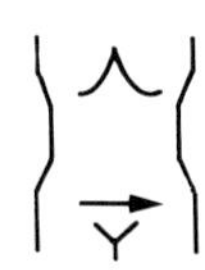

34 **Krukenberg-Tumor und Peritonealkarzinose bei Magenkarzinom** (Unterbauchlängsschnitt)
Bei dieser Patientin war auf den ersten Blick ebenfalls ein auf ein Kystom verdächtiges Gebilde zu erkennen. Bei sorgfältiger Durchmusterung sah man dann, daß, im Gegensatz zum Kystom, die Darmschlingen nicht verdrängt waren. Neben einem Ovarialtumor bestand eine Karzinomatose des Abdomens mit Verklebung, Bridenbildung und Absiedelung solider Tumoren, ausgehend von einem Magenkarzinom.

35 **Teilweise zystischer, teilweise solider Ovarialtumor** (Unterbauchlängsschnitt)
Hinter dem Uterus erkennt man einen zystischen Prozeß, der solide Wandanteile hat. Dieser zystische Prozeß hebt den Uterus etwas an und dellt ihn ein. Veränderungen dieser Art sollten mißtrauisch betrachtet und gynäkologisch weiter abgeklärt werden.

36 **Ovarialkarzinom** (Unterbauchschrägschnitt)
Der kugelige, weitgehend zystische Prozeß weist etwa zu $^1/_5$ solide Anteile auf, die die Zyste in mehrere kleine Zysten unterteilen. Zystische Veränderungen dieser Art sind hochgradig suspekt auf das Vorliegen eines malignen Prozesses. Eine operative Intervention ist notwendig.

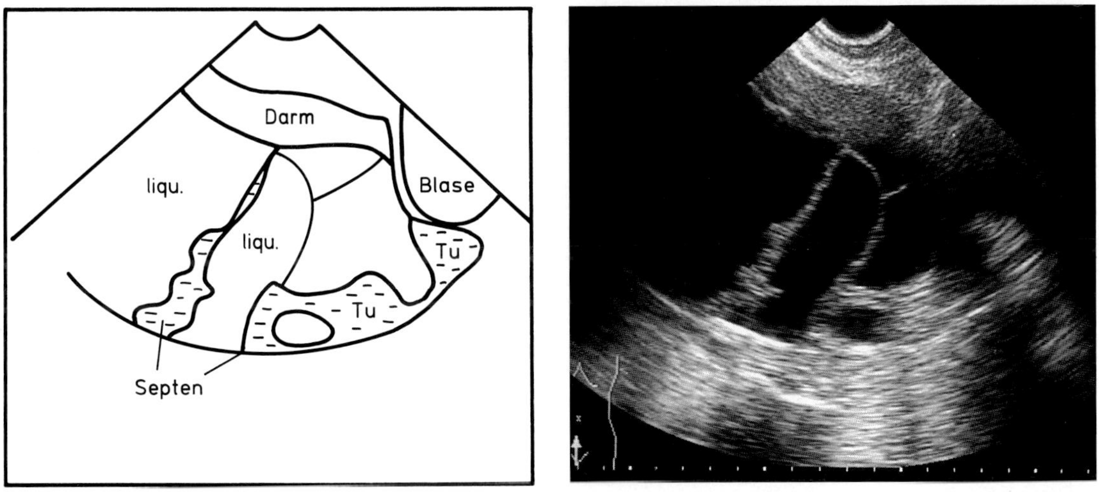
Darm
liqu.
Blase
liqu.
Tu
Tu
Septen

34

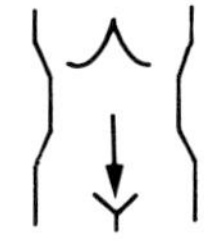

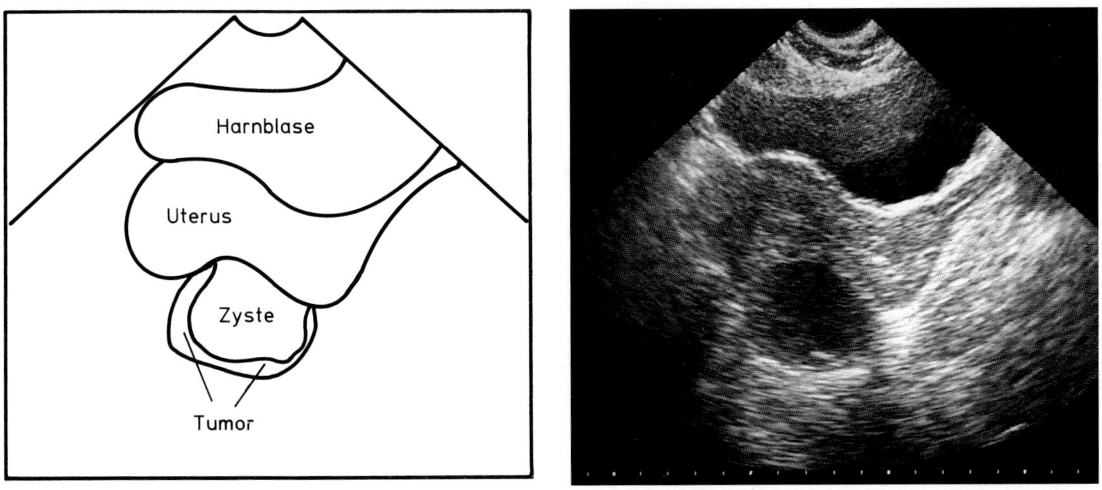
Harnblase
Uterus
Zyste
Tumor

35

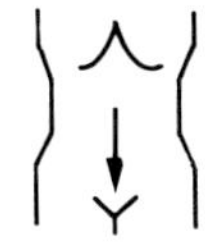

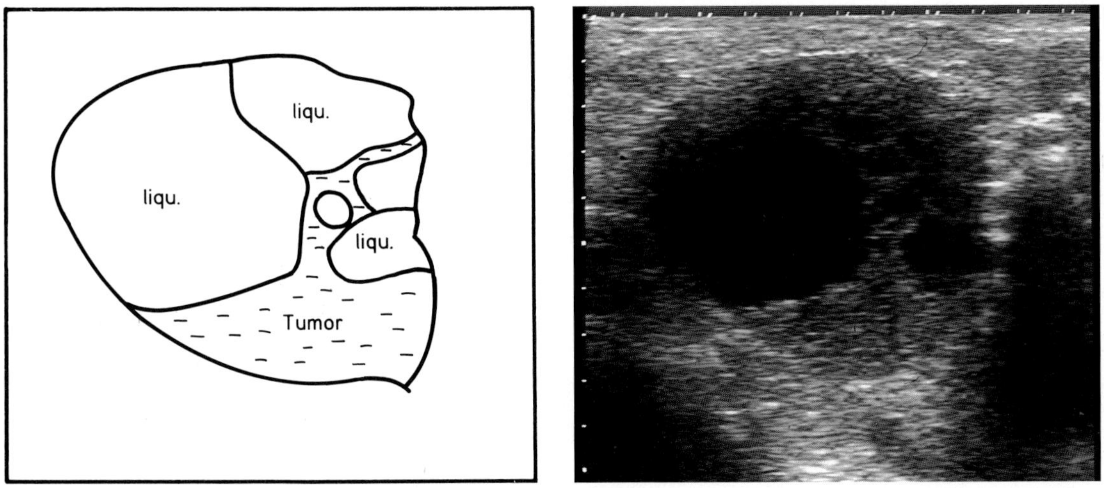
liqu.
liqu.
liqu.
Tumor

36

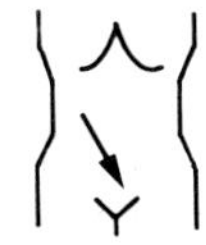

37 **Ovarialkystom** (Querschnitt oberhalb des Uterus)
In dem größeren zystischen Gebilde sind 2 ineinander liegende, kleinere zystische Veränderungen nachweisbar. Ovarialkystome dieser Beschaffenheit, noch dazu, wenn die Zystenwand unregelmäßig begrenzt ist, sind immer verdächtig auf das Vorliegen einer bereits malignen Veränderung.
Echinokokkuszysten, die aufgrund des Zystenaufbaus differentialdiagnostisch in Betracht kommen, sind in dieser Region eine Rarität.

38 **Ovarialkystom** (Längsschnitt)
Dieselbe Patientin wie in der Voraufnahme. Wiederum erkennt man solide Anteile der Ovarialkystomwand als Hinweis auf eine maligne Veränderung des Tumors. Am Boden der Zyste Detritus oder Blutkoagel als Zeichen einer vorausgegangenen Einblutung.

39 **Mesenchymales Chondrosarkom der Beckenwand** (Unterbauchlängsschnitt rechts)
Auch dieser solide, teilweise zystische Tumor war zufällig entdeckt worden. Die großen soliden Anteile ließen ein malignes Wachstum vermuten. Operativ stellte sich überraschend der obengenannte histologische Befund heraus. Wie überall, ist es auch im gynäkologischen Bereich nicht möglich, sonographisch Artdiagnosen von Tumoren zu stellen. Je größer der Tumor, desto weniger sicher gelingt zudem die Organzuordnung.

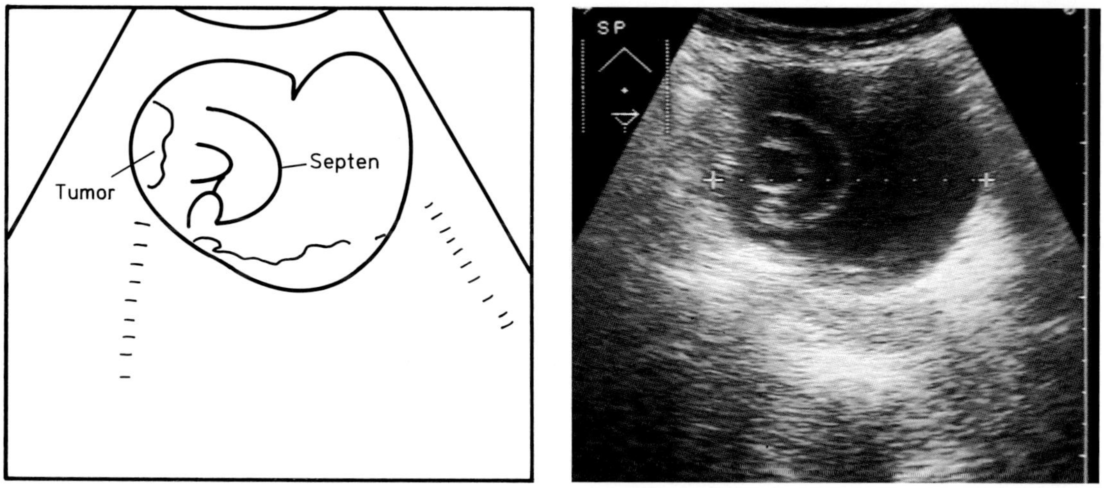

37

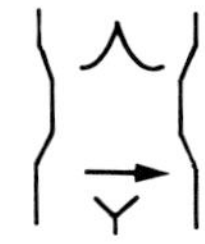

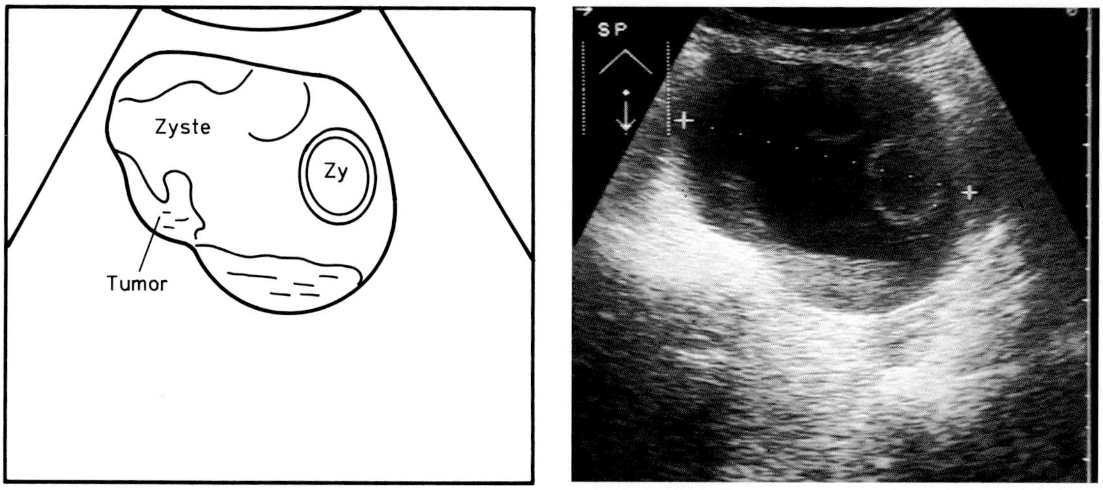

38

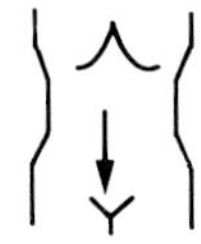

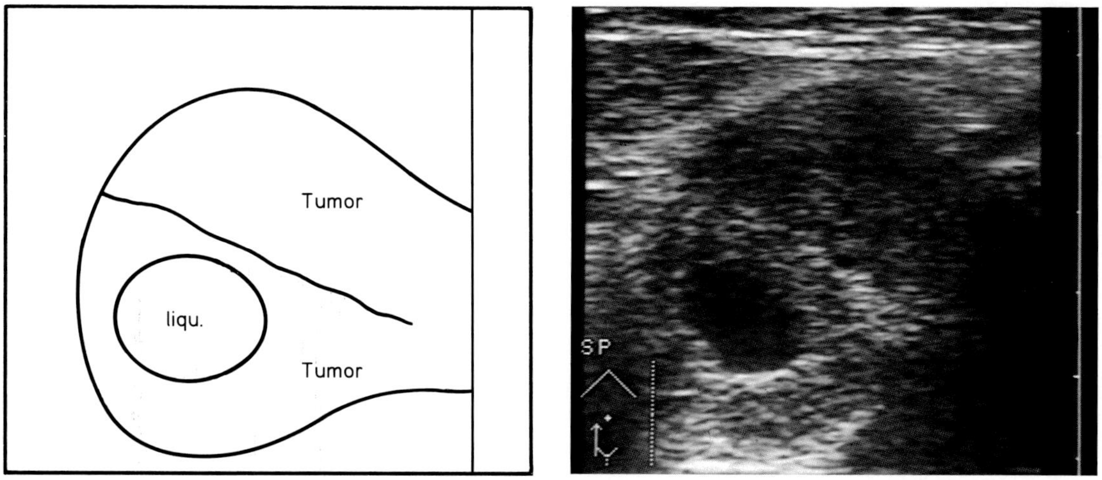

39

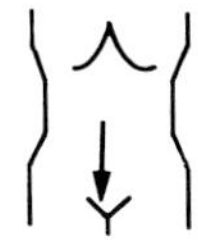

Gynäkologie

Literatur

Baird AM, Beckly DE, Ross FGM (1977) The ultrasound diagnosis of hydatidiform mole. Clin Radiol 28:637–645

Bernaschek G (1987) Die endosonographische Diagnostik bei Uterusmalignomen. Ultraschall 8:160–165

Fleischer AC, Daniell JF, Rodier J, Lindsay AM, James AE (1981) Sonographic-monitoring of ovarian follicular development. JCU 9:275–280

Funduk-Kurjak B, Kurjak A (1982) Ultrasound monitoring of follicular maturation and ovulation in normal menstrual cycle and in ovulation induction. Acta Obstet Gynecol Scand 61:329–335

Hackelöer BJ, Fleming R, Robinson HP, Adam AH, Coutts JRT (1979) Correlation of ultrasonic and endocrinologic assessment of human follicular development. Am J Obstet Gynecol 135:122–128

Henkel B (1981) Ultrasonographische Differentialdiagnostik in der Gynäkologie und Frühgravidität. Elektromedica 1:2–9

Hötzinger H, Atzinger A, Ries G (1983) Transrektale Ultraschalltomographie des weiblichen Genitales: Erste Ergebnisse. Roentgenpraxis 36:387–391

Kratochwil A (1978) Obstetrics – gynecology. In: De Vlieger M (ed) Handbook of clinical ultrasound. Wiley H, New York, pp 109–249

Kratochwil A (1979) Sonographie: Grundlagen und Indikationen in der Geburtshilfe. Diagnostik 12:279–282

Lawson T, Albarelli J (1977) Diagnosis of gynecologic pelvic masses by Gray scale ultrasonography: analysis of specificity and accuracy. AJR 128:1003–1006

Miller EI, Thomas RH, Lines P (1976) The atrophic postmenopausal uterus. J Clin Ultrasound 5/4:261–263

Moyle JW, Rochester D, Sider L, Shrock K, Krause P (1983) Sonography of ovarian tumors: Predictability of tumor type. AJR 141:985–991

O'Herlihy C, De Crespigny LJC, Robinson HP (1980a) Monitoring ovarian follicular development with real-time ultrasound. Br J Obstet Gynaecol 87:613–618

O'Herlihy C, De Crespigny LJC, Lopata A, Johnston J, Hoult J, Robinson H (1980b) Preovulatory follicular size: A comparison ultrasound and laparoscopic measurements. Fertil Steril 34:24–26

Parisi L, Tramonti M, Derchi LE, Casciano S, Zurli A, Rocchi P (1984) Polycystic ovarian disease: Ultrasonic evaluation and correlations with clinical and hormonal data. JCU 12:21–26

Phroinen O (1975) Uterine growth and foetal development in the first half of normal pregnancy. Acta Obstet Gynecol Scand [Suppl] 46:1–60

Reuter K, Cohen S, Daly D (1987) Ultrasonic presentation of gigant hydrosalpinges in asymptomatic patients. J Clin Ultrasound 15:45–50

Sukov RJ, Whitcomb MJ (1981) Rapid oral hydration: a cause of pelvic fluid collections at sonography. JCU 9:115–118

Taylor KJW (1975) Grey-scale ultrasoundimaging: diagnosis of metastatic secreting cystadenocarcinoma of the ovary. Br J Radiol 48:937–939

Van Rees D, Bernstine RL, Crawford W (1981) Involution of the postpartum uterus: an ultrasonic study. JCU 9:55–57

Zemlyn S (1981) The length of the uterine cervix and its significance. JCU 9:267–269

Mamma

Auch dieses Kapitel soll nur eine Einführung in die Möglichkeiten der sonographischen Mammadiagnostik sein, wie sie sich im Rahmen der Untersuchung mit konventionellen Geräten für die abdominelle und die Halsdiagnostik anbietet. Bezüglich einer ausführlichen Darstellung der sonographischen Mammadiagnostik sei auf spezielle Lehrbücher verwiesen.

Indikationen: Differenzierung und exakte Größenbestimmung palpabler oder mammographisch nachgewiesener, umschriebener Veränderungen der Mamma (solide-zystisch).
Begrenzung der Mammadiagnostik durch den Nachweis zystischer Veränderungen.
Primärtumorsuche.
Ultraschallgezielte Punktion.
Verlaufsbeobachtung benigner oder zytologisch nicht eindeutiger Veränderungen.

Aussagekraft: Mit Schallköpfen, die eine Frequenz von 5 MHz und darüber haben, gelingt eine Erkennung von Zysten und ihre Unterscheidung von soliden Tumoren ab einer Größe von 3 mm. Ab 0,5–1 cm Durchmesser ist eine sichere Unterscheidung möglich. Eine Unterscheidung zwischen benigne und maligne gelingt nur im Falle der Existenz der typischen Malignitätskriterien.

Malignitätsmerkmale solider Mammaveränderungen:
- Unebenmäßige Form
- Unscharfe Kontur
- Reflexreicher Randsaum
- Inhomogenes Reflexmuster (teils reflexarm, teils reflexreich)
- Schallabsorption
- Infiltration der Umgebung
- Fehlende Kompressibilität
- Schallphänomen durch Kompression nicht zu verändern

Grenzen: Eine histologische Differenzierung umschriebener solider Mammaveränderungen ist nicht möglich, insbesondere, wenn die Malignitätscharakteristika nicht oder unvollständig ausgebildet sind. Die Region unmittelbar hinter der Mamille ist eingeschränkt beurteilbar. Screening-Untersuchungen der Mamma werden z.T. empfohlen, sind jedoch zeitaufwendig und weiterhin ineffektiv.

Untersuchungsablauf: Die Patientin wird in leichter Links- oder Rechtsseitenlage untersucht. Die Mamma sollte der jeweiligen Thoraxhälfte so aufliegen, daß die Mamille das geometrische Zentrum der Mamma bildet. Die Patientin nimmt den Arm der zu untersuchenden Seite nach oben, die Hand unter den Kopf. Die Untersuchung wird unter leichter Kompression mit dem Applikator durchgeführt. Zur Dokumentation sind die Quadrantenangabe sowie die exakte Applikatorstellung, z.B. der Abstand zum Sternum, zur Klavikula und zu der 2. bis 6. Rippe, notwendig.

Besondere Hinweise und Tips: Die Untersuchung der Mamma mit der sog. Immersionsmethode ist heute weitgehend verlassen zugunsten der weniger aufwendigen Untersuchung mit konventionellen 5-MHz-real-time-Geräten. Auch auf eine Wasservorlaufstrecke wird heute meist verzichtet. Die Direktankopplung des Applikators an die Mamma erlaubt eine dosierte Kompression der Mamma mit zusätzlichen diagnostischen Aussagen sowie eine Markierung umschriebener Veränderungen für eine evtl. anschließende Punktion.

Mamma

1 **Normale Brustdrüse einer jungen Frau** (Längsschnitt durch die rechte Mamma)
Die Patientin ist in leichter Linksseitenlage so plaziert, daß die rechte Mamma der Thoraxwölbung aufliegt. Der Längsschnitt erfolgt in Höhe der Mamille mit einem Parallelscanner mit einer Frequenz von 5 MHz. Der Applikator wird etwas an die Brust angedrückt, so daß man die Kompressibilität des Gewebes beurteilen kann. Dadurch wird die Mamille z.T. in den Brustdrüsenkörper imprimiert. Der Drüsenkörper stellt sich als gleichmäßig bis etwas scheckig gemustertes, halbkreisförmiges Gebilde dar, umgeben von Fettgewebe, der zarten Muskulatur und der Haut. Durch die Kompression wird die Oberfläche der Brust abgeflacht. Hinter dem Brustdrüsenkörper erkennt man die Faszie und die Pektoralismuskulatur, eine Rippe mit Schallschatten und die Pleura mit der dahinter liegenden Totalreflexion durch die thorakale Luft. Die Brust wird in dieser Position in parallel verschobenen Längs- und Querschnitten durchuntersucht. Trotzdem ist die Reproduzierbarkeit eines entdeckten Befundes schwer, da auch kleine Mammae bei Kontrolluntersuchungen nie in die identische Position zu bringen sind.

2 **Voluminöse Mamma** (Längsschnitt durch die rechte Mamma)
Die sehr große Mamma ist nicht vollständig in einem Bildausschnitt abzubilden. Die kräftige Mamille wird in den Drüsenkörper eingedrückt, weshalb dort nicht nur eine reflexarme Formation entsteht, sondern auch eine unübersichtliche Region mit Schallschattenbildung durch die imprimierte Mamille und die unvollständige Ankopplung neben der Mamille. Hinter der Haut und dem Fettgewebe liegt der sehr große reflexverminderte Drüsenkörper vor einem kräftigen M. pectoralis.

3 **Große Mamma einer Frau in der Postmenopause** (Schrägschnitt)
Die Mamma ist nur zur Hälfte im Bild. Die Haut und das Fettgewebe sind 1 cm dick, dahinter liegt der sehr kräftige Drüsenkörper vor der Pektoralismuskulatur, die ebenfalls mit einer Dicke von 2 cm für das Alter sehr ausgeprägt ist. Die Aufnahme erfolgte schräg durch die Mamma im 5. Interkostalraum, weshalb keine Rippe zur Abbildung kommt.

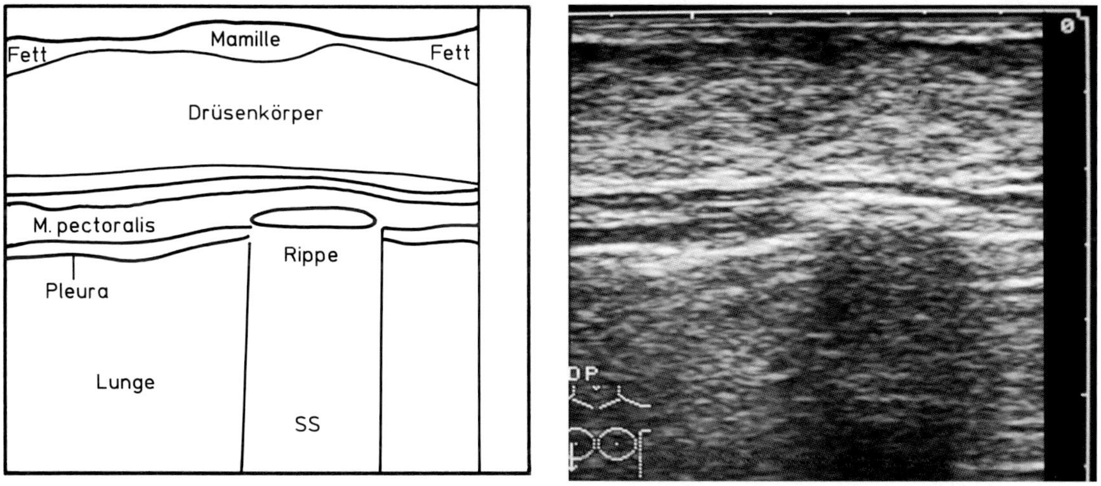
Mamille
Fett
Fett
Drüsenkörper
M. pectoralis
Rippe
Pleura
Lunge
SS

1

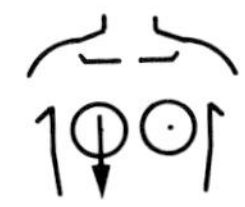

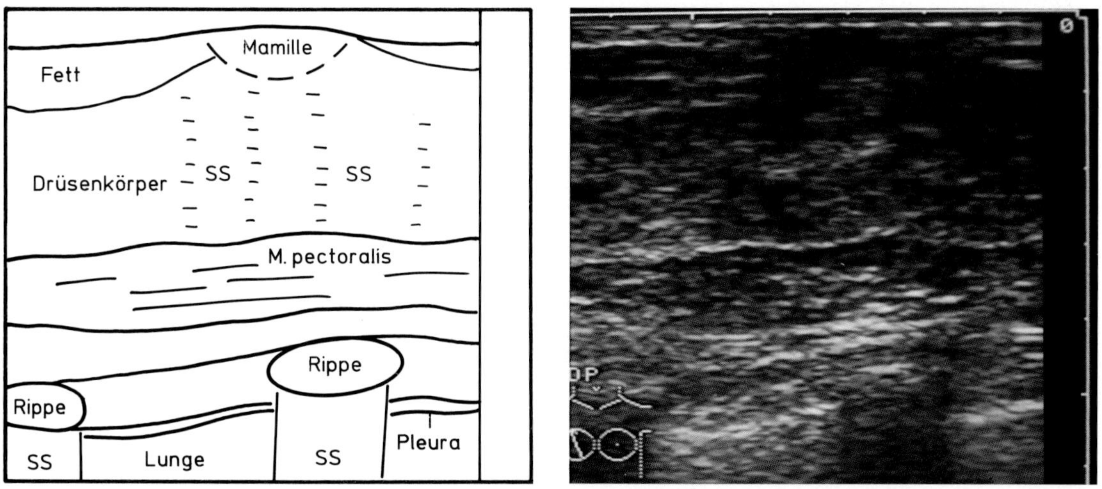
Mamille
Fett
Drüsenkörper
SS
SS
M. pectoralis
Rippe
Rippe
Pleura
SS
Lunge
SS

2

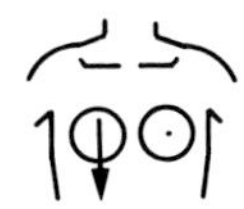

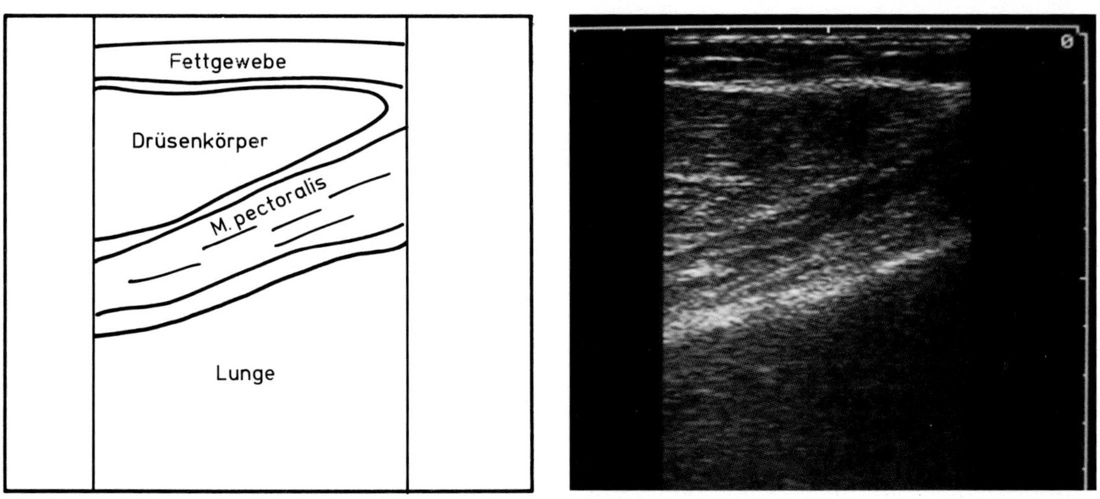
Fettgewebe
Drüsenkörper
M. pectoralis
Lunge

3

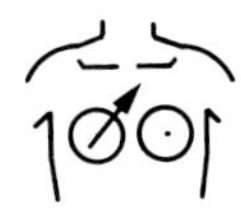

4 **Voluminöse Brustdrüse einer Frau in der Postmenopause** (kaudaler Anteil, Schrägschnitt)
In Fortsetzung der Schnittebene der Voraufnahme erkennt man, daß kaudal das Fettgewebe nicht dicker wird, die Pektoralismuskulatur ist bis zu 2 cm dick. Der Brustdrüsenkörper ist gleichmäßig reflexkräftig angelegt, umschriebene Veränderungen fehlen.

5 **Gynäkomastie** (Schrägschnitt rechte Mamma)
Bei einer Gynäkomastie erkennt man grundsätzlich denselben Aufbau, wie man ihn bei einer weiblichen Brust antrifft. Hinter der imprimierten Mamille liegt der kleine Drüsenkörper vor der kräftigen Pektoralismuskulatur. Begrenzt wird das Drüsenkörpergewebe durch die Haut und das subkutane Fettgewebe.

6 **Mammazyste** (Schrägschnitt durch die rechte Mamma)
Innerhalb des Drüsenkörpers etwas oberhalb der Mamille erkennt man eine kugelige, etwas über 2 cm große, glatt begrenzte, reflexlose Veränderung mit distaler Schallverstärkung. Wie überall sind Zysten sonographisch am besten darstellbar und von Raumforderungen anderer Beschaffenheit allein aufgrund der sonographischen Kriterien (glatte Begrenzung, Reflexlosigkeit, distale Schallverstärkung) abgrenzbar. Aus diesem Grund ist es sinnvoll, tastbare Knoten der Mamma zunächst zu sonographieren. Handelt es sich eindeutig um Zysten mit glatter Begrenzung und ohne jeden Inhalt, der für das Vorliegen eines Zystenwandkarzinoms spricht, kann auf eine Mammographie verzichtet werden. Die Zyste kann sonographisch gezielt punktiert werden.

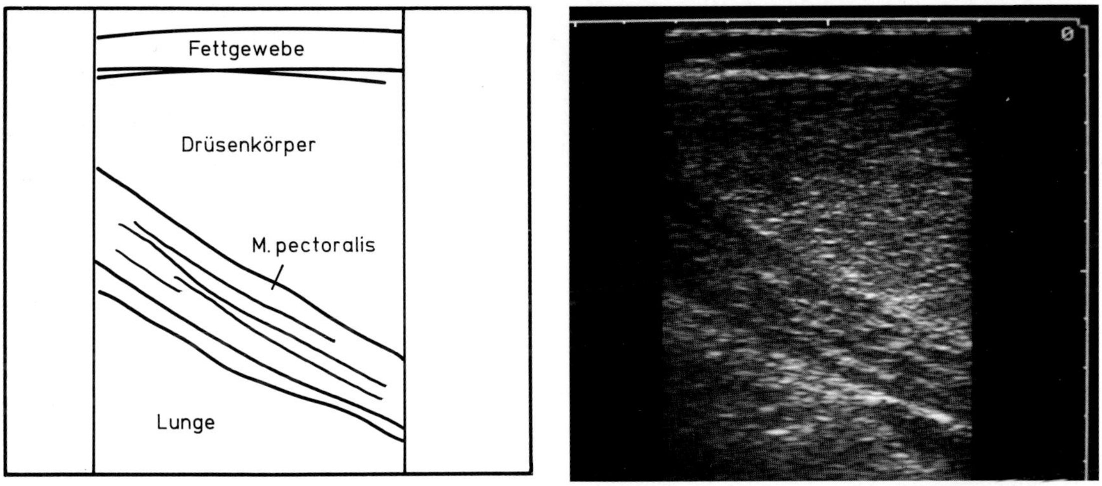
Fettgewebe
Drüsenkörper
M. pectoralis
Lunge

4

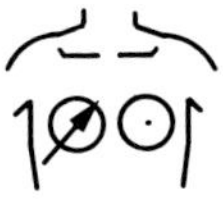

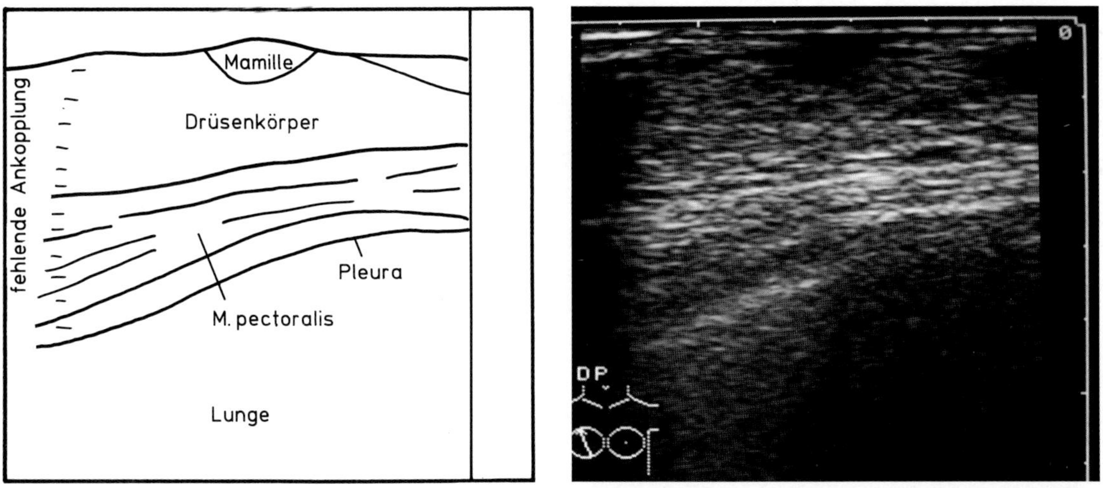
Mamille
Drüsenkörper
fehlende Ankopplung
Pleura
M. pectoralis
Lunge

5

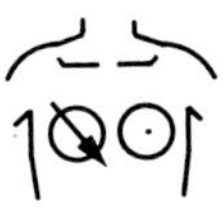

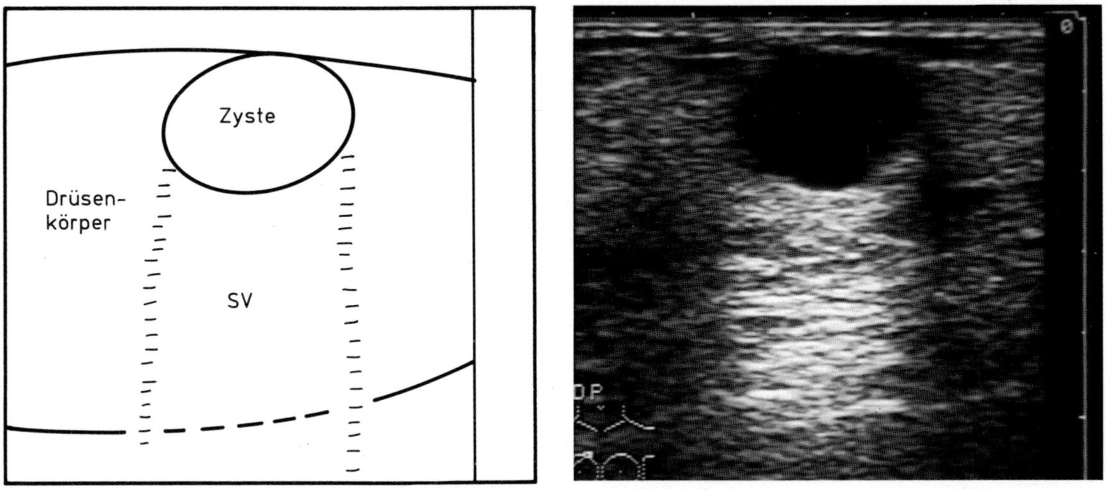
Zyste
Drüsen-
körper
SV

6

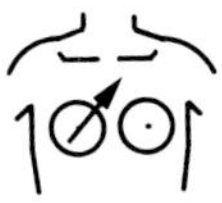

7 **Mammazyste mit scheinbarer Kompression der Umgebung** (Längsschnitt durch die linke Mamma)
Je größer der Applikator, um so mehr Mammagewebe ist innerhalb eines Untersuchungsgangs im Bild zu erfassen. Dieser Applikator hat eine Länge von 8 cm, weshalb die hier dargestellte eher kleine Mamma nahezu vollständig im Bild erscheint. Die tastbare Raumforderung lateral der Mamille stellte sich dabei als Zyste heraus. Durch das Andrücken des Schallkopfs wird das Gewebe komprimiert, die prallelastische Zyste jedoch nur etwas verformt, das umgebende Gewebe stärker komprimiert. Vermindert man den Kompressionsdruck, erscheint das umgebende Gewebe identisch mit dem des restlichen Drüsenkörpers.

8 **Kleine Zyste in kleiner Mamma** (Querschnitt durch die rechte Mamma)
Bei dieser 45jährigen Frau bestand ein relativ kleiner Drüsenkörper bei kräftigem Fettgewebe. Es war kranial der Mamille eine kleine Raumforderung von 1 cm Durchmesser zu palpieren. Sonographisch entsprach dieser Prozeß einer Zyste. Wiederum ist diese durch die Kompression etwas verformt, d. h. oval, die Konturen sind jedoch glatt; die distale Schallverstärkung ist eindeutig und nimmt mit der Größe der Zyste zu. Bei starker Kompression und Abflachung der Zyste nimmt die distale Schallverstärkung ab.

9 **Fibroadenom der Mamma** (Querschnitt oberhalb der Mamille)
Innerhalb einer kleinen Mamma einer 46jährigen Patientin war ein kleiner Knoten zu tasten, der einem soliden reflexarmen ovalen Gebilde entsprach, das etwas kompressibel war, distal keine Schallverstärkung aufwies, jedoch eine glatte Kontur. Das Reflexmuster war gleichmäßig reflexarm. Der Tumor schien sonographisch gutartig. Sicherheitshalber wurde eine Probeexzision entnommen. Der sonographisch 19 mm große Knoten entsprach einem 12 mm großen Fibroadenom der Mamma.

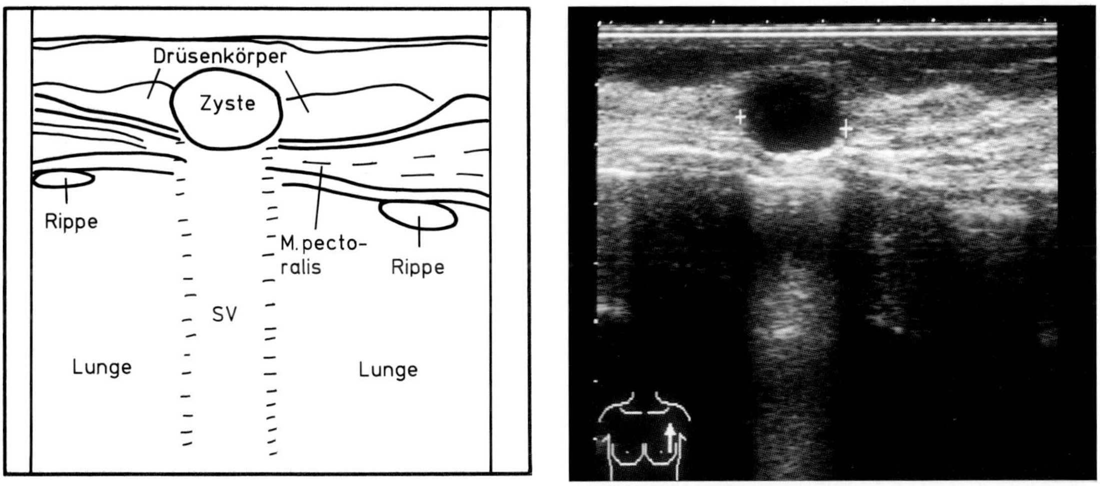
Drüsenkörper
Zyste
Rippe
M. pecto-
ralis
Rippe
SV
Lunge
Lunge

7

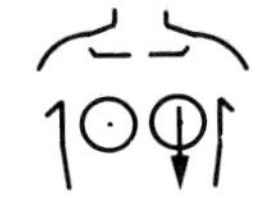

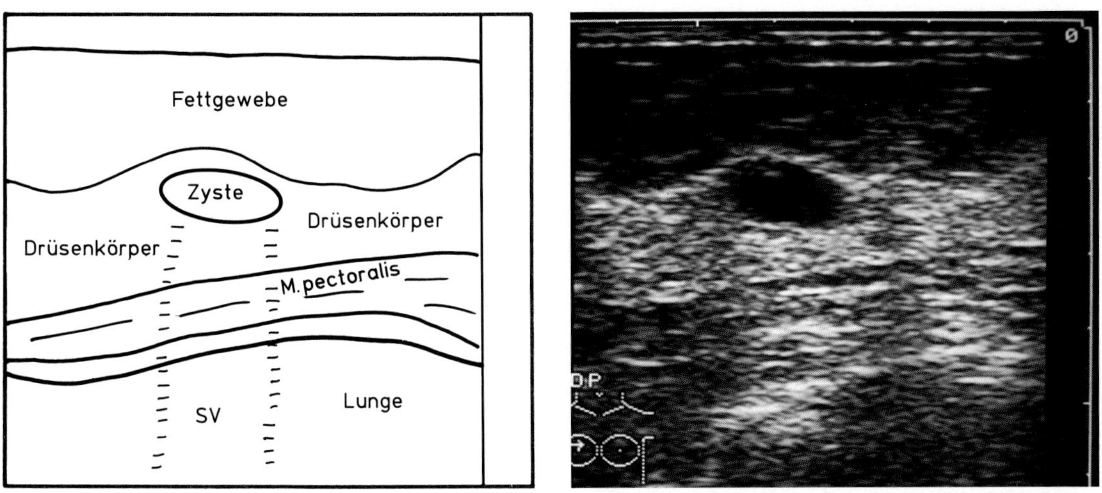
Fettgewebe
Zyste
Drüsenkörper
Drüsenkörper
M. pectoralis
SV
Lunge

8

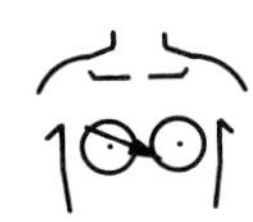

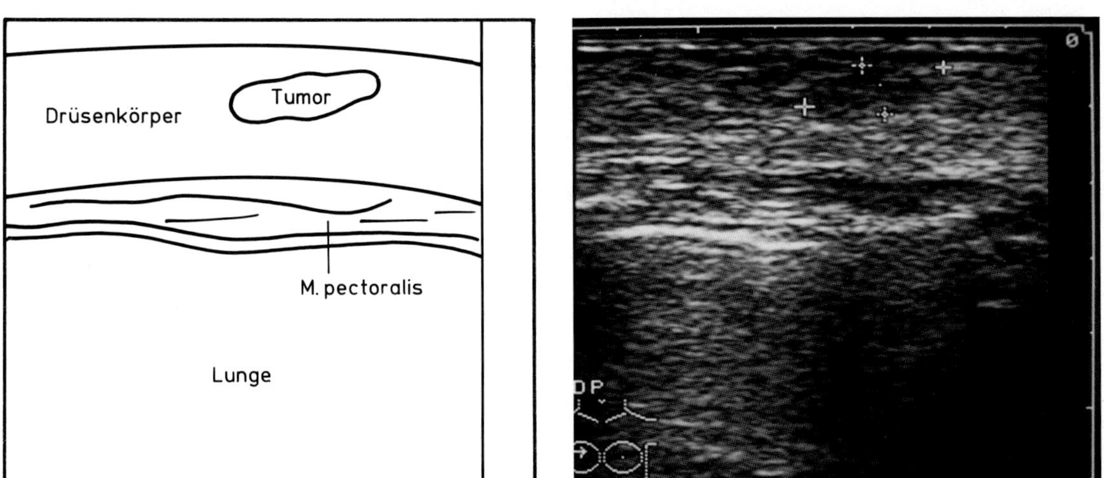
Tumor
Drüsenkörper
M. pectoralis
Lunge

9

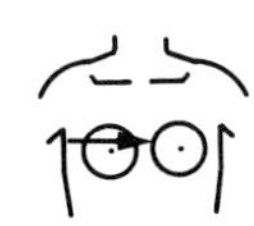

10 **Fibrom der Mamma** (Längsschnitt durch die Mamillenregion)
Der Brustkörper ist vom Fettgewebe und der Pektoralismuskulatur umgeben. Etwas kaudal der Mamille erkennt man einen unscharf begrenzten, 1 cm großen, reflexarmen Knoten ohne distale Schallverstärkung. Der Prozeß war suspekt, entsprach jedoch mammographisch eher einem Fibroadenom. Auf eine PE wurde auf Wunsch der Patientin verzichtet, der Prozeß hat inzwischen an Größe nicht zugenommen.

11 **Duktales Karzinom der linken Mamma** (Schrägschnitt oberhalb der Mamille)
Innerhalb des reflexkräftigen Drüsenkörpers erkennt man einen kugeligen, in den kaudalen Anteilen nicht scharf begrenzten, nach lateral mit Ausläufern endenden, reflexarmen Prozeß mit zarter distaler Schallschwächung. Bei der Kompression mit dem Applikator war der Prozeß nicht verformbar und auch innerhalb des Gewebes nicht verschiebbar. Somit lagen mehrere Malignitätskriterien vor. Der sonographische Befund wurde histologisch bestätigt. Der sonographische Eindruck einer möglichen Invasion in die Pektoralismuskulatur war operativ nicht zu bestätigen.

12 **Mammakarzinom mit Invasion der Pektoralismuskulatur** (Interkostalschnitt)
Innerhalb des sehr kleinen Drüsenkörpers, der von kräftigem Fettgewebe bedeckt ist, erkennt man hinter der Mamille einen reflexarmen, unregelmäßig begrenzten, sich durch den ganzen Drüsenkörper ausdehnenden Prozeß, der in die Pektoralismuskulatur einwächst. Einzelne Anteile des Tumors sind reflexreich, während der überwiegende Teil reflexarm ist. Der reflexreiche Anteil zeigt einen zarten Schallschatten. Diagnose und Invasion wurden operativ bestätigt.

10

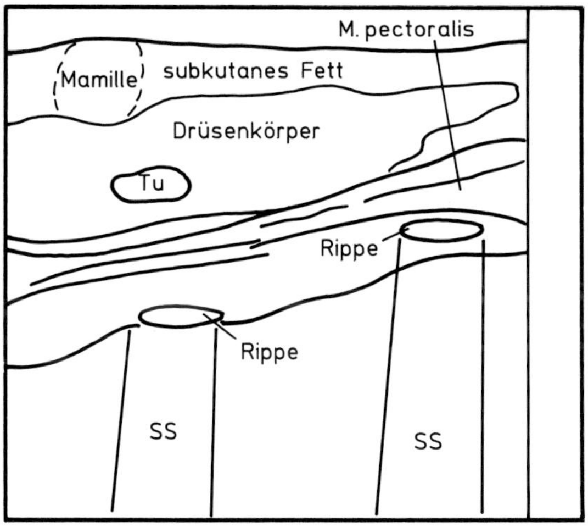
M. pectoralis
Mamille
subkutanes Fett
Drüsenkörper
Tu
Rippe
Rippe
SS
SS

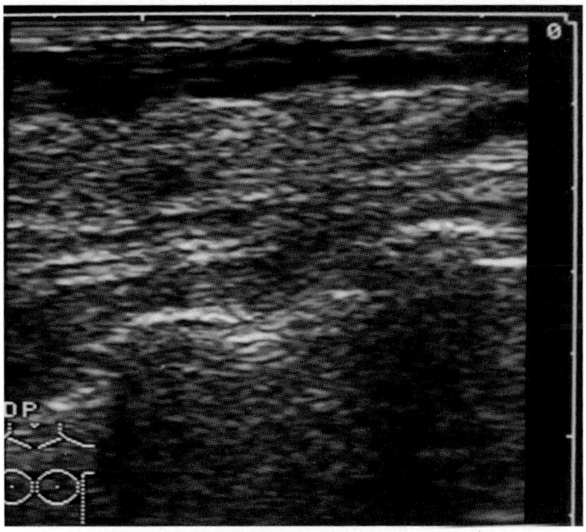

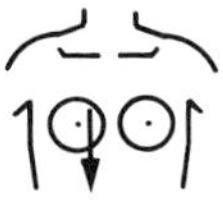

11

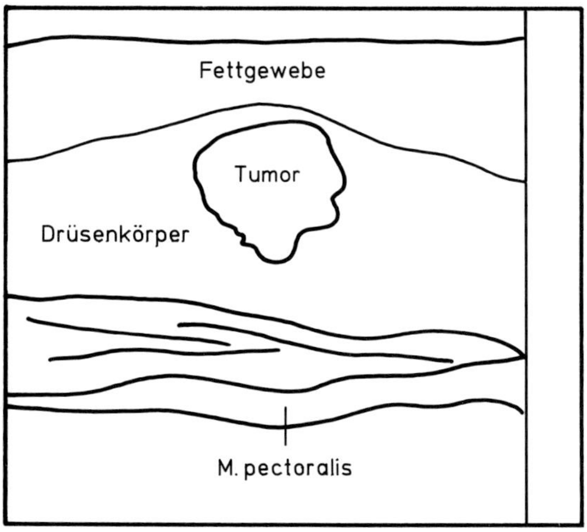
Fettgewebe
Tumor
Drüsenkörper
M. pectoralis

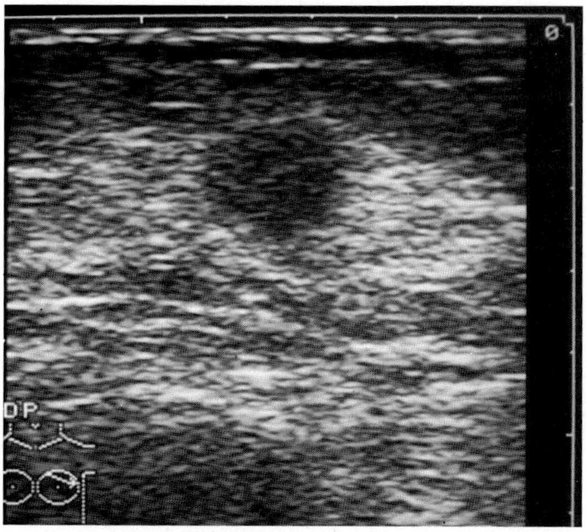

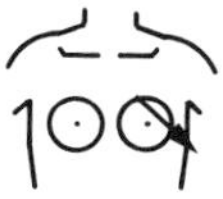

12

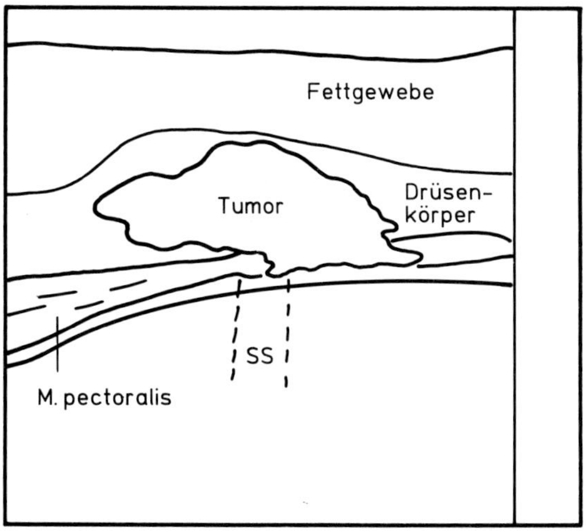
Fettgewebe
Tumor
Drüsen-
körper
SS
M. pectoralis

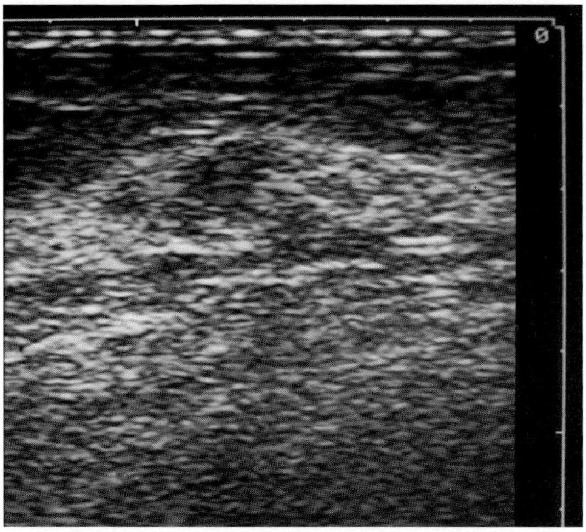

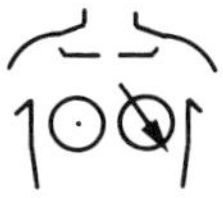

13 **Szirrhöses duktales Karzinom der Mamma** (Längsschnitt durch die rechte Mamma, etwas lateral der Mamille)
Der reflexarme, unregelmäßig begrenzte Prozeß, der innerhalb der Markierungskreuze zu erkennen ist, hatte die Ausdehnung von 2,4×1,5 cm; er schien etwas in die Umgebung einzuwachsen. Eine distale Schallverstärkung bestand nicht, der Tumor war nicht kompressibel. Operativ wurde ein szirrhöses duktales Karzinom bestätigt, dessen Ausdehnung jedoch deutlich größer war als sonographisch vermutet. Es umfaßte den im sonographischen Bild reflexkräftigen Randwall und hatte eine Gesamtausdehnung von 4×3 cm in dieser Schnittebene.

14 **Kleines Mammakarzinom mit retrotumorösem Schallschatten** (Interkostalschnitt links)
Innerhalb der kräftigen Mamma war ein solider Tumor zu tasten. Sonographisch erkennt man einen reflexarmen Prozeß von 1 cm Durchmesser mit ebenso breitem Schallschatten und einem reflexkräftigen Hof, der hufeisenförmig den Prozeß umgibt und in den lateralen Anteilen reflexärmer wird. Es bestand histologisch ein szirrhöses Mammakarzinom, das in seiner Ausdehnung sowohl den reflexarmen als auch den reflexreichen Anteil umfaßte.

15 **Kleines Mammakarzinom** (Längsschnitt lateral der Mamille durch die linke Mamma)
Innerhalb des Fettgewebes erkennt man einen prominenten Bezirk, der aus dem Drüsenkörper herausragt. Diesem entsprach ein tastbarer kleiner Knoten. Sonographisch ist der Prozeß 1,5 cm groß, nicht kompressibel, reflexarm, unscharf begrenzt in die Umgebung einwachsend. Eine distale Schallverstärkung fehlt. Der kleine Tumor hatte schon zu einer ausgedehnten Lebermetastasierung geführt.

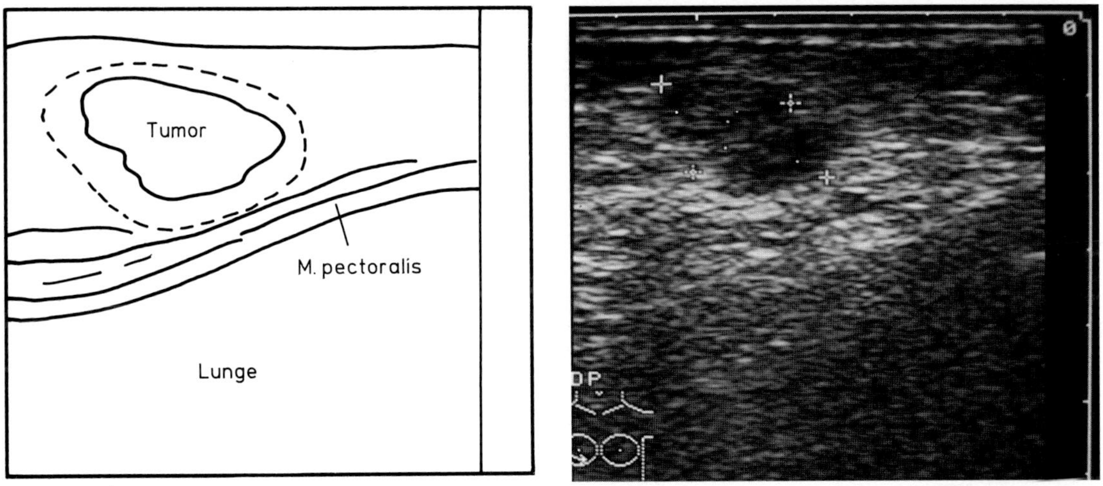
Tumor
M. pectoralis
Lunge

13

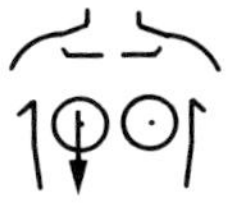

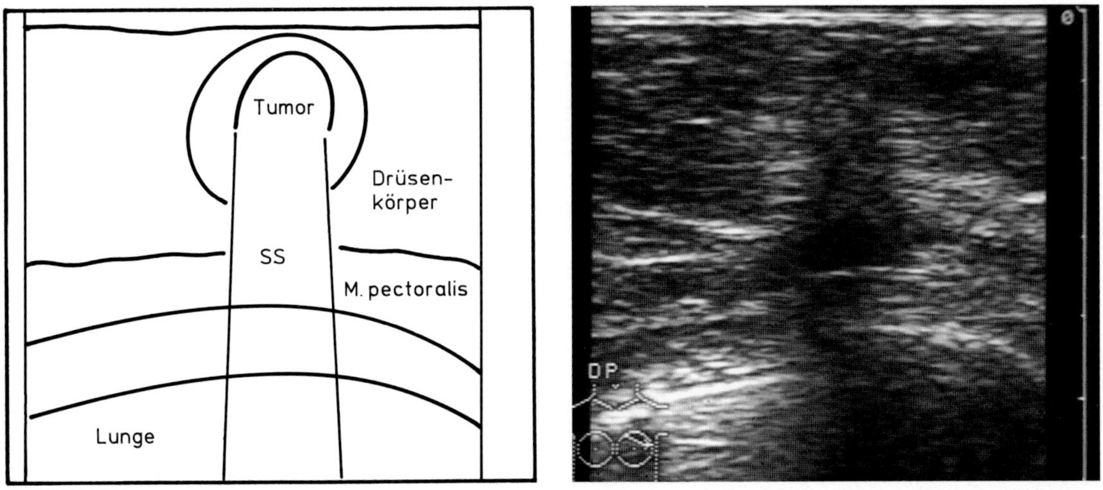
Tumor
Drüsen-
körper
SS
M. pectoralis
Lunge

14

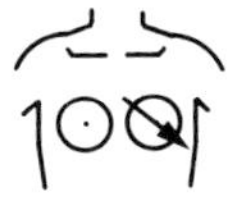

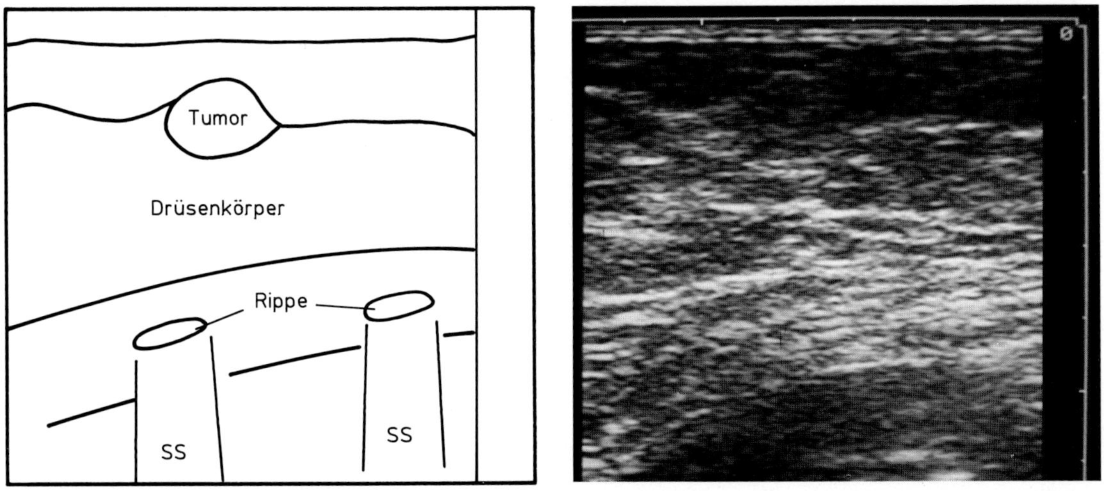
Tumor
Drüsenkörper
Rippe
SS
SS

15

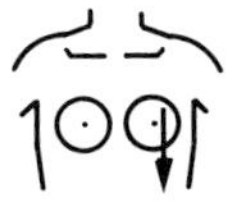

16 **Invasiv wachsendes Mammakarzinom der rechten Mamma** (Längsschnitt)
Der Prozeß war gut palpabel. Die Aufnahme entstand mit einer Wasservorlaufstrecke. Dies hat den Vorteil, daß die natürliche Form der Brust weitgehend erhalten bleibt. Auf diese Weise erkennt man auch, daß der Tumor die Haut der Brust zwar nicht infiltriert, jedoch vorwölbt und sich im Brustdrüsenkörper unregelmäßig begrenzt ausbreitet. Die reflexkräftigen Anteile rechts im Bild gehören ebenfalls zu dem Tumor. Diese zeigen einen zarten Schallschatten. Wie auf dem sonographischen Bild zu erkennen, bestand eine invasive Anheftung des Tumors an die Pektoralismuskulatur.

17 **Duktales Karzinom der Mamma** (Längsschnitt durch die linke Mamma)
Der Tumor erscheint zunächst kugelig, glatt begrenzt, reflexarm, gleichmäßig strukturiert mit distaler Schallverstärkung und Randechos, wie sie bei Zysten vorkommen. Allerdings bestand nicht die prallelastische Verformbarkeit einer Zyste, so daß ein solider Tumor anzunehmen war. Histologisch handelte es sich um ein duktales Karzinom der Mamma.

18 **Mammakarzinom mit Invasion der Pektoralismuskulatur** (Querschnitt oberhalb der rechten Mamille)
Der 22 × 19 mm große, reflexarme Tumor ist unregelmäßig begrenzt. Auch er trägt einen reflexkräftigen Randwall, so daß anzunehmen ist, daß der eigentliche Tumor deutlich größer ist, zumal die Abgrenzung innerhalb des Drüsenkörpers lateral nicht eindeutig gelingt. Typisch ist die distale Schallschwächung durch die Absorption der Schallenergie innerhalb des Tumors. Die Muskulatur ist durch den einwachsenden Tumor unterbrochen.

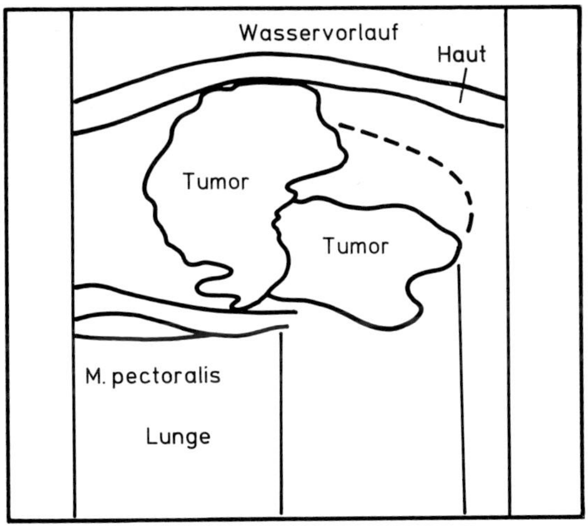
Wasservorlauf
Haut
Tumor
Tumor
M. pectoralis
Lunge

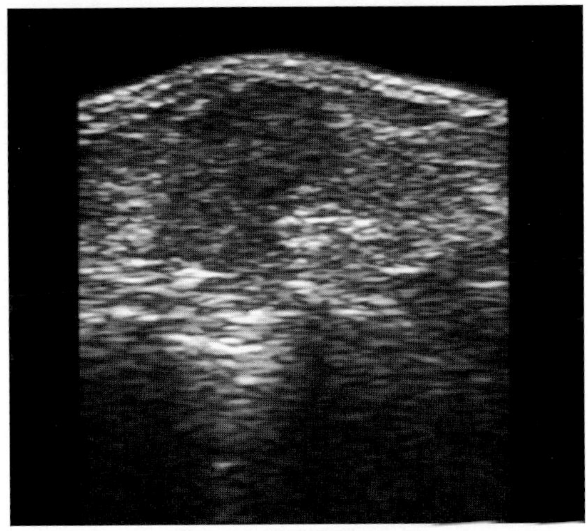

16

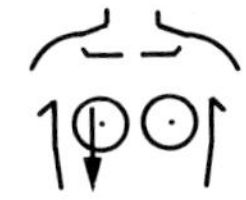

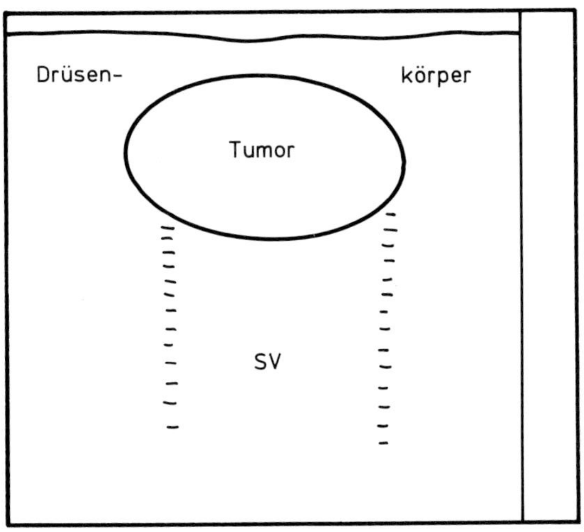
Drüsen-
körper
Tumor
SV

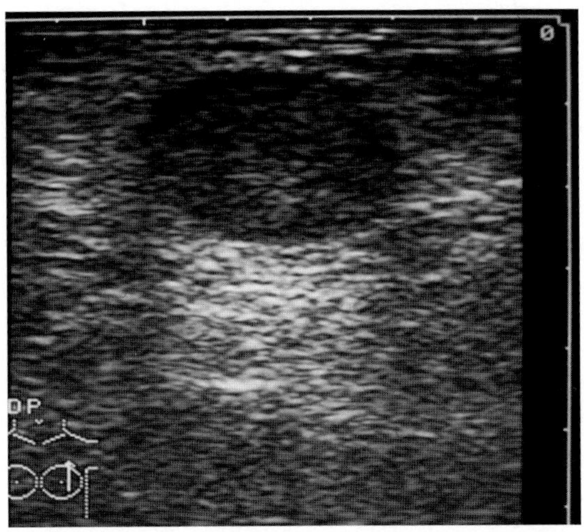

17

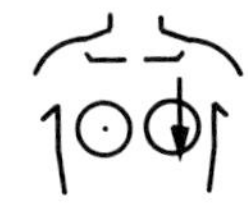

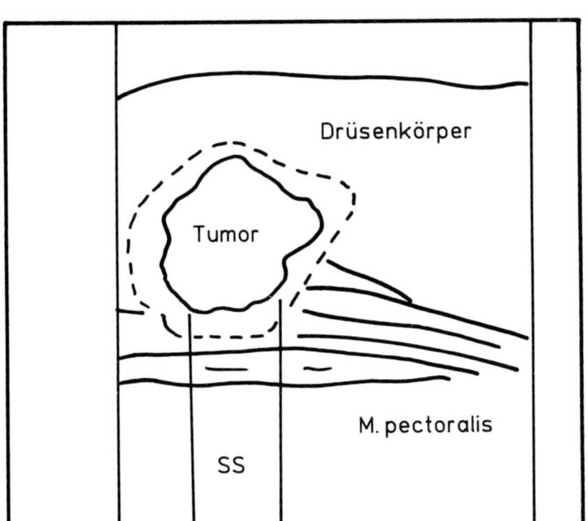
Drüsenkörper
Tumor
M. pectoralis
SS

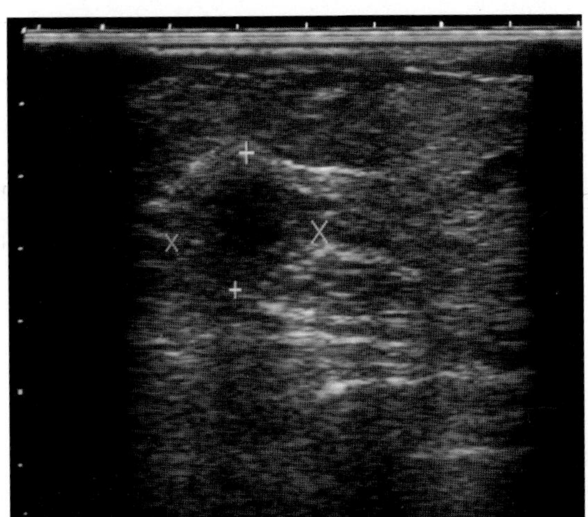

18

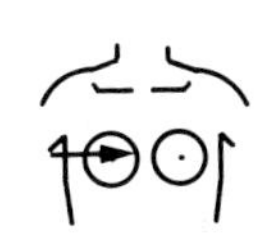

19 **Ausgedehntes Mammakarzinom mit Lymphknotenmetastase** (Querschnitt durch die linke Mamma im oberen äußeren Quadranten)
Der Tumor hat eine Ausdehnung von 4 × 3 cm mit einem nicht eindeutig auszumessenden Randwall. Er ist reflexarm und läßt einen distalen Schallverlust vermissen. Beim Versuch der Kompression mit dem Schallkopf war der Prozeß starr und gab dem Druck nicht nach. Laterodorsal des Prozesses sitzt ein kleiner Lymphknoten von 1 cm Größe unmittelbar der Thoraxwand auf.

20 **Ausgedehntes Mammakarzinom** (Längsschnitt rechts)
Der Tumor nimmt die gesamte Brustdrüse ein. Er ist unregelmäßig begrenzt, enthält reflexarme und reflexreiche Anteile, z. T. mit Schallschattenbildung, und reicht bis zur Brustwand. Der Tumor ragt aus dem Niveau der Brustdrüse hervor, so daß auch bei Kompression mit dem Schallkopf dieser nicht mehr voll anzukoppeln ist. Bei derart ausgedehnten Tumoren, die bereits palpatorisch eindeutig sind, erlaubt die Ultraschalluntersuchung eine exakte Bestimmung der Ausdehnung, der Invasion in die Nachbarorgane und einen Nachweis der regionalen und axillären Lymphknoten.

21 **Zerfallendes Mammakarzinom** (Querschnitt rechts)
Dieser Tumor ist glatt begrenzt durch eine reflexkräftige Lamelle von knapp 1 cm Durchmesser. Der reflexarme Anteil des Tumors mißt etwa 10 cm und enthält sowohl solide als auch liquide Anteile. Das seit Jahren langsam wachsende Karzinom dieser 64jährigen Patientin war zentral erweicht und nekrotisch zerfallen.

19

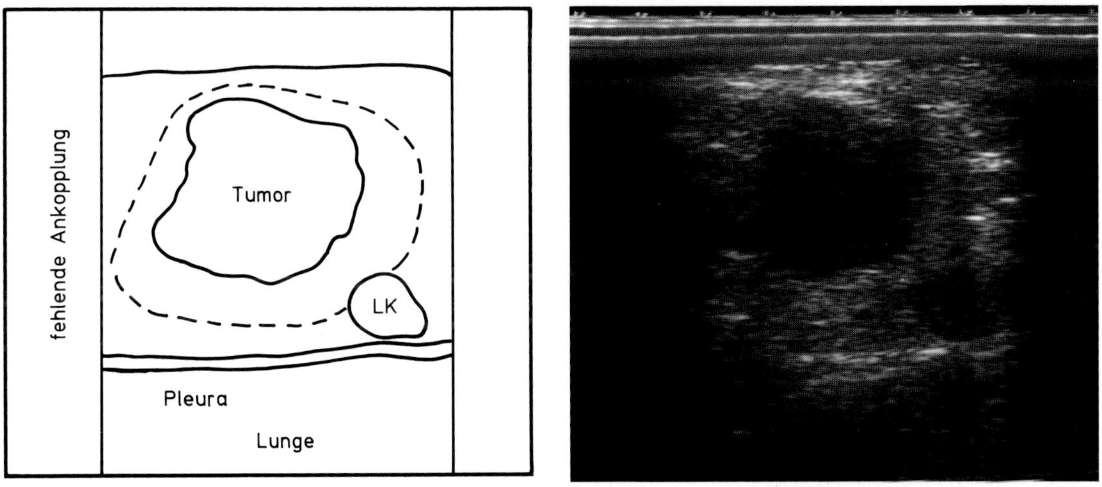
fehlende Ankopplung
Tumor
LK
Pleura
Lunge

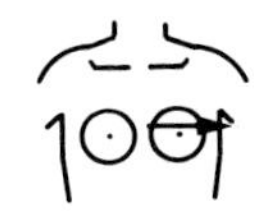

20

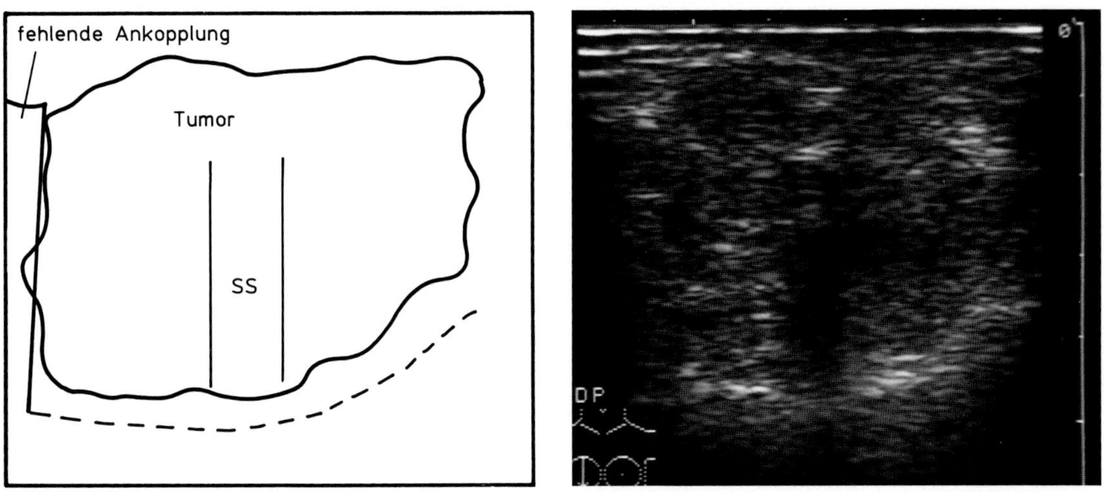
fehlende Ankopplung
Tumor
SS
DP

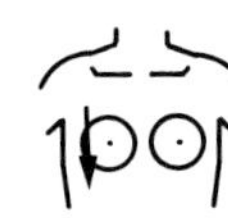

21

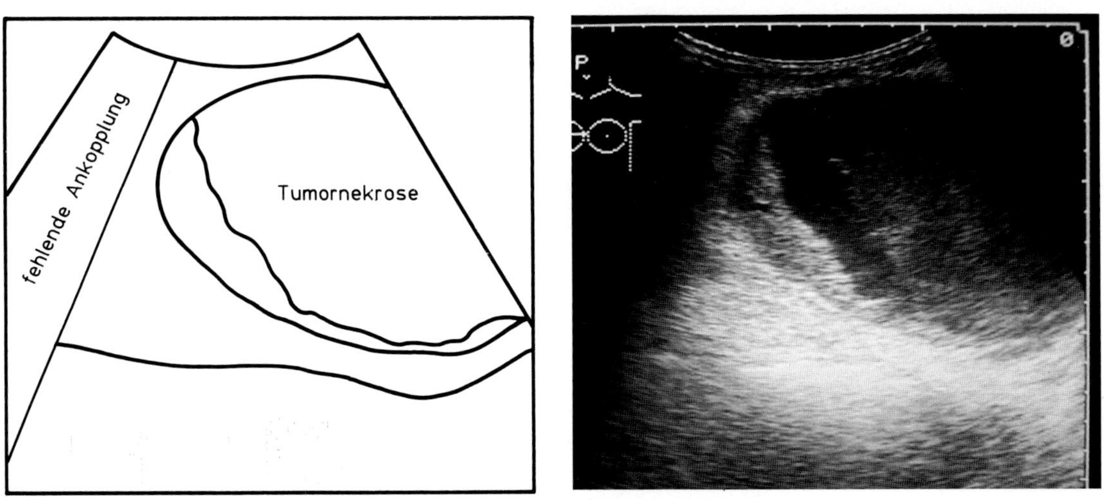
fehlende Ankopplung
Tumornekrose
P

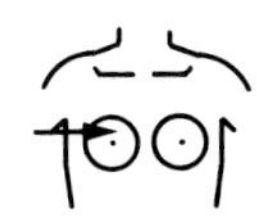

Mamma

22 **Riesiges, nekrotisch zerfallendes Mammakarzinom rechts mit lokaler Lymphknotenmetastase** (Querschnitt durch die rechte Mamma)
Es handelt sich um dieselbe Patientin wie in der Voraufnahme. Der riesige Tumor mit den dorsal noch vorhandenen soliden Anteilen und der ventral liquiden Veränderung reicht bis weit lateral an die Thoraxwand; unmittelbar daneben liegt eine Lymphknotenmetastase in der Axilla.

23 **Non-Hodgkin-Lymphom der Mamma** (Querschnitt links)
Bei dieser Patientin bestand ein hochmalignes Non-Hodgkin-Lymphom, Stadium IV, mit Infiltration sämtlicher parenchymatöser Organe. Innerhalb der kleinen atrophischen Brustdrüsen konnten im Laufe der Erkrankung langsam zunehmende Infiltrate getastet werden. Ein solches Infiltrat ist im Querschnitt hier zu sehen, der Brustdrüsenkörper ist weitgehend atrophisch. Ein reflexarmer, unscharf begrenzter Prozeß unmittelbar vor der sehr dünnen Pektoralismuskulatur und einer Rippe entsprach dem Infiltrat des malignen Lymphoms.

24 **Infiltration der Mamma und der Thoraxwand bei Morbus Hodgkin** (Längsschnitt durch die linke Mamma)
Innerhalb des Drüsenkörpers und in der Thoraxwand erkennt man Infiltrationen durch das maligne Lymphom. In diesen Fällen sind nicht nur die Ausdehnung der Mammainfiltration, sondern auch Art und Ausbreitung der tumorösen Veränderungen in der Thoraxwand nachweisbar.

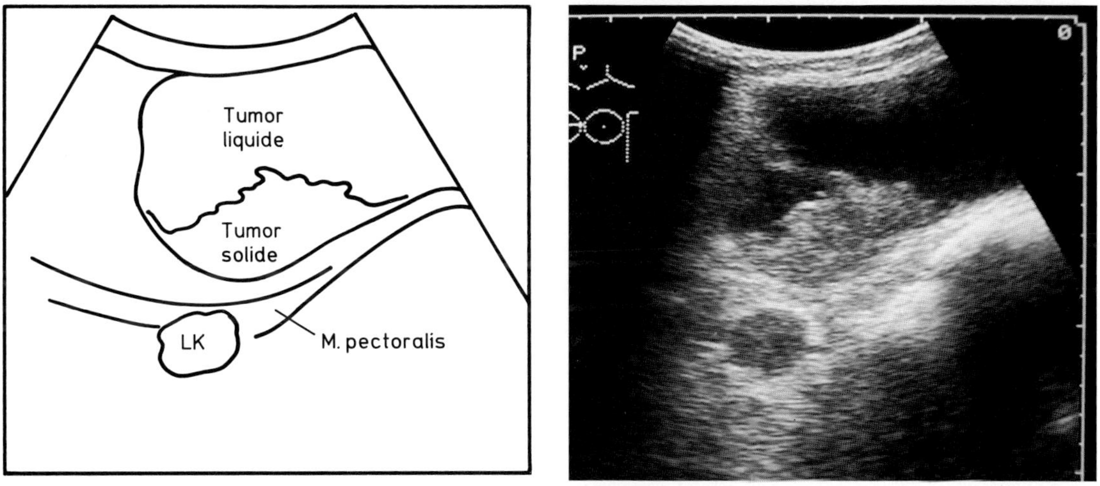
Tumor
liquide
Tumor
solide
LK
M. pectoralis

22

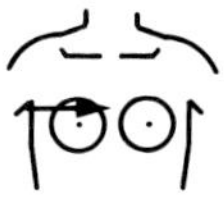

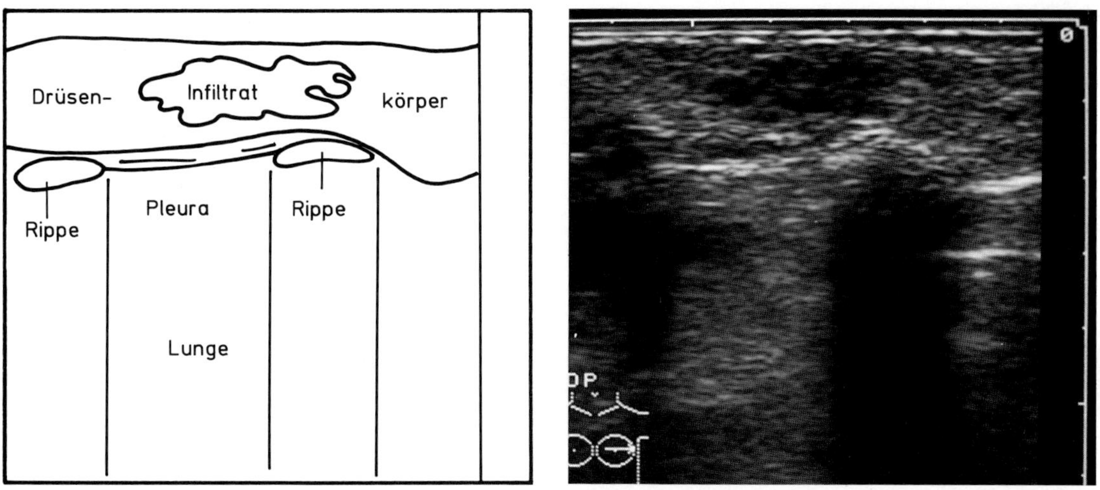
Drüsen-
Infiltrat
körper
Rippe
Pleura
Rippe
Lunge

23

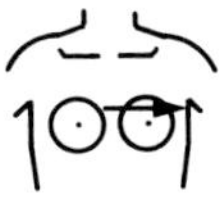

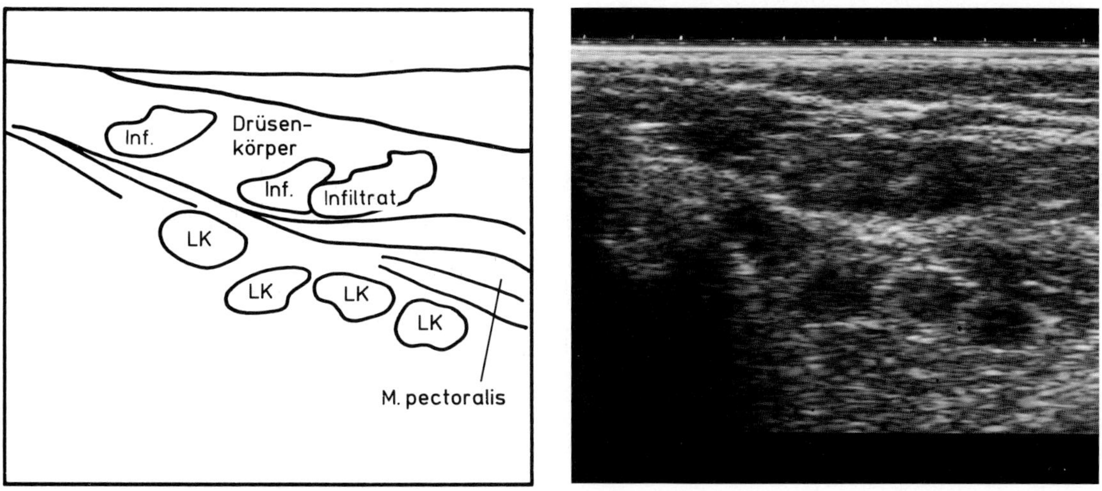
Inf.
Drüsen-
körper
Inf.
Infiltrat
LK
LK
LK
LK
M. pectoralis

24

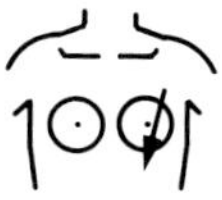

Mamma

25 **Rezidivtumor nach Ablatio mammae** (Querschnitt rechte Thoraxwand)
Lateral der Ablationsregion hat sich hier in Richtung auf die rechte Axilla ein 4 cm großer Tumor innerhalb des axillären Fettgewebes ausgebreitet. In den ventralen Anteilen des Fettgewebes ist ein wenige Millimeter großer Lymphknoten zusätzlich dargestellt. Gerade bei sehr adipösen Patienten, wie in diesem Fall, sind Ausbreitung des Tumors sowie Anzahl und Größe der Lymphknoten in der Axilla besser sonographisch als palpatorisch zu erkennen.

26 **Mammaprothese links** (Längsschnitt)
Eingebettet in das Fettgewebe erkennt man eine ovale, glatt begrenzte, reflexfreie Formation, durch die der Schall hindurchdringt, so daß man die Region hinter der Prothese gut darstellen kann. Diese ist unauffällig. Man erkennt Anteile der Muskulatur, die Rippen und die dahinter liegende Pleura. Da Karzinomrezidive oder Zweittumoren hinter oder neben Prothesen bekanntermaßen mammographisch nicht darstellbar sind, ist die Sonographie die diagnostische Methode der Wahl zur Darstellung von Tumoren in der Umgebung von Mammaprothesen.

25

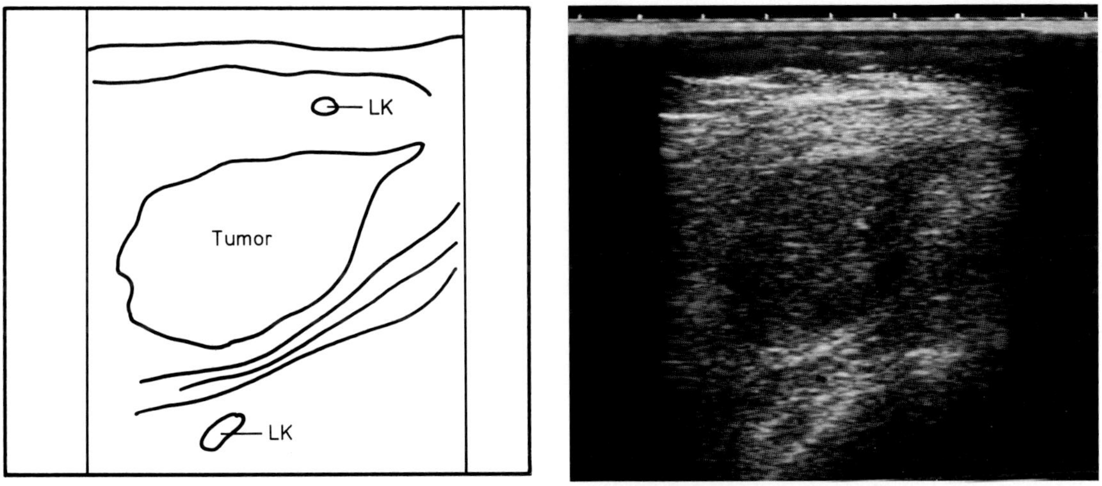

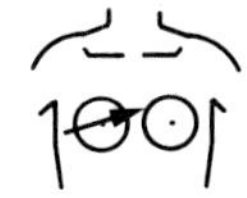

26

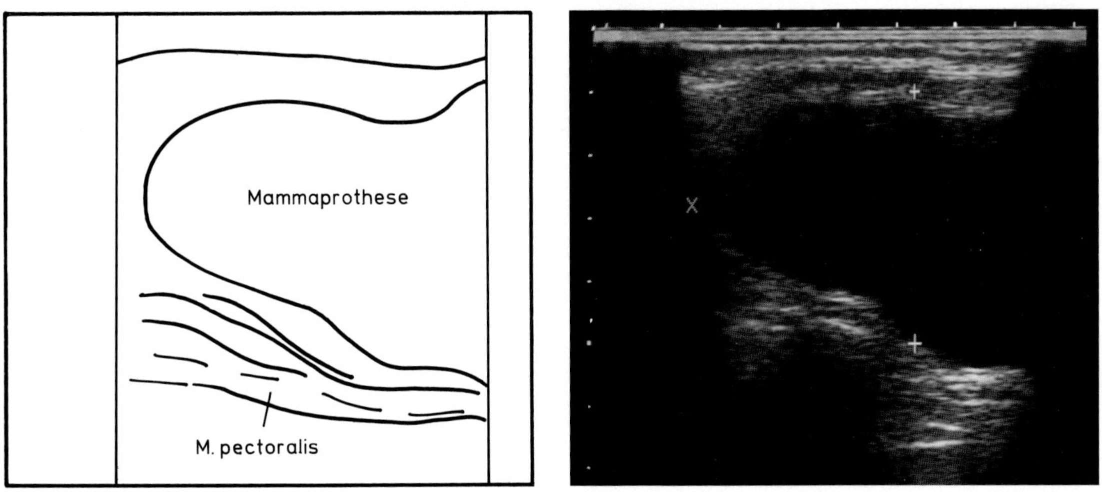

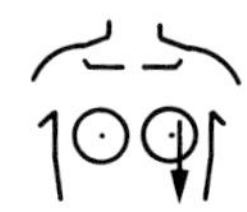

Mamma

Literatur

Baum G (1980) Advances in ultrasound mammography: remote focus arc scanning. Ultrasound Med Biol 6:11–17

Beck A, Hencke W (1986) Ultraschallmammographie bei praeoperativer Lokalisation, Befundmarkierung und Befundausdehnung. In: Otto RC, Schnaars P (Hrsg) Ultraschalldiagnostik 85. Thieme, Stuttgart, S 139–140

Blau JS, Mandell J (1979) „Real-time" ultrasonic evaluation of the breast. Conn Med 43:625–627

Cole GW, Handler SJ, Burnett K (1981) The ultrasonic evaluation of skin thickness in scleredema. JCU 9:501–503

Cole-Beuglet C, Kurtz AB, Rubin CS, Goldberg BB (1980) Ultrasound mammography. Radiol Clin North Am 18:133–143

Cooke CG, Grant EG, Cigtay OS (1981) Ultrasound demonstration of giant malignant breast cyst undetected by xeromammography. JCU 9:461–462

Duda V, Ludwikowski B, Lauth G, Hackelöer BJ (1986) Möglichkeiten und Grenzen der ultraschallgeführten Mamma-Punktion. In: Otto RC, Schnaars P (Hrsg) Ultraschalldiagnostik 85. Thieme, Stuttgart, S 153–154

Ernst R, Weber A, Friemann J (1986) Präoperatives Staging beim Mammakarzinom durch Anwendung von Sonographie und Computertomographie. In: Otto RC, Schnaars P (Hrsg) Ultraschalldiagnostik 85. Thieme, Stuttgart, S 151–152

Ernst R, Weber A, Liebe S von, Friemann J (1987) Wert der Sonographie in der präoperativen Diagnostik des multizentrischen/multifokalen Mammakarzinoms. In: Hansmann M, Korschwitz D, Lutz H, Trier H-G (Hrsg) Ultraschalldiagnostik 86. Springer, Berlin, S 463–467

Fitzal P, Wolf G (1987a) Ultraschallgeleitete Markierung von Mammatumoren. In: Hansmann M, Korschwitz D, Lutz H, Trier H-G (Hrsg) Ultraschalldiagnostik 86. Springer, Berlin, S 479

Fitzal P, Wolf G (1987b) Sonographie des kleinen und okkulten Mammakarzinoms. Ultraschall 8:171–174

Griffiths K (1978) Ultrasound examination of the breast. Med Ultrasound 2:13–19

Gyr T, Almendral AC, Meier D (1987) Sonographische Diagnose klinisch okkulter Mammatumoren. In: Hansmann M, Korschwitz D, Lutz H, Trier H-G (Hrsg) Ultraschalldiagnostik 86. Springer, Berlin, S 448–450

Hackelöer B-J, Lauth G, Duda V, Hüneke B, Bucholz B (1980) Neue Möglichkeiten der Ultraschall-Mammographie. Geburtshilfe Frauenheilkd 40:301–312

Hackelöer B-J, Hüneke B, Duda V, Eulenburg R, Lauth G, Bucholz R (1981) Sonographische Differentialdiagnose der Mammakarzinome. Ultraschall 2:129–134

Hollstein H, Pochhammer K-F, Kirstaedter H-J (1986) Sonographische Verlaufsbeobachtung bei Mammakarzinom-Patientinnen. In: Otto RC, Schnaars P (Hrsg) Ultraschalldiagnostik 85. Thieme, Stuttgart, S 145–146

Jellins J, Kobayashi T (1978) Imaging of the breast. In: De Vlieger M (ed) Handbook of clinical ultrasound. John Wiley, New York, pp 379–385

Kieback DG, Gerlach B, Kieback CC, Schumacher T (1987a) Die Bedeutung ausgewählter seltener Befunde für die mammasonographische Differentialdiagnose. In: Hansmann M, Korschwitz D, Lutz H, Trier H-G (Hrsg) Ultraschalldiagnostik 86. Springer, Berlin, S 451–455

Kieback DG, Kieback CC, Pfeiffer KH (1987b) Häufigkeit und Ursache mamma-sonographischer Fehldiagnosen. In: Hansmann M, Korschwitz D, Lutz H, Trier H-G (Hrsg) Ultraschalldiagnostik 86. Springer, Berlin, S 443–447

Kieback DG, Kieback CC, Pfeiffer KH (1987c) Die sonographische Früherkennung des Mammakarzinoms. In: Hansmann M, Korschwitz D, Lutz H, Trier H-G (Hrsg) Ultraschalldiagnostik 86. Springer, Berlin, S 439–442

King DJ, Bayliss AP, Bennett B, Dawson AA (1987) Unusual presentation of opportunistic infections in patients with leukemia: identification of fungal lesions by ultrasound. JCU 15:486–489

Kozlowski P, Terinde R (1986) Mamma-Sonographie: Erkennungswahrscheinlichkeiten benigner und maligner Tumoren mittels Real-time- und Immersionsscan. In: Otto RC, Schnaars P (Hrsg) Ultraschalldiagnostik 85. Thieme, Stuttgart, S 137–138

Lapayowker MS, Revesz F (1980) Thermography and ultrasound in detection and diagnosis of breast cancer. Cancer 46:933–938

Leucht W, Rabe D, Humbert KD, Schmidt W (1986) Differentialdiagnostische Kriterien der Malignität und Benignität im Real-time-Echomammogramm. In: Otto RC, Schnaars P (Hrsg) Ultraschalldiagnostik 85. Thieme, Stuttgart, S 134–136

Leucht W, Krapfl E, Rabe D, Humbert KD, Schmidt W (1987) Gibt es sonographische Korrelate im Real-time-Sonogramm für Mikrokalzifikationen der Mamma? In: Hansmann M, Korschwitz D, Lutz H, Trier H-G (Hrsg) Ultraschalldiagnostik 86. Springer, Berlin, S 456–459

Lowery GS, Ekstrand K (1981) Ultrasonic appearance of chest wall seromas in mastectomy patients. JCU 9:260–261

Ludwikowski B, Duda V, Lauth G, Hackelöer B-J, Schulz K-D (1987) Ultraschall als diagnostisches Mittel bei der Punktion von Mammatumoren vs. Röntgenkontrolle. In: Hansmann M, Korschwitz D, Lutz H, Trier H-G (Hrsg) Ultraschalldiagnostik 86. Springer, Berlin, S 480–482

Madjar H, Schillinger H (1987) Einführung in die Doppler-Analyse zur Mammadiagnostik. In: Hansmann M, Korschwitz D, Lutz H, Trier H-G (Hrsg) Ultraschalldiagnostik 86. Springer, Berlin, S 459–462

Majewski A, Rosenthal H, Halbeck A, Wagner H-H (1986) Erste klinische Ergebnisse der FM/AM-Mammasonographie. In: Otto RC, Schnaars P (Hrsg) Ultraschalldiagnostik 85. Thieme, Stuttgart, S 141–142

Rabe D, Leucht W, Schmid H, Leppien G, Schmidt W (1986) Stellenwert der Real-time-Sonographie bei der Entdeckung von loco-regionären Rezidiven nach Mamma-Carcinom. In: Otto RC, Schnaars P (Hrsg) Ultraschalldiagnostik 85. Thieme, Stuttgart, S 147–148

Rosenthal H, Majewski A, Wagner K-H (1986) Real-time-Sonographie und Tastermammographie beim Mamma-Karzinom. In: Otto RC, Schnaars P (Hrsg) Ultraschalldiagnostik 85. Thieme, Stuttgart, S 149–150

Teubner J, van Kaick G, Junkermann H (1985a) 5 MHz Real-time-Sonographie der Brustdrüse. I. Gerätetechnische Untersuchungen. Radiologie 25:449–456

Teubner J, van Kaick G, Junkermann H, Pickenhau L, Wesch H, Eggert-Kruse W, Müller A et al. (1985b) 5 MHz Real-time-Sonographie der Brustdrüse. II. Untersuchungstechnik und diagnostische Wertigkeit. Radiologe 25:457–467

Van Kaick G, Naser V (1980) Untersuchung hautnaher Organe und Gefäße in hochauflösender Echtzeitdarstellung. In: Hinselmann M, Anliker M, Meudt R (Hrsg) Ultraschalldiagnostik in der Medizin. Thieme, Stuttgart, S 223–224

Haut, Extremitäten, sonstige Indikationen

Dieses Kapitel soll einen Eindruck von den vielseitigen Einsatzmöglichkeiten vermitteln, die konventionelle Ultraschallgeräte bieten. Bezüglich der speziellen orthopädischen und dermatologischen Diagnostik muß auf diesbezügliche Lehrbücher und Publikationen verwiesen werden.

Indikationen: Dickemessung einzelner Hautschichten (endemische Untersuchungen, Sklerodermiediagnostik). Traumatologische und sportmedizinische Untersuchungen.
Exakte Bestimmung der Zugehörigkeit und Tiefenausdehnung umschriebener Prozesse der Haut und des Unterhautgewebes, der Muskulatur und der Knochen.
Erkennung und Differenzierung flüssigkeitshaltiger Prozesse, insbesondere von Zysten, Hämatomen, Seromen, Abszessen, Hauttumoren mit zentralem Zerfall.
Darstellung und Größenbestimmung von Osteolysen.
Differenzierung unklarer Schwellungen im Bereich der Muskulatur und der Gelenke.
Ultraschallgezielte Punktion.
Verlaufsuntersuchung raumfordernder Prozesse unter Therapie.

Aussagekraft: Der Wert der Methode liegt in der Möglichkeit der exakten Tiefenausmessung eines hautnahen oder intrakutanen Prozesses, weiterhin in der Zuordnungsmöglichkeit umschriebener Veränderungen zu bestimmten Haut- und Muskelschichten und der Möglichkeit einer gezielten Punktion.

Grenzen: Eine sinnvolle Beurteilung ist nur unter Benutzung hochfrequenter Scanner mit oder ohne Wasservorlaufstrecke möglich. Auch hier ist die Kenntnis der Anatomie Voraussetzung der sonographischen Diagnostik.

Hinweise und Tips: Die Untersuchungen sollten immer im Seitenvergleich durchgeführt werden.

Haut, Extremitäten, sonstige Indikationen

1 **Grützbeutel der Kopfschwarte** (Längsschnitt)
Zwischen dem sehr kräftigen Echo der Schädelkalotte und dem reflexarmen Anteil der Haut und der Muskulatur erkennt man einen reflexarmen, teilweise gemischt reflektierenden Prozeß, der dem sog. Grützbeutel entsprach. Anschwellungen gleich welcher Größe und palpatorischen Beschaffenheit können sonographisch in ihrer Größe ausgemessen, in ihrer Eindringtiefe und in ihrer Schichtzugehörigkeit bestimmt werden.

2 **Gliom der linkslateralen Schädelkalotte** (Längsschnitt)
Hier ist die Kopfschwarte glatt durchzogen, der Reflex des Schädeldachs jedoch unterbrochen durch einen aus der Tiefe heraufwachsenden, teils reflexkräftigen, teils reflexarmen Prozeß, der durch die Schädelkalotte hindurchdringt. Obwohl die beiden Prozesse sich palpatorisch ähnlich anfühlten, konnte sonographisch auf Anhieb geklärt werden, daß der Prozeß in Abb. 1 der Kopfschwarte, dieser Prozeß aber der Schädelkalotte bzw. dem Schädelinneren zugehörte.

3 **Parotismischtumor** (Längsschnitt hinter dem linken Ohr)
Man erkennt einen reflexkräftigen, umschriebenen Prozeß, der bis zur Halswirbelsäule reicht, mit reflexarmen und reflexfreien Arealen. Da die Parotis vollständig in dem Prozeß aufging, wurde der Verdacht auf das Vorliegen eines Parotistumors geäußert, der sich histologisch bestätigte. Die reflexarmen Anteile entsprechen Nekrosen. Auch hier ist die Ausdehnung des Tumors klar zu bestimmen.

1

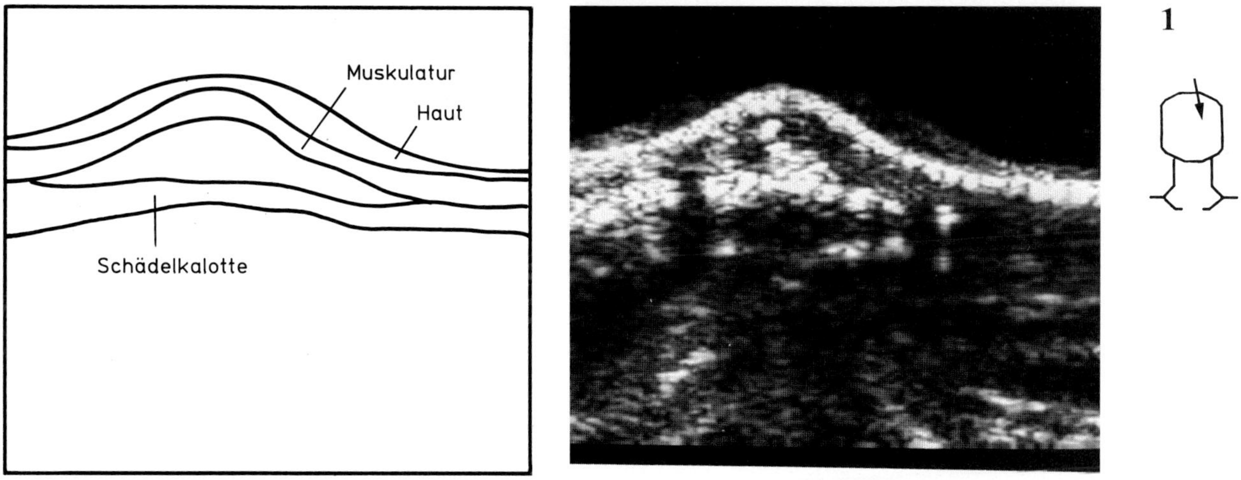
Muskulatur
Haut
Schädelkalotte

2

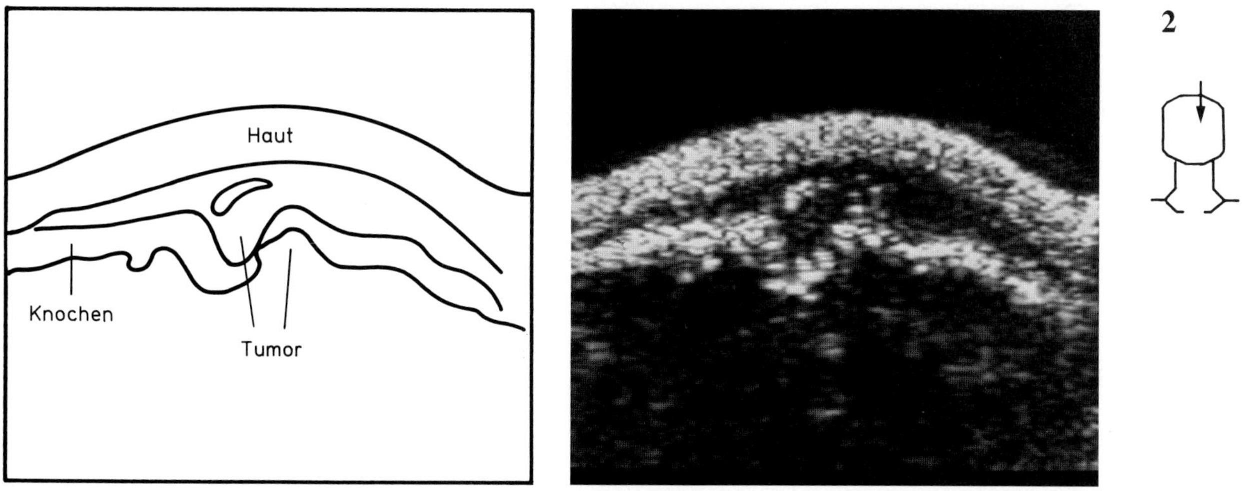
Haut
Knochen
Tumor

3

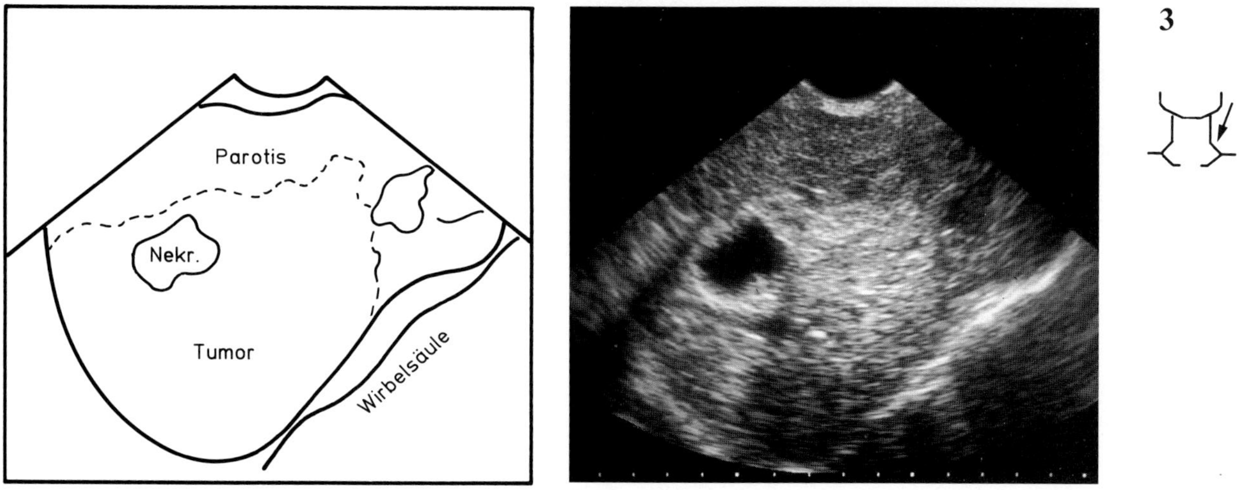
Parotis
Nekr.
Tumor
Wirbelsäule

Haut, Extremitäten, sonstige Indikationen

4 **Sternoklavikularabszeß** (Querschnitt in Höhe des Sternoklavikulargelenks links)
Die ossären Strukturen sind randständig erkennbar. Das Bild wird jedoch beherrscht von einem reflexfreien Prozeß mit einer reflexarmen Kapsel. Bei der Punktion des Prozesses konnte Eiter gewonnen werden.

5 **Osteomyelitis des Sternums** (Längsschnitt durch das Sternum im Bereich des Manubriums)
Das Manubrium sterni ist reflexarm, die sonst übliche Totalreflexion des Knochens fehlt, er ist statt dessen nur noch in seiner Kontur zu erkennen, zentral reflexarm, stellenweise liquide. Die umschriebene Veränderung hat zu einer Verbreiterung des Sternums geführt. Durch die reflexarme Formation hindurch kann man in das obere Mediastinum sehen, der Aortenbogen ist abgrenzbar. Die weiter kaudal liegenden Anteile des Sternums sind kalkhaltig und werfen einen Schallschatten, der von der Hinterwand des noch verkalkten Knochens ausgeht. Das Ausmaß der Infiltration ist deutlich zu erkennen. Der klinische Verdacht auf das Vorliegen einer Entzündung nach Sternotomie konnte somit bestätigt werden.

6 **Osteolyse des Manubrium sterni** (Längsschnitt durch das Sternum)
Auf einer Strecke von 1,5 cm ist das Sternum völlig transparent, weiter kaudal semitransparent. In den vollständig osteolytischen Abschnitten kann der Schall durch den aufgelösten Knochen hindurch in das obere Mediastinum eindringen, in den weiter kaudal angrenzenden Abschnitten bis zur dorsalen Kompakta. Dort wird er reflektiert, hinter der Kompakta ist nur noch Schallschatten zu sehen. Bei unbekanntem Primärtumor konnte die Diagnose eines kleinzelligen Karzinoms aus der sonographisch gezielten Punktion dieses Abschnitts gewonnen werden.

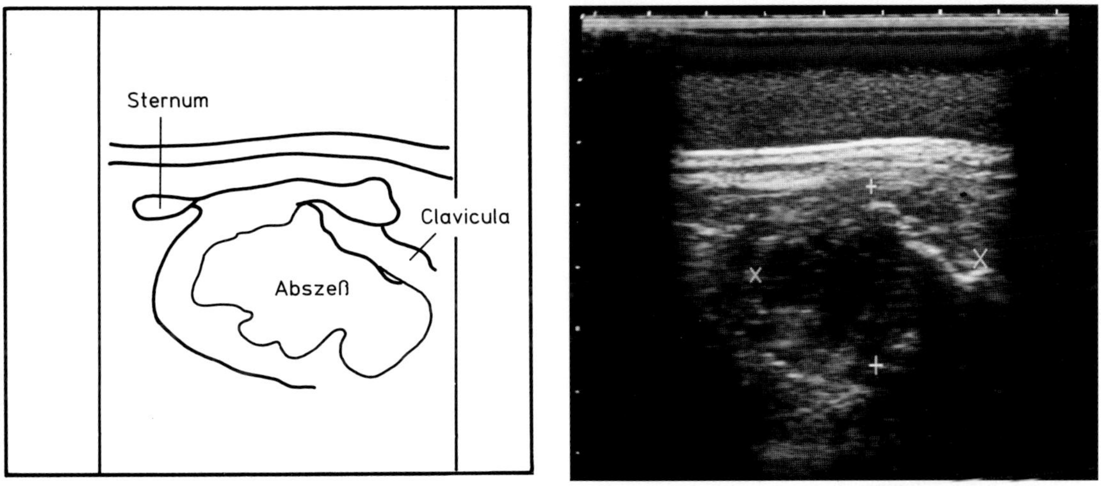
Sternum
Clavicula
Abszeß

4

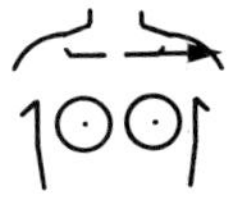

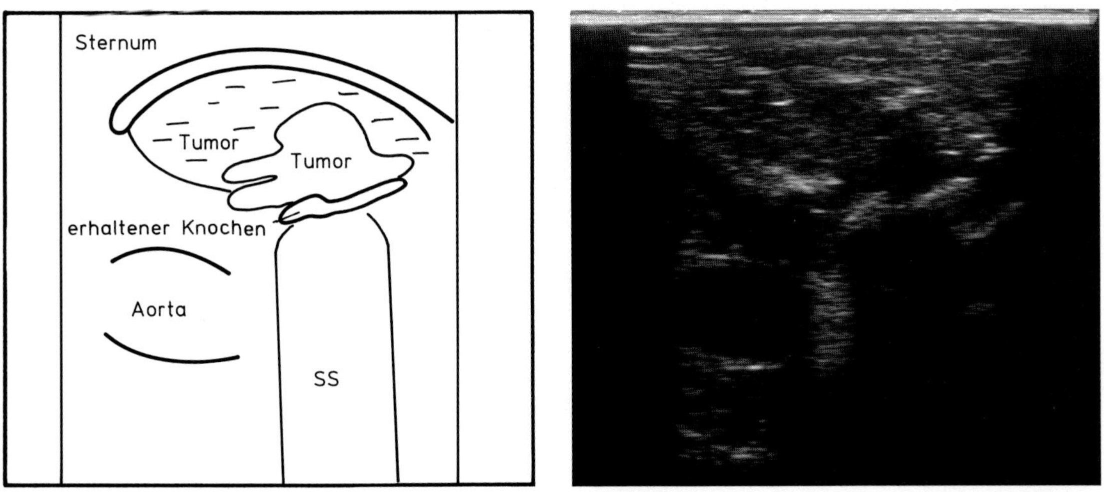
Sternum
Tumor
Tumor
erhaltener Knochen
Aorta
SS

5

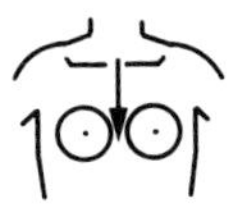

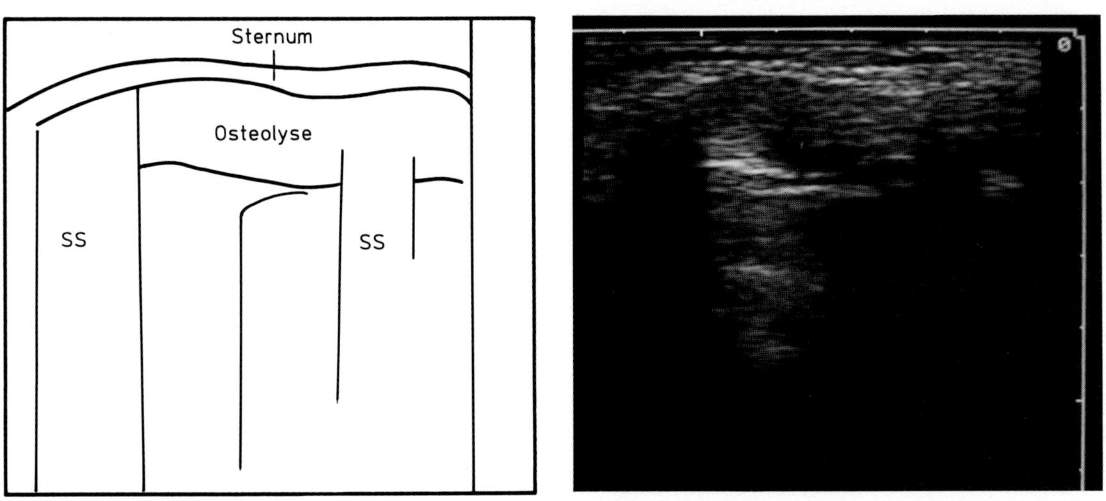
Sternum
Osteolyse
SS
SS

6

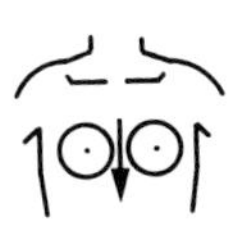

Haut, Extremitäten, sonstige Indikationen

7 **Osteolyse des Manubrium sterni** (Querschnitt)
In dieser Aufnahme erkennt man, daß der Schall durch das Manubrium hindurch auf die Aorta ascendens im Aortenbogenbereich fällt; der Knochen ist nur 1 cm dick, hinter dem Knochen ist sogar eine Schallverstärkung zu erkennen. Die lateral angrenzenden Rippen sind kalkhaltig und werfen den zu erwartenden Schallschatten.

8 **Normale Wirbelsäule einer älteren schlanken Frau** (Längsschnitt)
Die Totalreflexion an der Kompakta der Wirbelkörper einerseits und die gute Schalltransmission der Disci intervertebrales lassen eine Ausmessung und ungefähre Größenbestimmung der Wirbelkörper zu, sofern die Wirbelsäule einigermaßen gestreckt verläuft. Sobald der Schall schräg auf die Kanten der Wirbelkörper auftrifft, entstehen Beugungsartefakte. In diesem Fall erkennt man durch die Disci intervertebrales hindurch den Spinalkanal, durch Verschiebung des Applikators kann man sämtliche Wirbelkörper bis zum Promontorium darstellen. Eine derart gute Darstellung gelingt jedoch nur bei schlanken Personen und gut transparenten Disci intervertebrales.

9 **Discus intervertebralis** (Querschnitt)
Bei derselben Patientin wie in der Voraufnahme erkennt man, daß der Schall sehr gut durch den Discus intervertebralis hindurch den Wirbelkanal erreicht. Die Disci sind gleichmäßig strukturiert und absorbieren den Schall nur wenig. Voraussetzung der Darstellbarkeit ist auch hier die gute Transparenz der Bandscheibe, insbesondere muß der Zwischenwirbelraum ausreichend weit sein, Verkalkungen des Längsbandes dürfen nicht vorliegen.

7

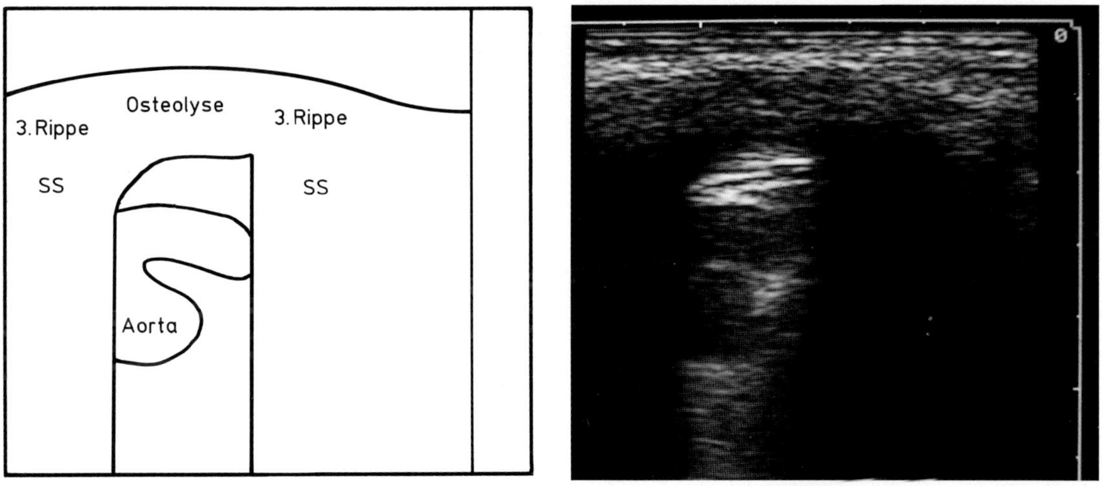
Osteolyse
3. Rippe
3. Rippe
SS
SS
Aorta

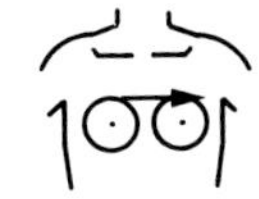

8

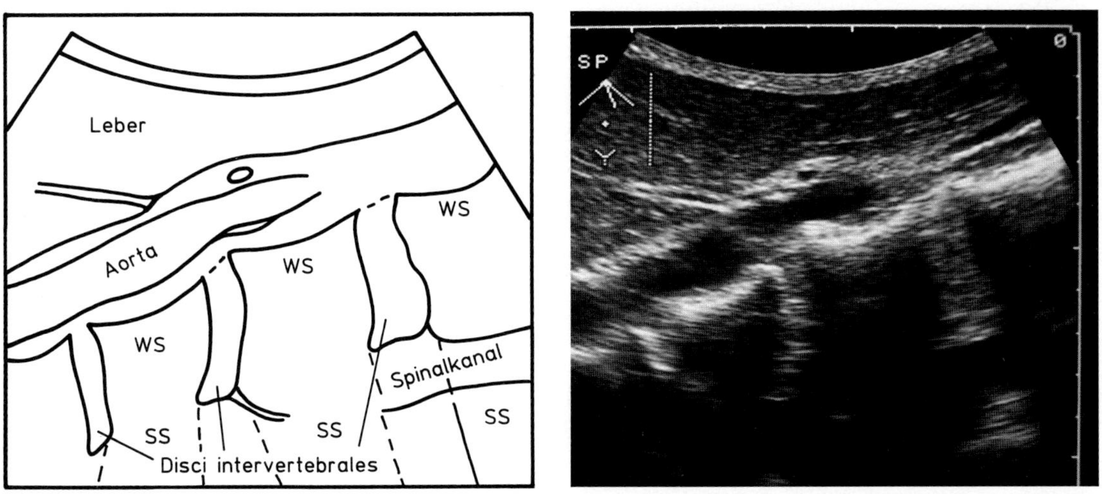
Leber
WS
Aorta
WS
WS
Spinalkanal
SS
SS
SS
Disci intervertebrales

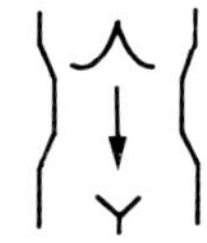

9

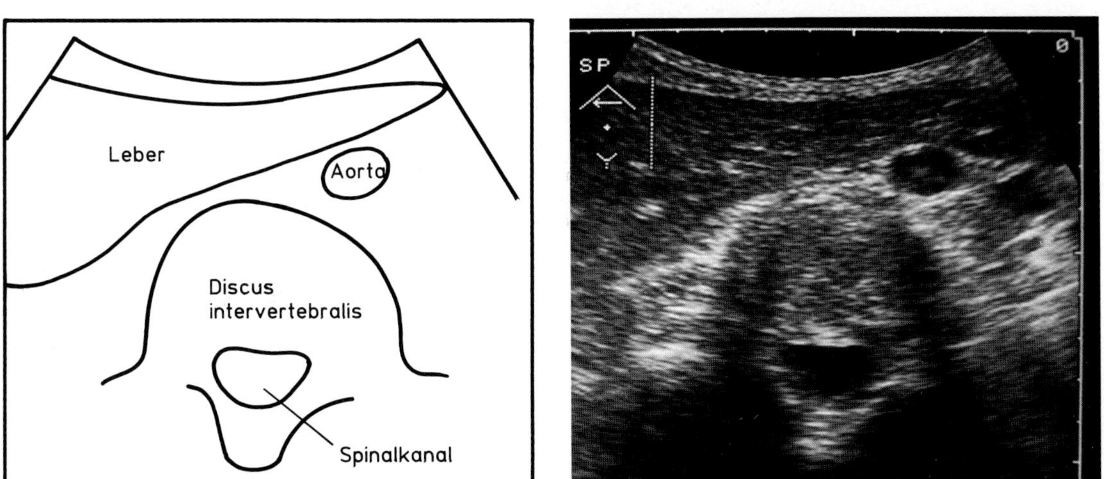
Leber
Aorta
Discus
intervertebralis
Spinalkanal

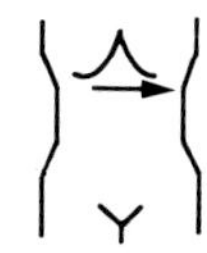

Haut, Extremitäten, sonstige Indikationen

10 **Wirbelsäulenmetastasen** (Querschnitt LWK 4)
Während sonst der Schall nur durch die Disci intervertebrales eindringen kann, wird er hier auch durch den Wirbelkörper geleitet, der unregelmäßig stark transparent ist, so daß reflexarme und -reiche Anteile abwechseln. Die Osteolyse ist jedoch nicht so ausgedehnt, daß der Schall vollständig bis zum Spinalkanal vordringen kann. Die Kompakta der Dorsalkontur ist noch erhalten. Immerhin gelingt es sonographisch auf diese Weise, Osteolysen zu erkennen, sofern die Untersuchungsbedingungen ein Eindringen des Schalls bis zur Wirbelsäule ohne Schwierigkeiten erlauben.

11 **Osteolyse der Beckenschaufel durch die Metastasen eines Bronchialkarzinoms** (dorsaler Querschnitt in Höhe des rechten Darmbeins)
Man erkennt, daß die Kompakta des Knochens unterbrochen ist durch einen unregelmäßig angeordneten, überwiegend reflexkräftigen Prozeß, der über den Knochen hinaus einen reflexarmen Randwall besitzt. Der Tumor war aus dem Knochen heraus in die umgebenden Weichteile der Gesäßmuskulatur eingewachsen. Die Eindringtiefe und die Ausdehnung des Weichteiltumors konnten sonographisch exakt bestimmt werden; eine gezielte Biopsie ist in diesen Fällen möglich.

12 **Baker-Zyste des rechten Knies** (Längs- und Querschnitt durch die rechte Kniekehle von dorsal)
Im Längsschnitt ist der Kontakt der zystischen Formation zur Gelenkkapsel erkennbar, während auf dem Querschnitt vor allem die Ausdehnung des zystischen Prozesses zur Darstellung kommt.

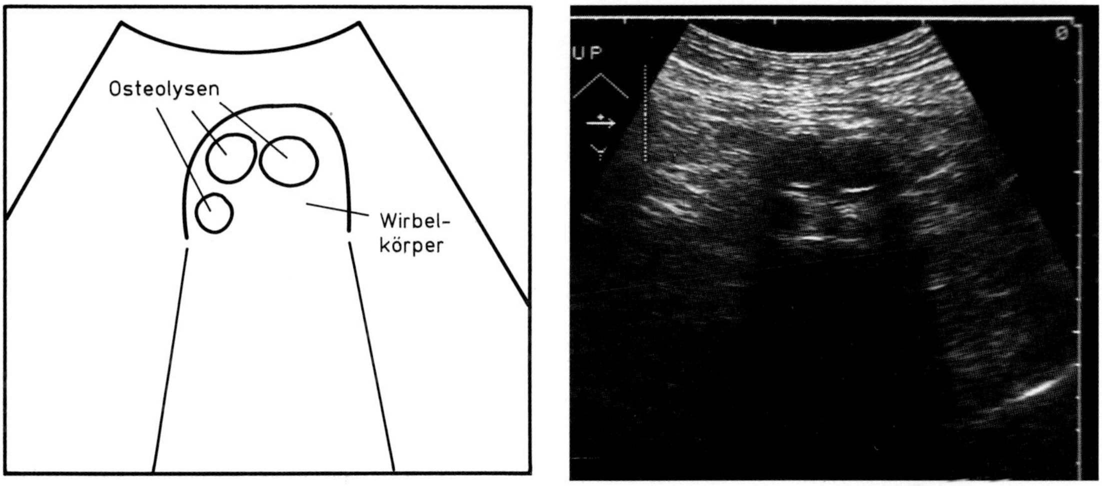
Osteolysen
Wirbel-
körper
UP

10

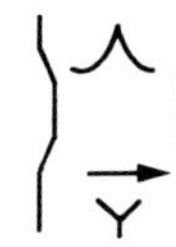

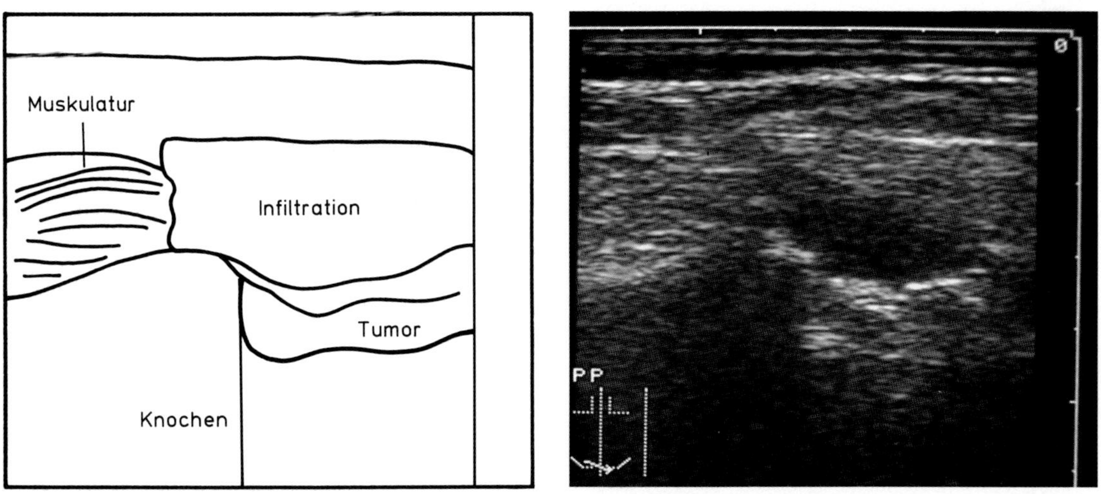
Muskulatur
Infiltration
Tumor
Knochen
PP

11

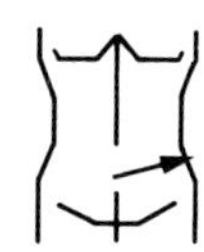

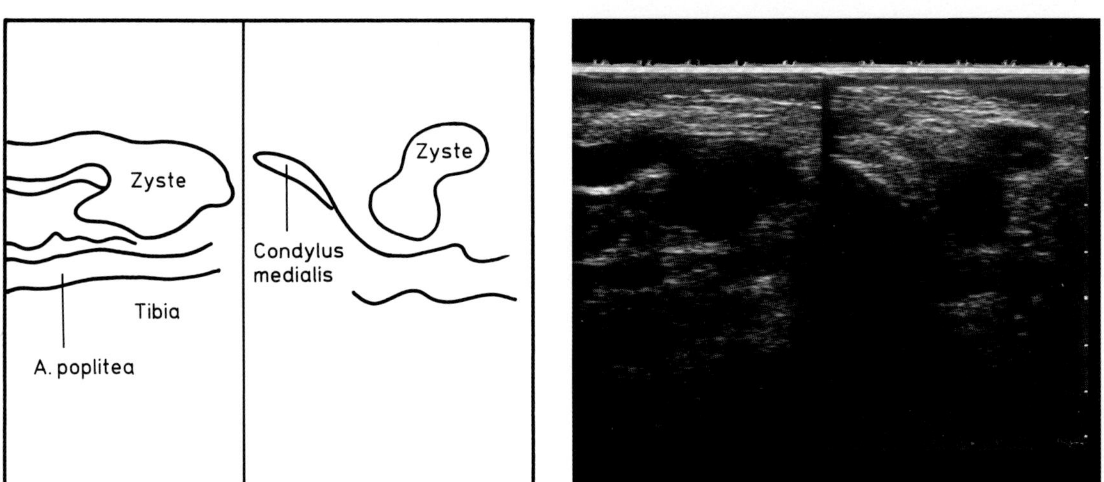
Zyste
Zyste
Condylus
medialis
Tibia
A. poplitea

12 a

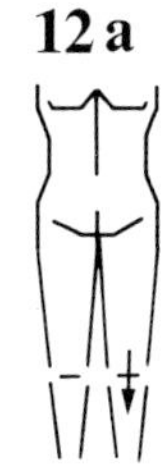

12 b

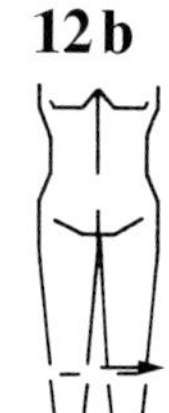

Haut, Extremitäten, sonstige Indikationen

13 **Pyarthros des Kniegelenks bei Sichelzellenanämie mit Infiltration der Oberschenkelmuskulatur** (Längsschnitt oberhalb des Knies)
Bei diesem Afrikaner mit bekannter Sichelzellenanämie war zum zweiten Mal innerhalb weniger Jahre das Kniegelenk angeschwollen; sonographisch war ein überwiegend reflexfreier Inhalt der Kniegelenkkapsel erkennbar, durch Punktion wurde Eiter gewonnen, aus dem Salmonellen gezüchtet werden konnten. Ausmaß der Eiteransammlung, Infiltrationstiefe, Beteiligung der Synovia und Ausdehnung in die umgebenden Weichteile sind sonographisch zu dokumentieren.

14 **Pyarthros des rechten Schultergelenks** (Querschnitt in Höhe der rechten Schulter)
In der Differentialdiagnostik von Gelenkschwellungen ist die sonographische Untersuchung hilfreich. In diesem Fall ist die Gelenkkapsel des Schultergelenks prall gespannt, mit Eiter gefüllt, Akromion und Gelenkkopf des Humerus diszendiert. Durch Punktion wurde auch hier Eiter gewonnen, der zur bakteriologischen Untersuchung verwendet wurde. Das Ausmaß der Kapsel- und Weichteilschwellung kann erfaßt werden, Flüssigkeiten werden qualifiziert und vor einer Punktion lokalisiert.

15 **Oberschenkelhämatom nach Muskelriß**
(Längsschnitt durch den linken Oberschenkel)
Der Muskelriß selbst ist hier nicht dargestellt, wohl aber das ausgedehnte Hämatom, das, da es frisch ist, reflexfrei zur Darstellung kommt.

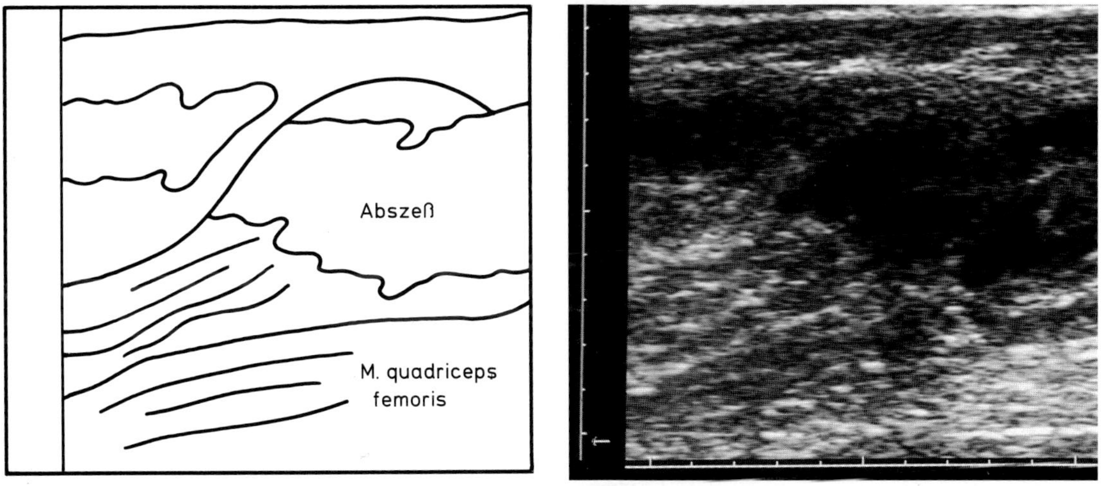
Abszeß
M. quadriceps
femoris

13

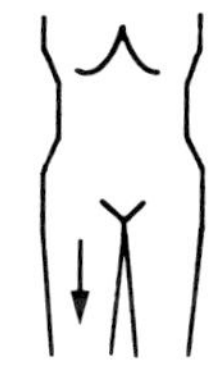

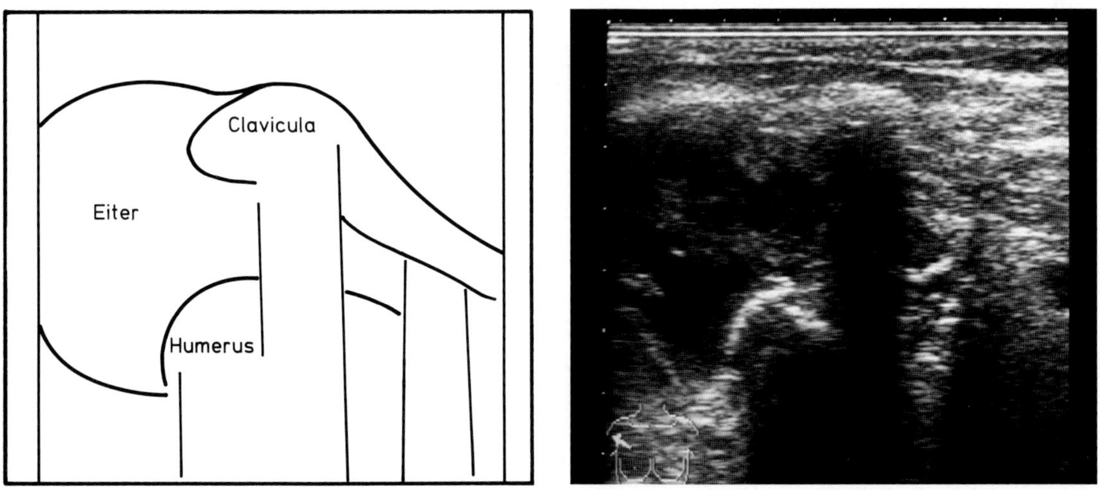
Clavicula
Eiter
Humerus

14

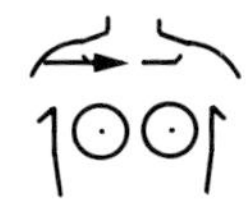

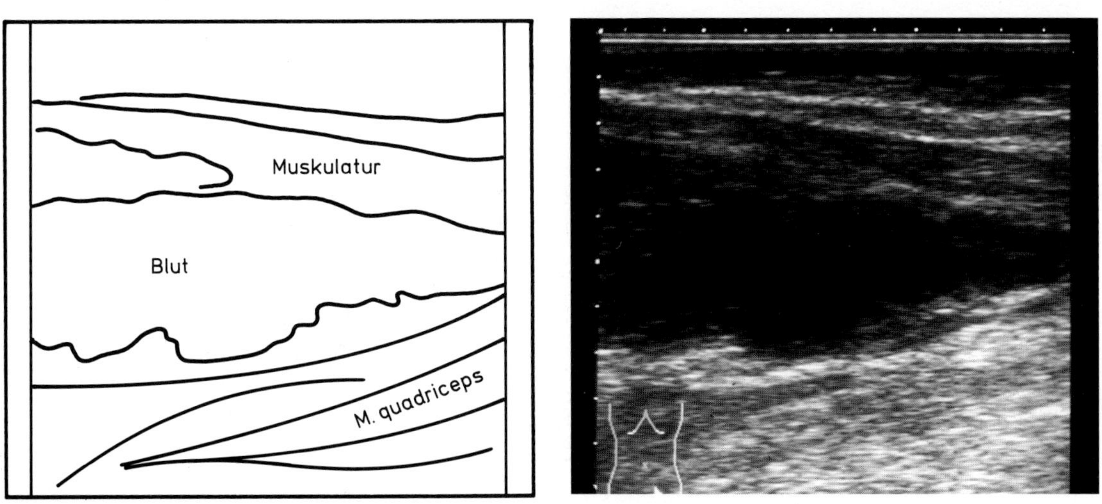
Muskulatur
Blut
M. quadriceps

15

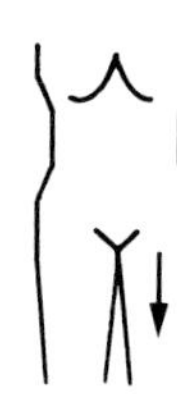

16 **Altes Hämatom des Oberschenkels** (Längsschnitt)
Bei länger bestehender Hämatombildung entstehen Koagel, die zu einer Zunahme der Reflexe innerhalb des Hämatoms führen. In diesem unmittelbar dem Knochen anliegenden Oberschenkelhämatom rechts, das traumatisch entstanden war, erkennt man einen reflexkräftigen, nur stellenweise noch oder wieder reflexarmen Prozeß, der einem etwa 14 Tage alten Hämatom entspricht. Die reflexarme Veränderung am unteren Bildrand ist dadurch entstanden, daß dort Blut zurückgeblieben ist oder sich wieder seröse Anteile gebildet haben.

17 **Großes Oberschenkelhämatom** (Querschnitt)
Dasselbe Hämatom, das in der letzten Aufnahme im Längsschnitt dargestellt war. Man erkennt, daß sich der kugelige Prozeß in die Oberschenkelmuskulatur eingewühlt hat; wiederum ventral gelegen eine reflexfreie Veränderung, einem Serom entsprechend. Die kapselartige Begrenzung des Gebildes läßt erkennen, daß es relativ rasch entstanden ist. Eine eigentliche Gewebestruktur fehlt. Lage, Größe und Beschaffenheit des Hämatoms lassen sich sonographisch bestimmen.

18 **Großes Lipom der Oberschenkelmuskulatur** (Längsschnitt durch den rechten Oberschenkel)
Man erkennt eine reflexkräftige Veränderung, die zentral etwas reflexärmer wird. Der Prozeß liegt streng in der Muskulatur, überragt diese nur durch einen kleinen Bauch und wirkt infiltrierend. Klinisch war das rechte Bein nur etwas dicker als das linke. Durch Punktion konnte ein lipomatöser Prozeß erkannt werden, die Operation bestätigte den Befund eines großen Lipoms der rechten Oberschenkelmuskulatur. Im Vergleich zu den vorangegangenen Hämatomen sind die gewebetypische Struktur des Prozesses und das infiltrative Wachstum charakteristisch.

16

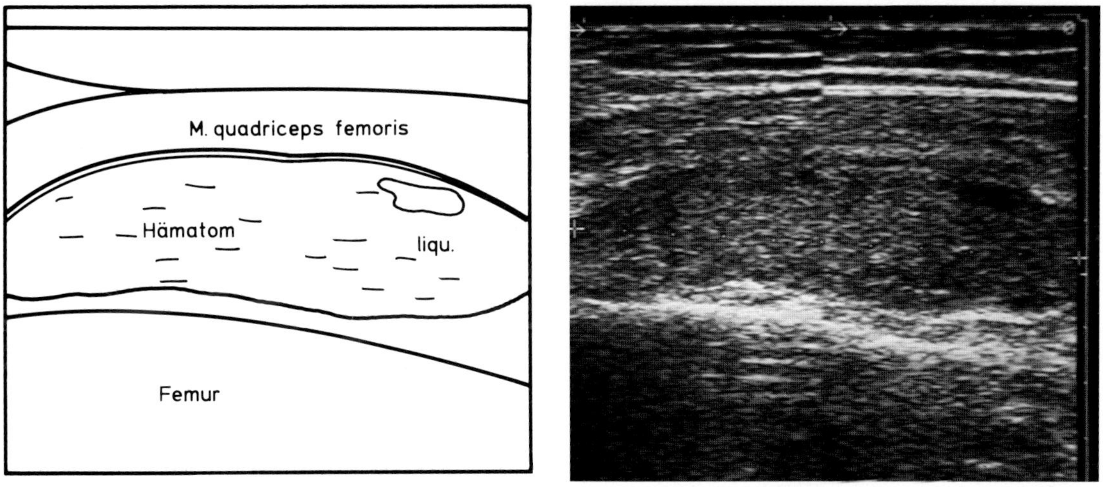
M. quadriceps femoris
Hämatom
liqu.
Femur

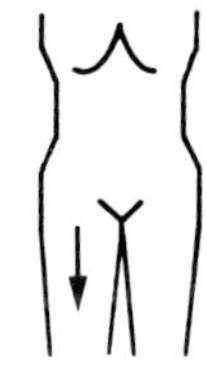

17

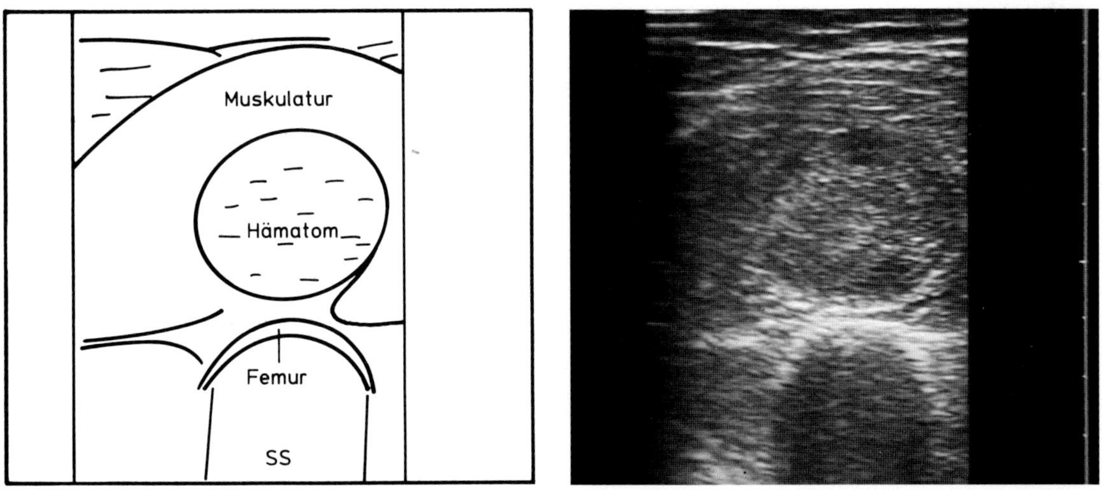
Muskulatur
Hämatom
Femur
SS

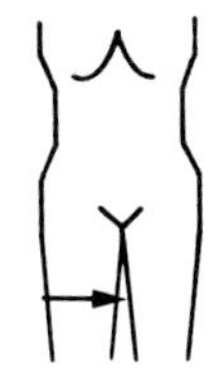

18

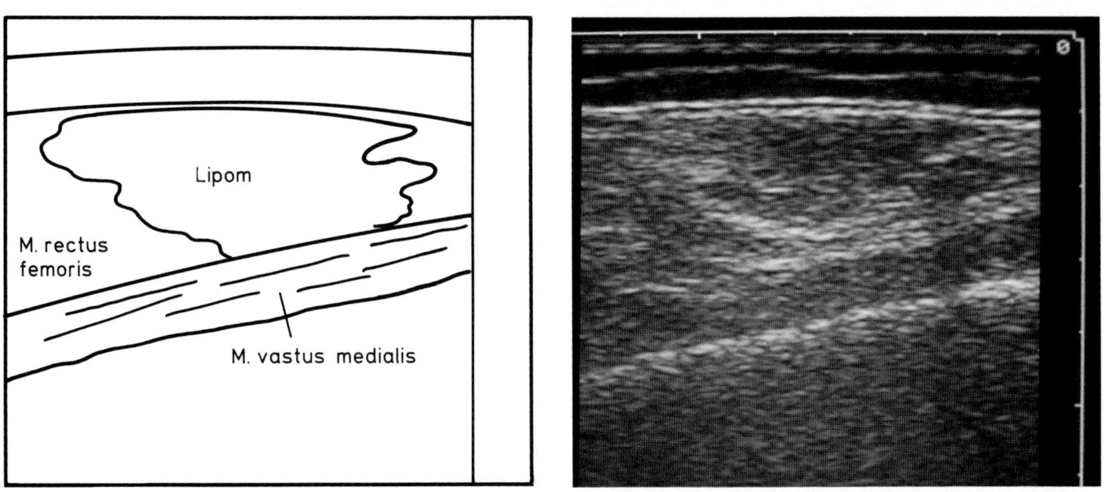
Lipom
M. rectus femoris
M. vastus medialis

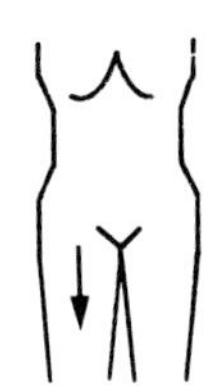

19 **Oberschenkelhämatom rechts** (Längsschnitt durch den kranialen Oberschenkel)
Die reflexfreie, frisch entstandene Veränderung ist dorsal des M. sartorius und ventral der Quadrizepsgruppe, also des M. rectus femoris, zu erkennen. Das Hämatom achtet dabei die vorgegebenen anatomischen Verhältnisse, es breitet sich zwischen den Muskelfaszien aus.

20 **Hämatom des rechten Oberschenkels** (Querschnitt im kranialen Anteil des rechten Oberschenkels)
Der die vorgegebenen Strukturen respektierende Verlauf des Hämatoms ventral des M. rectus und dorsal des Sartorius kommt in diesem Bild deutlich zur Darstellung. Innerhalb des Adduktorenkanals findet das Hämatom etwas mehr Platz und sammelt sich dort an. Das Hämatom war plötzlich nach einem Bagatelltrauma entstanden und führte zu einer leichten Anschwellung des Oberschenkels mit Schmerzhaftigkeit.

21 **Hämatom der Wade rechts** (Längsschnitt)
Auch hier respektiert das Hämatom die vorgegebenen anatomischen Strukturen. Es hat sich zwischen Gastroknemius- und Soleusgruppe eingewühlt, liegt jedoch innerhalb der Faszie des Gastroknemius, die als reflexkräftige Begrenzung dorsal zu erkennen ist. Das Hämatom war nach einer längeren Radtour bei diesem Patienten entstanden. Das Bein war schmerzhaft geschwollen. Der Verdacht auf das Vorliegen einer tiefen Beinvenenthrombose konnte sonographisch auf Anhieb entkräftet werden. Eine unnötige und den Befund verschlimmernde Heparintherapie konnte dadurch vermieden werden.

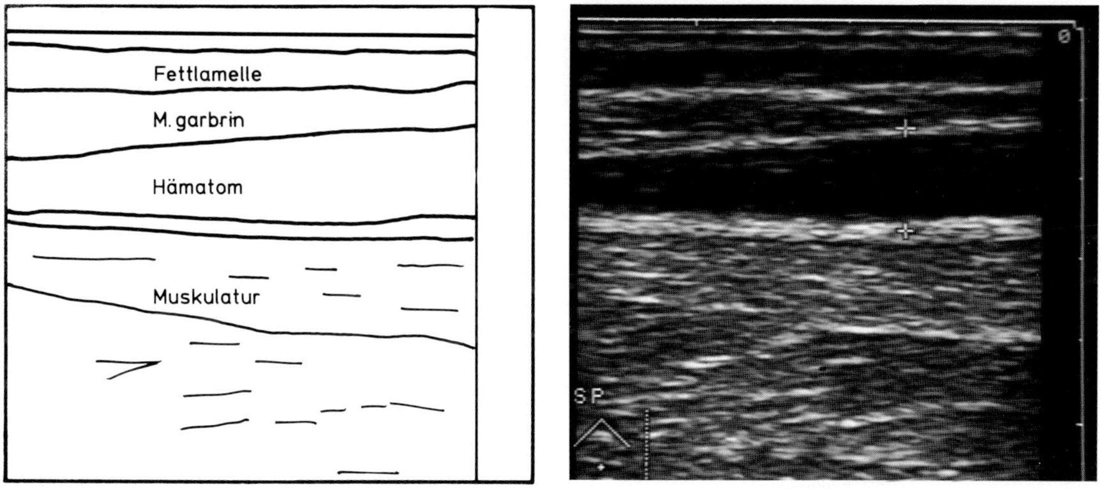
Fettlamelle
M. garbrin
Hämatom
Muskulatur
SP

19

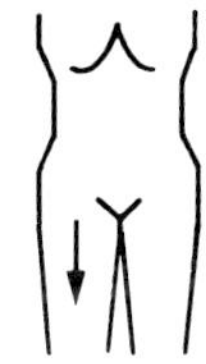

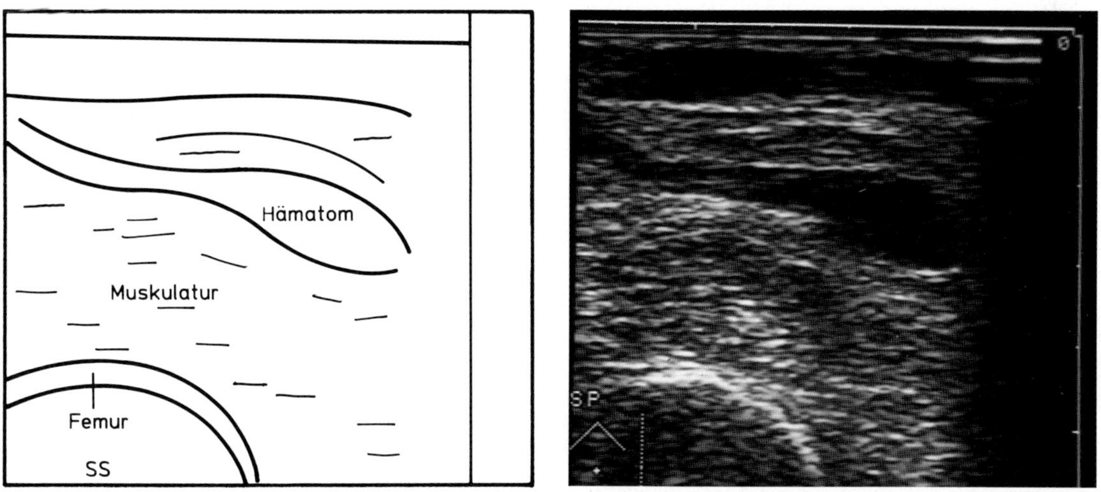
Hämatom
Muskulatur
Femur
SS
SP

20

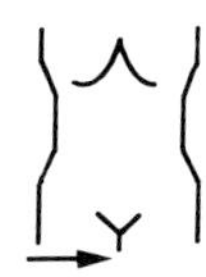

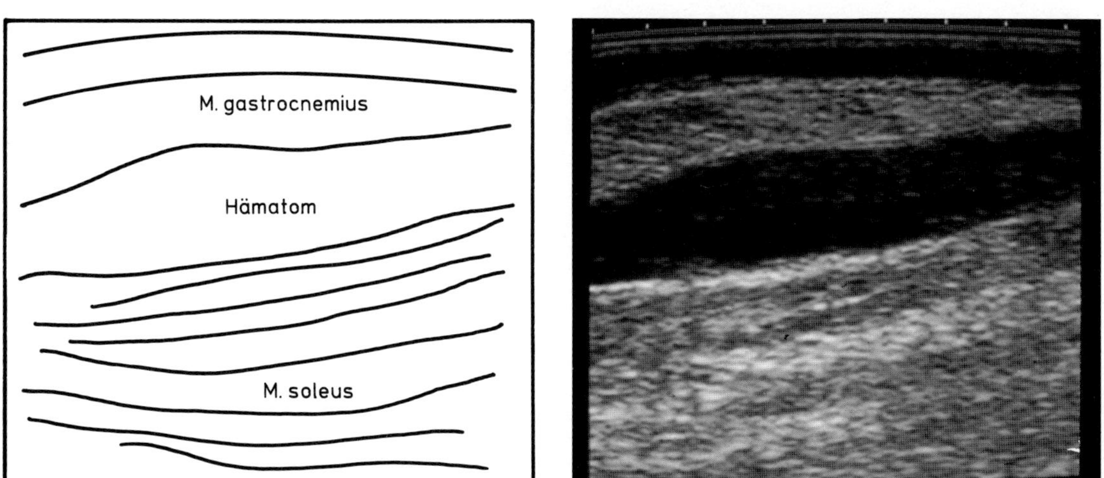
M. gastrocnemius
Hämatom
M. soleus

21

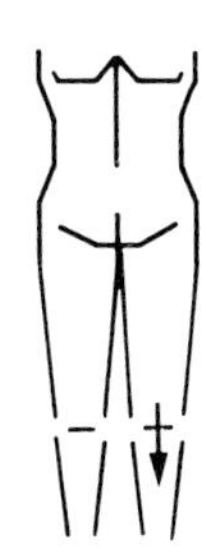

Haut, Extremitäten, sonstige Indikationen

22 **Großes Hämatom der Glutäusmuskulatur in Organisation** (Längsschnitt entlang der Beckenschaufel rechts)
Unter der Haut und der angehobenen Muskulatur erkennt man eine reflexkräftige Veränderung, die etwa die Fiederung der Muskulatur beibehalten hat, sich jedoch von den ventralen Anteilen des M. glutaeus medius deutlich abhebt. Es war zu einer ausgedehnten Blutung innerhalb der Glutaeus-minimus-Gruppe gekommen. Die Schwellung des Gesäßes bei dieser Patientin mit einem Morbus Hodgkin war relativ rasch entstanden, eine Tumorinfiltration konnte sonographisch ausgeschlossen werden. In Organisation befindliche Hämatome, flächenhafte Blutungen und blutige Imbibitionen von vorgegebenen Strukturen, parenchymatösen Organen und Muskulatur erscheinen häufig von Anfang an reflexkräftig; die Strukturen, in diesem Fall die Muskelfiederung, bleiben angedeutet erhalten.

23 **Tumorhafte Infiltration der linken Thoraxwand bei Morbus Hodgkin** (Querschnitt durch den linken Thorax)
Unter der Haut und der Pektoralismuskulatur erkennt man einen unregelmäßig begrenzten, reflexarmen, stellenweise reflexfreien Tumor, an einer Stelle mit einer sehr kräftigen Reflexion, die von einer teilweise osteolytischen Rippe herrührt. Die ausgedehnte tumorhafte Infiltration der linken Thoraxwand, die sich palpatorisch als Prominenz der kranialen Brustabschnitte links präsentierte, stellte das 2. Rezidiv eines Morbus Hodgkin dar.

24 **Lymphangiosarkom der rechten Thoraxwand (Stewart-Treves-Syndrom)** (Längsschnitt durch die laterale rechte Thoraxwand)
Der ausgedehnte tumoröse Prozeß ist sonographisch in seinen Ausmaßen gut abgrenzbar, er wirkt reflexarm mit einem reflexkräftigen Randwall, dabei relativ homogen. Im Anschluß an eine Jahre zurückliegende Mammaamputation mit Axillaausräumung war es zu einem chronischen Lymphödem gekommen, in dem sich in typischer Weise dieses Lymphangiosarkom entwickelte.

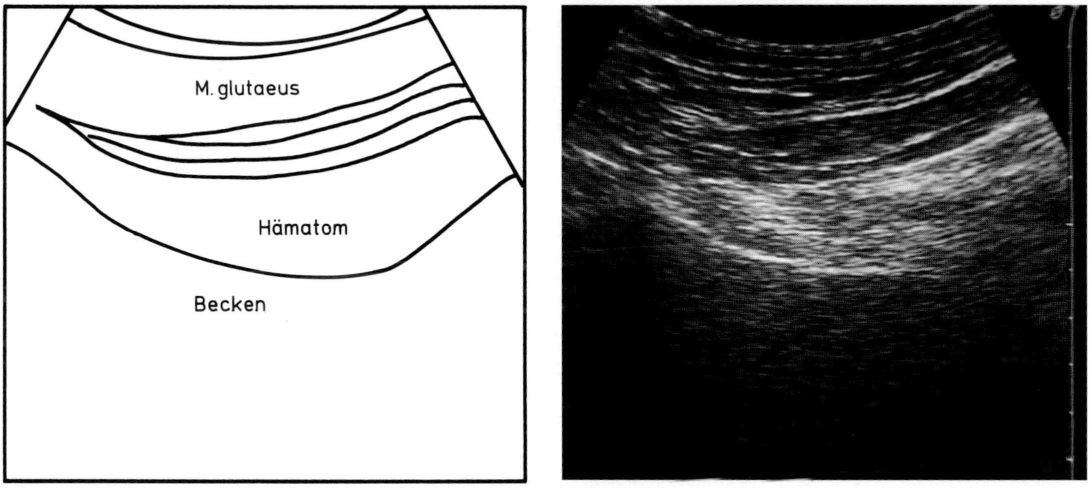
M. glutaeus
Hämatom
Becken

22

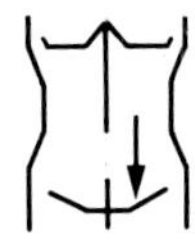

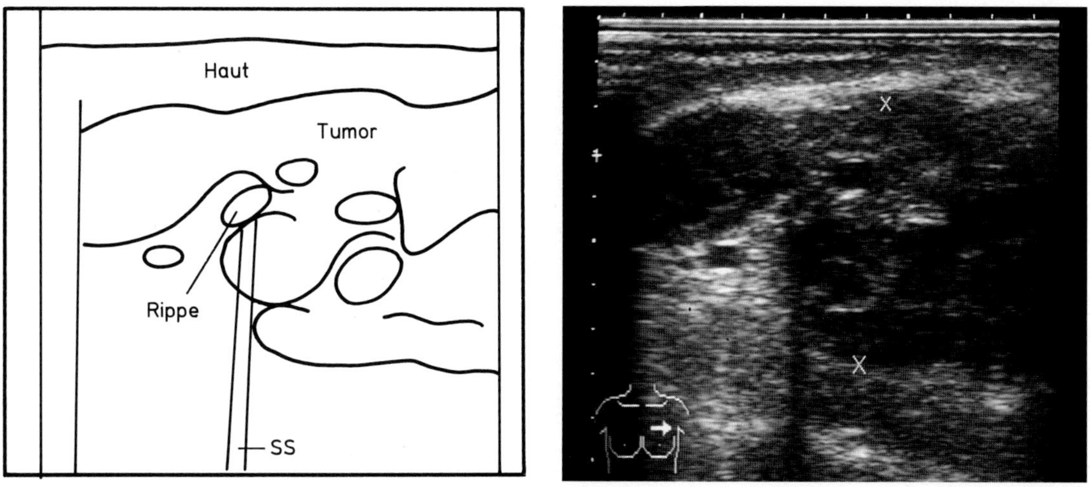
Haut
Tumor
Rippe
SS

23

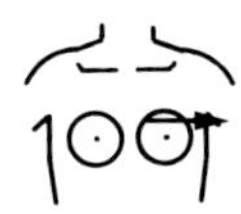

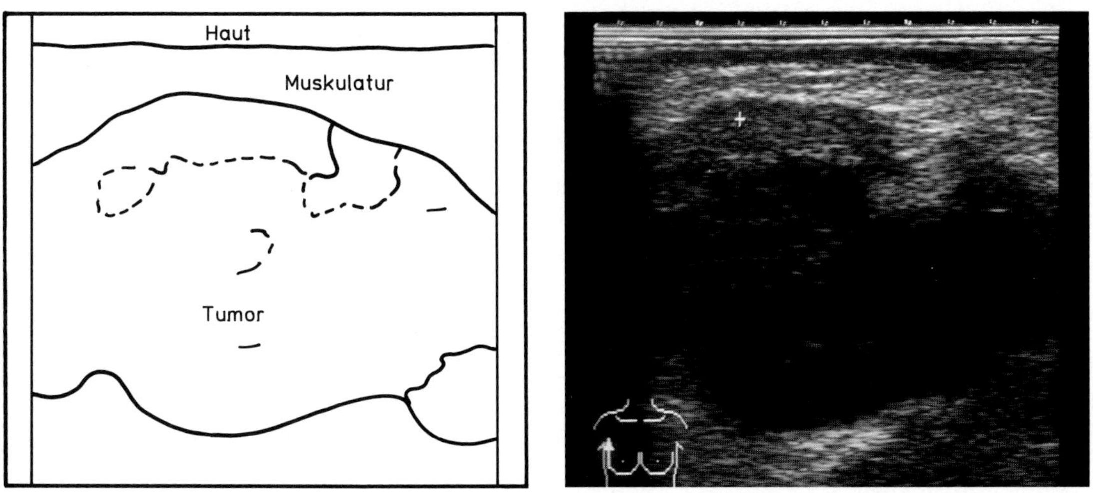
Haut
Muskulatur
Tumor

24

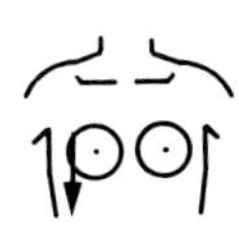

Haut

Literatur

Cole GW, Handler SJ, Burnett K (1981) The ultrasonic evaluation of skin thickness in scleredema. JCU 9:501–503

Cork RC, Kryc JJ, Vaughan RW (1980) Ultrasonic localization of the lumbar epidural space. Anesthesiology 52:513–516

De Flaviis L, Nessi R, Del Bo P, Calori G, Balconi G (1987) High-resolution ultrasonography of wrist ganglia. JCU 15:17–22

De Vlieger M (1978) Head and orthopedics. In: De Vlieger M (ed) Handbook of clinical ultrasound. John Wiley & Sons, New York, pp 919–953

Drinkall JN, Porter RW, Hibbert C, Evans C (1984) Value of ultrasonic measurement of spinal canal diameter in general practise. Br Med J [Clin Res] 288:121

Jones NA, Gonzalez AC (1981) Ultrasonographic determination of lumbar spine angulation. Anat Rec 199:281–286

Kremer H, Schierl W, Schattenkirchner M, Baumann D, Metz I, Zöllner N (1977) Sonographische Diagnostik von Kniegelenkszysten. MMW 119/37:1183–1186

Legg SJ, Gibbs V (1984) Measurement of the lumbar spinal canal by echo ultrasound. Spine 9:79–82

Lenkey JL, Skolnick ML, Slasky BS, Campbell WL (1981) Evaluation of the lower extremities. JCU 9:413–416

Lowery GS, Ekstrand K (1981) Ultrasonic appearance of chest wall seromas in mastectomy patients. JCU 9:260–261

O'Leary DH, Kane RA, Chase BM (1988) A prospective study of the efficacy of B-scan sonography in the detection of deep venous thrombosis in the lower extremities. JCU 16:1–8

Pfeiffer M (1988) Sonographie bei Verletzung und Erkrankung der Schulter. Dtsch Med Wochenschr 113:389–391

Porter RW, Wicks M, Ottewell D (1978) Measurement of the spinal canal by diagnostic ultrasound. J Bone Joint Surg [Br] 60:481–484

Sattler H (1988) Arthrosonographie. Intern Welt 3:40–48

Schuler P (1984) Die sonographische Differenzierung der Hüftreifungsstörung. Orthop Prax 3/20:218–227

Stockdale HR, Finlay D (1980) Use of diagnostic ultrasound to measure the lumbar spinal canal. Br J Radiol 53:1101–1102

Tönnis D (1985) Frühdiagnose der angeborenen Hüftluxation durch Ultraschalldiagnose. Dtsch Med Wochenschr 110:881–882

Wendell BA, Athey PA (1981) Ultrasonic appearance of metallic foreign bodies in parenchymal organs. JCU 9:133–135

Feinnadelpunktion

Definition: Punktion mit Nadeln von 1 mm äußerem Durchmesser und darunter.

Indikationen: 1. *Diagnostisch:* Gewinnung zytologischen oder histologischen Materials zur artdiagnostischen Unterscheidung umschriebener Prozesse und parenchymatöser Erkrankungen; Gewinnung bakteriologischen Materials bei umschriebenen entzündlichen Veränderungen.
Ultraschallgezielte Instillation von Kontrastmittel zur Beurteilung der Wandbeschaffenheit zystischer Hohlräume und von Hohlsystemen (Cholangiographie, Pankreatikographie).
2. *Therapeutisch:* ultraschallgezielte Punktion und Entlastung von Flüssigkeitsansammlungen im Körper (Pleuraergüsse, Perikardergüsse, Zysten, Abszesse, Aszites, Hämatome).
Ultraschallgezielte antegrade Nephrostomie (diagnostisch und therapeutisch). Transhepatische ultraschallgezielte Gallengangsdrainage. Ultraschallgezielte Zystostomie etc.

Häufigkeit der Indikation: Im Laufe von 108 325 Ultraschalluntersuchungen in den Jahren 1976–1987 haben wir 3006 (2,78%) Feinnadelpunktionen verschiedener Organe durchgeführt.

Aussagekraft: Diese ist von Organ zu Organ etwas verschieden. Optimale Punktionstechnik und zytologische Diagnostik vorausgesetzt, liegt die Sensitivität der Methode bei 80%, die Spezifität bei über 90%.

Grenzen: Ein negatives Punktionsergebnis läßt einen Tumor nicht ausschließen.
Ursachen einer falsch-negativen Aussage:

1. *Fehlpunktion:* zu kleiner Prozeß, atemabhängige Bewegungen, Hindernisse im Punktionsweg, ungeeignete Punktionsnadel, Unerfahrenheit des Untersuchers.
2. *Zytologisch unergiebiges Material:* zu wenig Material, fehlerhafte Punktionstechnik, Punktion von Detritus bei zentral zerfallenden Tumoren oder von Blut, Punktionen aus gesunden oder entzündlich veränderten Randgebieten eines Tumors.
3. *Falsch-positive oder falsch-negative zytologische Ergebnisse:* hochdifferenzierte Karzinome, rasch proliferierendes Drüsengewebe, spärliches Material, schlecht aufgearbeitetes Material, Unerfahrenheit des Zytologen.

Punktionstechniken: s. Bildteil.

Besondere Hinweise und Tips: Zur Punktion größerer Raumforderungen wird von uns nach wie vor die *ultraschallgezielte Punktion* eingesetzt. Sie ist rasch und wenig traumatisierend durchführbar (s. die folgenden Abbildungen). Zur Punktion kleiner oder stark beweglicher Prozesse empfiehlt sich die Benutzung eines Punktionsschallkopfs oder eines Schallkopfs mit Punktionshilfe. Das Ziel wird mit diesen Geräten mit größerer Sicherheit angesteuert. Die Spitze der Punktionsnadel ist während des Punktionsvorgangs auf dem Bildschirm erkennbar. Die Möglichkeit einer Fehlpunktion entfällt somit. Der Nachteil dieser Methode ist der, daß sie umständlicher ist und länger dauert als der kurze Punktionsvorgang aus der freien Hand nach vorheriger sonographischer Markierung oder die Punktion mit versetztem Schallkopf. Für jede Feinnadelpunktion gilt:

Feinnadelpunktion

Je dünner die Punktionsnadel, je kürzer der Punktionsweg und je schneller der Punktionsvorgang, um so geringer sind die zu befürchtenden Komplikationen.

Komplikationen: Innerhalb einer Umfrage unter den Mitgliedern der Deutschen Gesellschaft für Ultraschall in der Medizin haben wir die folgende Komplikationsrate erfragt: bei 66397 mitgeteilten Punktionen waren 337 (0,51%) Komplikationen registriert worden. Schwere Komplikationen traten 38mal auf (0,057%), 5 Todesfälle wurden mitgeteilt (0,0075%).

Tumorzellausschwemmung und -verschleppung im Stichkanal: In der genannten Umfrage waren 2 Fälle von Tumorzellverschleppungen im Stichkanal mitgeteilt worden (0,003%). Diese Daten, eigene experimentelle Untersuchungsergebnisse und Mitteilungen aus der Literatur, lassen annehmen, daß diese Folgen der Feinnadelpunktion nur in seltenen Fällen zu erwarten sind.

Kontraindikationen: Fehlende Konsequenz des zu erwartenden Ergebnisses, Gerinnungsstörungen, inkooperative Patienten, schlechte Darstellbarkeit des Prozesses, mangelnde Erfahrung des Untersuchers.

Feinnadelpunktion

1a **Notwendiges Instrumentarium.** Dieses besteht aus einem Watteträger, einem Fett- oder Filzstift, der Hautdesinfektion, der Lokalanästhesie (1%iges Scandicain o.ä.), Spritze und Nadel für die Lokalanästhesie sowie Spritze und Nadel für die Punktion selbst, wobei meist zweckmäßigerweise eine 10- oder 20-ml-Einmalspritze mit Lüer-Anschluß benutzt wird, und eine 0,9 mm dicke, 7 cm lange Nadel, wie sie zur intramuskulären Injektion genommen wird. Tupfer, evtl. Abdecktücher und Handschuhe sowie die Objektträger zur Verarbeitung des Materials vervollständigen das Instrumentarium.

1b **Markierung der Punktionsstelle.** Die zu punktierende Veränderung wird sonographisch eingestellt. Es wird dann ein Watteträger zwischen Hautoberfläche und Applikator geschoben, so daß der Schallschatten des Watteträgers durch den zu punktierenden Prozeß fällt.

2a **Pankreaskarzinom – Markierung zur Punktion.** Der Schallschatten des Watteträgers fällt durch den zu punktierenden Pankreastumor, die Entfernung von der Bauchdecke wird mit den Distanzkreuzen bestimmt und abgelesen.

2b **Markierung in der 2. Ebene.** Der Applikator wird um 90° gedreht, der Markierungsvorgang wiederholt. Jeweils wird dabei nach Entfernung des Applikators die Lage des Watteträgers auf der Bauchdecke markiert.

3a **Markierung der Punktionsstelle nach Entfernung des Applikators.** Da es kaum einen Farbstift gibt, der auf der mit Gleitmittel angefeuchteten Haut dauerhaft hält, ist es zweckmäßig, zunächst die Enden des Watteträgers zu markieren, dann das Gleitmittel von der Bauchdecke zu entfernen und das Fadenkreuz abschließend durchzuzeichnen.

3b **Feinnadelpunktion nach sonographischer Markierung (auch ultraschallgezielte Feinnadelpunktion genannt).** Der Punktionsvorgang selbst erfolgt, ohne daß das zu punktierende Objekt beobachtet wird. Nach vorheriger Desinfektion und Lokalanästhesie wird die Punktionsnadel bis zu der vorher gemessenen Tiefe eingeführt, danach wird der Kolben der Rekordspritze rasch zurückgezogen, so daß ein Sog entsteht und die Nadel mehrfach auf- und abwärts bewegt. Sodann wird der Kolben losgelassen, die Nadel rasch entfernt, der Inhalt auf die Objektträger ausgespritzt und dort schonend ausgestrichen.

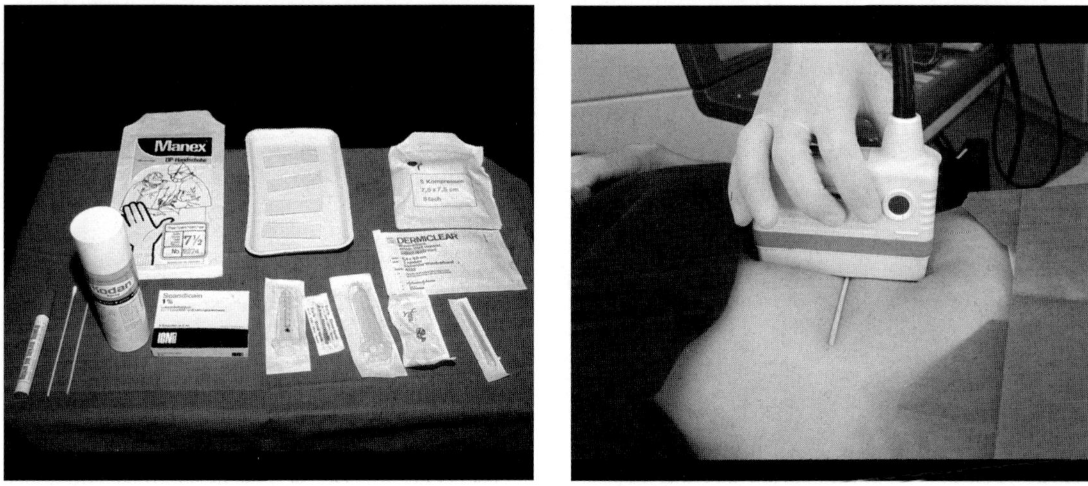

1a, b

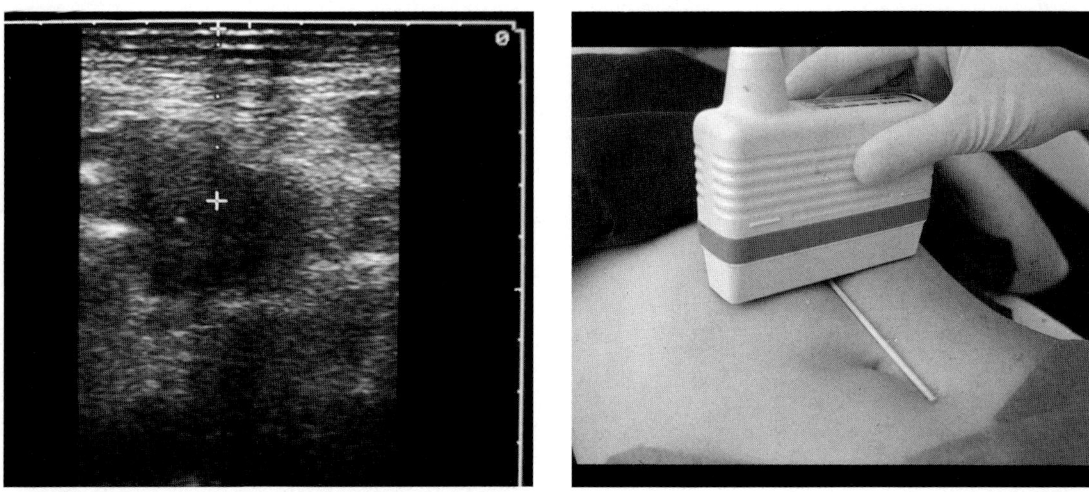

2a, b

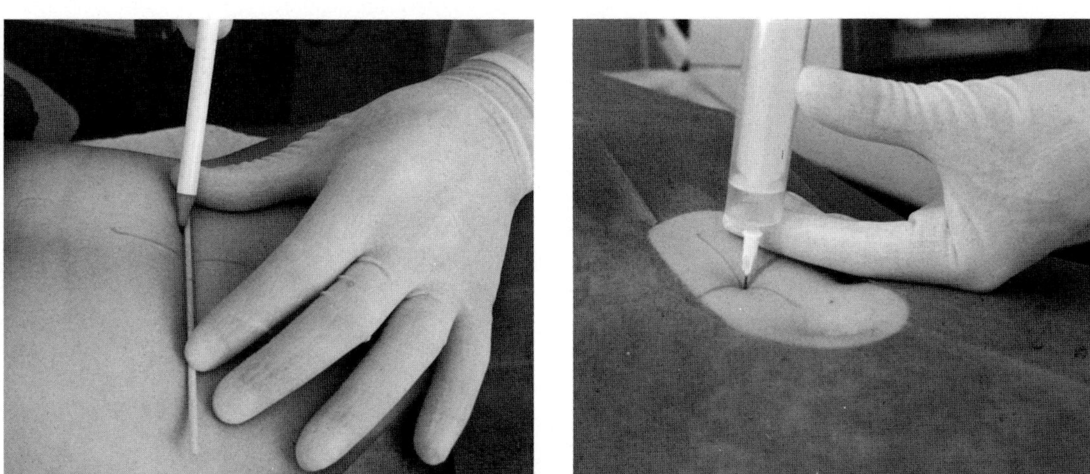

3a, b

4a **Punktion unter sonographischer Sicht.** Diese erfolgt dadurch, daß man während des Punktionsvorgangs um 90–70° versetzt einen Applikator auf die Bauchdecke plaziert, der den Punktionsvorgang zumindest im Zielbereich überwacht. Dadurch kann überprüft werden, ob die Nadelspitze korrekt liegt und das gewonnene Material aus dem zu punktierenden Prozeß stammt. In diesem Fall wurde zur Punktion ein Cameco-Haltegriff benutzt, der die einhändige Punktion erlaubt, während die 2. Hand den Applikator hält. Der Punktionsvorgang wird erleichtert, wenn der Applikator durch eine Hilfsperson gehalten wird.

4b **Punktion mit einer sog. Punktionshilfe.** Nach ausführlicher Desinfektion und nachdem die Bauchdecke mit Tüchern abgedeckt wurde, wird auf den sorgfältig gereinigten Applikator ein steriles Punktionsset aufgesteckt, das aus einem Halteapparat und einem Keil besteht. Dieser Keil endet in der sonographischen Schnittebene und weist dort eine Rinne auf, durch die die Punktionsnadel einzuführen ist. Auf diese Weise kann der Punktionsvorgang unter sterilen Bedingungen ablaufen und trotzdem sonographisch beobachtet werden.

5a **Punktion eines Pankreastumors unter Benutzung einer Punktionshilfe.** Am Gerät ist die zu erwartende Punktionsrichtung einzublenden, in der die Nadel in den Körper eindringt, wenn die beschriebene Punktionshilfe benutzt wird. Die Nadel weicht nur geringfügig aus dieser Punktionsrichtung ab. In diesem Fall ist die Nadelspitze bzw. ihr kräftiges Echo im oberen Drittel des Tumors zu erkennen. Die korrekte Lage der Punktionsnadelspitze vor der Aspiration ist auf diese Weise gewährleistet. Die Nachteile dieser Methode liegen darin, daß der Punktionsweg größer wird und der Punktionsvorgang länger dauert.

5b **Punktion unter Verwendung eines durchbohrten Schallkopfes.** Soll ein Parallelscanner benutzt werden und die Nadel trotzdem während des Punktionsvorgangs im Bild sichtbar sein, muß dieser zentral durchbohrt sein. Die Sterilität wird dadurch gewährleistet, daß der Applikator in einen sterilen Sack eingeführt wird, der mit Gleitmittel gefüllt ist.

6a **Punktionskeil.** Der außen sterile Plastiksack wird an den Applikator angepreßt, dann wird ein steriler Keil in eine vorgegebene Aussparung der Array-Platte eingepaßt und die Nadel durch den vorgebohrten Stichkanal, der sich in der sonographischen Schnittebene befindet, eingeführt.

6b **Punktion durch einen Punktionsschallkopf.** Der steril verpackte Schallkopf liegt der desinfizierten Hautoberfläche auf, der Keil mit der Bohrung ist in den Schallkopf eingedrückt worden; die Punktionsnadel wird durch die Bohrung hindurch in die Haut eingeführt. Das Vordringen der Punktionsnadel ist dabei durch die Darstellung des Spitzenechos verfolgbar. Je besser jedoch die Parallelscanner geworden sind, um so schlechter ist die Nadelspitze in dieser Weise zu erkennen, so daß heute allgemein Geräte mit Punktionshilfen benutzt werden, da die schräg in das Bild eintretende Nadel besser darstellbar ist.

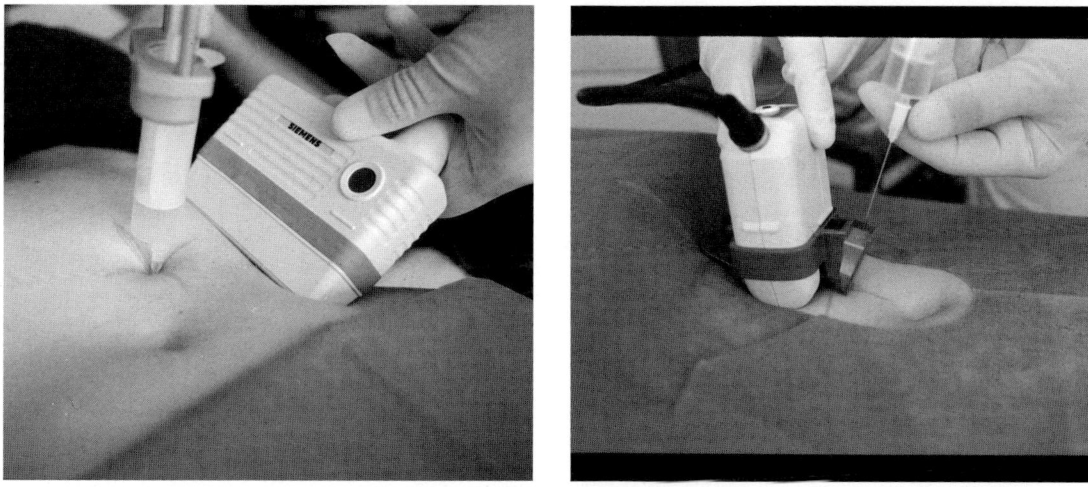

4a, b

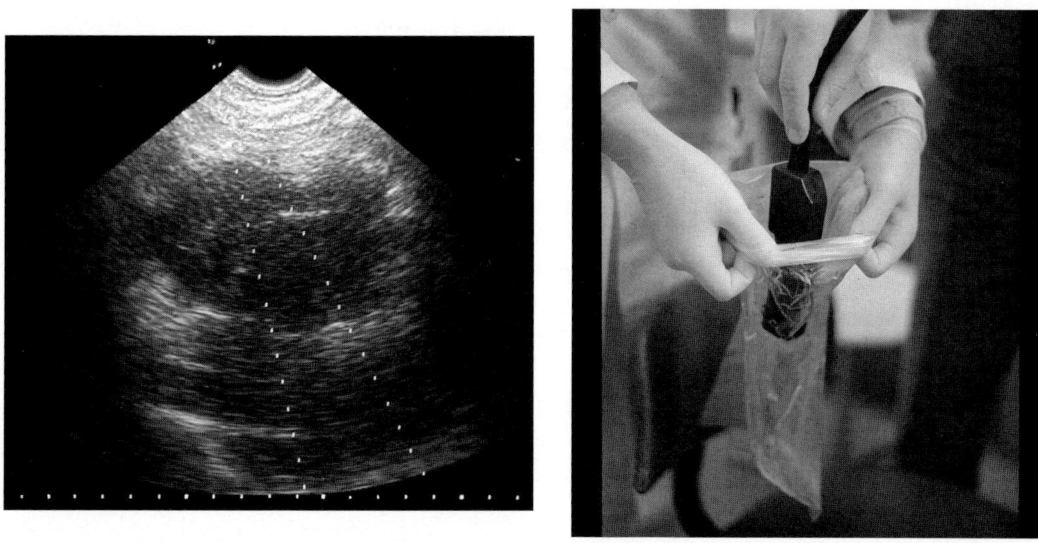

5a, b

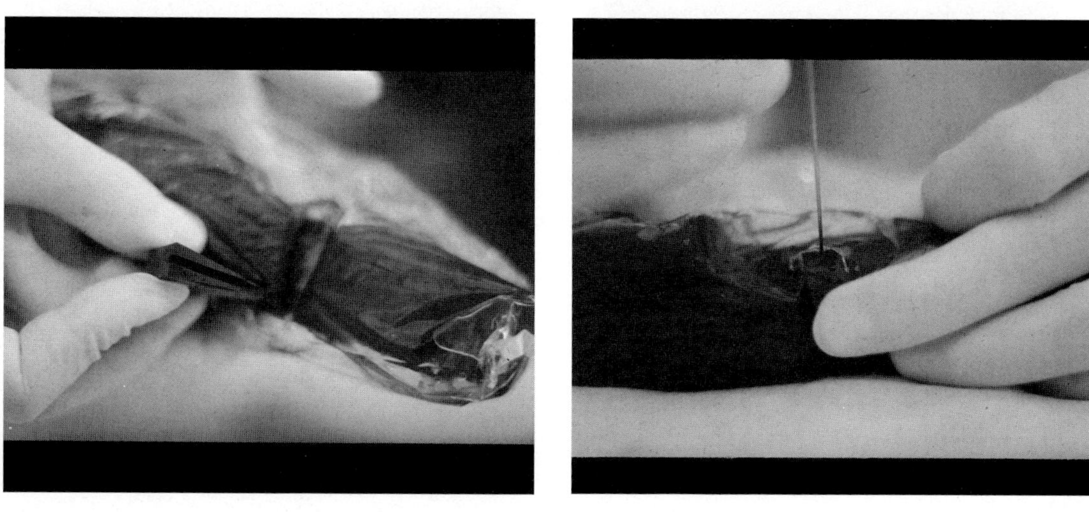

6a, b

Feinnadelpunktion

Literatur

Altstaedt F, Hoffmeister A, Manegold BC, Weiss H (1978) Ultrasonically guided percutaneous fine-needle-biopsy, ERCP and pancreatic secretion cytology in diagnosing carcinoma of the pancreas. III European congress on ultrasonics in medicine, 1–5 Oct 1978, Bologna

Barkin JS, Smith FR, Pereiras R Jr, Isikoff M, Levi J, Liningstone A, Hill M, Rogers AI (1981) Therapeutic percutaneous aspiration of pancreatic pseudocysts. Dig Dis Sci 26(7):585–586

Bartels H (1976) Indikation und Technik der ultraschallgezielten Nierenzystenpunktion. Helv Chir Acta 43:341–343

Belinson J, Lynn JM, Papillo JL, Lee K, Korson R (1981) Fine-needle aspiration cytology in the management of gynecologic cancer. Am J Obstet Gynecol 139:148–153

Berg JW, Robbins GF (1962) A late look at the safety of aspiration biopsy. Cancer 15:826–827

Bush WH, Burnett LL, Gibbons RP (1977) Needle tract seeding of renal cell carcinoma. AJR 129:725–727

Cardozo P (1980) The significance of fine needle aspiration cytology for the diagnosis and treatment of malignant lymphomas. Folia Haematol (Leipz) 107:601–620

Carrera GF, Mascatello VJ, Holm HH, Berger M, Smith EH (1979) Ultrasonically guided percutaneous biopsy of gastric lesions. Wisconsin Med J 78:28–29

Clark OH, Gooding GAW, Ljung BM (1981) Locating a parathyroid adenoma by ultrasonography and aspiration biopsy cytology. West J Med 135:154–158

Clouse MF, Gregg JA, McDonald DG, Legg MA (1977) Percutaneous fine needle aspiration biopsy of pancreatic carcinoma. Gastrointest Radiol 2:67–69

Damascelli B, Spagnoli I, Garbagnati F, Ceglia E, Milella M, Masciadri N (1984) Massive lymphorrhoea after fine needle biopsy of the cystic hemolymphangioma of the liver. Eur J Radiol 4:107–109

Dekker A, Lloyd JC (1979) Fine-needle aspiration biopsy in ampullary and pancreatic carcinoma. Arch Surg 114:592–596

Dzieniszewski GP, Neher M, Linhart P, Frank K (1982) Nekrotisierende Pankreatitis nach ultraschallgezielter Feinnadelpunktion. Dtsch Med Wochenschr 107:1438–1440

Engell HD (1959) Cancer cells in the blood: a 5-year-follow-up study. Ann Surg 149:457

Engzell V, Esposti PL, Rubio C et al. (1971) Investigation on tumor spread in connection with aspiration biopsy. Acta Radiol 10:385

Ennis MG, MacErlean DP (1981) Biopsy of bowel wall pathology under ultrasound control. Gastrointest Radiol 6:17–20

Evans WK, Ho C-S, McLoughlin MJ, Tao L-C (1981) Fatal necrotizing pancreatitis following fine-needle aspiration biopsy of the pancreas. Radiology 14:61–62

Ferruci JT, Wittenberg J, Margolies MN, Carey RW (1979) Malignant seeding of the tract after thin-needle aspiration biopsy. Radiology 130:345

Franseen CC (1941) Aspiration biopsy with a description of a new type of needle. N Engl J Med 224:1054–1058

Franzén S, Giertz G, Zajicek J (1960) Cytological diagnosis of prostatic tumors by transrectal aspiration biopsy: a preliminary report. Br J Urol 32:193–196

Frederiksen P, Thommesen P, Skjolborg H (1976) Fine needle aspiration biopsy of the pancreas. Scand J Gastroenterol 11:785–791

Freeny PC, Kidd R, Ball TJ (1980) ERCP-guided percutaneous fine-needle pancreatic biopsy. West J Med 132:283–284

Fröhlich E, Frühmorgen P, Seeliger H (1986) Hautimpfmetastase nach Feinnadelpunktion eines Pankreaskarzinoms. Ultraschall 7:141–144

Galvan G, Pohl GB, Skerbisch I (1976) Die Feinnadelpunktion „kalter" Strumaknoten bei 4555 Patienten eines Strumaendemiegebiets. Schweiz Med Wochenschr 106:1247–1251

Gebel M, Hortkotte H, Köster C, Brunkhorst R, Brandt M, Atay Z (1986) Ultraschallgezielte Feinnadelpunktion abdomineller Organe: Indikation, Ergebnisse, Risiken. Ultraschall 7:198–202

Goldberg BB, Pollack HM, Kellermann E (1975) Ultrasonic localization for renal biopsy. Radiology 115:167–170

Goldblatt SA, Nadel EM (1965) Cancer cells in the circulating blood: A critical review II. Acta Cytol 9:6

Goldstein HM, Zornoza J (1978) Percutaneous transperitoneal aspiration biopsy of pancreatic masses. Dig Dis Sci 23:840–843

Granberg S, Crona N, Enk L, Hammarberg K, Wikland M (1989) Ultrasound-guided puncture of cystic tumors in the lower pelvis of young women. JCU 17:107–111

Green J, Katz S, Phillips G, Bank S, Ilardi C, Hadju E, Siegel F (1988) Percutaneous sonographic needle aspiration biopsy of endoscopically negative gastric carcinoma. Am J Gastroenterol 83/10:1150–1153

Greig EDW, Edin CM, Gray ACH (1904) Note of the lymphatic glands in sleeping sickness. Lancet I: 1570

Grønvall J, Grønvall S, Hegedüs V (1977) Ultrasound-guided drainage of fluid-containing masses using angiographic catheterization techniques. AJR 129:997–1002

Günther R, Altwein JE, Georgi M (1977) Feinnadelpunktion zur antegraden Pyelographie und perkutanen Nephropyelostomie. ROEFO 127/5:439–442

Hall-Craggs M, Lees WR (1987) Fine needle biopsy: cytology, histology or both? GUT 28:233–236

Hancke S, Holm HH, Koch F (1975) Ultrasonically guided percutaneous fine needle biopsy of the pancreas. Surg Gynecol Obstet 140:361–364

Harris RD, Goergen TG, Talner LB (1975) The bloody renal cyst aspirate: a diagnostic dilemma. J Urol 114:832–835

Hastka J, Weiss A, Weiss H (1986) Immunzytologische Untersuchungen von Feinnadelpunktaten in der Differential-Diagnostik von Lymphknotenvergrößerungen. Ultraschall Klin Prax [Suppl] 1:27

Heckemann R, Seidel KJ (1982) In-vitro- und In-vivo-Darstellung von Punktionsinstrumenten im sonographischen Echtzeitbild. Ultraschall 3:79–83

Heckemann R, Seidel KJ (1983) The sonographic appearance and contrast enhancement of puncture needles. JCU 11:265–268

Heckemann R, Wernecke K (1983) Die Behandlung intraabdomineller Abszesse durch ultraschallgeführte Feinnadelpunktion. ROEFO 138/2:2108–2113

Hofmann D, Mast H, Holländer H-J (1967) Die Bedeutung der Plazentalokalisation mittels Ultraschall für die Amniozentese. Geburtshilfe Frauenheilkd 27:1199–1209

Holm HH, Gammelgaard J (1981) Ultrasonically guided precise needle placement in the prostate and the seminal vesicles. J Urol 125:385–387

Holm HH, Hancke S (1980) Is there a risk of spreading cancer by percutaneous fine needle aspiration biopsy? In: Holm HH, Kristensen JK (eds) Ultrasonically guided puncture technique, 1st edn. Munksgaard, Copenhagen

Ihse I, Toregard B-M, Akerman M (1979) Intraoperative fine needle aspiration cytology in pancreatic lesions. Ann Surg 190:732

Itoh K, Yamanaka T, Kasahara K et al. (1979) Definitive diagnosis of pancreatic carcinoma with percutaneous fine needle aspiration biopsy under ultrasonic guidance. Am J Gastroenterol 71:469–472

Jakobeit C (1986) Ultraschallgeleitete Punktionsverfahren: Freihandpunktion vs. Biopsieschallkopfpunktion. Ultraschall 7:290–292

Klann H, Waldthaler A, Voeth C, Ottenjann R (1983) Percutane, ultraschallgezielte Feinnadelpunktionen (Leber, Pankreas und Darm) und ultraschallgezielte Pankreasgangpunktionen. Dtsch Med Wochenschr 108:1503–1507

Lang EK (1971) Coexistence of cyst and tumor in the same kidney. Radiology 101:7–16

Lang EK (1977) Renal cyst puncture and aspiration: a survey of complications. AJR 128:723–727

Lindgren PG (1980) Ultrasonically guided punctures. Radiology 137:235–237

Livraghi T, Damascelli B, Lombardi C, Spangnoli I (1983) Risk in fine-needle abdominal biopsy. JCU 11:77–83

Livraghi T, Bosoni A, Giordano F, Lai N, Vettori C (1985) Diagnosis of hydatid cyst by percutaneous aspiration: value of electrolyte determination. JCU 13:333–337

Lundquist A (1970) Liver biopsy with a needle of 0,7 mm outer diameter: safety and quantitative yield. Acta Med Scand 188:471–474

Lutz H (1978) Ultraschalldiagnostik (B-Scan) in der Inneren Medizin. Springer, Berlin Heidelberg New York

Lutz H, Weidenhiller S, Rettenmaier G (1973) Ultraschallgezielte Feinnadelbiopsie der Leber. Schweiz Med Wochenschr 103:1030–1033

Malberger E, Edoute Y, Nagler A (1984) Rare complications after transabdominal fine needle aspiration. Am J Gastroenterol 79:458–460

Matter D, Spinelli G, Warter P (1983) Ultrasonically guided percutaneous pancreatography. JCU 11:401–404

Nordenström B, Björk VO (1973) Dissemination of cancer cells by needle biopsy of the lung. Thorac Cardiovasc Surg 65:671

Nosher JL, Plafker J (1980) Fine needle aspiration of the liver with ultrasound guidance. Radiology 136:177–180

Ohto M, Karasawa E, Tsuchiya Y, Kimura K, Saisho H, Ono T, Okuda K (1980) Ultrasonically guided percutaneous contrast medium injection and aspiration biopsy using a real-time puncture transducer. Radiology 136:171–176

Otto R, Deyhle P, Pedio L (1981) Die sonographisch kontrollierte Feinnadelaspiration bei Pankreastumoren unter permanenter Sichtkontrolle. In: Rettenmaier G, Loch E-G, Hausmann M, Trier HG (Hrsg) Ultraschalldiagnostik in der Medizin. Thieme, Stuttgart

Pierse H, Clagett OT, McDonald JR, Gage RP (1956) Biopsy of the breast followed by delayed radical mastectomy. Surg Gynecol Obstet 103:559–564

Pollack HM, Goldberg BB (1976) Percutaneous needle endoscopy of renal cysts. Radiology 118:723–724

Pollack HM, Goldberg BB, Bogash M (1974) Chan-

ging concepts in the diagnosis and management of renal cysts. J Urol 111:326–329
Pool EH, Dunlop GR (1934) Cancer cells in the blood-stream. Am J Cancer 21:99–102
Ramkissoon RA, Chamberlain NO, Baker EL, Jennings ER (1964) Diagnostic significance of urinary lactic acid dehydrogenase. J Urol 91:603–605
Raskin MM, Roen SA, Serafini AN (1974) Renal cyst puncture: combined fluoroscopic and ultrasonic technique. Radiology 113:425–427
Raskin MM, Poole DO, Roen SA, Viamonte M (1975) Percutaneous management of renal cysts: results of a four-year study. Radiology 115:551–553
Rasmussen SN, Holm HH, Kristensen JK, Barlebo H (1972) Ultrasonically guided liver biopsy. Br Med J II:500–502
Rehm RA, Taylor WN, Taylor JN (1961) Renal cyst associated with carcinoma. J Urol 86:307–309
Rettenmaier G (1976) Sonographischer Oberbauchstatus. Internist (Berlin) 17:549–564
Robbins GF, Brothers JH III, Eberhart WF, Quan S (1954) Is aspiration biopsy of breast cancer dangerous to the patient? Cancer 4:774–778
Roberts S, Watne A, McGrath R, McGrew E, Cole WH (1958) Isolation of cancer cells from blood. AMA Arch Surg 76:334–346
Roberts S, Jonasson O, Long L, McGrey E-A, McGrath R, Cole WH (1962) Relationship of cancer in the circulating blood to operation. Cancer 15:332–340
Ross MM, Halpern M, Morrow JW (1973) Evaluation of triple contrast cyst aspiration in the management of renal masses. J Urol 110:490–493
Rothenberger K, Schmidt G (1976) Zur Diagnostik maligner Nierentumoren. Med Klin 71:333–337
Ryd W, Hagmar B, Eriksson O (1983) Local tumor cell seeding by fine-needle aspiration biopsy. Acta Pathol Microbiol Immunol Scand [A] 91:17–21
Saitoh M, Watanabe H, Ohe H, Tanaka S, Itakura Y, Date S (1979) Ultrasonic real-time guidance for percutaneous puncture. JCU 7:269–272
Sakurai M, Seki K, Okamura J, Kuroda C (1983) Needle tract implantation of hepatocellular carcinoma after percutaneous liver biopsy. Am J Surg Pathol 7:191–195
Schmähl D, Krischke W (1963) Krebsentstehung und Krebswachstum. Internist (Berlin) 4:71–76
Schnyder PA, Candardjis G, Anderegg A (1981) Peritonitis after thin-needle aspiration biopsy of an abscess. AJR 137:1271–1272
Schreeb V von, Arner O, Skovsted G, Wikstad N (1967) Renal adenocarcinoma: is there a risk of spreading tumor cells in diagnostic puncture? Scand J Urol Nephrol 1:270–276
Schultz NJ, Sanders RJ (1963) Evaluation of pancreatic biopsy. Ann Surg 158:1053–1057
Schwerk WB (1981) Ultrasonically guided percutaneous and analysis of aspirated material of cystic pancreatic lesions. Digestion 21:184–192
Schwerk WB, Dürr HK (1981) Ultrasound gray-scale pattern and guided aspiration puncture of abdominal abscesses. JCU 9:389–396
Seitz KH, Rettenmaier G (1977) Sonographische Nierendiagnostik. Diagnostik 10:707–711
Sherlock P, Kim JS, Koss LG (1967) Cytologic diagnosis of cancer from aspirated material obtained at liver biopsy. AM J Dig Dis 12:396–402
Sherwood T (1975) Renal masses and ultrasound. Br Med J 4:682–683
Sherwood T, Stevenson JJ (1971) The management of renal masses. Clin Radiol 22:180–187
Shorey BA (1975) Aspiration biopsy of carcinoma of the pancreas. Gut 16:645–647
Sinclair DJ, Ritchie GW (1971) Renal carcinoma diagnosed by cyst puncture: a case of mistaken identity. Br J Radiol 44:885–887
Sinner WN (1980) Risk factor in percutaneous transthoracic needle biopsy. ROEFO 132:363–368
Sinner WN, Zajicek J (1976) Implantation metastasis after percutaneous transthoracic needle aspiration biopsy. Acta Radiol [Diagn] (Stockh) 17:473–480
Skolnick ML, Decker A, Weinstein BJ (1978) Ultrasound guided fine-needle aspiration biopsy of abdominal masses. Gastrointest Radiol 3:295–302
Smith EH, Bennett AH (1975) The usefulness of ultrasound in the evaluation of renal masses in adults. J Urol 113:525–529
Smith EH, Bartrum RJ, Chang YC, D'Orsi CJ, Lokich J, Abbruzzese A, Dantono J (1975) Percutaneous aspiration biopsy of the pancreas under ultrasonic guidance. N Engl J Med 292:825–828
Smith FP, Macdonald JS, Schein PS, Ornitz RD (1980) Cutaneous seeding of pancreatic cancer by skinny-needle aspiration biopsy. Arch Intern Med 140:855
Snapper J (1951) Diskussionsbemerkung. Rev Gastroenterol 18:649–650
Söderström N (1966) Fine-needle aspiration biopsy. Almqvist & Wiksell, Stockholm
Sommerfelt SC (1951) Malignt hepatommed implantasjonsmetastase etter leverpunktsjon. World Med 46:1492–1494
Søreide O, Skaarland E, Pedersen O, Larssen T, Arnesjø B (1985) Fine-needle biopsy of the pancreas: results of 204 routinely performed biopsies in 190 patients. World J Surg 9:960–965
Southam CM, Brunschwig A (1961) Quantitive studies of autotransplantation of human cancer. Cancer 14:971–978
Spjut HJ, Mateo LE (1965) Recurrent and metastatic carcinoma in surgically treated carcinoma of lung. Cancer 18:1462–1466

Spjut H, Hendrix VJ, Ramirez GA, Roper CL (1958) Carcinoma cells in pleural cavity washings. Cancer 11:1222–1225
Sprenger E (1984) Risiko der Metastasierung bei Feinnadelpunktionen. Pathologe 5:275
Stevenson JJ, Sherwood T (1971) Conservative management of renal masses. Br J Urol 43:646–647
Stewart BH, Pasalis JK (1973) Aspiration and cytology in the evaluation of renal mass lesions. Cleve Clin J Med 43:1–6
Swart B (1966) Anwendungsbereich und Leistung der röntgendiagnostischen percutanen Nierenpunktion. Radiologe 6:183–188
Tanaka S, Kitamura T, Kasugai H, Okano Y, Tatsuta M, Okuda S (1986) Early diagnosis of hepatocellular carcinoma: usefulness of ultrasonically guided fine-needle aspiration biopsy. JCU 14:11–16
Taylor KJW, Brand MH (1979) Ultrasonic biopsy in the management of patients with pancreatic cancer. J Clin Gastroenterol 1:267–272
Triller J, Zaunbauer W, Fuchs WA, Grétillat PA (1978) Die ultraschallgezielte perkutane Feinnadelaspirationspunktion beim Pankreas-Karzinom. ROEFO 129:695–699
Tylén U, Arnesjö B, Lindberg LG, Lunderquist A, Åkerman M (1976) Percutaneous biopsy of carcinoma of the pancreas guided by angiography. Surg Gynecol Obstet 142:737–739
Tyzzer EE (1913) Factors in the production and growth of tumor. J Med Res 28:309–332
Van Sonnenberg E, Ferruci JT Jr, Müller PR, Wittenberg J, Simeone J (1982) Percutaneous drainage of abscesses and fluid collections: technique, result, and applications. Radiology 142:1–10
Vestby GW (1967) Percutaneous needle-puncture of renal cysts. Invest Roentgenol 2:449–462
Vestby GW (1971) Perkutane Behandlung von Nierenzysten. Die Tripelkontrast- oder Pantopaque-Methode. Acta Radiol [Diagn] (Stockh) 11:529–544
Wahlquist L, Grumstedt B (1966) The therapeutic effect of percutaneous puncture of simple renal cyst. Acta Chir Scand 132:340–347
Walfish PG, Hazani E, Strawbridge HTG (1977) A prospective study of combined ultrasonography and needle aspiration biopsy in the assessment of the hypofunctioning thyroid nodule. Surgery 82:474–482
Walsh A (1951) Solitary cyst of the kidney and its relationsship to renal tumour. Br J Urol 23:377–379
Weichselbaum A, Greenish RW (1883) Das Adenom der Niere. Wien Med Jahrb 1883:213–248
Weidenhiller S, Lutz H, Petzold R (1975) Ultraschallgezielte Feinnadelpunktion von Abdominal- und Retroperitonealtumoren. Med Klin 70:973–976
Weiss H (1983a) Ultraschalldiagnostik innerer Organe einschließlich der gezielten Feinnadel-Biopsie, Fortschr Med 101/8:326–331
Weiss H (1983b) Ultraschalldiagnostik bei nachgewiesener Hämaturie. In: Völter D, Keller AJ (Hrsg) Die Hämaturie. Schattauer, Stuttgart, S 80–88
Weiss H, Weiss A, Hoffmeister A (1978) Sicherheit zytologischer Untersuchungen bei ultraschallgezielter Feinnadel-Biopsie des Pankreas. In: Kratochwil A, Reinold E (Hrsg) Ultraschalldiagnostik. Thieme, Stuttgart
Weiss H, Weiss A, Sommer W, Becker HD (1979a) Ultraschallgezielte Feinnadel-Biopsie in der Diagnostik maligner Leberzysten. Leber Magen Darm 9/3:148–150
Weiss H, Weiss A, Sommer W, Rethel R (1979b) Der Wert der ultraschallgezielten Feinnadel-Biopsie für die Diagnostik umschriebener Nierenprozesse. In: Hinselmann M, Anliker M, Meudt R (Hrsg) Ultraschalldiagnostik in der Medizin 1979. Thieme, Stuttgart, S 81–82
Weiss H, Weiss A, Sommer W, Rethel R (1980) Der Wert der ultraschallgezielten Feinnadel-Biopsie für die Diagnostik umschriebener Nierenprozesse. In: Hinselmann M, Anliker A, Meudt R (Hrsg) Ultraschalldiagnostik in der Medizin. Thieme, Stuttgart
Weiss H, Sommer W, Weiss A, Büsing CM, Rethel R (1982a) Die ultraschallgezielte Feinnadelbiopsie umschriebener Pankreasprozesse – ein Resümee nach 150 eigenen Punktionen. In: Kratochwil A, Reinold E (Hrsg) Ultraschalldiagnostik 81. Thieme, Stuttgart, S 340–341
Weiss H, Sommer W, Weiss A, Rethel R (1982b) Der Wert der ultraschallgezielten Feinnadel-Biopsie für die Beurteilung umschriebener Pankreasprozesse. 88. Tagung der Deutschen Gesellschaft für Innere Medizin, 18.–22. 4. 1982, Wiesbaden, S 582–586
Weiss H, Sommer W, Weiss A (1984) Diagnostik umschriebener Pankreasprozesse durch ultraschallgezielte Feinnadelbiopsie. Z Gastroenterol 22:535
Weiss H, Wallacher B, Weiss A (1986a) Therapie von Leberabszessen – Punktieren oder Drainieren? Ultraschall Klin Prax [Suppl] 1:27
Weiss H, Sommer W, Weiss A, Keller W (1986b) Ultraschallgezielte Feinnadelbiopsie umschriebener Pankreasprozesse. Therapiewoche 36:5001–5007
Weiss H, Weiss A, Schöll A (1988a) Tödliche Komplikation einer Feinnadelbiopsie der Leber. Dtsch Med Wochenschr 113:139–142
Weiss H, Düntsch U, Weiss A (1988b) Risiken der Feinnadelpunktion – Ergebnisse einer Umfrage in der BRD (DEGUM-Umfrage). Ultraschall 9:121–127
Weiss H (1989) Metastasenbildung durch Feinnadelpunktion. Ultraschall 10:147–151
Wernecke K, Heckemann R (1985) Treatment of py-

ogenic splenic abscess by ultrasonically guided fine needle puncture. Eur J Radiol 5:216–217

Wernecke K, Heckemann R, Rehwald U (1984a) Ultraschallgezielte Feinnadelbiopsie herdförmiger Lebererkrankungen, Teil I: Maligne Lebertumoren. Ultraschall 5:298–302

Wernecke K, Heckemann R, Rehwald U (1984b) Ultraschallgezielte Feinnadelbiopsie herdförmiger Lebererkrankungen, Teil II: Benigne herdförmige Lebererkrankungen. Ultraschall 5:303–311

Whitmore ER (1936) Hypernephroid tumors of the kidney. South Med J 29:1051–1062

Willems J-S, Löwhagen T (1980) Aspiration biopsy cytology of the pancreas. Schweiz Med Wochenschr 110:845–848

Wolff G, Schwarz H, Bohn K-J (1964) Über das Wachstum von benignen Lungengeschwülsten und Lungenmetastasen. Med Klin 59:1817–1823

Yamanaka T, Kimura K (1979) Differential diagnosis of pancreatic mass lesion with percutaneous fine-needle aspiration biopsy under ultrasonic guidance. Dig Dis Sci 24:694–699

Yandow DR, Matallana RH (1980) Gas contrast guided needle biopsy of the head of the pancreas. Radiology 137:543–544

Yeh HC (1981) Percutaneous fine needle aspiration biopsy of intra-abdominal lesions with ultrasound guidance. Am J Gastroenterol 75:148–152

Zajicek J (1979) Kidney and renal pelvis. Monogr Clin Cytol 7:1–37

Zornoza J, Jonsson K, Wallace S, Lukeman JM, (1977) Fine needle aspiration biopsy of retroperitoneal lymph nodes and abdominal masses: an updated report. Radiology 125:87–88

Register

Abdomen
–, Aussagekraft 591
–, Grenzen 591
–, Indikationen 591
–, Non-Hodgkin-Lymphom 612
–, normales 742
–, Untersuchungstechnik 591
Abdominaltumor, zystischer 610
Abkürzungen 25
Abstandhalter 592
Abszeß
–, Bauchdecken 600
–, Leber 190, 192, 194
–, –, subphrenischer 196
–, –, Verkalkung 200
–, M. psoas 744
–, Nebennieren 744
–, Niere 646
–, retroperitonealer 746
–, Senkungsabszeß 746
A. carotis 518
–, mit Plaque 518
Adenom, Leber 220
Adenomyomatose der Gallenblase 304
Aerobilie 156, 308
–, bei Zustand nach EPT 322
–, nach Choledochoduodenostomie 322
A. femoralis 514
–, Arteriosklerose der 516
–, mit Plaque 516
A. gastrica sinistra 490
A. hepatica 486, 488
A. hepatica communis 490
akustische Spiegel 16
akute myeloische Leukämie, Niere 716
A. lienalis 346, 486, 490
Altersniere 628, 650
A. mesenterica superior 348, 486, 488
Amöbenabszeß, Leber 190, 192
Angiomyolipome 702
–, benigne, reflexreiche 700
Aorta 482, 486, 486, 488
–, mit Plaques 490
Aortenaneurysma 492, 632
–, rupturierend 496
Aortendissektion 494, 496
Aortenektasie mit Plaque 494
Aortenprothese 498
Appendix, perforierte 574
Appendix vermiformis 572
Appendizitis 574
–, akute 572, 574
–, retrozökale Lage 572
Apudom
–, des Darms 614
–, des Pankreaskopfes 392, 614
A. renalis 262, 484, 490
Artefakte
–, akustische Spiegelbilder 16
–, Bogenartefakte 18
–, Doppelbildartefakte 20
–, infolge Gewebeunterschiede 22
–, Kometenschweifartefakte 16
–, Nebenkeulenartefakte 18
–, Rauschen 15
–, Ring-down-Artefakte 18
–, Schichtdickenartefakte 18
–, Wiederholungsechos 16
–, Zystenrandschatten 20
Aszites 600
–, entzündlich 602, 606
–, maligne 604, 606, 608
–, nichtentzündlich 604
Ausbildung 4

Baker-Zyste 872
Balkenblase, Prostatahypertrophie 792
Bauchdecken, Abszeß 600
–, Hämatom 594, 600
–, Metastase 596, 598, 598
–, Tumor 596
Beckengefäße 512
Beckenvenenthrombose 514
Beugungsartefakte 88
Blasenkatheter 768
Blasenpapillom 772, 774
Blutung, Leber 196
Bogenartefakte 18

Register

Bridenileus 558
Bronchialkarzinom 108
–, mit Infiltration der Thoraxwand 106
Bronchopneumonie 104
Brust, normale 844
Brustdrüse, voluminöse 846

Chemonukleolyse 744
Chilaiditi-Syndrom 550, 552
Cholangiolithiasis 320
Cholangitis, chronische 154
–, Leberabszesse 192
Choledocholithiasis 259, 312, 318
–, großes Cholesterinkonkrement 316
–, ohne Erweiterung der Gallenwege 314
Cholesterolpolyp 302, 304
Cholezystitis
–, akalkulöse, bei Aszites 296
–, akute akalkulöse 290
–, akute, bei chronisch-lymphatischer Leukämie 292
–, bei Cholezystolithiasis 286, 286
–, chronische 284, 296
–, entmischte Galle 286
–, Gallenblasenwand 296
–, mit Leberinfiltration 290
–, mit treibendem Stein 288
–, phlegmonöse 292
–, und Cholezystolithiasis 288, 296
–, Wandschichten 286
Cholezystojejunostomie 308
Cholezystolithiasis 274, 276, 278, 280, 282
Chondrosarkom, Becken 840
chronische Pankreatitis 320
chronisch lymphatische Leukose mit Infiltration des Kolons 460
Confluens 342, 486
Cruveilhier-von-Baumgarten-Syndrom 174, 510, 512

Darm
–, Meteorismus 550
–, normaler 550
–, Peritonealkarzinose 558
Disci intervertebrales 482
Discus intervertebralis 870
Divertikulitis 570
Divertikulose, Dickdarm 568
Divertikulose des Dickdarms 570
Dokumentation 2
–, bildliche 5, 6
–, –, Floppy disk 6
–, –, Kleinbild 5
–, –, Multiformatkamera 6
–, –, Polaroid 5
–, –, Videoband 6
–, –, Videodrucker 5
–, schriftliche 5
Doppelbildartefakte 20
Doppelniere 626
Douglas, Aszites 602
Douglas-Raum, Blut im 824
–, Flüssigkeit 824
Ductus choledochus, Verschlußstein bei Cholezystolithiasis und Gallenblasenhydrops 316
Ductus hepatocholedochus 310, 484
–, bei Zustand nach Cholezystektomie 310
–, präpapilläre Konkremente 316
–, und Gallenblasenhydrops 316
Ductus intestinalis 502
Ductus Wirsungianus 342, 344, 346, 348, 364
–, dilatiert 376
–, Prothese im 390
Dünndarm, mechanischer Ileus 562
Dünndarmileus 562
Dünndarm und Dickdarm
–, Aussagekraft 549
–, Geräte 549
–, Indikationen 549
–, Normalmaße 549
–, Untersuchungstechnik 549
Duodenalkarzinom 576

Echinococcus alveolaris, Leber 190
Echinococcus cysticus, Leber 186, 188
Echinokokkuszyste der Milz 418
Einzelniere 624
Embolie, Niere 656
Endometriose, Ovarialzyste 834
Endoxanharnblase, Non-Hodgkin-Lymphom 764
Epididymitis 808
Extremitäten
–, Aussagekraft 865
–, Indikationen 865

Feinnadelpunktion
–, Aussagekraft 883
–, Definition 883
–, durchbohrter Schallkopf 888
–, Grenzen 883
–, Indikationen 883
–, Instrumentarium 886
–, Komplikationen 884
–, Kontraindikationen 884
–, Markierung 886
–, nach sonographischer Markierung 886
–, Punktionshilfe 888
–, Punktionskeil 888
–, Tumorzellausschwemmung 884
–, ultraschallgezielt 886
–, unter sonographischer Sicht 888
Femoralarterien 514

Fettleber 128, 142, 144
–, mit Übergang in Zirrhose 144
–, Zirrhose, Gefäße 162
Fettleberzirrhose 156
Fibroadenom, Mamma 848
Fistelgang vom Dünndarm 614
fokal-noduläre Hyperplasie, Leber 216, 218
Follikel 826
–, sprungreifc 818

Galle
–, akute, mit Leberabszeß 292
–, entmischte 270, 272
Gallenblase
–, bei Rechtsherzinsuffizienz 294
–, geknickte 266
–, –, mit Verkalkung der Wand 284
–, –, phrygische Mütze 268
–, geschlängelte 266
–, in Knie-Ellenbogen-Lage 272, 274
–, Kontraktion der 266
–, normale 262, 264
–, okkludierender Stein 280
–, Schlick
–, –, Knie-Ellenbogen-Lage 274
–, –, Rückenlage 274
–, –, und Stein 274, 276
–, Tonnenstein 282
–, treibender (floating) Stein 282
–, und Leberzyste 268, 270
Gallenblasenektasie 270
Gallenblasenempyem 294
Gallenblasenhydrops, bei Verschlußstein 280
Gallenblasenkarzinom 304, 306, 308, 608
–, mit Aszites 308
–, mit Aufstau der Gallenwege 330
–, mit Leberinfiltration und Aszites 306
Gallenblasenperforation 294
Gallenblasenpolyp 298, 300, 302
Gallenblasensludge 300
Gallenblasenwand 262, 264
Gallenblase und Gallenwege, Aussagekraft 259
–, Geräte 259
–, Indikationen 259
–, Normalmaße 259
Gallengang 262, 310
–, Schlick 318
Gallengangerweiterung
–, bei Pankreaskarzinom 324
–, bei Papillensklerose 310
Gallengangskarzinom mit Verschluß des Ductus hepaticus 332
Gallengangsteine 318
Gallengangverschluß, Galenblasenektasie mit Schlick 324
Gallenstein 278
Gallensteinileus 560
Gallenwege
–, Aerobilie 156
–, extrahepatisch 260
–, intrahepatisch 260
–, normaler Ductus hepatocholedochus 310
Gefäße
–, Aussagekraft 477
–, Indikationen 477
–, Normalbefunde
–, –, Aa. iliacae 482
–, –, A. femoralis 514
–, –, A. hepatica 486
–, –, A. hepatica communis 488
–, –, A. hepatica propria 488
–, –, A. mesenterica superior 480, 486, 488
–, –, Aorta 480, 486
–, –, A. renalis 480, 484, 486
–, –, Bifurkation 482
–, –, Gefäßkreuzung vor dem Promontorium 482
–, –, Pfortader 484
–, –, Pforte 488
–, –, Truncus coeliacus 480, 486
–, –, V. cava 484, 486
–, –, V. iliaca 482
–, –, V. jugularis 516
–, –, V. lienalis 480, 486, 488
–, –, V. mesenterica superior 488
–, –, V. portae 484, 488
–, –, V. renalis 480
–, –, V. subclavia 516
–, Normalmaße 477
–, Untersuchungstechnik 477
Gerätetypen, Auswahl 2
–, Minimalausstatung 2
–, Optimalgeräte 2
–, Preisklassen 2
–, Qualitätsunterschiede 2
Gewichtsreduktionsballon 544
Gliom 866
Glomerulonephritis 636
Gravidität 822
–, Niere, Kompression des Ureters 686
Grützbeutel, Kopfschwarte 866
Gummen der Leber 214
Gynäkologie
–, Geräte 813
–, Indikationen 813
–, Normalwerte 813
Gynäkomastie 846

Hämangiom
–, Leber 202, 208, 210
–, –, kapilläres 208
–, –, kavernöses 204, 206, 208, 212
–, –, reflexarmes 212

Register

–, Niere 696
Hämangiomatose, Leber 214
Hämangiom und Zyste, 210
Hämatom
–, altes, Oberschenkel 876
–, Bauchdecke 594, 600
–, Glutäusmuskulatur 880
–, großes 876
–, Hoden 808
–, Leber 196
–, –, subkapsuläres 198
–, nach Chemonukleolyse 744
–, Niere, Trauma 666
–, Oberschenkel 874, 878
–, Wade 878
Halsorgane
–, Geräte 31
–, Indikationen 31
–, Untersuchungstechnik 31
Harnblase
–, Aussagekraft 751
–, Balkenblase bei Prostatahypertrophie 766, 768
–, Blasenfüllung 754
–, Blasenpapillomatose 776
–, Blasensteine, 766
–, Blut 770
–, Dauerkatheter 768
–, dilatierte 754
–, Divertikel 762
–, Endoxan 764
–, Geräte 751
–, Hochstand 754
–, Indikationen 751
–, Karzinom 778, 780
–, –, mit Aszites 778
–, Koagel 770, 772
–, mit UK 692
–, Non-Hodgkin-Lymphom 764
–, normale 752, 756
–, Normalmaße 751
–, Papillom 772, 774
–, Papillome, große 778
–, Papillomrasen 776
–, Restharn 756, 758
–, Tamponade 772
–, Untersuchungstechnik 751
–, Urachusabszeß 760
–, Ureterozele 760, 762
–, Zystitis 762, 764
Harnblasendivertikel 762
Harnstauungsniere 682, 686, 688, 690
–, Konkrement, prävesikales 684
–, Ureterkatheter 692
Haut
–, Aussagekraft 865
–, Indikationen 865
Hepatikolithiasis 320
Hepatitis
–, acuta 150
–, akute 128, 152
–, chronisch aktive 128
–, chronische 154
Hepatopathien, diffuse, Beurteilungskriterien 128
Hernie, Schenkel 598
Herz, Indikationen 82
Hoden
–, Epididymitis 808
–, Hydrocele testis 804
–, Karzinom 808
–, Non-Hodgkin-Lymphom 808
–, normaler 802
–, Orchitis 802
–, Varikozele 802
Hodenkarzinom 748
Hodenteratom, Metastasen, Niere 708
Hodentumor 806
Hoden und Skrotum
–, Aussagekraft 801
–, Geräte 801
–, Indikationen 801
–, Normalmaße 801
Hufeisenniere 630, 632
–, Nephrolithiasis 632
Hydrocele testis 804
hydronephrotische Sackniere 688, 690
Hydroureter bei Tumorkompression 690
Hypernephrom 696
–, mit Einblutung 706

Ikterus 259
Ileitis 566
Ileitis regionalis 568
Ileozökalklappe 552
Ileus 560
–, Kolon 578
–, malignes Lymphom 578
–, mechanischer 562
–, paralytischer 560
Infarkt, Niere 656
Intrauterinpessar
–, disloziertes 820
–, normales 820
Invagination, Dünndarm 554
ischämische Kolitis 564

Kardiakarzinom 536
Karotis 520
Karzinom 868
–, Duodenum 576
–, d. Zystenwand, Leber 186
–, Hämatom 808
–, Harnblase 778, 780

–, Hoden 806, 808
–, –, metastasierendes 748
–, Kollum 830
–, Kolon 578, 580, 582, 584, 586
–, Leber
–, –, normale Leber 248
–, –, primäres 246, 248, 250
–, –, reflexarm 252
–, –, Zirrhose 248
–, Magen 536, 540, 542, 544, 576
–, –, Peritonealkarzinose 838
–, Mamma 850
–, –, ausgedehntes 856
–, –, duktales 852, 854
–, –, invasiv wachsendes 854
–, –, mit Lymphknotenmetastasen 858
–, –, Rezidiv 860
–, –, riesiges 858
–, –, szirrhöses 852
–, –, zerfallendes 856
–, Nebenhoden 810
–, Nebenniere 734
–, Niere 694, 696
–, –, einschmelzend 698, 710
–, –, Infiltration der Kapsel 706
–, –, Infiltration der Nierenvene 714
–, –, Infiltration der V. cava 714, 716
–, –, mit Einblutung 706
–, –, nekrotisches 704
–, –, polyzystisches 704
–, –, u. Zyste 710
–, –, zystisches 704
–, Nierenbecken, mit Aufstau 712
–, Prostata 794, 796
–, –, Rezidiv 798
–, Rektum 586
–, Schilddrüse 66, 68
–, Sigma, invasives 584
–, Uterus, Rezidiv 832
Kavastauung 500
–, bei Cor pulmonale 500, 502
Kavathrombose 504
kavernöse Transformation 174, 324, 330
–, bei Pfortaderthrombose 508
–, der Pfortengefäße 508
–, primäres Leberkarzinom 252
Kissing-Phänomen 410
–, bei Osteomyelosklerose 408
Knochenmetastasen 868
Knoten, adenomatöser 40
–, großer 42
Kokarde 578
Kolitis
–, ischämische 564
–, pseudomembranöse 564
Kollum, Karzinom 830

Kolon
–, Divertikulitis 570
–, Divertikulose 568, 570
–, Karzinom 580, 582, 584, 586
–, –, stenosierendes 582
–, Lymphogranulomatose 580
–, malignes Lymphom, Ileus 578
–, Motilitätsstörungen 552
–, Pneumatosis 570
–, spastisches 552
Koloninfiltration bei CLL 460
Kolonkarzinom, Hydronephrose 580
Kometenschweifartefakte 16
Konglomerattumor, Morbus Crohn 568
Kontaktgel 7
Krukenberg-Tumor 838
Kystom, Ovar 832, 836, 840

Leber
–, Abszeß 190, 192
–, –, nach Cholezystektomie 192
–, –, pyogener 192, 194
–, –, subkapsulärer 194
–, –, subphrenischer 196
–, –, Verkalkung 200
–, Aerobilie 156
–, Amöbenabszeß 190, 192
–, Anomalien 138
–, Atrophie 166
–, Aussagekraft 127
–, Blutung 196
–, Cholangitis 154
–, Echinococcus alveolaris 190
–, Echinococcus cysticus 188
–, Echinokokkuszyste 186
–, Fettleber 142, 144
–, –, akute 128
–, –, chronische 128
–, Fettleberzirrhose 156
–, fokal-noduläre Hyperplasie 216, 218
–, Geräte 127
–, Gummen 214
–, Hämangiom 202, 210
–, –, Gefäßversorgung 210
–, –, kapilläres 208
–, –, kavernöses 204, 206, 208, 212
–, –, reflexarmes 212
–, Hämangiomatose 214
–, Hämangiome, multiple 212
–, Hämatom
–, –, nach Menghini-Punktion 196
–, –, subkapsuläres 198
–, Hepatitis 154
–, –, akute 128, 150, 152
–, –, chronische 128
–, Indikationen 127

–, Infiltration
–, –, Morbus Hodgkin 150
–, –, Non-Hodgkin-Lymphom 150
–, Kavernom 214, 214
–, Leberriß, Zustand nach 198
–, Lipom 220
–, Metastase 190
–, –, bull-eye 230, 232
–, –, echoarme 222
–, –, reflexkräftige 228
–, –, unter zytostatischer Therapie 236
–, –, zentrale Nekrose 236
–, Metastasen 224, 226
–, –, mit zentraler Erweichung 234
–, –, Oberfläche 170
–, –, reflexkräftige 232
–, Metastasierung, zytostatische Therapie 238
–, Minderverfettung 146
–, –, zonale 146, 148
–, Morbus Hodgkin 240, 244
–, Non-Hodgkin-Lymphom 238, 240, 242, 244, 246
–, normale 128, 130, 132
–, –, Faßthorax 142
–, –, Gefäße 136
–, –, Lebervenen 136
–, –, Lobus caudatus 138
–, –, Riedel-Lappen 140
–, –, Schallverlust 134
–, –, Schnürleibchenleber 140
–, –, Uferbefestigung 134
–, –, Zahnsche Leberfurchen 140
–, Normalmaße 127
–, Pseudoechinokokkus 190
–, Untersuchungsablauf 128
–, Verfettung 142
–, –, zonale 148
–, Verkalkung 200, 202
–, Zirrhose 129
–, –, Aszites 164, 166, 168, 172
–, –, atrophische 166
–, –, Cruveilhier-von-Baumgarten-Syndrom 174
–, –, feinknotige 168, 170
–, –, Gefäße 160, 162
–, –, grobknotige 168
–, –, kavernöse Transformation 174
–, –, Lig. teres 172
–, –, Lobus caudatus 164
–, –, Metastase 172, 182
–, –, mit Aszites 158
–, –, Oberfläche 168, 170
–, –, portale Hypertension 166
–, –, Splenomegalie 164
–, –, Uferbefestigungen 162
–, –, zonale Minderverfettung 172
–, –, Zyste 182
–, Zyste 176, 182, 210
–, –, Einblutung 180
–, –, Kompression der Gallenblase 180
–, –, Punktion 178
–, Zystenleber 184
–, Zystenwandkarzinom 186
Lebererkrankungen
–, maligne 222
–, parenchymatöse 142
–, umschriebene, benigne 176
Lebermetastasen 598
Leberriß 198
Leberverfettung, unregelmäßige 144
Leberzelladenom 220
Leberzellkarzinom
–, Metastase, kavernöse Transformation 252
–, primäres 246
–, –, bei Zirrhose 248
–, –, in normaler Leber 248, 250
–, –, reflexarm 252
Leberzirrhose, Charakteristika 129
Leberzyste und Metastase 182
Leiomyom des Magens 536, 538
Leiomyosarkom 612
–, des Abdomens 610
–, mit fortgeschrittener Einschmelzung 612
Leistenhernie, inkarzerierte 556
Lériche-Syndrom 498
Linitis plastica 540
Lipom
–, Leber 220
–, Oberschenkel 876
Lobus caudatus 138
Luft, freie, im Abdomen 594
Lunge 81
–, Aussagekraft 81
–, Indikationen 81
Lungentumor 104
Lymphangiosarkom, Thoraxwand 880
Lymphknoten
–, an der Pforte 444
–, –, bei CLL 448
–, –, bei hochmalignem Non-Hodgkin-Lymphom 448, 450
–, –, bei Non-Hodgkin-Lymphom 446, 448
–, Aussagekraft 443
–, bei CLL 452
–, bei Gallenblasenkarzinom 454
–, bei M. Boeck 460
–, bei Non-Hodgkin-Lymphom 452
–, bei Tbc 462
–, der Axilla
–, –, bei Morbus Hodgkin 466
–, –, bei Non-Hodgkin-Lymphom 468
–, –, nach Mammakarzinom 466
–, der Leiste 472
–, –, bei CLL 472

–, –, bei hochmalignem Non-Hodgkin-Lymphom 472
–, der Thoraxwand
–, –, M. Hodgkin 468
–, –, nach Mammakarzinom 466
–, –, Non-Hodgkin-Lymphom 470
–, des Mediastinums bei Morbus Hodgkin 470
–, Hals, bei Non-Hodgkin-Lymphom 464
–, Hals, Hodgkin-Lymphom 464
–, Indikationen 443
–, mesenteriale, bei Non-Hodgkin-Lymphom 446
–, mit Kompression des Ductus cysticus 45
–, neben der Aorta 444
–, Normalgröße 443
–, paraaortale, bei Bronchialkarzinom 456
–, parapankreatische, bei Non-Hodgkin-Lymphom 446
–, Pforte, bei Non-Hodgkin-Lymphom hoher Malignität 454
–, retroaortal, bei malignem Lymphom 456
–, retrokaval, bei hypernephroidem Karzinom 458
–, supraklavikulär, bei Bronchialkarzinom 464
–, Untersuchungstechnik 443
–, vor der Karotis 462
Lymphknotenmetastasen
–, bei Mammakarzinom 858
–, eines Hypernephroms 456
Lymphogranulomatose
–, Kolon 578, 580
–, Niereninfiltration 716
Lymphozele 460, 462

Magen 528
–, Aussagekraft 525
–, Geräte 525
–, Impression, Zystadenom 538
–, Indikationen 525
–, Leiomyom 536, 538
–, Neurinom 538
–, normaler 528, 530
–, –, Schichten 528
–, Normalmaße 525
Magenausgangsstenose 530, 532
Magenballon 544, 546
–, dislozierter, nach Punktion 546
Mageninfiltration
–, bei NHL 458
–, Non-Hodgkin-Lymphom 544
Magenkarzinom 540
–, lokoregionale Lymphknoten 540
–, Lymphknotenmetastase 542
–, nach Gastrojejunostomie 540
–, polypöses 544
–, Rezidiv 576
Magenkokarde, Rechtsherzinsuffizienz 532
Magenwand, verdickte, bei Ulcus ventriculi 532
maligner Verschluß, intrahepathischer 326
malignes Lymphom
–, Kolon, Ileus 578
–, Pleurainfiltration 86
malignes Melanom, Metastase, Nebenniere 738
Mamma
–, Aussagekraft 843
–, Fibroadenom 848, 850
–, große 844
–, Indikationen 843
–, Karzinom 850
–, –, ausgedehntes 856
–, –, duktales 852, 854
–, –, Invasion 850
–, –, invasiv wachsendes 854
–, –, kleines 852
–, –, mit Schallschatten 852
–, –, Rezidiv 860
–, –, riesiges 858
–, –, szirrhöses 852
–, –, zerfallendes 856
–, Malignitätsmerkmale 843
–, Morbus Hodgkin 858
–, Non-Hodgkin-Lymphom 858
–, Prothese 860
–, voluminöse 844
–, Zyste 846, 848
Mastopathie 844
mechanischer Ileus, Dünndarm 562
mediale Halszyste 76
Mediastinalinfiltration, bei Morbus Hodgkin 108
Mediastinum 81
–, Aussagekraft 81
–, Indikationen 81
Mesenterialarterienembolie 558
Mesenterialvenenthrombose 556
Metastase
–, Leber 190
–, –, echoarme 222
–, –, reflexkräftige 226
–, –, und Leberzirrhose 224
–, –, unter zytostatischer Therapie 236
–, –, zentrale Nekrose 236
–, –, Zyste 182
–, Leberzellkarzinom, kavernöse Transformation 252
–, Nebenniere 734
–, –, bei Peniskarzinom 736
–, –, Bronchialkarzinom 736
Metastasen
–, Knochen 868
–, Leber 170
–, –, Aszites 172
–, –, bull-eye 230
–, –, mit Halozeichen 228
–, –, mit zentraler Erweichung 234

–, –, reflexkräftige 228, 232
–, –, zytostatische Therapie 238
–, Nieren 708
–, Wirbelsäule 872
Metastasenleber 226, 234
–, Bull-eye-Metastasen 232
Metastasierung, Leber 238
M. Hodgkin
–, Mediastinalinfiltration 108
–, Schilddrüse 72
–, Thoraxwandinfiltration 468
M. iliopsoas, normaler 742
Milz
–, atypische 400, 402
–, Aussagekraft 399
–, bei Sepsis 406
–, Indikationen 399
–, Infiltration bei Schwannom 438
–, normale 400
–, Normalgröße 399
–, Untersuchungstechnik 399
–, verkalkte Gefäße 428
–, Verkalkungen 424, 426, 428
Milzabszeß 422, 424
–, mit Pleuraerguß 422
–, subphrenisch, mit Pleuraerguß 424
Milzarrosion 360
Milzblutung
–, bei akuter Pankreatitis 420
–, Zustand nach 430
Milzhämatom 418
Milzinfarkt 412, 414
–, älterer 414
–, Narbe nach 414
–, reflexreich 430
Milzinfiltrat 438
–, bei CLL 436
–, bei Morbus Hodgkin 436
–, bei NHL (cc-cb) 438
–, bei zentroblastischem Non-Hodgkin-Lymphom 434
Milzinfiltration
–, bei CLL 434
–, bei Immunoblastom 434
–, noduläre 434
Milzmetastase 430, 432
–, bei Liposarkom 432
–, bei Prostatakarzinom 432
Milzruptur 420, 422
–, subkapsuläre 420
Milzvene 408
–, bei portaler Hypertension 510
Milzvenenthrombose 356, 358
Milzzyste 416
–, Bodensatz 418
–, mit Detritus 416
–, mit Einblutung 416
Mirizzi-Syndrom 320, 322
Mittellappenadenom, Prostata 794
Mittellappenhypertrophie der Prostata 788
Morbus Crohn 566
–, Dünndarm 566
–, Konglomerattumor 568
Morbus Hodgkin
–, Leber 240, 244
–, Leberinfiltration 150
–, Lymphknoten des Mediastinums 470
–, Mamma 858
–, Thoraxwand 880
Morbus Ménétrier 536
Muskelriß 874
Myelolipom, Nebenniere 740, 742
Myom, Uterus 824, 826, 828
Myosarkom 612

Nebenhoden, Karzinom 810
Nebenkeulenartefakte 18
Nebenmilz 404
–, bei Non-Hodgkin-Lymphom 452
Nebenniere
–, Abszeß 744
–, Aussagekraft 729
–, Indikationen 729
–, Lipom 740
–, Metastase bei Bronchialkarzinom 734, 736, 738
–, Myelolipom 740, 742
–, normale 730
–, Normalgröße 729
–, Phäochromozytom 740
–, Tumor, malignes Melanom 738
–, Zyste 730, 732
Nebenschilddrüse
–, Adenom 74, 76
–, Hyperplasie 72, 74
Nebenschilddrüsenkörperchen 32
Nephrolithiasis 658, 660, 660, 662, 664
Neurinom des Magens 538
Neurosarkom, Retroperitoneum 748
Niere
–, Abszeß 646
–, Angiomyolipom 700
–, Aufstau 686, 688
–, –, Konkrement 684
–, –, prävesikales Konkrement 682
–, Aussagekraft 619
–, Doppelniere 626
–, dreigeteilte 628
–, dystope 632
–, Einzelniere 624
–, Formvarianten 622
–, funktionelle Stauung, Gravidität 686
–, Geräte 619

–, Glomerulonephritis 636
–, Hämangiom 696
–, Harnstauungsnieren 682
–, Hufeisenniere 630
–, –, Nephrolithiasis 632
–, Hydronephrose 688, 690
–, Hydroureter 690
–, im Alter 628, 650
–, Indikationen 619
–, Infiltration bei akuter myeloischer Leukämie 716
–, Karzinom 696
–, –, einschmelzend 700
–, –, Infiltration der Nierenvene 714
–, –, Infiltration der Umgebung 706
–, –, nekrotisches 704
–, –, polyzystisches 704
–, –, Tumorzapfen in der V. cava 714, 716
–, –, zystisches 704
–, Karzinom u. Zyste 710
–, Kavernom 648
–, Kimmelstiel-Wilson- 646, 648
–, mobile 634
–, Morbus Hodgkin 716
–, nach Punktion, Extravasat 664
–, Narben 650, 656, 658
–, Nierentrauma, Kapselhämatom 666
–, Nierenversagen
–, –, akutes 636, 638
–, –, beginnendes 636
–, –, bei Lupus erythematodes 640
–, –, chronisches 638
–, Non-Hodgkin-Lymphom 718
–, –, Rindeninfiltration 722
–, Normalbefunde 622
–, normale 622, 624, 640
–, Normalmaße 619
–, Parenchym, verschmälertes 630
–, Parenchymbrücke 626
–, Phenacetinniere 652
–, Plasmozytom 654
–, Pyelonephritis 640
–, –, abszedierende 644
–, –, akute 642
–, –, chronische 648, 650, 650, 654, 660
–, –, eitrige 642
–, –, fokale abszedierende 644
–, –, mit narbigen Veränderungen 650
–, –, mit Steinbildung 650
–, –, mit Zystenbildung 648, 650
–, –, Nephrolithiasis 660
–, –, Nierenstein 662
–, –, xanthogranulomatöse 646
–, Pyonephrose 692
–, Ruptur 666
–, Sackniere 688, 690
–, Schädigung, akute 634
–, Schrumpfniere 652, 654
–, sekundär dystope 634
–, spontane Kelchruptur, Extravasat 664
–, Stein 650, 658, 660, 662, 664, 686
–, Tumor, benigner 700, 702
–, Untersuchungstechnik 620
–, Vakatfett 630
–, Zyste 176, 648, 650, 662, 670
–, –, Einblutung 676
–, –, septierte 674
–, Zystennieren
–, –, vom adulten Typ 680, 682
–, –, vom juvenilen Typ 680
–, Zyste u. Karzinom 710
Nierenabszeß 646
Nierenarterien 488, 502
Nierenbeckenkarzinom 712
Nierenbuckel 694
Nierenembolie 656
Nierenerkrankungen, parenchymatöse 634
Niereninfarkt 656
Niereninfiltration, Non-Hodgkin-Lymphom 720
–, unter Therapie 720
Nierenkarzinom 698
Nierenmetastase, Hodenteratom 708
Nierenstein 658
Nierentumor 694, 698, 714
–, benigne, reflexreich 700
–, einschmelzend 698, 700, 710
–, kleiner 708
–, reflexarmer 694
–, reflexkräftiger 694
Nierenvenen, Stauung 504
Nierenveränderungen, zystische 666
Nierenversagen, akutes 636, 638
Nierenzyste 662, 666, 668, 672
–, atypische 678
–, auffällige 676
–, gekammerte 678
–, mit Aufstau des Nierenbecken-Kelch-Systems 678
–, Punktion 672, 674
Nierenzystenwandtumor 710
Nomenklatur 25
Non-Hodgkin-Lymphom
–, des Abdomens 612
–, des Magens 458
–, Infiltration der Niere 718
–, Infiltration der Nierenrinde, diffuse 722
–, Leber 238, 242, 244, 246
–, Leberinfiltration 240
–, Lymphknoten 458
–, Mageninfiltration 544
–, Mamma 858, 858
–, mit parapankreatischen Lymphknoten 450

–, Niereninfiltration
–, –, rückläufige 720
–, –, unter Therapie 720
–, noduläre Leberinfiltration 458
–, Pankreasinfiltration 384
–, Schilddrüse 72
–, –, Lymphknoten 70
–, Subileus 562
–, und Leberinfiltration 450
Non-Hodgkin-Lymphom des Darms, Subileus 560

Oberschenkel 876
Orchiektomie 808
Orchitis 802
Osteolyse
–, Beckenschaufel 872
–, der Rippen 112
–, im Sternum bei Plasmozytom 110
–, Karzinom 870
–, Manubrium sterni 868
Osteomyelitis, Sternum 868
Ovar 838
–, Abszeß 834
–, Endometriose 834
–, Karzinom 838
–, Kystom 832, 836, 840
–, normales 820
–, Zyste, Einblutung 834
–, Zysten 832
Ovarialabszeß 608
Ovarialkystom 610
Ovarialzyste, Einblutung 834
Ovarien 818

Pancoast-Tumor 106
Pankreas 348
–, Atrophie 348
–, Aussagekraft 339
–, Geräte 339
–, Hinweise und Tips 340
–, Indikationen 339
–, Lipomatose 348
–, normales 342, 346
–, –, bei Flüssigkeitsfüllung des Magens 344
–, –, mit Ductus Wirsungianus 344
–, Normalmaße 339
–, Pseudozyste 360
–, Zystadenokarzinom 392
–, Zystadenom des 538
Pankreasinfiltration durch ein hochmalignes Non-Hodgkin-Lymphom 384
Pankreaskarzinom
–, bei chronischer Pankreatitis 376, 378
–, mit Verschlußikterus 378
Pankreaskopfkarzinom, 378, 380, 386
–, mit Dilatation des Ductus Wirsungianus 386
–, mit Drainage 390
–, mit Hydrops der Gallenblase 388
–, mit Infiltration der Umgebung 386
–, mit Lymphknotenmetastasen 388
Pankreaskopfzyste 320, 368
–, mit Aufstau im Ductus Wirsungianus 364
–, –, während der Punktion 366
–, mit Kontakt zum Gangsystem 370
–, mit Septierung 364
–, nach Punktion 366
–, während der Punktion 366
Pankreaskorpus-Schwanz-Karzinom 388
Pankreasnekrose 362
–, im Kopfbereich mit Magenausgangsstenose 364
–, mit Perforation in den Magen 368
Pankreasschwanzkarzinom 382, 384
Pankreasschwanzzyste 372
Pankreaszyste, echte 370
–, transgastrale Punktion 370
Pankreatitis
–, abklingende 354
–, chronische 372, 374
–, –, dilatierter Ductus Wirsungianus 376
–, –, im akuten Schub 374
–, chronisch kalzifizierende 373
–, chronisch rezidivierende 350
–, des Pankreaskopfs 354
–, Erweiterung des Ductus Wirsungianus 358
–, I. Grades 350, 352
–, II. Grades 354, 356, 358, 360
–, –, Milzvenenthrombose 356, 358
–, –, mit Hydrops der Gallenblase 356
–, III. Grades mit Totalnekrose 360
–, mit erweitertem Gallengang 312
–, segmentale 352
paralytischer Ileus 560
Parotis
–, Sialadenitis 76
–, Sialolithiasis 76
Parotismischtumor 866
Pericarditis, carcinomatosa 114
Pericholezystitis 290, 294
Perikarderguß
–, Lebervenenstauung 118
–, maligner 112, 114, 116
Perikardinfiltration, maligne 116
Perikarditis, fibrinöse 112
Peritonealkarzinose 558, 602, 838
–, mit Bauchdeckenmetastasen 596
Pfortaderthrombose 504, 506, 508
Phäochromozytom 740
Phenacetinniere 652
Plasmozytom
–, Niere 654
–, Sternumosteolyse 110
–, Thoraxwandinfiltration 110

Pleura 81
–, Aussagekraft 81
–, Indikationen 81
Pleuraempyem 92
–, vor Punktion 94
Pleuraerguß 84
–, Aszites 84, 86
–, bei Mammakarzinom 88
–, bei Non-Hodgkin-Lymphom 90
–, bei Pleuritis 90
–, Drainage 94
–, gefangener 96, 106
–, gekammerter 90
–, maligner 100
–, mit Fibrinfaden 88
–, mit kollabierter Lunge 84
Pleurainfiltration durch ein malignes Lymphom 86
Pleuramesotheliom 88, 100, 102
–, mit gekammertem Erguß 90, 98
Pleuratumor 96
Pleuraverkalkung nach Tuberkulose 96
Pleuritis exsudativa 86
Pleyraempyem nach Punktion 94
Pneumatosis coli 570
Pneumonie des Mittellappens 104
Porzellangallenblase 282
Prostata 786
–, Adenom 790
–, Aussagekraft 785
–, Geräte 785
–, Hypertrophie 792
–, –, mit Balkenblase 792
–, Indikationen 785
–, Mittellappen 794
–, Mittellappenhypertrophie 788
–, normale 786
–, Normalgröße 785
–, Vergrößerung 786
–, Verkalkung 792
–, Zyste 790
Prostataadenom, Zystenbildung 790
Prostatahypertrophie mit Balkenblase 794
Prostatakarzinom 794, 796
–, reflexkräftig 796
Prostatazyste, Prostataadenom 790
Prostatitis 792
Prothese, Mamma 860
Pseudoechinokokkuszyste, Leber 190
pseudomembranöse Kolitis 564
Pseudomyxoma peritonei
–, Harnstauung bei 608
–, nach Appendektomie 606
Pseudozyste 360
Psoasabszeß 744
Punktion, Zyste, Leber 178
Pyarthros
–, des Kniegelenks 874
–, des rechten Schultergelenks 874
Pyonephrose 692

Rauschen 15
Rechtsherzdilatation, Rückstau in die Lebervenen 118
Rechtsherzinsuffizienz, Lebervenen 502
–, mit Rückstau in die Lebervenen 500
–, Stauung 502
Rektumkarzinom 582, 586
–, Rezidiv 586
Rektusdiastase 592
Restharnmessung 756
Retroperitoneum
–, Aussagekraft 729
–, Indikationen 729
Rhabdomyom 596
Riedel-Lappen 140
Ring-down-Artefakte 18
Rinnenpankreatitis 352

Samenbläschen 786
Schallverlust, Leber 134
Schenkelhernie 598
Schichtdickenartefakte 18
Schilddrüse
–, Adenom 60, 72
–, –, follikuläres 56, 58
–, –, regressive Anteile 58
–, Basedow-Hyperthyreose 62
–, diffuse Autonomie 60
–, Geräte 31
–, Hodgkin-Lymphom 72
–, Immunthyreoiditis 62
–, Indikationen 31
–, Karzinom 66
–, –, anaplastisches 68
–, –, echoreiches 68
–, –, papilläres 68
–, –, Verkalkung 68
–, Knoten
–, –, adenomatöser 40, 44, 52
–, –, echoarme 52, 58
–, –, heißer 46
–, –, reflexarme 46, 54
–, –, reflexreiche 40, 52
–, –, Verkalkung 54
–, Knoten mit Einschmelzung 44
–, Non-Hodgkin-Lymphom 70, 72
–, normale 34, 36
–, Normalmaße 32
–, Schokoladenzyste 48, 50
–, Struma 36
–, –, calcarea 56
–, –, nodosa 38, 54, 56

–, –, Verkalkung 54
–, Thyreoiditis
–, –, abszedierende 64
–, –, akute 66
–, –, de Quervain 64
–, –, subakute 64
–, Thyreotoxikose 62
–, Untersuchungstechnik 31
–, Verkalkungen 52, 54
–, Zyste 44, 46, 48
–, –, mit Koageln 50
Schilddrüseninfiltration bei Non-Hodgkin-Lymphom 466
Schilddrüsenknoten
–, adenomatöse 42
–, echoarme 42
–, reflexarmer 42
Schnürleibchenleber 140
Schokoladenzyste 48, 50
Schrittmacherlage 122
Schrumpfgallenblase 298
Schrumpfniere 652, 654
Schwielenbildung nach Tuberkulose 94
Sigmakarzinom 578, 584
spastisches Kolon 552
Spiegeleffekt 208, 752
Splenomegalie
–, bei CLL 410
–, –, mit Infiltraten 412
–, bei Leberzirrhose 404, 408
–, bei Mononukleose 406
–, bei Non-Hodgkin-Lymphom 410
Stauungsmilz 426
Stein, Niere 650, 658, 660, 662, 664
Sternoklavikularabszeß 868
Stewart-Treves-Syndrom 880
Struma, beginnende 36
Struma diffusa 36
Struma nodosa 38
Subileus 560
–, bei Non-Hodgkin-Lymphom 562

Thorax
–, Lymphangiosarkom 880
–, M. Hodgkin 880
Thoraxwandinfiltration bei Plasmozytom 110
Thrombose der V. jugularis 520
Thrombus
–, im linken Ventrikel 122
–, im Vorhof 120
Thymom 110, 470
Thyreoiditis 64
Truncus coeliacus 486, 490
Tumor
–, im rechten Ventrikel 120
–, retroperitonealer 748
–, –, bei Hodenkarzinom 746
Tumoren der Gallenblase 259
Tumorkompression der Pfortader 330
Tumorthrombus in einem Pfortaderast 506

Uferbefestigung, Leber 134
Ulcus duodeni
–, Penetration 534
–, perforiertes 534
Ulcus ventriculi, penetrierendes 534
Untersuchungsablauf 7
Urachus, partiell persistierender 758
Ureterkonkrement 686
Ureterozele 760
–, Grießbildung 762
Uterus 818
–, Gravidität 822
–, Karzinom, Rezidiv 832
–, Myom 824, 826
–, myomatosus 826, 828, 832, 836
–, –, Erweichung 830
–, normaler 816

Varikozele 802
V. cava 262, 482, 484, 486, 488, 490, 502
–, in Exspiration 484
–, in Inspiration 484
Verkalkung, Leber 200, 202
Verschluß, Gallenwege
–, bei Gallenblasenkarzinom, 328, 330
–, bei Tumor 326
–, extrahepatischer 328
–, intrahepatischer, mit Sludgebildung 328
–, maligner 332
–, –, durch Lymphknoten 324
V. jugularis 516, 518
V. jugularis-interna-Thrombose 518
V. lienalis 342, 346, 348, 486, 486, 488
V. mesenterica superior 342, 486, 488
Vorhoftumor 118, 120
V. portae 262, 484, 488, 490
V. renalis 488, 490
V. subclavia 516
V. umbilicalis 506, 512
Vv. renales 502

Wiederholungsechos 16
Wirbelsäule 482
–, normale 870

Zahnsche Leberfurchen 140
Zökum, malignes Lymphom 578
Zökumkarzinom 582
Zwerchfellschenkel 482, 486, 742
Zystadenokarzinom, Pankreas 392

Zyste
–, Halszyste, mediale 76
–, Leber 176, 178, 210
–, –, Einblutung 180
–, –, und Gallenblase 182
–, Mamma 846, 848
–, Nebenniere 730, 732
–, Niere 176, 648, 650, 662, 666, 668, 670, 672
–, –, atypische 674, 678
–, –, auffällige 676
–, –, gekammerte 678
–, –, mit Aufstau des NBKS 678
–, –, mit Einblutung 676
–, –, Punktion 674
–, –, septierte 674
–, –, und Tumor 710
–, Ovar 836
–, Punktion 672
Zysten, Ovar 832
Zystenleber 182, 184
–, mit Einblutung 184
Zystenniere 372
Zystennieren, kongenitale
–, vom adulten Typ 680, 682
–, vom juvenilen Typ 680
Zystenrandschatten 20
Zystenwandkarzinom, Leber 186
Zystitis 762
–, purulente 764